Intubation, Tracheotomie und bronchopulmonale Infektion

Intubation, Tracheotomie und bronchopulmonale Infektion

Herausgegeben von E. Rügheimer

---

1. Internationales Erlanger Anästhesie-Symposion
17. bis 19. Juni 1982

Mit 217 zum Teil farbigen Abbildungen und 110 Tabellen

Springer-Verlag
Berlin Heidelberg New York Tokyo
1983

Herausgeber
Professor Dr. Erich Rügheimer
Institut für Anaesthesiologie der Universität Erlangen-Nürnberg
Maximiliansplatz, 8520 Erlangen

CIP-Kurztitelaufnahme der Deutschen Bibliothek: Intubation, Tracheotomie und bronchopulmonale Infektion: 1. internat. Erlanger Anästhesie-Symposion, 17.–19. Juni 1982/hrsg. von E. Rügheimer. –
Berlin; Heidelberg; New York; Tokyo: Springer, 1983

ISBN-13:978-3-540-12365-1 e-ISBN-13:978-3-642-69051-8
DOI: 10.1007/978-3-642-69051-8

NE: Rügheimer, Erich [Hrsg.]

2119/3020/543210

Vorwort des Herausgebers

Tracheotomie und Intubation, heute bewährte Methoden der täglichen Praxis in der Anästhesie, Intensiv- und Notfallmedizin, haben eine lange geschichtliche Tradition. Dabei war ihr gemeinsames therapeutisches Ziel – nämlich die Aufrechterhaltung der Atmung bei drohender Erstickung und die elektive Behandlung der Atmungsinsuffizienz – kaum häufiger Gegenstand der Diskussion als der rivalisierende Dualismus, welcher Methode unter welcher Indikation der Vorzug zu geben sei.

In der Antike wurde bei akuter Atemnot die Tracheotomie als Ultima-ratio-Eingriff praktiziert. In der medizinischen Literatur finden sich dazu zahlreiche Kasuistiken, die über dramatische Lebensrettungen mit dem Luftröhrenschnitt berichten. Auch theoretische Erwägungen zum operativen Verfahren und erste Zeichnungen von Trachealkanülen sowie Empfehlungen über deren Liegedauer finden sich, beispielsweise um die Wende vom 16. zum 17. Jahrhundert, bei Fabricius und Casserius [8].

Dagegen sind Hinweise auf die Anwendung der Intubation zur Lebensrettung bei drohender Erstickung nur selten. Der erste bedeutende Bericht stammt von Avicenna, der um die Jahrtausendwende geschrieben wurde. Eine breitere Anwendung fand die perorale Intubation im ausgehenden 18. und beginnenden 19. Jahrhundert durch Geburtshelfer in Frankreich und England. Als aber Bouchet 1858 die «tubage de la glotte» als alternative unblutige Behandlungsmethode des diphtherischen Krupps in einer Sitzung der Akademie der Wissenschaften „hoffähig" machen wollte [4], wurde dieses Verfahren unter dem Einfluß von Trousseau [22] verworfen. Er sah möglicherweise die vorherrschende Anwendung seiner Methode, der Tracheotomie, gefährdet.

Dieser Vorfall belegt exemplarisch die bedeutende Rolle des persönlichen Elements für die Durchsetzung eines bestimmten Verfahrens in der Medizin. In welchem Maße die persönliche Ausstrahlungskraft entscheidend dafür sein kann, welchem Verfahren das Wort geredet wird, zeigt sich auch in der weiteren Entwicklung der Tracheotomie und Intubation.

Erst gegen Ende des vergangenen Jahrhunderts begann sich die Intubation nach den bahnbrechenden Arbeiten von W. Macewen [16] und J. O'Dwyer [18] in der Zeit nach 1880 allmählich als echte Alternative zur Tracheotomie durchzusetzen.

O'Dwyer arbeitete seit 1873 im New Yorker Waisenhaus. Dort hatte man in der Zeit von 1869–1880 keinen Fall von diphtherischem Krupp erfolgreich mit Tracheotomie behandeln können, sondern allenfalls „damit den leichteren Tod der Leidenden" [2] erreicht. Dieses Schicksal zahlreicher an Diphtherie erkrankter Kinder veranlaßte O'Dwyer nach einer geeigneteren Behandlungsmöglichkeit zu suchen und führte ihn schließlich nach jahrelanger Entwicklungsarbeit zur erfolgreichen Anwendung der Intubation, ohne daß er die Tubage Bouchut's gekannt hatte [2].

Im Gegensatz zur Situation einige Jahrzehnte zuvor in Frankreich fand die Intubation jetzt als gleichermaßen geeignete Methode zur Behandlung von akuten Larynxstenosen, beispielsweise bei Halsdiphtherie, Anerkennung.

Recht bald wurde der Intubation als Erstmaßnahme bei akuten stenosierenden Erkrankungen der Vorzug gegeben, untermauert durch die Ergebnisse erster retrospektiver Untersuchungen der „Spätstörungen“ nach Tracheotomie und Intubation. Beispielhaft sei hier auf Arbeiten von M. Pfaundler [19], F. Siegert [20] und J. Trumpp [24] aus den Jahren 1901 und 1902 verwiesen. Man empfahl, die Tracheotomie wegen ihrer ernsteren Folgeschäden bei der Behandlung akuter Stenosen auf diejenigen Fälle zu beschränken, bei denen die Intubation unmöglich war oder die Intubationsdauer eine Frist von mehreren Tagen überschritt. Zusammenfassende Darstellungen der therapeutischen Anwendung der Intubation wurden von J. Trumpp [23] und J. v. Bókay [3] verfaßt. Die therapeutische Indikation zur Intubation verlor allerdings in der Folgezeit wegen der 1907 von T. Smith eingeführten aktiven Immunisierung gegen die Diphtherie rasch an Bedeutung.

W. Macewen [16] berichtete erstmals von einer endotracheal durchgeführten Anästhesie anläßlich der Entfernung eines malignen Tumors an der Zungenbasis eines Patienten. Die endotracheale Intubation erlaubte ihm die gleichmäßige Führung der Narkose und bot einen zuverlässigen Aspirationsschutz.

K. Maydl [17] entwickelte 1893 den O'Dwyer-Tubus für Narkosezwecke weiter, V. Eisenmenger [6] kombinierte im gleichen Jahr eine Schrötter-Hartgummibougie für den Larynx mit einem Tamponadenballon nach Trendelenburg zur Fixierung und Abdichtung des Tubus gegenüber der Trachealwand unterhalb der Stimmbänder. Die Durchführung einer Narkose war über diese Tuben mit dem Trendelenburg-Narkosetrichter oder mit einfachen Apparaten (z. B. Ballon oder Fell-O'Dwyer-Apparat) möglich.

Die pernasale Intubation wurde zwar auch versucht, aber für schwieriger und nachteiliger gegenüber der peroralen Form erachtet [16] und deshalb vorläufig nicht weiter verfolgt. Nachdem F. Trendelenburg [21] bereits 1871 eine Trachealkanüle mit Blockermanschette zur Tamponade der Trachea eingeführt hatte (Abb. bei L. Brandt et al. [5] in diesem Buch), um ungestört im Mund-, Kiefer- und Rachenraum operieren und gleichzeitig die Anästhesie weiterführen zu können, empfahl W. P. Northrup 1890, die Tracheotomie nach Möglichkeit am intubierten Patienten durchzuführen, um sich in Ruhe ohne Gefahr der Aspiration der Anlage des Tracheostomas widmen zu können. Diese Anregung wurde einige Jahre später unabhängig voneinander von J. v. Bókay [1] und E. Fronz [7] aufgegriffen und die Intubation „als ein die Tracheotomie unterstützendes Verfahren“ eingeführt. Damit war auch die sinnvolle Kombination beider Methoden zur Verminderung des Risikos für Operateur und Patient erreicht.

In über 30 Publikationen [11] hat F. Kuhn in der Zeit von 1900–1914 alle Gesichtspunkte und Anwendungsmöglichkeiten der Intubation in der Wiederbelebung, Notfallmedizin und Anästhesie systematisch entwickelt und vorgestellt. Sein entscheidender Beitrag war die Verwendung von leicht biegsamen Metallspiralröhren. Sie waren den bis dahin gebräuchlichen Intubationsinstrumenten in zweierlei Hinsicht überlegen: Sie paßten sich den anatomischen Verhältnissen gut an und waren daher, vor allem auch pernasal, leichter einzuführen. Gleichzeitig schützte die Spirale den Tubus vor Abknickung und Kompression. Eingeführt wurden die flexiblen Röhren mit einem gebogenen Mandrin. Kuhn experimentierte auch mit der Blockermanschette nach Trendelenburg, distanzierte sich davon aber wieder, weil sie sich als zu anfällig erwies. In seinem Lehrbuch „Die perorale Intubation“ [15] aus dem Jahre 1911 empfahl er die Tamponade des Rachens mit ölgetränkten Binden. Die von Kuhn so gründlich theoretisch fundierte und praktisch bewährte endotracheale Intubation setzte sich nicht sofort allgemein durch, sondern wurde erst nach dem 1. Weltkrieg in England und den U.S.A. in breitem Umfang eingesetzt und fand nach dem 2. Weltkrieg mit neuen Narkosetechniken und Geräten auch in Kontinentaleuropa Verbreitung [13, 25].

Kuhn selbst deutete im Vorwort zu seinem Lehrbuch einen Grund für die zunächst schwache Resonanz seines Verfahrens an: Die Entwicklung und Vervollkommnung der Lokal- und Regionalanästhesie [15], die die gefährlichere Mononarkose mit Äther und Chloroform zunächst zurückdrängte, Kuhn hatte, wie in seinen Veröffentlichungen zu erkennen ist, eine große Fingerfertigkeit bei seiner Methode der blinden peroralen und pernasalen Intubation entwickelt, die trotz seiner gegenteiligen Beteuerungen nicht ohne weiteres von jedem Arzt nachzuvollziehen war. Kuhn kannte zwar das von A. Kirstein 1895 vorgestellte Gerät zur „Autoskopie des Larynx und der Trachea“ [12, 25], einen Vorläufer der modernen Laryngoskope, er sah aber offenbar nicht die Vorteile einer Intubation unter Sicht, insbesondere für den Anfänger. Das Laryngoskop als entscheidendes Werkzeug des intubierenden Arztes wurde 1913 von Chevalier Jackson [9] in den U.S.A. eingeführt.

Ein weiterer wichtiger Grund für die geringe Resonanz der peroralen Intubation unter Kuhns Zeitgenossen in Deutschland wird darin gesehen, daß die Probleme der Thoraxchirurgie mit dem von Sauerbruch entwickelten Druckdifferenzverfahren damals sicher beherrscht werden konnten, obwohl Sauerbruchs Unterdruckkammer wesentlich aufwendiger war als die von Kuhn erprobte Überdrucknarkose bei intubierten Patienten [14]. Erst der Einsatz der Muskelrelaxanzien in der operativen Medizin machte die endotracheale Intubation unumgänglich.

Unbestritten ist heute die Präferenz der Intubation als Erstmaßnahme bei Atemwegsproblemen in der Notfallmedizin. Bei der Langzeitbeatmung in der Intensivmedizin ist nach der fast schon euphorischen Überbewertung der Intubation in den siebziger Jahren inzwischen wieder etwas Ernüchterung eingekehrt. Sorgfältige Nachuntersuchungen aus jüngster Zeit, vor allem mit endoskopischen Methoden, haben objektiviert, daß auch eine kurzzeitige Intubation bereits zu feststellbaren Veränderungen des Larynx und der Trachea führen kann. Die Frage der Indikation zur Tracheotomie ist damit ebenso wieder aktuell geworden wie die Aufgabe, die operative Technik der Tracheotomie weiter zu vervollkommnen und die unerwünschten Folgewirkungen der Tuben, Trachealkanülen und Blockermanschetten durch geeignetere Materialien, Formen, Überwachungsmöglichkeiten und pflegerische Maßnahmen zu minimieren.

Die im folgenden wiedergegebenen Referate, Diskussionen und Poster, die anläßlich des 1. Internationalen Erlanger Anästhesie-Symposions „Intubation, Tracheotomie, bronchopulmonale Infektion“ vom 17.–19. Juni 1982 gehalten wurden, verstehen sich als Beitrag zur kritischen Überprüfung eines Herzstückes der täglichen klinischen Praxis in Anästhesie, Intensiv- und Notfallmedizin. Sollten sich für die betroffenen Patienten einige, wenn auch noch so bescheidene neue Hoffnungen und Möglichkeiten eröffnen, so wäre dies eine besonders schöne Form der empirischen Verifikation dieses Vorhabens.

Erlangen, im Juni 1983 E. Rügheimer

Literatur

1. Bókay J v (1897) Die Intubation, als ein die Tracheotomie unterstützendes Verfahren. Arch Kinderheilkd 23:305–310
2. Bókay J v (1900) Gedenkrede über Dr. Josef O'Dwyer. Jahrb Kinderheilkd Phys Erzieh (3. Folge) 51: 1:544–599
3. Bókay J v (1908) Die Lehre von der Intubation. Vogel, Leipzig
4. Bouchut MW (1858) Sur une nouvelle Méthode de traitement du croup par le tubage du larynx. C R Acad Sci 47:476–478
5. Brandt L, Pokar H, Schütte H (1983) Die Entwicklung der endotrachealen Intubation bis zur Jahrhundertwende. In: Rügheimer E (Hrsg) Intubation, Tracheotomie, bronchopulmonale Infektion. Springer. Berlin Heidelberg New York
6. Eisenmenger V (1893) Zur Tamponade des Larynx nach Prof. Maydl. Wien Med Wochenschr 43:199–201
7. Fronz E (1897) Die temporäre Tubage bei der Tracheotomie. Jahrb Kinderheilkd Phys Erzieh 44:10–14
8. Goodall EW (1934) The story of tracheotomy. Br J Child Dis 31:167–176, 253–272
9. Jackson C (1913) The technique of insertion of intratracheal-insufflation tubes. Surg Gynecol Obstet 17:507–509
10. Keys TE (1968) Die Geschichte der chirurgischen Anästhesie. Springer, Berlin Heidelberg New York
11. Kieser F (1964) Die Persönlichkeit und das Wirken Franz Kuhns (Unter besonderer Berücksichtigung seiner Arbeiten zur Entwicklung der Intubationsnarkose). Diss Düsseldorf
12. Kirstein A (1895) Autoskopie des Larynx und der Trachea. (Besichtigung ohne Spiegel). Berl Klin Wochenschr 32:476–478
13. Kronschwitz H (1969) Die endotracheale Intubation. Med Welt 20:1963–1968
14. Kronschwitz H (1974) Die Geschichte der Intubation. Anaesth Informat 15:265–268
15. Kuhn F (1911) Die perorale Intubation. Karger, Berlin
16. Macewen W (1880) Clinical observations on the introduction of tracheal tubes by the mouth instead of performing Tracheotomy or Laryngotomy. Br med J 2:122–124, 163–165
17. Maydl K (1893) Über die Intubation des Larynx als Mittel gegen das Einfließen von Blut in die Respirationsorgane bei Operationen. Wien Med Wochenschr 43:57–59, 102–106
18. O'Dwyer J (1885) Two cases of croup treated by tubage of the glottis. N Y Med J 42:605–607
19. Pfaundler M (1901) Zur Kenntnis der „Spätstörungen" nach Tracheotomie und Intubation. MMW 48:1700–1702
20. Siegert F (1902) Intubation und Tracheotomie bei Diphtherie seit der Serumbehandlung. Wien Med Wochenschr 52:620–621
21. Trendelenburg F (1871) Beiträge zu den Operationen an den Luftwegen. Arch Klin Chir 12:112–133
22. Trousseau A, Blanche, Nelaton (1858–59) Rapport sur Du tubage de la glotte et de la trachéotomie par M. Bouchut. Bull Acad Med Paris 24: 99–132
23. Trumpp J (1900) Die unblutige operative Behandlung von Larynxstenosen mittelst der Intubation. Deuticke, Leipzig Wien
24. Trumpp J (1901) Das fernere Schicksal der überlebenden tracheotomierten und intubierten Kinder. MMW 48:1698–1700
25. Zinganell K (1974) Dr. Franz Kuhn, Pionier der peroralen Intubation. Anaesth Informat 15:269–274

Inhaltsverzeichnis

Teil C: Operative und anästhesiologische Verfahren zur Tracheotomie – Komplikationen, ihre Beherrschung und Beseitigung 145

Teil D: Tracheobronchiales Bioklima. Atemtherapie 235

Mitarbeiterverzeichnis

Adolf, J., Dr. med.
Abteilung für Gefäßchirurgie, Chirurgische Klinik und Poliklinik der Technischen Universität München, Klinikum rechts der Isar, Ismaninger Straße 22, 8000 München 80

Banfai, P., Prof. Dr. med.
Hals-Nasen-Ohrenarzt, Monschauer Straße 26, 5160 Düren

Benzer, H., Prof. Dr. med.
Abteilung für Intensivtherapie der Klinik für Anästhesie und allgemeine Intensivmedizin und der II. Chirurgischen Klinik, Spitalgasse 23, A-1090 Wien

Beyer, E., Dr. med.
Ltd. Ärztin Intensivmedizin, Benedikt Kreutz Rehabilitationszentrum für Herz- und Kreislaufkranke Bad Krozingen e. V., Südring 15, 7812 Bad Krozingen

Bölcskei, P., Dr. med.
Ltd. Abteilungsarzt der pulmonologischen Abteilung, 3. Med. Klinik des Städt. Klinikums Nürnberg, Flurstraße 17, 8500 Nürnberg

Bonfils, P., Dr. med.
Oberarzt Anästhesie Inselspital, Freiburger Straße 10, CH-3010 Bern

Borst, R. H., Prof. Dr. med.
Chefarzt der Anästhesie-Abteilung, Kreiskrankenhaus Aalen, Im Kälblesrain 1, 7080 Aalen

Brandl, M., Priv.-Doz. Dr. med.
Oberarzt am Institut für Anästhesiologie, Universität Erlangen-Nürnberg, Maximiliansplatz 1, 8520 Erlangen

Brandt, L., Dr. med.
Chirurgische Klinik – Anästhesie-Abteilung Universitätskrankenhaus Eppendorf, Martinistraße 52, 2000 Hamburg 20

Czech, K., Dr. med.
Unfallkrankenhaus Lorenz Böhler, Donaueschingenstraße 13, A-1200 Wien/Österreich

Denecke, H. J., Prof. Dr. med.
Moltkestraße 20, 6900 Heidelberg

Denecke, U. F., Dr. med.
Klinikum der Universität Heidelberg, Hals-, Nasen- und Ohrenklinik, Voßstraße 5–7, 6900 Heidelberg 1

Dorow, P., Dr. med.
Freie Universität Berlin, Universitätsklinikum Charlottenburg, Lungenfunktionslabor, Spandauer Damm 130, 1000 Berlin 19

Dudziak, R., Prof. Dr. med.
Geschäftsführender Direktor des Zentrums für Anästhesiologie an den Universitätskliniken Frankfurt, Theodor-Stern-Kai 7, 6000 Frankfurt/Main 70
Dumon, J.-F., Dr. med.
Hôspital Salvator, F-13274 Marseille-Cedex 2, France
Enzmann, H., Priv.-Doz. Dr. med.
Oberarzt der Hals-, Nasen- und Ohrenklinik, Klinikum der Universität Heidelberg, Voßstraße 5–7, 6900 Heidelberg 1
Ernst, G., Dr. med.
Klinik am Eichert, Postfach 660, 7320 Göppingen
Fitzal, S., Dr. med.
Allgemeines Krankenhaus der Stadt Wien, Klinik für Anästhesie und Allgemeine Intensivmedizin der Universität Wien, Spitalgasse 23, A-1090 Wien
Friemann, J., Dr. med.
Pathologisches Institut der Universität Münster, Domagkstraße 17, 4400 Münster
Fritsche, P., Prof. Dr. med.
Institut für Anästhesiologie der Universitätskliniken Homburg, 6650 Homburg/Saar
Galanski, M., Priv.-Doz. Dr. med.
Kliniken der Medizinischen Hochschulen Hannover, Neuroradiologie, 3000 Hannover
Göcke, H., Dr. med.
Oberärztin des pathologisch-anatomischen Instituts, Ev. Krankenhaus Köln, Weyertal 76, 5000 Köln 41
Götz, H., Dr. med.
Oberarzt am Institut für Anästhesiologie, Universität Erlangen-Nürnberg, Maximiliansplatz 1, 8520 Erlangen
Grimm, H., Priv.-Doz. Dr. med.
Oberarzt am Institut für Anästhesiologie, Universität Erlangen-Nürnberg, Maximiliansplatz 1, 8520 Erlangen
Haindl, H., Dr. med., Dipl.-Ing.
Nedderfeldstraße 15, 3000 Hannover 91
Hanes, G., RT
Benedikt Kreutz Rehabilitationszentrum für Herz- und Kreislaufkranke Bad Krozingen e. V., Südring 15, 7812 Bad Krozingen
Hansen, J., Dr. med.
Klinik für Anästhesiologie und operative Intensivmedizin der Westfälischen Wilhelms-Universität Münster, Jungeblodtplatz 1, 4400 Münster
Hartenauer, U., Dr. med.
Oberarzt der Klinik für Anästhesiologie und operative Intensivmedizin der Westfälischen Wilhelms-Universität Münster, Jungeblodtplatz 1, 4400 Münster
Hilgenberg, A. D., M. D.
Assistant Professor, Department of Thoracic Surgery, Mass. General Hospital, Boston, MA 02114
Hirlinger, W. K., Dr. med.
Oberarzt am Zentrum für Anästhesiologie Universität Ulm, Postfach 3880, 7900 Ulm

Homann, B., Priv.-Doz. Dr. med.
Institut für Anästhesiologie der Universität Würzburg, Josef-Schneider-Straße 2, 8700 Würzburg
Hüsch, M., Dr. med.
Oberarzt am Zentrum für Anästhesiologie der MHH, Abt. 4, Krankenhaus Oststadt, Podbielskistraße 380, 3000 Hannover 51
Hutschenreuter, K., Prof. Dr. med.
Direktor des Instituts für Anästhesiologie der Universität des Saarlandes, 6650 Homburg/Saar
v. Ilberg, Ch., Prof. Dr. med.
Leiter der Abteilung für Allg. Hals-Nasen-Ohrenheilkunde, Zentrum der HNO-Heilkunde, Univ.-Klinik Frankfurt, Theodor-Stern-Kai 7, 6000 Frankfurt/M. 70
Kalden, J. R., Prof. Dr. med.
Direktor des Instituts und Poliklinik für klinische Immunologie und Rheumatologie, Krankenhausstraße 12, 8520 Erlangen
Kamp, H.-D., Dr. med.
Oberarzt am Institut für Anästhesiologie, Universität Erlangen-Nürnberg, Maximiliansplatz 1, 8520 Erlangen
Kilian, J., Prof. Dr. med.
Zentrum für Anästhesiologie der Universität Ulm, Steinhövelstraße 9, 7900 Ulm
Kirchner, E., Prof. Dr. med.
Zentrum Anästhesiologie, Abteilung 1 Medizinische Hochschule-Hannover, Karl-Wiechert-Allee 9, 3000 Hannover 61
Klain, M., M.D.
Professor of Anesthesiology, University of Pittsburgh School of Medicine, Pittsburgh, Pennsylvania
Kleemann, P.P., Dr. med.
Oberarzt am Institut für Anästhesiologie der Universität Mainz, Langenbeckstraße 1, 6500 Mainz
Klippe, H.-J., Dr. med.
Leiter der Anaesthesie-Abteilung, Krankenhaus Grosshansdorf, 2070 Grosshansdorf ü. Ahrensburg/Holstein
Kopp, K. H., Dr. med.
Oberarzt am Institut für Anästhesiologie der Albert-Ludwigs-Universität, Hugstetterstraße 55, 7800 Freiburg i. Br.
Krier, C., Dr. med.
Oberarzt am Chirurgischen Zentrum, Abteilung für Anästhesiologie, Klinikum der Universität Heidelberg, Im Neuenheimer Feld 110, 6900 Heidelberg 1
Kroesen, G., Doz. Dr. med.
Universitätsklinik für Anästhesiologie, Anichstraße 35, A-6020 Innsbruck
Langrehr, D., Prof. Dr. med.
Direktor des Departments für Anästhesiologie der Staats-Universität Groningen, NL-5900 Oostersingel, Niederlande
Lazarus, G., Priv.-Doz. Dr. med.
Oberarzt am Institut für Anästhesiologie der Universität Würzburg, Josef-Schneider-Straße 2, 8700 Würzburg

Lindholm, C. E., M. D., Associate Professor
Department of Otolaryngology University Hospital,
S-750 14 Uppsala, Sweden

Lode, H., Prof. Dr. med.
Medizinische Klinik, Hindenburgdamm 30, 1000 Berlin

Maassen, W., Prof. Dr. med.
Leitender Medizinaldirektor, Chefarzt der Ruhrlandklinik, Arzt für Lungen-Bronchialheilkunde, Tüschener Weg 40, 4300 Essen 16

Manke, H.-G., Priv.-Doz. Dr. med.
Oberarzt der Onkologischen Sektion am Krankenhaus Rohrbach, Klinik für Thoraxerkrankungen der Landesversicherungsanstalt Baden, Amalienstraße 5, 6900 Heidelberg

Mantel, K., Dr. med.
Leiter der Anästhesie-Abteilung, Universitäts-Kinder-Klinik München, Lindwurmstraße 4, 8000 München 2

Masing, H., Dr. med.
Leitender Oberarzt der Klinik und Poliklinik für Hals-, Nasen- und Ohrenkranke, Universität Erlangen-Nürnberg, Waldstraße 1, 8520 Erlangen

Matthias, R., Dr. med.
Oberarzt der Hals-, Nasen-Ohrenklinik mit Poliklinik, Freie Universität Berlin Universitätsklinikum Steglitz, Hindenburgdamm 30, 1000 Berlin 45

Méray, J., Dr. med.
Oberärztin und Fachärztin für Anästhesiologie, Universitätsklinik für Zahnheilkunde und Kieferchirurgie der Med. Universität Szeged, Szeged/Ungarn

Meuret, G. H., Dr. med.
Richard-Wagner-Straße 1, 7800 Freiburg i. Br.

Mitterschiffthaler, G., Dr. med.
Klinik für Anästhesiologie der Universität Innsbruck, Anichstraße 35, A-6020 Innsbruck

Müller, K. M., Prof. Dr. med.
Pathologisches Institut der Universität Münster, Domagkstraße 17, 4400 Münster

Müller-Hermann, E., Dr. med.
Universitäts Hals-, Nasen- und Ohrenklinik, Abteilung Allgemeine HNO-Heilkunde mit Poliklinik, Kilianstraße 5, 7800 Freiburg i. Br.

Naumann, C., Dr. med.
Oberarzt an der Universitätsklinik und Poliklinik für Hals-, Nasen- und Ohrenkranke, Kopfklinikum, 8700 Würzburg

Nordin, U., M. D., Professor
Department of Otolaryngology, University Hospital, S-750 14 Uppsala, Sweden

Obermayer, A., Dipl. Ing.
Institut für Anästhesiologie, Universität Erlangen-Nürnberg, Maximiliansplatz 1, 8520 Erlangen

Opderbecke, H. W., Prof. Dr. med.
Vorstand der Anästhesieabteilung der Städt. Krankenanstalten Nürnberg, Flurstraße 17, 8500 Nürnberg 15

Pasch, Th., Prof. Dr. med.
Oberarzt am Institut für Anästhesiologie, Universität Erlangen-Nürnberg, Maximiliansplatz 1, 8520 Erlangen

Reed, R., RT
Benedikt Kreutz Rehabilitationszentrum, Südring 15, 7812 Bad Krozingen

Rein, J., Priv.-Doz. Dr. med.
Abteilung für Herzchirurgie der Chirurgischen Klinik mit Poliklinik der Universität Erlangen-Nürnberg, Krankenhausstraße 12, 8520 Erlangen

Reinhold. P., Dr. med.
Oberarzt der Klinik für Anästhesiologie und operative Intensivmedizin der Westfälischen Wilhelms-Universität, Jungeblodtplatz 1, 4400 Münster

Renz, D., Dr. med.
Anästhesieabteilung der Chirurgischen Klinik und Poliklinik, Universitätsklinik Hamburg-Eppendorf, Martinistraße 52, 2000 Hamburg 20

Richter, K., Dr. med.
Oberarzt an der Universität-Kinderklinik und Poliklinik, Universität Erlangen-Nürnberg, Loschgestraße 15, 8520 Erlangen

Rommelsheim, K., Dr. med.
Institut für Anästhesiologie der Universität Bonn, Venusberg, 5300 Bonn

Rühle, K.-H., Prof. Dr. med.
Oberarzt an der Medizinischen Universitätsklinik, Abteilung Pulmologie, Hugstetter Straße 55, 7800 Freiburg

Rust, M., Dr. med.
Klinikum der Johann Wolfgang Goethe-Universität, Zentrum der Inneren Medizin, Theodor-Stern-Kai 7, 6000 Frankfurt/Main

Sarubin, J., Dr. med.
Institut für Anästhesiologie, Städt. Klinikum Nürnberg, Flurstraße 17, 8500 Nürnberg

Schmidt, O.-P., Dr. med.
Chefarzt an der Klinik Bad Reichenhall, Fachklinik für Erkrankungen der Atmungsorgane, Salzburger Straße 9, 8230 Bad Reichenhall

Staib, F., Prof. Dr. med.
Direktor am Robert-Koch-Institut des Bundesgesundheitsamtes Berlin, Nordufer 20, 1000 Berlin

Steiner, W., Priv.-Doz. Dr. med.
Klinik und Poliklinik für Hals-, Nasen- und Ohrenkranke, Universität Erlangen-Nürnberg, Waldstraße 1, 8520 Erlangen

Stoll, W., Priv.-Doz. Dr. med.
Oberarzt der Hals-Nasen- u. Ohrenklinik der Westfälischen Wilhelms-Universität Münster, Kardinal-von-Galen-Ring 10, 4400 Münster

Tiefel, H., Dr. med.
Oberarzt am Institut für Anästhesiologie, Universität Erlangen-Nürnberg, Maximiliansplatz 1, 8520 Erlangen

Tolksdorf, W., Dr. med.
Institut für Anästhesiologie und Reanimation der Städt. Krankenanstalten Mannheim, Theodor-Kutzer-Ufer, 6800 Mannheim 1

Tomasetti, R., Dr. med.
Inselspital Bern, Anästhesieabteilung der Kliniken, Abteilung für Reanimation und Intensivbehandlung, CH-3010 Bern, Schweiz
Traub, W., Prof. Dr. med.
Direktor des Instituts für Hygiene und Mikrobiologie der Universitätskliniken im Landeskrankenhaus Homburg, 6650 Homburg/Saar
Unertl, K., Dr. med.
Institut für Anästhesiologie der Universität München, Klinikum Großhadern, Marchioninistraße 15, 8000 München 70
Unseld, H., Priv.-Doz. Dr. med.
Chefarzt der Abteilung Anästhesie und Intensivtherapie, Kreiskrankenhaus Donaueschingen, Postfach 1409, 7710 Donaueschingen
Voigt, E., Prof. Dr. med.
Eberhardt-Karls-Universität Tübingen, Zentralinstitut für Anästhesiologie, Calwer Straße 7, 7400 Tübingen 1
Weidenbecher, M., Priv.-Doz. Dr. med.
Oberarzt der Klinik und Poliklinik für Hals-, Nasen- und Ohrenkranke, Universität Erlangen-Nürnberg, Waldstraße 1, 8520 Erlangen
Wendt, M., Dr. med.
Oberarzt an der Klinik für Anästhesiologie und operative Intensivmedizin der Westfälischen Wilhelms-Universität, Jungeblodtplatz 1, 4400 Münster
Werner, H., Prof. Dr. med.
Institut für Medizinische Mikrobiologie und Immunologie, Sigmund-Freud-Straße 25, 5300 Bonn
Wolff, G., Priv.-Doz. Dr. med.
Leiter Klinische Physiologie, Klinik für Herz- und Thoraxchirurgie, Kantonspital Basel, Spitalgasse 21, CH-4031 Basel
Wustrow, J., Dr. med.
Klinik und Poliklinik für Hals-Nasen-Ohrenkrankheiten der Christian-Albrechts-Universität Kiel, Hospitalstraße 20, 2300 Kiel
Yildiz, F., Dr. med.
Zentrum Anästhesiologie, Abteilung 2, Medizinische Hochschule Hannover, Karl-Wiechert-Allee 9, 3000 Hannover 61
Zadrobilek, E., Dr. med.
Klinik für Anästhesie und allgemeine Intensivmedizin der Universität Wien, Spitalgasse 23, A-1090 Wien, Österreich

Teil A

Die endotracheale Intubation und ihre Komplikationen

Maske oder Intubation? Eine kritische Stellungnahme zur Indikation

R. Dudziak

In seinem Buch *Die perorale Intubation* schrieb 1911 Dr. Franz Kuhn folgende Sätze:

> „Nicht durch Zufall, sondern zumeist durch konsequentes Verfolgen eines als aussichtsvoll geahnten Prinzips sind Neuheiten entstanden. Und so ist es auch gekommen, daß das Ungeheuerliche zur Tat wurde, daß das Intubationsrohr entstand und die Intubation zur klinischen Methode wurde."

Kuhn interessierte die „perorale Intubation", weil er mit ihrer Hilfe die Möglichkeit sah, im Bereich des Ober- und Unterkiefers, in der Mundhöhle und im Bereich des Pharynx größere und radikalere Eingriffe, als es bis dahin möglich war, durchführen zu können. Als scharfer Beobachter und Denker erkannte er zugleich die Vorteile der Intubation für die von ihm damals als „pulmonale Narkose" bezeichnete Anästhesieart. Seit dieser Zeit vergingen 70 Jahre und die Intubation der Trachea erfuhr eine enorme Verbreitung und Entwicklung. Die Vorteile der Intubation der Trachea, die bis heute in der Regel ausschließlich auf den Patienten bezogen diskutiert werden, sind so eminent, daß Kontraindikationen kaum mehr erwähnt werden. Es ist auch ausgesprochen schwierig, plausible Gründe für Kontraindikationen zu finden oder zu konstruieren, abgesehen von denjenigen Fällen, wo anatomische oder pathoanatomische Gründe eine primäre Tracheotomie notwendig machen. Deshalb flüchtet man sich oft in allgemeine Aussagen, die dem Lernenden keine Hilfe bei der Meinungsbildung sind und aufgrund ihrer Interpretationsvariabilität lediglich einen horoskopischen Charakter haben. So fand ich bei Lee und Atkinson 2 solche Sätze, die ich zitieren möchte:

> „Nach Auffassung der Autoren sollte die endotracheale Anästhesie nicht mißbraucht und nicht ohne echte Indikation angewandt werden."
> „Es gibt Autoren, die fast jeden Patienten intubieren, und andere, welche viel konservativer sind."

Was läßt sich aus solchen Aussagen ableiten? Kann die endotracheale Intubation wirklich „mißbraucht" werden? Gibt es „echte" und „unechte" Indikationen zur endotrachealen Intubation?

Es wäre der Sache nicht dienlich, wenn wir nach der Periode der Festigung in der Frage nach der Indikation zur Intubation jetzt mit einer Diskussion beginnen sollten, die eine gezielte Herausstellung der Nachteile dieser feinen Methode im Sinne hat. Eine solche Diskussion ist nur dann zu begrüßen, solange sie es auf die Verringerung der vermeintlichen Komplikationen absieht. Sie würde Schaden anrichten, wenn wir Symptome und Beschwerden, wie Halsschmerzen, Schluckbeschwerden und Heiserkeit, die in Zusammenhang mit der Intubation seit Kuhn beschrieben und beobachtet werden, in den Rang einer vermeintlichen auf die Mißachtung der Sorgfaltsregeln zielenden und damit regreßpflichtigen Komplikation des „Gesamteingriffs Narkose" erheben.

Die Indikation zur Intubation hat sich in den vergangenen 2 Jahrzehnten deutlich gewandelt. Beigetragen dazu hat zunächst die Zunahme von großen operativen Eingriffen, auch im fortgeschrittenen Alter, Entwicklung neuer, potenter Anästhetika und schließlich Fortschritte auf dem Gebiet der künstlichen Langzeitbeatmung. Man könnte per deductionem natürlich auch die Aussage machen, daß diese Operationen deshalb möglich geworden sind, weil wir die Intubation und die künstliche Beatmung beherrschen. Als eine zunächst wenig beachtete Überlegung, die sich aus der Kenntnis der chronischen Einwirkung geringer Anästhetikakonzentrationen im Operationssaal auf das Personal unschwer ableiten läßt und schließlich zu der Erkenntnis führte, daß die Intubation nicht nur als Maßnahme zur Sicherheit des Patienten, sondern auch der im Operationssaal Tätigen gesehen werden muß, erfuhr die Indikation zur Intubation eine neue Dimension. Diesem Gedanken, den ich zum ersten Mal 1980 in meinem Buch geäußert habe und der die Feststellung von Mayrhofer, die auch in der letzten Ausgabe des Lehrbuches der Anästhesiologie und Intensivmedizin zu lesen ist, daß „die Indikation zur Intubation heute großzügiger gestellt wird“, ergänzen und präzisieren sollte, ist nicht widersprochen worden. Deshalb wiederhole ich das bereits schriftlich Geäußerte, daß ich die Zunahme der Intubationen in der Gegenwart nicht als „großzügige Erweiterung der Indikation“ werte. Sie ist für mich vielmehr eine logische und notwendige Folge aller in der Vergangenheit gesammelten Erfahrungen, sei es auf dem Gebiet der Pathophysiologie der einzelnen operativen Erkrankungen, der Operationsgröße und des postoperativen Verlaufes, der anästhesiebedingten möglichen Komplikationen seitens der Atmung – sei es auf dem Gebiet der chronischen Toxizität der Anästhetika. Da das Recht, „durch sorgfältiges Handeln einen Schaden abzuwenden“, für beide Seiten, den Patienten und die Behandelnden, gleichermaßen gilt, ist es heute nicht mehr möglich, die Indikation zur Intubation nur von einer Seite, nämlich der des Patienten, zu analysieren. Dieser Aspekt hat sicher auf die gesamte anästhesiologische Praxis einen großen Einfluß ausgeübt. Die Renaissance der Lokalanästhesie, Verfeinerung ihrer Methoden und Erweiterung der Indikationen für ihre Anwendung ist in einem nicht unerheblichen Maße durch das gegenwärtige wesentlich kritischere Abwägen der Notwendigkeit einer Operation in Allgemeinnarkose bedingt worden.

Ist es in Anbetracht dieser Entwicklung in unserem Fach noch sinnvoll, über die Indikation zur Intubation oder gar über die Anwendung der Maskennarkose zu diskutieren? Ich glaube, daß eine Analyse der gegenwärtigen Erkenntnisse nützlich und nur dann vollständig ist, wenn neben den unumstrittenen Vorteilen der Intubation auch über die damit verbundenen möglichen Komplikationen berichtet wird. Der Stellenwert der Maskennarkose wird sich am Ende einer Sachanalyse von selbst ergeben.

Die Aufzählung der Vorteile der Intubation der Trachea, die in jedem Lehrbuch der Anästhesie zu finden ist, impliziert zwei Dinge:

1. daß diese Methode ungemein sicher für den Patienten ist;
2. daß sie zu den Erfolgen entscheidend beigetragen hat, die wir i. a. heute als den Fortschritt der Chirurgie bezeichnen.

Es ist nicht meine Absicht, diese beiden Thesen auf ihren Wahrheitsgrad zu untersuchen oder gar zu bestreiten, daß deren Schlußfolgerungen falsch sind. Vielmehr ist es meine Absicht, darauf aufmerksam zu machen, daß diese Art von Darstellung die zweifelsohne vorhandenen Vorteile der endotrachealen Intubation stark überzeichnet und so alle in Zusammenhang mit ihr stehenden und immer mehr möglichen Komplikationen entweder vergessen läßt oder sie aus dem Gedächtnis zu verdrängen versucht. Auch bei den Patienten und Juristen herrscht die Meinung, daß es in Zusammenhang mit der Intubation an sich keine Komplikationen geben darf. Dies führt sogar so weit, daß wegen postoperativer Schluckbeschwerden und Heiserkeit Schadenersatzansprüche im Sinne von Schmerzensgeld gefordert werden. Die Tatsache, daß man mit einer Intubation nur selten die Vorstellung einer Begleitkomplikation verbindet, überrascht nicht, denn in der gesamten anästhesiologischen Literatur existieren nur sehr wenige prospektive Studien zu diesem Thema. In Gesprächen mit Kollegen gewinnt man oft den Eindruck, daß Beschwerden nach Intubation verharmlost werden. Entweder hört man die selbstsichere Antwort: „Bei uns sind die Beschwerden nach Intubation sehr selten und ich selbst habe noch nie bei meinen Patienten solche Komplikationen beobachtet" oder: „Wenn sie auftreten, dann meistens bei den Anfängern", womit der Grad der Ausbildung und die Vermeidbarkeit dieser Beschwerden miteinander verbunden werden und das iatrogene Risiko der Intubation in den Vordergrund tritt. Daß dem nicht so ist, daß verschiedene Beschwerden häufiger als man daran denkt auftreten, ist eigentlich in verschiedenen Publikationen bereits beschrieben worden. Zu den häufigsten im Zusammenhang mit einer orotrachealen oder nasotrachealen Intubation auftretenden Komplikationen sind Schluckbeschwerden, Halsschmerzen, Heiserkeit, Beschwerden von seiten der Nase, Zungengrundschmerzen, Zahnbeschädigung, Schleimhautverletzung von Lippen und Mundhöhle zu nennen. Die Mehrzahl dieser Komplikationen ist im Hinblick auf ihre Prognose günstig zu werten. Für den betroffenen Patienten stellen sie aber in den ersten postoperativen Tagen neben dem unvermeidlichen Schmerz der Operationswunde eine unangenehme und teilweise zusätzliche Nebenwirkung und Belastung dar. In den meisten Untersuchungen werden die Beschwerden nach der Intubation als „Halsschmerzen" zusammengefaßt. Wir haben diesen Sammelbegriff in unseren Untersuchungen etwas mehr differenziert und bei 1000 Patienten, die wegen verschiedener Operationen intubiert werden mußten, zwischen Schluckbeschwerden, Halsschmerzen und Heiserkeit unterschieden. Schluckbeschwerden wurden als schmerzhafte Empfindungen im Bereich des Pharynx während des Schluckaktes definiert. Unter dem Begriff „Halsschmerzen" stellten wir alle spontanen schmerzhaften Empfindungen im Bereich des Pharynx, die unabhängig vom Schluckakt bestanden, zusammen. Schließlich ist unter dem Symptom „Heiserkeit" eine durch mechanische oder chemische Irritation der Stimmbänder verursachte belegte rauhe und/oder klanglose Stimme zu werten. Je nach dem Ausmaß der Verletzung und Funktionsstörung wurden von uns verschiedene Heiserkeitsgrade festgelegt:

a) leichte Heiserkeit – temporär leicht belegte Stimme,
b) mittelschwere Heiserkeit – 2–3 Tage bestehende rauhe, belegte, leise Stimme, und
c) schwere Heiserkeit – mehrere Tage anhaltende, mit Schmerzen verbundene, klanglose, leise Stimme bis zur Stimmlosigkeit.

1. Schluckbeschwerden. Sie traten in unserem Kollektiv von 711 untersuchten Patienten insgesamt in 151 Fällen auf, d.h. bei 21,2% des Kollektivs (Tabelle 1). Diese Zusammenstellung berücksichtigt die Strumaoperationen nicht. Hier ergab sich eine Häufigkeit von 64,9%, weshalb wir das Gesamtkollektiv um diese Gruppe von Patienten bereinigen mußten. Die Schluckbeschwerden in der übrigen Gruppe waren weder von der Intubationsdauer noch von der Art des Tubusmaterials abhängig. Auch die Ope-

Tabelle 1. Schluckbeschwerden nach einer Intubationsnarkose unter Elimination der Strumaoperationen aus dem Kollektiv (n = 711 Patienten)

Grad der Schluckbeschwerden	Anzahl der Beschwerden	
	Absolut	[in %]
Leicht	24	3,4
Mittel	125	17,6
Stark	2	0,3
Gesamtbeschwerden	151	21,2

Tabelle 2. Halsschmerzen nach einer Intubationsnarkose in Abhängigkeit vom Geschlecht des Patienten

	Anzahl der Narkosen		Anzahl der Halsschmerzen	
	Absolut	[in %]	Absolut	[in %]
Kollektiv 1 (Frauen)	271	38,1	81	29,9
Kollektiv 2 (Männer)	440	61,9	91	20,7
Gesamtkollektiv	711	100,0	172	24,2

Tabelle 3. Heiserkeit nach einer Intubationsnarkose (Gesamtkollektiv n = 640)

Grad der Heiserkeit	Anzahl der Beschwerden	
	Absolut	[in %]
Leicht	58	9,1
Mittel	85	13,3
Schwer	1	0,2
Heiserkeit im Gesamtkollektiv	144	22,5

rationsdauer hatte keinen Einfluß auf die Häufigkeit der Schluckbeschwerden. Dagegen traten sie bei 60% aller sog. schwierigen orotrachealen Intubationen auf gegenüber 17,3% aller sog. leichten Intubationen.

2. *Halschmerzen* wurden in unserem großen Kollektiv bei 24,2% aller Patienten registriert (Tabelle 2). Strumaoperationen waren mit 48,6% derartiger Beschwerden behaftet. Ähnlich wie bei den Schluckbeschwerden spielten auch bei Halsschmerzen weder die Narkosedauer noch die Art des Tubusmaterials eine wichtige Rolle. Technisch als

schwierig bezeichnete Intubationen waren wiederum mit 60%, leichte nur mit 23,7% Halsschmerzen behaftet. Das Einlegen einer Magensonde hatte keinen Einfluß auf dieses Ergebnis (26%).

3. *Heiserkeit* haben wir in 22,2% aller Fälle beobachtet, davon 9,1% leichte, 13,3% mittlere und 0,2% schwere (Tabelle 3). Obschon auch in diesem Kollektiv Strumaoperationen mit 39,4% wesentlich höher lagen, war der Unterschied zu den Schluckbeschwerden und Halsschmerzen recht deutlich. Es gab keine Unterschiede im prozentualen Auftreten der Heiserkeit in bezug auf Tubusmaterial sowie Intubationsdauer.

Da es nicht zu meinem Thema gehört, über die einzelnen Komplikationen nunmehr detailliert zu sprechen, möchte ich mir mit diesem kurzen Überblick, unsere eigenen Ergebnisse betreffend, folgendes Resümee erlauben:

1. 20–25% aller Intubationen sind mit Beschwerden, die auf diesen Akt des ärztlichen Handelns zurückzuführen sind, verbunden.
2. Wesentliche Unterschiede in der Beschwerdehäufigkeit in Abhängigkeit vom Ausbildungsgrad eines Anästhesisten konnten wir in unserem Material nicht nachweisen.
3. Obschon komplizierte anatomische Verhältnisse ohne jeden Zweifel einen erheblichen Einfluß auf die Häufigkeit von Beschwerden ausüben, trat in unserem Kollektiv von insgesamt 1 000 Patienten eine komplette Aphonie, verbunden mit sehr starken Halsschmerzen, bei einem einzigen Patienten auf, bei dem die Intubation ohne jegliche Schwierigkeit gelungen war. Der postoperativ festgestellte Verdacht auf Luxation des linken Arytänoidknorpels konnte später nicht bestätigt werden. Ein Arytänoidödem links bildete sich nach einigen Wochen gänzlich zurück, so daß der Verdacht auf Beschädigung dieser anatomischen Gegend durch die Magensonde (es handelte sich um eine Magenoperation) ernsthaft diskutiert wurde.

Aus diesen Schlußfolgerungen möchte ich einige klinisch relevante Gedanken ableiten:

1. Die Intubation der Trachea ist ein bei den meisten Operationen notwendiger Eingriff. Die damit verbundenen Vorteile für den Patienten, die seiner eigenen Sicherheit dienen, sowie die damit verbundene Sicherheit für den Anästhesisten, weniger Anästhetika miteinatmen zu müssen, machen den Spielraum für die Überlegung der Anwendung einer Maskennarkose sehr klein.
2. Die Tatsache, daß die Konzentration von Anästhetika bei Maskenanwendung um den Faktor 10 mitunter höher liegen als bei der Intubation, lassen die Maskennarkose für nur wenige Kurznarkosen als geeignet erscheinen. Dabei sollte der Anästhesist stets selbst auf die Hygiene seines Arbeitsplatzes achten und auch an die im Operationssaal Mitbeschäftigten denken.
3. Man sollte konsequent und ohne Beschönigung die statistischen Ergebnisse der Weltliteratur in bezug auf die Komplikationen dem Patienten vor der Operation mitteilen, wenn er es wünscht. Kein Chirurg käme auf den Gedanken, den postoperativen Wundschmerz oder einen postoperativen paralytischen Ileus als ursächlich mit der Operation nicht in Zusammenhang stehend zu bezeichnen. Deshalb sollten wir unsere Patienten davon unterrichten, daß auch nach der Intubation Beschwerden im Halsbereich auftreten können. Das Einschränken der Indikation zur Intuba-

tion nur aus diesen Gründen wäre mit vielleicht einer Ausnahme, nämlich der des professionellen Sängers, sowohl gegenüber dem Patienten als auch gegenüber dem Anästhesisten unverantwortlich.

Die Maskennarkose ist, vorausgesetzt, man beherrscht sie gut und die anatomischen Verhältnisse gestatten es, eine adäquate Beatmung durchzuführen, keine Methode, die a priori abgelehnt werden sollte. Die Überlegungen, die sich aus den Kenntnissen der Literatur ableiten lassen, haben dieser Methode inzwischen einen sehr geringen Spielraum übriggelassen. Wie dieser Spielraum schließlich genutzt wird, bleibt der Entscheidung des Anästhesisten überlassen.

Oro- und nasotracheale Intubation unter dem Aspekt sicherheitsverbessernder Maßnahmen

T. Pasch

Unbestreitbar ist seit Einführung der endotrachealen Intubation in die anästhesiologische Routine der Grad an Sicherheit, mit dem sich heute Patienten Narkose und Operation unterziehen können, erheblich gewachsen. Ebenso klar ist, daß die Intubation als Methode nicht völlig frei von eigenen Risiken ist. Diese sind zwar selten, können aber das Leben des Patienten akut gefährden.

Kürzlich haben Lutz et al. [28] über die Komplikationsrate bei Anästhesien aus einem Zeitraum von 8 Jahren (1973–1980) berichtet. Mit der Intubation verknüpfte Komplikationen fanden sie nur in einem geringen Prozentsatz (Tabelle 1). Eine Abhängigkeit vom Ausbildungsstand des Anästhesisten bestand nur bei der Häufigkeit des Auftretens gerätetechnischer Fehler, welche im ersten Jahr signifikant öfter als in späteren Tätigkeitszeiten vorkamen. In Anbetracht der Seltenheit von Komplikationen der endotrachealen Intubation besteht also kein Zweifel, daß der Nutzen eines korrekt eingelegten und offenen Endotrachealtubus das Risiko der Intubation bei weitem übersteigt [39]. Um aber die überragende Bedeutung der Intubation für die moderne Anästhesie zu erhalten und sogar noch zu steigern, muß ständig nach Wegen zur Verhütung und zur schnelleren und zuverlässigeren Erkennung von Sofort- und Frühkomplikationen gesucht werden.

Komplikationen durch den Intubationsvorgang selbst, während der Liegezeit des Tubus und bei der Extubation können durch eine Vielzahl von Ursachen entstehen. Aus diesem Grunde ist eine Systematik, die die wichtigsten und häufigsten Schäden klassifiziert (Tabelle 2), von Vorteil. Anhand dieser in Anlehnung an Blanc u. Tremblay [11] erstellten Übersicht werden im folgenden die Sofort- und Frühkomplikationen der Intubation und die Möglichkeiten ihrer Vermeidung beschrieben.

Traumatische Schäden

Bezieht man auch unbedeutende Verletzungen in die Statistik ein, so sind durch die oro- oder nasotracheale Intubation verursachte Traumen relativ häufig. Sie heilen in fast al-

Tabelle 1. Häufigkeit von Komplikationen bei 132952 Allgemeinanästhesien. Nicht alle davon treten nur im Zusammenhang mit der Intubation auf (gerätetechnische Fehler, Aspiration, Atemwegsspasmus). (Nach [28])

Komplikationen	n	%
Gewebs- oder Zahnschäden durch Intubation	352	0,26
Unmöglichkeit der endotrachealen Intubation	16	0,01
Gerätetechnische Fehler	261	0,17
Aspiration	178	0,13
Atemwegsspasmus	652	0,49

Tabelle 2. Sofort- und Frühkomplikationen der endotrachealen Intubation

	Während der Intubation	Während der Tubusliegezeit	Während der Extubation
Traumatisch	Verletzungen im Bereich von: Nase Lippen Zähne und Alveolarkamm Pharynx Larynx und Umgebung Trachea Ösophagus	Trachearuptur Bronchusruptur Pneumothorax Hautemphysem Blutung Entflammung	Verletzungen im Bereich von: Glottis Nase
Reflektorisch	Veränderungen im Bereich von: Atemwege Herz-Kreislauf	Veränderungen im Bereich von: Atemwege Herz-Kreislauf	Veränderungen im Bereich von: Atemwege Herz-Kreislauf
Chemisch-mechanisch	Aspiration	Aspiration	Aspiration
Mechanisch-technisch	Obstruktion Leckage Diskonnektion	Obstruktion Leckage Diskonnektion	Schwierige Extubation

len Fällen ohne jeden Folgeschaden ab, zumal wenn es sich nur um kleine Schleimhauteinrisse handelt. Am häufigsten muß bei nasotrachealer Intubation mit Verletzungen gerechnet werden, meist Schleimhautverletzungen oder Blutungen, deren Häufigkeit nach Körner bei 6–7% liegt [26]. Andere Schädigungen, wie Septumverletzungen, Muschelinfraktionen und Verlegung der Ausführungsgänge der Nasennebenhöhlen, können zu späteren Deviationen, Verwachsungen und Sinusitiden führen [3, 18]. Die Verletzung der Adenoide, die eine erhebliche Blutung auslösen kann, spielt naturgemäß bei Kindern eine größere Rolle als bei Erwachsenen. Zur Vermeidung größerer blutender Schleimhautläsionen ist die ausgiebige Anwendung schleimhautabschwellender Nasentropfen, z. B. Xylometazolin (Otriven) oder Oxymetazolin (Nasivin), vor der Intubation, vor der Extubation, nötigenfalls auch bei liegendem Tubus dringend zu empfehlen. Eine zwingende Indikation hierzu besteht, wenn der nasal intubierte Patient im Verlauf der Operation systemisch heparinisiert wird, wie beispielsweise in der pädiatrischen Kardiochirurgie. Zweckmäßigerweise sollte zusätzlich vor einer nasalen Intubation die Nasen- und Pharynxschleimhaut ausgiebig desinfiziert werden, um die Gefahr einer Keimverschleppung in das Bronchialsystem zu minimieren [23].

Manchmal kommt es beim Versuch des Umlenkens des Tubus aus dem unteren Nasengang in den Epipharynx zu Schwierigkeiten. Durch zu starke Kraftanwendung kann dabei nach Perforation der Rachenhinterwandschleimhaut eine Via falsa entstehen, und der Tubus wird submukös vorgeschoben [27]. Eine solche retropharyngeale Dissektion, die selten zu ausgedehnten Blutungen ins Gewebe führt, kann bei adäquater Technik mit Sicherheit vermieden werden. So darf nicht versucht werden, den Tubus mit Gewalt in den Pharynx vorzuschieben, sondern es sind bei Bedarf geeignete flexible Führungskatheter oder Mandrins zu verwenden, über die der Tubus in die vorgesehene Richtung gelenkt werden kann. Hierzu stehen jetzt kunststoffbeschichtete Mandrins mit weicher Spitze zur Verfügung, die sogar über die Tubusspitze herausragen dürfen. Besonders empfehlenswert sind flexible Führungsmandrins, deren Krümmungsradius durch Zug bzw. Druck an einem Handgriff am Ende des Mandrins veränderlich ist (z. B. Flexguide; Vertrieb durch Med. Produkte Dahlhausen, 5000 Köln 50).

Mechanisch durch die Intubation verursachte Schäden am Gebiß sind allen Anästhesisten geläufig. Sie sind zu befürchten, wenn die obere Frontzahnreihe lückenhaft ist, aus wackelnden oder von Karies stark angegriffenen Zähnen besteht und wenn anomale Gebißformen (etwa Überbiß) vorliegen. Auch überkronte Frontzähne (Jacketkronen) sind durch die Hebel- und Druckwirkung des Laryngoskopspatels gefährdet. Die Angaben über die Häufigkeit intubationsbedingter Zahnschäden variieren erheblich zwischen 0,007% [20] und 0,687% [11]. Der beste und sicherste Weg zur Verhütung von Zahnschäden ist eine pränarkotische Sanierung des Gebisses. Eine solche ist aber in sehr vielen Fällen nicht möglich, so daß v. a. auf exakte und sorgfältige Intubationstechnik zu achten ist. Dazu gehört auch, daß sich der Intubierende rechtzeitig, d. h. nach Möglichkeit schon bei der Prämedikationsvisite, über den Zahnstatus informiert, um sich mit seiner Technik und seinem Instrumentarium auf den Einzelfall einstellen zu können [24].

Bei Vollprothesenträgern muß, auch wenn die Intubation technisch meist einfach bewerkstelligt werden kann, auf einen ausreichenden Schutz der Alveolarschleimhaut des Oberkiefers geachtet werden. Dazu genügt meist das Einlegen einer Müllkompresse zwischen Alveolarfortsatz und Laryngoskop. Lücken in der Zahnreihe oder mobile Zähne lassen die Verwendung eines Zahnprotektors aus Kunststoff geraten erscheinen. Ein anatomisch gut geformtes, ausreichend flexibles und sich selbst durch einen Bügel am Kinn haltendes Modell wird von der Firma Denex (Holte, Dänemark) angeboten (Vertrieb durch W. Roth, Medizintechnik, 8520 Erlangen).

Auch im Bereich des Hypopharynx, des Larynx, der Trachea und des Ösophagus kann es durch zu brüske Intubationsversuche zu Verletzungen kommen. Entweder handelt es sich um kleine Schleimhautläsionen oder um echte Perforationen [44]. Hierdurch entstehende Blutungen sind meist harmlos, während retropharyngeale Abszesse als ernste Komplikation anzusehen sind, gleichgültig, ob sie sich nach naso- oder nach orotrachealer Intubation entwickeln [29, 44]. Als ernste Komplikation ist die Entwicklung eines subkutanen Emphysems und eines (Spannungs-)Pneumothorax als Folge einer Perforation in Hypopharynx anzusehen [22].

Um Perforationen zu verhüten, ist – neben einer schonenden Intubationstechnik – die Verwendung geeigneter Materialien Voraussetzung. Starre Führungsstäbe aus Metall sind heute obsolet, nachdem kunststoffüberzogene Mandrins mit flexibler Spitze in großer Auswahl verfügbar sind. Jedoch spielt auch die Härte des Tubusmaterials und die Form der Tubusspitze selbst eine Rolle. Dies wird v. a. viel zu wenig bei der nasotrachealen Intubation in Betracht gezogen. Die modernen Einmaltuben aus thermoplastischem Kunststoff lassen sich bei transnasalem Vorgehen mit der üblichen laryngoskopischen Technik i. allg. problemlos bis durch die Stimmritze vorschieben, stoßen dann aber aufgrund ihrer Kreisbogenform und ihrer Eigensteifigkeit an die Tracheavorderwand an (Abb. 1). Das weitere Vorschieben in tiefere Tracheaabschnitte ist dann manchmal schwierig und zeitraubend. Es kommt zu Schleimhautverletzungen und manchmal auch ernsteren Schädigungen der Tracheavorderwand im unmittelbar subglottischen Bereich. Einfacher und für den Patienten gefahrloser ist dieses „Umlenken" aus dem dorsalkonvexen in den ventralkonvexen Verlauf, wenn Tuben aus Latex oder

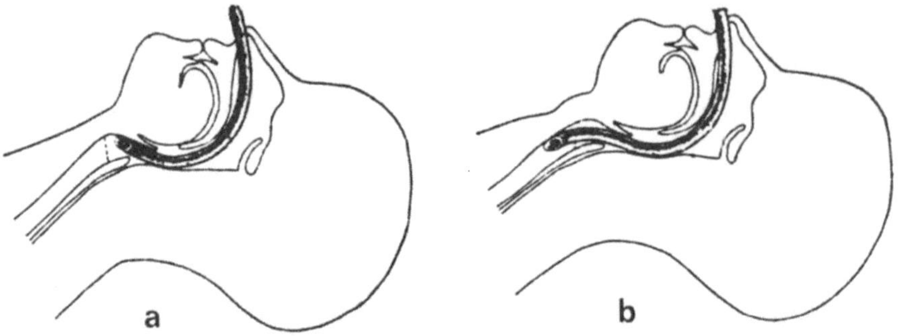

Abb. 1 a, b. Anstoßen der Tubusspitze an die Tracheavorderwand im subglottischen Bereich bei nasaler Intubation (**a**). Das weitere Vorschieben des Tubus in die Trachea erfordert sein Umlenken aus der dorsal- in eine ventralkonvexe Krümmung (**b**) und ist bei Kunststofftuben mit Kreisbogenform manchmal nicht ohne Schädigung der Tracheavorderwand möglich

Siliconkautschuk mit Metallspiralgerüst (Woodbridge-Typ) verwendet werden. Deren Gebrauch für die Langzeitintubation ist jedoch derzeit deswegen nicht generell möglich, weil sie wegen ihres relativ hohen Preises nicht als Einmalartikel verwendet werden können. Für Reinigung und Sterilisation solcher Tuben gibt es aber sowohl hinsichtlich des Tubus selbst (Materialermüdung) als auch des Patienten (Schädigung durch Rückstände der Desinfektionsmittel) noch kein optimales Verfahren. Das zeigt, daß auch die modernen Einmaltuben nicht die Lösung für alle Probleme sind.

Eine in den letzten Jahren aktuell gewordene Komplikation, mit der bei liegendem Tubus gerechnet werden muß, ist die Entflammung des Tubus oder der Manschette durch den energiereichen Lichtstrahl während mikrochirurgischer Eingriffe am Kehlkopf oder der subglottischen Region mit dem CO_2-Laser [13]. Es können hierbei Löcher im Tubus oder in der Manschette mit der Folge des Lecks entstehen, oder es kommt zu einer Stichflamme. Verbrennungen in den Atemwegen bis hinab zu den Bronchiolen kommen vor [41, 43]. Zur Prophylaxe werden die Tuben meist mit dünner Aluminiumfolie entwickelt, oder es müssen spezielle Metalltuben [30] verwendet werden. Dadurch geht allerdings die Flexibilität und Handlichkeit des Tubus während des laryngealen Eingriffes weitgehend verloren. Eine Alternative wird in der Zukunft die Verwendung von Tuben aus schwer brennbarem und wenig zerfließendem Kunststoff sein [43].

Reflektorische Veränderungen

Direkte Laryngoskopie und Intubationsvorgang lösen reflektorische Veränderungen aus, die sich in nahezu allen Fällen als sympathikoadrenergere Aktivierung äußern. Klinisch findet man Blutdrucksteigerung, Herzfrequenzbeschleunigung, Auftreten von Arrhythmien und Anstieg des intrakraniellen Druckes. Rezeptoren, von denen derartige Reaktionen ausgelöst werden, finden sich im gesamten Bereich der oberen Luft- und Speisewege, so in der Schleimhaut der Nase, des Pharynx, des Zungengrundes, des Larynx und der Trachea [35, 40]. Wesentlich seltener sind beim Menschen vagale Reaktionen mit Bradykardie, Überleitungsstörungen und Blutdruckabfall. Barth u. Meyer sahen einen Fall in 15 Jahren [5], Prys-Roberts et al. [33] einen Fall unter 44 Hyper-

Tabelle 3. Blockade intubationsbedingter Kreislaufreaktionen

1. Narkoseart und -tiefe
   Analgetika (Fentanyl > Morphin)
   Inhalationsnarkotika (Enfluran > Halothan?)
2. Systemische Blockade
   Xylocain
   Atropin
   α-Rezeptorenblocker (Phentolamin)
   β-Rezeptorenblocker
   Hydralazin
   Nitroprussid-Natrium
3. Oberflächen- und Lokalanästhesie
   Mund- und Rachenspülung
   Mund- und Rachenspray
   Aerosol
   Laryngotracheale Injektion
      orotracheal
      transtracheal
   Blockade des N. laryngeus superior

tonikern. Warum der Intubationsvorgang verschiedenartige Reaktionen auslösen kann, ist nicht bekannt. Eine Rolle spielen dabei sicher die Narkoseart und -tiefe [33, 35], die Interdependenz respiratorischer und zirkulatorischer Reflexe [40] und die Lokalisation der hauptsächlich beteiligten Rezeptoren [35]. So sollen von der Epiglottis aus bevorzugt vagale Reaktionen auslösbar sein. Schließlich ist die Oxygenation des Patienten von ausschlaggebender Bedeutung [16]. Hypoxie und Hyperkapnie begünstigen vagale Reflexe einschließlich der Reaktionen an den Atemwegen wie Laryngospasmus und Bronchokonstriktion [4].

Durch die Intubation ausgelöste Kreislaufveränderungen im Sinne einer reflektorischen Stimulation sind nicht per se als pathologisch einzustufen. Blutdruck- und Frequenzsteigerungen treten physiologischerweise auch bei täglichen Belastungen auf. Gefährdend für den Patienten sind sie nur, wenn Vorschädigungen des Herzens oder des Gehirns bestehen, die eine zusätzliche Belastung dieser Organe verbieten [17]. Patienten mit koronarer Herzkrankheit reagieren stärker auf die Intubation als solche mit Herzklappenerkrankungen; während bei letzteren der systolische Blutdruck im Mittel nur um 10 mm Hg während des Intubationsvorganges ansteigt, liegt der Mittelwert von Koronarpatienten bei 65 mm Hg [6]. Auch das Ausgangsniveau des Blutdruckes hat Einfluß auf die Blutdruckreaktion. Hypertoniker reagieren stärker als Normotoniker [7].

Aus diesen Gründen ist eine völlige Blockade intubationsbedingter Kreislaufreaktionen nur bei bestimmten Indikationen notwendig. Selbstverständlich werden die Reaktionen um so mehr gedämpft, je tiefer die Narkose ist. Auch die verwendeten Narkosemittel haben eine unterschiedliche blockierende Potenz. Fentanyl und Pethidin sind potenter als Morphin, und Enfluran soll wirksamer als Halothan sein [8, 9]. Auch die zusätzliche systemische Anwendung verschiedener Pharmaka ist vorgeschlagen worden (Tabelle 3). Keines dieser Verfahren eignet sich jedoch zur Routineanwendung. Atropin unterdrückt nur in sehr hoher Dosierung die sehr seltenen vagalen Reflexe mit

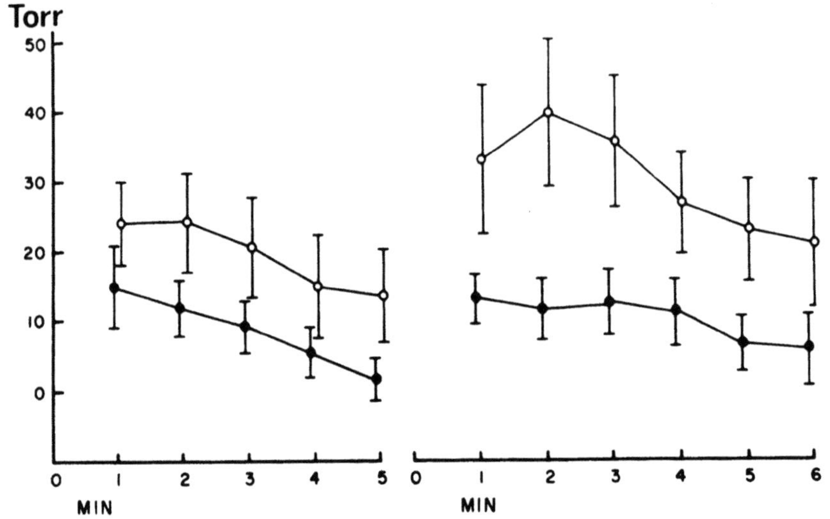

Abb. 2. Anstieg des systolischen Blutdruckes während Laryngoskopie und Intubation. Während der ersten Laryngoskopie (*links*) Lidocainspray auf Larynx und Trachea (*Punkte*). In der Kontrollgruppe Verwendung von Kochsalzlösung (*Kreise*). 5 min nach der ersten Laryngoskopie erneute Laryngoskopie und endotrachealen Intubation (*rechts*). Blutdruckanstieg in der Kochsalzgruppe deutlich stärker ausgeprägt als in der Lidocainspraygruppe. (Nach [15])

hinreichender Sicherheit [16]. Die Anwendung vasodilatierender Substanzen wie Phentolamin [16], Hydralazin [14] oder Natrium-Nitroprussid [38] nur zum Zwecke der Unterdrückung eines Blutdruckanstieges ist wegen ihrer potentiellen Nebenwirkungen nicht gerechtfertigt, zumal Hirndrucksteigerungen eher begünstigt werden [42]. In Fällen mit schwerem Hochdruck oder schwerer koronarer Herzkrankheit ist am ehesten die prophylaktische Gabe von Betarezeptorenblockern angezeigt, die nicht nur die Blutdruck-, sondern auch die Herzfrequenzsteigerung dämpfen [32].

Intravenös verabreichtes Lidocain (1–1,5 mg/kg KG) vermag ebenfalls sympathische Kreislaufreaktionen zu verhindern [2, 21, 37]. Meist wird jedoch die Applikation von Lidocain zur Oberflächen- oder Lokalanästhesie empfohlen (Tabelle 3). Sowohl die ausgiebige Spülung von Mundhöhle und Rachen mit verdünntem lidocainhaltigem Gel [37] als auch die Applikation von Lidocain in Form eines Aerosols [1, 34] sind effektiv, aber sehr zeitaufwendig. Das gleiche gilt im Prinzip für den laryngotrachealen Lidocainspray. Hierfür werden bis zu 4 ml einer 4%igen Lidocainlösung während der Laryngoskopie mit einem Kunststoffinjektionskatheter auf Larynx- und Tracheaschleimhaut gesprüht. Wie Gurgeln und Aerosol ist das injizierte Lidocain frühestens nach 2 min hinreichend wirksam, das Optimum des Effektes zeigt sich nicht eher als 5 min nach Applikation [15, 19, 21]. Daraus ergibt sich, daß eigentlich eine zweimalige Laryngoskopie nötig ist, wenn das Sprayen die durch den Intubationsvorgang ausgelösten Reaktionen verhindern soll (Abb. 2). Wird bereits 1 min nach dem Sprayen erneut laryngkoskopiert und intubiert, werden die schädlichen Kreislaufreflexe nicht ausreichend unterdrückt (Abb. 3).

Aus diesen Befunden leiten wir die Empfehlung ab, eine Oberflächenanästhesie vor der Intubation nicht routinemäßig durchzuführen. Sie benötigt, wenn sie effektiv sein

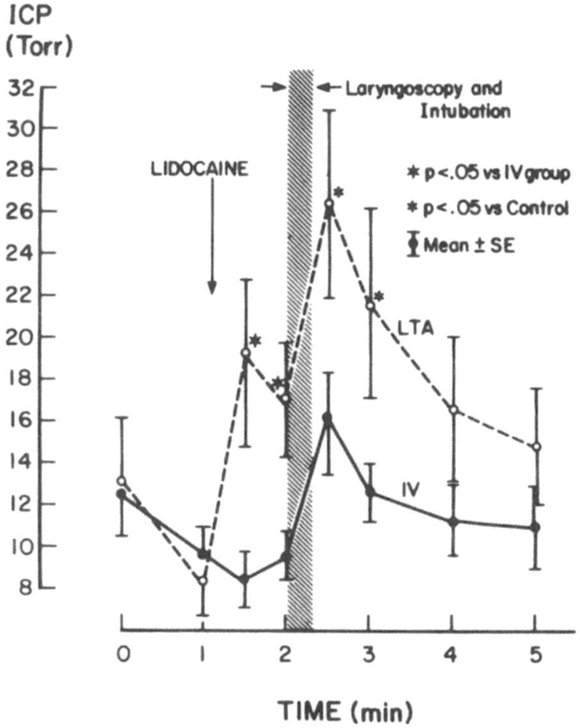

Abb. 3. Verhalten des intrakraniellen Druckes (*ICP*) bei Laryngoskopie und endotrachealer Intubation. Zum Zeitpunkt 1 min entweder laryngoskopische Lidocainsprayung von Larynx und Trachea (*LTA*) oder intravenöse Lidocaininjektion (*IV*). Nach einer weiteren Minute Laryngoskopie und Intubation. Nach intravenöser Lidocaingabe nur geringer Anstieg des intrakraniellen Druckes, dagegen nach laryngotrachealer Applikation deutliche Erhöhung. Die Veränderungen von arteriellem Blutdruck und Herzfrequenz laufen den hier gezeigten parallel; (Nach [21])

soll, zuviel Zeit und bedeutet deshalb gerade bei gefährdeten Patienten einen unnützen Zeitverlust auf Kosten einer guten Oxygenierung [19]. Wir begnügen uns mit einem lidocainhaltigen Gel als Gleitmittel für den Tubus, der in der Anfangsphase der Narkose die Tolerierung des Tubus erleichtert.

Chemisch-mechanische Komplikationen

Als chemisch-mechanische Komplikationen, die in Zusammenhang mit der Intubation auftreten können, sind die verschiedenen Formen der Aspiration klassifiziert. Zweifellos am häufigsten ist die Aspiration sauren Magensaftes, die durch chemische Schädigung des Bronchialsystems und des Lungengewebes zum lebensbedrohenden Mendelson-Syndrom (Säureaspirationssyndrom) führt. Da die Therapie dieses Syndroms unbefriedigend ist, kommt der Prophylaxe der herausragende Platz zu. Die Gesamtproblematik ist in der Literatur in extenso behandelt, weshalb die wichtigsten prophylak-

Tabelle 4. Aspirationsprophylaxe

1. Anästhesiologische Maßnahmen	
Oberkörperhochlagerung	
Ggf. Magendekompression (z. B. bei Ileus)	
O_2-Voratmung	
Keine IPPV bis zur Intubation	
Vorgabe nichtdepolarisierender Relaxanzien	
Einleitung mit schnell wirkenden Narkotika	
Sellick-Handgriff	
2. Verminderung der Magensaftazidität	
Antazida	
H_2-Antagonisten (Cimetidin, Ranitidin)	
3. Erhöhung des Kardiaöffnungsdruckes, Verminderung der Magensaftmenge:	Metoclopramid
	Domperidon

tischen Maßnahmen ohne weitere Erläuterung in Tabelle 4 zusammenfassend wiedergegeben sind.

2 Aspekte bedürfen einer eigenen Erwähnung. Zum einen ist die Aspiration nicht nur während der Narkoseeinleitung, also vor der Blockung der Manschette, möglich, sondern auch während der Liegezeit des Tubus und bei der Extubation. Hochvolumige Niederdruckmanschetten neigen zur Faltenbildung im Bereich der Tracheaanlagefläche, und durch solche Falten kann unbemerkt Flüssigkeit an der Manschette vorbei in die Trachea gelangen [31, 36]. Diese Gefahr ist besonders gegeben, wenn diese Cuffs aus relativ dickwandigem Material bestehen [10]. Alle Tuben vom Typ der „high-volume cuffs" müssen deshalb zur Aspirationsverhinderung ausreichend geblockt werden. Bei der Extubation sollte – ungeachtet der Selbstverständlichkeit, erst dann zu extubieren, wenn Schluck-, Würge- und Brechreflexe ausreichend restituiert sind – daran gedacht werden, daß sich über der geblockten Manschette und im Pharynx ein See von Magen- oder Darmsaft angesammelt haben kann, der sorgfältig abgesaugt werden muß.

Weiterhin kann eine Aspiration nicht nur zur chemischen, sondern auch zur mechanischen Schädigung führen, wenn feste Partikel ins Tracheobronchialsystem gelangen. Dazu gehören Gewebestücke wie Tumorbrocken oder Adenoidteile, Koagel, Zähne, Zahnersatz, Laryngoskopbirnchen, Tupfer u. a. Diese Teile führen zu einer Obstruktion, die meistens eingreifende therapeutische Maßnahmen (Tracheobronchoskopie) notwendig macht. Durch sorgfältiges Arbeiten lassen sich derartige Zwischenfälle fast immer verhindern.

Mechanisch-technische Komplikationen

Obstruktion, Leckage und Diskonnektion sind die wichtigsten mechanisch-technischen Komplikationen, mit denen im Rahmen der Intubation zu rechnen ist. Wenn sie nicht sofort bemerkt werden, gefährden sie akut das Leben des Patienten. In diese Gruppe rechnen auch Lageänderungen des Tubus, die sich funktionell bei zu tiefer Intubation als partielle Bronchialobstruktion, bei Herausgleiten aus der Trachea als Diskonnektion auswirken. Durch gute Fixation des oral oder nasal eingeführten Tubus am knöchernen Gesichtsschädel können ungewollte Tubusdislokationen verhindert werden. In

Tabelle 5. Aufschlüsselung der Häufigkeit von 140 Anästhesiezwischenfällen. (Nach [12])

	n	%
Diskonnektionen	27	19,3
Versehentlicher Gasflowwechsel	22	15,7
Kanülenverwechslung	19	13,6
Gasversorgungsprobleme	15	10,7
Infusionsgerätediskonnektion	11	7,9
Laryngoskopversagen	11	7,9
Verfrühte Extubation	10	7,1
Atemgasschlauchverwechslung	9	6,4
Hypovolämie	9	6,4
Verlagerung des endotrachealen Tubus	7	5,0

der Regel erfolgt dies mit Pflaster- oder Klebestreifen, neuerdings stehen industriell gefertigte Tubushalter verschiedener Firmen, wie American Hospital Supply oder Hudson Oxygen Therapy Sales Co. (Vertrieb durch D.W. Prieß, Medizinisch-technische Geräte, 4050 Mönchengladbach), zur Verfügung. Nach operativ bedingtem Lagewechsel im Bereich von Kopf, Hals oder Thorax muß die korrekte Positionierung des Tubus jedesmal neu geprüft werden. Ein weiteres wichtiges Moment ist die Entlastung des Tubus vom Gewicht oder Zug der Respiratorschläuche, was durch geeignete Halterungen (z. B. Erlanger Modell nach Rügheimer; „Ulmer Fixator“ der Firma Willy Rüsch, 7050 Waiblingen) möglich ist.

Obstruktion der Atemwege bei liegendem Tubus kommt aus vielerlei Ursachen vor. Zu nennen sind Tubus-, Trachea- oder Bronchusverlegung durch Koagel, eingedicktes Sekret, eingetrocknetes Gleitmittel, Gewebsteile, Fremdkörper; der Trachealwand anliegende Tubusöffnung; abgeknickter Tubus; Manschettenvorfall; innere Tubushernie; Kompression des Tubus von außen durch Biß, anatomische Engstellen (Nase) oder zu hoher Druck im Manschettenraum [25]. Wichtigste Maßnahmen zur Vermeidung solcher Vorfälle und damit zur Verbesserung der Sicherheit des Patienten sind die Verwendung guter und neuer Materialien, sorgfältiges Absaugen bei Bedarf sowie eine exakte und fortlaufende Überwachung von Beatmungsdruck und Atemzugvolumen. Im übrigen gelten unverändert die von Barth u. Meyer [5] in ihrem Lehrbuch (S. 264 u. 273) formulierten Merksätze: „Bevor man einen Bronchospasmus diagnostiziert und wertvolle Zeit mit medikamentösen Maßnahmen verschwendet, überzeuge man sich von der freien Durchgängigkeit des Tubus und schließe eine Aspiration oder endobronchiale Sekretverschleppung aus ... In der überwiegenden Zahl der Fälle kann durch einfachste Maßnahmen, wie Korrektur der Kopfhaltung, Entlüften der Manschette, Vor- oder Zurückschieben des Tubus, das Hindernis schlagartig beseitigt werden. Helfen diese Handgriffe nicht, dann ist ein Tubuswechsel am Platze und mit Sicherheit wirksam.“

Diskonnektionen im Bereich des Tubus und der Respiratorschläuche einschließlich ihrer Verbindungen, Kupplungen, Muffen usw. gehören zu den häufigsten anästhesiebedingten Zwischenfällen. Cooper et al. [12] fanden, daß Diskonnektionen mit 19% unter 140 Anästhesiezwischenfällen am häufigsten waren, während andere Komplikationen, wie versehentlicher Gasflowwechsel, Atemgasschlauchverwechslung oder Verlagerung des endotrachealen Tubus, seltener auftraten (Tabelle 5).

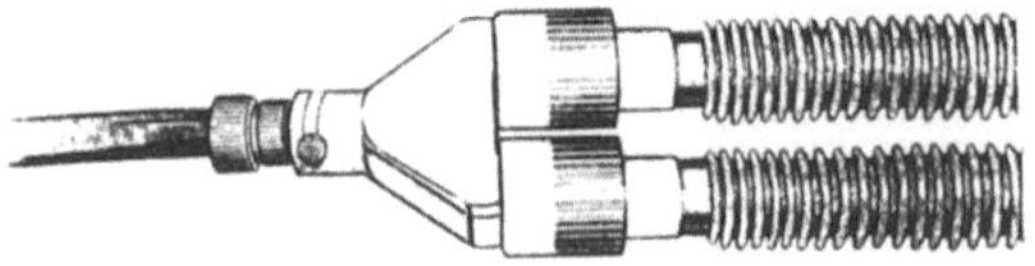

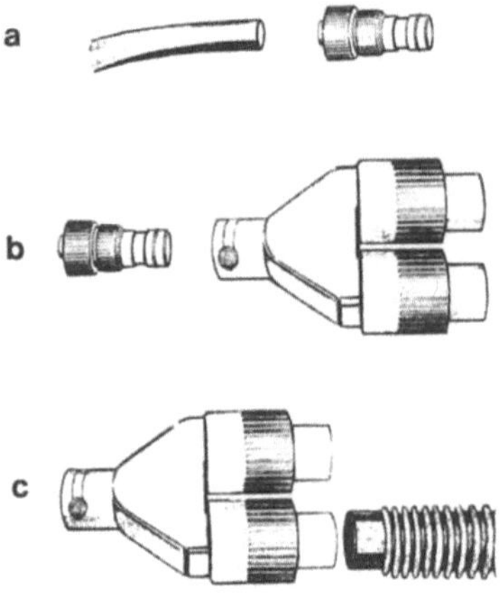

Abb. 4a–c. Sicherheitskonnektorsystem nach Rügheimer zur Verbindung zwischen Respiratorschläuchen und Tubus bzw. Maske. Das System besteht aus 3 Komponenten. Der Tubus wird mittels einer Klemmverschraubung am Zwischenstück fixiert (**a**), der wiederum im Y-Stück des Respiratorschlauchsystems durch einen Schnappverschluß gehalten wird (**b**). Für die Verbindung mit Masken gibt es ein eigenes Zwischenstück, ebenfalls durch Schnappverschluß am Y-Stück fixierbar. Die Respiratorschläuche lassen sich am Y-Stück ebenfalls durch Klemmverschraubungen befestigen (**c**)

Da vollständige Diskonnektionen beim kontrolliert beatmeten Patienten die Sauerstoffzufuhr total unterbrechen, sind sie eine das Leben unmittelbar gefährdende Komplikation. Immer wieder treten diskonnektionsbedingte Todesfälle auf, wobei angenommen werden muß, daß durchaus nicht alle Fälle bekannt werden, weil sie nicht bemerkt, gemeldet oder publiziert werden.

Ein Prädilektionsstelle für Diskonnektionen stellt die Verbindung zwischen Tubus und Y-Stück der Respiratorschläuche dar. Beide Steckverbindungen des an dieser Stelle befindlichen Konnektors, sowohl die mit dem Tubus als auch die mit dem Y-Stück, können sich lösen, ohne daß dies sofort bemerkt wird. Hierfür sind v. a. zu große Toleranzen bei der Fertigung und die Verwendung zu gleitfähiger oder zu alter Materialien verantwortlich zu machen. Die Fixierung dieser kritischen Verbindungsstelle mit Pflasterstreifen ist nur eine unzureichende, behelfsmäßige Lösung, die die Sicherheit nicht entscheidend erhöht.

Um derartige Diskonnektionen zuverlässig zu verhindern, hat Rügheimer ein neues Verbindungssystem zwischen Tubus und Respiratorschläuchen entwickelt (Vertrieb durch Pfrimmer + Co., 8520 Erlangen). Es besteht wie die herkömmlichen Systeme aus 2 Teilen, nämlich einem Y-Stück und dem Tubuskonnektor (Abb. 4). Auf das Y-Stück werden die Respiratorschläuche aufgesteckt und durch eine Klemmverschraubung fixiert. Der Teil des Tubuskonnektors, der in das Y-Stück eingeführt wird, enthält eine Nut, in die ein in das Y-Stück eingearbeiteter Federverschluß einschnappt. Die Abdichtung an dieser Stelle erfolgt durch einen O-Ring. Der Tubus wird auf dem anderen Ende des Konnektors durch 4 Federelemente und eine Klemmverschraubung gesichert.

Diese Anordnung hat folgende Vorteile:

- Alle Verbindungen sind mechanisch einwandfrei gesichert.
- Der zur Dichtung zwischen Y-Stück und Konnektor dienende O-Ring ermöglicht eine freie Drehbarkeit des Tubus um 360 °.
- Die Verbindung zwischen Konnektor und Y-Stück kann durch Drücken auf den Federbügel am Y-Stück sofort und leicht gelöst werden, so daß der Tubus unmittelbar frei zugänglich wird, selbst wenn er unter Abdecktüchern verdeckt liegt. Dies kann beispielsweise zur endobronchialen Absaugung notwendig sein.
- Das Y-Stück ist trotz des Schnappverschlusses ohne weiteres mit herkömmlichen Tubuskonnektoren kompatibel.

Literatur

1. Abou-Madi M, Keszler H, Yacoub O (1975) A method for prevention of cardiovascular reactions to laryngoscopy und intubation. Can Anaesth Soc J 22:316–329
2. Abou-Madi MN, Keszler H, Yacoub JM (1977) Cardiovascular reactions to laryngoscopy and tracheal intubation following small and large doses of lidocaine. Can Anaesth Soc J 24:12–19
3. Arens JF, LeJeune FE, Webre DR (1974) Maxillary sinusitis, a complication of nasotracheal intubation. Anesthesiology 40:415–416
4. Barth L (1974) Die Intubation heute. Anästh Informat 15:275–279
5. Barth L, Meyer M (1965) Moderne Narkose. Theorie und Praxis der Routineverfahren, 2. Aufl. Fischer, Stuttgart
6. Bassell GM, Lin YT, Oka Y, Becker RM, Frater RWM (1978) Circulatory response to tracheal intubation in patients with coronary artery disease and valvular disease. Bull NY Acad Med 54:842–848
7. Bedford, RF, Feinstein B (1980) Hospital admission blood pressure: A predictor for hypertension following endotracheal intubation. Anesth Analg 59:367–370
8. Bedford RF, Marshall WK (1981) Hemodynamic response to endotracheal intubation: Four anesthetics. Anesthesiology 55:A 270
9. Bennett GM, Stanley TH (1980) Human cardiovascular responses to endotracheal intubation during morphine-N_2O and fentanyl-N_2O anesthesia. Anesthesiology 52:520–522
10. Bernhard WN, Cottrell JE, Sivakumaran C, Patel K, Yost L, Turndorf H (1979) Adjustment of intracuff pressure to prevent aspiration. Anesthesiology 50:363–366
11. Blanc VF, Tremblay NAG (1974) The complications of tracheal intubation: A new classification with review of the literature. Anesth Analg 53:202–213
12. Cooper JB, Newbower RS, Long CL, McPeek B (1978) Preventable anesthesia mishaps: A study of human factors. Anesthesiology 49:399–406
13. Cozine K, Rosenbaum LM, Askanazi J, Rosenbaum SH (1981) Laser-induced endotracheal tube fire. Anesthesiology 55:583–585
14. Davies MJ, Cronin KD, Cowie RW (1981) The prevention of hypertension at intubation. A controlled study of intravenous hydrallazine on patients undergoing intracranial surgery. Anaesthesia 36:147–152
15. Denlinger JK, Ellison N, Ominsky AJ (1974) Effects of intratracheal lidocaine on circulatory responses to tracheal intubation. Anesthesiology 41:409–412
16. DeVault M, Greifenstein FE, Harris LC (1960) Circulatory responses to endotracheal intubation in light general anesthesia – The effect of atropine and phentolamine. Anesthesiology 21:360–362
17. Fox EJ, Sklar GS, Hill CH, Villanueva R, King BD (1977) Complications related to the pressor response to endotracheal intubation. Anesthesiology 47:524–525
18. Gallagher TJ, Civetta JM (1976) Acute maxillary sinusitis complicating nasotracheal intubation: A case report. Anesth Analg 55:885–886
19. Gemperle MM (1966) Soll vor endotrachealer Intubation ein Lokalanästhesie-Spray angewandt werden? Z Prakt Anästh 1:192–193

20. Hagelsten JO, Marvitz L (1971) Prophylaxe gegen Zahnschäden während der Anästhesie. Z Prakt Anästh 6:195–205
21. Hamill, JF, Bedford RF, Weaver DC, Colohan AR (1981) Lidocaine before endotracheal intubation: Intravenous or laryngotracheal? Anesthesiology 55:578–581
22. Hawkins DB, House JW (1974) Postoperative pneumothorax secondary to hypopharyngeal perforation during anesthetic intubation. Ann Otol Rhinol Laryngol 83:556–557
23. Hüsch M, Tryba M, Sturm J, Verner L, Zenz M (1982) Aseptische nasotracheale Intubation zur Langzeitbeatmung. Int. Symp. Intubation-Tracheotomie-Bronchopulmonale Infektion, 17.–19. Juni 1982, Erlangen
24. Hutschenreuter K (1979) Schäden durch endotracheale Intubation. Anästhesiol Intensivmed 20:167–171
25. Ketover AK, Feingold A (1975) Collapse of a disposable endotracheal tube by its high pressure cuff. Anesthesiology 43:108–110
26. Körner M (1969) Die nasotracheale Intubation. In: Frey R, Kern F, Mayrhofer O (Hrsg) Anaesthesiologie und Wiederbelebung, Bd 39. Springer, Berlin Heidelberg New York
27. Loers FJ, Linden B (1975) Retropharyngeale Dissektion, eine seltene Komplikation bei der nasalen Intubation. Anaesthesist 24:545–546
28. Lutz H, Osswald P-M, Bender H-J (1982) Risiken der Anaesthesie. Untersuchungen bei 153660 Anaesthesieverläufen. Anaesthesist 31:1–5
29. Majumdar B, Stevens RW, Obara LG (1982) Retropharyngeal abscess following tracheal intubation, Anaesthesia 37:67–70
30. Norton ML, DeVos P (1978) New endotracheal tube for laser surgery of the larynx. Ann Otol Rhinol Laryngol 87:554–557
31. Pavlin EG, Van Nimwega D, Hornbein TF (1975) Failure of a high-compliance low-pressure cuff to prevent aspiration. Anesthesiology 42: 216–219
32. Prys-Robert C, Foëx P, Biro GP, Roberts JG (1973) Studies of anaesthesia in relation to hypertension. V. Adrenergic beta-receptor blockade. Br J Anaesth 45:671–681
33. Prys-Roberts C, Greene LT, Meloche R, Foëx P (1971) Studies of anaesthesia in relation to hypertension. II. Haemodynamic consequences of induction and endotracheal intubation. Br J Anaesth 43:531–547
34. Renz, D, Brandt L, Pokar H (1981) Die Verwendung von Ultraschall-Aerosolen zur Oberflächenanaesthesie der Atemwege. Erste Erfahrungen mit einer neuen Technik der endotrachealen Intubation in Lokalanaesthesie. Anaesthesist 30:259–260
35. Rex MAE (1970) A review of the structural and functional basis of laryngospasm and a discussion of the nerve pathways involved in the reflex and its clinical significance in man and animals. Br J Anaesth 42:891–899
36. Spray SB, Zuidema GD, Cameron JL (1976) Aspiration pneumonia. Am J Surg 131:701–703
37. Stoelting RK (1978) Blood pressure and heart rate changes during short-duration laryngoscopy for tracheal intubation: Influence of viscous or intravenous lidocaine. Anesth Analg 57:197–199
38. Stoelting RK (1979) Attenuation of blood pressure response to laryngoscopy and tracheal intubation with sodium nitroprusside. Anesth Analg 58:116–119
39. Stoelting RK (1981) Endotracheal Intubation. In: Miller RD (ed) Anesthesia, Vol I. Churchill Livingstone, New York Edinburgh London Melbourne
40. Tomori Z, Widdicombe JG (1969) Muscular, bronchomotor and cardiovascular reflexes elicited by mechanical stimulation of the respiratory tract. J Physiol (Lond) 200:25–49
41. Treyve E, Yarington CT, Thompson GE (1981) Incendiary characteristics of endotracheal tubes with the carbon dioxide laser. An experimental study. Ann Otol Rhinol Laryngol 90:328–330
42. Van Aken H, Puchstein C, Hidding J (1982) The prevention of hypertension at intubation. Use of hydralazine. Anaesthesia 37:82–83
43. Wainwright AC, Moody RA, Carruth JAS (1981) Anaesthetic safety with the carbon dioxide laser. Anaesthesia 36:411–415
44. Wolff AP, Kuhn FA, Ogura JH (1972) Pharyngo-esophageal perforations associated with rapid oral endotracheal intubation. Ann Otol Rhinol Laryngol 81:258–261

Die schwierige Intubation: Anatomische Grundlagen, Techniken, Epidemiologie

D. Langrehr, E. T. Edens und R. Sia

Mit der zunehmenden Erfahrung eines routinierten Anästhesisten verlieren die Anfangsschwierigkeiten des Ungeübten bei der oro- oder nasotrachealen Intubation weitgehend ihre Bedeutung. Im gleichen Maße, in dem die Kanülierung der oberen Luftwege mit Endotrachealtuben zur täglichen Routinemethodik wird, zeigt sich die Bedeutung der permanenten Ausübung dieser Technik, um eine schonende und für die gewünschte Dauer erfolgreiche Intubation durchzuführen. Vor dem Hintergrund zahlreicher Komplikationsmöglichkeiten wird deutlich, daß die fakultative Ausübung mit einer relativ hohen Rate von Mißerfolgen der verschiedensten Art einhergehen muß. Die immer wieder von anderen Disziplinen an uns Anästhesisten herangetragene Frage, ob und wie man möglichst schnell und effektiv die Intubation für den gelegentlich eintretenden Notfall erlernen könne, beantwortet sich hier selbst im negativen Sinne, v. a. wenn man berücksichtigt, daß im Notfall oft erschwerte Bedingungen vorliegen.

Diese Ausführungen beschäftigen sich mit der Frage der für den Geübten schwierigen oder selbst unmöglichen primären trachealen Intubation, ihren Ursachen, ihrer Epidemiologie und den zur Verfügung stehenden besonderen Techniken, um doch noch erfolgreich zu werden. Die verschiedenen Möglichkeiten der im späteren Verlauf auftretenden Komplikationen sollen hier nicht berücksichtigt werden.

Ursachen

Dem Verfahren der Einstellung des Kehlkopfeinganges mit distal illuminierten Spatellaryngoskopen zur trachealen Kanülierung unter direkter Sicht können sich im Prinzip 2 Haupthindernisse in den Weg stellen: Entweder ist die benötigte Beweglichkeit von Kopf, Hals und Unterkiefer zur synchronen Deflexions- oder Flexionshaltung des Kopfes und Luxation des Unterkiefers nach vorn nicht gegeben, oder aber der Sichtweg von der Zahnreihe bis zum Kehlkopfeingang ist zwar zu begradigen, die Dimension des Oropharyngealraumes aber so eng, daß neben dem ebenfalls raumfordernden Laryngoskopspatel die Einführung des Endotrachealtubus unter Sicht unmöglich wird.

Die Tabelle 1 zeigt eine Übersicht der belangreichsten Ursachen für ernstliche Intubationsschwierigkeiten ohne den Anspruch der Vollständigkeit. Dabei stehen die beiden ersten Gruppen von anatomischen Abweichungen, die relativ häufigen Spielarten der Kopf-Hals-Anatomie in ausgeprägter Form und die entzündlich-degenerativen Veränderungen in bezug auf ihren prozentualen Anteil als Ursache deutlich im Vordergrund (in unserem Material mehr als 80% aller Fälle). Die 3 anderen Gruppen, Traumapatienten, seltene Fehlbildungen, meist im Rahmen von Syndromen, sowie die Gruppe der Tumorträger im Kopf-Hals-Bereich sind zwar zahlenmäßig seltener, bieten im jeweiligen Fall jedoch häufig besonders ausgeprägte Schwierigkeiten. Pharyngeale Tumoren sind dabei noch zahlenmäßig eine größere Sondergruppe, die epidemiologisch auch noch separat betrachtet werden soll.

Tabelle 1. Pathologisch-anatomische Ursachen für Schwierigkeiten bei der endotrachealen Intubation

1. Spielarten der Kopf-Hals-Anatomie
   Adipositas, kurzer Hals, kleiner Mund, hochstehender Kehlkopf, Prognathie, Mikrognathie, Hasenzähne
2. Entzündliche – degenerative Veränderungen
   Narbenstrikturen (Mund, Hals, Kieferwinkel), Epiglottitis, Laryngitis, Pharyngealabszeß, Arthritis-Ankylosis Kiefergelenk, Halswirbelsäule (Spondylitis, Bechterew), Myositis ossificans, Sklerodermie, Amyloidose (Makroglossie), Polyarthritis rheumatica
3. Trauma
   Kiefer-Halswirbelsäulen-Frakturen, retropharyngeale-laryngeale Hämatome, umfangreiche Gesichtsverletzungen, Zustand nach Kieferfrakturenfixation
4. Fehlbildungssyndrome
   Prominenter Atlasbogen (nasal), atlantookzipitale Achondroplasie, Lippen-Kiefer-Gaumenspalten, Pierre-Robin, Akrozephalosyndaktylie (Apert), Arthrogryposis multiplex, infantiler Gigantismus (Beckwith), kraniale Synostosis (Carpenter), Hypothyreoidismus, Cri-du-Chat, Down-Syndrom, Mikrognathie (Edwards, Turner), Hypoplasia faciei (Goldenhar), Klippel-Feil
5. Tumoren
   Epipharynx-, Larynx-, Kiefer-, Zungen-, Nasenraum-, Gaumen-, Halstumoren

Technische Möglichkeiten

„Erschwerte Intubation"

In ca. 5% aller Fälle ergeben sich für den ungeübten Anästhesisten in der Ausbildungszeit regelmäßig Probleme mit „erschwerten Intubationsbedingungen", die mit Hilfe eines erfahrenen Kollegen meist noch relativ einfach zu bewältigen sind, in der Praxis jedoch einen alltäglichen, im Hinblick auf weitere Komplikationen (Verletzungen, Blutungen, Aspiration, Hypoxie) nicht zu unterschätzenden Vorgang darstellen.

Der anwesende oder rechtzeitig um Beistand gebetene Erfahrene bedient sich verschiedener Mittel, unter denen v. a. zu nennen sind: Vertiefung der Narkose, vollständige Relaxation, Säuberung des oropharyngealen Raumes, Kopflagerung, persönlich bevorzugte Laryngoskopspatel, dorsale Kehlkopfverlagerung durch Zweifingerkrikoiddruck, unterschiedlich starre Mandrins für die Tuben, auf starre Bronchoskope gefädelte Tuben ohne Verwendung des Laryngoskopes.

Blinde Intubation

Ist nur der dorsale Rand des Kehlkopfeinganges oder der Eingang überhaupt nicht einstellbar, so kann eine mehr oder weniger blinde Intubation zum Ziel führen. Dabei sind im Prinzip 3 Modalitäten zu unterscheiden: Entweder der durch den eben sichtbaren dorsalen Kehlkopfrand markierte Weg wird oberhalb dieses Bezugspunktes mit dem Tubus ertastet oder aber ein tastender Finger kann den Eingang erreichen und den Tubus dirigieren. Die 3., meist geübte Technik besteht im vorwiegend transnasalen Einführen eines Endotrachealtubus, der zunächst bis epipharyngeal, danach bei Spontanatmung des Patienten unter Atemgeräuschkontrolle am Tubusende während der Inspiration durch den Kehlkopfeingang blind vorgeschoben wird. Zusätzliche Schleimhautanästhesie des Kanülierungsweges sowie der additive Gebrauch des Laryngoskops zur Zungenluxation erleichtern die Technik, die mit der Einführung fiberoptischer Methoden zunehmend an Bedeutung verliert.

Retrograde Kanülierung

Eine seltener geübte Technik, auch durch Einsatz fiberoptischer Methoden weitgehend überflüssig geworden, bietet bei mißglücktem blindem Intubationsversuch, aber auch im Falle nicht direkt zur Verfügung stehenden fiberoptischen Instrumentariums, eine Möglichkeit. Bei dieser „retrograden Trachealkanülierung" wird entweder mit Hilfe einer im Bereich der krikothyreoidalen Membran oder subkrikoidal in der Mittellinie nach kranial transkutan eingeführten Tuohy-Nadel oder etwa eines Cavafix-MT-Sets ein zumindest 75 cm langer Katheter durch die Glottis in die Mundhöhle vorgeschoben, dort aufgefangen und zunächst eine Duodenalsonde darüber bis zur Punktionsstelle im Bereich der krikothyreoidalen Membran oder in der sublaryngealen Tracheawand vorgeschoben. Darüber wiederum kann der endotracheale Tubus den Weg in die Trachea finden, wonach Levin-Sonde und Cavafix-Katheter entfernt und der Trachealtubus in die endgültige Position gebracht wird (Abb. 1).

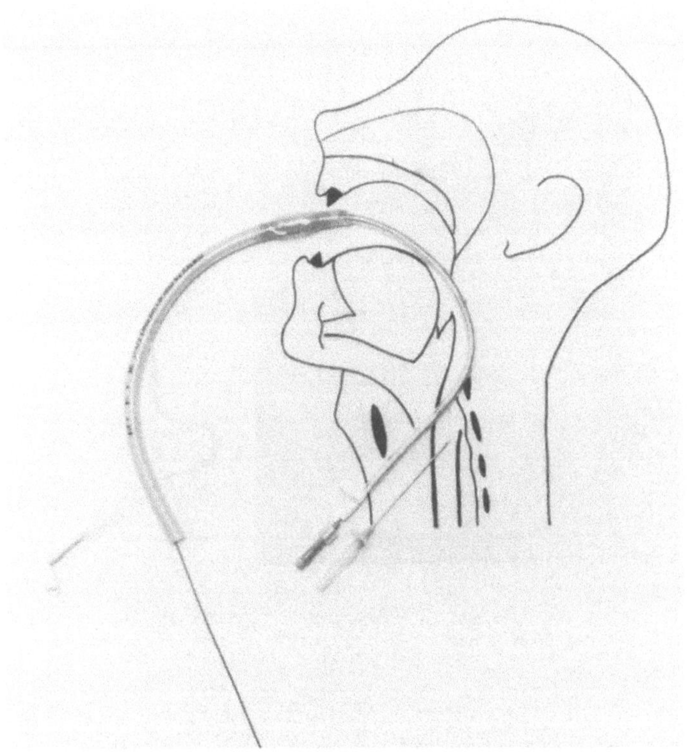

Abb. 1. Schema der „retrograden Kanülierung" bei schwieriger Intubation

Flexible fiberoptische Endoskope

Nach unseren Erfahrungen der letzten Jahre kann kein Zweifel daran bestehen, daß die Verwendung flexibler Fiberoptiken zur Bewältigung der schwierigen Intubation in nahezu allen Fällen heute das Verfahren der Wahl darstellt.

Da im folgenden Vortrag die Technik detailliert dargestellt wird, möchte ich mich auf 2 Anmerkungen beschränken. Zum ersten wurde die erfolgreiche Einführung dieser Methodik viele Jahre durch die Tatsache behindert, daß die primär angebotenen, 45 cm frei benutzbaren Fiberlaryngoskope (z. B. AO) lediglich für leichtere Fälle von schwieriger Intubation und dann auch in erster Linie nur orotracheal zu verwenden waren. Die Batteriestromquelle im Handgriff beeinträchtigt zudem häufig die Lichtqualität, die Dicke des flexiblen Teils beschränkte die Verwendung genügend dünner Tuben. Die eigentlich optimale Technik wurde nach eigenen Erfahrungen erst mit der Verwendung von 55 cm frei benutzbaren flexiblen fiberoptischen Bronchoskopen (z. B. Olympus) möglich. Nach vorausgehender Tubusauffädelung ermöglichen minimal 28 cm tubusfreier Endoskopstrecke das Erreichen des subglottischen Raumes transnasal, wobei die Tubusspitze noch außerhalb des Naseneinganges bleibt. Dieser Zusammenhang ist

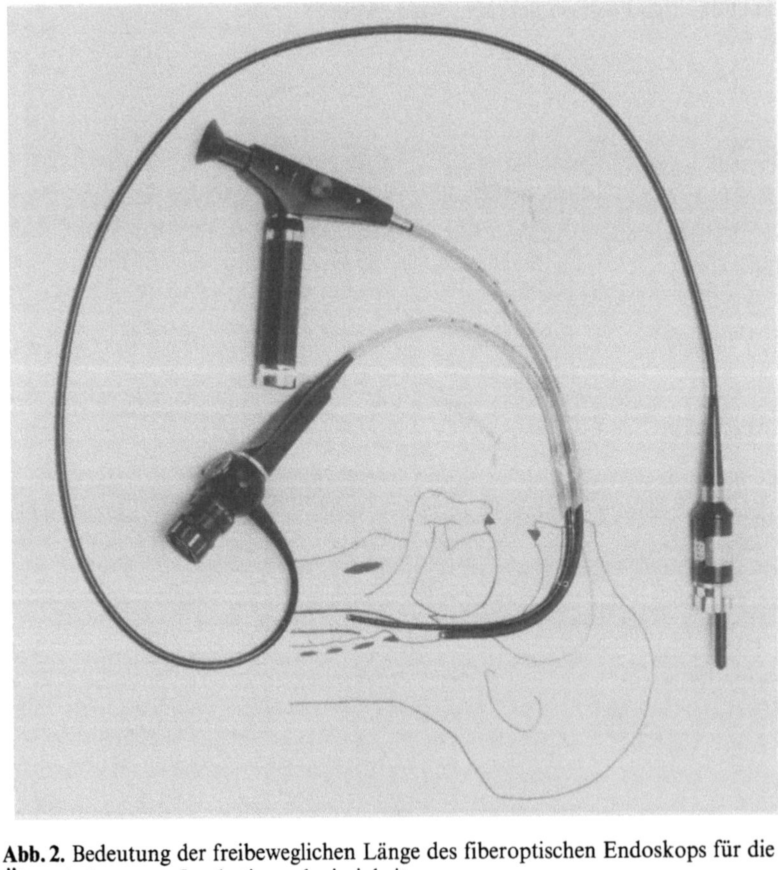

Abb. 2. Bedeutung der freibeweglichen Länge des fiberoptischen Endoskops für die erfolgreiche Überwindung von Intubationsschwierigkeiten

aber entscheidend für den Erfolg der endoskopischen Kanülierung des Kehlkopfeinganges, die wiederum durch zusätzliche Laryngoskopspatelbenutzung unterstützt werden kann (Abb. 2).

Die 2. Anmerkung bezieht sich auf die nach unserer Erfahrung besonders wichtige Voraussetzung, daß eine kleine Gruppe erfahrener Anästhesisten nur nach intensiver Vorschulung bei normalen Patienten mit dieser Technik bei nicht so häufig auftretender schwieriger Intubation wirklich ohne erheblichen Zeitverzug erfolgreich sein kann. Im Zweifelsfalle ist evtl. auch der endoskopische Diagnostiker, etwa der HNO-Klinik, durch seine Routine mit diesem Instrument in erster Linie um Hilfe zu bitten. Über ein großes Terrain verteilt arbeitende Abteilungen sollten heute mehrere eigene Endoskope mit entsprechenden Experten vorsehen.

Jetkatheterisierung

Eine separate Gruppe von laryngealen Tumorträgern bietet neben der verschiedengradig schwierigen Intubation mit mehr oder weniger deutlich eingeengtem Kehlkopfeingang noch das zusätzliche Problem der Rauminterferenz mit der nachfolgenden chirurgischen Therapie (z. B. Laserchirurgie). Entweder kommt hier eine primäre Tracheotomie (z. B. bei nachfolgender Kehlkopfexstirpation) in Frage oder aber die Verwendung von sehr dünnen, für die Laserchirurgie mit Aluminiumfolie armierten Tuben, deren Einführung mittels normaler Spatellaryngoskope meist möglich ist. Sollte der Weg hochgradig verengt sein oder die Bedürfnisse der Chirurgen mehr Raum fordern, können dünne Metallkanülen in Verbindung mit der Jetventilation benutzt werden. Um die Zeitdauer der nicht allzeit optimal zu gestaltenden Jetventilation so kurz wie möglich zu halten, hat sich bei uns die primäre Intubation mit dünneren Tuben bewährt, die erst nach der totalen Vorbereitung unmittelbar vor Beginn des eigentlichen Eingriffes durch Jetkanülenventilation ersetzt wird. Auch in der Ausleitungs- und Erholungsphase (postoperatives Ödem), unmittelbar nach Beendigung des Eingriffes beginnend, kann wiederum auf jetzt meist wieder etwas dickere normale Endotrachealkatheter übergegangen werden.

Anästhesietechniken

Im Hinblick auf die verschiedenen Möglichkeiten der Anästhesie bei schwieriger Intubation können im Prinzip 2 Wege beschritten werden: Entweder soll aus verschiedenen Gründen die Spontanatmung des Patienten erhalten bleiben, dann sollte jedenfalls eine Sedierung und Reflexdämpfung angestrebt werden. Hier bieten sich in erster Linie ataranalgetische Kombinationen an, die durch Schleimhautanästhesie und Salivationsverminderung supplementiert werden können.

Diese Methodik, in erster Linie für die blinde transnasale Intubation am sog. wachen, kooperativen Patienten vorgeschlagen, verliert nach unserer Meinung zunehmend an Bedeutung, einmal durch vorwiegende Benutzung der fiberoptischen Endoskopie, zum anderen, weil die vollständige Ataranalgesie im Sinne einer Narkose selbst die evtl. gewünschte Spontanatmung ermöglicht.

Bei der Mehrzahl aller Fälle von schwieriger Intubation ermöglichen und fordern die modernen Techniken – zum psychischen Schutz des Patienten und auch zur Verbesserung der technisch aufwendigen Gesamtsituation – nach unserer Erfahrung die volle Anästhesie. Im Falle von Verzögerungen und Komplikationen sowie zur Reflexdämpfung und Verminderung zirkulatorischer Nebeneffekte bietet sie darüber hinaus unbestreitbar erhebliche Vorteile. Obwohl dafür im Prinzip alle Narkoseformen möglich sind, sehen wir in der Verwendung ataranalgetischer Kombinationen mit evtl. Lachgas oder auch Lachgas-Fluothane-Supplementierung zur Vertiefung und muskulären Relaxation aus Gründen der Kreislaufstabilität, der günstigen therapeutischen Breite und der geringeren atemdepressiven Wirkung deutliche Vorteile.

Im Zusammenhang mit einzelnen besonderen Fällen möchten wir die Frage nach der additiven Verwendung von Muskelrelaxanzien folgendermaßen beantworten: Im Prinzip werden alle Techniken, bei denen keine Spontanatmung nötig ist, durch eine additive komplette neuromuskuläre Blockade erleichtert. Andererseits kann bei wenigen, speziell gelagerten Fällen nach der Gabe von Muskelrelaxanzien die zur Präoxygenation und auch intermittierend nötige Maskenventilation durch Tonusverlust des oropharyngealen Atemweges unmöglich werden. Wenn in solchen Fällen mit der vorgesehenen Technik nicht in kürzester Zeit eine Intubation erzielt werden kann, ist der mögliche fatale Ausgang programmiert. Aus diesem Grunde verwenden wir als Relaxans keine langdauernd wirksamen Substanzen. Als Mittel der Wahl für alle Fälle von schwieriger Intubation bietet sich entweder Succinylcholin (1 mg/kg KG) oder vielleicht in Zukunft auch Vecuronium (NC45, 30–50 μg/kg KG) an. Ergeben sich nach der ersten Testdosis keine Schwierigkeiten bei der Maskenventilation, so können natürlich höhere Folgedosierungen ohne Komplikationsgefahr verwendet werden. Bei evtl. auftretender Notsituation im Sinne einer Apnoe ohne Möglichkeit der Maskenventilation oder schneller Kanülierung des Atemweges sollte man sich auch der Beatmungsmöglichkeit mit Ambubeutel oder Jetventilation über eine durch die krikothyreoidale Membran eingebrachte kurze Venenkanüle erinnern.

Epidemiologie

Die Tabelle 2 gibt eine Übersicht über die von uns bei 40972 Intubationsnarkosen zu bewältigenden Intubationsschwierigkeiten. Die Häufigkeit des Ereignisses in der Gruppe 1 („Erfahrung") wird i. a. den größten Schwankungen in verschiedenen Anästhesieabteilungen unterworfen sein, sie mag am ehesten unter 5% liegen. Verständlicherweise tritt diese Schwierigkeit in der Regel unvorhergesehen auf. Die schwierige oder primär unmögliche Intubation, die hier nach dem Vorgang in Fälle mit blinder und solcher mit fiberoptischer bzw. retrograder Technik (Gruppe 2 und 3) unterteilt ist, kommt in unserem Patientengut in ca. 4‰ der Fälle vor. Diese Häufigkeit ist v. a. bestimmt durch ein mehr oder weniger umfangreiches Angebot von plastisch-orthopädischen Patienten mit Fehlbildungen, Narben und entzündlich-degenerativen Skelettveränderungen. Die letzte Gruppe von laryngealen Tumorstenosen ist gesondert aufgeführt, die hier vorliegenden Probleme sind in der Regel vorher bekannt, die Schwierigkeiten liegen nicht in erster Linie in der Sichteinstellung, sondern, wie schon angedeutet, in dem oft hochgradigen stenosierten Kehlkopfeingang und in der Rauminterferenz zwischen Anästhesist und Chirurgen.

Die in unserem Patientengut vorliegenden Prozentsätze von vor Beginn der Anästhesie nicht vorhergesehenen Schwierigkeiten machen einerseits deutlich, daß trotz

Tabelle 2. Epidemiologie, Techniken und Vorhersehbarkeit der schwierigen Intubation bei 40972 Intubationen (48202 Anästhesien, 1978–1981)

	Zahl	Methodik	Unvorhergesehen [%]
Gruppe 1 „Erfahrung“	< 5%?	Lagerung, Relaxation Krikoiddruck, Mandrin Bronchoskop	100
Gruppe 2 „Blind“	11	Nasotracheal (orotracheal)	80
Gruppe 3 „Unmöglich“	25	Fiberoptik (nasotracheal, orotracheal), retrograde Kanülierung (2mal)	50
Gruppe 4 „Tumorstenosen“	137 (7 Kinder)	Jetkanülen oder armierte, dünne Tuben (Laserchirurgie)	0

ständiger Hinweise auf die Zusammenhänge die unerwartete und damit technisch nicht vorbereitete Intubationsschwierigkeit, v. a. in den Gruppen 2 und 3, noch zu häufig ist. Eine sorgfältigere Anamnese und Voruntersuchung sollte in der Lage sein, die Mehrzahl dieser Fälle vorher zu diagnostizieren.

Andererseits muß selbst bei deutlicher Verbesserung dieser Anteile von unerwarteter Schwierigkeit davon ausgegangen werden, daß einige Fälle immer vorher unentdeckt bleiben. Von daher empfiehlt es sich, wie schon ausgeführt, einen kleinen Organisationsplan für Mensch und Material aufzustellen, um die Problematik der schwierigen Intubation aus dem Bereich eines komplikationsträchtigen Zwischenfalls in den einer vorbereiteten speziellen Routinetechnik zu bringen.

In unserem Material mußte der operative Eingriff 3mal wegen ungenügender Vorbereitung verschoben werden, was, wie wir hoffen, durch eine nun vorhandene Organisation in Zukunft vermieden werden kann.

Vorbereitende Maßnahmen bei erwarteter schwieriger Intubation*

P. Bonfils

Prophylaktische Maßnahmen

Beobachtung und Untersuchung der Patienten

Morphologische Faktoren

Zu den prophylaktischen Maßnahmen vor einer schwierigen Intubation gehört als erstes die sorgfältige Beobachtung und Untersuchung des Patienten, weil zahlreiche morphologische Faktoren die Intubation erheblich erschweren können, wie z. B. prominente, lange, schräge, wackelige obere Schneidezähne oder eine Makroglossie, wie sie bei Hypothyreose, Akromegalie, Speicherkrankheiten oder Hochlagerung der Zunge auftreten kann. Ein breiter Unterkiefer, von Kieferwinkel zu Kieferwinkel gemessen, kommt v. a. bei adipösen oder muskulösen Patienten mit kurzem, dickem Hals vor. In dieser Situation erleichtert ein kürzerer, aber stärker gebogener Spatel das direkte Einstellen des Larynx, v. a. wenn gleichzeitig der Kopf noch mehr anteroflektiert wird. Eine Verkalkung, Verkürzung oder Verhärtung des Lig. stylohyoideum zieht den Hyoidknochen nach hinten und verkleinert den entsprechenden Halswinkel. Bei Pierre-Robin-Kindern mit Mikro- und Retrognathie des Unterkiefers sowie Glossoptose in Rükkenlage kann eine hohe anteriore Larynxlage die Intubation noch erschweren. Das Vogelprofil bzw. ein fliehendes Kinn ist auch bei Erwachsenen anzutreffen. Ein dreieckförmiges Gesicht oder atypische Kinnformen sind trotz normaler Mundöffnung häufig mit einer schwierigen Intubation verbunden. Zahlreiche Mißbildungen und Gesichtstraumata verlangen eine sichere Intubationstechnik und zwingen manchmal zur Zuhilfenahme gezielter, nicht immer geläufiger Methoden und Mittel.

Prüfung der Beweglichkeit: Kiefergelenke, HWS, Kopf, Larynx

Vor allem bei Rheuma- und HNO-Patienten sowie bei Gesichtsverletzungen ist die Beweglichkeit der Kiefergelenke zu prüfen: Bei maximaler Mundöffnung soll der Patient die Zunge voll herausstrecken. Die Mundweite kann dann in Fingerbreite (Finger des Patienten) grob gemessen werden und beträgt im Normalfall 2–3½ Querfinger. Einer totalen Kiefersperre entspricht im weitesten Sinne eine intermaxilläre Fixation. Ein tetanusbedingter Trismus oder eine schmerzbedingte Kiefersperre lösen sich meistens partiell unter Narkose bzw. Muskelrelaxation. Bei einer beidseitigen Ankylose der Kiefergelenke dagegen bleibt die Kiefersperre unter Relaxation bestehen.

Eine partielle Kiefersperre kann in zahlreichen Situationen vorliegen, z. B. bei einem Oberkiefertumor oder einer narbenbedingten Mikrostomie.

Die Beweglichkeit der HWS und des atlantookzipitalen Gelenkes werden mit einer maximalen Antero- und Retroflexion des Kopfes geprüft. Seine Gesamtbeweglichkeit in der Sagittalebene schwankt zwischen 90 und 165°. In fixierten Kopfstellungen, z. B.

* Dieser Vortrag wurde mit 90 Diapositiven illustriert, die hier nicht abgebildet werden können.

wegen Narbenbildung oder bei Rheuma, kann das Einführen und Vorschieben des Tubus problematisch werden: Stößt die Tubusspitze auf die vordere Tracheawand, dann helfen die Tubusrotation, die äußere Larynxmanipulation oder flexible Mandrins sowie auch das fiberoptische Kabel weiter.

Die Prüfung der Beweglichkeit der HWS und des Kopfes soll nicht nur aktiv (durch den Patienten selbst), sondern auch passiv erfolgen. Wird eine blind nasale Intubation bei pathologischen anatomischen Verhältnissen geplant, soll noch vor Narkosebeginn die Larynxmobilität nach links und rechts beurteilt werden.

Laryngoskopie

Eine indirekte Laryngoskopie mit einem Spiegel oder eine direkte Laryngoskopie mit fiberoptischen Instrumenten ermöglicht ggf. vor Narkosebeginn die Abklärung unklarer anatomischer Verhältnisse, z. B. bei einer generalisierten Halsschwellung unklarer Genese und Ausdehnung mit Kiefersperre, oder bei einem Hämangiom des Halses mit Befall und Verlagerung des Larynx.

Röntgen

Auch einige radiologische Zeichen können auf eine schwierige Intubation hinweisen: Die Mandibulahöhe in der Mentalregion ist größer als normal, die Mandibulahöhe auf Höhe des letzten Molaren beträgt mehr als 29 mm, der Ramus ascendens ist eng und kurz, die Distanz zwischen Okziput und C 1 ist kleiner als 4 mm, die Distanz zwischen C 1 und C 2 ist verkleinert.

Beträgt unter maximaler Kopfextension der pharyngotracheale Winkel mehr als 100°, so ist die orale Einstellung des Larynx in der Regel möglich. Wenn dieser Winkel aber kleiner als 90° ist, dürfte das Larynxeinstellen durch direkte Laryngoskopie schwieriger sein.

Intubationsvorgang und Narkosetechnik

Es soll möglichst früh entschieden werden, ob und wie intubiert wird. Welche Methode – taktile, retromolare, blind nasale, retrograde, fiberoptische Intubation – dürfte die beste, die am besten beherrschte, die sicherste sein? Welche Methode ist überhaupt noch möglich? Welche Alternativen in welcher Reihenfolge? Hilfsmittel? Soll im Wachzustand bzw. in Spontanatmung unter Erhaltung des Muskeltonus, unter LA und Sedation, oder in Narkose intubiert werden? Ist eine partielle Curarisierung indiziert? Ist den intravenösen Anästhetika oder den Inhalationsanästhetika der Vorzug zu geben? Welche Medikamente mit welchen analgetischen und atemdepressiven Wirkungen sind zu wählen? Ist Ketamin am Platz? Vorteile und Nachteile bzw. Risiken müssen jeweils sorgfältig gegeneinander abgewogen werden.

Lagerung des Patienten und Aspirationsprophylaxe

Neben einer leichten Anti-Trendelenburg-Lage spielt die Schnüffelstellung des Kopfes eine wichtige Rolle: Die HWS wird dabei anteroflektiert und der Kopf im atlantookzipitalen Gelenk rekliniert. Manchmal muß in ungewöhnlicher Lage (Bauch-, Seitenlage, fixierte Kopfstellungen) intubiert werden. Nach Luxation des Unterkiefers durch direkte Laryngoskopie sollten die Intubationsachsen zu einer geraden Linie werden.

Je schwieriger die Intubation, desto größer die Aspirationsgefahr. Der Patient soll nüchtern sein. Auf Nahrungskarenz von 6–8 h und fehlende perorale Prämedikation soll geachtet werden. Gegebenenfalls muß vor Narkosebeginn bei intakten Reflexen eine dickere Magensonde eingeführt werden. Eine funktionstüchtige Absaugeinrichtung ist unentbehrlich. Man kann direkt im Pharynx absaugen, vor und während der Intubation, z. B. bei einer Tonsillektomieblutung, oder im Tubus selbst während des Intubationsvorganges. Auf dem Laryngoskopspatel kann eine zusätzliche Absaugeinrichtung montiert werden. Beim Ileus und vollen Magen gehört ein richtig ausgeübter Krikoiddruck zur Einleitung.

Sauerstoffzufuhr und Beatmungsversuch vor Relaxanziengabe

Bei voraussichtlich schwieriger Intubation muß während mehrerer Minuten unter Spontanatmung 100% O_2 verabreicht werden, sei es durch eine Maske oder durch eine direkt vor das Gesicht gehaltene O_2-Leitung. Während der Intubation selbst kann Sauerstoff verabreicht werden, sei es mit Hilfe eines Spatels, auf dem eine O_2-Leitung montiert wurde, oder einfach mit einem oral oder nasal eingeführten Katheter. Bei blind nasaler Intubation oder bei nasaler kontralateraler Intubation mit der Fiberoptik können unter Spontanatmung Sauerstoff und Inhalationsanästhetika durch den Tubus vor der eigentlichen Intubation verabreicht werden. Auch zwischen erfolglosen Intubationsversuchen ist jeder Patient prophylaktisch zu oxygenieren.

Bei jeder Intubation muß vor Relaxanziengabe ein Beatmungsversuch mit der dicht aufgesetzten Maske erfolgen: Dieser Test ist unerläßlich und vermeidet weitgehend Katastrophen, bei welchen der relaxierte Patient weder beatmet noch intubiert werden kann. Konnte der Patient nicht mindestens einmal – und einmal als Test genügt – mit Sicherheit beatmet werden, dann darf im Prinzip kein Muskelrelaxans verabreicht werden. Bei schwieriger Beatmung, z. B. wegen Mikrognathie, Glossoptose, Makroglossie, Adipositas oder bei kurzem Hals, erlaubt meistens ein Guedel-Tubus eine bessere Beatmung: Er soll bei jeder Einleitung griffbereit sein, zusätzlich bei Kindern eine größere, bei Erwachsenen in jedem Fall aber die größte Ausführung. Er soll nur mit Vorsicht nach Ketamineinleitung zur Anwendung kommen und erst im Stadium III a der Narkose eingeführt werden. Das Paradebeispiel der praktisch unmöglichen Beatmung ohne Guedel ist die Mundbodenphlegmone, die sich dazu bei extremer Kopfextension spontan eröffnen kann. Mit liegendem Guedel und High-flow-Sauerstoffgabe bei dicht aufgesetzter Maske sollte man jeden Patienten beatmen können. Allerdings können Tumoren, Blutungen oder Tracheaeinengungen zu extrem schwieriger Beatmung und Intubation führen.

Material und Hilfsmittel

Laryngoskope

Neben den erwähnten prophylaktischen Maßnahmen spielt die Wahl des richtigen Materials eine wichtige Rolle. Die in der Literatur beschriebenen Laryngoskopspatel variieren in der Spatelform (Querschnitt, Größe, Breite, Krümmung) und in der Art der Zusatzeinrichtungen (Beleuchtung, Sauerstoffgabe, Spiegel usw.).

Mit dem geraden Spatel, der sich v. a. bei Kindern eignet, kann die Epiglottis durch Druck in der Vallekula indirekt aufgerichtet oder direkt aufgeladen werden. Eine weiche, lange, breite, faltenförmige Epiglottis läßt sich häufig mit dem gebogenen Spatel nicht, dagegen mit dem geraden Spatel leichter heben. Zum Aufrichten der Epiglottis kann in dieser Situation auch die Tubusspitze selbst oder aber mit Vorteil der Oxford-Tubus (rigider, gebogener Tubus mit Tubusöffnung nach hinten) behilflich sein. Vor allem, wenn zusätzlich seitliche Zahnlücken bestehen, kann der gerade Spatel unter Kopfrotation und -seitwärtsbewegung eingeführt werden im Sinne einer homo- oder kontralateralen retromolaren Intubationsmethode. Dabei wird die Zunge nicht nach unten gedrückt, sondern auch die Gegenseite verschoben. Der Weg vom Mundwinkel zur Epiglottis wird geradlinig und kleiner. Diese nicht geläufige Technik kommt v.a. bei Makroglossie, Mikrognathie und partieller Kiefersperre zur Anwendung.

Tuben

Für jede Intubation halten wir neben dem gewählten Tubus den nächstkleineren und den nächstgrößeren bereit sowie dazu noch einen Kleinen, z. B. ID 5,0. Dieser kann bei unerwarteter subglottischer oder trachealer Stenose, bzw. bei Schwierigkeiten, den Tubus intratracheal vorzuschieben, die Intubation in nützlicher Frist doch noch ermöglichen. Je nach Art, Beschaffenheit und Umgebungstemperatur weisen verschiedene Tuben unterschiedliche Krümmungsradien, Elastizität und Flexibilität auf. Bei neurochirurgischen Eingriffen in sitzender Lage mit Kopfanteroflexion oder bei Eingriffen in Bauchlage mit Kopfrotation soll auch an die unterschiedliche Abknickungstendenz des Tubus gedacht werden.

Mandrins

Für Intubationszwecke wurden verschiedene Mandrins beschrieben, die unterschiedliche Beschaffenheit, Dicke und Verformbarkeit aufweisen. Stehen verschiedene Größen zur Verfügung, soll in der Regel der dickste Mandrin in den Tubus eingeführt werden. Die verformbaren Mandrins erlauben, die Tubusspitze auf einer beliebigen Strecke hockeyschlägerförmig abzubiegen, was bei schlecht einstellbarem Larynx die Intubation wesentlich erleichtert. Wegen Traumagefahr muß aber bei den meisten Mandrins die Spitze im Tubusinnern bleiben.

Ein weißer Rüschmandrin, der in 3 Größen existiert, weist eine abgerundete, weiche und relativ atraumatische Spitze auf. Im Gegensatz zu den anderen darf sie vor der Tubusspitze münden, so daß zuerst der Mandrin intratracheal eingeführt wird. Dies ist besonders bei Strumapatienten mit invasivem Tumorwachstum der Tracheawand und Tracheaeinengung nach Muskelrelaxation oder zur Sondierung des Larynxeinganges bei nicht sichtbaren Stimmbändern von Vorteil.

Katheter

Verschiedene Katheter (Absaug-, Dauer-, Fogarty- oder intravenöse Katheter), Bougis oder Metalldrähte können bei schwieriger Intubation zu verschiedenen Zwecken benutzt werden:

- Zur Sauerstoffgabe: oral oder nasal, vor oder während der Intubation, z. B. bei stridorösen Patienten, wenn ohne Muskelrelaxation intubiert wird.
- Zum Dauersog im Pharynx, im Sinne einer Aspirationsprophylaxe.
- Zur Intubation: Ein weicher, flexibler, atraumatischer Katheter kann das Einführen des Tubus durch die Choanen erleichtern. Mit dem Katheter können die Choanen

primär dilatiert werden, oder der Katheter wird in die Choanen und den Epipharynx eingeführt, oral herausgezogen, und der Tubus wird unter Zug am Katheter über diesen vorgeschoben. Ferner kann mit dem Katheter der Tubus auf seine Durchgängigkeit (Abknickung, Fremdkörper, Koagula, äußere Kompression und Einengung usw.) geprüft werden. Der Katheter kann auch primär intratracheal eingeführt werden, sei es blind, unter Sicht durch eine Fiberoptik, oder retrograd. Der rechts nasal eingeführte Katheter kommt auf die rechte Larynxseite zu liegen. Die Krümmung der Katheterspitze kann dank gezieltem Drehen des Katheters die endotracheale Intubation erleichtern.

Magill-Zange

Obwohl die Magill-Zange bekanntlich Nachteile aufweist und verschiedene ähnliche Instrumente beschrieben wurden, hat sie sich bis heute durchgesetzt. Eine stärkere Biegung erleichtert ihre Handhabung, verbessert die Larynxübersicht und erlaubt, den Tubus weiter vorn zu fassen. Leider sind solche Instrumente alle mit demselben Nachteil behaftet, indem sie das Vorschieben des Tubus unter gleichzeitiger Tubusfixation und -rotation verunmöglichen.

Prisma

Ein Prisma kann auf dem gebogenen Laryngoskopspatel montiert werden. Es ermöglicht eine Änderung des Sichtwinkels um ca. 30°, ohne das Bild des Larynxeinganges umzukehren. 2 serienmäßig montierte Prismen verdoppeln die Winkeländerung. Leider trübt sich die Plexiglasoberfläche rasch. Nach Strumektomie bzw. bei der Frage nach Rekurrensparese und Stimmbändermobilität können somit die Stimmbänder ohne volles Einstellen des Larynx postoperativ beurteilt werden. Die Intubation bei gestörter Beweglichkeit der HWS oder bei partieller Kiefersperre dürfte damit manchmal erleichtert werden.

Äußere Manipulationen

Zu den äußeren Manipulationen gehören vor allem:

- Der Krikoiddruck: Er verlagert den Larynx nach dorsal und richtet die Epiglottis auf. Bei Kindern kann man mit derselben Hand intubieren und mit dem Kleinfinger den Krikoiddruck ausüben.
- Die Krikoidlateralisation: Sie verlagert den Larynx nach rechts oder links.
- Der Krikoiddruck mit Lateralisation: Vor allem bei blind nasaler, aber auch bei retromolarer Intubation anzuwenden.
- Das Heimlich-Manöver: Bei Laryngospasmus, unvollständiger Muskelrelaxation oder blind nasaler Intubation, oder wenn noch keine I.-v.-Leitung vorliegt, kann dieses einfache Manöver die Intubation erleichtern: Durch kurzen, leichten Druck auf die Brust (flache Hand bei Erwachsenen, 2 Finger auf Sternum bei Kleinkindern während 1 s) wird eine forcierte Exspiration provoziert, was die Distanz zwischen den Stimmbändern erhöht und die Tubuspassage erleichtert.
- Die Anteroflexion (Tubus geht nach hinten Richtung Ösophagus), Retroflexion (Tubus geht nach vorn und kann in der Vallekula hängenbleiben), Rotation (um die Achse der HWS) und Seitwärtsbewegung des Kopfes wurden erwähnt.

Aufrichten der Epiglottis

Das Aufrichten der Epiglottis erfolgt durch Kinnhyperextension, durch passives oder aktives Herausstrecken der Zunge (mit Hand, Gaze, Faden, Zange), durch Krikoiddruck oder durch Kombination dieser Manöver. Im Inspirium liegen die Stimmbänder weiter auseinander, im Exspirium ist die Epiglottis besser aufgerichtet.

Einige Hilfsmittel, Varianten oder Intubationsfinessen konnten nicht erwähnt werden. Die schwierige Intubation ist etwas Relatives und wird es immer sein. Sie hängt u. a. von der Erfahrung, den anatomischen Kenntnissen, der Geduld und nicht zuletzt der Geschicklichkeit des Anästhesisten ab. An folgende Ausweichmöglichkeiten sei bei schwieriger Intubation frühzeitig zu denken: Operation verschieben? Regionalanästhesie? Maskennarkose? Ketamin? Tracheotomie? Koniotomie? Transtracheale Ventilation?

Erfahrungsgemäß lohnt es sich, in jeder Anästhesieabteilung z. B. einen Koffer zu organisieren, der das gesamte Intubationsmaterial für schwierige Fälle enthält, zentral deponiert wird, regelmäßig kontrolliert wird, immer abholbereit ist und dauernd allen Mitarbeitern zur Verfügung steht. Nicht zuletzt soll der Anästhesist immer wissen, wie und wo er Hilfe anfordern kann und wo das Hilfsmaterial geholt werden kann.

Endotracheale Intubation mit der Fiberoptik *

P. Bonfils

Die allererste endotracheale Intubation mit einem fiberoptischen Instrument wurde 1967 beschrieben. Auch aufgrund der realisierten technischen Fortschritte hat sich diese Methode in den letzten Jahren weltweit verbreitet. Basierend auf unserer Erfahrung und aufgrund der Weltliteratur möchte ich auf einige wichtige Aspekte der Intubation mit der Fiberoptik hinweisen.

Die Fiberoptik erlaubt eine anatomische Orientierung über die oberen Luftwege und den Larynx im Sinne einer direkten Laryngoskopie, v. a. bei fehlender Beweglichkeit der HWS, des Kopfes oder des Kiefers, z. B. bei Rheumapatienten. Bei Traumata, Frakturen oder Dislokationen der HWS sind wegen potentieller neurologischer Schäden alle Bewegungen der HWS kontraindiziert, auch jede direkte Laryngoskopie. Die Tubuslage und -durchgängigkeit oder eventuelle Schäden an den Luftwegen – z. B. nach risikoreicher Intubation mit Doppellumentuben – können mit der Fiberoptik überprüft werden. Auch bei Respiratorpatienten können mit Hilfe eines speziellen Zwischenstücks diese Kontrollen mit der Fiberoptik unter Beatmung durchgeführt werden.

Die Hauptkontraindikationen zur Intubation mit der Fiberoptik sind eine Nasenobstruktion, eine Blutung im Intubationsbereich oder oberhalb desselben – wegen Trübwerdens der Spitze der Fiberoptik –, eine Apnoe bei fehlender Präoxygenation sowie die fehlende Erfahrung. Eine wichtige Kontraindikation ist vielleicht das Fehlen einer klaren Indikation, außer sie diene didaktischen Zwecken.

Wichtig ist eine wirksame und zeitgerecht verabreichte Prämedikation, die vor parasympathischen Reflexen schützt, sowie neben der sedativen auch eine analgetische und amnestische Wirkung entfaltet. Wegen Tonusverlustes der Muskulatur in Narkose kommt es meistens in Rückenlage zur Glossoptose mit Pharynx- und Epiglottiskollaps. Die Intubation mit der Fiberoptik ist aus diesen Gründen unter Spontanatmung leichter: Dank der erhaltenen Spontanatmung steht dem Intubator mehr Zeit zur Verfügung, können neben Sauerstoff auch Inhalationsanästhetika verabreicht werden und es kommt zu keiner Obstruktion der Luftwege. Nach unseren Erfahrungen sind eine leichte NLA, eine Ketamineinleitung oder die Verabreichung hochdosierter Opiate für eine fiberoptische Intubation gut geeignet.

Zuerst kann die Fiberoptik im Tubus selber eingeführt werden. Wird eine flexible Fiberoptik oral eingeführt, dann kann das Zurücksinken der Zunge zu erheblichen Intubationsschwierigkeiten führen: Obstruktion der oberen Luftwege, Erschwerung des Einführens der Fiberoptik, Trübwerden ihrer Spitze nach Kontakt mit Sekreten. Befindet sich die Spitze mehrere Zentimeter unterhalb der Stimmbänder, dann wird der weicher zu wählende und oral eingeführte Tubus unter Rotation intratracheal über das Kabel vorgeschoben. Mit einer rigiden geraden Fiberoptik kann auch oral intubiert

* Dieser Vortrag wurde mit zahlreichen Diapositiven illustriert, die hier nicht abgebildet werden können.

werden: Sie wird in der Mittellinie oder retromolar mit armiertem Tubus endotracheal eingeführt. Eine rigide, gebogene, kaltlichtunabhängige Fiberoptik zur oralen Intubation wurde vor kurzem vorgeführt, konnte sich aber noch nicht durchsetzen, weil sie wesentliche Nachteile aufweist.

Die älteste, einfachste und geläufigste Intubationsmethode mit der Fiberoptik ist aber die nasale homolaterale Intubation mit einer flexiblen Fiberoptik, bei der der Tubus und die Fiberoptik im gleichen Nasenloch eingeführt werden. Je nach Anatomie und klinischer Situation können verschiedene kleinere Varianten zur Anwendung kommen. Allgemein wird zuerst der Tubus im Pharynx vorgeschoben, dann im Tubus abgesaugt und anschließend im Tubus die Fiberoptik eingeführt. Nach endotrachealer Einführung der Fiberoptik wird sekundär der Tubus darüber vorgeschoben.

Manchmal kann die Fiberoptik nicht in den Tubus eingeführt werden. Mit einer oral oder nasal eingeführten Fiberoptik kann dann nasal oder oral intubiert werden. Diese Varianten kommen aber selten zur Anwendung und verlangen eine gewisse praktische Erfahrung. Die letzterwähnte Möglichkeit entspricht der nasalen kontralateralen Intubation: Tubus und Fiberoptik werden wohl beide nasal, aber gegenseitig eingeführt. Diese Technik entspricht also einer blind nasalen Intubation, die aber unter Sicht angewandt wird.

Intubierte Patienten mit schwieriger Intubation können auch mit Hilfe der Fiberoptik umtubiert werden: Diese wird vorerst mit einem armierten Tubus neben dem schon liegenden Tubus intratracheal eingeführt; nach dessen Rückzug wird der neue intratracheal vorgeschoben.

Zahlreiche Hilfsmittel bzw. Vorsichtsmaßnahmen erleichtern die Intubation mit der Fiberoptik. Neben der exakten Untersuchung des Patienten ist die Lokalanästhesie wichtig, die die Husten- und Würgereflexe des Patienten vermindern soll. Verschiedene Medikamente unterschiedlicher Konzentration können oral, nasal oder transtracheal angewandt werden. Der Glossopharyngeus und der Vagus können blockiert werden. Der Pharynx kann durch Besprayen, Gurgeln oder Tamponeinlage direkt anästhesiert werden. Auch Nebulizer zur Oberflächenanästhesie wurden beschrieben. Das Mittel kann auch durch den Absaugkanal der Fiberoptik verabreicht werden. Atropin vermindert die Sekrete und erhöht die Resorptionsquote der Lokalanästhetika.

Eine weitere Maßnahme ist das Absaugen der Sekrete, damit die Spitze der Fiberoptik sauber bleibt und keine Aspiration geschieht: Absaugen vor und während der Intubation, oral oder nasal, im Tubus oder neben dem Tubus. Je nach Instrument kann direkt durch den Biopsiekanal oder am Ansatz abgesaugt werden. Man kann auch einen Absaugkatheter direkt am fiberoptischen Kabel befestigen. Die Sauerstoffgabe wurde früher erwähnt. Sauerstoff kann auch durch das Kabel verabreicht werden.

Die Anwendung von Gleitmitteln: Sie werden auf den vordersten abwinkelbaren Anteil des Kabels, evtl. auf die Tubusspitze, nicht aber auf die Spitze der Fiberoptik selber gebracht. Damit kann u. a. beim Zurückziehen der Fiberoptik – v. a. nach endobronchialer Intubation – eine Ruptur des Kabels vermieden werden.

Kontakt der Spitze der Fiberoptik mit Blut oder anderen Sekreten trübt rasch die Spitze und verhindert häufig ihren weiteren Gebrauch. Prophylaktisch kann man sie leicht erwärmen oder mit Seife oder speziellen Mitteln wie Anti-A beschicken.

Das Aufrichten der Epiglottis und die früher erwähnten äußeren Manipulationen können die Glossoptose und den Epiglottiskollaps mehr oder weniger neutralisieren. Ein Katheter kann primär allein unter Sicht oder auch durch den Kanal der Fiberoptik endotracheal eingeführt werden. Er wird in situ belassen, über ihn wird der Tubus sekundär vorgeschoben. Dieser Katheter kann aber auch durch einen anderen Katheter beliebig tief eingeführt werden, der mit dem Kabel der Fiberoptik fixiert wurde.

Die Anwendung spezieller Guedel-, Wendl- oder Portextuben: Ein gewöhnlicher Guedel wird auf seiner Gesamtlänge gespalten. Die Spaltbreite ist etwas größer als der Durchmesser des fiberoptischen Kabels. In diese Rinne wird die Fiberoptik eingeführt. Nach der Passage durch die Stimmbänder wird der Guedel entfernt und mit dem armierten Tubus intubiert. Damit verhindert man eine Glossoptose, ist das gezielte Einführen der Fiberoptik leichter, kann der Patient nicht auf das Kabel beißen und bleibt die Spitze der Fiberoptik sauberer. Ein weicher Wendl-, oder Portextubus, der über seine ganze Länge gespalten wird, erlaubt ein ähnliches Procedere.

Die nasale homolaterale Intubation kann unter Maskennarkose erfolgen: Lachgas, Halothan und Enfluran können parallel zum Sauerstoff während der Intubation selber verabreicht werden. Der Tubus wird durch die Öffnung der Maske, die Fiberoptik durch den Tubus eingeführt. Je nach Situation und Erfahrung können noch einige Hilfsmittel und Finessen zu Intubationszwecken mit der Fiberoptikintubation kombiniert werden.

Die Intubation mit der Fiberoptik ermöglicht eine diagnostische anatomische Orientierung der oberen Luftwege. Abnorme Befunde und eventuelle Intubationshindernisse werden entdeckt und beurteilt, die Komplikationsrate wird kleiner, die Sicherheit größer. Beim kooperativen Patienten kann im wachen Zustand intubiert werden. Einige Sekunden vor Tubuspassage durch die Stimmbänder können gegebenenfalls Narkotika und Muskelrelaxantien verabreicht werden. Vor und während der Intubation können Sauerstoff und Inhalationsanästhetika verabreicht werden. Außerdem weist die Intubation mit der Fiberoptik didaktische Vorteile auf: Die Anatomie und Intubationstechnik werden kennengelernt, Hilfsmittel visuell beurteilt, Teaching und Bilddokumentation gesichert.

Zu den Nachteilen gehören der hohe Preis, die schlechte Elastizität des Kabels trotz guter Biegsamkeit, das reduzierte Gesichtsfeld, die Kaltlichtabhängigkeit, die nicht optimal gewährleistete Sterilität des Kabels. Eine Fiberoptik kleineren Durchmessers weist keinen Absaugkanal auf. Ihre Anwendung ist zudem mit der Gefahr einer Schleifenbildung oder Abknickung mit Perforation verbunden.

Die Intubation mit der Fiberoptik verlangt eine gewisse Erfahrung: Ihre Anwendung soll erstmals nicht ohne Anwesenheit eines erfahrenen Kollegen vorgenommen werden.

Besonderheiten der Intubation beim Neonaten und Kleinkind

K. Richter

Die endotracheale Intubation bei Neugeborenen und Kleinkindern gehört heute zu den Routinemaßnahmen bei der Versorgung vital gefährdeter Patienten dieser Altersgruppen. Leider führt die Unkenntnis oder Nichtbeachtung der anatomischen und physiologischen Verhältnisse gelegentlich zu Dauerschäden oder sogar zum Tod. Dieser unglückliche Verlauf ist zu vermeiden, wenn man sich die wichtigsten Besonderheiten dieser kleinen Patienten vor Augen hält.

Indikationen zur Intubation

Die Indikation zur Intubation von Kindern ist zweifellos am häufigsten im Neugeborenenalter gegeben (Tabelle 1). Perinatale Asphyxie, Aspirationssyndrom, idiopathisches Atemnotsyndrom und angeborene Mißbildungen bedürfen meist einer mehr oder weniger langen Respiratortherapie. Beim Säugling und Kleinkind führen v. a. akut auftretende, lebensbedrohliche Erkrankungen zur Intubation.

Tabelle 1. Intubation nach Altersgruppen (1974–1978 Universitätskinderklinik Erlangen)

	n	[%]
Bis 24 Stunden	349	34,7
Bis 1 Woche	218	21,6
Bis 1 Monat	96	9,6
Bis 1 Jahr	145	14,4
Bis 6 Jahre	125	12,4
Über 6 Jahre	74	7,3
Gesamt	1007	100

Besondere Voraussetzungen beim Neugeborenen und Kleinkind

Je kleiner und unreifer der Patient ist, desto mehr unterscheiden sich die Gegebenheiten vom Erwachsenen:

1. Pharynx und Trachea sind im Vergleich zu den übrigen Körpermaßen kleiner als beim Erwachsenen
2. Der Kehlkopf des Neugeborenen und Säuglings liegt weiter kranial und ventral. Die relative Größe der Zunge engt das Blickfeld zum Larynx ein.

3. Die engste Stelle des Einführungsweges für den Tubus liegt im subglottischen Raum in Höhe des Ringknorpels [1].
4. Die Schleimhäute des Kleinkindes sind besonders empfindlich gegen mechanische und chemische Noxen.
5. Beim Neugeborenen, insbesondere beim sehr unreifen Frühgeborenen, entsteht eine zusätzliche Morbidität durch die Gefahr der Unterkühlung und des Auftretens von Hirnblutungen.
6. Bakterielle Infektionen bleiben beim Neugeborenen nur selten lokal begrenzt. Sie führen meist in kurzer Zeit zur generalisierten, septischen Ausbreitung [2].

Aus diesen genannten Besonderheiten ergeben sich zwangsläufig die Forderungen an das zu verwendende Instrumentarium und das Vorgehen bei der Intubation.

Besonderheiten des Instrumentariums

Tubusmaterial

Es gilt heute als unumstritten, daß Endotrachealtuben für Kinder aus implantationsgetestetem, schleimhautfreundlichem Material hergestellt sein müssen. Die meisten Tuben sind aus PVC (Polyvinylchlorid) gefertigt, das durch Weichmacher die erforderliche Plastizität erlangt. Diese Tuben besitzen v.a. den Vorteil der Formstabilität. Die Rolle der ins Gewebe dringenden Weichmacher ist bis heute noch nicht endgültig geklärt [3–5]. Ein Verlust an Plastizität könnte jedoch ein mechanisches Trauma bei prolongierter Intubation verstärken. Wir verwenden deshalb zur Intubation von Neugeborenen und Säuglingen seit mehreren Jahren ausschließlich einen glattwandigen Tubus aus silikonisiertem Kautschuk. Dieser Tubus hat zudem den Vorteil, daß eine Schwarzfärbung der Tubusspitze die richtige Einführtiefe in die Trachea vorgibt. Die Verwendung von Tuben mit Blockermanschetten ist bei richtiger Wahl des Tubusdurchmessers für Säuglinge und Kleinkinder nur selten erforderlich [6].

Tubusdurchmesser

Nach unseren Erfahrungen kann man bei Neugeborenen ab einem Körpergewicht von 1200 g Tuben mit 3 mm Durchmesser verwenden. Bei Gewichten unter 1200 g sollte zunächst ein Tubus mit 2,5 mm Durchmesser gewählt werden. Noch kleinere Tuben führen zu einer Steigerung des Atemwegwiderstandes und machen eine Bronchialtoilette unmöglich [7]. Normalgewichtige Neugeborene werden meist mit einem Tubus mit einem Innendurchmesser von 3,5 mm intubiert.

Im 1. Lebensjahr erweitert sich das Lumen um ca. 1 mm. Im Vorschulalter werden Tuben zwischen 5 und 6 mm notwendig. Zur Intubation muß immer der nächstgrößere und -kleinere Tubus bereit liegen. Der richtige Durchmesser wurde gewählt, wenn der Tubus ohne Anwendung von Gewalt einzuführen ist und sich bei maximaler Aufblähung mit dem Atembeutel ein kleines Leck bemerkbar macht. In Ausnahmefällen zwingt bei hohem Beatmungsdruck mit Plateauatmung ein erhebliches Leck zur Verwendung dickerer Tuben. Wir verfahren dann so, daß nach Besserung der Lungencompliance und Reduzierung des Beatmungsdruckes mit dem nächstkleineren Tubus umintubiert wird. Leichtere Drucktraumen können sich dann bis zur Extubation wieder zurückbilden.

Laryngoskop

Der Weg zur Trachea des Neugeborenen verläuft wesentlich gestreckter als beim Erwachsenen. Bei Verwendung des gebogenen McIntosh-Spatels schiebt man sich den Kehlkopf mit der Spatelspitze aus dem Gesichtsfeld. Neonatologen intubieren deshalb meist Neugeborene und Säuglinge mit dem geraden Spatel nach Foregger oder Miller, der eine gewaltlose Einstellung des Larynx ermöglicht [8]. Für die Intubation sehr kleiner Frühgeborener stehen spezielle kurze Spatel zur Verfügung.

Besonderheiten bei der Intubation

Vorbereitungen

Die medikamentöse Vorbereitung kommt bei allen nicht notfallmäßig durchgeführten Intubationen in Frage (Tabelle 2): Atropin zur Ausschaltung vagaler Reflexe, Sedierung und Relaxation beim wachen und sich wehrenden Kind. Außer bei Fällen mit Aspiration wird die bestehende Hypoxie durch assistierte oder kontrollierte Maskenbeatmung mit Sauerstoffzusatz verringert bzw. beseitigt. Die Beatmung erfolgt mit einem Babybeatmungsbeutel unter Verwendung eines PEEP-Ventils am Exspirationsschenkel (Druck +5 mbar). Hierdurch wird ein rascher Aufbau der funktionellen Residualkapazität erreicht. Vor der Intubation von Früh- und Neugeborenen ist Sorge zu tragen, daß während der Maßnahme keine Wärmeverluste entstehen. Die Reanimationsplätze sind mit Wärmestrahlern zu heizen. Notfalls verhindert die Abdeckung mit einer transparenten Plastikfolie Wärmeverluste über kurze Zeit. Eine Kontamination des Patienten mit pathogenen Umgebungskeimen kann nur verhindert werden, wenn bei der Intubation und beim Absaugen möglichst sterile Kautelen eingehalten werden.

Tabelle 2. Vorbereitende Maßnahmen zur endotrachealen Intubation

A. Notfall
1. Mekoniumaspiration
   Absaugen (Mund, Rachen) mit Katheter Ch 10, sofortige orotracheale Intubation
2. Reanimation
   Absaugen (Mund, Rachen, Magen), Maskenbeatmung mit Sauerstoffzusatz (6 l/min) und PEEP-Ventil

B. „Geplante“ Intubation (nicht zur Narkose)
1. Atropinsulfat 0,01–0,015 mg/kg/KG i.v.
2. Phenobarbital 10 mg/kg/KG i.v.
3. Pancuroniumbromid 0,1 mg/kg/KG i.v. (nur bei anschließender kontrollierter Beatmung)
4. Assistierende Maskenbeatmung mit 4 l/min O_2 bis zum Einsetzen der Relaxation
5. Absaugen von Mund und Magen

Lagerung zur Intubation

Die Lagerung des Patienten erfolgt auf flachem Untergrund ohne Überstreckung des Kopfes, der am besten vom intubierenden Arzt selbst gehalten wird (Abb. 1).

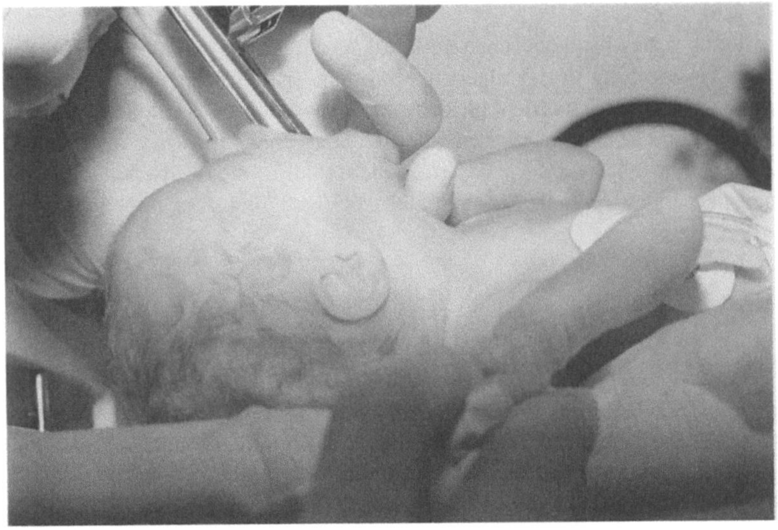

Abb. 1. Lagerung eines Frühgeborenen zur Intubation

Intubation

Orotracheale Intubation

Der Laryngoskopspatel wird in angedeuteter Reklinationsstellung bogenförmig über die Zunge nur wenige Zentimeter vorgeschoben. Die leicht angehobene Spatelspitze wird nach Sichtbarwerden des Kehlkopfes in die aryepiglottische Umschlagsfalte plaziert. Jetzt läßt sich der oral eingeführte Tubus nach einer leichten Korrektur der Kopfhaltung gewaltlos durch die Stimmritze vorschieben. Ist eine Spitzenmarkierung vorhanden, sollte der Oberrand der Markierung 1 mm oberhalb der Stimmbänder enden. Dies entspricht einer Einführtiefe von 1,5–2 cm.

Nasotracheale Intubation

Die nasotracheale Intubation ist beim Neugeborenen in der Regel leichter als beim Erwachsenen. Man führt den Tubus durch eine Nasenöffnung ein und schiebt ihn bis zur Marke 6–8 cm gewaltlos vor. Nach Einstellung mit dem Laryngoskop findet man jetzt die Tubusspitze in der Mitte zwischen Uvula und Kehlkopf. In den meisten Fällen gelingt es, durch leichtes Anteflektieren des Kopfes und Druckausübung mit dem Kleinfinger von außen den Kehlkopf in die Achse des Tubus zu bringen. Er kann jetzt unter guter Sicht in die Trachea vorgeführt werden. Als Hilfsmittel dienen die Magill-Zange oder eine Kniepinzette. Ihre Verwendung bringt jedoch die Gefahr mit sich, daß Schleimhautteile miterfaßt und traumatisiert werden. Außerdem verlegt die Zange den Einblick zum Larynx.

Der orotracheale Zugang ist die Maßnahme der Wahl bei allen Notfallsituationen. Zeitersparnis und Sicherheit der Durchführung ermöglichen eine schnelle Oxygenierung des bedrohten Patienten. Ist eine längere Beatmung oder ein Transport erforderlich, sollte nach der Erholungsphase die Umintubation über den nasotrachealen Zugang erfolgen, da eine bessere Fixation möglich ist.

Fixation des Tubus

Oral eingeführte Tuben werden direkt mit Heftpflaster fixiert und können zusätzlich mit einer Haltenaht gesichert werden [9]. Dangel entwickelte eine sichere Methode zur Befestigung nasaler Tuben mit einer Halteplatte [10]. Da deren Anwendung bei prolongierter Intubation zur starken Verformung der Nase führen kann, fixieren wir unsere Tuben mit einem ca. 4 mm breiten, zirkulär angelegten Leukoplaststreifen. Bei sachgerechter Pflege ist diese Methode nach unseren Erfahrungen auch für Langzeitintubationen brauchbar.

Kontrolle der Tubuslage

Die Kontrolle der Tubuslage erfolgt unmittelbar nach der Intubation durch Auskultation. Da v. a. beim Neugeborenen Atemgeräusche auch bei Fehllage vom belüfteten Lungenteil zum nichtbelüfteten fortgeleitet werden, ist nach jeder Erstintubation eine Röntgenkontrolle erforderlich. Die Tubusspitze liegt richtig in der Mitte zwischen Glottis und Carina. Sie sollte sich im Röntgenbild auf den 2. Brustwirbelkörper projizieren. Dann ist sowohl ein Ausgleiten aus dem Kehlkopf durch Kopfbewegungen als auch ein Tieferrutschen in den rechten Hauptbronchus ausgeschlossen. Eine Zentimetermarkierung, die heute auf jedem Tubus vorhanden sein sollte, ermöglicht die Dokumentation der Einführungstiefe und erübrigt weitere Röntgenuntersuchungen bei folgenden Intubationen.

Komplikationen

Prolongierter Intubationsversuch

Intubationsversuche, die länger als 30 s dauern, verursachen in der Regel bei Neugeborenen einen lebensgefährlichen Zustand mit Hypoxie, Zyanose und Bradykardie. Vor dem nächsten Versuch muß der Patient ausreichend durch Maskenbeatmung oxygeniert werden. Dies gilt im besonderen für sehr unreife Frühgeborene, deren Intubation dem Geübten vorbehalten bleiben muß.

Fehlintubation des Ösophagus

Die Fehlintubation der Speiseröhre läßt sich durch korrekte Einstellung des Larynx vermeiden. Trotzdem tritt diese Komplikation relativ häufig auf, wenn bei dem kleinen Neugeborenenkehlkopf die Aryknorpel nicht als hintere Abgrenzung des Kehlkopfeinganges erkannt werden oder wenn gleichzeitig mit dem Vorschieben des Tubus in den Kehlkopf der Laryngoskopspatel zurückgezogen wird und dabei die Tubusspitze nach dorsal abrutscht.

Weichteilverletzungen

Perforationen des Larynx oder der Ösophagushinterwand entstehen durch zu tiefes und grobes Einführen des Laryngoskopspatels oder die Verwendung von Führungsstäben, deren Gebrauch zumindest in der Neonatologie obsolet ist. Die Magill-Zange hinterläßt nach unseren Erfahrungen sehr häufig ihre Spuren an der Uvula oder der Rachenhinterwand.

Tiefe Tubuslage

Der zu tief eingeführte Tubus gleitet meist in den rechten Stammbronchus und bewirkt eine Minderbelüftung des linken Lungenflügels. Wird die Fehllage nicht frühzeitig erkannt, führt der erhöhte Beatmungsdruck nicht selten zur rechtsseitigen Überblähung und zum Pneumothorax. Diese Komplikation kann durch Verwendung von Tuben mit Spitzenmarkierung praktisch immer vermieden werden.

Drucktrauma

Die Verwendung zu dicker Tuben verursacht Nekrosen im Bereich der Nasenscheidewand, Granulationen und Ödeme im Kehlkopfbereich und regressive Veränderungen am subglottischen Abschnitt der Trachea. Die sorgfältige Auswahl der Tubusgröße und das Wechseln der Nasenöffnung bei prolongierter Intubation vermindert das Risiko dieser Komplikation. Man kann sie aber nicht mit Sicherheit verhindern.

Komplikationen bei angeborenen Mißbildungen

Unerwartete Schwierigkeiten können auftreten, wenn eine angeborene Mißbildung des Kehlkopfes vorliegt (Larynxstenose, Laryngozele, Larynxspalte). Hier kann meist nur der erfahrene Kinderlaryngologe helfen. Besonders schwierig wird die Beatmung über den Tubus bei Neugeborenen mit Ösophagusatresie und ösophagotrachealer Fistel. Nach korrekter Intubation geht ein großer Teil des Beatmungsvolumens über die Fistel in den Magen verloren. Über kurze Zeit kann eine Besserung erreicht werden, wenn man die Tubusspitze bis unmittelbar an die Bifurkation vorschiebt. In jedem Fall ist eine rasche operative Behandlung anzustreben.

Extubation

Die Entfernung des Tubus bei Früh- und Neugeborenen macht erfahrungsgemäß nur selten Schwierigkeiten, wenn es die Lungenfunktion zuläßt. Dagegen entwickelt sich beim Kleinkind auch nach Intubationszeiten von wenigen Stunden gelegentlich ein ausgeprägter, ja oft lebensbedrohlicher Stridor, bedingt durch ein subglottisches Schleimhautödem. Die schwierige Reintubation kann meist vermieden werden durch die Inhalationsbehandlung mit Mikronephrin, wie sie zur Behandlung der Laryngotracheitis angewendet wird [11]. Der Tubus für die Reintubation muß einen mindest 1 mm geringeren Durchmesser haben als der vorher verwendete. Er sollte wenigstens einen Tag liegenbleiben und unter endoskopischer Kontrolle entfernt werden.

Langzeitintubation

Es ist heute möglich, Kinder über Wochen nasotracheal intubiert zu halten, ohne daß relevante bleibende Schäden an Kehlkopf oder Trachea entstehen (Abb. 2). Tabelle 3 zeigt, daß in einem Zeitraum von 4 Jahren in der Folge von über 1 000 Intubationen in weniger als 1% der Fälle bleibende Schäden behandelt werden mußten [12]. Bei allen diesen Kindern waren Notintubationen mit Manschettentuben und Führungsstäben vorausgegangen. In 2 Fällen lag zusätzlich eine angeborene Mißbildung des Kehlkopfes vor. Obwohl diese guten Ergebnisse die Langzeitintubation in der Pädiatrie gegenüber der Tracheotomie favorisieren, halten wir es dennoch für wichtig, bei diesen Patienten regelmäßige endoskopische Kontrollen zur Verhinderung irreversibler Läsio-

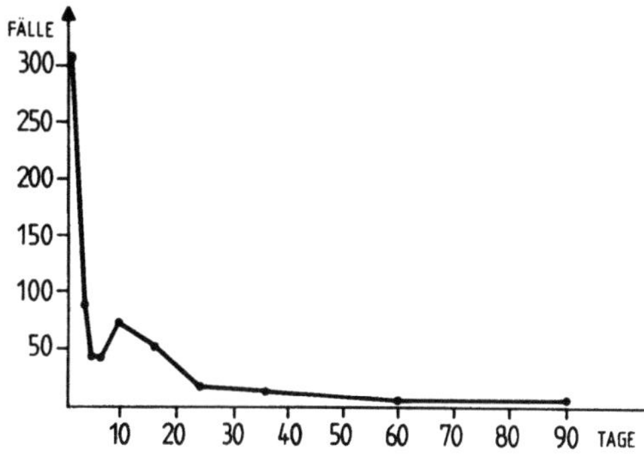

Abb. 2. Verweildauer des Tubus. 600 Fälle der Universitätskinderklinik Erlangen 1974–1978

Tabelle 3. Örtliche Komplikationen nach Intubation (n = 1 007) (Universitätskinderklinik Erlangen 1974 bis 1978)

	n	[%]
Erschwerte Extubation	37	3,6
Tracheotomien	9	0,9
Narbige Stenosen, Glottis/Subglottis	7	0,6

nen durchzuführen. Werden solche gefunden, muß sofort tracheotomiert werden. Eine weitere Indikation zur Tracheotomie stellt eine gestörte psychomotorische Entwicklung dar, die beim Neugeborenen in der Regel nach 2 Monaten Intubationszeit auftritt [13].

Die Intubation von Neugeborenen und Kleinkindern ist eine der wichtigsten technischen Maßnahmen in der pädiatrischen Intensivpflege. Ihre sichere Beherrschung ermöglicht die großzügige Indikationsstellung zur Beatmung schwerkranker Kinder, wodurch wiederum die Mortalität und Morbidität v. a. im Neugeborenenalter gesenkt werden konnte. Bei Beachtung der Besonderheiten des Neugeborenen und Kleinkindes sind die Erfolgschancen einer kunstgerecht durchgeführten Intubation unter Berücksichtigung der Grunderkrankung als günstig anzusehen. Die erheblichen Probleme, die die Tracheotomie im Säuglingsalter mit sich bringt, werden durch die Möglichkeit aufgewogen, kleine Kinder über längere Zeit intubiert halten zu können.

Literatur

1. Eckenhoff J (1951) Some anatomic considerations of infant larynx influencing endotracheal anesthesia. Anesthesiology 12:401
2. Harris H, Wirtschafter D, Cassady G (1976) Endotracheal intubation and its relationship to bacterial colonization and systemic infection of newborn infants. Pediatrics 56:816
3. Editorial (1975) Plasticisers, and the pediatrician. Lancet 1:1172
4. Hillman LS, Goodwin SL, Sherman WR (1975) Identification and measurement of plasticiser in neonatal tissues after umbilical catheters and blood products. N Engl J Med 292:381
5. Guess WL, Stetson JB (1968) Tissue reaction to organotin-stabilized polyvinyl chloride (PVC) catheters. JAMA 204:118

6. Mellins RB, Chernick V, Doershuk F, Downes JJ, Sinclair C, Warning WW (1972) Committee report: Respiratory care in infants and children. Am Rev Respir Dis 105:461
7. Brown ES (1971) Resistance factors in pediatric endotracheal tubes and connectors. Anesth Analg 50:355
8. Loewenich V v., Koch H (1974) Pädiatrische Intensivbehandlung. Thieme, Stuttgart
9. Gregory GA (1972) Respiratory care of newborn infants. Pediatr Clin North Am 19:311
10. Dangel PH, Cumarasamy N (1973) A safe system for prolonged nasotracheal intubation. Lancet 1:916
11. Mantel K (1975/76) Epiglottitis und Laryngotracheitis. Paediatr Fortbildungskurse Prax 16:99
12. Masing H, Steiner W, Richter K, Schwiersch U (1981) Behandlung von laryngealen und trachealen Stenosen im Säuglings- und Kleinkindesalter. Paediatr Fortbildungskurse Prax 25:479
13. Dangel P (1981) Intensivbehandlung in der Pädiatrie. In: Lawin P (Hrsg) Praxis der Intensivbehandlung. Thieme, Stuttgart New York

Intubationsschäden an den großen Luftwegen Neugeborener

H. Göcke

Einführung

Die Intensivmedizin hat nicht nur viel zur Senkung der Früh- und Neugeborenensterblichkeit beigetragen, sondern hat auch zu einem Rückgang der Morbidität der überlebenden Kinder und zu einer Abnahme von Alterationen des Zentralnervensystems bei Neugeborenen mit sehr niedrigem Geburtsgewicht geführt [8]. Die Intubation gilt in Zusammenhang mit der kontrollier- und steuerbaren Beatmung als fester Bestandteil der Intensivtherapie in der Neugeborenenperiode [1–7, 9–12]. Die Intubationsbeatmung wird mit einer Häufigkeit von 8–14% in der Neonatalperiode angewandt [2, 5, 10]. Die Überlebensrate der intubiert beatmeten Neugeborenen beträgt 17–54% [2, 5–7, 12]. Bei dieser Sachlage interessierte uns die Frage, welche Veränderungen die Intubation, besonders der Fremdkörper „Tubus", an den großen Luftwegen Neugeborener verursachen kann, die ihrerseits den gewünschten Therapieerfolg in Frage stellen können.

Material und Methode

Aus einem Obduktionsgut von 123 Fällen (Mai 1977 bis April 1978) wurden 50 Neugeborene und Säuglinge ausgewählt, die seit der Perinatalperiode bis zu ihrem Tode kontinuierlich 16 min bis 42 Tage lang mit PVC-Kunststoffkathetern (Portextubus Durchmesser 2,5–4 mm) intubiert waren. Die 50 Kinder setzten sich aus 43 Frühgeborenen (20♂, 23♀) und 7 reifen Neugeborenen (4♂, 3♀) zusammen. 46 Kinder waren wegen Atemstörungen wie klinisch und blutgasanalytisch bestätigte respiratorische Insuffizienz, rezidivierende Apnoen oder Atemstillstand und wegen Atemstörungen infolge Fruchtwasseraspiration oder komplexem Schocksyndrom beatmet worden. Bei den übrigen Neugeborenen waren Herzkatheteruntersuchungen wegen Herzfehler [3] und eine Gastroschisisoperation Anlaß zur Intubation. Hirnblutungen und Lungenveränderungen sekundärer Art (sog. Beatmungslunge mit bronchopulmonaler Dysplasie, sog. Membranlunge bei Schocksyndrom, Herdpneumonie) wurden bei der Obduktion der 46 atemgestörten Kinder häufig gemeinsam gefunden. Nach der Obduktion wurden die großen Luftwege präpariert und dorsal in Larynxmitte bzw. im Trachea-Bronchus-Bereich entlang der linken Knorpelspangenkante geöffnet. Die Präparate wurden vorsichtig gering aufgebogen und auf einer Korkplatte befestigt. Nach fotografischer Dokumentation wurden sie in 8%iger Formollösung fixiert. Nach der Gewebehärtung wurden die Atemwege transversal lamelliert, vollständig in Paraffin eingebettet und zur histologischen Untersuchung vorbereitet. Die 3–5 μ dicken Schnittpräparate wurden nach Anwendung verschiedener Färbemethoden (Hämatoxylin-Eosin, van Gieson, Ladewig) und nach Anwendung der PAS-Reaktion beurteilt.

Ergebnisse

Prädilektionsorte der Intubationsschäden

Veränderungen, insbesondere Schädigungsbilder sind an Larynx, Trachea und Hauptbronchien sehr häufig zu finden, wobei sich für die Intubationsschäden bestimmte Prädilektionsorte herausstellen lassen. Im Kehlkopf sind v. a. die hintere Stimmritzenkommissur und symmetrisch die Dorsolateralregion über den Aryknorpeln und der Ringknorpelplatte betroffen. An der Trachea dominieren Schäden über den ventralen Arealen der Knorpelspangen 1 und 2 sowie 10 bis 14. Auch an der Bifurkation und im rechten Bronchus sind häufig Schädigungsmuster zu sehen, insbesondere bei falscher Tubusposition. Die dorsale Trachealmembran ist nahezu immer mitbetroffen (Abb. 1).

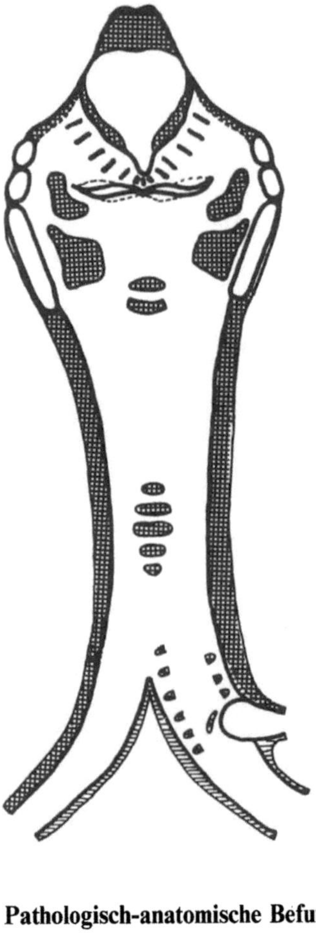

Abb. 1. Grafik der großen Luftwege Neugeborener mit den schraffiert dargestellten Präilektionsorten der Intubationsschäden (Einblick von dorsal)

Pathologisch-anatomische Befunde an den großen Luftwegen

Früheste Veränderungen bereits in der ersten Intubationsstunde sind eine Hyperämie und v. a. Ödeme der Schleimhaut, die mit bloßem Auge besonders gut an den verdickten aryepiglottischen Falten zu sehen sind. Der Kehldeckel erfährt bei nasotrachealer Intubation eine Deviation zur Gegenseite. Früh kommt es an den eigentlichen Engstellen des Systems über den lumenprominenten Aryknorpeln und dem starren Ringknorpel zunächst zu Epithelabschilferungen, danach zu Nekrosen und Aufbrüchen der Basalmembran mit Fibrinexsudation. Fokale Mininekrosen der Schleimhaut, die histologisch durch Kernverlust ortsständiger Zellen und durch noch nicht erfolgte Zellinfiltration gekennzeichnet sind, begleiten diese Frühveränderungen ebenso wie eine beginnende Zellmobilisierung im Perichondrium (Abb. 2A). Über den unnachgiebigen knorpligen Widerlagern und teilweise ausgedehnt an der dorsalen Membran entstehen Schleimhautnekrosen, die histologisch durch eine oberflächliche fibrinreiche und zellulär infiltrierte Verdichtungszone gekennzeichnet sind. Die Weichteile sind durch Insudation und Zellinfiltration verdickt (Abb. 2B, C). Infolge zunehmender Tiefenausbreitung der Nekrosen entstehen Ulzera, die am Grund Knorpelareale freilegen bzw. skelettieren. Im subglottischen Bereich nehmen sie über der Ringknorpelplatte unter Einbeziehung der glottisch-subglottischen Aryknorpelareale die Form eines Schmetterlingsflügelpaares an (Abb. 2D, E). Sowohl der Ringknorpelbogen als auch die stimmbildende Region können in der Folgezeit von diesen Veränderungen mitbetroffen sein. Dagegen bleibt die Epiglottis geschwürsfrei. Sofern das Perichondrium der skelettierten Knorpelflächen erhalten ist, sieht man eine glatte Fläche. Nach Nekrose des Perichondriums tritt eine Knorpelnekrose mit lumenwärts arrondierten und daher makroskopisch rauhen Knorpelflächen auf (Abb. 2F). Kleine Knorpelteile von der Oberfläche, aber auch größere Knorpelbruchstücke werden bei fortschreitendem Prozeß sequestriert. Die Perichondritis necroticans bildet sich nämlich auch an den lumenabgewandten tiefen Knorpelgrenzflächen aus und führt zu einer Gewebsdissoziation. Im histologischen Bild ist außerdem eine Entzündungsüberleitung auf die tiefen Weichteile erkennbar (Abb. 2G, H). Grundsätzlich gleichartige Veränderungen laufen synchron oder zeitlich gering verschoben über den betroffenen Knorpelspangenarealen der Trachea und Bronchien ab. Darüber hinaus kommt es bei komplizierender Infektion zu schweren Wandphlegmonen oder zu einer schweren eitrigen Laryngotracheobronchitis.

Während die Epithelabschilferung, das Schleimhautödem und mit Einschränkung auch noch eine fokale Basalmembrannekrose ohne Defektbilder abheilen können, geht die Heilung aller anderen Veränderungen nach den üblichen Gesetzen der Wundheilung mit Reparationsdefekten einher. Im Vordergrund steht die Plattenepithelmetaplasie, die an einer fokal oder diffus weiß verfärbten und verdickten Schleimhaut zu erkennen ist (Abb. 2I). Sie erstreckt sich nicht nur auf die Schleimhautoberfläche, sondern teilweise auch auf übrig gebliebene Schleimdrüsen. Außerdem tritt Granulationsgewebe ohne oder mit Vernarbung auf (Abb. 2J). Bei unseren Fällen ist Granulationsgewebe im Einzelfall ab 3,5 Tagen Intubationsdauer zu sehen. Die Regenerationsfähigkeit des Knorpels ist vom Perichondrium abhängig, und nach großflächigen Nekrosen bleibt ein Knorpeldefekt (Abb. 3).

Intubationsdauer und Schweregrad der Intubationsschäden

Unsere 50 Fälle setzen sich aus 18 kurzzeitig (bis 24 h) und 32 langzeitig intubierten Kindern zusammen. Die Intubationsschäden an ihren Luftwegen werden Schweregraden zugeordnet, die durch histologische Befunde und in Anlehnung an Lemburg et al. [7] und Venzmer et al. [12] erstellt werden. Die Zuordnung zu einem Schweregrad richtet sich jeweils nach dem gravierendsten Befund unabhängig vom Lokalisationsort. Die Kennzeichen der Schweregrade und die Fallzuordnung zur Intubationsdauer einerseits und zur Schadensschwere andererseits sind in Abb. 4 dargestellt.

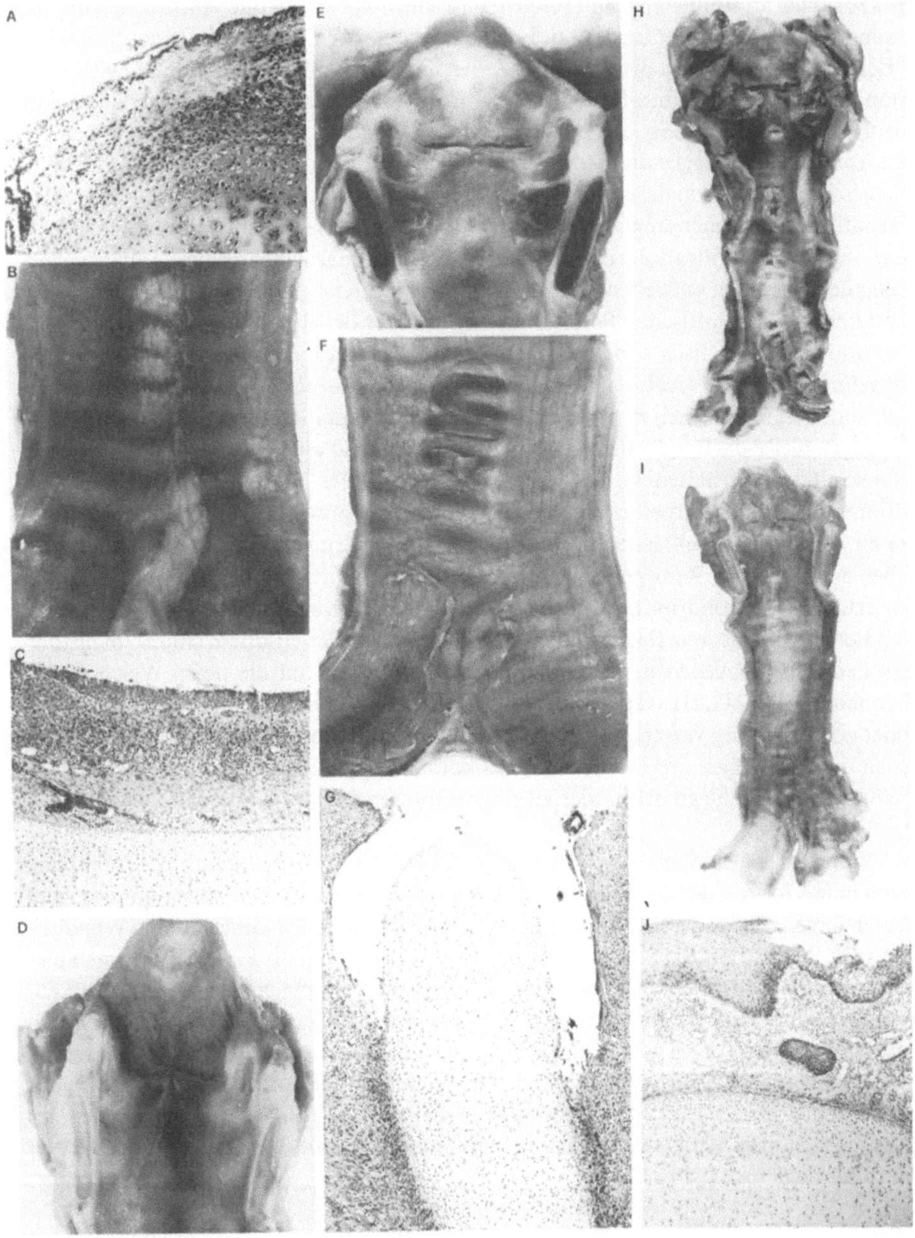

Abb. 2 A–J. Makroskopische (Einblick von dorsal) und mikroskopische Aspekte der Intubationsschäden an den großen Luftwegen Neugeborener. **A** Larynxschleimhaut über einem Arylknorpel: Epithelabschilferung, Kapillardilation und Ödem im linken Teil; Basalmembrannekrose, Fibrinexsudation, kernfreie Mukosanekrose und Perichondritis im rechten Teil. ♂42.SSW, 43 h Intubation (SK 8/78). HE 32x. **B** Treppenartig angeordnete Mukosanekrosen über ventralen Arealen distaler Trachealknorpelspangen, am Eingang in den rechten Bronchus und an der (nach rechts aufgeklappten) dorsalen Trachealmembran. ♂36.SSW, 4 Tage Intubation (SK 111/77). **C** Schleimhautulkus über einer trachealen Knorpelspange mit oberflächlicher fibrinreicher und zell-

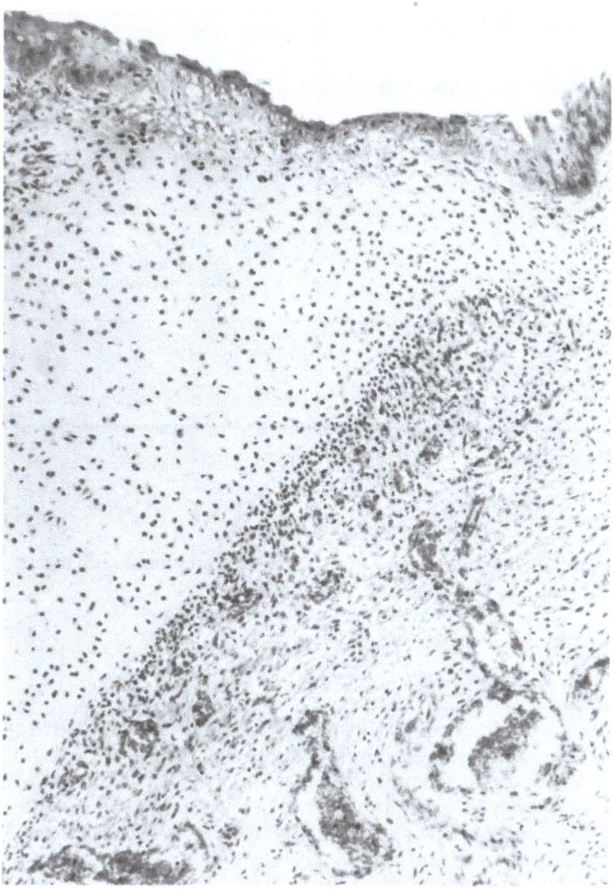

Abb. 3. Mikroskopischer Aspekt der Larynxschleimhaut mit epithelial gedecktem Defekt des Aryknorpels nach schwerem Intubationsschaden. Fortdauernde aseptische Perichondritis und granulierende Entzündung in der Tiefe. ♀28.SSW, 15 Tage Intubation (SK 145/77)

---

infiltrierter Verdichtungszone. ♂40.SSW, 20 Tage Intubation (SK 58/78). HE 20x. **D** Larynx mit symmetrisch angeordneten tiefen Ulzera im Dorsolateralbereich über den Aryknorpeln und der Ringknorpelplatte. ♀40.SSW, 5 Tage Intubation (SK 136/77). **E** Larynx mit Knorpelskelettierung im (glottisch-)subglottischen Bereich. Das Defektbild gleicht einem Schmetterlingsflügelpaar. ♂31.SSW, 3,5 Tage Intubation (SK 100/77). **F** Distale Trachea mit Skelettierung, Arrosion und Teilluxation von Knorpelspangenanteilen bei Perichondritis necroticans et dissecans. ♀34.SSW, 5 Tage Intubation (SK 132/77). **G** Larynxschleimhaut mit chronischem Geschwür, Perichondritis dissecans und Oberflächennekrose des Aryknorpels mit Sequesterbildung. ♂40.SSW, 20 Tage Intubation. HE 20x. **H** Große Luftwege mit schweren Intubationsschäden an allen Prädilektionsorten, Infektion und partieller Zerstörung der Stimm- und Taschenbänder. ♂31.SSW, 6,5 Tage Intubation (SK 105/77). **I** Große Atemwege mit Reparationsbildern nach weitgehend abgeheilten Intubationsschäden: weißflächige Plattenepithelmetaplasien, Larynx-Trachealstenose über Ringknorpel und 1./2. Trachealknorpelspange erkennbar an distal plötzlich zunehmendem Organumfang, Epiglottisatrophie mit Basisverkürzung und Restulzera an der Bifurkation. ♂32.SSW, 21 Tage Intubation (SK 120/77). **J** Trachealschleimhaut nach reparativ geheilten Intubationsschäden mit Plattenepithelmetaplasie des Oberflächenepithels und einer Drüse sowie vernarbendem Granulationsgewebe. ♀ 20 Wochen alter Säugling, 12 Wochen Intubation (SK 137/77 nicht in der Studie enthalten). HE 20x.

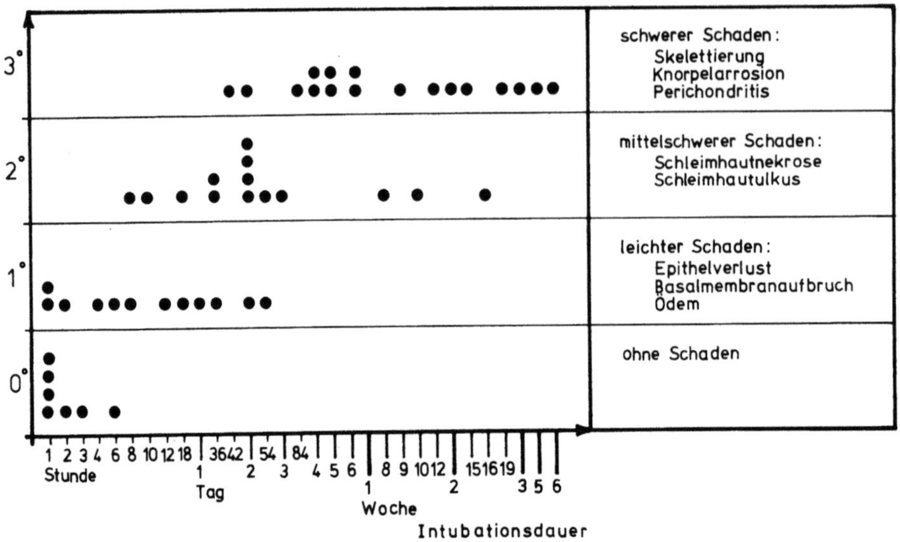

Abb. 4. Einteilung der Intubationsschäden an den großen Luftwegen Neugeborener in Schweregrade und Fallzuordnung zur Intubationsdauer und zum Schweregrad

Mikrobiologische Befunde

Bei 23 von 50 Kindern wurden zu ihren Lebzeiten mikrobiologische Untersuchungen durchgeführt. Der Zeitpunkt der Abimpfung fiel 4mal auf den 1. Intubationstag (3 positiv, 1 negativ), ein Erregernachweis fiel auf den 2. Tag. Ab 46 h Intubationsdauer lag bei 18 Kindern (von 26) eine Abimpfung vor (16 positiv, 2 negativ). An Erregern wurden Klebsiellen, Pseudomonas aeruginosa, Proteus mirabilis, Enterobacter, Escherichia coli, Enterokokken, Staphylococcus aureus, Staphylococcus epidermidis gezüchtet. In einem Fall war histologisch ein zusätzlicher Befall der Larynxschleimhaut durch Candida albicans zu sichern. Bei 9 Kindern mit positivem Keimnachweis wurde pathologisch-anatomisch eine Herdpneumonie gefunden (bei insgesamt 10 Kindern mit Pneumonie). Die Intubationsdauer dieser 9 Neugeborenen lag bei 82 h und länger (von 18 Fällen mit Intubation ab 82 h). Ihre großen Luftwege wiesen alle Intubationsschäden vom Schweregrad 3 auf.

Besprechung

Wie aus der Beschreibung unserer Befunde hervorgeht, fanden sich an den großen Luftwegen von 50 unterschiedlich lange intubierten unreifen und reifen Neugeborenen und Säuglingen Intubationsschäden in großer Regelmäßigkeit. Dabei spielen Veränderungen durch die Intubation selbst keine Rolle. Lediglich 1 mal wurde ein Stimm- und Taschenbandhämatom gesehen. Dagegen waren die Auswirkungen der dauernden mechanischen Reizung – Druckwirkung durch den liegenden Tubus auf die Atemwegswand – von großer Bedeutung. Mitbedingt durch die Kleinheit und den besonderen Bau der Luftwege mit nicht dehnbaren Engstellen, aber auch mitbedingt durch die leichte Verletzbarkeit des noch nicht ausgereiften Gewebes ergaben sich für die Intubationsschäden bestimmte Prädilektionsorte und Schweregrade. In 86% unserer Fälle waren Frühgeborene betroffen. Die Fallzuordnung machte die Abhängigkeit der Intubationsschäden von der Intubationsdauer deutlich und führte zu folgenden wesentlichen Gesichtspunkten:

1. Nur 7, ausschließlich kurzzeitintubierte Fälle (14%) wiesen keine Schäden auf.
2. Leichte Schäden (12 Fälle, also 24%) waren schon nach 1 h Intubation und nicht mehr nach 3tägiger Intubation zu sehen.
3. Mittelschwere Schäden (14 Fälle, also 28%) wurden vereinzelt schon nach 8–10 h Intubation, kaum noch nach 3tägiger Dauerintubation gefunden.
4. Schwere Schäden (17 Fälle, also 34%) waren im Einzelfall schon bei 2tägiger Intubation, v.a. aber ab dem 4. Intubationstag zu beobachten.
5. Nach einer Intubationsdauer von 3,5 Tagen hatten 9 von 18 Kindern eine Herdpneumonie bei jeweils schweren Intubationsschäden Grad 3 mit positivem Erregernachweis.
6. Schweren, aber auch mittelschweren Intubationsschäden kommen im Sinne einer Zweiterkrankung lebensmindernde Wirkungen zu.
7. Im Falle des Überlebens mit Gewebsreparation besteht die Gefahr von Spätschäden zum einen durch den Verlust der physiologischen Funktion des Oberflächen- und Drüsenepithels nach Ersatz durch Plattenepithel, zum anderen durch Larynx- und Trachealstenosen sowie Gelenkankylosen infolge narbiger Schrumpfung.

Das häufige Auftreten intubationsbedingter Schäden an den großen Luftwegen Neugeborener fordert den Kliniker zu einer Intubation so früh wie nötig und so spät wie möglich auf. Verbesserungen insbesondere hinsichtlich einer Infektionsverhütung durch frühzeitigen Keimnachweis und gezielten Medikamenteneinsatz, aber auch hinsichtlich der Tubusgröße und des Tubusmaterials sowie Überlegungen zur Tubusliegedauer sind anzustreben.

Literatur

1. Allen TH, Steven IM (1965) Prolonged endotracheal intubation in infants and children. Br J Anaesth 37:566–573
2. Burgemeister J, Fell G, Kowalewski S (1978) Indikation zur Langzeitbeatmung und Ergebnisse einer vorläufigen Nachuntersuchung. In: Schmidt E, Dudenhausen JW, Saling E (Hrsg) Perinatale Medizin, Bd VII. Thieme, Stuttgart, S. 360–362
3. Dinwiddie R, Mellor DH, Donaldson SHC, Tunstall ME, Russell G (1974) Quality of survival after artificial ventilation of the newborn. Arch Dis Child 49:703–710
4. Frisch H, Schabel F, Zieglauer, H, Haffner B, Haberfellner H (1978) Die mechanische Beatmung bei Früh- und Neugeborenen. Pädiatr Päd 13:21–29
5. Hohenauer L, Häckel F, Mitter H, Preining A, Wilk F (1975) Einjährige Erfahrungen mit der Dauerbeatmung von Neugeborenen. Klin Pädiatr 187:216–220
6. Johnson JD, Malachowski NC, Grobstein BAR, Welsh, D, Daily WJR, Sunshine P (1974) Prognosis of children surviving with the aid of mechanical ventilation in the newborn period. J Pediatr 84:272–276
7. Lemburg P, Müntefering H, Stemmann EA (1971) Pathologisch-anatomische Befunde am Larynx nach Langzeitintubation bei Kindern. Monatsschr Kinderheilkd 119:375–379
8. Michaelis R, Stötter M, Buchwald M, Rohr M, Mentzel H (1978) Ergebnisse der Intensivüberwachung und Intensivtherapie bei Neugeborenen mit sehr niedrigem Geburtsgewicht. Dtsch Med Wochenschr 103:1404–1408
9. Neidhardt M, Emmrich P (1973) Möglichkeiten der Beatmung in der pädiatrischen Intensivbehandlung. Monatsschr Kinderheilkd 121:27–35
10. Pawlowski P, Venzmer J, Wiedersberg H (1976) Erfahrungsbericht über die Langzeitbeatmung Neugeborener mit dem Birdrespirator. Kinderärztl Prax 45:61–68
11. Rasche RFH, Kuhns LR (1972) Histopathologic changes in airway mucosa of infants after endotracheal intubation. Pediatrics 50:632–637
12. Venzmer J, Wiedersberg H, Pawlowski P (1977) Komplikationen am Kehlkopf nach Intubationsbehandlung im Neugeborenenalter. Monatsschr Kinderheilkd 125:649–654

Erwobene Trachealstenose im Kindesalter

K. Mantel

Die Entstehung der Trachealstenose (TS) ist ein komplexes Geschehen. Es betrifft häufig Patienten, die dank der modernen Medizin überleben konnten.

Der *Grundkrankheit* – beispielsweise ein Neugeborenenatemnotsyndrom oder schwere, angeborene Fehlbildungen – in Verbindung mit einer mehr oder weniger gestörten lokalen Mikrozirkulation und Infektion der Atemwege kommt nach unseren heutigen Erkenntnissen eine zentrale Bedeutung zu. Folgenschwer ist u. U. ein Intubationstrauma bei entzündlichen Kehlkopf- und Trachealstenosen und beim tiefen Koma, insbesondere wenn gleichzeitig ungeeignete Tuben verwendet werden und diese länger als 48–72 h belassen werden. Demgegenüber wird bei anderen Grundkrankheiten ein Endotrachealtubus im Rahmen einer Langzeitintubation auch über Monate gut toleriert.

Die konsequente Endoskopie von Kehlkopf und Luftröhre intubierter und tracheotomierter Patienten aller Altersstufen, auch Früh- und Neugeborener, ist zu fordern, um entstehende Larynx- und Trachealstenosen früh diagnostizieren und behandeln zu können.

Kasuistik

Das Kind mußte vor 8 Jahren als Säugling wegen eines angeborenen Herzfehlers langzeitintubiert und maschinell beatmet werden. Nachdem sich das Kind kardial stabilisiert hatte, mußte es – mittlerweile tracheotomiert – weiter behandelt werden. Es starb an den hochgradigen Folgen einer tiefen carinanahen Trachealstenose (Sekretpfropf distal der Stenose).

Dieses Erlebnis hat uns veranlaßt, heute bei derartigen, endoskopisch als progredient diagnostizierten Trachealstenosen der tiefen Trachea nach einer operativen Lösung zu suchen.

Wiederherstellung der Atmung im akuten Notfall

H. Götz

Dyspnoe, Tachypnoe, hypoxisch bedingte Agitiertheit und Zyanose sind Leitsymptome einer lebensbedrohenden Ateminsuffizienz. Diese Symptome sowie erst recht der eintretende Atemstillstand mit kardiozirkulatorischer Reaktion fordern uns zum sofortigen zielgerichteten Handeln auf.

Das Regime der Wiederherstellung der Atmung im akuten Notfall ist abhängig von

1. den Kenntnissen und Fähigkeiten des Helfers,
2. den momentan verfügbaren technischen Hilfsmitteln,
3. der Ursache des Atemstillstandes.

Die Überstreckung des Kopfes, der Esmarch-Handgriff, das Freimachen der oberen Luftwege, evtl. das Heimlich-Manöver, sowie Mund-zu-Mund- bzw. Mund-zu-Nase-Beatmung bestimmen die Therapie des Atemstillstandes *ohne* technische Hilfsmittel.

Guedel- und Wendl-Tuben, der Safar-Tubus, Maskenbeatmung mit dem Mund oder mit einem Ambubeutel können dann angewendet werden, wenn Technik und Risiko dieser Hilfsmittel beherrscht werden.

Die rasche endotracheale Intubation ist sicher die beste Methode zur Behebung eines Atemstillstandes und zur Vermeidung der Aspiration.

In solchen Notsituationen halten wir es bei Patienten mit hypoxisch bedingter Verkrampfung der Unterkiefer- und Halsmuskulatur für sinnvoller, mit Maskenbeatmung den O_2-Mangel zu mindern und durch Injektion eines kurzwirksamen Relaxans die Intubation schnell und schonend durchzuführen. Das mühsame Überwinden der Kiefersperre, die durch Würgen, Schlucken und Glottisschluß erschwerte Intubation verschlimmert unserer Meinung nach die Hypoxiephase und provoziert geradezu durch Regurgitation die Aspiration.

Der in diesen Situationen sicher großen Aspirationsgefahr kann mit 2 Intubationsvarianten begegnet werden:

1. Ösophagusobturator nach Gordon,
2. Ambu-Suction-Booster-Besteck.

Ösophagusobturator nach Gordon

Dabei wird das verschlossene Ende dieses Tubus blind in die Speiseröhre eingeführt und durch Blockade des Cuffs mit ca. 35 cm^3 Luft die Aspiration von Mageninhalt unwahrscheinlich gemacht. Über Luftöffnungen im pharyngealen Teil des Tubus kann nach Abdichtung des Oronasopharynx mit einer aufgesetzten Maske die Lunge beatmet werden.

Der Verwendung des Ösophagusobturators nach Gordon sollte man skeptisch gegenüberstehen, da die Nachteile dieses auf den ersten Blick bestechenden Systems gravierend sind. Zum einen benötigt der Helfer, der mit diesem Gerät umgeht, ein solides anatomisches Detailwissen, um damit auch die entsprechende endotracheale Intubation durchführen zu können. Die versehentliche Obturation der Trachea muß sofort erkannt und korrigiert werden, da man sonst außer einer Verstärkung der Hypoxie die Regurgitation durch Druckerhöhung des Magens provoziert. Die Verletzungsgefahr durch das blinde Einführen ist erhöht, und nach Ahnefeld [1] ist eine Aspiration durch aktive Regurgitation auch bei geblocktem Ösophagusobturator nicht sicher auszuschließen.

Ambu-Suction-Booster-Besteck

Die Suction-Booster-Anordnung besteht aus einer Kombination von Tubus, Dauersog und Sekretauffanggerät. Damit können während des Intubationsvorganges relativ große Mengen Aspirat direkt durch den Tubus abgesaugt werden. Nachteilig ist der etwas komplizierte Zusammenbau des Gerätes, der seinen schnellen Einsatz im Notfall erschwert.

Gelingt die Intubation auch nach mehreren Versuchen nicht und vertieft sich die Hypoxie aufgrund ineffektiver Masken- und Spontanatmung, dann müssen die operativen Methoden der

- perkutanen Punktion des Lig. cricothyreoideum (Spickung),
- Koniotomie,
- Nottracheotomie

in Betracht gezogen werden.

Zuvor noch einige Bemerkungen zur Anatomie und Topographie des Kehlkopfes, insbesondere des krikothyreoidalen Raumes.

Der Adamsapfel, die Prominentia laryngea, beherrscht den Aspekt der vorderen Halsseite. Oft hervorspringend und immer gut tastbar, erlaubt er die rasche Palpation des Schildknorpels. Unmittelbar darunter tastet man eine Vertiefung, die dem Lig. cricothyreoideum entspricht. Das Krikoid mit seinem Bogen begrenzt den krikothyreoidalen Raum nach kaudal. Der Schilddrüsenisthmus zieht in wechselnder Ausprägung über die oberen 2–3 Trachealknorpel, manchmal einen Processus pyramidalis nach kranial aussendend. Während die lateralen Anteile des Kehlkopfes von der kaudalen Zungenbeinmuskulatur überlagert werden, liegt in der Medianlinie des Halses das Lig. cricothyreoideum beim Erwachsenen nur 0,5 cm unter dem Hautniveau. In der Mitte verdickt und lediglich von einem kleinen Gefäßast der A. laryngea superior durchbohrt, ist es ein Bestandteil des sog. Conus elasticus, der sich zwischen Stimmbändern und Oberrand des Krikoids aufspannt. Seitlich schließt sich beidseits der M. cricothyreoideus an, der vom Krikoidbogen zum kaudalen Rand des Schildknorpels zieht und für die Spannung der Stimmbänder sorgt.

Der ganze krikothyreoidale Raum ist eine elliptische Fläche von durchschnittlich 2,9 cm^2. Nach Caparosa [8] beträgt der größte Abstand zwischen Schild- und Ringknorpel im medialen Bereich 0,5–1,2 cm, im Durchschnitt 0,9 cm; der kleinste Abstand im lateralen Abschnitt 0,2–0,6 cm, im Mittel 0,3 cm. Die größte Breite liegt zwischen 2,7 und 3,2 cm, im Durchschnitt 3 cm.

Der Arcus des Krikoids ist durchschnittlich 0,7 cm, die asymmetrisch kranialwärts gerichtete Krikoidplatte 2,5 cm hoch. Der vertikale Abstand zwischen Stimmbändern und Horizontalebene des krikothyreoidalen Raumes beträgt 1,3 cm.

Die Punktion des Lig. cricothyreoideum mit großlumigen Plastikverweilkanülen, gauge 13–16, wie sie für den Notfall empfohlen wird [12, 19, 20, 24, 42–44, 48], kann auch die Grundlage eines besonderen Beatmungsregimes bei speziellen operativen und diagnostischen Kehlkopfeingriffen sein. In Kombination mit einer Jetbeatmung, bei der durch eine endotracheal eingeführte Kanüle mit hohen Drucken O_2 intermittierend insuffliert wird, ergeben sich folgende elektive Anwendungsmöglichkeiten der Krikothyreoidpunktion:

- zur Laserchirurgie im Kehlkopfbereich [10, 25],
- bei ausgeprägten Larynxstenosen [10, 40, 41],
- bei direkten Laryngoskopien mit speziellen Fragestellungen [9, 41, 45],
- zur transtrachealen Sekretgewinnung [3, 4, 14, 16, 21, 28, 29, 35, 36, 38].

Die wahrscheinlichsten Notfallindikationen für die Spickung können auftreten bei bestehender Intubationsunmöglichkeit, verursacht durch:

- Ödeme im Oropharynx-Larynx-Bereich (z. B. akute Epiglottitis) [10, 12, 41, 42],
- Tumoren im Oropharynx-Larynx-Bereich [10, 12, 42],
- Obturation des Larynx durch Fremdkörper [5].

Die Technik der Krikothyreoidpunktion besteht elektiv sowie im Notfall aus folgenden Schritten:

- Überstreckung der HWS,
- Palpieren der krikothyreoidalen Membran als Vertiefung zwischen Schildknorpelunterrand und Krikoidbogen,
- evtl. Analgesie durch Infiltration mit 1–2 ml LA,
- Fixieren des Kehlkopfes mit Daumen und Zeigefinger der linken Hand,
- Einstich einer Plastikverweilkanüle, 14–16 G, mit Spritze unter Aspiration im Winkel von 30–45° zur Sagittalebene des Halses,
- bei Aspiration von Luft, Vorschieben der Plastikkanüle und
- Entfernung der Stahlnadel,
- gute Fixierung der Kanüle.

Trotz exakter Technik können folgende geringfügige Komplikationen auftreten:

- Hautemphysem an der Punktionsstelle [2, 42],
- Hämatom am Punktionsort [2, 42],
- petechiale Blutungen und Hyperämie der Trachealschleimhaut [44] unterhalb der Kanülenspitze bei Verwendung der Jetbeatmung.
- Reizhusten über mehrere Stunden [12, 42],
- blutiges Sputum über mehrere Stunden [35, 44, 45].

Bei falscher Punktionstechnik kann es zu folgenden Komplikationen kommen:

- Stimmbandverletzung bei zu hohem Einstich [31],
- die Ösophagusperforation ist möglich, aber unwahrscheinlich, da gerade bei Manipulationen im krikothyreoidalen Raum der dorsal stehende Krikoidschild den Ösophagus schützt [12, 42],

massives Hals- oder Mediastinalemphysem bei paratrachealer Kanülenposition [10, 12, 31],

- massive Blutung, Luftembolie > bei Punktion großer Halsgefäße.

Gerade bei der Jetventilationsbeatmung muß darauf geachtet werden, daß genügend Exspirationsluft durch die Glottis entweicht, da es sonst infolge des intrathorakalen Druckanstieges zum Pneumothorax bzw. Spannungspneumothorax kommen kann

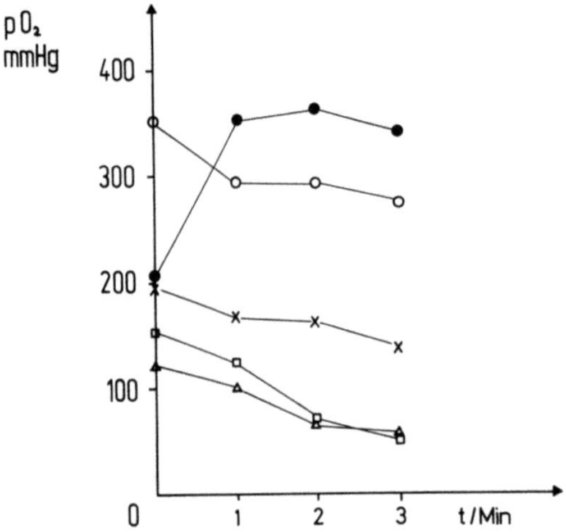

Abb. 1. Verhalten des pO_2 bei verschiedenen Beatmungstechniken.
×–×–× Beatmung mit Ambubeutel,
○–○–○ Beatmung mit Ambubeutel $+3\,l\,O_2$,
□–□–□ Beatmung mit Oxylog 50% (10 l AMV),
△–△–△ Beatmung mit Oxylog 100% (10 l AMV),
●–●–● Jetventilation FiO_2 1,0, Fr 40, 3,5 bar

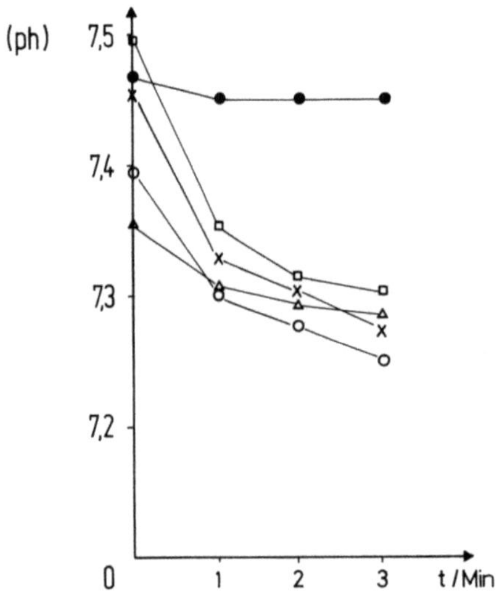

Abb. 2. Verhalten des pH bei verschiedenen Beatmungstechniken.
×–×–× Beatmung mit Ambubeutel,
○–○–○ Beatmung mit Ambubeutel $+3\,l\,O_2$,
□–□–□ Beatmung mit Oxylog 50% (10 l AMV),
△–△–△ Beatmung mit Oxylog 100% (10 l AMV),
●–●–● Jetventilation FiO_2 1,0, Fr 40, 3,5 bar

[2, 12, 31]. Besteht eine totale Obstruktion der oberen Luftwege, dann ist die Anwendung der Jetventilation gefährlich und mehrere Kanülen sollten zusätzlich transtracheal eingelegt werden.

Um einen Überblick zu erhalten, wie effektiv Patienten mit Atemstillstand über eine transkrikothyreoidale Spickung mit üblichen Geräten beatmet werden können, wurde folgende Untersuchungsreihe durchgeführt:

Anästhesierte und relaxierte Patienten, die laryngektomiert werden mußten, wurden mit einer oder zwei Plastikverweilkanülen G 14 transligamentär punktiert. Der gleichzeitig in den oberen Larynx eingelegte Tubus schützte vor der Aspiration und garantierte die verzögerungsfreie Weiterführung der konventionellen Beatmung. Unter fortlaufenden Puls- und RR-Kontrollen sowie arteriellen Blutgasanalysen wurden die

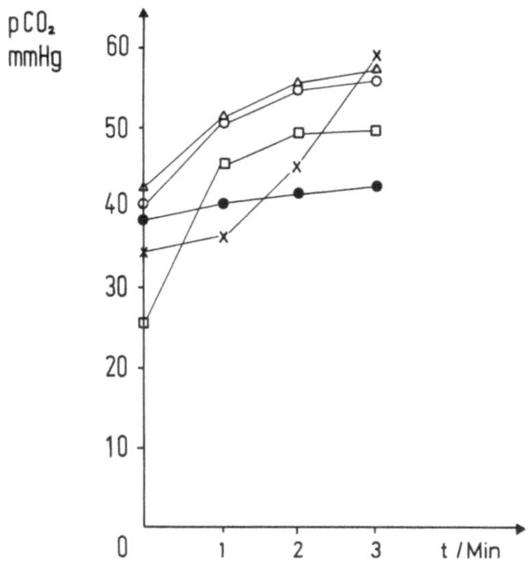

Abb. 3. Verhalten des pCO_2 bei verschiedenen Beatmungstechniken. ×–×–× Beatmung mit Ambubeutel, o–o–o Beatmung mit Ambubeutel $+3\,l\,O_2$, □–□–□ Beatmung mit Oxylog 50% (10 l AMV), △–△–△ Beatmung mit Oxylog 100% (10 l AMV), ●–●–● Jetventilation FiO_2 1,0, Fr 40, 3,5 bar

Trends der Ambubeutel-, Oxylog- und Jetbeatmungstechnik untersucht. Wie man an dem Verhalten der Partialdruckkurven für pO_2, pCO_2 und pH erkennen kann, sind die Beatmungen mit dem Ambubeutel $+O_2$ sowie dem Oxylog-Gerät in bezug auf diese 3 Parameter vollkommen ineffektiv. Der von der Plastikkanüle verursachte hohe Beatmungswiderstand führt zu einer mangelhaften Alveolarventilation und damit innerhalb kürzester Zeit zu deutlichen pCO_2-Anstiegen, Azidosen und entsprechendem Kreislaufverhalten [13] (Abb. 1 u. 2). Allein die Jetventilation, wie sie von Spoerel [44], Smith [40, 41, 43, 47] und Jacobs [19] entwickelt wurde, stellt akzeptable Blutgaswerte her und bringt somit im Notfall Zeitgewinn für elektive Maßnahmen [17]. Die pCO_2-Werte, die hier im Zeitraum von 3 min fast gleich bleiben (Abb. 3), lassen sich deutlicher senken, wenn die von Klain [23, 24] empfohlene sog. High-frequency-Jetventilation mit ca. 100 jets/min durchgeführt wird.

Da dieses Jetbeatmungssystem, das in der einfachsten Ausführung aus einem O_2-Büchsenanschluß und einem manuell bedienbaren Ventil als Flowzerhacker, besteht, momentan nur ein innerklinisches Instrument ist, bleibt am Notfallort außerhalb der Klinik bei Intubationsunmöglichkeit im Erstickungsfalle nur die Koniotomie übrig.

Eine Reihe von Instrumenten wurde entwickelt, um in diesen verzweifelten Situationen schnell einen ausreichenden Zugang zur Trachea zu gewinnen [32, 37, 39], so z. B. das Trokarkanülenmodell nach Denker, das Shelden-Tracheotom sowie die Jackson-Kanülen. Neuere Modelle sind das Emergency Tracheostomy Kit, vertrieben von Omnicon Medical, bzw. das Cut-and-poke-Modell von Safar und Penninckx [33, 34, 46]. Der Nachteil all dieser Instrumente besteht entweder in der Unübersichtlichkeit der Technik oder in der Gefahr, bei plötzlichem Widerstandsverlust nach Perforation der Haut paratracheal in große Gefäße oder den Ösophagus zu fallen.

Übersichtlicher und effektiver sind die scherenartigen Instrumente, die sowohl schneidend und gewebespreizend das Lig. cricothyreoideum freilegen, eröffnen und offenhalten können. Ältere Entwicklungen sind der Trousseau- und der La-Bonte-3-Branchen-Dilatator [32].

Die Krikothyreotomie sollte in folgender Technik durchgeführt werden:
- Überstreckung des Kopfes im HWS-Bereich, wenn dazu keine Kontraindikation besteht [34],
- Palpieren des krikothyreoidalen Raumes [27],
- Fixierung des Kehlkopfes,
- Infiltration von 1–2 ml LA (wenn vorhanden oder zeitlich vertretbar),
- 0,5–2 cm langer, querer Hautschnitt mit schneidendem Gegenstand, am besten mit Skalpell oder Schere, aber auch mit Instrumenten, wie Rasierklinge, Nagelfeile, Fingernagelclipper oder Taschenmesser [27],
- Freilegen des Lig. cricothyreoideum durch Verdrängung der Subkutis und der oberflächlichen Halsfaszie,
- Eröffnen des Ligamentum und der Schleimhaut,
- Einführen eines Tubus von 5–8 mm Außendurchmesser, Ch. 17–24 entsprechend [27].

Verfügt man momentan über keinen Tubus, so kann mit dem Dorn eines Infusionssystems [11, 13] oder einem abgeschnittenen Stethoskopschlauchstück die Koniotomie offengehalten werden.

Bei fehlerhafter Durchführung der Koniotomie drohen folgende Komplikationen:
- Bei zu hoher Inzision: Schildknorpel- und Stimmbandschaden [31].
- Bei zu lateraler Inzision: Verletzung des N. Laryngeus superior und der Hauptgefäße des Halses [31].
- Bei zu tiefer Inzision: Verletzung von Krikoid und Schilddrüse [15, 31].

Auch die Gefahr der Transsektion besteht [31].

Folgende Spätkomplikationen werden beschrieben:
- Änderung der Stimmlage [7, 26),
- Globusgefühl [26],
- persistierendes Stoma [26],
- subglottische Granulationen [26],
- Drucknekrose von Schild- und Ringknorpel [26],
- subglottische Stenosen [5, 18, 22, 26].

Die Häufigkeit der subglottischen Stenose nach Koniotomie war die Ursache dafür, daß Jackson 1921 in seiner für Jahrzehnte geltenden, richtungsbestimmenden Arbeit [18] auch im absoluten Notfall der Tracheotomie den Vorzug gab. Brantigan, Grow [6, 7] und Morain [27, 30], die in den letzten Jahren sogar die Koniotomie anstatt der elektiven Tracheotomie durchführten, berichten anhand von rund 1000 Fällen über Krikothyreotomieheilungen mit deutlich niedrigerer Komplikationsrate. Diese Erfahrungen und folgende Argumente sprechen für die Koniotomie als Notfallmaßnahme:
- Es sind nur geringe anatomische Kenntnisse notwendig.
- Nur wenig Instruktion ist nötig.
- Problemloses Erkennen des krikothyreoidalen Raumes.
- Oberflächliche Lage des Zuganges.
- Median keine großen Gefäße.
- Krikoidplatte schützt vor Ösophagusperforation.
- Schnelligkeit der Durchführung.

Zusammenfassend kann festgestellt werden: Die schnelle endotracheale Intubation ist die beste therapeutische Maßnahme zur Akutbehandlung des Atemstillstandes. Wo sie nicht möglich ist und die Beatmung eines hypoxischen Patienten mit anderen konventionellen Mitteln nicht durchgeführt werden kann, hat folgendes Vorgehen Aussicht auf Erfolg:

Im innerklinischen Ambulanz-, OP- und Intensivbereich ist die perkutane transkrikothyreoidale Punktion in Kombination mit der Jetventilation ein schnelles und schonendes Verfahren, um in Ruhe elektiv einen Zugang zur Trachea herzustellen.

Im entsprechenden Notfall außerhalb der Klinik sollte keine Zeit mit Spickungsversuchen vergeudet, sondern sofort koniotomiert werden. Obwohl die notfallmäßige Koniotomie dank der Intubationsmethode eine seltene Intervention darstellt, sollten die bisherigen Notbestecke neu überdacht und technisch so verbessert werden, daß der transkrikothyreoidale Zugang noch schneller, einfacher und gefahrloser, gerade von chirurgisch nicht geübten Helfern, innerhalb kürzester Zeit durchgeführt werden kann.

Literatur

1. Ahnefeld FW (1981) Anwendung eines Oesophagusobturators. Notfallmed 7:734
2. Attia RR, Battit GE, Murphy JD (1975) Transtracheal ventilation. J Am Med Assoc 234:1143–1152
3. Bartlett JG (1977) Diagnostic accuracy of transtracheal aspiration. Bacteriologic studies. Am Rev Respir Dis 115:777–782
4. Bartlett JG, Rosenblatt JE, Finegold SM (1973) Percutaneous transtracheal aspiration in the diagnosis of anaerobic pulmonary infection. Ann Intern Med 79:535–540
5. Boyd AD, Romita MC, Conlan AA, Fink SD, Spencer FC (1979) A clinical evaluation of cricothyroidotomy. Surg Gynecol Obstet 149:365–368
6. Brantigan CO, Grow JB (1982) Subglottic stenosis after cricothyroidotomy. Surgery 91:217–221
7. Brantigan CO, Grow JB (1976) Cricothyroidotomy: Elective use in respiratory problems requiring tracheotomy. J Thorac Cardiovasc Surg 71:72–81
8. Caparosa RJ, Zavatsky AR (1957) Practical aspects of the cricothyroid space. Laryngoscope 67:577–591
9. Chakravarty K, Narayanan PS, Spoerel WE (1973) Further studies on transtracheal ventilation: The influence of upper airway obstruction on the patterns of pressure and volume changes. Br J Anaesth 45:733–737
10. Carden E, Becker G, Hamood H (1976) Percutaneous jet ventilation. Ann Otol Rhinol Laryngol 85:652–655
11. Carlton DM, Zide MF (1980) An easily constructed cricothyroidotomy device for emergency airway management. J Oral Surg 38:623–624
12. Dunlap LB (1978) A modified simple device for the emergency administration of percutaneous transtracheal ventilation. JACEP 7:42–46
13. Fisher JA (1979) A last ditch airway. Can Anaesth Soc J 26:225–230
14. Geckler RW, Gremillion DH, McAllister CK, Ellenbogen C (1977) Microscopic and bacteriological comparison of paired sputa and transtracheal aspirates. J Clin Microbiol 6:396–399
15. Gorgaß B (1980) Der Rettungssanitäter. Springer, Berlin Heidelberg New York
16. Hahn HH, Beaty HN (1970) Transtracheal aspiration in the evaluation of patients with pneumonia. Ann Intern Med 72:183–187
17. Hughes RK (1966) Needle tracheostomy. Arch Surg 93:834–837
18. Jackson C (1921) High tracheotomy and other errors the chief causes of chronic laryngeal stenosis. Surg Gynecol Obstet 32:392–398
19. Jacobs HB (1972) Emergency percutaneous transtracheal catheter and ventilation. J Trauma 12:50–55
20. Jacoby JJ, Hammelberg W, Ziegler CH, Flory FA, Jones JR (1956) Transtracheal Resuscitation. J Am Med Assoc 162:625–628
21. Kalinske RW, Parker RH, Brandt D, Hoeprich PD (1967) Diagnostic usefulness and safety of transtracheal aspiration. N Engl J Med 276:604–608

22. Kennedy TL (1980) Epiglottic reconstruction of laryngeal stenosis secondary to cricothyroidostomy. Laryngoscope 90:1130–1136
23. Klain M, Keszler H, Brader E (1981) High frequency jet ventilation in CPR. Crit Care Med 9:421–422
24. Klain M, Smith RB (1977) High frequency percutaneous transtracheal jet ventilation. Crit Care Med 5:280–287
25. Marullo T, Signore L, Passali D, Barbara M, Delogu MG (1981) Proposta di una nuova metodica di anestesia per la microchirurgia laringea: Jet-ventilation mediante puntara trans-cricotiroidea (T.J.V.). Riv Ital Otorinolaringol 1:29–33
26. Mitchell SA (1979) Cricothyroidostomy revisted. Ear Nose Throat J 58:54–60
27. Morain WD (1980) Cricothyroidostomy in head and neck surgery. Plast Reconstr Surg 65:424–429
28. Pecora DV (1963) A comparison of transtracheal aspiration with other methods of determining the bacterial flora of the lower respiratory tract. N Engl J Med 269:664–666
29. Ries K, Levison ME, Kaye D (1974) Transtracheal aspiration in pulmonary infection. Arch Intern Med 133:453–458
30. Romita MC, Colvin SB, Boyd AD (1977) Cricothyroidotomy – Its healing and complications. Surg Forum 28:174–177
31. Rosen P, Sternbach GL (1979) Atlas of emergency medicine. Williams & Wilkins, Baltimore
32. Ruhe DS, Williams GV, Proud GO (1960) Emergency airway by cricothyroid puncture or tracheotomy: A comparative study of methods and instruments. Trans Am Acad Ophthalmol Otolaryngol 64:182–203
33. Safar P, Penninckx J (1967) Cricothyroid membrane puncture with special cannula. Anesthesiology 28:943–948
34. Safar P (1981) Cardiopulmonary cerebral resuscitation. Laerdal, Stavanger
35. Schillaci RF, Iacovoni VE, Conte RS (1976) Transtracheal aspiration complicated by fatal endotracheal hemorrhage. N Engl J Med 295:488–490
36. Schoutens E, De Koster JP, Vereerstraeten J, Tombroff M, Yourassowsky E (1973) Use of transtracheal aspiration in the bacteriological diagnosis of bronchopulmonary infections. Biomedicine 19:160–163
37. Shelden CH, Pudenz RH, Freshwater DB, Crue BJ (1951) A new method for tracheotomy. J Neurosurg 12:428–435
38. Sizer JS, Frederick PL, Osborne MP (1966) The prevention of postoperative pulmonary complications by percutaneous endotracheal catheterization. Surg Gynecol Obstet 123:336–340
39. Smith VM (1957) Perforation of trachea during tracheotomy performed with Sheldon tracheotome. J Am Med Assoc 165:2074–2076
40. Smith RB, Myers EN, Sherman H (1974) Transtracheal ventilation in paediatric patients. Br J Anaesth 46:313–314
41. Smith RB, MacMillan BB, Petruscak J, Pfaeffle HH (1973) Transtracheal ventilation for laryngoscopy. Ann Otol Rhinol Laryngol 82:347–350
42. Smith RB (1974) Transtracheal ventilation during anesthesia. Anesth Analg 53:225–228
43. Smith RB, Shaer WB, Pfaeffle H (1975) Percutaneous transtracheal ventilation for anaesthesia and resuscitation: A review and report of complications. Can Anaesth Soc J 22:607–612
44. Spoerel WE, Narayanan PS, Singh NP (1971) Transtracheal ventilation. Br J Anaesth 43:932–939
45. Spoerel WE, Singh NP, Sawhney KL (1972) Transtracheal-Beatmung für endolaryngeale Eingriffe. Anaesthesist 21:59–62
46. Stinson TW (1977) A simple connector for transtracheal ventilation. Anesthesiology 47:232
47. Swartsman S, Wilson M, Hoff BH, Bunegin, L, Smith RB (1981) Transtracheal ventilation vs tracheal intubation in dogs. Anesthesiology 55:A105
48. Toy FJ, Weinstein JD (1969) A percutaneous tracheostomy device. Surgery 65:384–389

Indikation zur seitengetrennten Intubation und Beatmung

U. Hartenauer und P. Reinhold

Die seitengetrennte, endobronchiale Intubation und seitenunabhängige Beatmung zur Sicherung und Aufrechterhaltung eines suffizienten Gasaustausches kann als u. U. lebensrettende Notfallmaßnahme angezeigt sein (Abb. 1) [19]. Ihre klassische Indikation hat sie als geplantes Vorgehen zur Anästhesie bei thoraxchirurgischen Eingriffen [2, 23, 29]. In jüngster Zeit findet sie auch in der Intensivmedizin Anwendung bei der Langzeitbeatmung respiratorisch insuffizienter Patienten [4–9, 17, 21, 24, 27, 28].

Eigene Erfahrungen in der endobronchialen Intubation mit einem Doppellumentubus als geplantem anästhesiologischem Vorgehen wurden bei inzwischen über 150 Patienten gewonnen. Seitengetrennte Intubation verbunden mit seitenunabhängiger Beatmung kamen bei über 25 Patienten auf der Intensivstation der Klinik zum Einsatz [7, 8].

Im folgenden sollen das Konzept und die Technik der asynchronen seitendifferenten Beatmung bei Intensivpatienten vorgestellt werden. Zusätzlich wird ein Katalog klinischer Indikationen zur Anwendung von Doppellumentuben in Anästhesie und Intensivmedizin erläutert.

Patienten mit überwiegend oder ausschließlich einseitigen Lungenprozessen verbunden mit einer akuten respiratorischen Insuffizienz zeigen u. U. unter konventioneller IPPV-Beatmung keine ausreichende Besserung ihres gestörten Gasaustausches [3, 6, 9, 17]. Die in Lungenfunktion und Hämodynamik begründeten Ursachen sind Complianceunterschiede [6, 16, 21] zwischen linker und rechter Lunge, eine erhöhte Totraumventilation [10], ein erhöhter intrapulmonaler Shunt [8, 12, 26] und Ventilations-Perfusions-Inhomogenitäten (Abb. 2) [4, 17, 21].

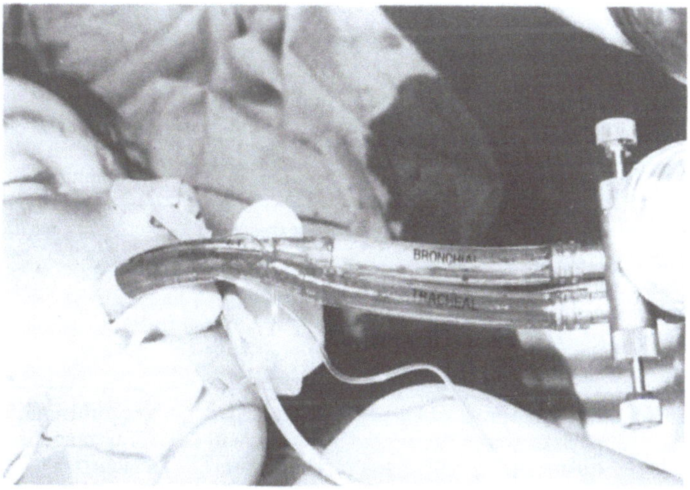

Abb. 1. Doppellumentubus in der Notfallmedizin bei rechtsseitiger endobronchialer Blutung

Pathophysiologische Gründe für die Anwendung
seitengetrennter Beatmung (ILV)

$C_{re} \neq C_{li}$

$V_D \,/\, V_T \uparrow$

$\dot{Q}_S \,/\, \dot{Q}_T \uparrow$

$\dot{V}_A \,/\, \dot{Q}_T \uparrow\downarrow$

Abb. 2. Pathophysiologische Mechanismen einseitiger Lungenerkrankungen

Tabelle 1. Kasuistik seitengetrennt beatmeter Patienten des Jahrganges 1979/80

Patient	Einweisungs-diagnose	Indikation für ILV	ILV-Dauer	Röntgenthorax/ ILV-Effekt	Ergebnis
H. E.	Polytrauma und Hirnkontusion und Lungenkontusion	Kontusion li. Lunge	36 h	Auflösung der Kontusion nach 7 Tagen Erholung	Verlegung nach 8 Tagen
O. F.	Polytrauma und Lungenkontusion	Einseitige Lungenkontusion/ Aspiration	40/62 h	Unverändert/ anfängliche Besserung	Verstorben nach 10 Tagen an bronchopleuraler Fistel mit Sepsis
K. W. (18 Jahre)	Hirnkontusion und Lungenkontusion	Atelektase durch Verlegung mit Aspirat	30 h	Rückbildung/ Erholung	Verlegung nach 16 Tagen
K. W. (20 Jahre)	Stumpfes Thorax- und Bauchtrauma und Lungenkontusion	Starke endobronchiale Blutung/ bronchioläre Fistel	10 h	Rückbildung/ Erholung	Verlegung nach 2 Tagen
K. C.	Stumpfes Thorax- und Bauchtrauma	Resektion linker Lungenoberlappen	4 Tage	Unverändert/ anfängliche Besserung	Verstorben nach 4 Tagen an ARDS mit nekrotischer Pneumonie
K.G.	Commotio cerebri und Rippenserienfraktur und Lungenkontusion	Atelektase nach Hämatopneumothorax	4 h Leck des bronchialen Cuffs	Reexpansion/ Erholung	Verlegung nach 7 Tagen
P. K.	Lobärpneumonie nach Cholecystektomie	Infektionsprophylaxe kontralaterale Lunge	14 h	Unverändert/ durchschnittliche Besserung	Verstorben nach 8 Tagen an disseminierter Lungenfibrose

Bei überwiegend einseitigen Lungenprozessen kann z. B. der größte Anteil des vorgewählten Atemminutenvolumens die gesunde Lunge belüften – mit der Gefahr eines Barotraumas – während die steife, kollabierte erkrankte Lunge einen zunehmend geringeren Anteil der Gesamtventilation erhält. Infolgedessen werden mehr Alveolen in der erkrankten Lunge kollabieren, ihre Compliance nimmt weiter ab, wodurch eine ausreichende alveoläre Ventilation zusätzlich erschwert wird. Kommt es bei disseminierten Lungenprozessen zu einer Überblähung von Alveolen, so kann in diesen Bezirken eine Unterbrechung der Perfusion mit der Folge einer Blutumverteilung insbesondere in atelektatische Bezirke resultieren. Totraumventilation ($\dot{V}_D/\dot{V}_T$) und intrapulmonaler Rechts-links-Shunt ($\dot{Q}_S/\dot{Q}_T$) nehmen zu. Komplette Atelektasen einer Lunge führen akut zu einem extremen Mißverhältnis zwischen Ventilation und Perfusion ($\dot{V}_A/\dot{Q}_T$). Das typische Beispiel für einen Anstieg des Quotienten, zugleich auch für eine Zunahme der Totraumventilation stellt die Lungenembolie dar, während die Pneumonie als Prototyp für eine Senkung des Ventilations-Perfusions-Verhältnisses gelten kann.

Von zahlreichen Autoren [4, 6, 7, 9, 17, 21, 27, 28] liegen Mitteilungen vor, daß der – aufgrund solcher komplexer pathophysiologischer Veränderungen – gestörte Gasaustausch durch selektive Beatmung jeder Lunge (Independent Lung Ventilation = ILV) verbessert werden konnte durch eine dem Lungenbefund angepaßte Verteilung von Ventilation und Perfusion.

ILV wird seit 1979 auf der Intensivstation der Klinik angewandt. Die Frequenz liegt zwischen 0,5–1% aller beatmungspflichtigen Patienten eines Jahrgangs (ca. 1400). Die kasuistische Tabelle der Jahrgänge 79 und 80 zeigt stellvertretend die Zusammensetzung des Patientengutes (Tabelle 1). 6 unter 30 Jahre alte Patienten wurden wegen eines Polytraumas in Verbindung mit einer primären Lungenschädigung der ILV zugeführt. Bei einem Patienten war eine zunächst streng einseitige Pneumonie Ursache für eine akute respiratorische Insuffizienz und Indikation für eine seitendifferente Beatmung. Einseitige Lungenkontusionen in Verbindung mit endobronchialer Blutung, Atelektase, Aspiration und bronchopulmonaler Fistel stellten die häufigste klinische Indikation für ILV dar. Prophylaxe einer kontralateralen Kreuzinfektion und Zustand nach Resektion des linken Lungenoberlappens waren weitere Indikationen. Die Dauer der seitengetrennten Beatmung betrug im Mittel 42 h (4–102 h). 4 Patienten zeigten radiologisch eine Befundverbesserung im Sinne einer Rückbildung oder Auflösung des Kontusionsherdes, sie erholten sich alle von ihrer Gasaustauschstörung, so daß sie deutlich gebessert verlegt werden konnten. Bei 3 Patienten war ILV erfolglos, sie verstarben alle an schwerwiegenden bronchopulmonalen Komplikationen. Pathologisch-anatomisch zeigten die Lungen aller 3 Verstorbenen Spätveränderungen als Folgeschäden einer bronchopulmonalen Infektion, wie ausgedehnte interstitielle Fibrosierung, schwere Bronchopneumonie und pleurale Fistel bei gleichzeitig vorhandenen Zeichen einer Sepsis.

Zur endobronchialen Intubation sind eine Reihe von Tuben entwickelt worden (Abb. 3) [15]. Zur seitengetrennten Intubation und Beatmung eignen sich nur der Carlens-Tubus und der Robertshaw-Tubus. Während der Carlens-Tubus seit seiner Einführung 1950 durch Björk und Carlens vielen Anästhesisten und Thoraxchirurgen zur Führung von Anästhesie und Operation bei elektiven lungenchirurgischen Eingriffen vertraut ist [2], existiert ein Doppellumentubus zur prolongierten Intubation noch nicht lange. Seit ca. 4 Jahren steht ein modifizierter linksseitiger Robertshaw-Tubus [22] als

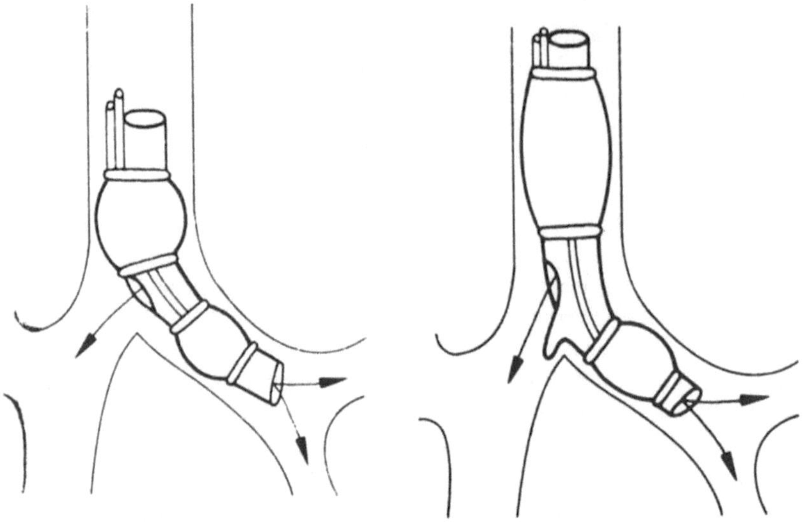

Abb. 3. Robertshaw-Tubus (links) bzw. Carlens-Tubus (rechts) in situ

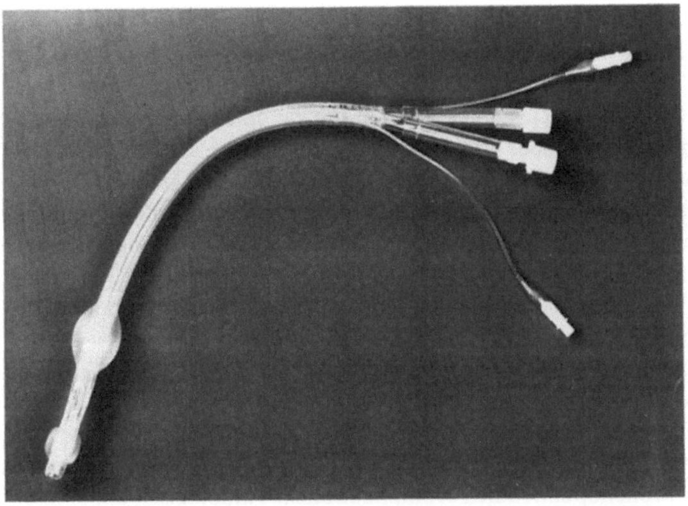

Abb. 4. Doppellumenkatheter Bronchocath TM

Bronchocath TM[1] zur prolongierten endobronchialen Intubation zur Verfügung (Abb. 4 und Abb. 5). Dieser Einmaltubus aus weichem gewebefreundlichem Material mit Niederdruckmanschetten für die tracheale und bronchiale Blockade erlaubt eine Langzeitintubation für den Zweck einer therapeutischen seitengetrennten Beatmung. Die Strömungswiderstände sind um mehr als 50% geringer als bei Carlens-Tuben gleicher Charrière-Größe [20].

1 Hersteller: National Catheter Company, Hook Road, Argyle, New York 12809, U.S.A.; in Deutschland vertrieben durch Mallinckrodt GmbH, D-8754 Großostheim

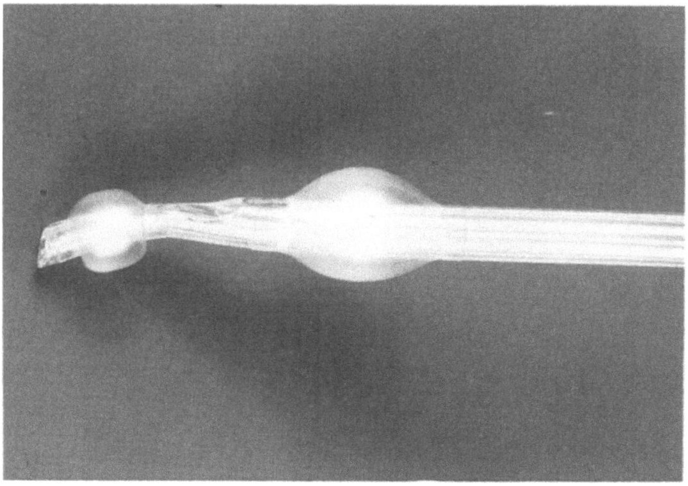

Abb. 5. Doppellumenkatheter Bronchocath TM (Detail)

Seitengetrennte Beatmung ≙

ILV

AILV — SILV

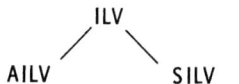

Abb. 6. Formen seitengetrennter Beatmung

Zur Technik der seitengetrennten Beatmung stehen heute 2 verschiedene Konzepte zur Verfügung (Abb. 6):

Die asynchrone seitendifferente Beatmung (AILV = Asynchronized Independent Lung Ventilation) mit 2 Respiratoren [9], oder die synchronisierte seitengetrennte Beatmung (SILV = Synchronized Independent Lung Ventilation) mit entweder einem Respirator als Antriebsquelle für 2 Kreisteile in Parallelschaltung [5] oder mit 2 Respiratoren, deren Atemzyklus elektronisch synchronisiert ist [14]. Die Patienten der Untersuchung wurden asynchron seitengetrennt beatmet, nicht nur, weil der Umrüstaufwand zur Synchronisation zweier Respiratoren damit vermieden wurde, sondern auch aufgrund größerer Flexibilität in der Anpassung der Beatmungsgeräte an die unterschiedlichen atemmechanischen Eigenschaften jeder Lunge. Es wurden unterschiedliche PEEP-Niveaus, Atemhubvolumina, Atemfrequenzen, Atemzeitverhältnisse, gas flows und z. T. auch differente inspiratorische Sauerstoffkonzentrationen gewählt.

Die besondere Technik und die Effizienz seitendifferenter Beatmung demonstriert die folgende Kasuistik eines Patienten. Arterieller pO_2, $AaDO_2$, intrapulmonaler Rechts-links-Shunt ($\dot{Q}_S/\dot{Q}_T$) effektive Compliance (C_{eff}) sowie Röntgenübersichtsaufnahmen der Lunge dienen zur Dokumentation.

Kasuistik

Ein 18jähriger junger Mann wurde nach einem Autounfall an der Unfallstelle notfallmäßig endotracheal intubiert und mit dem Hubschrauber direkt zur Intensivstation ge-

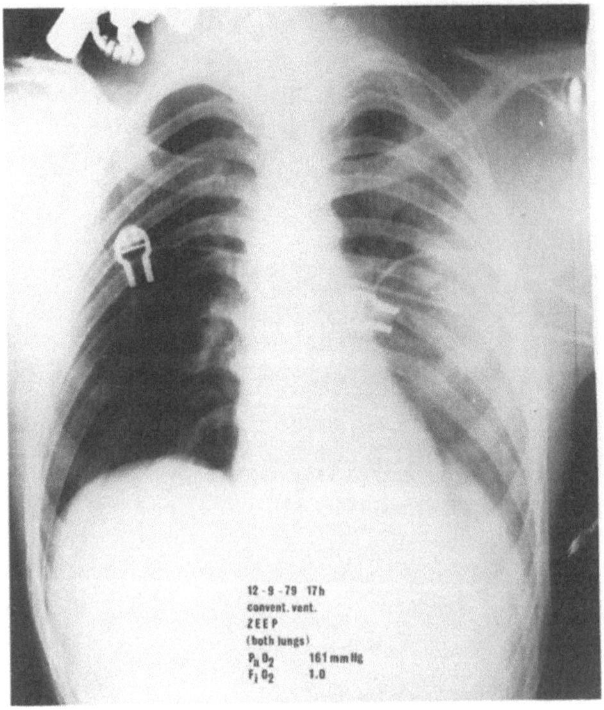

Abb. 7. Einseitige Lungenverletzung (konventionelle Beatmung)

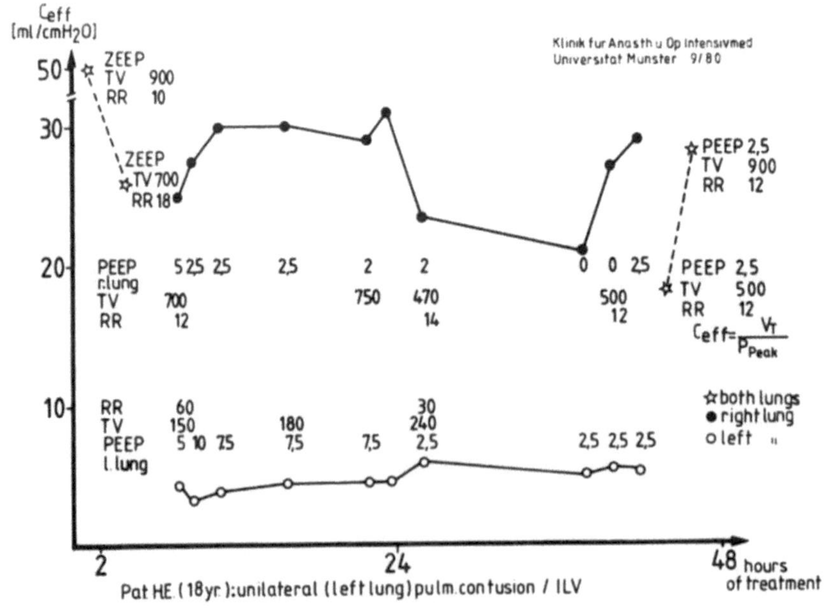

Abb. 8. Verlauf der effektiven Compliance C_{eff} beider Lungen unter Therapie

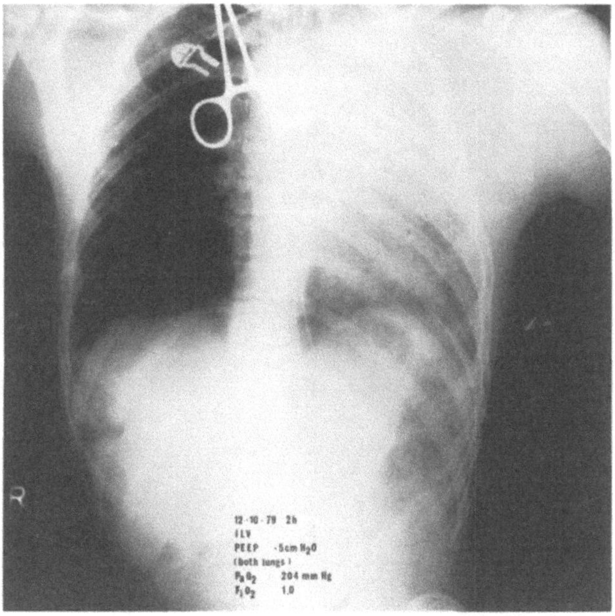

Abb. 9. Einseitige Lungenverletzung (nach 4stündiger ILV)

bracht. Neben einem schweren Schädel-Hirn-Trauma mit Hirnkontusion lag eine Schulterblattfraktur links mit begleitender ipsilateraler Lungenkontusion vor. 30 min nach kontrollierter Beatmung über den bereits liegenden endotrachealen Tubus betrug der arterielle pO_2 unter Beatmung mit 100%igem Sauerstoff 161 mm Hg, was einer $AaDO_2$ von 516 mm Hg und einem intrapulmonalen Rechts-links-Shunt von ca. 26% entsprach (Abb. 7). Dies hätte unter konventioneller PEEP-Beatmung zur ausreichenden Oxygenation eine F_IO_2 von 0,8 erfordert. Wegen der einseitigen stumpfen Lungenverletzung mit bereits frühzeitiger homogener Eintrübung der gesamten linken Lunge wurde der Patient seitengetrennt intubiert und seitendifferent beatmet. Die effektive Compliance der gesamten Lungen unter PEEP-Beatmung mit einem Hubvolumen von 700 ml bei einer Atemfrequenz von 18/min fiel nach seitengetrennter Intubation und PEEP-Beatmung über der rechten Lunge geringfügig von 27 auf 25 ml/cm H_2O ab (Abb. 8). Die effektive Compliance der linken Lunge betrug etwa 1/10 der rechten. Hierbei ist die tubusbedingte, deutlich höhere Resistance zu berücksichtigen, die einen Complianceverlust vortäuscht. Der intraluminale Tubuswiderstand für jedes Lumen eines 39-Ch-Robertshaw-Tubus entspricht etwa dem eines 34-Ch-Endotrachealtubus.

Auf eine Synchronisation beider Respiratoren wurde verzichtet. Während die rechte Lunge konventionell beatmet wurde, war es das Ziel, die kontusionierte linke Lunge ruhigzustellen, sie am Gasaustausch nur im Sinne einer Kontaktatmung teilnehmen zu lassen. Dies war möglich mit quasi Hochfrequenzventilation bei einer Atemfrequenz von 60/min, einem Flow von 120 l/min und einem PEEP von + 5 cm H_2O. Unter diesem Beatmungsmuster konnte die Oxygenation bereits nach 4stündiger ILV verbessert werden, obgleich radiologisch die Zeichen des linksseitigen interstitiellen und intraalveolären Ödems zugenommen hatten (Abb. 9). Die $AaDO_2$ war auf 476 mm Hg gesun-

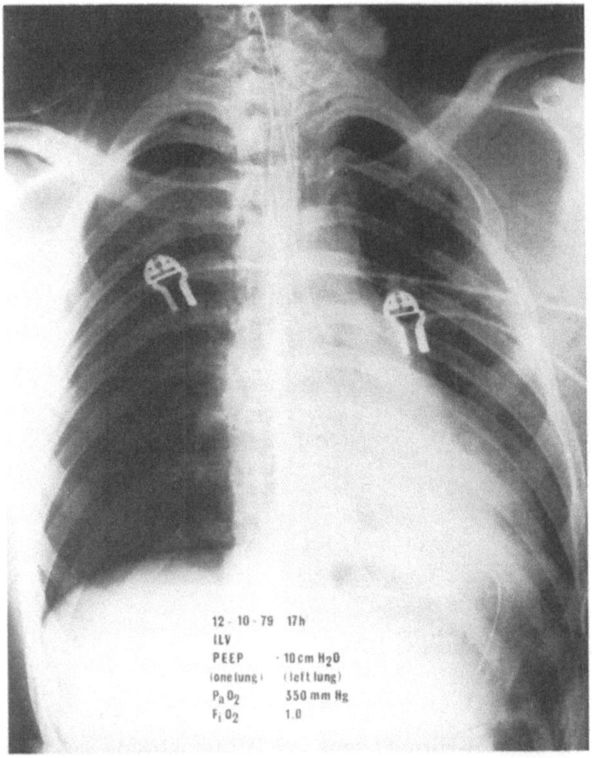

Abb. 10. Einseitige Lungenverletzung (nach 24stündiger ILV)

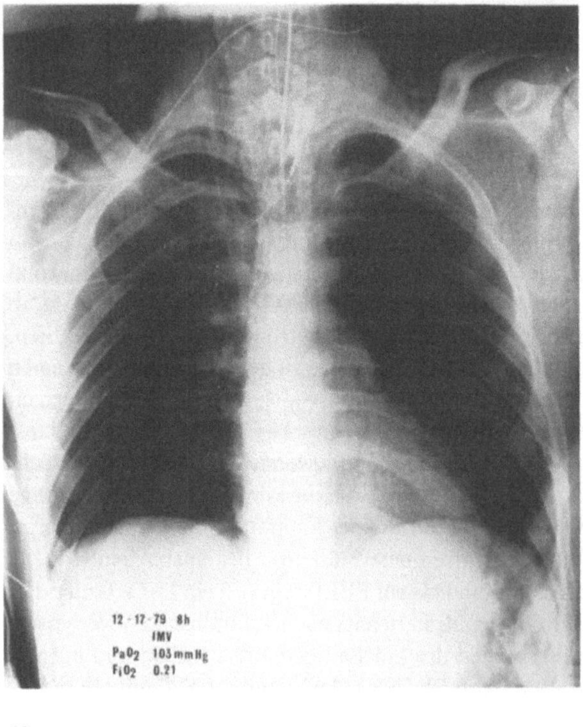

Abb. 11. Einseitige Lungenverletzung (vollständige Auflösung der Kontusionsherde nach 8tägiger Behandlung)

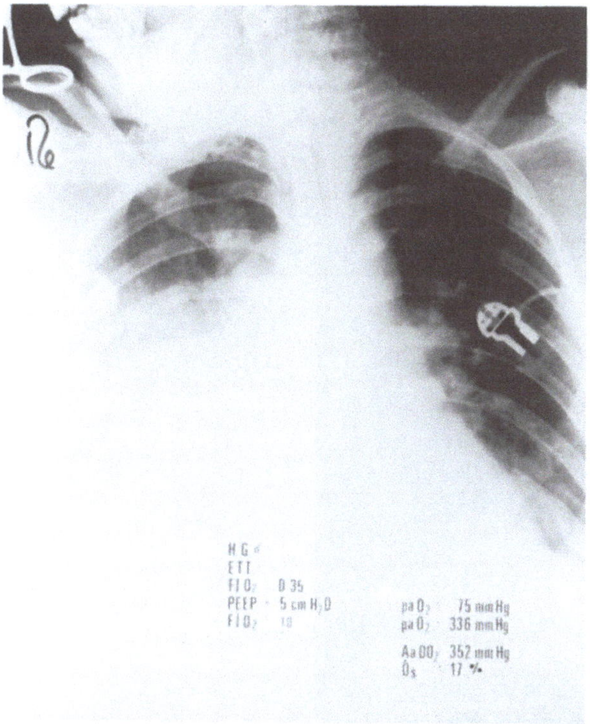

Abb. 12. Rechtsseitige Lungenkontusion, endotracheal intubiert (ETT)

ken, der venoarterielle Shunt auf 24%. Trotz Abnahme der effektiven Compliance der linken Lunge unter einem linksseitigen PEEP von + 10 cm H_2O besserte sich die Oxygenation weiter.

Bereits nach 24 h betrug der arterielle pO_2 350 mm Hg, die $AaDO_2$ und der venoarterielle Shunt waren auf 330 mm Hg bzw. 16,5% gesunken (Abb. 10). Der „best-PEEP", gemessen an der effektiven Compliance beider Lungen, war schließlich bei einem PEEP von +2 cm H_2O für die rechte und +7 cm H_2O für die erkrankte linke Lunge erreicht (Abb. 8). Da die homogene Eintrübung der linken Lunge nach 24stündiger ILV rückläufig war und die bereits genannten entscheidenden Verbesserungen in $AaDO_2$ und Shuntvolumen erreicht waren, wurde nach weiteren 18 h der Patient endotracheal umintubiert und konventionell beatmet. Nach weiteren 8 Tagen war die linke Lunge röntgenologisch wieder vollständig transparent (Abb. 11). Die Kontusion hatte sich aufgelöst. Der arterielle pO_2 unter Raumluftatmung und konventioneller IMV betrug 103 mm Hg. Mit einer funktionellen pulmonalen restitutio ad integrum konnte der Patient von der Intensivstation verlegt werden.

Röntgenübersichtsaufnahmen und Gasaustauschparameter von einem anderen Patienten mit schwerer rechtsseitiger Lungenkontusion können den Wert der ILV unterstreichen:

Der Aufnahmebefund zeigte unter konventioneller IPPV-Beatmung mit noch liegendem endotrachealem Tubus eine $AaDO_2$ von 352 mm Hg und einen Rechts-links-Shunt von 17% (Abb. 12). 12 h nach seitendifferenter Beatmung über einen Robert-

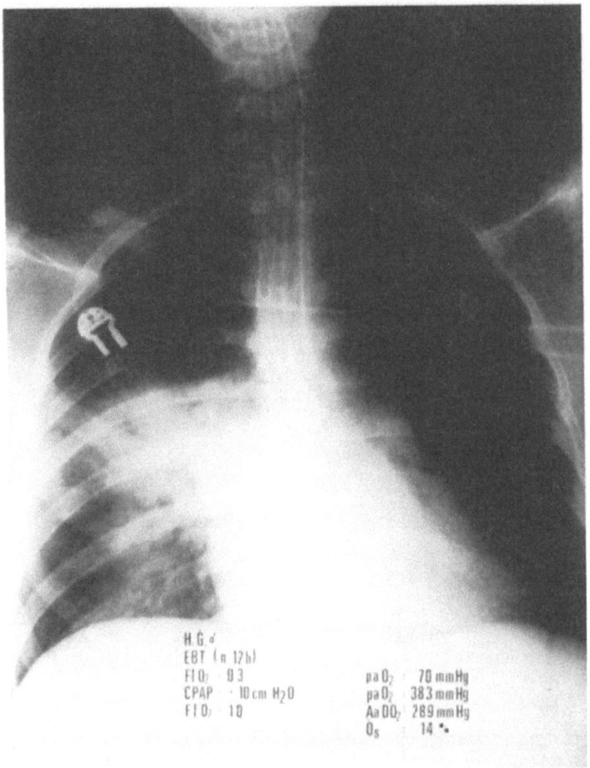

Abb. 13. Rechtsseitige Lungenkontusion (nach 12stündiger ILV)

shaw-Tubus war die rechte Lunge bereits vollständig expandiert und die Verschattung im Mittel- und Unterlappenbereich rückläufig. $AaDO_2$ und Rechts-links-Shunt waren auf 289 mm Hg bzw. 14% gefallen (Abb. 13). Nach 48stündiger seitengetrennter Beatmung hatte sich das rechtsseitige interstitielle/intraalveoläre Ödem vollständig aufgelöst und die $AaDO_2$ und der Shunt lagen bei 239 mm Hg bzw. 12% (Abb. 14).

Über die Häufigkeit der endobronchialen Intubation und seitengetrennten prolongierten Beatmung im Gesamtkollektiv beatmungspflichtiger Patienten fehlen Angaben in der Literatur. Hillman [9] berichtete 1980 über 4 Fälle selektiver asynchroner Ventilation im Zeitraum eines Jahres. Die übrigen Veröffentlichungen beziehen sich auf Fallberichte an 1 oder 2 Patienten. Wir selbst stellten in etwa 0,5–1% der beatmungspflichtigen Patienten die Indikation zur seitengetrennten Beatmung [7].

Im anästhesiologischen Bereich wird die seitengetrennte Intubation mit dem modifizierten Robertshaw-Tubus bei lungen- und ösophagus-chirurgischen Eingriffen routinemäßig vorgenommen. Die Vorteile für den Operateur liegen dabei in einer erheblich verbesserten Sicht des Operationsfeldes, was eine subtilere Operationstechnik ermöglicht [29]. Insbesondere gelingt die obere Anastomose bei ösophagusresezierenden Eingriffen besser, so daß kaum noch oder gar keine postoperativen Nahtinsuffizienzen mehr auftreten. Zusätzlich verkürzt die One-Lung-Ventilation die Operationsdauer für den Akt der Tumorresektion um mindestens die Hälfte.

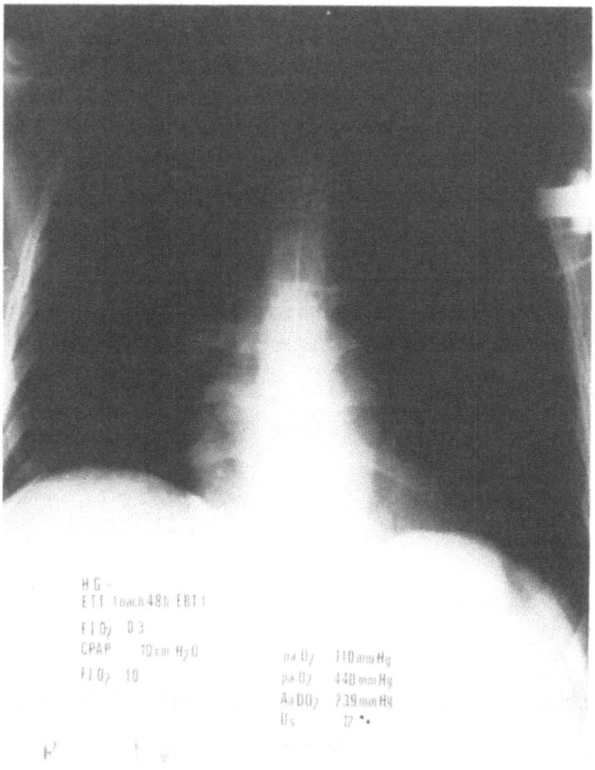

Abb. 14. Rechtsseitige Lungenkontusion (nach 48stündiger ILV)

Tabelle 2. Indikationskatalog für ILV

Lungenkontusion mit endobronchialer Blutung (Bronchustamponade!)
Atelektase (durchschnittliche Reexpansion mit konventionellen Methoden)
Bronchopleurale und bronchioläre Fisteln
(Narkose) – Beatmung (unter) nach elektiver Lungenchirurgie
Infektionsprophylaxe bei Resektion infizierter Lungen-/Bronchialbezirke
Lobärpneumonie mit ARI

Während einseitige Intubation und selektive Beatmung als sog. One-Lung-Ventilation seit der Einführung des Carlens-Tubus im Jahre 1950 etablierte Technik mit spezifischen Indikationen in der Anästhesie sind, trifft dies für die seitengetrennte Langzeitbeatmung bei einseitigen Lungenprozessen nicht zu. Neben den bereits genannten pathophysiologischen Gründen für eine prolongierte seitengetrennte Beatmung läßt sich folgender Katalog von klinischen Indikationen für die Independent Lung Ventilation aufstellen (Tabelle 2):

1. Die einseitige Lungenkontusion mit endobronchialer Blutung zur Verhütung einer Bronchustamponade der nicht betroffenen Lunge.

2. Eine Lappenatelektase, die sich konventionellen Methoden der Wiedereröffnung mittels IPPB, CPAP, Physiotherapie, gezielter Lavage und gezieltem bronchoskopischem Absaugen widersetzt.
3. Primäre oder sekundäre bronchopleurale und bronchioläre Fisteln.
4. Eine vom gestörten Gasaustausch her notwendige postoperative Beatmung nach elektiven lungenchirurgischen Eingriffen.
5. Die Infektionsprophylaxe bei Resektion infizierter Lungen- bzw. Bronchialbezirke.
6. Frühzeitig bei einer Lobärpneumonie mit Zeichen einer akuten respiratorischen Insuffizienz als theoretisch mögliche aber klinisch nicht gesicherte Indikation.

Eine intrapulmonale Kreuzinfektion der gesunden Lunge durch die bakteriell besiedelte kranke Lunge kann möglicherweise durch seitengetrennte Intubation ohne gleichzeitig notwendige ILV vermieden werden.

Zusammenfassung

Synchronisierte wie auch nicht synchronisierte seitengetrennte Beatmung wurde jeweils mit Erfolg bei Patienten angewandt. Eigene Erfahrungen mit asynchroner seitendifferenter Beatmung unter Darstellung der gewählten Respiratoreinstellung wurden aufgezeigt und diskutiert. Ein allgemein anerkanntes Beatmungsmuster wie der „best-PEEP" nach Suter [25] für die kontinuierliche Überdruckbeatmung oder das IMV mit High-PEEP nach Kirby et al. [13] existiert für die Independent Lung Ventilation (ILV) bisher nicht.

In Übereinstimmung mit den jüngsten Veröffentlichungen von Benumof [1] und Katz [11] zur PEEP-Einstellung bei One-Lung-Ventilation (OLV) empfiehlt sich ein Vorgehen, daß das unterschiedliche PEEP-Niveau für beide Lungen und die differenten Hubvolumina nach Maßgabe häufig durchzuführender Blutgasanalysen titriert. In der Regel erhält die gesunde Lunge ein erheblich höheres Atemhubvolumen ($\dot{V}_T$: bis 14 ml/kg KG) während die erkrankte Lunge bei einem PEEP oder CPAP in Schritten von 2,5–5 cm H_2O gebläht werden sollte. Auf diese Weise muß man versuchen die maximale Compliance und den minimalen Rechts-links-Shunt zu treffen bei dem Versuch, jede Lunge und den Patienten insgesamt auf den optimalen endexspiratorischen Druck einzustellen.

Literatur

1. Benumof JL (1982) One-lung-ventilation: Which lung should be PEEPed? Anesthesiology 56:161–163
2. Björk VO, Carlens E (1950) The prevention of spread during pulmonary resection by use of a double lumen catheter. J Thorac Surg 20:151
3. Carlon GC, Ray C, Klein R, Goldinger PL, Miodownik S (1978) Criteria for selective positive endexspiratory pressure and independent synchronized ventilation of each lung. Chest 74:501
4. Carlon GC, Kahn R, Howland WS, et al. (1978) Acute life threatening ventilation-perfusion inequality: An indication for independent lung ventilation. Crit Care Med 6:380
5. Gallagher J, Banner MJ, Smith RA (1980) A simplified method of independent lung ventilation. Crit Care Med 8:396

6. Glass DD, Tonessen AS, Gabel JC, Arens JF (1976) Therapy of unilateral pulmonary insufficiency with a double lumen endotracheal tube. Crit Care Med 4:323
7. Hartenauer U (1982) Seitengetrennte Beatmung. In: Lawin P, Wendt M (Hrsg) Das Thoraxtrauma. Bibliomed, Melsungen, S 207–216
8. Hartenauer U, Wendt M, Lawin P, Reinhold P (1981) Treatment of unilateral pulmonary insufficiency with a double lumen endotracheal tube. Crit Care Med 9:189
9. Hillman KM, Barber JD (1980) Asynchronous independent lung ventilation (ALV). Crit Care Med 8:390
10. Kanarek DJ, Shannon DC (1975) Adverse effect of positive endexspiratory pressure on pulmonary perfusion and artierial oxygenation. Am Rev Respir Dis 112:457
11. Katz JA, Laverne RG, Fairley HB, Thomas AN (1982) Pulmonary oxygen exchange during endobronchial anesthesia: Effect of tidal volume and PEEP.
12. Kerr JH, Crampton Smith A, Rrys-Roberts C, et al (1974) Observations during endobronchial anaesthesia II: Oxygenation. Br J Anaesth 46:84–92
13. Kirby RR, Downs JB, Civetta JM, et al (1975) High level positive endexspiratory pressure (PEEP) in acute respiratory insufficiency. Chest 67:156
14. Labrousse J, Tenaillon A, Sezille JC, Lonchal J, Morin C (1980) Independent lung ventilation: Synchronization of 2 respirators. Intensive Care Med 6:66
15. Nemes C, Niemer M, Noack G (1979) Datenbuch, Anaesthesiologie. Fischer, Stuttgart New York, S 311
16. Pace NL, Westenkow DR, East TD (1981) Differential pulmonary mechanics and gas exchange following unilateral aspiration pneumonitis in dogs. Crit Care Med 9:189
17. Powner DJ, Eross B, Grenvik A (1977) Differential lung ventilation with PEEP in the treatment of unilateral pneumonia. Crit Care Med 5:170
18. Read RC, Friday CD, Eason CN (1977) Prospective Study of the Robertshaw endobronchial catheter in thoracic surgery. Ann Thorac Surg 24:156
19. Reinhold P, Hartenauer U (1982) Anwendung von Doppellumentuben in der Notfalltherapie. In: Schildberg FW, de Pay AW (Hrsg) Atemstörungen im Rettungsdienst. Perimed, Erlangen, S 227–232
20. Reinhold P, Heller K (1982) „Bronchocath“ – ein neuer Doppellumentubus zur seitendifferenten Beatmung. Anästh Intensivther Notfallmed 17:106–107
21. Rivara D, Bourgain JL, Rieuf P, Harf A, Lemaire F (1979) Differential ventilation in unilateral lung disease: Effects on respiratory mechanics and gas exchange. Intensive Care Med 5:189
22. Robertshaw FL (1962) Low resistance doublelumen tubes. Br J Anaesth 34:576
23. Robertshaw FL (1980) Anaesthesia for pulmonary surgery. In: Gray TC, Nunn JF, Utting JE (eds) General anaesthesia 4th edn, vol 2. London, Butterworths, pp 1325–1349
24. Schulte am Esch J, Keiser R, Horstmann R (1982) Zur Indikation des endobronchialen Doppellumentubus in der Intensivbehandlung einseitiger Lungenkomplikationen. Anaesthesist 31:400–407
25. Suter PM, Fairley HB, Isenberg MD (1975) Optimum endexspiratory airway pressure in patients with acute pulmonary failure. N Engl J Med 292:284
26. Torda TA, McCulloch CH, O'Brien HD, et al (1974) Pulmonary venous admixture during one-lung-anaesthesia. Anaesthesia 29:272–279
27. Trew F, Warren BR, Potter WA, et al. (1977) Differential lung ventilation in man. Crit Care Med 5:170–172
28. Venus B, Pratap KS, Op'Tholt T (1980) Treatment of unilateral pulmonary insufficiency by selective administration of continuous positive airway pressure through a double-lumen tube. Anesthesiology 52:74–77

Zusammenfassung der Diskussion

Frage: Eine nicht ungewöhnliche Komplikation nach schwierigen Intubationen ist die Hypopharynxperforation oberhalb des Ösophagusmundes. Gibt es charakteristische Frühsymptome, die auf die Möglichkeit einer Hypopharynxperforation hinweisen?

Antwort: Die Diagnostik einer Hypopharynxperforation bereitet außerordentliche Schwierigkeiten. Das einzige charakteristische Symptom, welches auf das Vorliegen einer Hypopharynxperforation hinweisen könnte, ist das Auftreten eines stechenden Schmerzes zwischen den Schulterblättern im Anschluß an eine Intubationsnarkose. Da dieser Schmerz in der Regel mit einigen Stunden Verzögerung auftritt, charakteristischerweise sehr oft in der Nacht des Operationstages, ist er kaum mehr als Frühsymptom zu bewerten.

Die pathophysiologischen Vorgänge, die für das Auftreten dieses Schulterschmerzes verantwortlich sind, können folgendermaßen dargestellt werden: In der unmittelbaren postnarkotischen Phase ist der Patient noch analgesiert und sediert. Er wird daher in den ersten Stunden keine Beschwerden durch die Perforation verspüren, er wird jedoch bereits schlucken. Mit dem Schluckvorgang werden Sekrete durch die Perforationsstelle in das periösophageale Gewebe gedrückt. Dieser Prozeß hat die Tendenz, entlang der Faszienscheide in das Mediastinum vorzudringen. Klinisch gesehen resultiert daraus ein stechender Schmerz zwischen den Schulterblättern.

Frage: Welcher Stellenwert kommt der Endoskopie bei der Diagnostik einer Hypopharynxperforation zu?

Antwort: Hat man den Verdacht, daß eine Hypopharynxperforation vorliegen könnte, kann und soll man selbstverständlich den Hypopharynxbereich per Endoskopie inspizieren. Die Perforationsstellen sind in der Regel jedoch so diskret, daß sie in vielen Fällen trotz endoskopischer Kontrolle übersehen werden.

Frage: Treten Beschwerden, wie Heiserkeit, Halsschmerzen oder Schluckbeschwerden, auch nach kurzzeitiger, endotrachealer Intubation nicht viel häufiger auf als bisher angenommen?

Antwort: Nach den vorliegenden Untersuchungen (s. auch Beitrag Dudziak) treten geringfügige Komplikationen wie Heiserkeit, Halsschmerzen oder Schluckbeschwerden, bis zu einer Häufigkeit von ca. 60% nach Intubationsnarkosen auf. Da es sich hierbei um versteckte Beschwerden handelt und viele Patienten im Anschluß an eine Operation daher keine Klagen äußern, wurde die Häufigkeit des Auftretens derartiger Komplikationen offensichtlich bisher unterschätzt.

Frage: Ist die Häufigkeit der geäußerten geringfügigen Beschwerden nach einer Intubationsnarkose abhängig vom Ort des operativen Eingriffes?

Antwort: Nach Untersuchungen, die ebenfalls von Dudziak vorgenommen wurden, ist in der Tat eine hohe Koinzidenz zwischen dem Ort des operativen Eingriffes und der Häufigkeit subjektiver Beschwerden im Gefolge einer Intubationsnarkose festzustellen. So treten z. B. Schluckbeschwerden nach peripheren Gefäßoperationen nur in 7,7%, nach Laparotomien in 25,7% und nach Operationen in der Halsregion in 60,9% der Fälle auf. Als Erklärung mag dienen, daß bei Operationen im Bereich des Körperstammes, evtl. infolge ungünstiger Lagerungen, eine direkte mechanische Beeinträchtigung des Systems Tubus-Larynx-Trachea gegeben ist bzw., daß die Halsregion direkt der chirurgischen Traumatisierung ausgesetzt ist.

Frage: Ist es – nicht zuletzt aus forensischen Gründen – notwendig, die Patienten im Zuge der Prämedikationsvisite dezidierter als bisher auf mögliche Komplikationen hinzuweisen, die sich im Gefolge einer Intubation einstellen können?

Antwort: In Anbetracht der relativ hohen Komplikationsrate ist es notwendig, die Patienten bereits präoperativ über die Möglichkeit des Auftretens subjektiver Beschwerden nach Intubationsnarkosen aufzuklären. Es sollte ihnen auch verdeutlicht werden, daß die eigentliche Operation ursächlich mitschuldig an diesen Beschwerden sein kann. Aus forensischen Gründen ist es außerdem wichtig, daß sich der Anästhesist postnarkotisch um Beschwerden kümmern sollte, die im Gefolge jeder Intubation auftreten können.

Frage: Ist es durch Verbesserungen des Tubusmaterials möglich, die Schädigungen nach endotrachealer Intubation zu reduzieren?

Antwort: Nach Durchsicht der Literatur ist zu sagen, daß beim Problem geringgradiger subjektiver Beeinträchtigungen nach endotrachealer Intubation, wie z. B. von Halsschmerzen, Schluckbeschwerden usw., das verwendete Tubusmaterial sicher eine untergeordnete bzw. gar keine Rolle spielt.

Eine entscheidende Rolle kommt den Tubusmaterialien unter dem Aspekt der Vermeidung ernsthafter Komplikationen, wie schwerer Verletzungen oder Perforationen, zu. Zum Beispiel gehen Verletzungen der Tracheavorderwand im subglottischen Bereich bei nasalen Intubationsversuchen auf das Konto des Umstandes, daß die üblichen Kunststoffeinmaltuben recht steif sind. Ein Ausweichen auf vorgeformte Tuben kann zwar das Einführen in die Trachea erleichtern und damit die Verletzungsgefahr reduzieren, jedoch sind dann Komplikationen oder Schwierigkeiten an anderen Stellen möglich. Dazu zählen z. B. eine erschwerte Nasenpassage, Anstoßen des Tubus bei Änderungen der Lagerung, erschwerte Intubation bei nicht ganz dem Mittelmaß entsprechenden anatomischen Verhältnissen, insbesondere aber Druckschäden durch den liegenden Tubus bei ungewöhnlichen Lagerungen oder anatomischen Gegebenheiten. Eine Verbesserung der Tubusform löst viele, aber nicht alle Probleme. Gerade unter dem Blickwinkel der Sicherheit ist deshalb das Suchen nach neuen Materialien von großer Bedeutung. Es ist bedenkenswert, ob nicht die flexiblen Woodbridge-Tuben auf die Dauer gesehen eine wirkliche Alternative bieten, weil sie weniger traumatisieren.

Frage: Gibt es Zusammenhänge zwischen Tubusgröße und möglichen Schädigungen?

Antwort: In der Vorstellungsweise früherer Zeiten wurde stets davon ausgegangen, auch für die Narkosebeatmung einen dicklumigen Tubus zu nehmen, um einen möglichst geringen Strömungswiderstand zu haben.

Unter dem Aspekt der Schonung des Kehlkopfes und der Trachea darf man diesen Standpunkt heute zweifellos nicht mehr vertreten. Von Ausnahmen abgesehen, sollte der Tubus der Wahl von seiner äußeren Zirkumferenz her gesehen möglichst klein sein, gleichzeitig jedoch dünnwandig, um ein relativ weites Lumen zu gewährleisten. Ein derartiges Vorgehen bei der Tubuswahl verhütet Schäden am Kehlkopf mit Sicherheit besser als irgendeine andere Maßnahme oder irgendein besonderes Material.

Frage: Spielt das Alter des Tubus für eine mögliche Traumatisierung eine wesentliche Rolle?

Antwort: Dem Alter des Tubusmaterials kommt unter dem Aspekt der Traumatisierung eine wesentliche Rolle zu, da das Material mit zunehmendem Alter an Härte zunimmt. Es ist bekannt, daß im Routinebetrieb von Krankenhäusern teilweise 2 Jahre und mehr vergehen, bis ein Tubus ausgetauscht wird. Das Grundproblem beim Aussortieren überalterter Tuben ist die Tatsache, daß die Selektion nur nach einer Sichtkontrolle erfolgt, die eine breite Streuung aufweist. Durch eine Kodierung, die von den Herstellern jeweils an den Tuben angebracht ist, ist theoretisch das genaue Alter zu ersehen. Es existiert für den Verbraucher jedoch kein Schlüssel, um aus dieser Kodierung das Alter wirklich erkennen zu können. Eine Verbesserung dieser Situation ist unbedingt anzustreben.

Frage: Welche einfachen klinischen Methoden können hilfreich sein, zu erwartende Intubationsschwierigkeiten bei Patienten aufzudecken?

Antwort: Um das Ausmaß unerwarteter Intubationsschwierigkeiten auf ein Minimum zu reduzieren, sollte es Grundvoraussetzung sein, daß der prämedizierende Anästhesist die Patienten kurz betrachtet und bereits aufgrund der gegebenen anatomischen Verhältnisse versucht, die diesbezügliche Gefahr einzuschätzen. Routinemäßig sollte sicherlich auch in jedem Fall eine Prüfung der Kieferbeweglichkeit durchgeführt werden.

Hat man den begründeten Verdacht, daß es bei einem Patienten Intubationsschwierigkeiten geben könnte, so hat es sich im Einzelfall bewährt, mit einem normalen, distalilluminierten Laryngoskop sehr vorsichtig am unanästhesierten und auch nicht lokalanästhesierten Patienten sozusagen eine „Probelaryngoskopie" durchzuführen. Dieses Verfahren ist eine einfache Methode, um den Prozentsatz unvorhergesehener Intubationsschwierigkeiten herabzusetzen, kann jedoch nicht als Routinemaßnahme gelten.

Frage: Eine Frage, die auch aus forensischen Gründen besonders wichtig erscheint, ist die Frage nach der Intubation mit oder ohne Führungsmandrin. Gibt es konkrete Richtlinien, in welchen Situationen man einen Führungsmandrin verwenden sollte oder nicht?

Antwort: Gummituben sollten ohne Mandrin verwendet werden, Kunststoffeinmaltuben, wie z. B. Portex- oder Vygontuben, mit Mandrin. Bei schwieriger Intubation mit nichteinstellbarem Larynx, jedoch sichtbarem oberen Epiglottisrand, sollte ebenfalls grundsätzlich ein Mandrin verwendet werden, wenn der Krikoiddruck allein nicht genügt.

Teil B

Ätiologie, Pathogenese und Klinik laryngotrachealer Schädigungen durch Intubation und Tracheotomie

Kritische Analyse von über 5000 Langzeitintubationen

K. Hutschenreuter, R. Fechner, E. Racenberg und I. Wittling

Zu den segensreichsten ärztlichen Maßnahmen, die im Laufe unseres Jahrhunderts Eingang in Anästhesie, Reanimation, Intensivtherapie und Notfallmedizin gefunden haben, zählt zweifellos die endotracheale Intubation. Ihre Vorläufer reichen ziemlich weit zurück. Wesentliche Aktivitäten zu ihrer Einführung bei Erwachsenen verdanken wir den Skandinaviern Nilsson, Dam, Clemmesen und Bergström [5, 17, 20]. Für Kinder haben das gleiche Vorgehen in erster Linie Brandstätter, Allen, Jackson-Rees und Suutarinen propagiert [1, 13, 17, 27]. Unter Langzeitintubation verstehen wir in Übereinstimmung mit einer ganzen Reihe anderer Autoren eine Intubationsdauer von wenigstens 24 h. Dabei ist es üblich, den Tubus nasotracheal einzulegen [1, 10, 11, 13, 17, 23, 24]. Diese Technik gestattet im Vergleich zum orotrachealen Liegenlassen des Tubus v. a. die Verwendung von Weichplastiktuben, eine bessere Tubusfixierung, eine gewissenhafte Mundpflege und die Zufuhr von flüssiger Nahrung in kleineren Portionen [1, 6, 9, 10, 12, 13, 17, 22–25]. Außerdem wird ein nasotracheal gelegtes Intubationsrohr wesentlich leichter toleriert als ein orotracheal eingeführter Tubus. Unsere eigenen Beobachtungen erstrecken sich auf über 5500 Langzeitintubationen in den Jahren 1971–1981 (Tabelle 1). Bis 1980 einschließlich zeigen die jährlichen Zahlen eine deutlich ansteigende Tendenz. Berechtigte Indikationen für eine Langzeitintubation sind die verschiedenen Formen einer respiratorischen Insuffizienz, erst recht bei der Notwendigkeit der Dauerbeatmung. Ferner wird sie zur Freihaltung der Luftwege, zur Aspirationsprophylaxe und zur Bronchialtoilette für nützlich und sinnvoll erachtet. Als Kon-

Tabelle 1. Nasotracheale Langzeitintubationen 1971–1981, aufgeschlüsselt nach Jahren

1971	212
1972	133
1973	140
1974	167
1975	189
1976	352
1977	524
1978	563
1979	1137
1980	1206
1981	948
11 Jahre	5571
Durchschnitt pro Jahr	506

Tabelle 2. Gliederung sämtlicher Langzeitintubationen 1971–1981 nach Indikationen, Anzahl, Prozentsatz, Gesamtdauer und Durchschnittsdauer unter Angabe der auf die jeweilige Patientengruppe entfallenden Tracheotomien

Indikationen	Anzahl	%	Gesamtdauer [Tage]	Durchschnittsdauer	Tracheotomien	
					Anzahl	%
Postoperative Therapie in der Allgemeinchirurgie und Unfallchirurgie	800	14,4	5991	7 Tage 11 h	41	5,1
Postoperative Therapie bei Schädel-Hirn-Traumen und der Neurochirurgie	1955	35,1	21663	11 Tage	88	4,5
Postoperative Therapie in der Herz-Thorax-Chirurgie	2371	42,5	3385	1 Tag 10 h	1	0,04
Andere	445	8,0	3850	8 Tage 15 h	23	5,2
Gesamt	5571	100,0	34889	6 Tage 5 h	153	2,75

Tabelle 3. Gesamtdauer von 5571 Langzeitintubationen in Tagen, Wochen, Monaten und Jahren

34889 Tage 4984 Wochen 1150 Monate	} 96 Jahre

traindikationen gelten: offene Schädelbasisfraktur, Sinusitis, erheblich verengte Nasengänge und Frakturen des Gesichtsschädels.

Das von uns erfaßte Krankengut (Tabelle 2) erstreckt sich auf Patienten nach größeren Eingriffen der Allgemein-, Unfall-, Herz-Thorax- und Neurochirurgie, Schädel-Hirn-Traumen, Polytraumatisierte sowie – unter „andere" zusammengefaßt – auf Kranke der Neurologie, Psychiatrie, Orthopädie, Gynäkologie, Urologie, Kieferchirurgie und auch Patienten der Inneren Medizin. Die Gesamtdauer aller 5571 Langzeitintubationen betrug 34889 Tage (Tabelle 3). Die durchschnittliche Intubationsdauer lag bei 6 Tagen und 5 h. Im Mittel am längsten intubiert waren die Kranken mit Schädel-Hirn-Verletzungen sowie nach neurochirurgischen Eingriffen, am kürzesten nach thoraxchirurgischen Operationen. Daraus ergibt sich bei Vergleich der 4 Gruppen ein unterschiedliches Verhältnis zwischen der Zahl der Intubationen und ihrer Dauer (Abb. 1). Bei 153 der Langzeitintubierten, d. h. bei 2,75%, sahen wir uns zur sekundären Tracheotomie veranlaßt.

Um über Häufigkeit und Art von Komplikationen im Gefolge einer Langzeitintubation verbindliche Aussagen treffen zu können, hat immer einer von uns in den Jahren

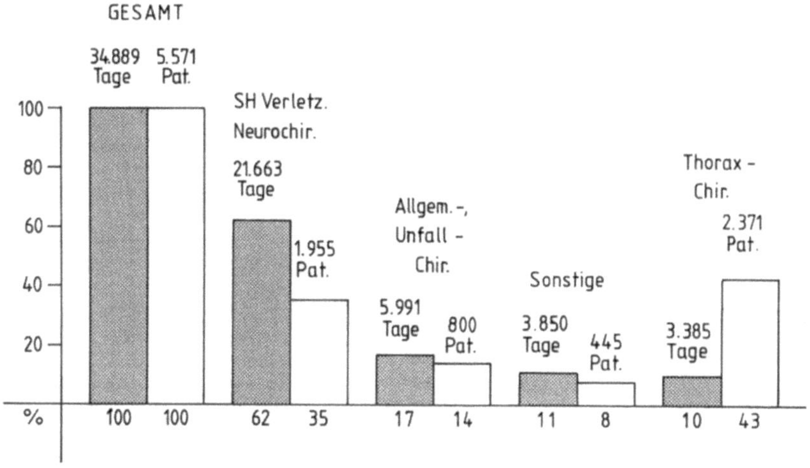

Abb. 1. Aufteilung aller 5571 Langzeitintubationen nach der Zugehörigkeit der Patienten zu den verschiedenen medizinischen Disziplinen sowie Gegenüberstellung der jeweiligen Patientenzahl zur Intubationsdauer

1971–1974 insgesamt 551 Patienten regelmäßig mitbetreut und dabei insbesondere auf Komplikationen geachtet [23]. Unter den Komplikationen stehen überwiegend mechanisch verursachte Läsionen bzw. Störungen des Larynx und der Trachea im Vordergrund. Angaben über ihren Anteil schwanken zwischen 1,4 und 20,0% [2, 3, 15, 18, 19, 23, 25, 26, 28]. Erfahrungsgemäß etablieren sie sich in 3 verschiedenen Etagen der Luftwege, oberhalb, innerhalb und unterhalb des Glottisbereiches, wobei die Stimmbänder und ihre unmittelbare Umgebung sowohl von organischen Schäden als auch funktionellen Störungen betroffen sein können.

In unserer ersten Beobachtungsserie von 551 Langzeitintubationen kam es bei 7 Patienten, darunter 4 Kinder, zu 11 Komplikationen. Die Komplikationsquote beläuft sich demzufolge auf 1,99%.

Von diesen 11 Komplikationen gehören 2 in die Gruppe 1: Verletzungen oberhalb der Glottis. Es handelte sich um Erwachsene mit einer Schädelbasisfraktur, bei denen sich am 10. bzw. 15. Tag nach Intubation ein Dekubitus im Bereich des Nasopharyngealraumes entwickelt hat. Beide mußten tracheotomiert werden.

Eine organische Läsion im Glottisbereich manifestiert sich gewöhnlich als eine traumatisch bedingte ödematöse Laryngitis. Diese Komplikation ist in der Regel bei Kindern relativ häufig. Auch von unseren 5 von dieser Komplikation betroffenen Patienten waren 4 Kinder. Bei ihnen fand sich nach Extubation ein anhaltender inspiratorischer Stridor. Die Intubationsdauer der 5 Patienten dieser Gruppe betrug zwischen 10 und 49 Tagen. Bei 2 der 4 Kinder heilte die Komplikation nach Reintubation mit einem dünneren Tubus für die Dauer von 2 bzw. 8 Tagen ohne Residuen ab. Die beiden anderen Kinder wurden tracheotomiert.

Von einer funktionellen Störung der Stimmbänder, laryngoskopisch charakterisiert durch eine Laryngitis mit eingeschränkter Stimmbandbeweglichkeit, war nur eines der erwähnten Kinder betroffen. Es hatte 2 Wochen lang unter einer Aphonie zu leiden.

Tabelle 4. Faktoren, welche bei einer Langzeitintubation die Entstehung von Trachealschäden begünstigen können. (Modifiziert nach Lühr)

Häufiger genannt	Weniger häufig genannt	Seltener genannt
Hypotension	Fehlerhafte Tracheotomie	Hohe Beatmungsdrucke
Material, Form und Größe des Tubus	Falsche Patientenlagerung	Regurgitation
Intubationstrauma	Mangelhafte Sterilisation	Lungenerkrankungen
Intubationsdauer	Sepsis	Leberversagen
Ungenügende Befeuchtung der Atemluft	Vergiftungen	Schlechte Immunlage
Lokale und allgemeine Infektionen	Steroidtherapie	Low-output-Syndrom
Reduzierter AZ		Cor pulmonale
Schlechter EZ		Anoxie
		Anämie
		Urämie
		Poliomyelitis
		Tetanus
		Transfusionen
		Ödeme

Komplikationen im subglottischen Bereich in Form einer Trachealstenose mußten wir bei 3 der insgesamt 551 dauerhaft nasotracheal intubierten und von uns genauer analysierten Patienten konstatieren. Die Therapie bestand in einer Erweiterungsplastik des stenotischen Trachealabschnittes. Sicher ist die Trachealstenose die gravierendste Komplikation einer Langzeitintubation. Von ihr waren in unserer Analyse 0,54% der 551 Patienten betroffen und damit unvergleichlich weniger als nach einer Tracheotomie.

Jede Langzeitintubation verlangt – genau wie jede Tracheotomie – einen hohen pflegerischen Aufwand [1, 6, 8, 10, 11, 14, 17, 22, 25, 26, 28]. Es unterliegt keinem Zweifel, daß Häufigkeit und Schweregrad von Komplikationen auch von der Aufmerksamkeit und Sorgfalt des ärztlichen und nichtärztlichen Personals abhängen. Diese Aussage gilt in besonderem Maße für Trachealschäden, welche durch die aufblasbare Tubusmanschette hervorgerufen werden. Nordin et al. stellten fest, daß normale Cuffdrucke um 20 mm Hg eine noch ausreichende Schleimhautdurchblutung gewährleisten [21]. Bei größeren Manschetten haben sogar Drucke bis zu 30 mm Hg gewöhnlich keine bedrohliche Minderung der Schleimhautdurchblutung zur Folge. Nach Leverment würden bei Verwendung von Niederdruckmanschetten lediglich oberflächliche Läsionen der Mukosa mit regelmäßig guter Heilungstendenz entstehen können [16]. Aus diesen Gründen sollte prinzipiell großvolumigen Niederdruckmanschetten der Vorzug gegeben werden [7, 16, 23, 25, 28]. Ferner hat es sich bewährt, die Tubusmanschette nur so weit aufzublasen, bis das Beatmungssystem dicht ist. Von einer darüber hinausgehenden Manschettenblähung sind viel eher nachteilige Konsequenzen zu erwarten als von einer minimalen Leckage. Druckausgleichsgeräte können zwar hilfreich sein, jedoch nicht als unbedingt notwendig angesehen werden.

Für die Entstehung der Trachealschäden kommt einer ganzen Reihe von Faktoren eine begünstigende oder gar ursächliche Bedeutung zu (Tabelle 4). Häufiger genannt werden hierbei u. a. Material, Form und Größe des Tubus. Grundsätzlich sollten die Tuben aus möglichst gewebefreundlichem Material, wasserabstoßend, nichtporös und thermoplastisch sein und sich in wenigen Stunden dem anatomischen Verlauf der Luftwege anpassen. Unter den weniger häufig aufgeführten Faktoren sei an dieser Stelle

v. a. auf die Gefahr einer fehlerhaften Desinfektion und Sterilisation von Tuben hingewiesen [4]. Auch die seltener genannten Einflüsse verdienen die ihnen gebührende Beachtung und erfordern in einschlägigen Fällen erst recht eine möglichst optimale Überwachung und Pflege. Dabei gilt wie üblich der Grundsatz, daß Vorbeugen besser ist als Heilen.

Die Empfehlung zur Hochlagerung des Oberkörpers um etwa 30° bei intubierten oder tracheotomierten Patienten sowie zur Gabe lokal wirkender Magensäurepuffer und H_2-Inhibitoren wird durch die Befunde von Leverment unterstrichen, der im Hundeversuch nach Aspiration von Galle und Magensaft Nekroseherde erheblichen Ausmaßes mit Bildung von großen Kratern und völliger Destruktion des Knorpelgewebes in der Manschettengegend feststellte.

Zur Verhütung tubus- und v. a. manschettenbedingter Schäden wird vielfach auch eine Begrenzung der Liegedauer und eine Umintubation in regelmäßigen Abständen geradezu als obligatorisch gehalten. Zur Klärung der Frage, ob und inwieweit dieser Imperativ berechtigt ist, haben wir geeignet erscheinende Kontrollen und Untersuchungen durchgeführt. Die dabei gewonnenen Ergebnisse sind folgende:

1. Zwingend notwendig ist ein Tubuswechsel bei
   - defekter Blockermanschette,
   - Lumenverlegung,
   - Druckulzera am Vestibulum nasi und
   - Sinusitis der tubusseitigen Kieferhöhle.
2. Wie endoskopische Untersuchungen zeigten, können in der Manschettengegend auftretende Schleimhautblutungen oder auch Anämisierungen in wenigen Tagen spontan verschwinden, ohne daß der Tubus gewechselt wird.
   Zur Untermauerung und Illustration dieser Auffassung werden 2 Fallberichte wiedergegeben und zugehörige endoskopisch gewonnene Colordiapositive gezeigt.
   Das erste Beispiel betrifft einen 19jährigen Patienten, der wegen eines Polytraumas mit Schädel-Hirn-Beteiligung (längere Bewußtlosigkeit) zur Aufnahme kam und bei dem im Rahmen der Intensivbehandlung eine Langzeitintubation sowie eine Dauerbeatmung notwendig waren. Bei ihm ergaben endoskopische Kontrollen Schleimhautrötungen als Zeichen einer Hyperämisierung und stärkere Rötungen als Substrat einer Schleimhautblutung, jedoch keine schweren Trachealschäden. Trotz Liegenlassens des Tubus bildeten sich diese endoskopisch erhobenen pathologischen Befunde zurück. Zum Zeitpunkt der Extubation, genau 25 Tage nach Legen des Endotrachealtubus, fanden sich normale Schleimhautverhältnisse.
   Beim zweiten zur Sprache gekommenen Fallbeispiel handelt es sich um eine 64jährige Frau mit einem blutenden Basilarisaneurysma, die bewußtlos eingeliefert wurde und bei der die Intensivtherapie unter Einschluß von Langzeitintubation und kontrollierter Beatmung durchgeführt wurde. Bei dieser Patientin blieb der primär eingelegte Tubus 3 Monate in situ. Während dieses Vierteljahres erfolgte also keinerlei Tubuswechsel. Überraschenderweise fand sich bei abschließender endoskopischer Untersuchung lediglich an einer umschriebenen Stelle eine leichte Schleimhauthyperämisierung.
3. Die bei Obduktionen gefundenen schweren Trachealschäden mit skelettierten und teilweise zerstörten Knorpelspangen sind u. E. zum großen Teil erst sub finem infolge gestörter Trophik, Minderperfusion und Hypoxämie entstanden.

4. Jeder unnötige Tubuswechsel birgt die Gefahren von erneuten Schleimhautverletzungen, Blutungen und letzten Endes auch Keimverschleppungen in sich [28].
5. Gewebeschonendes Tubusmaterial, weiche atraumatische Großvolumen-Niederdruck-Cuffs, Aspirationsprophylaxe, gute Befeuchtung des Atemgases, medikamentöse Maßnahmen (Antazida) und optimale Pflege erlauben eine Verlängerung der Intubationsdauer und eine Vergrößerung der Wechselintervalle.
6. Zur Beurteilung der Tubusdurchlässigkeit und auch der Beschaffenheit der Trachealschleimhaut wird in zunehmendem Maße von der Fiberendoskopie Gebrauch gemacht, zumal diese ein hohes Maß an Aussagekraft besitzt.

Literatur

1. Allen TH (1974) Prolonged pernasal intubation. Vortrag anläßlich des 1. Weltkongresses der Int. Medizin, London, 24.–27. Juni 1974
2. Bertoye A, Vincent P, Garin JP, Monier P, Bertrand JL, Girovol M, Oulie J (1967) Les complications infectieuses de la trachéotomie. Ann Chir Thorac Cardiovasc 6:395–404
3. Bihler K, Hutschenreuter K (1966) Tödliche Arrosionsblutung nach Tracheotomie. Z Prakt Anaesth 1:313–319
4. Büch H, Neurohr O, Pfleger K , Büch U, Hutschenreuter K (1968) Gefährliche Schleimhautschäden durch Endotrachealkatheter infolge Anreicherung von Phenolen aus einem Desinfektionsmittel. Anaesthesist 17:204–209
5. Clemmesen C, Nilsson TE (1961) Therapeutic trends in the treatment of barbiturate poisoning. Clin Pharmacol Ther 2:220–229
6. El-Naggar M, Sagadopan S, Toyoma T, Kantor H, Collins V (1974) Prolonged translaryngeal intubation versus an early tracheostomy. Vortrag anläßlich des 1. Weltkongresses der Int. Medizin, Lonond, 24.–27. Juni 1974
7. Erdmann W, Frey R (1974) Endotrachealtuben mit kontrollierter Niederdruckmanschette im klinischen Betrieb. Anasth Intensivther Notfallmed 3:123–127
8. Fritsche P (1973) Tracheotomie oder Langzeitintubation? HNO 21:297–299
9. Helms U (1976) Indikationen zur prolongierten Intubation und Tracheotomie. Prakt Anaesth 11:249–259
10. Holmdahl M, Lindholm CE (1967) Prolonged oro-nasotracheal intubation in children. Acta Otolaryngol [Suppl.] (Stockh) 224:409–416
11. Holmdahlson J, Westerholm C-J (1965) Postoperative respirator treatment. Vortrag anläßlich des Symposions Anaesthesiologie Internationale. Praha, 1965
12. Hövener B, Henneberg U (1975) Zur Limitierung der nasotrachealen Langzeit-Intubation. Anaesthesist 24:529–533
13. Jackson-Rees G, Owen-Thomas JB (1966) A technique of pulmonary ventilation with a nasotracheal tube. Br J Anaesth 38:901–906
14. Klose R, König W, Dreisz I, Lutz H (1978) Allgemeine Aspekte zur Wahl von Langzeitintubation und Tracheotomie. Prakt Anaesth 13:249–260
15. Kucher R, Lechner G, Pokieser H, Steinbereithner K (1967) Spätschäden der Trachea nach Tracheotomie. Anaesthesist 16:157–163
16. Leverment JN, Pearson FG (1977) Tracheal damage associated with cuffed tracheostomy tubes. Aspiration of gastric content as a cause of local damage in tracheotomised dogs. Anaesthesia 32:603–613
17. Lindholm CE (1969) Prolonged endotracheal intubation. Acta Anaesthesiol Scand [Suppl] 33:1–131
18. Lühr HG (1981) Tracheotomie oder prolongierte Intubation bei langzeitbeatmeten Patienten. Intensivmed Prax 4:9–18
19. Morand G, Otteni JC (1967) Complications de la trachéotomie. Ann Chir Thorac Cardiovasc 6:437–442
20. Nilsson TE (1951) On treatment of barbiturate poisoning. Acta Med Scand [Suppl] 253:1–127

21. Nordin U, Lindholm C-E, Wolgast M (1977) Blood flow in the rabbit tracheal mucosa under normal conditions and under the influence of tracheal intubation. Acta Anaesthesiol Scand 21:81–94
22. Pasch T (1979) Tracheotomie oder transtracheale Intubation. Vortrag anläßlich der Jahrestagung 1979 des Berufsverbandes Deutscher Anaesthesisten, Saarbrücken
23. Racenberg E, Fritsche P (1977) Langzeitintubation. Prakt Anaesth 12:499–505
24. Rügheimer E (1974) Die prolongierte Intubation und Tracheotomie. Anaesth Inform 15:280–284
25. Rügheimer E (1982) Lehrbuch der Anaesthesiologie, Intensivmedizin und Reanimatologie. Springer, Berlin Heidelberg New York, S 814–828
26. Schultz-Coulon H-J (1976) Langzeitintubation oder Tracheotomie bei Kindern. HNO 24:283–288
27. Suutarinen T, Särmö A, Björk H (1966) Intubation in respiratory difficulty in children. Acta Otolaryngol [Suppl] (Stockh) 224:417–422
28. Yamashita M, Satoh Y, Kondoh S, Matsuki A, Oyama T (1977) Long-term nasotracheal intubation in adult patient. A case of 174 days in spontaneous breathing. Anaesthesist 26:575–577
29. Zitko K, Tomanek A, Racenberg E, Fischer F (1969) Komplikationen nach Tracheotomie. Saarl Aerztebl 2:1–10

Kehlkopfschäden während Langzeitintubation – Klinik und Verlauf

K.H. Kopp, E. Löhle, O. Hesjedal, P. Kitzing und W. Vogel

Einleitung

Nachdem in den späten sechziger und frühen siebziger Jahren noch die maximal zulässige Intubationsdauer bei 24–48 h lag [6, 19, 21, 23], gilt heute die nasotracheale Langzeitintubation im Rahmen einer notwendigen Dauerbeatmung auch über Wochen als Verfahren der Wahl, um den Zugang zu den oberen Luftwegen dauerhaft zu sichern [4, 10, 13, 15]. Neben möglichen Läsionen im Bereich der Nares, Nebenhöhlen, Pharynx sowie Trachea wurden bei diesem Verfahren in unterschiedlichem Ausmaß Schäden am Kehlkopf beschrieben [3, 9, 11, 17, 20, 24]. Diese sind v. a. deshalb von Bedeutung, da der Larynx durch seine 3 Funktionen (Beteiligung an Atmung, Schluckakt sowie Stimme) als sehr empfindliches Organ im täglichen Leben einen hohen Stellenwert einnimmt [7].

Untersuchungen zur Frage von Kehlkopfschäden bei langzeitintubierten Intensivpatienten wurden von uns aus drei Gründen erneut durchgeführt:

1. Durch veränderte Intubationstechniken, bessere Pflege und v. a. durch die Entwicklung „gewebefreundlicher" thermoplastischer Endotrachealtuben sind die Ergebnisse früherer Untersuchungen nur bedingt auf die heutige Zeit übertragbar.
2. Eine systematische Bilddokumentation der erhobenen Befunde wurde bei diesen Untersuchungen kaum durchgeführt.
3. Kehlkopfendoskopische Untersuchungen *im Laufe* der Langzeitintubation schwerstkranker Intensivpatienten liegen bislang nicht vor.

Methodik

Im Zeitraum zwischen April 1979 und Februar 1981 wurden bei insgesamt 90 Beatmungspatienten einer anästhesiologischen Intensivtherapiestation 105 direkte Laryngoskopien zwischen dem 12. und 15. Intubationstag durchgeführt. Retrospektiv wurden davon 68 Patienten (20 Frauen, 48 Männer; Alter zwischen 13 und 71 Jahren) ausgewertet. Die direkten Laryngoskopien wurden in Allgemeinnarkose und Injektbeatmung mittels Kleinsasser-Laryngoskop oder Bronchoskop und Hopkins- sowie Storz-Optiken durchgeführt. Die photographische Dokumentation der Befunde erfolgte durch eine Storz-Endoskopiekamera sowie einer Olympus OM 1 mit Endoskopieaufsatz (Film: Ektachrom 200 Taglicht).

Die Diapositive – in aller Regel Glottisübersicht, Arytänoidbereich links und rechts sowie Ringknorpel – wurden retrospektiv von 3 unabhängigen Untersuchern ohne Kenntnis der Patientennamen, Grunderkrankungen und Intubationsdauer ausgewertet. Dabei wurden die morphologischen Veränderungen anhand des in Tabelle 1 gezeigten Punkteschemas bewertet. Jeder Patient erhielt somit als Maß für seinen Kehlkopf-

Tabelle 1. Punkteschema zur Bewertung der Kehlkopfschäden

	Punkte
Stimmbandödem oder Hämatom	0,5
Schleimhautödem oder Hämatom im Arytänoidbereich	0,5
Oberflächliches Schleimhautulkus im Arytänoidbereich	0,5
Tiefes Schleimhautulkus im Arytänoidbereich	4
Kleines Stimmbandgranulom	1
Großes Stimmbandgranulom	1,5
Dilatation der hinteren Kommissur	2
Knorpelulcus des Arytänoid	4
Fraktur des Arytänoids	6
„Flottierendes Arytänoid"	6
Schleimhautulkus des Ringknorpels	1
Knorpelulkus des Ringknorpels	6
Ulcus in der vorderen Kommissur	6
Stimmbandsynechie	6

Tabelle 2. Prozentuale Häufigkeit der festgestellten Kehlkopfschäden

	[in %]
Stimmbandödem	100
Stimmbandgranulome	96
Dilatation der hinteren Kommissur	60
Oberflächliches Schleimhautulkus im Arytänoidbereich	81
Tiefes Schleimhautulkus im Arytänoidbereich	37
Knorpelulkus des Arytänoids	24
Fraktur des Arytänoids	3
Stimmbandnekrose	6
Schleimhautulkus des Ringknorpels	75
Knorpelulkus des Ringknorpels	12
Stimmbandsynechie	3

schaden eine Punktezahl, die durch Summation der Punktebewertung der einzelnen morphologischen Veränderungen entstand. Nach der Punktesummation der Einzelschäden galten

- bis 2 Punkte als leichte Schäden,
- 2,5–5 Punkte als mittlere Schäden,
- über 5 Punkte als schwere Schäden.

Ergebnisse und Diskussion

Art und Häufigkeit der festgestellten Kehlkopfschäden

Glottisödem

Abbildung 1 zeigt ein ausgeprägtes Glottisödem im ventralen Stimmbandanteil mit teilweiser Schleimhautunterblutung nach 12tägiger Intubationsdauer. Glottisödeme un-

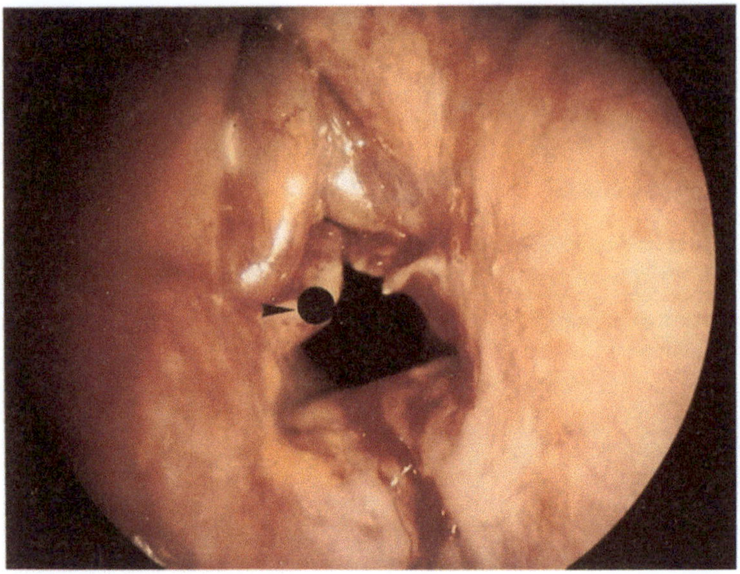

Abb. 1. Kehlkopfübersicht bei einem Patienten nach 12tägiger Intubation. Stimmbandödem mit Unterblutungen im ventralen Glottisbereich. Pseudomembranöse Tubusumscheidung im dorsalen Glottisbereich (*geschlossener Kreis*). Ausgeprägte Dilatation der hinteren Kommissur (Hopkins-Optik; Olympus OM 1)

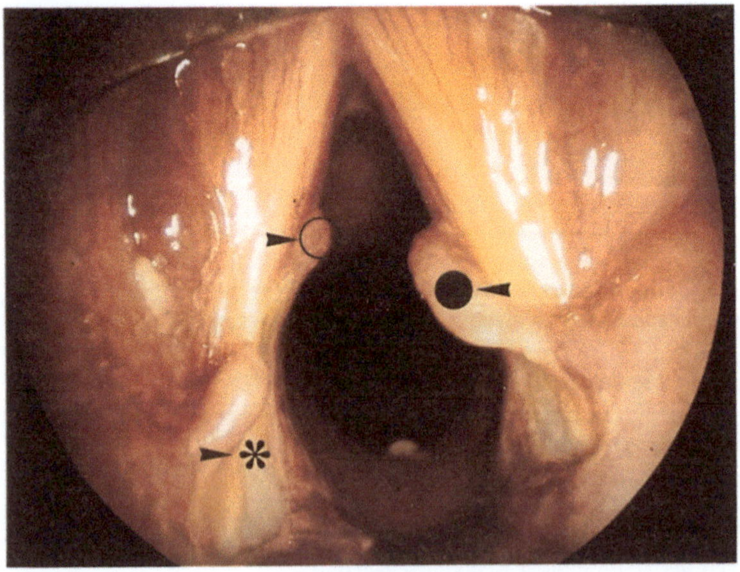

Abb. 2. Kehlkopfübersicht bei einer 5 Tage lang intubierten Patientin. Kleines breitbasiges Granulom Stimmbandmitte *links* (*offener Kreis*), großes breitbasiges pseudomembranöses Granulom *rechts* (*geschlossener Kreis*). Freiliegender Stellknorpel *links* (*) und *rechts* (0°-Hopkins-Optik; Olympus OM 1)

Abb. 3 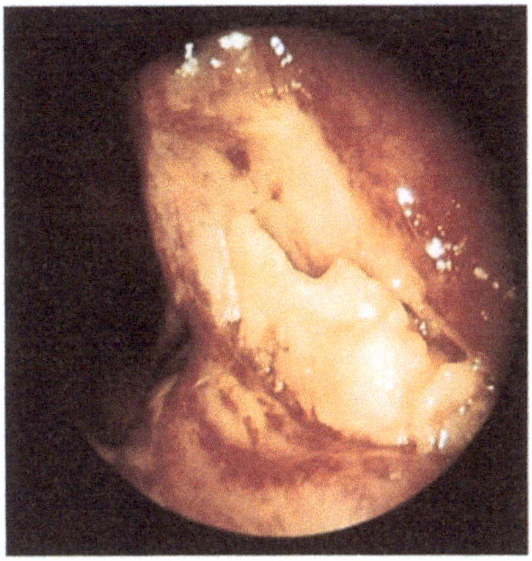 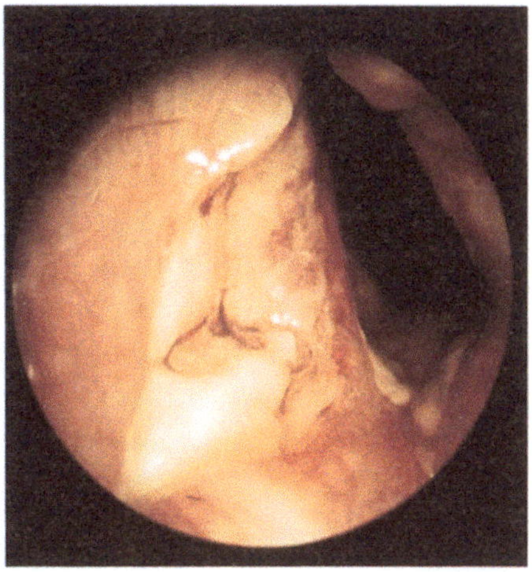 Abb. 4

Abb. 3. Freiliegende, teilweise in das freie Lumen luxierte Arytänoidspitze *rechts* mit ausgeprägten Knorpelulzerationen nach 7tägiger Intubationsdauer (30°-Storz-Optik; Storz Endoskopiekamera)

Abb. 4. Längs- und querverlaufende Arytänoidfraktur *links* mit zentralem Knorpelulkus (gleicher Patient wie bei Abb. 3)

terschiedlichen Ausmaßes wurden bei 100% der untersuchten Patienten festgestellt. Ätiologisch verantwortlich sind hierfür neben der Stimmbandirritation durch den Endotrachealtubus v. a. der Sekretstau von teilweise eitrigem Sekret im Pharynxbereich dieser Patienten. Wie eigene Nachuntersuchungen zeigten, sind derartige Schäden nach Kehlkopfentlastung (entweder durch Extubation oder Tracheotomie) gut rückbildungsfähig und bleiben ohne wesentliche funktionelle Folgen.

Stimmbandgranulome

Kleine oder große Stimmbandgranulome (Abb. 2), wie sie bei einem Patienten nach 5tägiger Intubation demonstriert werden, fanden sich in 96%. Dabei konnten 2 Arten von Granulomen festgestellt werden:

a) Zapfenförmige oder breitbasige Granulome, isoliert in Stimmbandmitte (Abb. 2, offener Kreis),
b) den Tubus schalenförmig umgebende Pseudomembranen, von der hinteren Kommissur zur Stimmbandmitte ziehend (Abb. 1 und 2, geschlossener Kreis).

Die Stimmbandgranulome zeigten in endoskopischen Nachuntersuchungen zwar gute Rückbildungstendenzen, führen jedoch bei Persistieren zu Phonationsstörungen und erfordern dann eine chirurgische Intervention. Bei transstomalen Nachuntersuchungen sekundär tracheotomierter Patienten, bei denen es im Laufe der Langzeitintubation zu Granulombildung kam, war ein granulombedingter unvollständiger Stimmbandschluß im ventralen Anteil noch Wochen nach der Entfernung des Endotrachealtubus festzustellen.

Dilatation der hinteren Kommissur

Eine Dilatation der hinteren Kommissur fand sich in 60% aller langzeitintubierten Patienten. Diese Schädigung ist durch den im Bereich der hinteren Kommissur liegenden

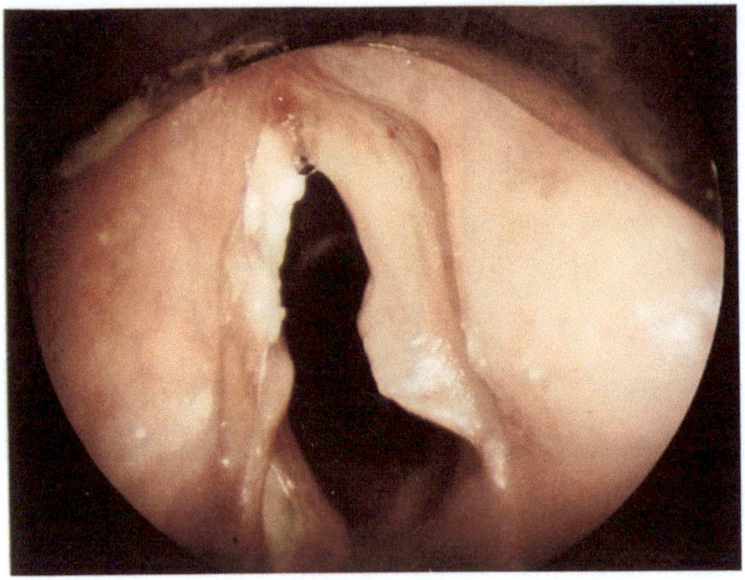

Abb. 5. Kehlkopfübersicht eines Patienten nach 11 tägiger Intubation. Nekrotisches Stimmband *links*, Verdacht auf Ulkus in der vorderen Kommissur; beiderseits *rechts* > *links* Stimmbandgranulome; freiliegendes Arytänoid *links* (0°-Hopkins-Optik; Olympus OM 1)

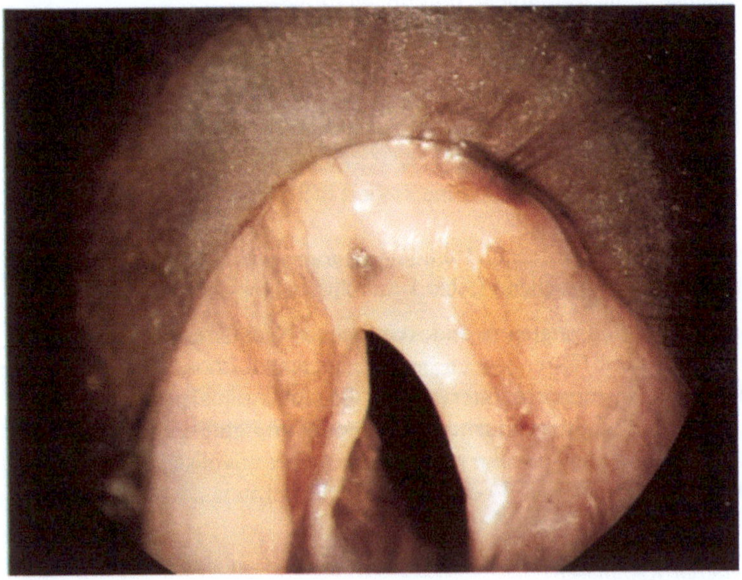

Abb. 6. Kehlkopfübersicht bei einem Patienten nach 9 tägiger Intubationsdauer. Synechie im Bereich der vorderen Kommissur (0°-Hopkins-Optik; Olympus OM 1)

und dort seinen größten Druck entfaltenden Endotrachealtubus bedingt [17]. Abbildung 1 zeigt einen derartigen Befund nach 12tägiger Intubation.

Eine Dilatation der hinteren Kommissur ist von 2facher pathophysiologischer Bedeutung. Zum einen verhindert sie einen vollständigen Stimmbandschluß und birgt somit das Risiko einer stillen Aspiration. Whited (1979) konnte zeigen, daß es aufgrund dieses Mechanismus zu gehäuften Pneumonien nach der Extubation kommt. Dabei bleibt der tubusbedingte Defekt über Wochen bestehen (eigene Nachuntersuchungen bei sekundär tracheotomierten Patienten) und kann auch nach dem Dekanülement sekundär tracheotomierter Patienten für Aspirationen verantwortlich sein.

Zum anderen verhindert die Dilatation der hinteren Kommissur die vollständige Expektoration bronchialen Schleimes v.a. bei schwachen und schlecht hustenden Patienten und kann auch hier auslösender Faktor für das Entstehen einer Pneumonie oder Bronchopneumonie sein.

Ulzeration im Bereich des Arytänoids

Oberflächliche oder tiefe Schleimhautulzera mit partiell freiliegendem Arytänoid (Abb. 2) fanden sich in 81 bzw. 37% aller Untersuchungen. Diese mit perichondritischen Knorpelveränderungen [8] einhergehenden Druckschäden können in der Progredienz in Arytänoidulzera sowie Luxierungen des Arytänoids (Abb. 3) münden. Diese Art von Schäden wurden in den eigenen Untersuchungen in insgesamt 27% gefunden. Freiliegende Arytänoidknorpel, Arytänoidulzera und die im nachfolgenden Abschnitt geschilderten Knorpelfrakturen sind häufig Ursache für das Entstehen von arthritischen Veränderungen im Krikoarytänoidgelenk mit nachfolgender Entwicklung von Ankylosen [2, 5], wenngleich reine Schleimhautulzera gute Rückbildungstendenzen nach erfolgter sekundärer Tracheotomie zeigen (eigene Nachuntersuchungen sekundär tracheotomierter Patienten). Ankylosen des Stellknorpelgelenkes führen durch Stimmbandfixierung einerseits zu Phonationsstörungen, können jedoch bei Fixierung in enger Stellung auch noch nach Monaten Anlaß für das Entstehen eines akuten und lebensbedrohlichen Atemnotsyndroms sein (Löhle 1982, [18]).

Arytänoidknorpelfrakturen

Arytänoidknorpelfrakturen, wie sie in Abb. 4 bei einem septischen Patienten nach 7tägiger Intubationsdauer gefunden wurden, waren in 3% aller Fälle vorhanden und stellen sicher die schwerste Form druckinduzierter Schäden im Bereich der hinteren Kehlkopfkommissur dar (pathophysiologische Bedeutung dieser Befunde s. oben).

Stimmbandnekrosen

Stimmbandnekrosen (Abb. 5) waren in 6% nachweisbar. Eine Ausheilung solcher Schäden geht immer mit einer narbigen Schrumpfung des Stimmbandes und mit schweren Phonationsstörungen einher.

Stimmbandsynechien

Eine Stimmbandsynechie im Bereich der vorderen Kommissur, wie sie in Abb. 6 demonstriert wird, wurde bei 2 Patienten gefunden (3% aller Untersuchungen). Stimmbandsynechien entstehen durch Verwachsungen ulzerierter Stimmbandanteile im Bereich der vorderen oder hinteren Kommissur und führen zu Dys- oder Aphonien oder in schweren Fällen zu Glottisstenosen mit schwerer Atemwegsbehinderung [3, 12, 14].

Der von Hawkins [12] beschriebene Entstehungsmechanismus der Stimmbandverwachsung nach sekundärer Tracheotomie konnte von uns bei den routinemäßig durchgeführten transstomalen Nachuntersuchungen nie gefunden werden.

Ringknorpelulzera

Schleimhautulzera bzw. Ulzera des Ringknorpels waren in 75 bzw. 12% aller Fälle nachweisbar. Auch diese Schäden, die vorwiegend im dorsalen und lateralen Ringknorpelanteil lokalisiert waren, können für das Entstehen einer Arthritis oder Ankylosierung des Krikoarytänoidgelenks verantwortlich sein und zudem zum Entstehen einer subglottischen Stenose führen, die jedoch als Intubationsfolge bei Kindern häufiger zu finden ist als bei Erwachsenen [12].

Abhängigkeit der Kehlkopfschäden von der Intubationsdauer

Aus Abb. 7 ist ersichtlich, daß nach 2tägiger Intubationsdauer die untersuchten Patienten bereits einen mittleren Schaden am Kehlkopf aufwiesen (3,7 ± 1,7 Punkte) und schon nach 4 Tagen Intubationsdauer bei den untersuchten Patienten schwere Kehlkopfschäden vorlagen (6,8 ± 1 Punkt). Die große Streubreite (in Abb. 7 nicht angegeben) besonders am 7. und 9. Intubationstag (8,8 ± 4,1 Punkte; 9,8 ± 4,1 Punkte) weist darauf hin, daß Art und Umfang der Kehlkopfschäden von Patient zu Patient teilweise erheblich variieren. So gab es Patienten, die nach 14tägiger Intubationsdauer geringere Kehlkopfschäden aufwiesen als Patienten nach 2 Tagen nasotrachealer Intubation.

Eine eindeutige Zunahme der Kehlkopfschädigung mit zunehmender Intubationsdauer kann nur bei Frauen vermutet werden. Dieser Befund und die große individuelle Streubreite der Kehlkopfschäden weist jedoch auf die Bedeutung der Tubusgröße und deren Relation zum Kehlkopflumen hin. Wir verwenden deshalb bei Frauen nur noch nasotracheale Tuben der Größe CH 30 oder kleiner, und bei Männern solche der Größe CH 32.

Zusätzlich lassen die o. g. Befunde vermuten, daß andere Faktoren als die Intubationsdauer bzw. Tubusgröße eine Rolle für die Entwicklung von Kehlkopfschäden spielen. Als solche wurden in den vorliegenden Untersuchungen gefunden:
- die Schwere der Grunderkrankung (septische Komplikationen) und
- eine anhaltende arterielle Hypotension.

Entgegen früherer Aussagen [16] scheinen eine
- anhaltende Hypoxämie (Grenzwert jedoch 70 mm Hg),
- eine Steroiddauermedikation und
- die Anzahl notwendiger Umintubationen

nur eine begrenzte Rolle zu spielen.

Zusammenfassung und Schlußfolgerungen

Angaben über die Inzidenz von Kehlkopfschäden nach Langzeitintubation variieren in der Literatur außerordentlich [11, 17, 20, 22]. Dies hängt mit der unterschiedlichen Art der Intubation (oro- oder nasotracheale Intubation), mit den verwendeten unterschiedlichen Tubusmaterialien, mit unterschiedlichen Bewertungsmaßstäben und v. a. mit der unterschiedlichen Art der Untersuchungen (morphologische, postmortale oder funktionelle) zusammen. Einhelligkeit besteht lediglich in der Art der Kehlkopfschäden.

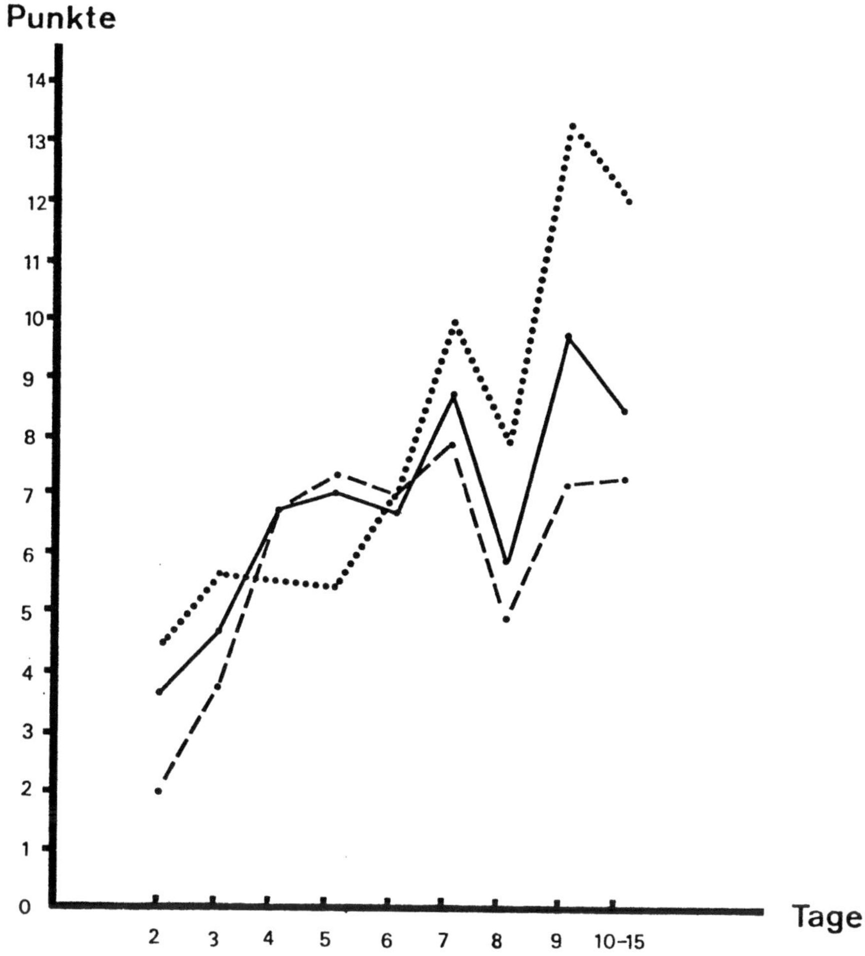

Abb. 7. Abhängigkeit der Kehlkopfschäden von der Intubationsdauer. Frauen, Männer und Gesamtkollektiv getrennt dargestellt. *Abszisse:* Intubationsdauer in Tagen; *Ordinate:* pro Intubationstag gemittelte Gesamtpunktzahl der jeweiligen Kehlkopfschäden. ...... Frauen (n=20), ●– –● Männer (n=48), ●—● Frauen und Männer (n=68)

Die eigenen Untersuchungen zeigen eine bislang nicht beschriebene und dokumentierte große Häufigkeit schwerer Kehlkopfschäden auch nach kurzer Intubationsdauer. Hierfür mitverantwortlich können die Tatsachen sein, daß es sich bei dem untersuchten Patientengut ausschließlich um schwerstkranke Intensivpatienten handelte und daß die Untersuchungen *im Verlauf* der Langzeitintubation durchgeführt wurden. Dabei scheinen unseres Erachtens folgende Faktoren das Ausmaß der Kehlkopfschäden besonders zu begünstigen:

- Mißverhältnis von Kehlkopflumen zu Tubusgröße
- Schlechte Sedierung unruhiger Patienten
- Ungenügende Pflege (regelmäßige Mundpflege und Absaugen des pharyngealen Sekretes)
- Schlechter Allgemeinzustand (z. B. bei septischen Komplikationen).

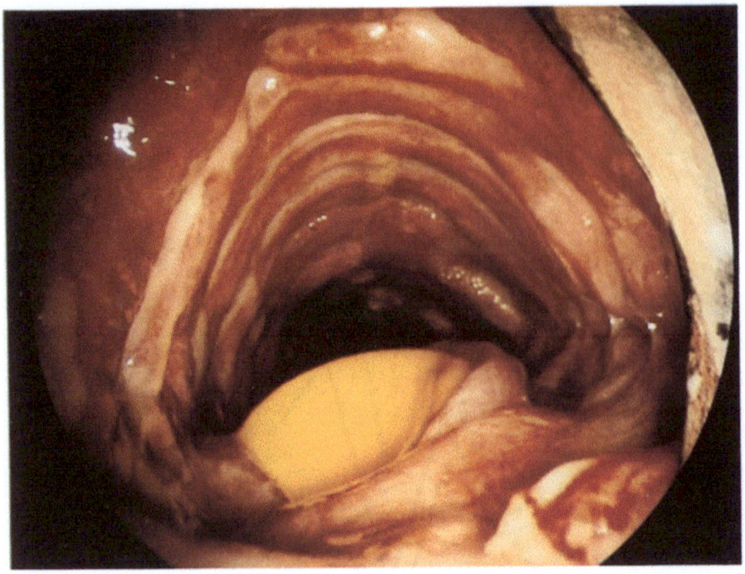

Abb. 8. Tracheaübersicht eines Patienten nach 10tägiger Intubation. Schwerste nekrotisierende Tracheitis mit freiliegenden Trachealknorpeln. Große ösophagotracheale Fistel dorsal. *Gelb:* Ballon der in den Ösophagus eingeführten Senkstaaken-Sonde (0°-Hopkins-Optik; Olympus OM 1)

Eigene funktionelle phoniatrische Nachuntersuchungen liegen bislang nur bei Patienten mit weniger ausgeprägten Kehlkopfschäden vor. Sicherlich sind aber gerade funktionelle Untersuchungen bei Patienten mit schweren Kehlkopfveränderungen von entscheidender Bedeutung und werden deshalb von uns z. Z. erstrangig durchgeführt. Bis zum Vorliegen dieser Nachuntersuchungen möchten wir zu unseren aktuellen Untersuchungen folgende Feststellungen machen:

1. Bei langzeitintubierten Intensivpatienten besteht eine hohe Inzidenz schwerer Kehlkopfschäden.
2. Die Kehlkopfschäden sind abhängig von Intubationsdauer, Größe und Allgemeinzustand der Patienten.
3. Mittlere Kehlkopfschäden haben gute morphologische und funktionelle Rückbildungsfähigkeit.
4. Es besteht eine klare Indikation für primäre Tracheotomien bei bestimmten Krankheitsbildern (schwere Gesichtsschädel- und offene Schädelbasisfrakturen, Tetanus etc.).
   Es besteht eine relative Indikation bei ungenügender pflegerischer Versorgung des Endotrachealtubus.
5. Sekundäre Tracheotomien sind nach einer Intubationsdauer von maximal einer Woche anzustreben. Vor einer sekundären Tracheotomie sollte immer eine Tracheoskopie durchgeführt werden.
6. Langzeitintubationen über eine Woche können dann durchgeführt werden, wenn regelmäßige endoskopische Kontrollen des Kehlkopfes gewährleistet sind.

Punkt 5 verdient hierbei noch eine besondere Erläuterung. Wir halten eine Tracheoskopie vor einer geplanten sekundären Tracheotomie für unumgänglich. Wie Abb. 8

zeigt, verhindert auch die Verwendung von Endotrachealtuben mit Niederdruckmanschetten und korrekter Blockung das Entstehen einer schweren nekrotisierenden Tracheitis nicht. Werden sekundäre Tracheotomien bei in dieser Form geschädigten Tracheen durchgeführt, so ist das Entstehen einer Trachealstenose vorzugsweise im kranialen Anteil des Tracheostomas sehr wahrscheinlich. Die Durchführbarkeit einer sekundären Tracheotomie muß somit auch vom morphologischen Zustand der Trachea abhängig gemacht werden.

Literatur

1. Banfai P (1980) Laryngo-tracheale Stenosen nach Langzeitintubation und ihre operative Behandlung bei Kindern. HNO 28:49
2. Berend R (1976) Knöcherne Synechie am Processus vocalis-Bereich nach translaryngealer Dauerintubation. Laryngol Rhinol Otol (Stuttg) 55:124
3. Blanc VF, Tremblay NAG (1972) The complication of tracheal intubation. A new classification with the review of the literature. Anaesth Analg 51:292
4. Brost F, Kleemann PP, Halmagyi M (1980) Tracheotomie oder endotracheale Intubation zur Langzeitbeatmung. Diagn. Intensivther 5:151
5. Chilla R, Gabriel P (1976) Die Arthritis des Kricoarytänoidgelenkes, über eine seltene Intubationsfolge und deren Therapie. Laryngol Rhinol Otol (Stuttg) 55:389
6. Denecke HJ (1971) Fehler und Gefahren bei der Tracheotomie. Arch Otorhinolaryngol 199:393
7. Denecke HJ (1980) Die otorhino-laryngologischen Operationen im Mund- und Halsbereich. In: Denecke HJ (Hrsg) Allgemeine und spezielle Operationslehre, Bd V/3. Springer, Berlin Heidelberg New York, S 581
8. Donelly WH (1969) Histopathology of endotracheal intubation. Arch Pathol Lab Med 88:511
9. Freeman GR (1972) A comparative analysis of endotracheal intubation in neonates, children and adults: Complications, prevention and treatment. Laryngoscope 82:1385
10. Fuchs HH, Flügel KA, Druschky KF (1981) Tracheotomie oder Intubation? Dtsch Med Wochenschr 33:1022
11. Hausmann D, Schulte am Esch J, Koch U (1981) Behandlungsbedürftige Spätkomplikationen des Larynx und der Trachea nach prolongierter nasotrachealer Intubation. Anaesth Intensivther Notfallmed 16:211
12. Hawkins DB (1976) Glottic and subglottic stenosis from endotracheal intubation. Laryngoscope 86:339
13. Helms U (1976) Indikation zur prolongierten Intubation und Tracheotomie. Prakt Anaesth 11:249
14. Kleinsasser O (1968) Kehlkopf- und Trachealstenosen nach assistierter Beatmung. Laryngol Rhinol Otol (Stuttg) 7:552
15. Klose R, König W, Dreisz I, Lutz H (1978) Allgemeine Aspekte zur Wahl von Langzeitintubation und Tracheotomie. Prakt Anaesth 13:249
16. Kopp KH, Löhle E, Hesjedal O, Wiemers K (1981) Laryngoskopische Untersuchungen zur Frage der Kehlkopfschädigung bei langzeit-intubierten Intensivpatienten. Schweiz Med Wochenschr 111:1010
17. Lindholm CE (1969) Prolonged endotracheal intubation. Acta Anaesthesiol Scand [Suppl] 33:1
18. Löhle E (1982) Persönliche Mitteilung
19. McDonald H, Stocks IG (1965) Prolonged nasotrachel intubation. Br J Anaesth 37:161
20. McGovern FH, Fitz-Hugh GS, Edgemon LJ (1971) The hazards of endotracheal intubation. Ann Otol Rhinol Laryngol 80:556
21. Proctor DF, Safar P (1965) Management of airway obstruction. In: Safar P (ed) Respiratory therapy. Davis, Philadelphia
22. Racenberg E, Fritsche P (1977) Langzeitintubation. Prakt Anaesth 12:499
23. Rügheimer E (1974) Die prolongierte Intubation und Tracheotomie. Anaesth Inform 15:280
24. Whited RE (1979) Laryngeal dysfunction following prolonged intubation. Ann Otol Rhinol Laryngol 88:474

Endoskopische Befunde der oberen Luftwege nach Intubation und Tracheotomie

W. Steiner

Zusammenfassung

Anhand zahlreicher endoskopischer laryngotrachealer Befunde werden die vielfältigen Reaktionsweisen von Schleimhaut und Knorpel der oberen Luftwege nach Lang- und Kurzzeitintubation sowie nach Tracheotomie bei Kindern und Erwachsenen aufgezeigt.

Moderne starre und flexible Endoskope ermöglichen häufig sogar am wachen Patienten eine exakte funktionelle und organische Diagnose, Befund- und Verlaufsdokumentation.

Die Indikation für endoskopisch-chirurgisches Vorgehen wird durch die Beeinträchtigung von Atem- und Stimmfunktion bestimmt, wobei Rückbildungs- und Regenerationstendenz entzündlicher und proliferativer Läsionen berücksichtigt werden müssen.

Die häufigsten intubationsbedingten Veränderungen, wie Granulome im glottischen und Stenosen im subglottischen Bereich, lassen sich meist endoskopisch in Narkose besonders erfolgreich durch den Einsatz des Lasers behandeln.

Der Laryngologe wird immer häufiger mit dem Erkennen und Behandeln von Folgeerkrankungen nach Intubation – seltener nach Tracheotomie – konfrontiert (Hawkins u. Luxford 1980; v. Ilberg 1979).

Die verschiedenen modernen diagnostischen und therapeutischen Möglichkeiten der Endoskopie werden im folgenden an Befund- bzw. Fallbeispielen – dokumentiert von der endoskopischen Abteilung der HNO-Klinik Erlangen – aufgezeigt.

Indikationen für Laryngotracheoskopien bei Neugeborenen, Säuglingen und Kleinkindern

Der Stridor congenitus stellt in den ersten Lebensmonaten die häufigste Indikation für eine Laryngotracheoskopie dar. Die Endoskopie erfolgt zur Klärung der Ursache und zur Beantwortung der Frage, ob weitere diagnostisch-therapeutische Schritte notwendig sind (Steiner u. Jaumann 1978a). Meist wird der Stridor durch eine abnorm weiche Epiglottis und/oder Trachea verursacht, die noch nicht ausreichend knorpelig abgestützt sind. Weiterhin können, wenn auch seltener, angeborene Anomalien und Mißbildungen im laryngotrachealen Bereich vorliegen, die zu einer unterschiedlich stark ausgeprägten Atemnot führen. Dazu zählen Laryngozelen, subglottische Hämangiome (Abb. 4), Diaphragmen oder Stimmlippenparesen sowie das Kompressionssyndrom der Trachea, hervorgerufen durch Anomalien der großen Gefäße oder durch Tumoren.

Unter den erworbenen Veränderungen, die zu erheblicher Atemnot führen können, überwiegen insbesondere bei Kleinkindern entzündliche Erkrankungen der Schleimhäute der oberen Luftwege, beispielsweise in Form des Pseudokrupp oder der stenosierenden fibrinösen Tracheitis.

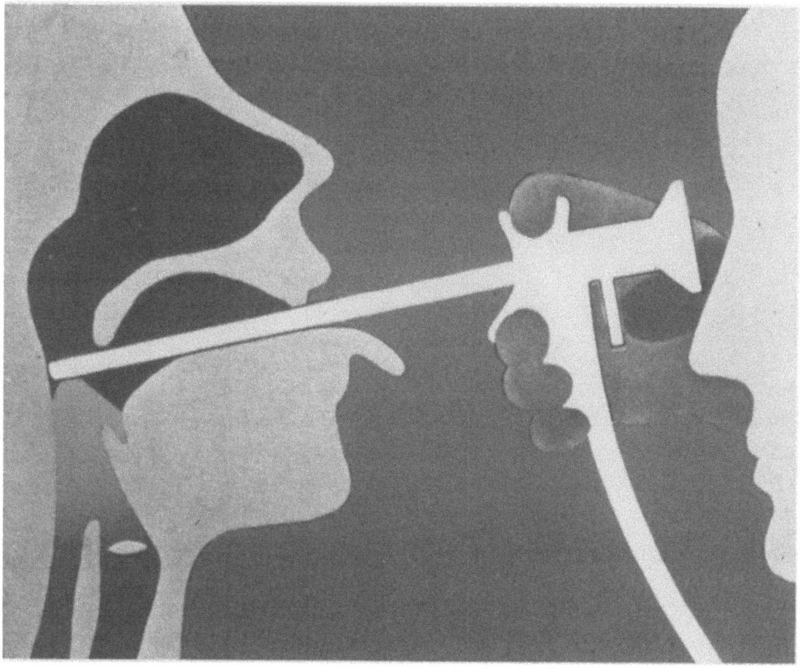

Abb. 1. Lupenendoskopie des Larynx mit einer 90°-Winkeloptik, dem Lupenlaryngoskop-Epipharyngoskop nach v. Stuckrad (schematische Darstellung der Untersuchungsmethode) (Fa. Wolf, Knittlingen)

Schleimhautödeme, Granulationen oder Narbenstenosen als Folge von Langzeit- oder Mehrfachintubationen können nicht selten zu einer lebensbedrohlichen Dyspnoe führen.

Methodisches Vorgehen und instrumentelle Ausrüstung

Prinzipiell versuchen wir selbst bei Neugeborenen mit Stridor eine transorale Endoskopie mit Winkeloptiken ohne Betäubung (Jaumann u. Steiner 1978).

Die zunehmende Anwendung und Erfahrung mit dem Lupenlaryngoskop-Epipharyngoskop [1] (v. Stuckrad u. Lakatos 1975) ermöglicht auch bei Säuglingen und Kleinkindern eine rasche und sichere Inspektion des Larynx unter direkter Sicht mit Lupenvergrößerung (Abb. 1).

Der nüchterne Neugeborene oder Säugling akzeptiert das Endoskop zunächst wie eine Trinkflasche. Beim weiteren Einführen in den Oropharynx reagiert er auf den Berührungsreiz mit Schreien; dabei kann oft der Endolarynx und seine Funktion ausreichend beurteilt werden.

Weiterhin besteht die Möglichkeit, mit starren dünnen Lumina- [1] oder Hopkins-Winkeloptiken [2] oder mit den neuen dünnkalibrigen flexiblen Endoskopen [3] transnasal oder auch transoral Neugeborene, Säuglinge und Kleinkinder ohne Narkose erfolgreich in Rachen und Kehlkopf zu untersuchen (Abb. 2).

---

1 Hersteller: Fa. Wolf, Knittlingen
2 Hersteller: Fa. Storz, Tuttlingen
3 Hersteller: Fa. Olympus, Hamburg

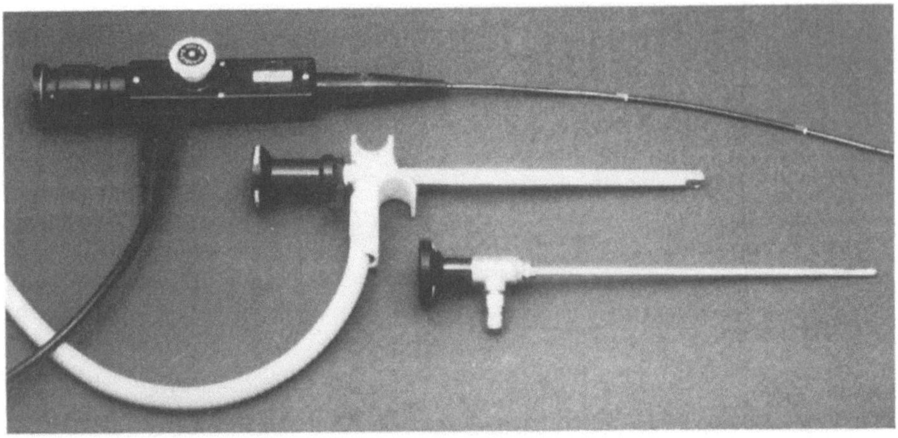

Abb. 2. Starre und flexible Endoskope zur Laryngoskopie am wachen Patienten (Säugling bis Erwachsener) (Fa. Wolf, Knittlingen)

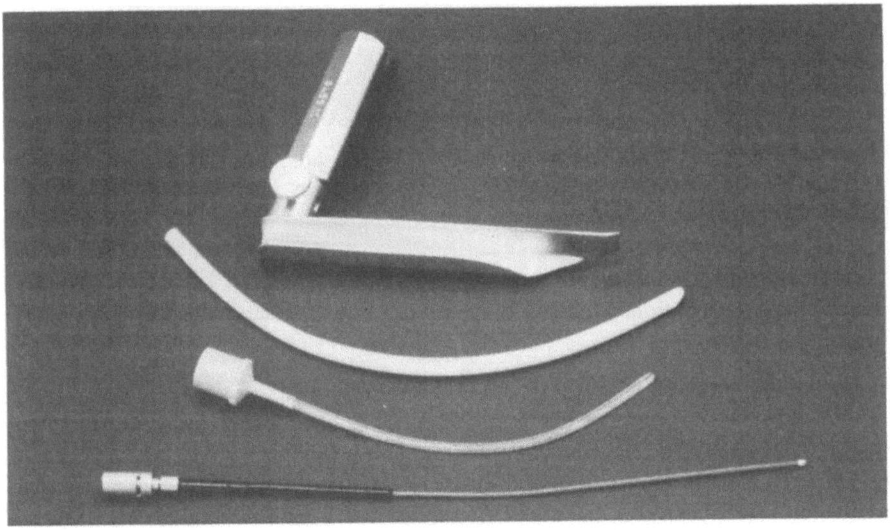

Abb. 3. Halboffenes Larynxspatel mit weichen Beatmungstuben ohne Blockmanschette und Injektorsonde (Fa. Wolf, Knittlingen)

Gelingt die endoskopische Inspektion im wachen Zustand nicht oder erklärt der Larynxbefund nicht ausreichend die Atembeschwerden, führen wir eine endoskopische Exploration in Kurznarkose durch (Steiner u. Jaumann 1978 a). Dabei wird im relaxierten Zustand während der apnoischen Phase (30–60 s) der Kehlkopf mit einem halboffenen Larynxspatel[4] oder dem McIntosh eingestellt und mit einer Geradeausoptik Endolarynx und Trachea ausgeleuchtet (Abb. 3). Bei wiedereinsetzender Spontanatmung können Stimmlippenfunktion und Verhalten der Trachealwände beurteilt werden. Durch dieses Vorgehen wird eine Intubation oder das Einführen eines starren Tracheo-

4 Hersteller: Fa. Wolf, Knittlingen

skops vermieden. Bei Vorliegen entzündlicher Veränderungen könnte eine durch Instrumente verursachte mechanische Irritation der Schleimhäute zu einer zusätzlichen, evtl. atemrelevanten Schwellung und zu Läsionen der Mukosa führen. Über den durch den Larynxspatel offengehaltenen Larynx kann jederzeit ein dünner Tubus oder eine Injektorsonde zur Beatmung eingeführt werden (Abb. 3), wenn die orientierende diagnostische Endoskopie in eine therapeutische Endoskopie übergeführt werden sollte oder muß. Die methodischen Voraussetzungen für die hier beschriebene Laryngotracheoskopie haben im wesentlichen Mantel u. Butenandt (1974), für die Injektorbeatmung Stange et al. (1973) geschaffen. Die Möglichkeit der therapeutischen Mikrolaryngoskopie verdanken wir Kleinsasser (1968).

Vorteile – diagnostisch-therapeutische Konsequenzen – Fallbeispiele

Der Hauptvorteil der primären endoskopischen Untersuchung ohne Betäubung liegt auf der Hand. Rasch, ohne Narkosebelastung und sicher läßt sich häufig innerhalb von 1 min entscheiden, ob eine laryngeale Ursache der Atemnot vorliegt und welche weiteren diagnostisch-therapeutischen Konsequenzen sich ableiten lassen. So kann der endoskopische Befund richtungsweisend für die Entscheidung Intubation oder Tracheotomie sein. Bei Nachweis harmloser anatomischer Larynxanomalien mit leichtem Stridor oder Vorliegen einer einseitigen konnatalen Stimmlippenparese kann in der Regel auf die Intubation verzichtet werden.

Funktionelle elastische laryngeale und tracheale Stenosen im Säuglings- und Kleinkindesalter, einhergehend mit akuter Atemnot, werden heute routinemäßig mit Hilfe der Intubation beherrscht; bei sorgfältiger endoskopischer Überwachung ist eine Verweildauer des Tubus sogar über Wochen in Einzelfällen vertretbar (Masing et al. 1981). Eine Krankengutanalyse der Erlanger Kinderklinik (Masing et al. 1981) von über 1 000 Intubationen zwischen 1974 und 1978 mit einem Anteil von ca. 50% Neugeborenen – bei über 50% lag der Tubus länger als 24 h – ergab, daß bei Einhaltung entsprechender Kautelen nur in wenigen Prozent passagere Schleimhautreaktionen zu beobachten waren. Die Voraussetzungen für eine niedrige Komplikationsrate bei Kurz- und Langzeitintubationen sind: Intubation am relaxierten Larynx, Verwendung manschettenloser, gut verträglicher, schleimhautfreundlicher Tuben, endoskopische Kontrolle bei längerer Liegedauer und rechtzeitige Tracheotomie bei ersten Anzeichen einer Schleimhautschädigung in Larynx und Trachea in Form flächenhafter Fibrinbeläge oder Granulationen. Bei den 7 Säuglingen, die wegen narbiger, vorwiegend subglottischer Stenosen chirurgisch behandelt werden mußten, sind mehrfache auswärtige Notintubationen vorausgegangen (Masing et al. 1981).

Erkennt man endoskopisch als Ursache einer deutlich ausgeprägten Atemnot beim Neugeborenen ein vom Stimmband ausgehendes, die Subglottis weitgehend verlegendes Hämangiom (Abb. 4a), so sollte man hier nicht zögern, sofort eine Tracheotomie durchzuführen. Erfahrungsgemäß bilden sich die angeborenen benignen Gefäßtumoren spontan zurück (Abb. 4b). Langzeitintubation oder lokale Behandlungsversuche können in diesen Fällen zu erheblichen Schleimhautschäden führen, die dann nur durch operative Eingriffe zu beheben sind. Eine lege artis vorgenommene Tracheotomie ohne Knorpelexzision mit Anlegen eines epithelisierten Tracheostomas ist heute auch bei Neugeborenen mit einem sehr niedrigen Komplikationsrisiko verbunden (Denecke 1980; Masing et al. 1981).

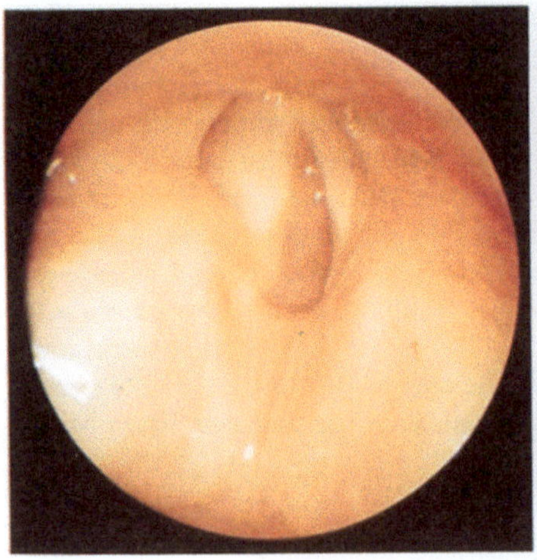

Abb. 4a

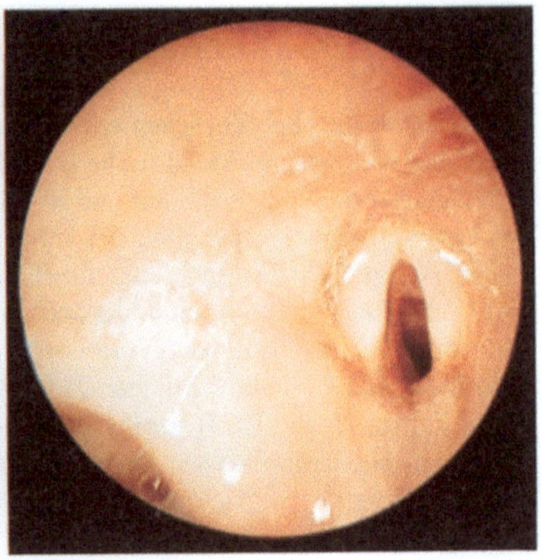

Abb. 4b

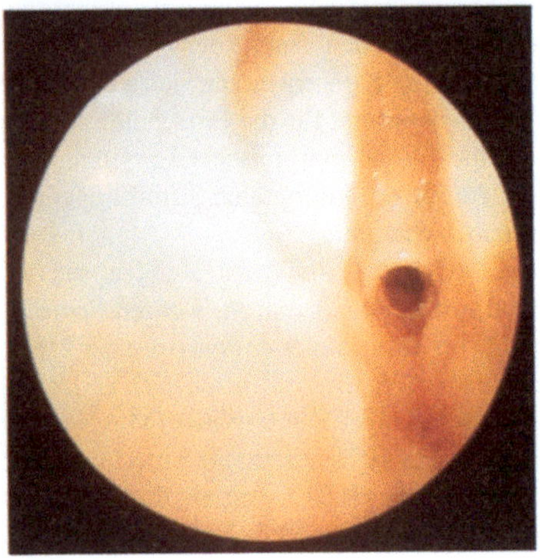

Abb. 5

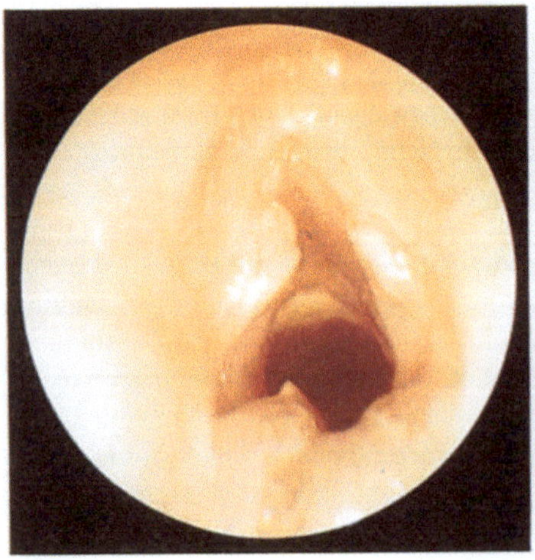

Abb. 6a

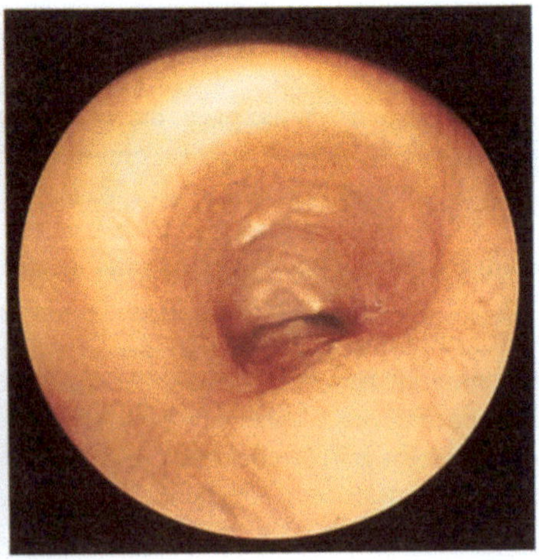

Abb. 6b

Bei endoskopischem Nachweis einer kongenitalen Laryngozele als Ursache der Atemnot sollte man dagegen versuchen, sofort endolaryngeal in Intubationsnarkose unter mikroskopischer Sicht – wenn möglich mit dem Laser – das Atemhindernis operativ weitgehend zu entfernen. Uns ist dies unter Umgehung einer Tracheotomie gelungen; Voraussetzung ist eine enge Zusammenarbeit eines erfahrenen Teams, bestehend aus Laryngologen, Anästhesisten und pädiatrischen Intensivmedizinern. Wird hingegen in Unkenntnis der laryngealen Diagnose wiederholt notfallmäßig intubiert oder eine Langzeitintubation vorgenommen, können entsprechend unseren Beobachtungen sekundäre Stenosen im Larynx und subglottischen Bereich entstehen, die chirurgisch rehabilitative Maßnahmen in mehreren Sitzungen, manchmal mit einer mehrjährigen Hospitalisierung erforderlich machen (Masing et al. 1981).

Bei Vorliegen eines subglottischen Narbensegels (Abb. 5) und nicht einer zirkulären Stenose nach Langzeitintubation lohnt sich generell ein endoskopischer Therapieversuch – am besten mit dem Laserstrahl, CO_2- oder Argonlaser –, wenngleich nicht immer eine einmalige lokale Behandlung ausreichend ist (Steiner u. Jaumann 1978 b; Steiner et al. 1980; Steiner 1982 a, b). Über Erfolge mit der endoskopischen Laserchirurgie zur Behandlung glottischer und subglottischer Stenosen berichten eine Reihe von Autoren gerade in jüngerer Zeit (Krajina 1982; Morgon 1982; Steiner 1982 b). Die Bedeutung einer frühzeitigen, exakten Diagnose als Voraussetzung für eine Kausaltherapie und zur Vermeidung sekundärer intubationsbedingter Schäden in Larynx und Trachea unterstreicht das folgende Fallbeispiel (Abb. 6). Bei diesem Neugeborenen war die Atemnot durch eine Ösophagusatresie mit Tracheomalazie verursacht. Nach 10 tägiger Intubation zeigten sich Granulationen im glottischen Bereich und Fibrinbeläge an der Tracheavorderwand. Der thoraxchirurgische Eingriff und die endoskopische Laserabtragung der laryngealen Granulationen führten zur Abheilung der Schleimhäute und zur Beschwerdefreiheit.

Schließlich soll noch auf die diagnostisch-therapeutische Relevanz der Endoskopie bei Kleinkindern mit entzündlichen oder traumatischen Larynxveränderungen hingewiesen werden. Durch die Endoskopie mit einer Winkeloptik ohne Narkose, z. B. der Lupenendoskopie, kann bei einem Kind mit einem Pseudokrupp der Grad der entzündlich bedingten Schleimhautveränderungen am subglottischen Abhang der Stimmlippen festgestellt und entschieden werden, ob konservative Maßnahmen ausreichend sind, oder ob beispielsweise ein intubationsbedingtes Granulom als zusätzliche atemrelevante Proliferation in Narkose abgetragen werden muß (Steiner u. Jaumann 1978 a, 1979).

◄ **Abb. 4 a, b.** Subglottisches Hämangiom links bei einem Neugeborenen. Leitsymptom: Stridor congenitus (Diagnosestellung und Dokumentation während Injektorlaryngoskopie in Kurznarkose. **a** Das von der linken Stimmlippe ausgehende Hämangiom hat den subglottischen Raum weitgehend verlegt. Tracheotomie nach Diagnosestellung ohne lokalen Behandlungsversuch. **b** Ein Jahr später fast vollständige spontane Rückbildung des Hämangioms. Der beschwerdefreie Säugling ist seit 6 Monaten dekanüliert

Abb. 5. Segelförmige subglottische Narbenstenose im Krikoidbereich vorn bei einem 1 Monat alten Säugling nach Langzeitintubation wegen eines tracheal bedingten Stridor congenitus

Abb. 6 a, b. Laryngotracheale Läsionen 10 Tage nach Intubation wegen Atemnot bei einem Neugeborenen mit Ösophagusatresie und Tracheomalazie (intubationslose Laryngotracheoskopie in Kurznarkose). **a** Granulationen an beiden Stimmlippen und in der Interarytänoidregion. **b** Fibrinbeläge an der Tracheavorderwand als Folge der Langzeitintubation. Schlitzförmiges Restlumen der Trachea infolge Vorwölbung der Pars membranacea

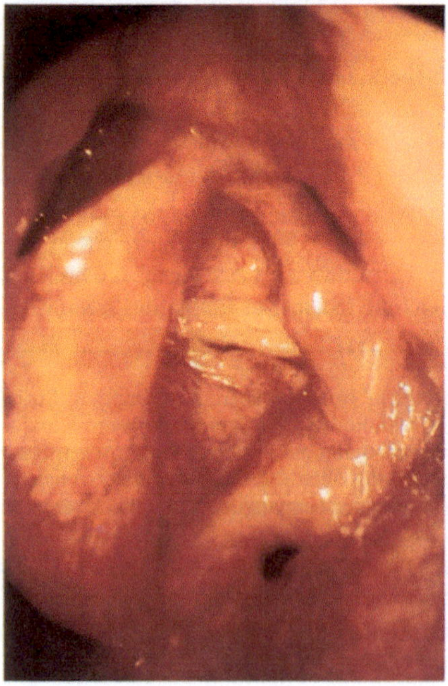
Abb. 7

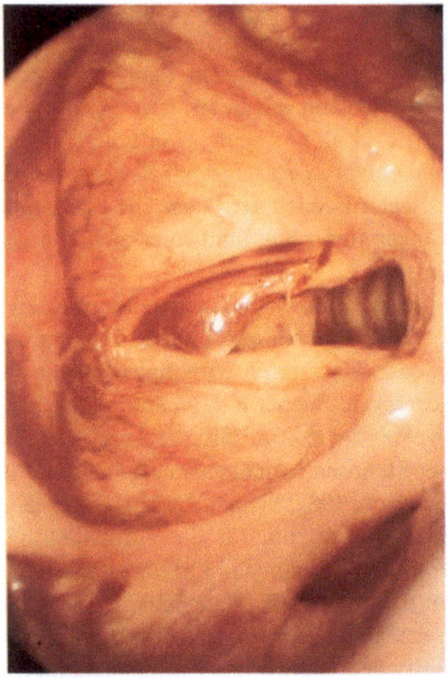
Abb. 8

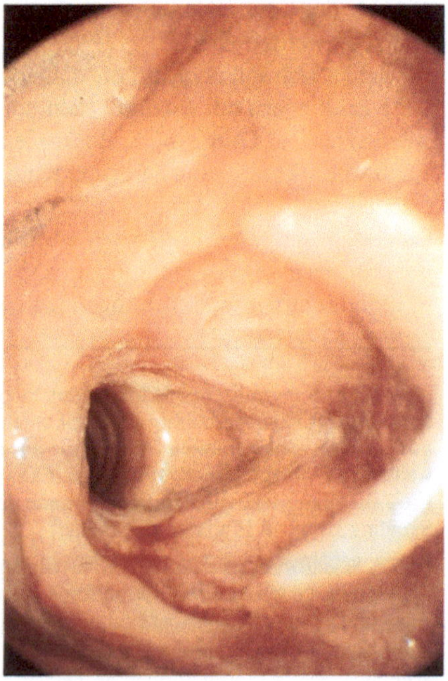
Abb. 9

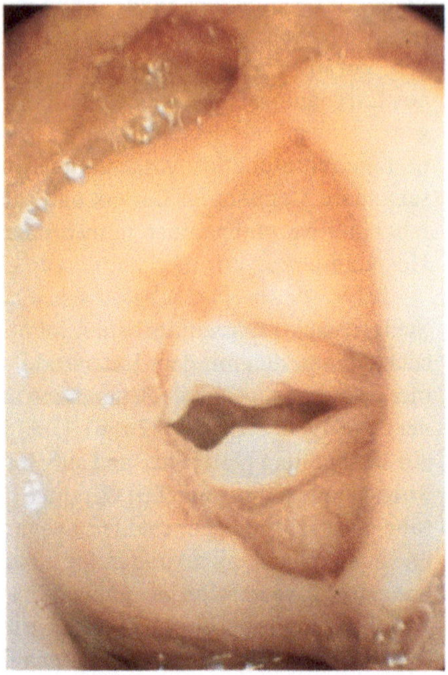
Abb. 10

Die Lupenendoskopie ermöglicht eine objektive Befund- und Verlaufsdokumentation, wie sie bisher nur in Vollnarkose möglich war. Kindern mit stumpfen Kehlkopftraumen kann mit Hilfe der lupenlaryngoskopischen Befunderhebung und Verlaufskontrolle eine Narkoseuntersuchung erspart werden, die eine zusätzliche Traumatisierung für funktionell wichtige Larynxstrukturen und die Schleimhäute bedeuten kann (Steiner u. Jaumann 1979).

Intubationsschäden in Larynx und Trachea bei Erwachsenen

Laryngeale Funktionsstörungen

Während einseitige oder beidseitige Lateralstellungen der Stimmlippen nach Intubation, erkennbar am unvollständigen Glottisschluß durch eine dem Tubus entsprechende Exkavation der Stimmlippen während der Phonation, reversibel sind, bilden sich in der Regel die einseitigen, erfreulicherweise selten auftretenden, intubationsbedingten Stimmlippenparesen nicht mehr zurück.

Ödeme – Hämatome

Umschriebene passagere Ödeme, auch nach Intubation von relativ kurzer Dauer, sind keine Seltenheit (Abb. 7). Sie werden jedoch nur entdeckt, wenn eine postoperative Heiserkeit vom Patienten beachtet und konsequent laryngoskopisch geklärt wird.

Stärkere subepitheliale Einblutungen im Stimmlippenbereich mit der Folge einer Dysphonie werden relativ selten nach Intubation beobachtet (Abb. 8). Nachforschungen haben ergeben, daß es sich überwiegend um Intubationen unter erschwerten Bedingungen (Intubation gegen Widerstand bei mangelnder Relaxation) gehandelt hat.

Stimmlippenulzera und Granulome

Zu den häufigsten Veränderungen im glottischen Bereich nach Intubation zählen Ulzerationen und Granulome im Bereich der Processus vocales, überwiegend beidseitig (Abb. 9–11). Die dünne Epithelschicht über dem Knorpel, dem Ort der stärksten mechanischen Belastung durch den in der hinteren Glottisregion liegenden Tubus, weist sozusagen als Locus minoris resistentiae im Larynx besonders häufig Läsionen auf. Schon nach kurzen Intubationszeiten kann man meist als Zufallsbefund, da häufig keine Dysphonie vorliegt, diskrete Ulzerationen beobachten (Abb. 9). Längere Liegezeiten

---

◄ **Abb. 7.** Rötung und Ödem der linken Stimmlippe nach einer 40 min dauernden Intubation wegen einer Nasenoperation (lupenendoskopische Aufnahme). Untersuchungsanlaß: postoperative Heiserkeit. Vollständige Rückbildung nach 3 Wochen Stimmruhe

Abb. 8. Hämatom der rechten Stimmlippe, vorn wie ein hämangiomatöser Polyp imponierend, bei einer 2 h wegen einer gynäkologischen Operation intubierten Patientin (lupenendoskopische Aufnahme). Leitsymptom: Heiserkeit seit Operation

Abb. 9. Beginnende Druckulzera im Bereich der beiden Processus vocales nach 2 stündiger Intubation (lupenendoskopische Aufnahme). Abheilung des Epitheldefektes über dem Knorpel bei Stimmschonung ohne lokale Therapiemaßnahmen möglich

Abb. 10. Ausgeprägte bilaterale Kontaktulzera im hinteren glottischen Bereich bei einer nach Suizidversuch mit Schlaftabletten für 3 Tage intubierten Patientin (lupenendoskopische Aufnahme)

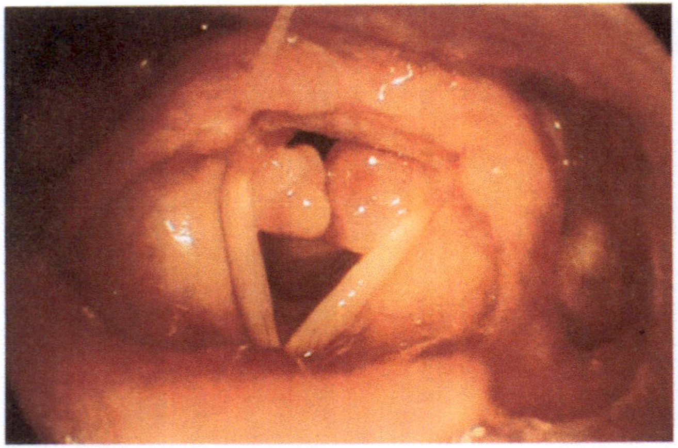

Abb. 11

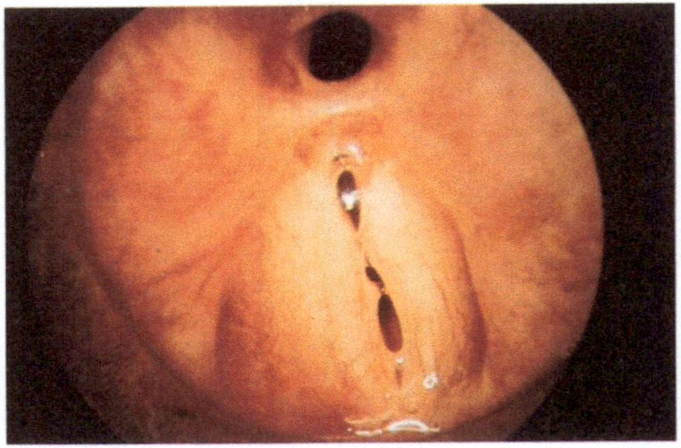

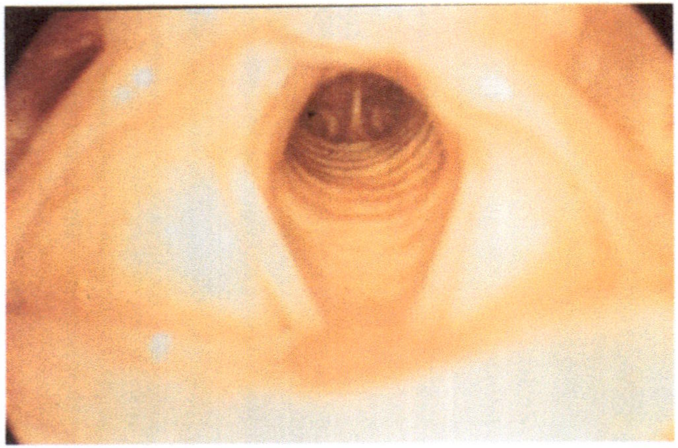

Abb. 13

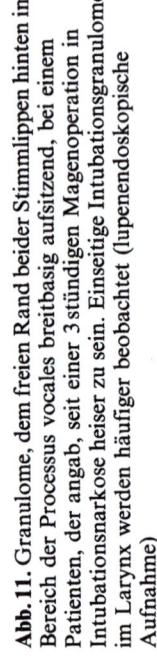

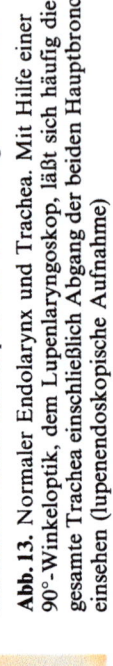

Abb. 11. Granulome, dem freien Rand beider Stimmlippen hinten im Bereich der Processus vocales breitbasig aufsitzend, bei einem Patienten, der angab, seit einer 3stündigen Magenoperation in Intubationsnarkose heiser zu sein. Einseitige Intubationsgranulome im Larynx werden häufiger beobachtet (lupenendoskopische Aufnahme)

Abb. 12. Narbige Verwachsung in der Interarytänoidregion nach Rezidivstrumaoperation und Intubation über mehrere Tage wegen postoperativ sofort aufgetretener Atemnot, verursacht durch eine beidseitige iatrogene Rekurrensparese (2malige Schilddrüsenoperation!). Durch Lösen der Synechie während Injektorlaryngoskopie in Narkose (s. Abb.) und Laterofixation einer Stimmlippe konnte ein ausreichend weites Kehlkopflumen wieder hergestellt werden

Abb. 13. Normaler Endolarynx und Trachea. Mit Hilfe einer 90°-Winkeloptik, dem Lupenlaryngoskop, läßt sich häufig die gesamte Trachea einschließlich Abgang der beiden Hauptbronchien einsehen (lupenendoskopische Aufnahme)

des Tubus können zu deutlich ausgeprägten Ulzerationen mit Fibrinbelägen führen, insbesondere bei schweren Allgemeinleiden und schlechter Abwehrlage. Besonders gravierende Veränderungen beobachteten wir bei über mehrere Tage intubierten Patienten nach Tablettenintoxikation wegen Suizidversuchs (Abb. 10).

Es steht außer Zweifel, daß intubationsbedingte Proliferationen gerade in dieser Region relativ häufig sind, jedoch wegen mangelnder oder geringer Symptomatik laryngoskopisch weniger oft verifiziert werden. Bei Vorliegen von Ulzerationen oder kleinen Granulomen kann der Glottisschluß dennoch vollständig sein, d. h. der Patient hat keine Heiserkeit, er fühlt sich nicht veranlaßt, den Laryngologen aufzusuchen. Die Behandlung besteht aus einer vorsichtigen mikrolaryngoskopischen Abtragung der pathologischen Veränderung. Wird jedoch postendoskopisch die Stimmschonung bis zur Abheilung nicht eingehalten, treten auch nach Laserabtragung Rezidivgranulome auf. Bei großen Granulationspolypen, die über ein Drittel der Glottis verlegen können, kommt die intubationslose Mikrolaryngoskopie mit Injektorbeatmung zur Anwendung (Abb. 11).

Die schwerwiegendsten Intubationsfolgen sind glottische und subglottische Stenosen, wir haben auch schon nach Kurzzeitintubation Verwachsungen in der hinteren glottischen Region beobachtet.

Disponierend wirkt sich eine enge Glottis infolge ein- oder beidseitiger Stimmlippenparese aus. Die Patienten weisen häufig eine charakteristische Anamnese auf. Nach Strumarezidivoperation kommt es zu ein- oder beidseitigen Stimmlippenparesen und/ oder Tracheomalazie. Wegen postoperativ aufgetretener Atemnot erfolgt eine Notfallintubation. Dabei kann es zu Verletzungen im Stellknorpelbereich kommen, die von kleinen Schleimhautläsionen bis hin zum Freiliegen des Knorpels oder zu Knorpelluxationen reichen. Bei bilateralen Schleimhautdefekten können zunächst Verklebungen, später narbige Verwachsungen zu Stimmstörung und/oder Atemnot führen (Abb. 12).

Intubationsbedingte Schädigungen in der Trachea

Für das Erkennen von subglottischen und trachealen Stenosen ist die Lupenendoskopie in besonderer Weise geeignet (Steiner u. Jaumann 1978 b). Häufig gelingt es mit dieser 90°-Winkeloptik, die gesamte Trachea bis zur Carina mit den Abgängen der beiden Hauptbronchien einzusehen (Abb. 13). Für die Beurteilung der Ausdehnung von Trachealstenosen nach kaudal und die Diagnostik von tiefsitzenden Trachealstenosen haben wir in den letzten Jahren zunehmend statt der klassischen Tracheoskopie in Narkose die flexible Endoskopie [5] am wachen Patienten eingesetzt.

Auf die endoskopischen Therapiemöglichkeiten bei segelförmigen subglottischen und trachealen Stenosen wurde bereits bei der Besprechung der Säuglings- und kindlichen Stenosen eingegangen. In der Trachea hat sich der Einsatz der Argonlaserfaser neben der eingeführten Optik während einer Injektorlaryngotracheoskopie besonders bewährt (Steiner et al. 1980; Steiner 1982b).

Ausgedehnte Stenosierungen der Trachea nach Intubation lassen sich meist nicht ausschließlich endoskopisch erfolgreich behandeln. In diesen Fällen (Abb. 14a) stellt nach unserer Auffassung die Querresektion der Trachea die Behandlungsmethode der Wahl dar (Weidenbecher u. Gentsch 1980). Bei hochsitzenden Stenosen gelingt die prä- und posttherapeutische Photodokumentation lupenendoskopisch (Abb. 14a, b).

5 Hersteller: Fa. Wolf, Knittlingen

Abb. 14b

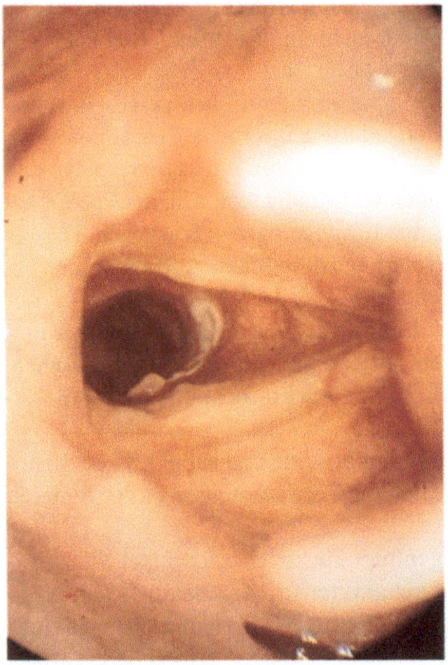

Abb. 16

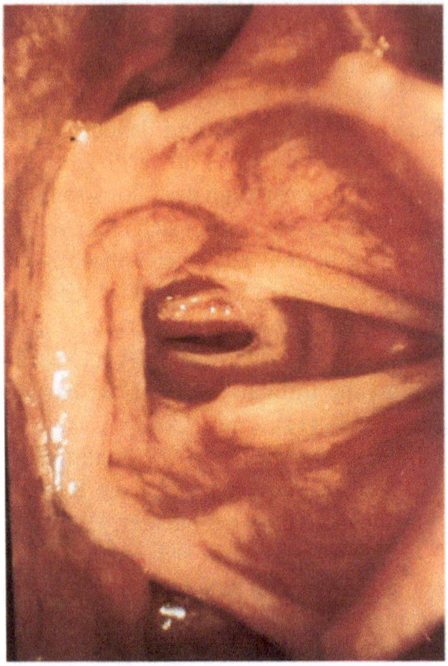

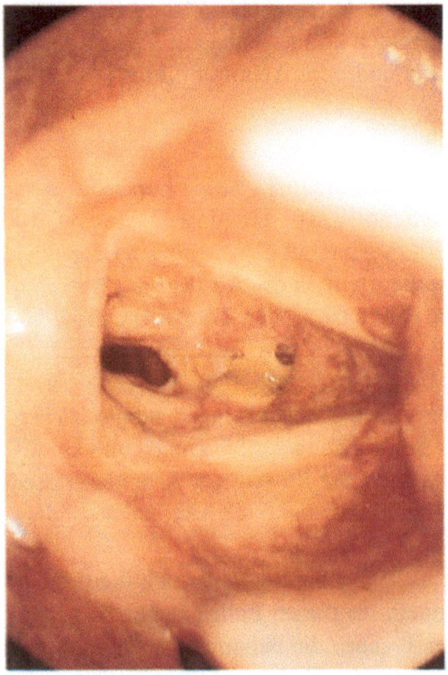

Abb. 14a

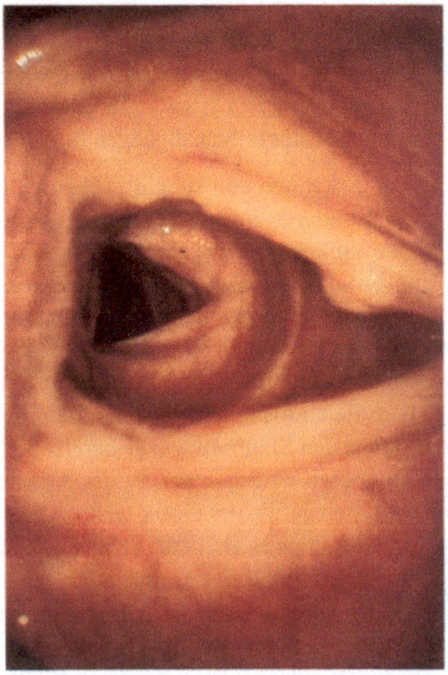

Abb. 15

Veränderungen der Luftröhre nach Tracheotomie

Abschließend wird anhand einiger Befundbeispiele auf die Folgeschäden, die im Zusammenhang mit einer Tracheotomie auftreten können, hingewiesen. Relativ häufig kann man lupenendoskopisch nach Luftröhrenschnitt im Tracheostomabereich eine mehr oder weniger deutlich ausgeprägte, wie eine zweite Glottis in der Tiefe imponierende Stenose erkennen, die in der Regel jedoch kein Atemhindernis, sondern nur einen Nebenbefund darstellt (Abb. 15). Bei für die Atmung relevanten Stenosen (Abb. 16) ist eine operative Revision unter plastisch-rekonstruktiven Gesichtspunkten – Anlegen einer offenen Rinne oder Querresektion der Trachea – nicht zu umgehen.

Überwiegend entstehen diese Stenosen supraorifiziell (Abb. 17) als Folge von zu großzügiger Resektion von Trachealknorpel bei der Tracheotomie, durch Kanülendruck und durch Infektion infolge Sekretansammlung kranial der Trachealkanüle.

Unterhalb des Tracheostomas kann es durch schlecht sitzende Kanülen mit zu großem Durchmesser zu Schleimhautläsionen kommen, die zu erheblichen Granulationen (Abb. 18 und 19) und schließlich zu Narbenstenosen in der Trachea führen können. Diese Komplikation wurde besonders häufig gesehen, wenn Metallkanülen eingesetzt wurden. Bei rechtzeitigem Ersatz durch eine weiche, über den Stenosebereich hinwegführende Kanüle und konsequentes „Schrubben" der Trachea mit der von Huzly empfohlenen Lösung aus Kortison, einem Antibiotikum und Alphachymotrypsin konnten wir beachtliche Behandlungserfolge erzielen (Abb. 19).

Die technischen Fortschritte auf dem endoskopischen Sektor und die zunehmende Anwendung und Erfahrung im Umgang mit starren und flexiblen Endoskopen ermöglichen heute nicht nur dem Laryngologen routinemäßig, häufig ohne Narkose eine exakte Erhebung von intubations- und tracheotomiebedingten Befunden in Larynx und Trachea, sowie deren Photo-, Film- und Videodokumentation. Mit Hilfe der Endoskopie, besonders im Verbund mit dem Laserstrahl, lassen sich eine Vielzahl rechtzeitig erkannter Folgeschäden an den Schleimhäuten der oberen Luftwege erfolgreich behandeln und für den Patienten belastende rehabilitative oder rekonstruktive Operationen, die Stimm- und Atemfunktion erheblich beeinträchtigen können, vermeiden.

Nachtrag: Einen Teil der endoskopischen Abbildungen verdanke ich meinem ehemaligen Mitarbeiter, Herrn Dr. M.P. Jaumann

---

◂ **Abb. 14a, b.** Trachealstenose nach Langzeitintubation wegen Schädel-Hirn-Trauma vor und nach Querresektion der Trachea. **a** Präoperative hochgradige Stenosierung der zervikalen Trachea infolge Narbenwülsten, Granulationen und Fibrinbelägen. **b** Postoperative Fibrinbeläge im Resektionsbereich bei ausreichend weiter Trachea (lupenendoskopische Aufnahme)

Abb. 15. Mittelgradige Stenose im ehemaligen Tracheostomabereich. Wie eine zweite Glottis imponiert in der Trachea der beidseitige Narbenwulst nach Tracheostomaverschluß; relativ häufiger lupenendoskopischer Zufallsbefund, da diese Patienten meist beschwerdefrei sind. Nebenbefund: Fibrom der linken Stimmlippe vorn

Abb. 16. Hochgradige operationsbedürftige Stenose im ehemaligen Tracheostomabereich. Das lupenendoskopisch zu erkennende, schlitzförmige Restlumen erklärt den starken Stridor des Patienten

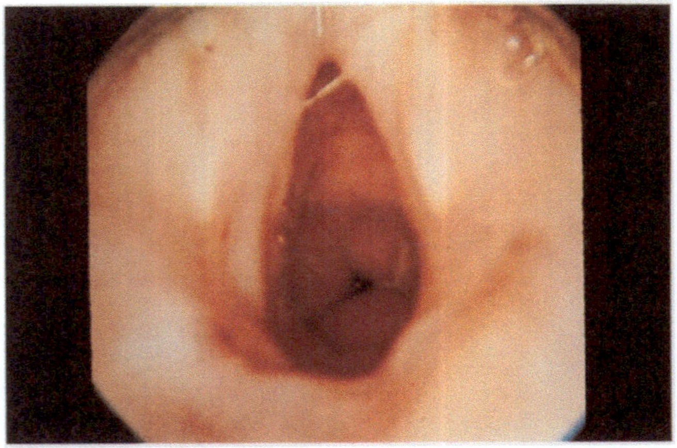
Abb. 17

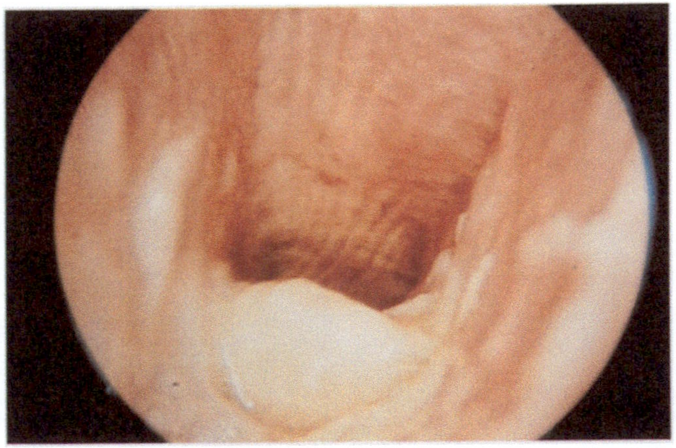
Abb. 18

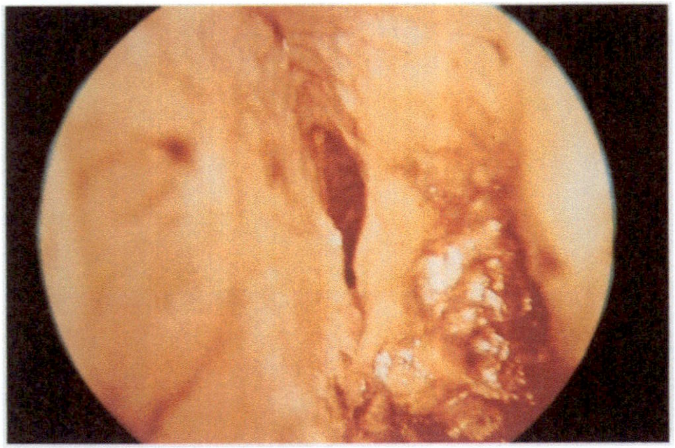
Abb. 19a

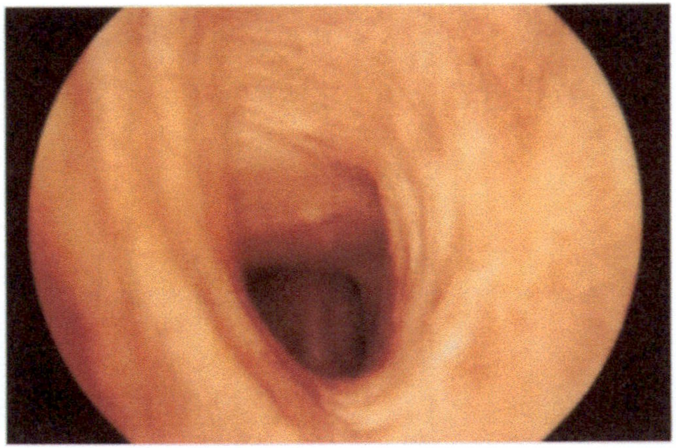
Abb. 19b

Literatur

Denecke HJ (1980) Die oto-rhino-laryngologischen Operationen im Mund- und Halsbereich. Allgemeine und spezielle Operationslehre. Springer, Berlin Heidelberg New York

Hawkins DB, Luxford WM (1980) Laryngeal stenosis from endotracheal intubation. Ann Otol Rhinol Laryngol 89:454

Ilberg C v (1979) Intubationsfolgeschäden. Dtsch Aerztebl 2:77

Jaumann MP, Steiner W (1978) Moderne otorhinolaryngologische Endoskopie beim Kind. 1. Endoskopie am wachen Kind. Paediatr Prax 20:229

Kleinsasser O (1968) Mikrolaryngoskopie und endolaryngeale Mikrochirurgie. Schattauer, Stuttgart

Krajina Z (1982) Esperienza sull'uso del laser in laringologia. Acta Oto-Rhino-Laryngol 2:99

Mantel K, Butenandt I (1974) Die maschinelle Injektorbeatmung bei der Laryngo-Tracheoskopie und Bronchoskopie von Kindern. Med Klin 69:1801

Masing H, Steiner W, Richter K, Schwiersch U (1981) Behandlung von laryngealen und trachealen Stenosen im Säuglings- und Kleinkindalter. Ein interdisziplinäres Problem. Paediatr Prax 25:479

Morgon A (1982) Uso del laser in laringologia pediatrica. Acta Oto-Rhino-Laryngol 2:121

Stange G, Gebert E, Pedersen P (1973) Eine neue Methode zur Injektionsanästhesie bei der direkten Laryngoskopie. Arch Otorhinolaryngol 204:285

Steiner W (1979a) Techniques of diagnostic and operative endoscopy of the head and neck (Part 1). Endoscopy of ear, cerebellopontine angle, nose, paranasal sinuses, larynx, oro- and hypopharynx, nasopharynx. Endoscopy 1:51

Steiner W (1979b) Techniques of diagnostic and operative endoscopy of the head and neck (Part 2). Tracheoscopy, bronchoscopy, esophagoscopy, mediastinoscopy, interdisciplinary panendoscopy. Endoscopy 2:151

Steiner W (1982a) Esperienza sull'uso del laser in laringologia. Acta Oto-Rhino-Laryngol 2:113

Steiner W (1982b) Our experience with Laser in ENT. Internationaler Laser-Kongreß, Dubrovnik

Steiner W, Jaumann MP (1978a) Moderne otorhinolaryngolische Endoskopie beim Kind. 2. Endoskopie von Larynx und Trachea in Narkose. Paediatr Prax 20:429

Steiner W, Jaumann MP (1978b) Endoscopic diagnosis and therapy of the trachea. Endoscopy 10:149

Steiner W, Jaumann MP (1979) Endoskopie beim Kind im Kopf- und Halsbereich. Z Kinderchir [Suppl] 27:154

Steiner W, Jaumann MP, Wigand ME (1980) Laserendoskopy in pharynx, larynx und trachea. Arch Otorhinolaryngol 227:586

Stuckrad H v, Lakatos I (1975) Über ein neues Lupenlaryngoskop (Epipharyngoskop). Laryngol Rhinol Otol (Stuttg) 54:336

Weidenbecher M, Gentsch H (1980) Segmentresektion zur Behandlung der cranialen Trachealstenosen. HNO 28:336

◀ **Abb. 17.** Supraorifizielle Stenose im Tracheostomabereich (translaryngealer Aspekt während direkter Laryngoskopie). Kissenartige Vorwölbung der weichen Trachealwände oberhalb des Tracheostomas; zentral nur noch kleine Restöffnung sichtbar

Abb. 18. Granulationswulst und Fibrinbeläge an der Tracheavorderwand, verursacht durch den chronisch-mechanischen Reiz der Silbertrachealkanüle

Abb. 19 a, b. Entzündliche, mechanisch bedingte Trachealstenose bei einem laryngektomierten Dauerkanülenträger vor und nach lokalen therapeutischen Maßnahmen (Dokumentation mit Lumina-Vario-Optik). **a** Rezidivierende Tracheitiden und der mechanische Reiz der Silbertrachealkanüle führten zu massiven Granulationen und Fibrinausschwitzungen unterhalb der Kanüle mit erheblicher Atemnot. **b** Durch konsequentes „Schrubben" der Trachea mit der „Huzly-Lösung" über mehrere Wochen, Inhalationen, antiphlogistische Therapie sowie das Einsetzen einer überlangen, weichen Resinilkanüle konnte eine Rückbildung der entzündlichen Schleimhautveränderungen und ein ausreichend weites Tracheallumen erzielt werden

Cuffbedingte Schädigungen der Trachea

U. Nordin

Einführung

Die Schleimhaut der Luftwege ist ein empfindliches Organ, das für die mukoziliare Clearance der Luftwege verantwortlich ist. Eine gute Funktion dieser mukoziliaren Clearance ist von überragender Bedeutung, da sie den wichtigsten Schutzmechanismus der Atemwege darstellt. Die Oberflächenschicht der Schleimhaut ist aufgebaut durch ein scheinbar übereinandergeschichtetes, säulenförmiges Flimmerepithel, das auf einer Basalmembran lagert. Das Epithel besteht hauptsächlich aus 2 Arten von Zellen. Am zahlreichsten vertreten sind die säulenförmigen Flimmerzellen, die auf der freien Oberfläche mit einer großen Anzahl von 6–7 μm langen Zilien ausgestattet sind. Zwischen den Zilien befinden sich zahlreiche Mikrovilli. Die Funktion dieser Mikrovilli ist noch nicht ganz geklärt. Die Zilienbewegung ist verantwortlich für den Transport des Schleims.

Eine weitere wichtige Zelle in der Schleimhaut der Luftwege ist die schleimproduzierende Becherzelle. Die freie Oberfläche dieser Zellen verfügt über keine Zilien, ist jedoch oft reich mit Mikrovilli ausgestattet. In den Zellen werden Sekretgranula gebildet, und diese Granula werden an die Zelloberfläche befördert, wo sie die Schleimdecke bilden.

Histologische Untersuchungen

Meine Experimente mit Kaninchen haben klar gezeigt, daß die Schleimhaut der Luftwege ein äußerst leicht verletzbares Organ ist. Praktisch verletzt jede Art von Manipulation an den Luftwegen in einem gewissen Ausmaß die Schleimhaut. Dadurch wird natürlich der Transport des Sekrets behindert. Die häufigste Ursache für iatrogene Schäden an der Schleimhaut der Luftwege ist wahrscheinlich die Trachealintubation. Der größte Schaden bei einem solchen Vorgehen wird durch den aufblasbaren Cuff hervorgerufen. Ich habe klar gezeigt, daß jede Intubation die Oberfläche der Trachealschleimhaut zu einem gewissen Grad beschädigt, unabhängig davon, wie lange sie dauert oder wie niedrig der Cuffdruck ist.

Ein Kaninchen wurde mit einem Large-volume-Cuff intubiert. Die Intubationsdauer betrug nur 15 min, und der Cuff wurde nicht einmal aufgeblasen. Es war trotzdem ganz klar, daß dieser Zeitraum ausreichend war, um an dem Epithel einen geringen Oberflächenschaden zu verursachen. Es ist offensichtlich, daß ein Schaden nur auftrat, wo die Schleimhaut einen Knorpel überlagerte. In den Bereichen zwischen den Knorpeln war kein Schaden festzustellen.

Das Aufblasen des Cuff führte zu einer Vergrößerung des Schleimhautschadens, wobei das Ausmaß der Verletzung in direktem Verhältnis zu dem Cuffdruck stand. Eine allmähliche Steigerung des Cuffdrucks führte also zu einer fortschreitenden Ausbreitung des Schleimhautschadens. Diese bestand sowohl in einer Erweiterung der verletzten Fläche als auch im Eindringen der Schädigung in tiefere Regionen.

Die Abb. 1 zeigt ein Scanningelektronenmikrogramm der Trachealschleimhaut an einer Stelle, wo ein Large-volume-Cuff 15 min lang auf 50 mm Hg aufgeblasen wurde. Der Schaden ist ausgedehnter als der, der entstand, wenn der Cuff nicht aufgeblasen wurde. Es ist jedoch zu beachten, daß der Schaden noch auf die Schleimhaut über den Knorpeln beschränkt ist und die anderen Bereiche noch unversehrt sind. Dies ist durch die Tatsache erklärbar, daß die Cuffwand dieses Large-volume-Cuff ziemlich dick und unbiegsam war im Verhältnis zu dem winzigen Durchmesser der Kaninchentrachea. Dies unterstreicht die Wichtigkeit der folgenden Information:

Es ist nicht genug, einen Large-volume-Cuff anstelle eines Small-volume-Cuff zu benutzen. Man muß einen Large-volume-Cuff mit einer Cuffwand finden, die so dünn und biegsam wie nur möglich ist, um die Trachea abzudecken und den Druck über die ganze Schleimhaut zu verteilen. Alle diese Experimente zeigen deutlich, daß der dickwandige Large-volume-Cuff die gleiche Art von Läsionen verursacht wie der Small-volume-Cuff, d. h. Ulzerationen über den Knorpeln.

In dem beschädigten Bereich war die Basalmembran z. T. freigelegt und nur von einigen vereinzelten, zusammengedrückten Epithelzellen bedeckt. Andererseits scheint die Basalmembran einen guten Schutz gegen ein tieferes Eindringen der Läsion zu bieten; sie wird erst zerstört, wenn Cuffdrucke von etwa 100 mm Hg etwa 15 min lang ausgeübt werden. Der Cuffdruck ist von größerer Bedeutung für den Umfang der Schädigung als die Intubationsdauer. Das bedeutet, daß, wenn der Cuffdruck unter Kontrolle und niedrig gehalten wird, die Trachea auch eine prolongierte Intubation verkraften kann.

Injektion von Silikongummi in das Gefäßbett der Schleimhaut

Man geht allgemein davon aus, daß eine Lokalischämie, die durch den Cuffdruck verursacht wird, ein wichtiger Auslöser für tracheale Verletzungen als Folge von Trachealintubationen ist. Um diese Ischämie sichtbar zu machen, wurde Silikongummi in das Gefäßbett von Kaninchen injiziert. Die Kapillaren der Trachealschleimhaut wurden mit Gummi gefüllt, ausgenommen der Teil der Schleimhaut, wo ein Large-volume-Cuff einen Druck von 50 mm Hg ausübte. Ein Dia wurde von der Stelle gezeigt, wo der Tubus in die aufgeschnittene Trachea eingesetzt wurde. Die Blutgefäße in dem nicht mit dem Cuff in Berührung kommenden Teil der Schleimhaut waren mit Gummi gefüllt. In dem mit dem Cuff in Berührung stehenden Teil war kein Gummi, da die Kapillaren durch den Cuff zusammengedrückt waren.

Durchblutung der Schleimhaut

Ich habe auch quantitative Messungen der kapillaren Durchblutung der Trachealschleimhaut durchgeführt, indem ich isotopenmarkierte Mikrosphären benutzte, die in den Blutstrom injiziert wurden. Die Mikrosphären hatten einen Durchmesser von 15 µm und wurden somit in dem Gefäßbett gefangen, wobei die Anzahl der in den ver-

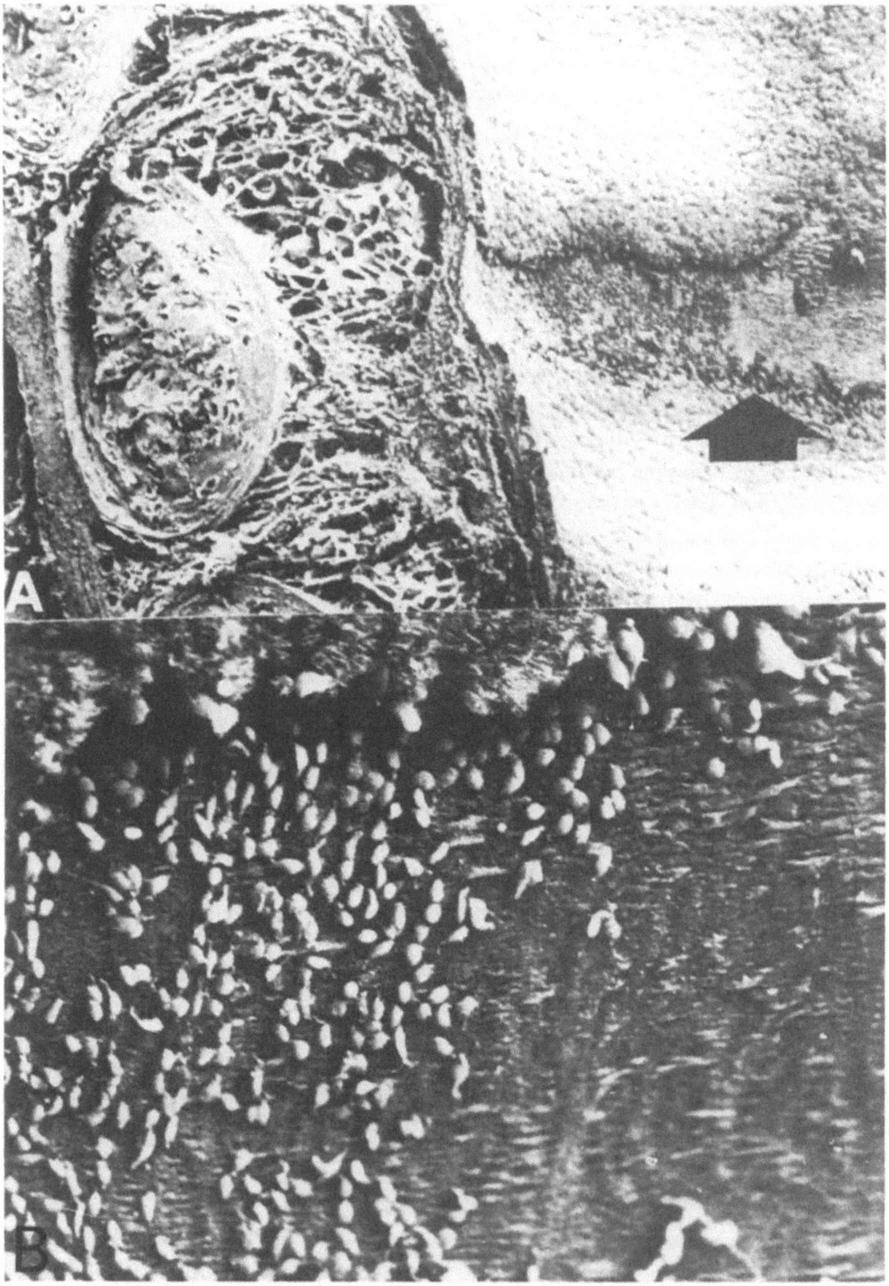

Abb. 1. A Das Scanningelektronenmikrogramm zeigt einen ziemlich tiefen Schaden (*Pfeil*) am Trachealepithel eines Kaninchens, das 15 min lang einem Cuffdruck von 50 mm Hg ausgesetzt war. In **B** kann man sehen, daß die Basalmembran fast keine Epithelzellen mehr hat. Vergrößerung: **A** × 70, **B** × 450

schiedenen Gewebe gefangenen Mikrosphären direkt proportional zu der Durchblutung des bestimmten Gewebes während der Injektionszeit war.

Die normale Schleimhautdurchblutung betrug etwa 0,3 ml pro min und pro g Gewebe; das sind etwa 60% der Durchblutung des Gehirns. Ein Einsetzen des Tubus ohne Aufblasen des Cuff verursachte eine reaktive Hyperämie, was eine mehr als 10fache Steigerung der Durchblutung zur Folge hatte.

Wenn der Cuff aufgeblasen wurde, nahm die Durchblutung der Schleimhaut mit zunehmendem Cuffdruck ab, wobei sie bei einem Cuffdruck von 80–120 mm Hg sich Null näherte; d. h. bei einem Druck, der dem des allgemeinen Arteriendrucks entspricht. Ich bin jedoch vollkommen überzeugt, daß die Durchblutung bei einem solch hohen Cuffdruck nicht in allen Teilen der Schleimhaut fortbestand; aber das wird später noch diskutiert werden.

Mikropunktionsexperimente am Gefäßbett der Schleimhaut

Als Teil einer wissenschaftlichen Bewertung der auf ein Trauma durch einen aufgeblasenen Cuff zurückzuführenden pathophysiologischen Vorgänge in der Trachealschleimhaut hielt man es für interessant, den Perfusionsdruck in den Schleimhautkapillaren festzustellen. Davon versprach man sich einen Anhaltspunkt, wann der Druck des Cuff auf die Schleimhaut die kapillare Durchblutung stoppen, d. h. eine lokale Ischämie verursachen würde.

Bei einer mikroskopischen Untersuchung in vivo führte ich Mikropunktionsexperimente am Gefäßbett der Trachealschleimhaut durch. Die Blutgefäße wurden mit Glaskapillaren punktiert, deren Spitze auf einen Durchmesser von 2–12 μm ausgezogen war und die an eine spezielle Vorrichtung zur Druckmessung angeschlossen waren.

Die Abb. 2 zeigt eine schematische Zeichnung der vaskulären Anatomie der Trachea. Bei A verläuft eine Arterie zwischen den Trachealknorpeln, um bei B eine Arteriole zu bilden. Die Arteriolen teilen sich auf zu einem Kapillarennetz.

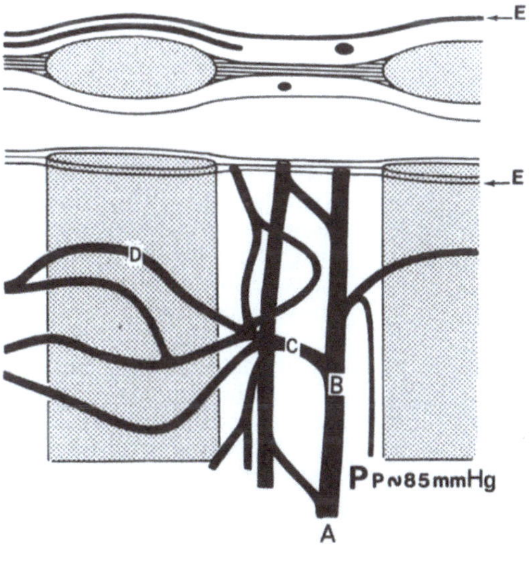

Abb. 2. Schematische Zeichnung der vaskulären Anatomie einer Kaninchentrachea. Interkartilaginäre Blutgefäße (*A*) gehen von *B* aus in Arteriolen (*C*) über, die in Kapillaren einmünden (*D*), die hauptsächlich entlang der Längsachse der Trachea verlaufen, jedoch auch die interkartilaginären Teile der Schleimhaut versorgen. Der Perfusionsdruck in den Arteriolen beträgt 30 mm Hg und in den Kapillaren 20 mm Hg. Beim Abzweigungspunkt *B* beträgt der Perfusionsdruck (*Pp*) ~ 85 mm Hg. *E* Schleimhautepithel

Die Mikropunktionsexperimente zeigten in der Arterie einen Perfusionsdruck von etwa 85 mm Hg. In den Arteriolen betrug der Druck 30 mm Hg und im Kapillarenbett 20 mm Hg.

Die Mikropunktionsexperimente zeigten ebenfalls, daß bei Blockierung einer einzelnen Kapillare durch ein kleines Glasstäbchen und gleichzeitiger Messung des Drucks proximal zur Blockierungsstelle der Druck von 20 auf 30 mm Hg anstieg; dies ist gleich dem Druck am proximalen Verästelungspunkt C.

Ähnlich stieg der Druck proximal zur Blockierungsstelle auf 85 mm Hg an, d. h. auf den Druck am Verästelungspunkt B, wenn die Arteriole bei C blockiert wurde.

Auswirkungen der Small- und Large-volume-Cuffs auf die Durchblutung der Schleimhaut

Wenn die Informationen, die bei den Durchblutungs- und Mikropunktionsexperimenten erhalten wurden, auf ein theoretisches Modell der Trachea übertragen werden, dann können bei Verwendung eines Small-volume- oder Large-volume-Cuff die nachfolgenden Vorgänge im Kreislauf erwartet werden.

Die Abb. 3 zeigt die Auswirkungen eines Small-volume-Cuff. Die Cuffwand ist dick und unbiegsam, das bedeutet, daß sie an den Ecken der Knorpel aufliegt, wo sie ihren gesamten Druck ausübt und dabei die Schleimhaut zwischen den Knorpeln unberührt läßt.

Wenn der Druck des Cuff 20 mm Hg übersteigt, werden die Kapillaren bei D blokkiert. Dies führt zu einer Erhöhung des Perfusionsdrucks auf 30 mm Hg, d. h. zum Druck beim proximalen Verästelungspunkt C, und die Durchblutung bleibt bestehen. Wenn

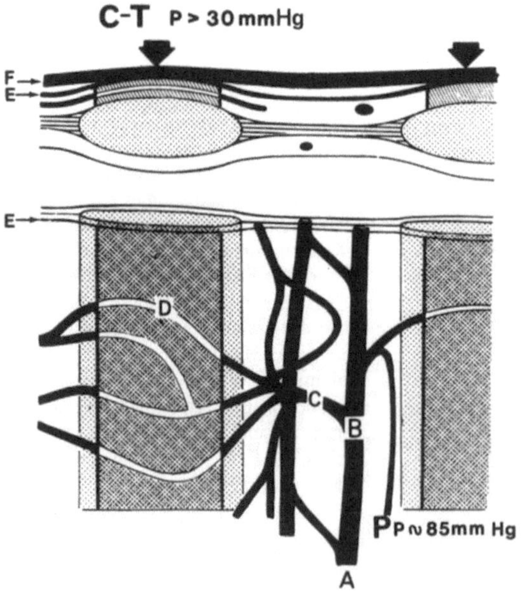

Abb. 3. Die gleiche Zeichnung wie Abb. 2; sie zeigt die Auswirkung eines Small-volume-Cuff auf die Durchblutung. Ein Druck wird hauptsächlich auf die die Knorpel überlagernde Schleimhaut ausgeübt (*schattiertes Feld*). Ein Cuffdruck, der 30 mm Hg übersteigt, behindert die Durchblutung der Kapillaren in diesem Gebiet (s. Text). *Pp* = Perfusionsdruck bei *B*, *E* Schleimhautepithel, *F* Cuffwand

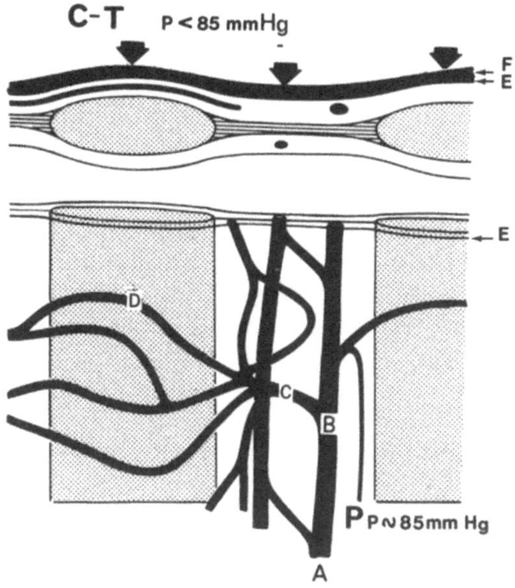

Abb. 4. Die gleiche Zeichnung wie in Abb. 2; sie zeigt die Auswirkung eines Large-volume-Cuff auf die Durchblutung. Hier wird der Druck gleichmäßig auf die gesamte, von dem Cuff abgedeckte Schleimhaut ausgeübt. Die Durchblutung kommt erst bei einem Cuffdruck von über 85 mm Hg vollständig zum Erliegen (Einzelheiten s. Text).
Pp = Perfusionsdruck bei *B*, *E* Schleimhautepithel, *F* Cuffwand

der Druck des Cuff 30 mm Hg überschreitet und die Kapillaren wieder blockiert werden, erhöht sich der Perfusionsdruck nicht, da die Arteriole durch den Cuff nicht zusammengedrückt wird und durch die zwischen den Knorpeln liegenden Kapillaren dräniert wird. Das bedeutet: Wenn der Cuffdruck 30 mm Hg übersteigt, entsteht in der die Knorpel bedeckenden Schleimhaut eine lokale Ischämie (schattiertes Feld). Dies stimmt überein mit klinischen Beobachtungen, die besagen, daß der Small-volume-Cuff bei der die Knorpel bedeckenden Schleimhaut Ulzerationen hervorruft.

Die Abb. 4 zeigt die Auswirkungen eines *idealen* Large-volume-Cuff. Ideal bedeutet, daß die Cuffwand so dünn und biegsam wie möglich ist, um dem Cuff eine vollständige Abdeckung der Trachea zu ermöglichen und einen gleichmäßigen Druck auf die gesamte Schleimhaut auszuüben. Ein Cuffdruck von 20 mm Hg blockiert die Kapillaren bei D. Der Perfusionsdruck steigt auf 30 mm Hg, und die Durchblutung wird nicht unterbrochen. Wenn der Cuffdruck 30 mm Hg übersteigt, ist die Arteriole (C) auch blokkiert, da *in diesem Falle* die Arteriole nicht von den zwischen den Knorpeln liegenden Kapillaren dräniert wird, wie es beim Small-volume-Cuff der Fall war; diese Kapillaren sind selbst durch den dünnwandigen Large-volume-Cuff blockiert, der das Innere der Trachea vollständig abdeckt. Das bedeutet, daß mit steigendem Cuffdruck auch der Perfusionsdruck ansteigt und auf das Kapillarbett übertragen wird. Theoretisch bedeutet das, daß erst ab einem Cuffdruck von über 85 mm Hg, d.h. bei dem Druck bei Punkt B, sich eine totale Ischämie entwickelt, die die ganze Schleimhaut erfaßt.

Wenn der ideale Large-volume-Cuff einen Druck über 20–30 mm Hg ausübt, ist die Durchblutung der Schleimhaut also beträchtlich vermindert; andererseits kommt der nährende Blutfluß nicht vollständig zum Stillstand, bevor nicht ein Cuffdruck erreicht wird, der 30 mm Hg bei weitem übersteigt. Es scheint also, daß die Trachealgefäße einen eingebauten Versorgungsmechanismus haben, der, zumindest für einen kurzen Zeitraum, eine gewisse Durchblutung – selbst in der die Knorpel bedeckenden Schleimhaut – aufrechterhält, wenn der Druck von einem Large-volume-Cuff ausgeübt wird.

Das bedeutet nicht, daß solch hohe Cuffdrucke mißbräuchlich angewendet werden sollten. Sie sollten lediglich als eine Sicherheitszone angesehen werden; der normale Cuffdruck liegt zwischen 15 und 20 mm Hg.

Heilung von Schleimhautschäden

Wie ich schon früher betont habe, scheint die Basalmembran einen guten Schutz gegen eine tiefere Penetration von Läsionen darzustellen. Wenn die Basalmembran noch intakt ist, dann sind die Aussichten für eine Heilung der Schleimhautschäden sehr gut. Die Heilung beginnt mit kleinen Wölbungen, die aus den Zellen kommen. Nach weniger als einer Woche entstehen aus einigen der Wölbungen Zilien, wie in Abb. 5 gezeigt wird.

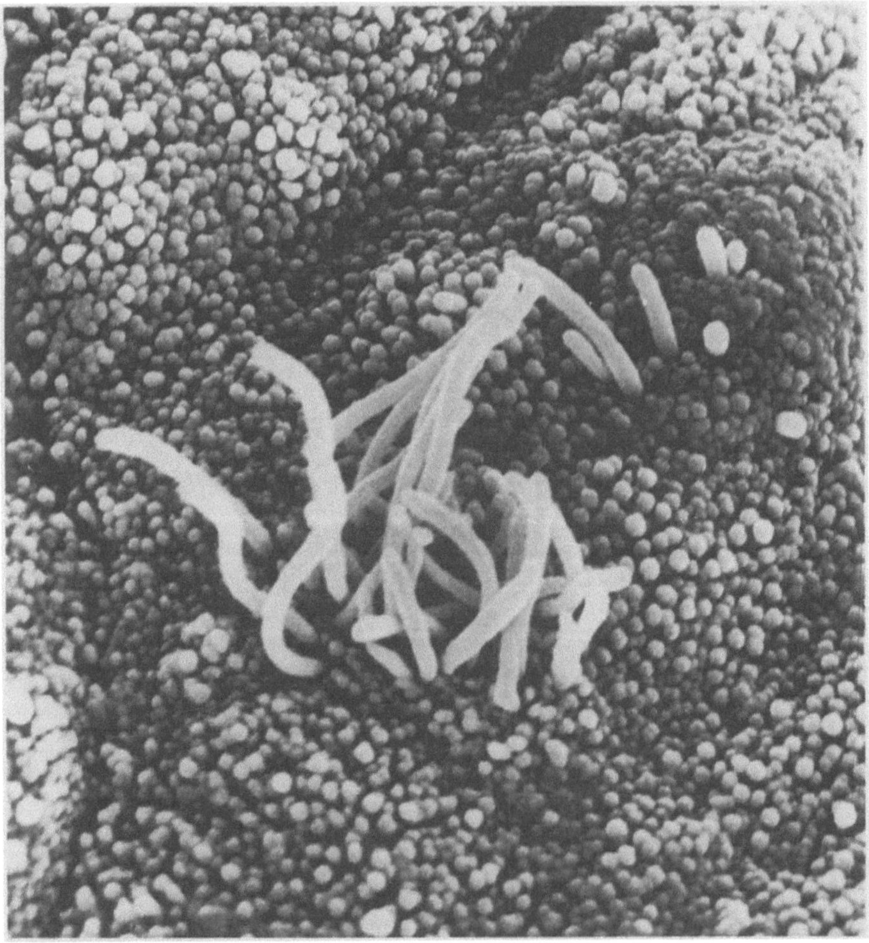

Abb. 5. Ein Scanningelektronenmikrogramm zeigt die Regeneration von beschädigter Trachealschleimhaut. Die Heilung beginnt mit kleinen Wölbungen aus der Zelle. Nach weniger als einer Woche sind bereits einige Wölbungen zu Zilien umgewandelt.

Nach einer Woche ist die Zilienentstehung in vollem Gange, und nach 2–3 Wochen ist der meiste Schaden abgeheilt und wieder ein normales Zilienepithel hergestellt.

Wenn jedoch die Basalmembran durch eine tiefere Penetration der Ulzerationen zerstört ist, können die beschädigten Stellen durch ein zilienfreies, schuppiges Epithel bedeckt werden, was eine Behinderung des mukoziliaren Transports zur Folge hat.

Tiefe Ulzerationen können natürlich zu narbigem Gewebe verheilen und Trachealstenosen verursachen.

Schlußbemerkungen

Um während einer Trachealintubation eine iatrogene Trachealschädigung zu vermeiden, ist es unbedingt empfehlenswert, bei einem erwachsenen Patienten einen Large-volume-Cuff mit einem Durchmesser von mindestens 34 mm im Ruhezustand zu verwenden. Die Cuffwand sollte so dünn und biegsam wie möglich sein, und der Cuffdruck sollte immer überwacht und bei 15–20 mm Hg gehalten werden.

Literatur

1. Nordin U (1975) The trachea and cuff-induced tracheal injury. An experimental study on causative factors and prevention. Acta Otolaryngol [Suppl] 345
2. Nordin U (1982) The regeneration after cuff-induced injury. Acta Otolaryngol

Cuffdruckänderungen durch Lachgasdiffusion

L. Brandt, H. Pokar, D. Renz und H. Schütte

Der Cuffdruck auf die Trachealwand ist die Hauptursache für Schäden am Trachealepithel im Bereich der Kontaktfläche mit dem Cuff [9, 12]. Dies gilt nicht nur für die Langzeitintubation, sondern auch für die relativ kurz dauernde Narkoseintubation [6]. So konnte Nordin [12] zeigen, daß bereits eine kurzzeitige Druckbelastung der Trachealwand von 15 min mit einem Druck von 50 mm Hg zu Epithelläsionen – wenn auch reversiblen – führt. Es kann daher heute kein Zweifel mehr daran bestehen, auch zur Narkoseintubation nur Endotrachealtuben mit sog. Niederdruckcuffs zu verwenden. Nur diese erlauben in vivo durch eine simple Bestimmung des Cuffdruckes die Kontrolle des vom Cuff auf die Trachealwand ausgeübten Druckes, des sog. C/T-Druckes.

Das Prinzip der "high volume low pressure cuffs" ist übrigens nicht neu. Eisenmenger beschrieb bereits 1893 einen Endotrachealtubus, dessen Cuff der Abbildung nach möglicherweise bereits ein Niederdruckcuff war [5] (Abb. 1).

Aber leider zeigen die heute üblichen großvolumigen Plastikcuffs unter Narkosebedingungen ein Verhalten, das – unkontrolliert – ihren großen Vorteil, die Blockung der Trachea mit niedrigen C/T-Drucken, bereits nach Narkosezeiten von weniger als 1 h zunichte macht: Das bei nahezu allen Intubationsnarkosen verwendete Lachgas diffundiert in den luftgefüllten Cuff und hat einen Druckanstieg zur Folge [1, 3, 13].

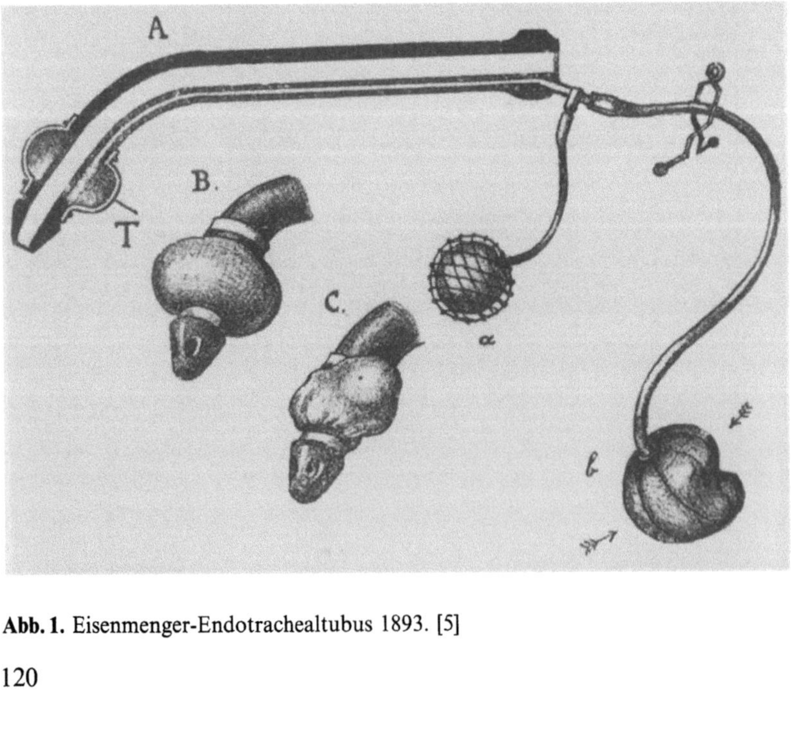

Abb. 1. Eisenmenger-Endotrachealtubus 1893. [5]

Tabelle 1. Durch Lachgasdiffusion verursachte Druckanstiege (in mm Hg) bei 11 raumluftgefüllten "high volume low pressure cuff"-Blocksystemen. In-vitro-Untersuchung in einer Atmosphäre mit 66% Lachgasanteil; initialer Blockungsdruck 15 mm Hg

Cuff	Zeit 0	30 min	60 min	180 min	300 min
Rüsch-Super-Safety-Cuff	15,0	43,4	62,0	89,8	95,2
WSP-Niederdruckcuff	15,0	32,2	45,2	76,2	89,4
Asid-Bonz-Endosoft	15,0	28,6	44,4	75,0	86,2
Mallinckrodt-lo-pro	15,0	33,8	45,8	70,6	80,8
Vygon-Hyperball	15,0	30,4	42,4	70,0	80,4
Portex-Profile	15,0	28,6	40,3	64,6	73,6
Mallinckrodt-Spiraltubuscuff	15,0	33,0	44,2	64,0	68,2
Ohio-Niederdruckcuff	15,0	31,0	41,0	58,6	63,4
Mallinckrodt-hi-lo	15,0	27,6	37,6	57,8	62,8
Argyle-Tartan I	15,0	23,2	30,0	49,6	59,2
Shiley-Niederdruckcuff	15,0	27,9	36,4	52,1	56,8

Wir haben 11 Niederdruckcuffs auf ihren Druckanstieg unter Narkosebedingungen untersucht. Tabelle 1 zeigt, daß bei einem In-vitro-Versuch in einer Gasatmosphäre mit 66% Lachgasanteil fast alle untersuchten Cuffs bei einem Ausgangsdruck von 15 mm Hg spätestens 60 min nach Meßbeginn den systolischen Kapillarperfusionsdruck der Trachealschleimhaut von 37 mm Hg überschritten haben.

Bei dieser Versuchsanordnung haben wir bewußt auf die Verwendung einer Modelltrachea verzichtet, so daß die Druckanstiege weitgehend nur von der Cuffcompliance beeinflußt werden. Dies bedeutet aber, daß in vivo unter einer durch die Trachealwand verringerten Cuffcompliance die Druckanstiege noch weit höher sind. Die Werte in Tabelle 1 kennzeichnen also den Druckanstieg unter Narkosebedingungen, der mindestens zu erwarten ist.

Bestätigt wird das durch die Druckkurve in Abb. 2. Es handelt sich um eine In-vivo-Registrierung des Cuffdruckes während einer Narkose mit ebenfalls 66% Lachgas (3). Der verwendete Tubus ist der mit dem größten Druckanstieg in vitro. Nach 90 min beträgt der Cuffdruck in vivo bereits 100 mm Hg, während dieser Druck in vitro erst nach mehr als 5 h erreicht wird.

Die Verwendung von Endotrachealtuben mit Niederdruckcuffs bei Intubationsnarkosen stellt also per se keinen Fortschritt dar. Im Gegenteil, durch die größere Kontaktfläche mit der Trachealschleimhaut wird sogar ein größeres Areal druckgeschädigt, als das bei den Hochdruckcuffs der Fall war.

Die Geschwindigkeit der Cuffdruckzunahme in vivo und die Zunahme der Cuffvolumina um mehr als 50% des Ausgangsvolumens nach längeren Narkosen sind durch

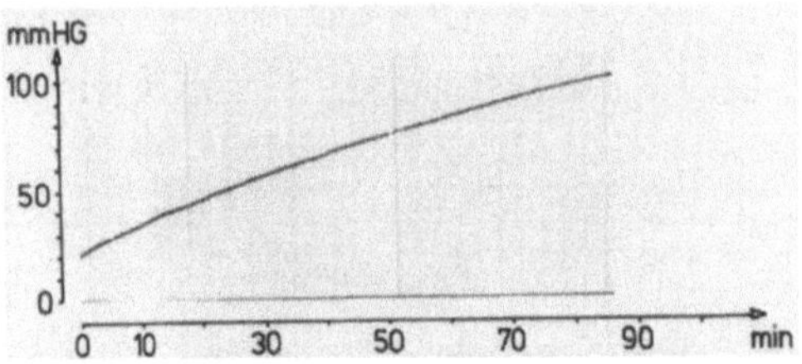

Abb. 2. Lachgasdiffusionsbedingter Druckanstieg in einer Tubusmanschette in vivo. Bei einer Narkosedauer von 90 min steigt der Manschettendruck von initial 20 mm Hg (Blockungsdruck, der bei der Blockungsmethode „nach Gehör" notwendig war) auf 100 mm Hg an. Manschettenfüllung Raumluft, F $N_2O = 0{,}66$. [3]

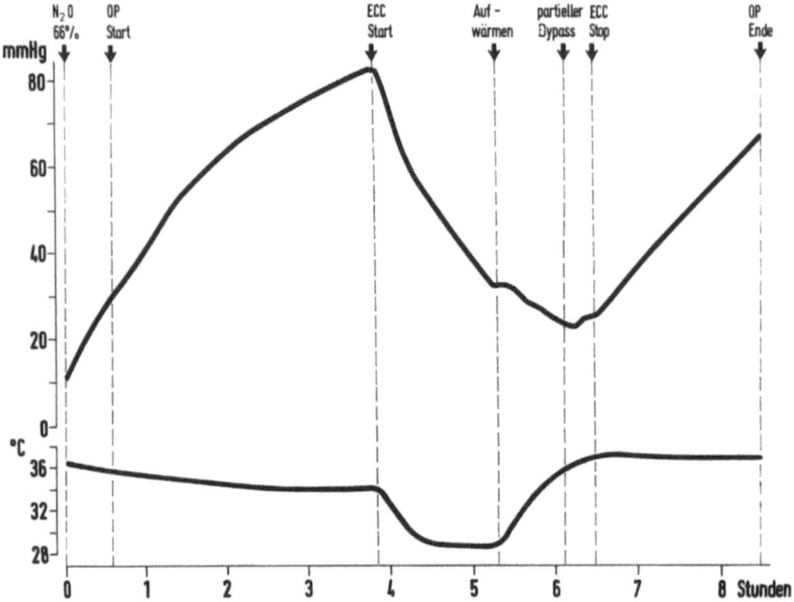

Abb. 3. Cuffdruckverlauf (*obere Kurve*) und Körpertemperatur (*untere Kurve*) während einer Operation mit extrakorporaler Zirkulation (ECC); Erklärung s. Text

das Stanley-Diffusionsmodell [13] nicht zu erklären. Nach Stanley diffundiert das Lachgas in vivo nur über die distale, dem Trachealllumen zugewandte Cuffstirnseite in den Cuff, und ein Teil diffundiert über die proximale Cuffstirnseite wieder ab. Zur Klärung der tatsächlichen Diffusionsvorgänge an der Cuffwand benützten wir die besonderen Gegebenheiten der extrakorporalen Zirkulation (EKZ). Während der EKZ ist es möglich, den Lachgaskonzentrationsgradienten an definierten Cuffwandarealen zu verändern [2, 4].

Die Abb. 3 zeigt den Cuffdruckverlauf während der Operation eines Patienten mit einer koronaren Herzerkrankung. Unmittelbar nach Narkosebeginn steigt der Cuffdruck durch Lachgasdiffusion erwartungsgemäß bis zum Beginn der EKZ kontinuier-

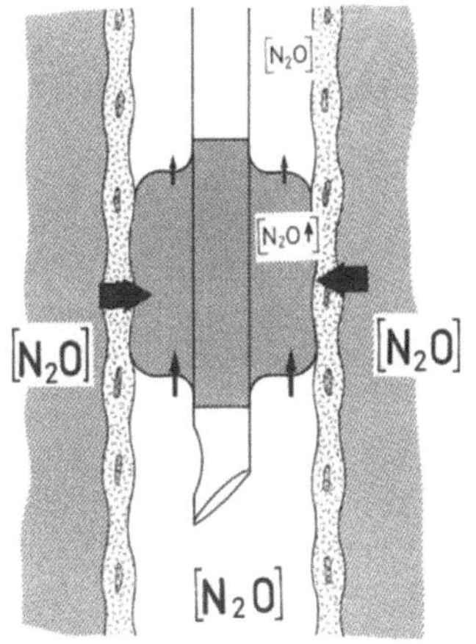

Abb. 4. Diffusionsvorgänge an der Cuffwand während einer Narkose im Steady state: Die Stärke der *Pfeile* symbolisiert die Menge des diffundierenden Lachgases, bezogen auf das jeweilige Diffusionsareal. Identische Lachgaskonzentration im Trachealllumen und Trachealgewebe, geringe Lachgaskonzentration im subglottischen Raum, zunehmender Lachgaspartialdruck im Cuff. [2, 4]

lich auf mehr als 80 mm Hg an. Dann fällt der Druck ab und beginnt erst wieder mit dem Abstellen der Herz-Lungen-Maschine anzusteigen. Um eine Abdiffusion von Lachgas über die distale Cuffstirnseite während der EKZ zu vermeiden, wurde eine reduzierte Ventilation mit identischem Lachgasanteil auch für die Dauer der EKZ aufrechterhalten. Das heißt, der Lachgaskonzentrationsgradient an der distalen Cuffstirnseite wurde konstant gehalten. Der Cuffdruck hätte also, von temperaturbedingten Schwankungen abgesehen, weiter ansteigen müssen. Daß er dagegen abfällt, ist nur durch eine zusätzliche Abdiffusion von Lachgas über die tracheale Kontaktfläche zu erklären. Dies kann geschehen, weil das im Gewebe gelöste Lachgas sehr schnell über den Oxygenator eliminiert wird. Dadurch entsteht an der trachealen Cuffkontaktfläche ein zum Gewebe hin gerichteter Konzentrationsgradient für Lachgas. Für die normale Narkose bedeutet das, daß bei Sättigung des Gewebes mit Lachgas dieser Gradient vom Körpergewebe in den Cuff gerichtet ist.

Während der EKZ wird der Cuffdruck natürlich auch durch die Körpertemperatur beeinflußt. Die Abkühlung bzw. die Wiedererwärmung des Patienten – die Kurve im unteren Teil der Abb. 3 ist die Temperaturkurve des Patienten – moduliert den Druckverlauf im Cuff deutlich sichtbar.

Als Ergebnis dieser Messungen haben wir ein neues Diffusionsmodell entworfen [2, 4]. Die unterschiedlichen Diffusionsrichtungen des Lachgases und die unterschiedlichen Konzentrationsgradienten sind in Abb. 4 dargestellt. Während der Narkose diffundiert das Lachgas zum überwiegenden Teil über die tracheale Kontaktfläche in den Cuff; nur ein geringer Teil, entsprechend dem Anteil an der Cuffgesamtoberfläche sind dies etwa 8%, diffundiert zusätzlich über die distale Stirnseite in den Cuff. Lediglich die proximale Stirnseite, also auch nur 8% der Gesamtoberfläche, steht für die Abdiffusion zur Verfügung.

Die Untersuchungsergebnisse zeigen, daß man – anders als bei ihrem Einsatz in der Intensivmedizin – den Druck der sog. Niederdruckcuffs während der Narkose durch häufige oder besser noch kontinuierliche Überwachung kontrollieren und entsprechend limitieren muß [1]. Man verwendet dazu heute verschiedene Methoden und Systeme (Tabelle 2).

Zeitraubend und unzuverlässig sind die wiederholte Entblockung und Neublokkung des Cuff, die initiale Blockung mit dem Narkosegasgemisch [3] und die Blockung

Tabelle 2. Methoden und Systeme zur Cuffdruckbegrenzung und -überwachung sowie deren hauptsächliche Nachteile

Methode	Nachteile
Rezidivierende Neublockung	Zeitraubend, unzuverlässig
Blockung mit dem Narkosegasgemisch	Zeitraubend, unzuverlässig
Blockung mit Flüssigkeit	Zeitraubend, unzuverlässig
„cuff pressure gauge indicator"	Teuer, Zusatzmonitor
Tubomat (Rüsch)	Teuer, Zusatzmonitor
NL-System (bmt)	Teuer, Zusatzmonitor
Kamen-Wilkinson-Foam-Cuff (Medimex)	Teuer, unzuverlässig
Lanz-Druckausgleichsystem (Critikon)	Teuer, insuffiziente Blockung bei hohen Beatmungsdrucken

mit Flüssigkeit [14]. Die Verwendung von Manometern, z. T. mit automatischen Druckregulierventilen, ist verhältnismäßig teuer, umständlich und bedeutet ein zusätzliches Monitoring [7]. Das vor etwa 10 Jahren entwickelte NL-System [10] ist das im Augenblick teuerste und komplizierteste Cuffdruckkontrollsystem überhaupt. Außerdem kann man es nur mit speziell dafür konstruierten Tuben verwenden, deren Stückpreis im Augenblick bei mehr als DM 70,– liegt. Ähnlich teuer ist der Foam-Cuff-tubus von Kamen-Wilkinson [8]. Das Lanz-System ist zwar auch nicht sehr preiswert, es funktioniert aber ohne zusätzliches Monitoring allein durch eine Regelung des Druckes über die günstige Compliance des Pilotballons [11]. Bekannt ist jedoch die Insuffizienz der Blockung bei hohen Beatmungsdrucken – in diesen Fällen macht sich die hohe Gesamtcompliance des Blockungssystems ungünstig bemerkbar.

Keine dieser bisherigen Lösungen der Cuffdruckbegrenzung ist für die besondere Problematik der Intubationsnarkose voll befriedigend. Mit einem System, das wir als „Rediffusionssystem" bezeichnet haben, wird das Problem hinreichend gelöst.

Das Rediffusionssystem basiert auf folgendem Prinzip: Man muß dem über die Cuffwand in das Blockungssystem diffundierte Lachgas eine Möglichkeit schaffen, das Blockungssystem quantitativ wieder zu verlassen. So könnte es über einen geeigneten Pilotballon in die Raumluft abdiffundieren. Dafür muß die Oberfläche des Pilotballons genügend groß dimensioniert sein, und sein Material muß eine bessere Diffusionskonstante für Lachgas haben als das Cuffmaterial.

Die Druckkurven in Abb. 5 demonstrieren die Abhängigkeit des Druckanstieges von der Größe und Beschaffenheit des Pilotballons. Dazu brachten wir 3 identische Cuffs in eine Atmosphäre mit 66% Lachgas und registrierten die Druckanstiege. Die Pilotballone aller 3 Tuben hatten wir vorher entfernt. Die obere Kurve gibt den Druckanstieg im Cuff ohne einen Pilotballon wieder. Im zweiten Fall, dem die mittlere Druckkurve entspricht, haben wir den Cuff mit einem in Größe und Material cuffidentischen Pilotballon kombiniert. Der ohne Pilotballon nach 6 h registrierte Druckanstieg auf 87 mm Hg konnte dadurch auf 53 mm Hg reduziert werden. Die untere Kurve zeigt das Druckverhalten bei einem Tubus, bei dem der Pilotballon größer als der Cuff und seine Wand dünner als die des Cuff ist (0,05 mm : 0,03 mm). Nach 6 h ist der initiale Blokkungsdruck von etwa 15 mm Hg auf nur 26 mm Hg angestiegen und bleibt damit deutlich unter der Grenze des Kapillarperfusionsdruckes der Trachealmukosa.

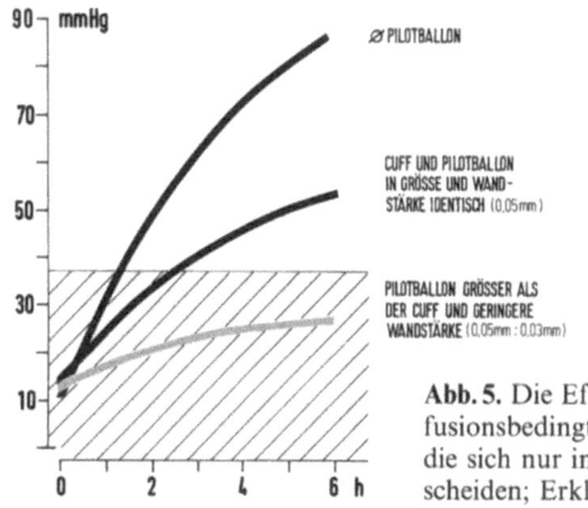

Abb. 5. Die Effektivität des Rediffusionssystems: lachgasdiffusionsbedingtes Druckverhalten in 3 Blockungssystemen, die sich nur in Größe und Material des Pilotballons unterscheiden; Erklärung s. Text

Tabelle 3. Durch Lachgasdiffusion verursachte Volumenzunahme (*dVol*) in 3 unterschiedlichen Blockungssystemen nach Cuffexposition in einer Atmosphäre mit 66% Lachgasanteil über 6 h. *I* Cuff ohne Pilotballon, *II* Cuff mit cuffidentischem Pilotballon, *III* Pilotballon größer als der Cuff und von geringerer Wandstärke (0,03 mm : 0,05 mm)

System	$dVol_{absolut}$ [ml]	$dVol_{relativ}$ [%]
I	17,8	79,90
II	12,2	26,36
III	10,8	20,74

Jedoch beweist der verminderte Druckanstieg allein noch nicht, daß es sich hier um einen Rediffusionseffekt handelt. Theoretisch könnte die Druckreduktion auch nur durch eine Verbesserung der Compliance des Blockungssystems infolge der Vergrößerung des Pilotballons bewirkt sein. Nach diesem Prinzip der Compliancevergrößerung funktioniert bekanntlich der Lanz-Tubus.

Um zu beweisen, daß der verminderte Druckanstieg tatsächlich ein Rediffusionseffekt ist, haben wir unter denselben Versuchsbedingungen die Zunahme der Volumina in den 3 Blockungssystemen bestimmt. In Tabelle 3 sind die gemessenen Volumina zusammengestellt.

Am Versuchsende finden sich in dem System mit großem Pilotballon nur 10,8 ml, in dem System ohne Pilotballon dagegen 17,8 ml mehr an Volumen. Dabei wäre genau das Umgekehrte zu erwarten gewesen. Denn bei großem Pilotballon kann theoretisch wegen der langsameren Abnahme des Lachgaskonzentrationsgradienten durch das große Verteilungsvolumen in demselben Zeitraum wesentlich mehr Lachgas über die gleiche Cufffläche diffundieren. Da aber ein Großteil des diffundierten Lachgases über den Pilotballon wieder aus dem System in die Raumluft abdiffundierte, ist die tatsächliche Volumenzunahme sehr viel geringer. Damit ist die Effektivität des Rediffusionssystems bewiesen.

Literatur

1. Brandt L, Beck H, Pokar H, Renz D (1981) Die Wahl des Endotrachealtubus zur Narkose – vergleichende Untersuchungen verschiedener Niederdruckmanschettentuben. 17. Zentraleuropäischer Anästhesiekongreß, Berlin 1981, G8.8, 195
2. Brandt L, Gümrükcü V, Pokar H, Renz D (1981) Lachgasdiffusion in den Tubuscuff – Grundsätzliche Gesichtspunkte. 17. Zentraleuropäischer Anästhesiekongreß, Berlin 1981, H1.11, 361
3. Brandt L, Renz D, Pokar H (1981) Die gasdiffusionsbedingte Druckkinetik in Niederdrucktubusmanschetten. Anaesthesist 30:200–205
4. Brandt L, Pokar H, Renz H, Schütte H (1982) Cuffdruckänderungen durch Lachgasdiffusion. Anaesthesist 31:345–348
5. Eisenmenger V (1893) Zur Tamponade des Larynx nach Prof. Maydl. Wien med Wochenschr 5:200–202
6. Hilding AC (1971) Laryngotracheal damage during intratracheal anesthesia. Ann Otol Rhinol Laryngol 80:565–581
7. Junghänel S, Bräutigam KH (1979) Rüsch Tubomat. Ein Gerät zur fortlaufenden Messung und Begrenzung des Intracuffdruckes von Niederdruckmanschetten. Anaesthesist 28:201–203
8. Kamen JM, Wilkinson CJ (1971) A new low pressure cuff for endotracheal tubes. Anesthesiology 34:482–485
9. Lindholm CE (1969) Prolonged endotracheal intubation. Acta Anaesthesiol Scand [Suppl] 33
10. Lomholt N (1971) A new tracheostomy tube. Acta Anaesthesiol Scand [Suppl] 44
11. McGinnis GE, Shively JG, Patterson RL, Magovern GJ (1971) An engineering analysis of intratracheal tube cuffs. Anesth Analg 50:557–564
12. Nordin U (1977) The trachea and cuff-induced tracheal injury. Acta Otolaryngol [Suppl] 345
13. Stanley TH (1975) Nitrous Oxide and pressures and volumes of high- and low-pressure endotracheal-tube cuffs in intubated patients. Anesthesiology 42:637–640
14. Wolff G (1983) Eine wirklich einfache Methode zur garantiert minimalen Blähung der Tubus-Manschette. In: Rügheimer E (Hrsg) Intubation, Tracheotomie, bronchopulmonale Infektion. Springer, Berlin Heidelberg New York, S 499

Tuben und Trachealkanülen im technischen Vergleich

A. Obermayer

In Anbetracht der zusätzlichen Leiden und Komplikationen einer Intubation [1–3] für den Patienten, aber auch der zusätzlichen Kosten und Risiken einer Larynx- oder Trachearekonstruktion sollte der Anästhesist bei der Auswahl und Anwendung von Endotrachealkathetern, die eines seiner wichtigsten Hilfsmittel darstellen, mit äußerster Sorgfalt verfahren.

Die Auswahl von geeigneten Tuben und Tracheotomiekanülen stößt auf erhebliche Schwierigkeiten, da von den Herstellern eine Vielzahl von Konstruktionen (Tabelle 1) angeboten wird, deren jeweilige Vor- und Nachteile nicht ohne weiteres zu erkennen sind. Auch die aufgrund klinischer Untersuchungen in der Literatur zu findenden Angaben, z. B. Cuff-Form [4–10] sind so widersprüchlich, daß sie zur Klärung der Probleme nicht beitragen können.

Daher wurde durch die medizintechnische Arbeitsgruppe eine Vergleichsuntersuchung verschiedener Tuben und Tracheotomiekanülen durchgeführt. Ziel war es, den Wert möglichst vieler einzelner Konstruktionsmerkmale meßtechnisch unter reproduzierbaren Standardbedingungen zu erfassen.

Zur Festlegung der zu quantifizierenden Tubenmerkmale wurde eine umfangreiche Literaturrecherche durchgeführt und in enger Zusammenarbeit zwischen Ärzten und

Tabelle 1. Endotrachealtuben

I *Aufgaben eines Tubus* – Freihaltung der Atemwege – Prävention der Aspiration	2. *Woodbridge-Tubus* – Tubuswand durch Einlagen (Spiralen und Ringe) verstärkt – Mit und ohne Murphy-Auge
II *Tubenmaterial* – Weichgummi – Latex – PVC – Silikoniertes PVC – Silikon	3. *Vorgeformte Tuben* a) Anatomisch vorgeformt – Teheran-Kuhn-Tubus b) Rechtwinklig vorgeformt – Oxford-Non-kinking-Tubus
III *Tubenformen* 1. Magill-Tubus nach ISA- und BSI-Normen – Unterscheidung nach der Verwendung nasal, oral oder nasal/oral, – Mit und ohne Murphy-Auge – Abgeschrägte Spitze 37° – Mit und ohne Einwegventil – Distales Ende gerade oder gebogen – Cuffformen – Lange und kurze Ausführungen	4. *Sonderbauformen* a) Veränderlicher Durchmesser – Cole-Tubus für Kinder b) Einseitige Intubation – Carlens-Tubus für linksseitige Intubation – White-Tubus für rechtsseitige Intubation

Tabelle 2. Zeitliche Reihenfolge der Intubationsschäden

	Intubation	Tubus in situ	Extubation
Dynamische Vorgänge	a) Vorschieben des Tubus beeinflußt durch – Intubationstechnik – Geschicklichkeit – Elastizität des Tubus bei Raumtemperatur – Knickung des Tubus – Form der Spitze – Form und Höhe der Cuffschulter b) Cuffblockung beeinflußt durch – Cufform – Unbekannter Querschnitt der Trachea – Unbekannter Durchmesser der Trachea – Unbekannte Elastizität der Trachea	a) Reibungskräfte zwischen – Tubus und Rachenraum – Cuff und Trachealwand – Tubusspitze und Trachealwand b) Materialeigenschaften (–) Biegewechselfestigkeit	Entnahme des Tubus beeinflußt durch – Elastizität des Tubus – Entblockbarkeit – Form und Höhe der Cuffschulter
Statische Vorgänge		a) Anpreßkräfte und -drücke zwischen – Tubus und Rachenraum – Cuff und Trachealwand – Tubusspitze und Trachealwand b) Materialeigenschaften – Querschnittsverengung durch Biegung – Querschnittsverengung durch Inkrustierung – Erhöhung des Stromwiderstandes durch Biegung – Elastizitätsänderung durch Erwärmung auf Körpertemperatur	

der medizintechnischen Arbeitsgruppe ausgewertet. Die Ursachen der durch Tuben verursachten Schäden (Tabelle 2) wurden in der zeitlichen Reihenfolge ihres Auftretens während der Intubation, Tubus in situ und Extubation zusammengestellt. Dies erweist sich v.a. für die spätere Bewertung der Meßergebnisse als sinnvoll, da die Intubation und Extubation dynamische Vorgänge darstellen, die sowohl durch das Tubenmaterial als auch durch die Intubationstechnik und Geschicklichkeit des Anästhesisten beeinflußt werden. Beim Tubus in situ handelt es sich dagegen um eine Superposition von statischen und dynamischen Vorgängen, die durch Änderung der Kopflage infolge Beugung oder Drehung und Beatmung entstehen. Wegen der enormen Schwierigkei-

Tabelle 3. Untersuchte Tubuseigenschaften

Eigenschaften	Variierte Größen
1. Form der Cuffschulter	Qualitative Einteilung in 5 Gruppen
2. Höhe der Cuffschulter	
3. Querschnittsverringerung	Biegewinkel und Biegeradius, Tubusdurchmesser
4. Strömungswiderstand	Biegewinkel, Biegeradius, Tubusdurchmesser und Flow
5. Blockungsmanschette	Trachealquerschnitte und -durchmesser, Beatmungsdruck
6. Elastizität	Raum- und Körpertemperatur, Extension, Flexion und Jackson-Position
7. Kosten	Rabattsätze

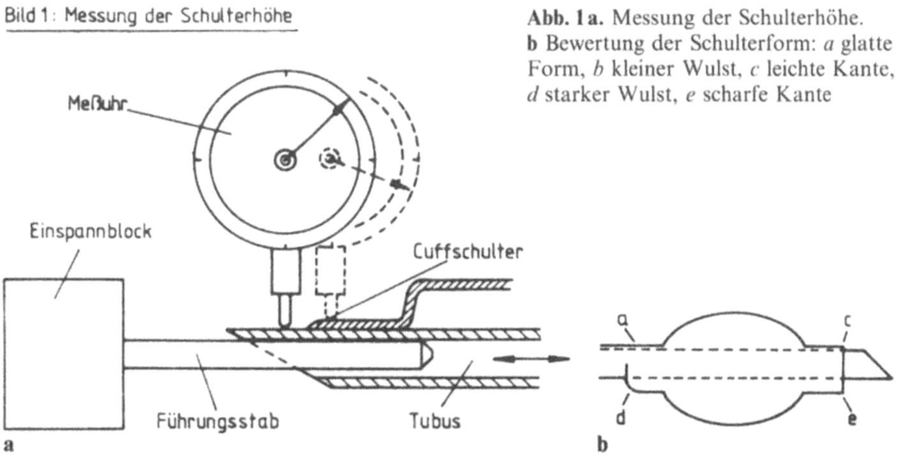

Abb. 1a. Messung der Schulterhöhe. **b** Bewertung der Schulterform: *a* glatte Form, *b* kleiner Wulst, *c* leichte Kante, *d* starker Wulst, *e* scharfe Kante

ten, die selbst bei der Festlegung der Versuchsbedingungen für die statischen Vorgänge zu überwinden sind, als Beispiele seien die Form, der Querschnitt und die Elastizität der Trachea [11] genannt, werden die durch die Intubationstechnik und die während dynamischer Änderungen der Kopflage entstehenden Schäden nicht näher untersucht. Von den verbleibenden statischen Einflußparametern sind die in Tabelle 3 angegebenen Punkte in der vorliegenden Untersuchungsreihe einem technischen Vergleich unterworfen worden.

Der Vielzahl von Ursachen der Atemtraktläsionen steht eine fast ebenso große Vielzahl an Konstruktionsmerkmalen und Materialeigenschaften [12] der Tuben gegenüber. Eine technische Vergleichsuntersuchung kann daher trotz der relativ großen Zahl von untersuchten und untersuchbaren Parametern als Ergebnis nicht die besten Tuben aufzeigen, sondern nur eine wertvolle Hilfe bei der Auswahl und Bewertung von Tuben bieten.

Abgesehen von der Bewertung der Form der Cuffschulter, die rein qualitativ erfolgte, wurden für alle Untersuchungen neue Meßeinrichtungen entwickelt, die nachfolgend zusammen mit den jeweiligen Ergebnissen besprochen werden.

Die quantitative Bestimmung der Schulterhöhe (Abb. 1) gelingt mit einer sehr einfachen Meßeinrichtung, bestehend aus einer Meßuhr, wie sie in der Industrie zu Rau-

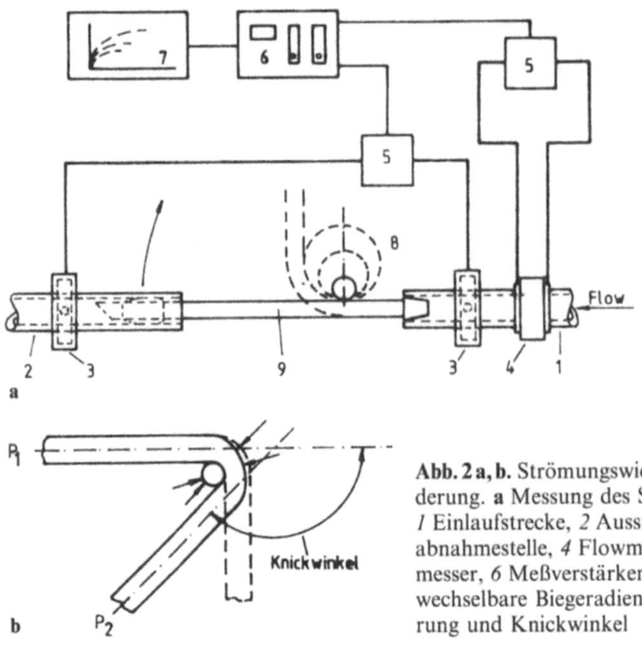

Abb. 2a, b. Strömungswiderstand und Lumenveränderung. **a** Messung des Strömungswiderstandes: *1* Einlaufstrecke, *2* Ausströmeinrichtung, *3* Druckabnahmestelle, *4* Flowmessung, *5* Differenzdruckmesser, *6* Meßverstärker, *7* X/Y-Schreiber, *8* auswechselbare Biegeradien, *9* Tubus. **b** Lumenänderung und Knickwinkel

higkeitsmessungen eingesetzt wird, und einem sauber bearbeiteten, fest eingespannten Führungsstab. Zur Messung schiebt man den jeweiligen Tubus langsam auf einen leicht gefetteten Führungsstab und bestimmt den Ausgangswert vor Beginn der Blockermanschette. Bei weiterem Vorschieben des Tubus wird der bewegliche Meßstift durch die Cuffschulter so lange angehoben, bis die Cuffschulter wieder eben ist oder das Ende des Befestigungsbereiches erreicht wird. Die Differenz zwischen dem gestrichelt gezeichneten Endwert und den Ausgangswert ergibt gerade die Höhe der Schulter. Gleichzeitig kann die qualitative Einstellung der Schulterform gemäß den in Abb. 1 unten stehenden Kriterien vorgenommen werden. Die Messungen zeigen, daß es bei sorgfältiger Cuffbefestigung möglich ist, glatte Übergänge zwischen Tubus und Manschette mit einer Erhöhung um ca. 0,15 mm herzustellen. Bei einigen Plastiktuben findet man jedoch doppelt so hohe, scharfe Kanten und bei Gummituben bis zu 0,6 mm starke Wulste, die durch das Material bedingt sind.

In einer weiteren Testreihe wurde der Strömungswiderstand und die Lumenveränderung bei 3 verschiedenen Biegewinkeln und -radien ermittelt, da beide Größen in der Praxis von Interesse sind. Der im Vergleich zum geraden Tubus wesentlich erhöhte Strömungswiderstand muß entweder durch den Respirator oder, was von größerer Bedeutung ist, durch den spontanatmenden Patienten überwunden werden. Querschnittsverengungen fördern daneben die Verstopfung des Tubus durch Inkrustierung und behindern die Einführung von Absaugkathetern und Bronchoskopen.

Abbildung 2 zeigt die für die strömungstechnischen Messungen entwickelte Biegemaschine, die sowohl die exakte Biegung des Tubus als auch genaue fluiddynamische Messungen ermöglicht. Die Anlage besitzt eine auf einer Platte fest montierte, fluiddynamische Einlaufstrecke (1), die mit einem Pneumotachographen (4) und einer besonders konstruierten Druckabnahmestelle (3) ausgerüstet ist. Der zu testende Tubus wird über den normalen Konnektor mit der Einlaufstrecke verbunden, sein distales Ende dagegen in die bewegliche Auslaufstrecke eingeführt und leicht geblockt. Mit Hilfe der beweglichen Auslaufstrecke, die ebenfalls mit einer ringförmigen Druckabnahmestelle versehen ist, kann der Tubus um die verschiedenen auswechselbaren Biegeradien (8) gebogen werden. Als Maß für den Strömungswiderstand dienen die zwischen den Meßstellen in der Einlaufstrecke und der Auslaufstrecke bestehenden Druckdifferenzen. Diese werden zusätzlich auf einem X/Y-Schreiber aufgezeichnet, so daß man als Ergebnis für jeden Tubustyp charakteristische, vom eingestellten Biegeradius und -winkel abhängige Flowkurven erhält.

Abbildung 3a, b veranschaulicht den Einfluß der genannten Versuchsparameter anhand der Druck-Flow-Kurven für einen Gummi- und Woodbridge-Tubus. Auf der Ordinate sind jeweils der gemessene Differenzdruck als Maß für den Strömungswiderstand und auf der Abszisse die Flowraten aufgezeichnet. Neben dem Flow treten zusätzlich der Biegewinkel, der Biegeradius und der Tubusdurchmesser als Parameter auf. Maßgebend für die Bewertung der Tuben bei diesem Versuch ist der Flowverlust, der in den Meßkurven bei konstantem Δp-Wert als Differenz zwischen jeweils interessierenden Kurvenzügen abgegriffen werden kann. Im allgemeinen nimmt der Flowverlust mit zunehmendem Biegewinkel und kleiner werdendem Biegeradius zu. Wie aus den Druck-Flow-Aufzeichnungen ersichtlich ist, findet man beim Woodbridge-Tubus nur

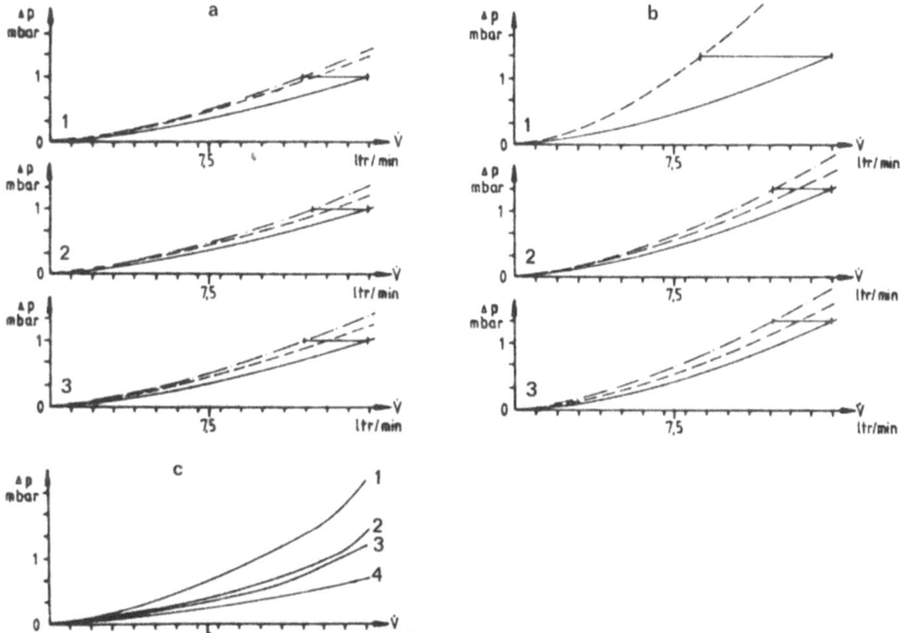

Abb. 3a–c. Strömungstechnische Ergebnisse. **a** Woodbridge-Tubus: *1* Biegeradius 0,5 cm, *2* Biegeradius 2,5 cm, *3* Biegeradius 5 cm, *Δp* Strömungswiderstand, *V* Flow, —— gerader Tubus, --- 90° gebogen, -·- 180° gebogen, —— Flowverlust. **b** Gummitubus: *1* Biegeradius 0,5 cm, *2* Biegeradius 2,5 cm, *3* Biegeradius 5 cm, *Δp* Strömungswiderstand, *V* Flow, —— gerader Tubus, --- 90°-gebogen, -·- 180°-gebogen, —— Flowverlust. **c** Durchmessereinfluß: *1* d = 6,5 mm, *2* d = 7,0 mm, *3* d = 7,5 mm, *4* d = 8,0 mm, *Δp* Strömungswiderstand, *V* Flow

Tabelle 4. Verformungskräfte der Tuben

a) *Kräfte im Bereich des Kehlkopfeinganges*

Kräfte F in pond	Gummi	Kunststoff	Woodbridge	Teheran
F_{mittel}	348	225	130	432
F_{max}	368	302	284	–
F_{min}	327	147	78	–

b) *Kräfte im Cuffbereich*

Kräfte F in pond	Gummi	Kunststoff	Woodbridge	Teheran
F_{mittel}	47	62	58	298
F_{max}	52	111	98	–
F_{min}	41	14	39	–

c) *Kräfte im Bereich der Tubusspitze*

Kräfte F in pond	Gummi	Kunststoff	Woodbridge	Teheran
F_{mittel}	106	42	9	23
F_{max}	108	109	29	–
F_{min}	103	0	0	–

eine geringe, bei Gummi- und Plastiktuben dagegen eine ausgeprägte Abhängigkeit von den genannten Parametern.

Die in Abb. 3c gezeigte Abhängigkeit des Strömungswiderstandes vom Tubusdurchmesser hat ebenfalls einen nicht unerheblichen Einfluß auf die Auswahl der Tubengröße. Der mit abnehmendem Innendurchmesser des Tubus überproportional ansteigende Druckverlust fordert, daß von Tuben mit gleicher Charrièrenummer die mit dem größeren Innenlumen bevorzugt werden sollten. Gleichzeitig mit dem Strömungswiderstand wird die infolge der Biegung entstehende Lumenverringerung (Abb. 2, unten) und der Winkel bestimmt, bei dem der Tubus knickt. Auch bei diesem Test ergeben sich für die Konstruktion und das Material der Tuben charakteristische Meßwerte. Wie nicht anders zu erwarten ist, lassen sich die Woodbridge-Tuben bis auf eine Ausnahme um 180° biegen, ohne daß für die Praxis bedeutsame Lumenveränderungen eintreten. Die Gegenstücke dazu bilden die Magill-Tuben aus Weichgummi mit Knickwinkeln zwischen 80° und 90°. Tuben aus PVC, silikonisiertem PVC und Silikon erreichen Okklusionswerte zwischen 90° und etwas über 120°, wobei es auch bei diesen Materialien negative Ausnahmen gibt.

Mit der dritten Testreihe wurde die in Prospekten häufig zitierte Thermoplastizität der Tuben einer eingehenden Prüfung bei verschiedenen Kopflagen und nasaler Intubation unterzogen. Zunächst mußten anhand von Literaturangaben [13–16] und eigenen Röntgenaufnahmen die Form und die Bewegung des Tubus bei Extension, Flexion und verbesserter Jackson-Position ermittelt und die aufgrund der Lösionen interessierenden Stellen festgelegt werden. Bei unserem Modell werden an 3 Stellen, nämlich am Kehlkopfeingang, im Cuffbereich und an der Tubusspitze die vom Tubus jeweils ausgeübten Kräfte durch elektronische Kraftmesser gemessen und digital angezeigt. An den Kraftaufnehmern im Bereich der Spitze und im Cuffbereich sind jeweils kurze Stücke einer U-förmigen Modelltrachea befestigt, während der Aufnehmer am Kehlkopfeingang nur ein einfaches, leicht gerundetes Gegenlager aufweist. Der Nasen-Rachen-Raum wird durch eine entsprechend den Röntgenbildern angefertigte Holzplatte nachgebildet.

Neben Aussagen über die Fließeigenschaften des Materials gewinnt man bei diesen Versuchen medizinisch wichtige Werte über die Stärke der Kräfte (Tabelle 4), die der Tubus an einzelnen Stellen gegen die Wand des Atemtraktes ausübt, und über die sog. Cuffzentrierwirkung [17]. Diese scheint sehr wichtig zu sein, da eine auf die vordere Trachealwand drückende Tubusspitze bei Änderung der Kopflage des Patienten dort zusätzliche Schäden verursacht. Die Messungen beweisen, daß ein Tubus mit geradem distalem Ende die vordere Trachealwand weniger belastet als einer mit vorgeformten distalem Ende. Der minimale Vorteil, den der Tubus mit gebogener Spitze bei der Intubation bieten mag, dürfte im Vergleich zu den möglichen Läsionen somit noch geringer ausfallen. Abgesehen von einigen Woodbridge-Tuben führt die Blockung also nicht oder nur zu einer geringfügigen Verringerung der durch die Tubusspitze auf die vordere Trachealwand ausgeübten Kräfte.

Der letzte Punkt und gleichzeitig einer der interessantesten Tests der z. Z. laufenden Vergleichsuntersuchung befaßt sich mit der Funktion der einzelnen Cuffarten. Dazu mußte zu einer gewählten Charrièrenummer eine passende Modelltrachea entwickelt werden. Für die Cuffart und die Blockung sind die Form, der Durchmesser und die Elastizität der Trachea entscheidende Werte. Daher ist es unerläßlich, daß bei einer technischen Vergleichsuntersuchung die genannten Parameter ebenfalls variiert werden müssen, auch wenn sie dem intubierenden Anästhesisten unbekannt bleiben.

Die eingesetzten Tracheamodelle wurden aus Plexiglas gefertigt, so daß das Verhalten und die Funktion der Cuffs gut beobachtet werden können. Die Verwendung dieser starren, unelastischen Modelle hat jedoch zur Folge, daß die Tuben einem absoluten Härtetest unterworfen worden sind, dessen Bedingungen in der Praxis – abhängig vom Alter des Patienten – mehr oder weniger stark abweichen. Trotz oder vielleicht wegen dieser extremen Versuchsbedingungen lassen unsere Versuche die Qualität der verschiedenen Cuff-Formen sehr gut erkennen.

Auch für diese Messungen mußte eine neue Versuchsanlage entwickelt und gebaut werden. Der Teststand besteht im wesentlichen aus 2 elektrischen Druckaufnehmern zur Messung des Intracuff- und Atemwegsdruckes der auswechselbaren Modelltrachea. Die Tubusform und Biegung entspricht der Jackson-Position, wie sie auch bei den Thermoplastizitätsmessungen als Standard benutzt wird. Zur eigentlichen Dichtpunktbestimmung wird der Tubus mit einem gut abgedichteten Respirator verbunden und ein Lungenfunktionsmodell mit einem Tidalvolumen von 1 l und einer Frequenz von 10 beatmet. Das zuvor geblockte und wieder auf atmosphärischen Druck entlastete Cuff wird dann in Schritten von 1 ml so lange geblockt, bis der Respirator keine Differenz zwischen dem inspirierten und exspirierten Atemzugvolumen mehr anzeigt. Dies entspricht, bezogen auf das Tidalvolumen, einer Leckrate von weniger als 1%.

Die prinzipiellen Ergebnisse dieser Versuche zeigt Abb. 4a, b. An der Ordinate ist die gemessene Leckrate und der Intracuffdruck, auf der Abszisse das in das Cuff gedrückte Volumen aufgetragen. Die Abb. 4a zeigt den Verlauf der Leckrate und des Intracuffdruckes für runde, die Abb. 4b dagegen für U-förmige Tracheamodelle. Die Symbole Dreieck, Kreis und Viereck bezeichnen die jeweiligen unterschiedlichen

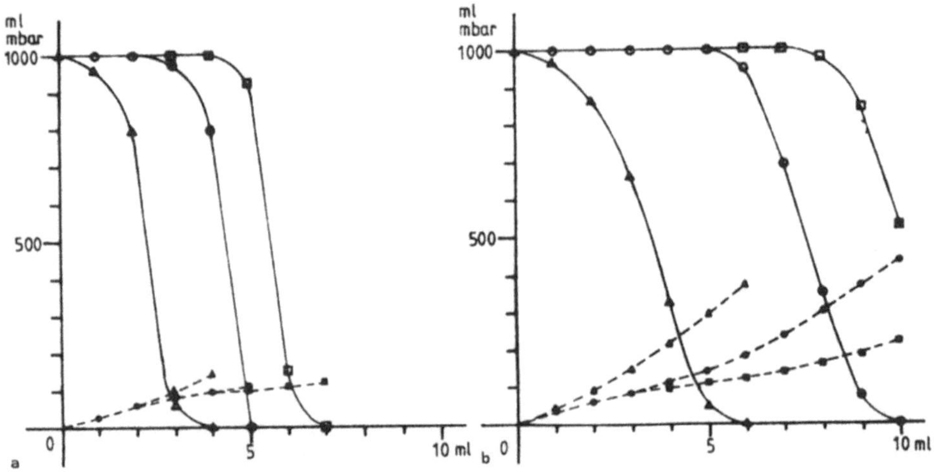

Abb. 4a, b. Dichtepunktbestimmung. **a** Runde Tracheaform: △≙177 mm², ○≙227 mm², □≙ 284 mm², —— Leckrate, --- Cuffdruck. **b** U-Tracheaform: △≙165 mm², ○≙232 mm², □≙ 311 mm², —— Leckrate, --- Cuffdruck

Durchmesser der Modelltrachea. Bei allen Cuffs findet man ähnliche Verläufe, wobei fast immer eine deutliche Abhängigkeit des Dichtpunktes und des zugehörigen Intracuffdruckes von Trachealform und -lumen beobachtet werden kann. Zusätzlich werden die Kurvenzüge sehr stark von der Cuffgröße und dem Cuffmaterial beeinflußt. So läßt sich z. B. bei U- und teilweise getesteten D-Formen keine Dichtigkeit erzielen, was in der Praxis mit einer starken Überdehnung der Trachea gleichbedeutend ist. Endgültige Aussagen zur optimalen Cuff-Form können allerdings erst nach Abschluß der Versuche mit elastischen Tracheamodellen getroffen werden.

Nach den bisher vorliegenden Meßergebnissen könnte man annehmen, daß Woodbridge-Tuben allen anderen Konstruktionen weit überlegen sind. Praktische Erfahrungen zeigen jedoch, daß technische Vergleichsuntersuchungen von Endotrachealtuben und Tracheotomiekanülen für deren Beurteilung allein nicht ausreichend sind. Aus mehreren Gründen sollte dennoch auf eine umfassende technische Vergleichsuntersuchung nicht verzichtet werden:

1. Wie die widersprüchlichen Literaturangaben über die Bedeutung der unterschiedlichen Cufftypen verdeutlichen, lassen sich allgemeingültige Aussagen über Tuben aus klinischen Untersuchungen nicht ohne weiteres ableiten.
2. Da die Tuben standardisierten und reproduzierbaren Testbedingungen unterworfen wurden, liefern die Versuche exakte Aussagen über bestimmte Tubuseigenschaften, wodurch die technische Vergleichsuntersuchung zu einem wertvollen Hilfsmittel bei der Auswahl der Tuben wird.
3. Die am Modell gewonnenen Ergebnisse erlauben dann gezielte und daher wirkungsvollere klinische Untersuchungen mittels erprobter Meßtechniken.
4. An den praxisnahen Meßeinrichtungen können die Eigenschaften der Tuben und die Funktion der Blockermanschetten gerade den Berufsanfängern anschaulich vorgeführt werden, wodurch letztlich die Anwendung der Tuben zum Wohle der Patienten verbessert werden kann.

Literatur

1. Lindholm CE (1969) Prolonged Intubation, Supplementum XXXIII. Universitätsverlag, Aarhus
2. Helms U (1976) Indikationen zur prolongierten Intubation und Tracheotomie. Prakt Anaesthesie 11, 4:249–259
3. Grillo HC (1973) Reconstruction of the trachea. Thorax 28:667–679
4. Nordin U (1977) The trachea and cuff-induced tracheal injury. Dissertation, Universität Uppsala
5. Bekoe S, Magovern GJ, Shively JG (1975) Prolonged cuff intubation without tracheal injury. Publications Inc., Barrington
6. Cooper JD, Grillo HC (1972) Analysis of problems related to cuffs on intratracheal tubes. Chest (62) [Suppl] 2:21–27
7. Geffin B, Pontoppidan H (1969) Reduction of tracheal damage by the prestretching of inflatable cuffs. Anesthesiology 31, 5:462–463
8. Ryan DW (1979) Pressure on tracheal mucosa from cuffed tubes. Br Med J 16:1626
9. Bradbeer TL, James ML, Sear JW, Searle JF, Stacey R (1976) Tracheal stenosis associated with a low pressure cuffed endotracheal tube. Anaestesia 31:504–507
10. Homi J (1979) Pressure on the tracheal mucosa from cuffed tubes. Br Med J 19:1355
11. Lüdemann C, Witte U (1972) Messungen des auf die Trachealwand ausgeübten Druckes bei Beatmungskanülen mit herkömmlichen und einer neuartigen Blockungsmanschette. Prakt Anaesth 7:217–226
12. Carrol RG, Kamen JM, Grenvik A, Safar P (1973) Recommended performance specification for cuffed endotracheal and tracheostomy tubes. Crit Care Med 1, 3:155–156
13. Mackenzie CF (1978) The shape of the human adult trachea. Anesthesiology 49, 1:48–50
14. Beneke G, Endres O, Becker H, Nitschke H (1966) Wachstum und altersabhängige Strukturveränderungen der menschlichen Trachea. Virchows Arch [Pathol Anat] 341:353–364
15. Pineau H, Eralp I, Delmas A (1972) Biométrie de la trachée. Arch Anat Cytol Pathol 12:395–406
16. Conrady PA, Goodman LR (1976) Alternation of endotracheal tube position. Crit Care Med 4, 2:8–12
17. Barth L (1951) Gesichtspunkte zur Herstellung, Auswahl und Anwendung der Endotrachealtuben. Dtsch Gesundheitswes 6, 52:1501–1505

Computergesteuerte Photodokumentation des Larynx und der Trachea über Endoskop und Mikroskop

E. Müller-Hermann und P. Pedersen

Die Photodokumentation des Larynx ist durch seine anatomisch versteckte Lage erschwert. Bereits wenige Jahre nach Erfindung der Photographie durch Nièpce (1826) hat Czermak 1861 versucht, den Larynx photographisch darzustellen. Leider sind diese Aufnahmen nicht erhalten geblieben [2, 4, 11, 17]. Nach den historischen Aufzeichnungen zu urteilen, war die frühe Larynxphotographie für den Laryngologen eine aufwendige und nur selten von Erfolg gekrönte Aufgabe. Der Patient dürfte die diversen Methoden als Tortur empfunden haben [5, 17]. In der Vergangenheit fehlte es nicht an mannigfaltigen Versuchen, die schwierige Dokumentation des Larynx zu vereinfachen [1–3, 5–11; 9 zit. nach 2; 13, 18, 19]. Erinnert sei an die ausgezeichneten Ergebnisse, die Holinger, Albrecht, Berci, Kleinsasser, Kittel, Lehmann und viele andere mit ihren verschiedenartigen Photosystemen erzielt haben.

Eine adäquate Photodokumentation war jedoch durch die komplizierte und teils auch unsichere Handhabung der verschiedenen Dokumentationssysteme für Larynx und Trachea erschwert. Da einerseits die photographische Darstellung erheblich mehr Licht erfordert als die direkte Betrachtung mit dem Auge, andererseits aus anatomischen bzw. technischen Gründen die Länge und Querschnitte (und damit die Lichtleitfähigkeit) der Endoskope und der am Mikroskop verwendeten Beleuchtungssysteme meist vorgegeben sind, konnte nur unter Verwendung von Hochleistungsblitzröhren eine genügende Ausleuchtung für den photographischen Einsatz garantiert werden [1, 7, 8, 11].

Die Verwendung von Dauerlicht in der endoskopischen und mikroskopischen Photographie verlängert die Belichtungszeiten erheblich. Dies führt in der Praxis häufig zu Bewegungs- und Verwacklungsunschärfen [8, 19].

Speziell bei tracheoskopischen Aufnahmen, bei welchen Pulsationen auf das tracheobronchiale System übertragen werden, sind kürzeste Belichtungszeiten und hohe Lichtintensität eine Grundvoraussetzung für scharfe Bilddokumentation.

Neben dem Vorteil der außerordentlich kurzen Belichtungszeit bei sehr hoher Lichtintensität sehen wir in der konstanten und dem Tageslicht angepaßten Farbtemperatur der Blitzbeleuchtung einen weiteren wesentlichen Vorteil. Damit ist gewährleistet, daß Befunde möglichst farbgetreu dokumentiert werden können.

Bei Verwendung eines Elektronenblitzes ließ der technische Aufbau von Endoskopen und der Verbindungsoptik zur Endokamera nicht zu, die klassische Technik der Blendenöffnung zur korrekten Filmbelichtung einzusetzen. Veränderlicher Parameter zur Belichtung blieb eine 3- oder mehrstufige Blitzintensitätsschaltung, welche häufig den Anforderungen der Praxis nur ungenügend gerecht wurde. Mangelhafte Ausleuchtung, Unter- oder Überbelichtung waren selbst in der Hand des Geübten nicht ausgeschlossen und konnten nur durch eine Vielzahl von Probebelichtungen verringert werden. Erschwerend kam hinzu, daß bei Verwendung von verschiedenen Endoskopen

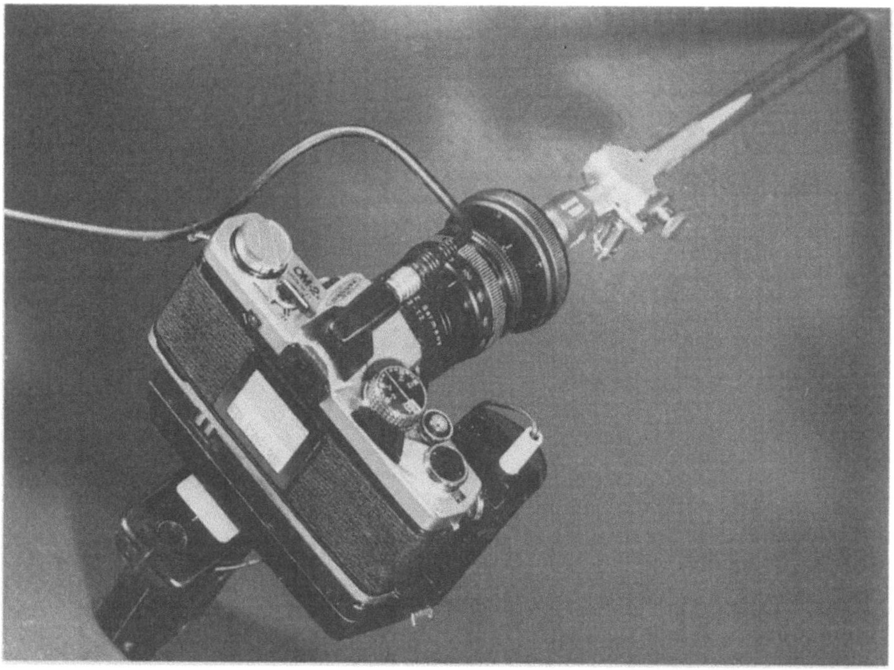

Abb. 1. Endokamerasystem mit OM 2 N-Kameragehäuse, Storz-Endoobjektiv und Hopkins-Optik (Fa. Karl Storz, Tuttlingen)

und bei Wechsel des Einsatzgebietes mit variablen Abständen zum Beobachtungsobjekt jeweils völlig andere und damit kaum kalkulierbare Belichtungskriterien zur Geltung kamen [15]. Die Zuverlässigkeit der endoskopischen und mikroskopischen Dokumentation von Larynx und Trachea war ohne adäquate Belichtungssteuerung eingeschränkt. Verwendet man einerseits technologisch hochwertiges Filmmaterial und komplizierte und teure Beleuchtungs- und Kamerasysteme, so stellt eine 3stufige Belichtungsregelung unseres Erachtens einen Anachronismus und eine unnötige Erschwerung der Photodokumentation von Larynx und Trachea dar.

An der Freiburger Hals-Nasen-Ohren-Universitätsklinik wurde 1980 ein autodynamisch meßgeregeltes TTL-Computerblitzsystem für die Endophotographie entwickelt (Abb. 1), welches inzwischen auch am Mikroskop eingesetzt werden kann (Abb. 2) [14, 16]. Dieses TTL-Computerblitzsystem liefert unter nahezu allen Einsatzbedingungen optimal belichtete Aufnahmen, wobei die aus der Amateurphotographie bekannten Unzulänglichkeiten von automatischen Belichtungssystemen, wie Fehlbelichtung bei reflektierenden und dunklen Flächen, weitgehend ausgeschlossen werden konnten [15, 16]. Selbst in der Hand des weniger geübten Anwenders garantiert dieses autodynamisch meßgeregelte TTL-Computerblitzsystem einwandfrei belichtete Bilder. Endoskopwechsel und unterschiedliche Einsatzorte ebenso wie wechselnde Arbeitsabstände des Mikroskopes brauchen nicht mehr berücksichtigt zu werden. Die Computerblitzeinheit liefert nach der korrekten meßgesteuerten Lichtmengenabgabe und erfolgter optimaler Belichtung des Films eine optische und akustische Rückmeldung.

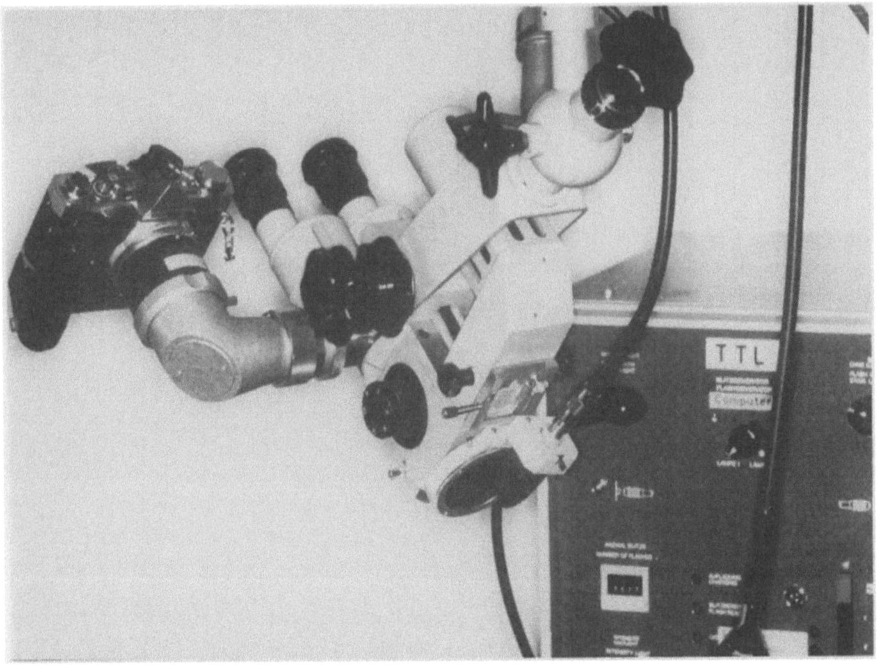

Abb. 2. OM 2 N-Kameragehäuse (Fa. Olympus, Hamburg) am OPMI 1 (Fa. Zeiss), montiert mit TTL-Computerblitz 559/BA (Fa. Karl Storz, Tuttlingen)

Methode

Durch Betätigung des Kameraauslösers wird der Strahlengang vom Kamerasucher zur Filmebene umgelenkt und gleichzeitig die Blitzröhre im Kaltlichtgerät gezündet. Über flexible Glasfaser- bzw. Flüssigkeitskabel und das Endoskop bzw. Mikroskop wird der Lichtblitz auf das Beobachtungsobjekt geleitet. Beim Mikroskop ist die koaxiale wie auch die dezentrierte Einspeisung des Blitzlichtes möglich.

Die vom Beobachtungsobjekt reflektierten Lichtstrahlen gelangen via Mikroskop bzw. Endoskop zur Filmebene der Kamera zurück. Ein Photomultiplier meldet, sobald die zur korrekten photographischen Belichtung des Filmes erforderliche Lichtmenge erreicht ist, und löscht über eine entsprechende elektronische Steuerung die Blitzröhre (Abb. 3).

Technik

Technische Grundlage bildet grundsätzlich jede Kamera mit TTL-Blitzautomatik.

Wir benützen ein handelsübliches OM 2 N-Kameragehäuse von Olympus (Hamburg). Die Handhabung wird durch den motorgetriebenen, ebenfalls automatisch gesteuerten Filmtransport weiter vereinfacht. Elektrische Fußschalterauslösung beim Mikroskop bzw. Mikroschalterauslösung im Revolverhandgriff beim Endosystem ver-

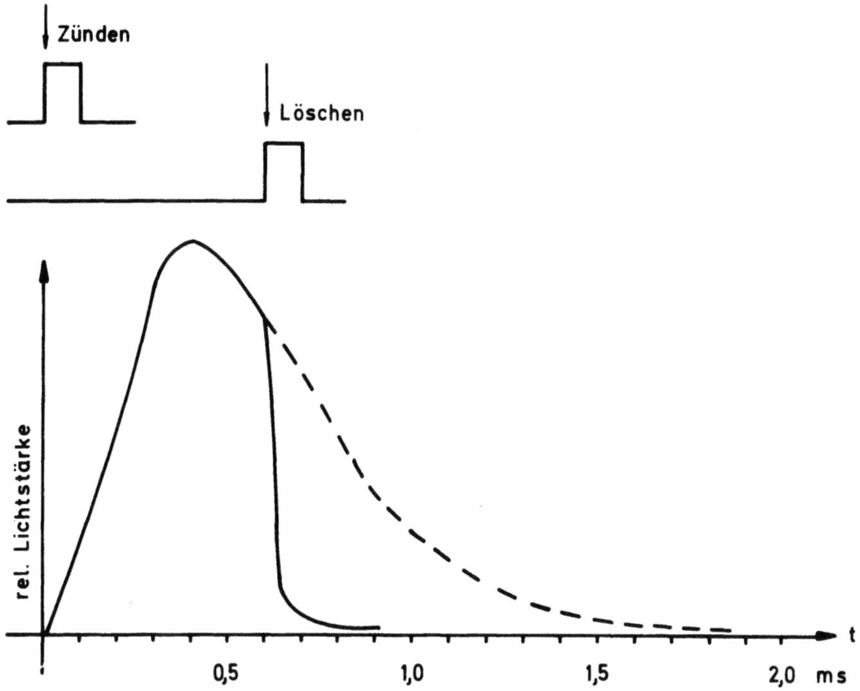

Abb. 3. Meßgeregelte Lichtintensitätssteuerung beim TTL-Computerblitz; – geregelt, ungeregelt

vollständigen die Bedienungsvereinfachung. Mittels Leuchtdiodenanzeige (LED) werden alle wichtigen Informationen mit Blitzbereitschaft etc. in den Sucher eingespiegelt.

Als Lichtquelle verwenden wir die kombinierte Kaltlichtblitzfontäne mit integriertem TTL-Computerblitz für automatische Belichtung (559/BA Fa. Karl Storz, Tuttlingen). Soll das Blitzgerät in der Nähe der Frontlinse des Mikroskopes angebracht sein, wird die autodynamische Steuerelektronik im Generatorteil integriert.

Zusammenfassung

Ein modernes Dokumentationssystem für Larynx und Trachea sollte auch von wenig geübten Anwendern zuverlässig und problemlos eingesetzt werden können. Eine einfache, ja geradezu narrensichere Bedienung war eine wesentliche Forderung bei der Entwicklung der computergesteuerten Photodokumentationseinrichtung für Trachea und Larynx.

Nicht zuletzt wurde auf die universelle Einsatzmöglichkeit und die dadurch verbundene Kostenersparnis durch Verwendung ein und derselben Beleuchtungsanlage für Mikroskop und Endoskop geachtet.

Die automatische Belichtung, der motorische Filmtransport sowie die nach ergonomischen Gesichtspunkten konzipierte Handhabung der gesamten Dokumentationseinrichtung machen die Endophotographie und die Mikrophotographie mit dem TTL-Computerblitz zu einem schnellen und sicheren Dokumentationsverfahren.

Wir hoffen, daß durch die Entwicklung des autodynamisch meßgeregelten TTL-Computerblitzsystems für die Endoskopie und die Anpassung an das Operationsmikroskop ein wesentlicher Schritt zur Vereinfachung der Photodokumentation von Trachea und Larynx gelungen ist.

Literatur

1. Alberti PW (1975) Still photography of the larynx. Can J Otolaryngol 4:759–765
2. Albrecht R (1955/56) Zur Photographie des Kehlkopfes. HNO 5:196–199
3. Berci G, Calcaterra GT, Ward PH (1975) Advances in endoscopic techniques for examination of the larynx and nasopharynx. Otolaryngol 4:786–789
4. Czermak NJ (1861) Über die Verwertung der Photographie für Laryngoskopie und und Rhinoskopie. Sitzungsberichte der kaiserlichen Akademie der Wissenschaft XLIV. B, Sitzung vom 7. 11. 1861
5. Eichner, H (1980) Neuere endoskopische Möglichkeiten im Hals-Nasen-Ohren-Bereich. Laryngol Rhinol Otol Stuttg 12:767–770
6. French TR (1882) On photographing the larynx. Trans Am Laryngol 4:32–36
7. Holinger PH (1942) Photography of the larynx trachea bronchi and esophagus. Trans Pa Acad Ophthalmol Otolaryngol 46:153–156
8. Jako GJ, Strong MS (1972) Laryngeal photography. Arch Otolaryngol 96:269–273
9. Kittel G, Steiner W, Jaumann MP (1977) Lupenendoskopische Foto- und Filmdokumentation bei Stimmstörungen. Sprache Stimme Gehör 1:42–49
10. Kleinsasser G (1973) Entwicklung und Methoden der Kehlkopfphotographie. HNO 2:171–176
11. Lehmann W, Pidoux JM, Widmann JJ (1981) Larynx microlaryngoscopy and histophathology. Inphazam SA, Switzerland
12. Mandl E (1860) Demonstrat. e. App. zur Photographie und Betrachtung des Kehlkopfes. Z Ges Aerzte Wien 43
13. Müller-Hermann E, Pedersen P (1980) Electronic flash unit for endoscopy with autodynamic controlled flash energy for automatic exposure of endophotos. Arch Otorhinolaryngol 1229:155–157
14. Müller-Hermann E, Beck C, Pedersen P (1981) Erste Erfahrungen mit automatischer Belichtungssteuerung bei endoskopischer Fotographie im HNO-Bereich. Arch Otorhinolaryngol 231:697–702
15. Müller-Hermann E, Pedersen P, Münker G (1981) TTL-Computerblitz und Zeiss Operationsmikroskop OPMI 1. Arch Otorhinolaryngol 233:25–29
16. Olbrich H (1956) Die Photographie in der Hals-Nasen-Ohrenheilkunde. Z Laryngol Rhinol Otol 35:711–727
17. Stein S (1837) Apparat zur photographischen Aufnahme des Trommelfelles. Arch Otorhinolaryngol 7:56–59
18. Yanagisava E, Eibling DE, Susuki M (1980) A simple method of laryngeal photography through the operating microscope. Ann Otol Rhinol Laryngol 89:547–550

Zusammenfassung der Diskussion

Frage: In der internationalen Literatur sind unterschiedlichste Angaben über Komplikationsraten nach Langzeitintubationen bzw. nach Tracheotomie zu finden. Wie sind diese Differenzen zu interpretieren?

Antwort: Was die äußerst unterschiedlichen Komplikationsraten der Tracheotomie – vereinzelt wird eine extrem hohe Komplikationshäufigkeit von 50–70% angegeben – angeht, so ist festzustellen, daß diese Komplikationshäufigkeit für die klassische Tracheotomie mit Granulationskanal gilt, nicht jedoch für die epithelisierte Tracheotomie. Durch die moderne Chirurgie am Hals ist es in den letzten Jahren zweifellos gelungen, die Komplikationsrate bei Tracheotomien deutlich herabzudrücken.

Für die ebenso unterschiedlichen Angaben über die Komplikationsraten nach Langzeitintubation mögen 2 grundsätzliche Probleme verantwortlich sein:

Bei nahezu allen Studien, die diese Fragestellung zum Inhalt haben, handelt es sich um retrograd durchgeführte Untersuchungen, bei denen keine systematischen Kontrollen mittels endoskopischer Überwachung erfolgten. Dies gilt insbesondere für Langzeitstudien (s. auch Beitrag Hutschenreuter). Neuere, zum Teil prospektive Studien [1], unter endoskopischer Kontrolle durchgeführt, zeigen jedoch, daß man in fast allen Fällen bereits nach relativ kurzzeitiger Intubation massive, schwerwiegende Befunde feststellen kann, insbesondere im Bereich des Kehlkopfes.

Als weiterer Grund für die divergierenden Angaben der Komplikationshäufigkeit ist anzuführen, daß die Dunkelziffer der Patienten, die Larynx- oder Trachealschädigungen nach einer Intubation erlitten haben, sehr hoch eingeschätzt werden muß. Stenosierende Prozesse können sich noch nach Monaten oder später entwickeln, und es ist nicht ungewöhnlich, daß Patienten zur Behandlung von Asthmaanfällen in eine internistische Ambulanz kommen, da diese Beschwerden nicht in Bezug gesetzt werden zu einer vorausgegangenen Intubation.

Hauptsächlichster Grund für die hohe Dunkelziffer der mangelnden Erfassung von Schädigungen nach Langzeitintubation mag jedoch die Tatsache sein, daß prinzipiell alle Patienten, die gravierende Schädigungen erlitten haben, verstorben sein dürften.

Frage: Ist damit zu rechnen, daß nach einer Langzeitintubation auch in den Fällen Komplikationen auftreten können, in denen endoskopisch keinerlei Schädigungen am Kehlkopf nachgewiesen werden konnten?

Antwort: Der Anästhesist muß damit rechnen, daß es auch ohne endoskopisch verifizierbare Schädigungen im Larynxbereich zu Komplikationen kommen kann:

Nach der Extubation wird der Schluß im hinteren Teil der Glottis beim Schluckakt in vielen Fällen nicht vollkommen sein. Infolgedessen besteht die Möglichkeit einer ständigen Mikroaspiration, die zu bronchopulmonalen Infektionen führen kann.

Frage: Sollte bei Heiserkeit nach einer Intubation auf jeden Fall der HNO-Arzt konsultiert werden?

Antwort: Heiserkeit nach einer Intubation sollte in jedem Fall Anlaß dazu geben, einen HNO-Arzt aufzusuchen. Gerade Arytänoidknorpelluxationen nach Intubation sind keine ungewöhnliche Komplikation. In diesem Fall muß jedoch eine sofortige operative Reposition durchgeführt werden, um eine irreversible Ankylosierung der Arytänoidknorpel zu vermeiden.

Frage: Ist die Form des Tubus unerheblich für den Grad von Laryngeal- bzw. Trachealschädigungen nach Intubation?

Antwort: Differenzierte Untersuchungen von Lindholm [3] haben gezeigt, daß auch der Form des Tubus eine entscheidende Rolle für das Ausmaß von Laryngeal- bzw. Trachealschädigungen nach Intubation zukommt. Werden Tuben verwandt, die die natürlichen anatomischen Verhältnisse in keinster Weise berücksichtigen, so werden an ganz bestimmten Punkten Kräfte gegen Kehlkopf- und Trachealwand durch den Anpreßdruck des Tubus ausgeübt. Besonders exponierte Bereiche sind der hintere subglottische Larynxbereich und die vordere Trachealwand, an der die Spitze des Tubus zu liegen kommt.

Durch die Verwendung von modernen Plastiktuben, die in ihrer Gestalt mit den natürlichen anatomischen Gegebenheiten übereinstimmen, können insbesondere die Läsionen im hinteren subglottischen Larynxbereich zum großen Teil vermieden werden, allerdings nur so lange, wie normale anatomische Verhältnisse vorliegen. Bei Abweichungen von der normalen Anatomie oder bei extremen Lagerungen (z. B. Extension der Halswirbelsäule) können Druckschäden an anderen Stellen nicht sicher verhindert werden.

Frage: Gibt es funktionelle Störungen des Kehlkopfes nach Intubation, auch wenn keine organischen Schädigungen festgestellt werden können?

Antwort: Funktionelle Stimmstörungen können selbst nach relativ kurzdauernden Intubationen immer wieder beobachtet werden. Eine häufige derartige funktionelle Störung ist eine Vokalisinsuffizienz, die zwar für den Augenblick, d. h. in der Zeit unmittelbar nach der Intubation, kompensiert werden kann, die jedoch bei einem Personenkreis, der starken stimmlichen Belastungen ausgesetzt ist, wie Sängern, Lehrern usw., auf die Dauer zu einem völligen Versagen der Stimme führen kann.

Differenzierte Untersuchungen von Patienten vor und 1 bzw. 2 Tage nach einer Intubation haben gezeigt, daß das Phonetogramm fast immer erheblich verändert ist. Diese Veränderungen treten natürlich nach Langzeitintubationen stärker in den Vordergrund als z. B. nach einer normalen Intubation für die Narkosebeatmung.

Die phonatorischen Reserven des Kehlkopfes sind zwar in den meisten Fällen in der Lage, Schädigungen wieder auszugleichen. Es gibt jedoch deutliche Hinweise darauf, daß die Zahl der Stimmstörungen, die in den letzten 20 Jahren stark angestiegen ist, auch auf die vielen Intubationsnarkosen zurückzuführen sein könnte.

Frage: Könnte in einigen Fällen bei Laryngeal- bzw. Trachealschädigungen nach Intubation die Ursache nicht auf einer Kontaktallergie beruhen?

Antwort: Allergologische Gesichtspunkte sind vielleicht in der Vergangenheit in den meisten Studien über Schädigungen nach Intubation zu wenig berücksichtigt worden. Entsprechende Untersuchungen darüber einzuleiten, wäre sicherlich ein großes Verdienst. Viele Faktoren sprechen dafür, daß gerade bei Schädigungen im Gefolge einer relativ kurzdauernden Intubation eine Kontaktallergie die Ursache gewesen sein könnte.

Frage: Könnte der Grund für die unterschiedlichen Angaben über die Ausbildung von Stenosen nach Tracheotomien bzw. Langzeitintubationen – die Verwendung von vergleichbaren Materialien vorausgesetzt – nicht auf die unterschiedliche pflegerische Behandlung tracheotomierter bzw. langzeitintubierter Patienten zurückzuführen sein?

Antwort: Pflegerischen Aspekten kommt mit Sicherheit eine entscheidende Rolle bei der Ausbildung von Stenosen nach Tracheotomie bzw. Langzeitintubation zu. Es steht außer Zweifel, daß besondere Sorgfalt darauf gelegt werden sollte, zwischen Cuff und Stimmritze eine saubere Bronchialtoilette zu betreiben. Gerade dieser Raum ist als potentieller Infektionsort anzusehen, von dem aus die Infektion submukös in die geschädigte Schleimhaut via Lunge vordringt, mit dem Resultat der späteren Stenosierung. Es ist sicherlich nicht abwegig, zu fordern, daß bei solchen Patienten dieser Bereich mindestens einmal am Tag mit einem flexiblen Bronchoskop abgesaugt werden sollte.

Frage: Gibt es Entscheidungshilfen für den Entschluß zur frühen sekundären Tracheotomie?

Antwort: Regelmäßige laryngoskopische und tracheoskopische Kontrollen können die Entscheidung darüber wesentlich erleichtern, auf eine frühzeitige sekundäre Tracheotomie bereits nach 4 oder 5 Tagen zu drängen.

Frage: Gibt es Unterschiede in den Behandlungsmöglichkeiten von cuffbedingten Stenosen nach Langzeitintubation bzw. Tracheotomie?

Antwort: Cuffbedingte Stenosen nach Langzeitintubation liegen höher, d. h. im subglottischen Bereich, und sind daher für Laryngologen sehr viel besser angehbar. Die cuffbedingten Stenosen nach Tracheotomie liegen sehr viel tiefer, d. h. sie rutschen in den Bereich der thorakalen Trachea hinab und sind infolgedessen außerordentlich schwer zu therapieren.

Frage: Welche Art von Trachealstenosen können mit der Laserchirurgie therapiert werden?

Antwort: Hauptindikationsgebiet für die Behandlung mit dem Argonlaser sind die membranösen und sichelförmigen Stenosen der Trachea, die sich ohne Blutung durch Koagulation entfernen lassen. Unter dieser strengen Indikationsstellung ist nicht zu erwarten, daß sich nach der Behandlung der Stenose eine Sekundärstenose ausbildet. Trachealstenosen, die sich über mehrere Zentimeter wandständig zirkulär erstrecken, können mit der Laserschirurgie nicht angegangen werden.

Frage: Welche Cuffs sollten für die Narkosebeatmung verwandt werden?

Antwort: Auch für die Narkosebeatmung sollten, neueren Erkenntnissen zur Folge, ausschließlich Low-pressure-high-volume-Cuffs verwendet werden. Der Gebrauch kleinvolumiger Hochdruckcuffs ist auch für die Narkoseintubation in jedem Fall abzulehnen.

Literatur

1. Kopp KH, Löhle E, Hesjedal O, Wiemers K (1981) Laryngoskopische Untersuchungen zur Frage der Kehlkopfschädigung bei langzeit-intubierten Intensivpatienten. Schweiz Med Wochenschr 111:1010–1013
2. Kucher R, Lechner G, Pokieser H, Steinbereithner K (1967) Spätschäden der Tracheotomie. Anaesthesist 16:157–163
3. Lindholm LE, Caroll RG (1975) Evaluation of tube deformation pressure in vitro. Crit Care Med 3:196–199

Teil C

Operative und anästhesiologische Verfahren zur Tracheotomie – Komplikationen, ihre Beherrschung und Beseitigung

Indikation zur primären und sekundären Tracheotomie

G. Wolff

Die Tracheotomie kann meist am intubierten Patienten in Narkose durchgeführt werden. Allgemeine oder operative Komplikationen sind heute selten. Die Alternative ist die Weiterführung der transglottischen Intubation. Sie benützt den natürlichen Zugang zur Trachea und ist deshalb der operativen Tracheotomie prinzipiell vorzuziehen. Das Ziel beider Methoden ist der sichere Zugang zu den Luftwegen zum Zweck der Aspirationsprophylaxe, der Tracheobronchialtoilette und/oder der Beatmung. Diese Ziele werden mit beiden Methoden erreicht. Unterschiedlich sind aber die vorübergehenden Nachteile oder die definitiven Schäden. Die Indikation 1. für die Langzeitintubation, 2. für die primäre Tracheotomie (der provisorischen Intubation zuhanden der Tracheotomie innerhalb weniger Stunden), oder 3. für die sekundäre Tracheotomie (der Tracheotomie nach Intubationsdauer von mehr als 24 h) muß deshalb die unterschiedlichen Vorteile und Nachteile, v. a. aber die potentiellen Schäden berücksichtigen. Verschiedene Mechanismen führen auf unterschiedlicher Höhe der Luftwege zu jeweils typischen Veränderungen:

1. *Schäden zwischen Tubusende und Carina*
   Schleimhautblutungen und oberflächliche Erosionen finden sich bei jeder Methode der Intubation bereits nach wenigen Tagen zwischen Tubusende und Carina, d. h. in dem Teil der Trachea, der nicht mehr durch den Tubus geschützt ist [3]; das eigentliche Trauma ist hier die meist unvermeidliche Tracheobronchialtoilette. In einer prospektiven Studie mit Kathetern verschiedener Hersteller hat sich bei täglicher Tracheobronchoskopie [5] gezeigt, daß diese Veränderungen unabhängig vom Material der Absaugkatheter auftreten. Am stärksten verändert war jeweils die Carina selbst. Diese Veränderungen können schon wenige Tage nach Extubation nicht mehr nachgewiesen werden.
2. *Schäden am Kanülenende*
   Liegt die Kanüle in der sagittalen oder frontalen Ebene schräg in der Trachea, so stößt das untere Kanülenende exzentrisch gegen die Trachealwand und führt seitlich oder vorn zur Nekrose der Trachea. Die gefürchteten Arrosionsblutungen des Truncus brachiocephalicus, der A. carotis sinistra oder der V. anonyma treten dabei eher auf, wenn diese Gefäße als Normvariante relativ kranial über die Trachea kreuzen. Der transglottische Tubus ist über eine lange Strecke relativ gut geführt und verläuft nur selten exzentrisch. Die Tracheostomiekanüle aber ist so kurz, daß sie sehr schräg in der Trachea stehen kann; wohl deshalb findet sich die Blutungskomplikation fast nur nach einer Tracheotomie. Wird aber bei der Tracheotomie in der Wunde die gefährliche Nachbarschaft dieser Gefäße palpiert, so kann eine „epithelisierende Tracheotomie" die Blutungskomplikation wahrscheinlich verhindern. Vor allem aber wird diese Komplikation selten, wenn das Pflegepersonal gut instruiert ist und konsequent jeden Zug und jedes Drehmoment an der Kanüle verhindert. Gelegentlich

kann die Gefahr geahnt und rechtzeitig behoben werden, wenn auf dem täglichen Röntgenthoraxbild die Lage der Kanüle in der Trachea regelmäßig beachtet und ggf. sofort korrigiert wird.

3. *Schäden in der Manschettengegend*
   Seit genereller Verwendung der vorgeblähten Cuffs sind definitive Schädigungen in der Manschettengegend sowohl bei Tracheotomie als auch bei Langzeitintubation fast ganz verschwunden. Allerdings werden gute Resultate nur erreicht, wenn die Manschette während der ganzen Dauer der Intubation (resp. Kanülierung) nur mit dem niedrigsten, gerade noch abdichtenden Druck gebläht wird. Dieser optimale Füllungsdruck wird auf einfachste Weise garantiert und ist auch jederzeit sichtbar, wenn die Manschette über ein offenes Steigrohrsystem mit Flüssigkeit gefüllt wird [7–9]. Mit dieser Methode haben wir bisher bei mehr als 3 000 langzeitbeatmeten Patienten keinen definitiven Schaden gesehen.
4. *Schäden am Tracheostoma*
   Blutungen in der Tracheostomiewunde sind überwiegend Folge einer nichtoptimalen chirurgischen Technik oder Taktik. Werden alle Wundflächen (z. B. die Durchtrennungsfläche des Isthmus der Schilddrüse) mit Durchstechungsligaturen versorgt und werden alle Knoten, die an der Kanüle nun tagelang scheuern werden, mehrfach gesichert, so wird keine Blutung im Wundgebiet beobachtet werden müssen. Bei geeigneter Technik bleiben auch Stenosen aus [2]. Da die Tracheotomie in der Regel als Wahleingriff am Intubierten (und nur selten und notfallmäßig am Nichtintubierten) durchgeführt werden kann, muß verlangt werden, daß dieser Eingriff als diffizile Operation eines ausgebildeten Chirurgen und nicht als „Übungseingriff" eines Anfängers betrachtet wird.
5. *Schäden im Bereich der Glottis*
   Wird nach kurzer Intubationszeit tracheoskopiert, so müssen häufig so erschreckende Zerstörungen und Granulationen festgestellt werden [6], daß man versucht wäre, sich für die frühe sekundäre Tracheotomie (nach 2–4 Tagen) oder gar für die primäre Tracheotomie (innerhalb 24 h) generell zu entscheiden. Es stellt sich auch die Frage, ob mit Frühendoskopie die gefährdeten Patienten selektioniert und rechtzeitig der Frühtracheotomie zugeführt werden könnten. Da schwere subglottische Veränderungen auch nach einer Intubationszeit von nur wenigen Stunden entstehen können, ist nicht damit zu rechnen, daß sie mit einer frühen Tracheotomie verhindert werden könnten. Da weiterhin die Frühendoskopie in der Regel unter Beatmung, d. h. am nicht extubierten Patienten, durchgeführt werden muß, kann nur (von oben) die vom Tubus gedehnte Glottis und (unten) die Trachea zwischen Tubusende und Carina eingesehen werden. Wir wagen deshalb zu bezweifeln, daß mit der Frühendoskopie (von krassen Ausnahmen abgesehen) überhaupt beurteilt werden kann, ob eine *jetzt* beobachtete Veränderung *später*, d. h. nach Fortführung der transglottischen Intubation, ausheilen wird oder ob sie später zur Stenose werden wird; diese Entscheidung müßte aber getroffen werden können, wenn die Frühendoskopie erlauben würde, gefährdete Patienten rechtzeitig einer „rettenden" Tracheotomie zuzuführen. Wir glauben, deshalb annehmen zu müssen, daß die schonende Intubation und eine tadellose Pflege diese Komplikationen selten halten kann, daß sie aber auf keine Weise mit Sicherheit ganz verhindert werden können. Außerdem ist zu bedenken, daß eine große Zahl von Patienten nach tage- oder heute auch wo-

chenlanger transglottischer Intubation klinisch beschwerdefrei geblieben sind und daß in endoskopischen Spätkontrollen nur selten ein klinisch stummer, aber behandlungsbedürftiger Befund erhoben worden ist.

Orotracheale versus nasotracheale Intubation

Ist der heute so bewegliche Intensivpatient orotracheal intubiert, so ist die Fixation des Tubus oft außerordentlich schwierig. Gelegentlich muß zu „harten" Fixationsmaßnahmen gegriffen werden (z. B. Drahtschleifenfixation an einem Schneidezahn bei tiefer und ausgedehnter Gesichtsverbrennung). Bei jedem zahnlosen Patienten kann die Fixation des orotrachealen Tubus unzuverlässig sein. Aber auch bei guter äußerer Fixation kann sich der orale Tubus bei Rotation oder Flexion/Deflexion des Kopfes in der Trachea leicht gefährlich verschieben (Abb. 1).

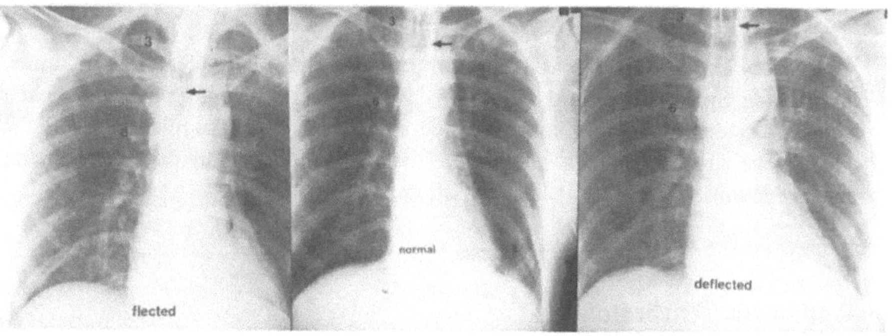

Abb. 1. Orotracheale Intubation bei äußerlich gut fixiertem Tubus. Das untere Tubusende gleitet bis 5 cm tiefer, wenn der Kopf flektiert wird. Die intratracheale Position des distalen Endes des orotrachealen Tubus ist eine latente Gefahr!

Bei der *nasalen Intubation* ist die Fixation einfacher und sicherer; der nasal intubierte Patient kann mit dem Tubus mobilisiert werden. Als Komplikation der nasalen Intubation kommt es in etwa 5–10% nach 1–2 Wochen zu eitriger Entzündung mit Schleimhautnekrosen im unteren Nasengang. Auch bei Patienten ohne Gesichtsschädelverletzung kann während der Langzeitbeatmung eine Sinusitis maxillaris auftreten; ein Zusammenhang zwischen nasaler Intubation und Sinusitis muß diskutiert werden. Diese Sinusitis ist keine unwichtige Komplikation, weil sie nicht selten der Ausgangspunkt einer Sepsis ist; die Revision und Ausräumung der Nasennebenhöhlen (einschließlich Sphenoid und Ethmoid) ist dann selbst am schwerkranken Patienten unumgänglich.

Bei der nasotrachealen Intubation kommt es gelegentlich zu Schleimhautverletzungen im Rachen, die allerdings mit Übung und Sorgfalt selten werden.

Vorteile der Tracheotomie

Ist der noch immer auf einen Tubus angewiesene Patient einmal tracheotomiert, so ist während der Akutbehandlungsphase vieles einfacher; der Patient kann essen und trinken und wird durch die leicht durchführbare Tracheobronchialtoilette am wenigsten belästigt. Der Kanülenwechsel bei Tracheotomierten ist einfach, während eine Umintubation (oral oder nasotracheal) ein Kunstwerk sein kann. Eine evtl. Reintubation (sog. „reversible Extubation“) ist problemlos.

Immer wieder wird das Tracheostoma als eine gefährliche Infektionsschiene bezeichnet, und es wird behauptet, das Trachealsystem würde leichter über das Tracheostoma infiziert als über einen transglottischen Tubus. Unseres Wissens konnte diese Hypothese in keiner Studie bestätigt werden. Andererseits ist bei langzeitbeatmeten Patienten der Magensaft teilweise infolge der (iatrogenen!) Streßulkusprophylaxe neutral und nach wenigen Tagen mit Darmkeimen infiziert [1, 4]. Diese pathologische Magenflora gelangt entlang der obligaten nasogastrischen Sonde in den Rachen und infiziert so auch den gefährlichen Raum zwischen Glottis und Cuff. Eine gewisse Reduktion der Infektionsgefahr des Bronchialsystems kann erreicht werden, wenn der geschlossene Raum zwischen Glottis und Cuff alle paar Stunden entleert wird (periodisches Entblocken des Cuffs während der Tracheobronchialtoilette). Nach Tracheotomie drainiert dieser Raum allerdings spontan entlang der Kanüle zum Hals hinaus.

Ein Vorteil der Tracheotomie ist die Einsatzmöglichkeit der gefensterten Kanüle. Wird diese sog. Sprechkanüle mit dem Finger verschlossen, kann der Patient sprechen und husten. Leider ist bei den vorgefertigten käuflichen Sprechkanülen das seitliche Loch meistens zu oberflächlich oder zu tief, so daß nur die individuell hergestellte Sprechkanüle mit Sicherheit das Ziel erreichen läßt.

Indikation zur Tracheotomie

Damit sind Vor- und Nachteile beider Methoden aufgezeigt, und wir kommen zur eingangs gestellten Frage. Unbestritten ist die Indikation zur primären Tracheotomie, wenn die Umintubation auf einen gut verträglichen Tubus nicht durchführbar ist, oder gar wenn überhaupt nicht intubiert werden kann (Nottracheotomie). Ebenfalls unbestritten ist die Indikation zur sekundären Tracheotomie, wenn lokale Gründe dazu zwingen, wie bei Gesichtsschädelfrakturen, schweren Larynx- oder Pharynxverletzungen, oder wenn nach transglottischer Intubation eine lokale Komplikation aufgetreten ist. Eine relative Indikation zur sekundären Tracheotomie kann vorliegen, wenn die Pflegesituation dies nahelegt, z. B. wenn der Patient auf eine „Halbintensivpflegestation“ verlegt werden könnte, denn der tracheotomierte Patient kann gefahrloser und mit geringerem Personalaufwand gepflegt werden. Ebenfalls ist zu tracheotomieren, wenn die Entwöhnung sich über viele Tage oder Wochen schlecht ertragener Spontanatmung hinauszuziehen scheint oder gar wenn die Intubation zum Dauerzustand wird. Was heute aber als Indikation zur Tracheotomie nicht mehr akzeptiert werden sollte, ist ein rein zeitliches Limit (z. B. „nach 7 Tagen“).

Die Argumente für das eine oder andere Verfahren müssen am einzelnen Patienten immer wieder diskutiert werden; sobald die Vorteile der Tracheotomie ihre Nachteile überwiegen, soll technisch perfekt, d. h. in Ruhe und unter optimalen Bedingungen, tracheotomiert werden. Nicht selten ist dabei der Transport eines Intensivpatienten in den Operationssaal als gefährlich einzustufen, und die Tracheotomie im Bett ist wohl weniger bequem, aber das kleinere Risiko. Eine schematische Indikationsstellung lehnen wir ab. Prospektive Studien mit späten endoskopischen Nachkontrollen werden die Frage mit größerer Sicherheit beantworten lassen.

Anhang

In der Diskussion haben wir unsere heute eher konservative Indikationsstellung mit unseren Beobachtungen von 1975–1980 belegt. In dieser Zeit stellten wir die Indikation zur Tracheotomie relativ einheitlich, und die Intubation wurde nur ausnahmsweise mehr als 7 Tage aufrechterhalten.

Patienten mit Langzeitbeatmung (1975–1980)	3439
Tracheotomiert	362
Stenosen	3
– Subglottisch	
– Behandelbar	2
(einmal nach Explosionsverletzung mit Inhalation von heißen Gasen; nach 12tägiger Intubation wegen Verbrennung am Hals „hinausgeschobene" Tracheotomie; einmal nach 3 Tagen Low-flow-Syndrom bei Ventrikelseptumperforation nach Herzinfarkt und Tracheotomie nach 5 Tagen Intubation)	
– Definitiv	1
(nach mehrfachen Umintubationen und Reintubationen bei abszedierender Pneumonie und tiefem Koma nach Schädel-Hirn-Trauma mit zerebraler Defektheilung)	
– In Stomagegend	0
– In Cuffgegend	0
Blutung	0

Literatur

1. Atherton ST, White DJ (1978) Stomach as source of bacteria colonising respiratory tract during artificial ventilation. Lancet 2:968–969
2. Claudi B, Lehmann K, Eschmann A, Dalquen P, Podvinec M, Wolff G (1977) Zur Technik der Tracheotomie: Erfahrungen bei 250 Tracheotomien. Helv Chir Acta 44:565–568
3. Eschmann E, Dalquen P, Wolff G (1975) Zur Prophylaxe von Trachealschäden bei Langzeitintubation. Vortrag am 6. Fortbildungskurs der Schweiz. Ges. für Anaesthesiologie und Reanimation, Basel, 14.–15. 6. 1975 (bisher nicht publiziert)
4. Hillmann KM, Riordan T, O'Farrell SM, Tabaqchali S (1982) Colonization of the gastric contents in critically ill patients. Crit Care Med 10:444–447
5. Perruchoid A, Heitz M, Wolff G Beobachtungen bei täglicher Tracheobronchoskopie während Langzeitbeatmung (prospektive Untersuchung) (bisher nicht publiziert)
6. Steiner W (1982) Endoskopische Befunde der oberen Luftwege nach Intubation und Tracheotomie. Symposion-Bericht, Erlangen
7. Wolff G, Kellerhals B, Schumann L, Grädel E (1973) Vermeidung von trachealen Spätkomplikationen nach Langzeitintubation zur Dauerbeatmung: Eine neue Methode der Cuffblähung. Anaesthesist 22:317–323
8. Wolff G, Hasse J, Grädel E, Baer E, Kellerhals B (1974) Eine neue Methode zur Cuffblähung zur Vermeidung von trachealen Komplikationen bei Dauerbeatmung. Helv Chir Acta 41:201–206
9. Wolff G (1983) Poster: Eine wirklich einfache Methode zur garantiert minimalen Blähung der Tubus-Manschette. In: Rügheimer E (Hrsg.) Intubation, Tracheotomie, bronchopulmonale Infektion. Springer, Berlin Heidelberg New York, S 499

Kritische Wertung der operativen Verfahren bei Anlegen und Verschluß eines Tracheostomas

H. J. Denecke

Die klassische Tracheotomie hat eine Reihe von schwerwiegenden Komplikationen aufzuweisen. Schon vor über 100 Jahren haben Schüller und Hueter die Gefahren dieses Eingriffs in ihren Monographien dargestellt. Nach den großen Statistiken des In- und Auslandes, die ich in einem unfallchirurgischen Referat 1968 zusammengetragen habe, muß man bei der klassischen Tracheotomie in 12–16% der Fälle mit Stenosen und in 1½–2½% mit Arrosionsblutungen rechnen. Es ist anzunehmen, daß die Zahl der tödlichen Komplikationen infolge erschwerten Dekanülements bzw. infolge von Arrosionsblutungen größer ist als mitgeteilt wird. Aus diesem Grunde ist es verständlich, daß der translaryngealen Intubation, die prozentual wesentlich weniger Komplikationen aufzuweisen hat als die klassische Tracheotomie, vielfach auch über einen längeren Zeitraum, z. B. bei der Langzeitbeatmung, der Vorzug gegeben wird.

Um die Gefahren der Tracheotomie zu reduzieren, ist es zunächst einmal erforderlich, die pathologisch-anatomischen Grundlagen für die Komplikationen abzuklären. Die Trachea sowie der Truncus brachiocephalicus und die kaudalen Abschnitte beider Karotiden liegen in einem Faszienraum, der zum Mediastinum hin offen ist. Bei der Ausführung der Tracheotomie muß dieser Faszienraum eröffnet werden, um die Vorderwand der Trachea zu erreichen und zu inzidieren. Wenn man das Gebiet zwischen Haut und Tracheavorderwand ungedeckt läßt, also eine klassische Tracheotomie ausführt, hat man bei längerem Verweilen der Kanüle mit folgendem Ablauf zu rechnen: In der ersten Zeit nach dem Eingriff kommt es zu einer Reaktion im Bereich der ungedeckten Wundfläche und des die Trachea und die großen Gefäße enthaltenden Faszienraumes. Das führt zu einem Abfließen von Wundsekret längs der Kanüle in das Tracheallumen und die unteren Luftwege. Der sich danach im Bereich der Wundfläche ausbildende Granulationskanal stellt ebenfalls eine sezernierende Fläche und damit eine ständige Infektionsquelle für die unteren Luftwege dar. Im späteren postoperativen Verlauf geht die entzündliche Reaktion im Bereich des Granulationskanals und des Faszienraumes in Vernarbung über. Um das Tracheostoma herum kommt es zu einer narbigen Schrumpfung, zumal die Trachea bei dem Eingriff immer etwas skelettiert wird. Der Schrumpfungsprozeß wirkt sowohl in horizontaler als auch in vertikaler Richtung auf den Luftweg ein. Die Seitenwände der Trachea, die infolge der Narben nicht nach außen ausweichen können, werden nach medial gegen die liegende Trachealkanüle gedrückt. Es kommt zu einer Schädigung der hier gelegenen Schleimhautauskleidung und bei längerem Bestehen auch der Knorpelspangen. Die Stenosebildung wird eingeleitet. Schilddrüsenvergrößerungen, die selbstverständlich rechtzeitig zu beheben sind, vergrößern diese Gefahren, sollen hier aber ausgeklammert werden.

Soweit die Tracheotomie im Kindesalter bei hochstehendem Larynx ausgeführt wird, erreichen die oben geschilderten Reaktionen im Faszienraum nicht die großen Gefäße an der Halsbasis. Im Laufe des Deszensus des Larynx muß das Tracheostoma aber immer mehr in die Nähe der Halsbasis verlagert werden. Die Reaktion im Faszien-

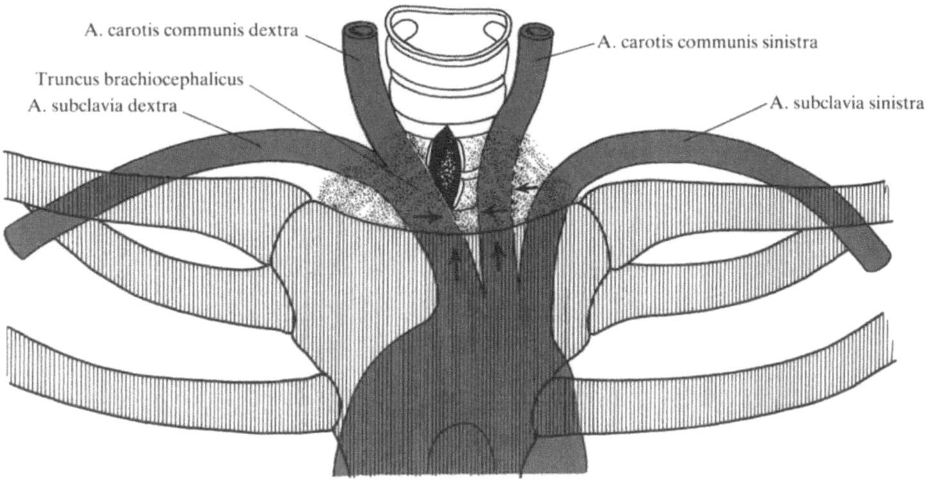

Abb. 1. Schematische Darstellung der Lage der großen Arterien in der oberen Thoraxapertur zu Trachea, Sternum und Clavicula bei narbiger Verziehung als Folge einer klassischen Tracheotomie mit Granulationskanal. Der *Pfeil* deutet die Richtung an, in der Trachea und Arterien verzogen werden. (Denecke 1980)

raum reicht dann bis an den Truncus brachiocephalicus, die kaudalen Abschnitte der Karotiden und die unteren Schilddrüsenarterien heran. Wenn beim Liegen der heute flexibel ausgebildeten Kanülen auch keine Arrosion dieser Gefäße zustande kommt, so kann es bei schwer geschädigten Patienten, um die es sich ja häufig handelt, durch den Manschettendruck aber doch zu einer Gefäßwandschädigung kommen. Hinzu kommt die im späteren Verlauf der Vernarbung im Bereich des Faszienraumes einsetzende Verlagerung der großen Gefäße. Sie werden nach vorn und kranial in Richtung zum Jugulum bzw. zum Manubrium verzogen, das einen Fixpunkt darstellt (Abb. 1).

Will man die geschilderten Folgen der klassischen Tracheotomie vermeiden, die sich bei längerem Verweilen der Trachealkanüle einstellen, so empfiehlt sich eine plastische Versorgung des Tracheostomas in seiner gesamten Zirkumferenz. Insbesondere ist der bei dem Eingriff eröffnete Faszienraum in Richtung zum Mediastinum abzudekken und damit eine Protektion der großen Gefäße zu schaffen. Die von mir in verschiedener Modifikation entwickelten Lappenplastiken haben sich dafür über Jahrzehnte bewährt. Die Hautlappen müssen spannungsfrei mit der Trachealschleimhaut vernäht werden, um ein späteres Ausreißen der Nähte zu vermeiden. Je nach den anatomischen Verhältnissen sind sie entsprechend auszubilden. Bei Kindern mit hochstehendem Larynx genügen kleinere Entlastungsinzisionen. Beim Erwachsenen und insbesondere, wenn es in fortgeschrittenem Alter zum Deszensus des Larynx und der Inzisionsstelle an der Trachea gekommen ist, müssen Haut-Fett-Schwenklappen ausgebildet, ins Jugulum eingeschlagen und mit der vorderen Trachealwand vernäht werden (Abb. 2).

Der Nachteil der plastischen Tracheotomie liegt darin, daß dieser Eingriff zeitraubender ist als die klassische Tracheotomie unter Belassung des Wundkanals und daß der Operateur in der Halschirurgie sowie in der plastischen Chirurgie eine gewisse Erfahrung braucht. Außerdem ist für den Verschluß eines epithelisierten Tracheostomas ein zweiter Eingriff notwendig.

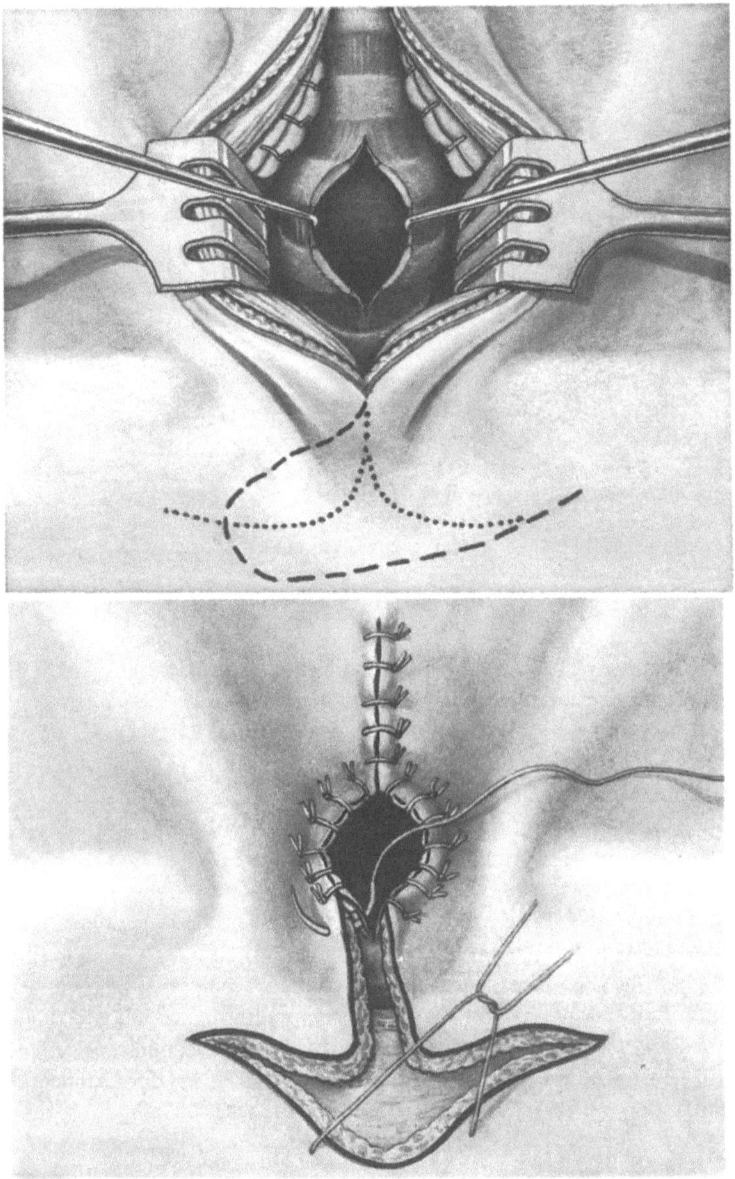

a

b

Abb. 2 a–c. Lappenplastiken nach Denecke zur Epithelisierung der kaudalen Zirkumferenz eines tief gelegenen Tracheostomas und zur Abdichtung des Mediastinums. **a** Schnittführung zur Bildung der Schwenklappen. Man kann entweder 2 symmetrische (*punktierte Linien*) oder einen längeren über die Medianlinie reichenden Lappen (*gestrichelte Linie*) benutzen. **b** Die beiderseitigen Schwenklappen sind nach kranial verlagert und werden im Bereich der kaudalen Zirkumferenz des Tracheostomas mit der Trachealschleimhaut sowie in der Medianlinie miteinander vernäht. Die Entnahmestelle der Lappen wird unter Entlastung der Lappenbasen vernäht. **c** Der längere über die Medianlinie reichende Schwenklappen ist im Bereich der kaudalen Zirkumferenz des Tracheostomas mit der Trachealschleimhaut vernäht. Die Entnahmestelle wird durch Nähte so zusammengezogen, daß die Lappenbasis und die Nähte am Tracheostoma entlastet werden. (Denecke 1980)

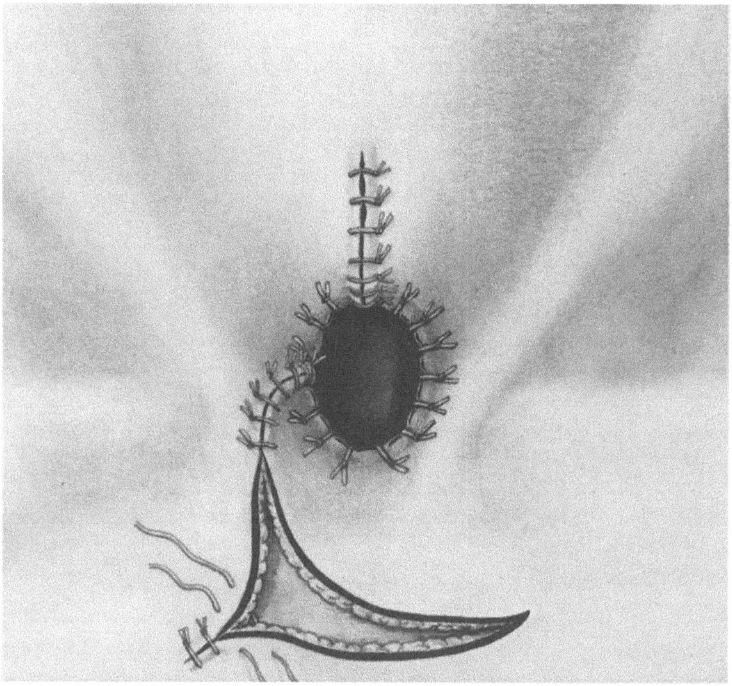

c

Die Entscheidung darüber, ob ein klassisches oder ein plastisch versorgtes Tracheostoma angelegt werden soll, wird in der Regel dann zu treffen sein, wenn der Patient noch intubiert ist. Geht aus dem Konsilium der im Einzelfall zuständigen Fachdisziplinen hervor, daß nur mit einem kurzfristigen Verweilen der Trachealkanüle etwa bis zu 7 Tagen zu rechnen ist, dann kann man auf die plastische Versorgung verzichten und ein klassisches Tracheostoma anlegen.

Auch die Frage einer evtl. Retracheotomie ist im Einzelfall zu erwägen. Da der Granulationskanal nach der klassischen Tracheotomie bekanntlich ein starkes Narbengebiet vor dem Tracheallumen hinterläßt, wenn die Kanüle längere Zeit gelegen hat, ist die Retracheotomie häufig erschwert und das in der Regel verengte und verlagerte Tracheallumen nicht leicht aufzufinden. Anders liegen die Verhältnisse nach plastischer Versorgung des Tracheostomas mit sekundärem plastischem Verschluß. Die mit Haut ausgekleidete vordere Trachealwand liegt direkt unter der Halshaut und kann ohne Schwierigkeit inzidiert und wieder zu einem epithelisierten Stoma vernäht werden.

Nach längerem Verweilen eines translaryngeal eingelegten Tubus ist es ratsam, den Glottisschluß während des Schluckaktes in den Tagen nach der Extubation und nötigenfalls auch später zu kontrollieren. Diese Untersuchung kann zuverlässig nur retrograd vom Tracheostoma aus mit der Optik erfolgen und ist nach plastischer Versorgung des Stomas wesentlich einfacher auszuführen als bei Vorliegen eines Wund- bzw. Granulationskanals. Nach längerer translaryngealer Intubation zeigt sich häufig, daß die Glottis beim Schluckakt in ihrem dorsalen Anteil nicht vollständig geschlossen werden kann und daß hier Speichel und Speisen in die Trachea hineingeschluckt werden.

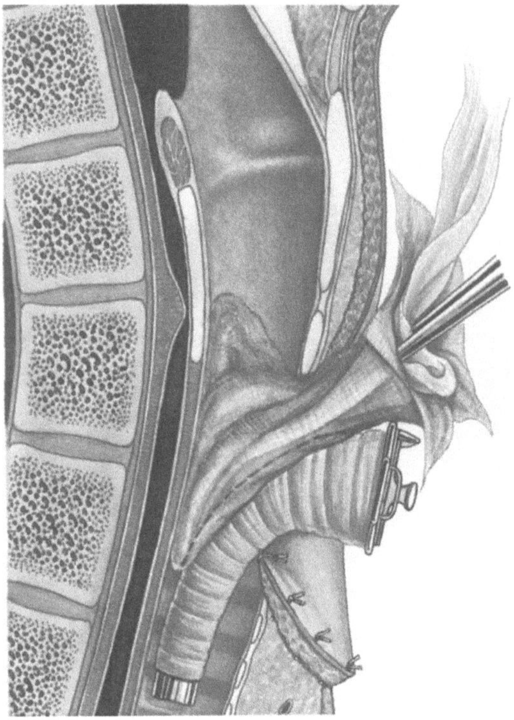

Abb. 3. Intratrachealer Verband. Oberhalb einer umwickelten Trachealkanüle ist ein Mikulicz-Tampon in die Trachea eingelegt. Er dient bei Glottisinsuffizienz verschiedener Genese als zuverlässiger Schutz gegen das Hineinschlucken von Speichel und Speisen in die unteren Luftwege. Das Tracheostoma ist plastisch versorgt (Denecke 1980)

Um diesem Durchschlucken von Speichel und Speisen in den Luftweg und damit der Entwicklung bzw. Begünstigung bronchopulmonaler Infektionen Einhalt zu gebieten, ist das Abblocken mit der Manschette aus bekannten Gründen auf die Dauer nicht zuverlässig. Deshalb habe ich in solchen Fällen zusätzlich regelmäßig einen intratrachealen Verband in Anwendung gebracht. Vom plastisch versorgten Tracheostoma aus, das dafür nur um 1 cm verlängert angelegt werden muß, läßt sich dieser Verband besser und sicherer ausführen als von einem klassischen Stoma (Abb. 3).

Abschließend sei erwähnt, daß es selbstverständlich jederzeit möglich ist, ein klassisches Tracheostoma in ein plastisch versorgtes umzugestalten.

Zusammenfassung

Muß eine Trachealkanüle voraussichtlich für länger als etwa 7 Tage verweilen, so empfiehlt sich die Anlage eines plastisch versorgten, d. h. vollständig epithelisierten Tracheostomas. Seine Vorzüge gegenüber dem klassischen Tracheostoma mit Wund- bzw. Granulationskanal sind:

1. Die Vermeidung des Herabfließens von Wundsekret aus dem Wund- bzw. Granulationskanal in die unteren Luftwege.
2. Eine sichere Protektion der großen Gefäße in der oberen Thoraxapertur.
3. Ein einfacher Kanülenwechsel ohne Blutung oder Verengung des Stomas auch über einen langen Zeitraum.

4. Die Vermeidung von entzündlichen Reaktionen mit entsprechender Serombildung in dem Faszienraum, der um Trachea und große Gefäße an der Halsbasis gelegen und zum Mediastinum hin offen ist.
5. Die Vermeidung einer narbigen Verziehung der großen Gefäße ins Jugulum mit Fixation am Manubrium als Folge der Reaktion im Faszienraum.
6. Die Vermeidung von postoperativen Trachealstenosen infolge peritrachealer Narben mit Druckschädigung der Trachealwand durch die liegende Trachealkanüle.
7. Eine Erleichterung der retrograden Laryngoskopie mittels Optik zur Kontrolle des Schluckaktes bei evtl. Glottisinsuffizienz nach translaryngealer Langzeitintubation bzw. nach Operationen an der Schädelbasis mit Vagusschädigung.
8. Die Ermöglichung eines intratrachealen Verbandes bei Glottisinsuffizienz zur sicheren Abdichtung der unteren Luftwege gegen das Herabfließen von Speichel und Speisen.
9. Die Erleichterung einer evtl. Retracheotomie, da das Tracheallumen unmittelbar unter der Halshaut gelegen und nicht von Narben umgeben oder narbig eingeengt ist.

Diesen Vorteilen stehen folgende Nachteile gegenüber:

1. Die Verlängerung der Operationsdauer durch den plastischen Eingriff.
2. Die Notwendigkeit eines zweiten Eingriffs zum plastischen Verschluß des Stomas.

Literatur

Denecke HJ (1968) Unfallchirurgie des Gesichtes und Halses (Hauptreferat). Arch Otorhinolaryngol 191:217–404

Denecke HJ (1971) Fehler und Gefahren der Tracheotomie. Arch Otorhinolaryngol 199:393–402

Denecke HJ (1980) Die oto-rhino-laryngologischen Operationen im Mund- und Halsbereich. Springer, Berlin Heidelberg New York

Hueter C (1880) Tracheotomie und Laryngotomie. In: Pitha F v, Billroth T (Hrsg) Handb. der allgem. u. spec. Chirurgie, Bd III, 1. Abt, Liefg 5. Enke, Stuttgart

Rügheimer E (1982) Die Tracheotomie. In: Benzer H, Frey R, Hügin W, Mayrhofer O (Hrsg) Lehrbuch der Anaesthesiologie, Reanimation und Intensivtherapie. Springer, Berlin Heidelberg New York, S 814

Schüller M (1880) Die Tracheotomie, Larnygotomie und Exstirpation des Kehlkopfes. In: Billroth T, Luecke GA Deutsche Chirurgie, Liefg 37. Enke, Stuttgart

Soerensen J (1930) Die Mund- und Halsoperationen. Urban & Schwarzenberg, Berlin Wien

Weitere Literatur s. in obigen Publikationen.

Zur Indikation und Technik des epithelisierten Tracheostomas

H. Masing und M. Weidenbecher

Seit etwa 100 Jahren haben namhafte Chirurgen immer wieder die Forderung erhoben, bei der Tracheotomie die Wundränder zu epithelisieren, da dadurch die bekannten Komplikationen wie Infektionen und Blutungen im vorderen Mediastinum besser vermieden werden können [1, 2, 4].

Weitere Vorteile des epithelisierten Tracheostomas sind:

1) Problemloser Kanülenwechsel (vom Hilfspersonal ausführbar).
2) Ist das Tracheostoma fest epithelisiert, braucht die Kanüle in den meisten Fällen nicht mehr getragen zu werden.
3) Die Knorpelspangen der Trachea werden bei dem Eingriff an der Halshaut fixiert. Sie sind somit gedeckt und können weniger schrumpfen, was zu einer Verminderung supra- oder infraorifizieller Stenosen führt.

Der Eingriff verlängert sich durch die Epithelisierung des Tracheostomas nur unwesentlich, d. h. es muß etwas mehr Nahtarbeit verrichtet werden. Auch der später notwendige plastische Verschluß des epithelisierten Tracheostomas ist kein gravierender Nachteil, da ein Tracheostoma erfahrungsgemäß sich nach spätestens 4–6 Wochen spontan zu epithelisieren pflegt und später ebenfalls nach plastischen Gesichtspunkten verschlossen werden muß.

Indikation

Die Indikation zur Anlegung eines epithelisierten Tracheostomas sehen wir immer dann gegeben, wenn mit einer längeren Verweildauer der Kanüle (mindestens 8–14 Tage) gerechnet werden muß. Das bezieht sich besonders auf Patienten mit einer Perichondritis bzw. Stenose im Bereich des Larynx oder der Trachea, die eine längere Behandlungsdauer erwarten läßt. Dagegen wird man sich die Epithelisierung der Tracheotomieränder sparen, wenn durch den Eingriff lediglich der Aspiration von Blut oder einem postoperativen Stridor, wie er nach größeren laryngealen Eingriffen auftreten kann, vorgebeugt werden soll. Hier ist die Tracheotomie lediglich eine Sicherheitsmaßnahme, bei der aller Voraussicht nach der Patient in einigen Tagen dekanüliert werden kann.

Technik

Wir legen das epithelisierte Tracheostoma in der Regel nicht zu hoch und nicht zu tief an, etwa in Höhe der 3.–5. Trachealspange. Das hat den Vorteil, daß man nach oben hin den subglottischen Raum meidet und nach unten hin der Abstand zwischen Hals-

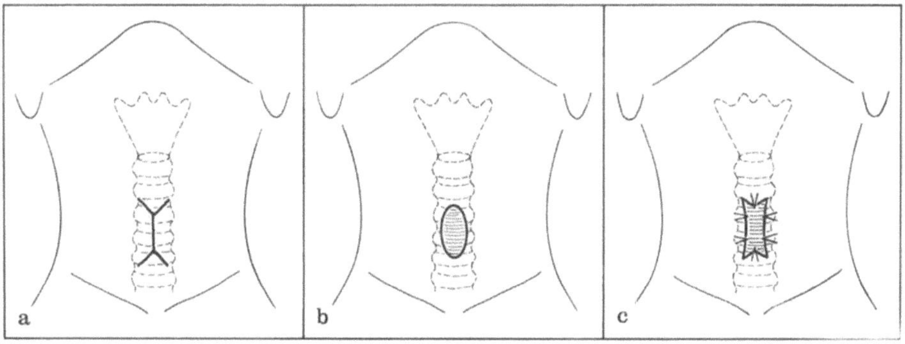

Abb. 1. a Schnittführung zur Anlegung eines epithelisierten Tracheostomas. **b** Aus der Vorderwand der Trachea wird über 2 Trachealspangen ein ellipsenförmiges Gewebestück excidiert. **c** Epithelisiertes Tracheostoma nach sorgfältiger Naht der Halshaut an die Trachealschleimhaut

haut und Trachea noch nicht zu groß ist. In dieser Höhe wird ein senkrechter ca. 15 mm langer Hautschnitt streng in der Mittellinie angelegt, der sich oben und unten gabelt und so je einen Hautzipfel von ca. 10 mm Länge entstehen läßt (Abb. 1). Die Trachea wird in der Mittellinie unter Seitwärtsdrängung der Muskulatur dargestellt. Den Isthmus der Schilddrüse durchtrennen wir, da er dem Zugang zur Trachea häufig im Wege ist und gerade in dieser Höhe das Tracheostoma angelegt werden soll. Die Trachea wird über 2 Knorpelsegmente streng in der Mittellinie incidiert. Es empfiehlt sich ein ovales Tracheostoma durch Resektion von Tracheavorderwandgewebe anzulegen, so daß die Kanüle später bequem eingeführt werden kann. Die Halshaut wird jetzt in einem Umkreis von ca. 2 cm mobilisiert und läßt sich in der Regel bei nicht zu dickem Hals leicht an das vorbereitete Tracheostoma mit Knopfnähten (Prolene 3×0 oder Seide) anheften) Die Zipfel oben und unten werden jeweils mit einer Naht gefaßt. Anschließend wird eine Rügheimer-Kanüle Nr. 7 oder 8 je nach Stärke der Trachea eingeführt. Sie braucht nicht geblockt zu werden, sofern keine Blutung besteht.

Mit der Methode von Börk, der einen gestielten Lappen aus der Tracheavorderwand bildet und denselben mit der Halshaut vernäht, haben wir keine so günstigen Erfahrungen gemacht. Der Lappen ist gegen jegliche Art von Druck, wie ihn die Kanüle stets ausübt, sehr empfindlich und wird leicht nekrotisch.

Die Fäden sollten wegen der leichten Zugspannung des epithelisierten Tracheostomas mindestens 10–14 Tage belassen werden.

Sollten die Fäden ausreißen, so entsteht eine klassische Tracheotomiewunde, die sich aber erfahrungsgemäß durch die Hautläppchen schneller epithelisiert.

Verschluß des Tracheostomas

Ist das Atemhindernis beseitigt und zeigt sich, daß der Patient bei provisorisch mit Heftpflaster oder Stomahesive verschlossenem Tracheostoma mindestens 8 Tage frei atmet, kann der plastische Verschluß des Tracheostomas durchgeführt werden. Dabei wird das Tracheostoma umschnitten und der mediale Hautrand beiderseits bis zur Trachea hin sorgfältig mobilisiert. Dadurch erhält man in der Regel genügend Hautmate-

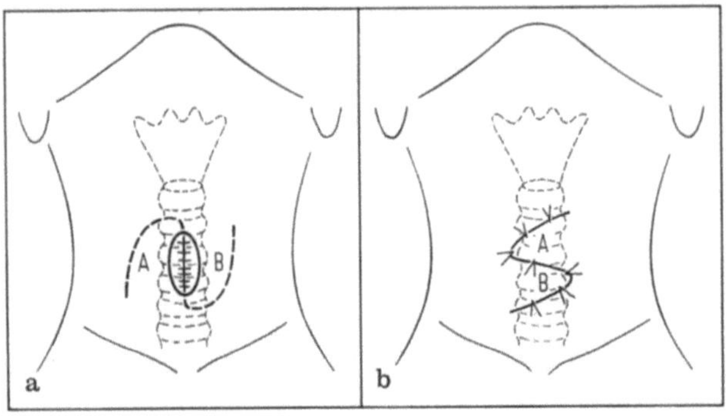

Abb. 2 a, b. Z-Plastik zum Verschluß des Tracheostomas nach Rethy. **a** Nach Umschneidung des Tracheostomas wird aus der medialen Wundlefze die Innenauskleidung der Trachea gebildet und in der Mitte mit versenkten Nähten vernäht. Schnittführung der Lappen zum Verschluß des Tracheostomas. **b** Ausgeführte Z-Plastik. Nach Verdrehung der Lappen gegeneinander

rial, um den Defekt in der Tracheavorderwand zu decken. Sollte allerdings dieses ohne Spannung der angrenzenden Haut nicht möglich sein, so läßt sich auch ein Composite graft vom Cavum conchae der Ohrmuschel frei in den Vorderwanddefekt der Trachea einnähen.

Zur Außendeckung führt man am besten eine Z-Plastik nach Rethi [3] aus. Dadurch wird die Spannung der Halshaut erheblich vermindert und das Tracheostoma sicher gedeckt. 2 Hautlappen werden beidseits der zu deckenden Wunde vorgezeichnet. Auf der einen Seite liegt die Spitze des Lappens oben und seine Basis unten. Auf der anderen Seite ist es umgekehrt. Die Lappen werden mobilisiert und gegeneinander verdreht, so daß letztlich eine Z-Figur entsteht (Abb. 2). Es empfiehlt sich, die Lappen mit einer subkutanen Naht in ihrer neuen Position zu fixieren, so daß ein Hohlraum hier vermieden wird.

Literatur

1. Berger A et al (1970) Technik und Ergebnisse der „eingenähten" Tracheotomie. Acta Chir Austriaca 2:80
2. Denecke HJ (1980) Die oto-rhino-laryngologischen Operationen im Mund- und Halsbereich, 3. Aufl. Springer, Berlin Heidelberg New York
3. Rethy A (1959) Chirurgie der Verengungen der oberen Luftwege. Thieme, Stuttgart
4. Soerensen J (1930) Die Mund- und Halsoperationen. Urban & Schwarzenberg, München

Tracheotomie im Kindesalter

H. Masing

Die Tracheotomie im Säuglings- und Kindesalter ist ein seltener Eingriff geworden, da sie weitgehend von der Intubation verdrängt worden ist. So werden an der Universitäts-Kinderklinik Erlangen bei durchschnittlich 400 Intubationen im Jahr nur 1–2 Tracheotomien durchgeführt. Diese Zahlen sprechen für die hervorragende Beherrschung der Intubationstechnik durch den behandelnden Pädiater. Da die Säuglinge und Kleinkinder mit respiratorischem Stridor grundsätzlich auf der Intensivstation der Kinderklinik stationär betreut und behandelt werden, fungiert der HNO-Arzt nur als Konsiliarius und führt nach interdisziplinärem Konsilium und gegenseitigem Einverständnis die Tracheotomie durch.

Die Indikation zur Tracheotomie richtet sich

1. nach dem Zustand des respiratorischen Epithels des Larynx und der Trachea,
2. danach, ob das Kind in absehbarer Zeit extubiert werden kann.

Immer dann, wenn die kindliche Schleimhaut den Tubus nicht toleriert, wird man sich zur Tracheotomie entschließen. Zeigen sich bei der endoskopischen Kontrolle flächenhafte Fibrinauflagerungen als Zeichen einer beginnenden Schleimhautschädigung, muß der Tubus unverzüglich entfernt und tracheotomiert werden. Finden sich Granulationen als Zeichen einer Larynxperichondritis, so ist die Tracheotomie ebenfalls indiziert, da mit einer längeren Verweildauer der Kanüle sicher gerechnet werden muß.

Dagegen wird man sich nur zögernd zur Tracheotomie entschließen, wenn auch nach längerer Verweildauer des Tubus die Schleimhaut nicht auffällig verändert ist und die Hoffnung auf Extubation besteht.

So haben wir uns bei einem Säugling mit kongenitaler kissenartiger Schwellung der Trachea-hinterwand erst nach 4wöchiger Verweildauer des Tubus entschlossen, zu tracheotomieren, und das Kind erst nach operativer Stabilisierung der Tracheahinterwand 1 ½ Jahre später dekanülieren können.

Erwähnt werden soll noch, daß bei den 7 von uns beobachteten narbigen subglottischen Stenosen im Säuglings- und Kleinkindesalter Notintubationen zur Rettung des Lebens des Kindes vorausgegangen waren, bei denen es sicherlich zur Läsion des zarten respiratorischen Epithels gekommen ist. Die Technik der Intubation spielt hier eine entscheidende Rolle.

Entschließt man sich zur Tracheotomie, muß also mit einer längeren Verweildauer der Kanüle gerechnet werden. Aus diesem Grund sollte prinzipiell ein epithelisiertes Tracheostoma angelegt werden, wie es schon Dieffenbach (zitiert nach Marschik 1922) Ende des vorigen Jahrhunderts und andere Autoren, besonders Denecke, mehrfach befürwortet haben. Dadurch wird eine offene Wunde mit der Gefahr eines Pneumomediastinums mit Infektion vermieden. Auch ist der Kanülenwechsel problemlos. Ist die Kanüle einmal herausgerutscht, kann sie ohne Schwierigkeiten von einer Pflegeperson wieder eingeführt werden. Dagegen wurde in der Universitäts-Kinderklinik bei einem

6jährigen in klassischer Weise tracheotomierten Jungen ein Spannungspneumothorax infolge eines Pneumomediastinums mit bedrohlichem Zustand beobachtet, der erst durch Drainage beherrscht werden konnte (Richter, persönliche Mitteilung).

In der Literatur wird die Mortalität nach Tracheotomie im Säuglings- und Kleinkindesalter immer noch mit 5–20% angegeben (Hämmerle 1970; Preibisch-Effenberger 1969).

Die postoperativen Komplikationen lassen sich heutzutage besonders auch dadurch vermeiden, daß die tracheotomierten Säuglinge und Kleinkinder auf einer pädiatrischen Intensivstation rund um die Uhr überwacht und behandelt werden.

Zur Technik der Kindertracheotomie

Das Tracheostoma sollte grundsätzlich nicht zu klein und nicht zu hoch angelegt werden, so daß die Kanüle ohne Druck eingesetzt werden kann. Dadurch vermeidet man supra- oder infraorifizielle Ulzerationen. In Höhe der 3.–5. Trachealspange legen wir einen 15 mm langen Hautschnitt in der Mittellinie an, der sich oben und unten gabelt und entsprechend große Hautzipfel entstehen läßt (Abb. 1 a). Die Trachea wird in der Mittellinie unter Seitwärtsdrängen der Muskulatur dargestellt. Der Isthmus der Schilddrüse kann, sofern er das Operationsfeld behindert, mittelständig durchgetrennt werden. Die Trachea inzidieren wir in der Mittellinie über Dreiecksknorpelsegmente. Am oberen und unteren Pol der Inzision werden in die Membrana intercartilaginea kleine horizontale Entlastungsschnitte gelegt, so daß sich die Trachealränder leicht aufrichten lassen (Abb. 1 b). Knorpelgewebe sollte nicht exzidiert werden, da sich so die Haut spannungslos an die Trachealschleimhaut vernähen läßt (Abb. 1 c).

Das tracheotomierte Kind wird danach mit einer manschettenlosen Kanüle versorgt. Diese gestattet die problemlose Beatmung des Kindes. Manschettenkanülen üben einen unnützen Druck auf die Schleimhaut aus und sollten nicht verwendet werden.

Säuglinge müssen wegen der anatomischen engen Verhältnisse in der Regel die Kanülen nach Anlegung des Tracheostomas ständig tragen. Bei Kleinkindern konnten wir

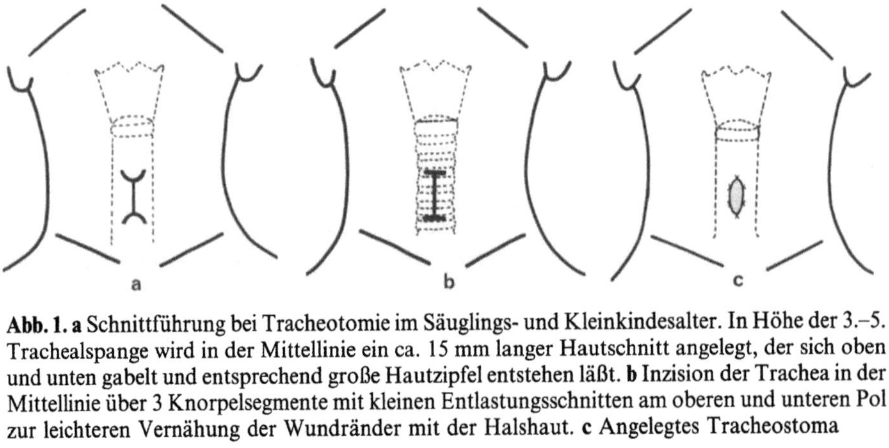

Abb. 1. a Schnittführung bei Tracheotomie im Säuglings- und Kleinkindesalter. In Höhe der 3.–5. Trachealspange wird in der Mittellinie ein ca. 15 mm langer Hautschnitt angelegt, der sich oben und unten gabelt und entsprechend große Hautzipfel entstehen läßt. **b** Inzision der Trachea in der Mittellinie über 3 Knorpelsegmente mit kleinen Entlastungsschnitten am oberen und unteren Pol zur leichteren Vernähung der Wundränder mit der Halshaut. **c** Angelegtes Tracheostoma

in den meisten Fällen unter strenger Beobachtung die Kanülen entfernen. Atemschwierigkeiten sind am häufigsten im Schlaf zu erwarten, wenn das Kind den Kopf maximal nach der Seite dreht.

Das kanülentragende Kleinkind verbleibt in der Regel längere Zeit in klinischer Betreuung. Nur in Ausnahmefällen wird es möglich sein, das Kind der Mutter in häusliche Pflege zu geben. Die tracheotomierten Kleinkinder können aber während ihres stationären Aufenthaltes unter bestimmten Sicherheitsvorkehrungen auch den Kindergarten besuchen, in dem sich eine Beschäftigungstherapeutin mit besonderer Aufmerksamkeit ihrer annimmt. So wird es möglich, den tracheotomierten Kindern eine möglichst familiäre Atmosphäre mit gleichaltrigen Kindern, die quasi eine Geschwisterrolle übernehmen, zu bieten. Hierdurch erleichtert sich unserer Meinung nach die spätere soziale Eingliederung entscheidend. Überhaupt ist es vorteilhaft für die Entwicklung tracheotomierter Säuglinge und Kleinkinder, daß während des gesamten stationären Aufenthaltes ein enger Kontakt zur Mutter besteht, die an der Pflege ihres Kindes weitgehend beteiligt wird.

Dekanülement und Verschluß des Tracheostomas

Das Dekanülement und der Verschluß des Tracheostomas richtet sich nach der Grundkrankheit. Erst wenn mit an Sicherheit grenzender Wahrscheinlichkeit gewährleistet ist, daß das Kind ohne Schwierigkeiten auf natürlichem Wege atmen kann, sollte das

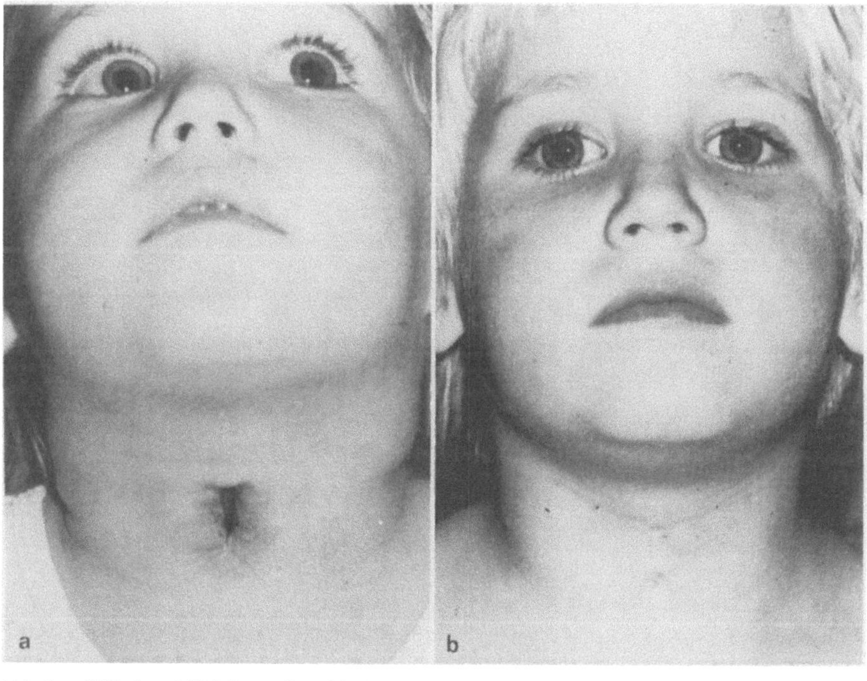

Abb. 2. a 3jähriges Mädchen mit epithelisiertem Tracheostoma bei subglottischer Stenose nach Notintubation. **b** Derselbe Fall 1½ Jahre später nach plastischem Aufbau der Stenose und Verschluß des Tracheostomas mit einem Composite graft. Atmung ungestört

Tracheostoma verschlossen werden. Erfahrungsgemäß hat sich das Kleinkind so an die Kanüle gewöhnt, daß die Entfernung derselben behutsam ausgeführt werden sollte. So pflegen wir erstmals nach Entfernung der Kanüle des Tracheostoma mit einer Binde locker zu verschließen. Nach weiteren 8 Tagen kann das Tracheostoma mit Stomahesiv-Klebepflaster luftdicht verschlossen werden. Atmet das Kind weitere 3 Wochen danach ohne Schwierigkeiten, kann der plastisch-operative Verschluß des Tracheostomas ausgeführt werden. Dabei hat sich uns der Ersatz der Tracheavorderwand mittels Composite graft, wie er auch von Zehm empfohlen worden ist, bewährt. Ein entsprechend großes Knorpelhautstück wird aus dem Cavum conchae der Ohrmuschel entnommen und in die Tracheavorderwand in den Defekt eingenäht. Die angrenzende Halshaut läßt sich dann über dem Transplantat mühelos vernähen (Abb. 2).

Kanülentragende Kleinkinder sind sowohl für die Klinik wie auch für die Familie ein großes Problem. Aus diesem Grunde sollte man bestrebt sein, das Dekanülement und den plastisch-operativen Verschluß des Tracheostomas so bald als möglich zu versuchen. Aufgrund unserer guten Erfahrungen bei 7 Kleinkindern mit subglottischer narbiger Stenose, bei denen wir das Trachealumen wieder aufbauen konnten, halten wir es für gerechtfertigt, schon im Vorschulalter die Rehabilitation der Trachea zu empfehlen. Das Kind erhält so eine Chance, spätestens bei Schuleintritt wieder natürlich atmen und sprechen zu können. Auch fand sich bei später durchgeführten Nachuntersuchungen unserer Kinder kein Hinweis dafür, daß der kindliche Kehlkopf durch die Operation im Wachstum zurückbleibt, wie es in der Literatur immer wieder behauptet worden ist (Meyer u. Novoselac 1977).

Literatur

Denecke HJ (1980) Die oto-rhino-laryngologischen Operationen im Mund- und Halsbereich, 3. Aufl. Springer, Berlin Heidelberg New York

Hämmerle G (1970) Zur Tracheotomie im Kindesalter. Monatsschr Ohrenheilkd Laryngo-Rhinol 104:330

Marschik H (1922) Beiträge zur Chirurgie der oberen Luftwege. Monatsschr Ohrenheilkd Laryngo-Rhinol 56:722

Meyer R, Novoselac M (1977)Tracheotomie und tracheotomieähnliche Eingriffe. Das erschwerte Dekanülement. In: Behrendes J, Link R, Zöllner F (Hrsg) HNO-Heilkunde in Klinik und Praxis, Bd II. Thieme, Stuttgart, S 31

Preibisch-Effenberger R (1969) Falsche Operationstechnik in Notsituationen bei Tracheotomien im Säuglings- und Kleinkindalter als Ursache laryngo-trachealer Stenosen. Dtsch Gesundheitswes 24:175

Zehm S (1976) Zur Problematik der kindlichen Trachealstenose und ihre operativ-plastische Versorgung. HNO 24:138

Diagnostik und Kriterien für die konservative bzw. operative Behandlung von Trachealstenosen

W. Maassen, W. Petro und N. Konietzko

Nach Grillo (1972) können *Trachealstenosen* nach Langzeitintubation und/oder Tracheotomie an 3 Stellen entstehen:

1. Im Bereich der Manschette
2. Im Bereich der Tracheostomas
3. Meist an der Vorderwand der Trachea und distaler im Bereich der Tubusspitze bei nicht achsengerechter Einführung oder falscher Lagerung des Patienten

Diese *Stenosen* können ringförmig, lochblendenartig oder auch dreieckförmig sein. Vorbedingung für ihre Entstehung ist zunächst eine Schädigung der mukoziliaren Clearance, dann die Drucknekrose der Mukosa der Trachea bis zur Basalmembran, anschließend eine Zerstörung des Knorpelgerüstes durch eine nachfolgende Perichondritis mit übergreifender Panchondritis.

Die Verengungen können sich auf 1 oder 2 Ringe beschränken, sich manchmal aber auch bis zur Hälfte der Tracheallänge ausdehnen.

Kombinationen der verschiedenen Ursachen ergeben entweder mehrfache Stenosen oder durch Kombination längere Stenosierungsabschnitte.

Als *operative Behandlungsmethode* der Wahl sehen wir die Querresektion der Trachea mit nachfolgender End-zu-End-Anastomose an, wie sie von Grillo, Pearson u. a. konsequent entwickelt und angewandt wurde.

Bei ausgedehnten Trachealstenosen läßt die *Kehlkopfmobilisation* die Nahtspannung verringern, wobei wir die von Montgomery (1974) angegebene suprahyoidale Methode gegenüber der von Dedo u. Fishman (1969) angegebenen supralaryngealen Methode bevorzugen, weil die erstgenannte im Gegensatz zur zweiten in der Regel zu keinen Schluckstörungen führt.

Diagnostik

Die *klinische Untersuchung* läßt in der Regel ein Stenosegeräusch über der Trachea hören. Oft gibt die *Thoraxübersichtsaufnahme* in Verbindung mit der Frontalaufnahme und *Zielaufnahmen* in Schrägstellung Aufschluß über Ausmaß, Länge und Lokalisation der Trachealeinengung. *Schichtaufnahmen* können wertvolle Zusatzinformationen vermitteln. Eine *Tracheographie* zeigt das wirkliche Ausmaß und die Länge der geschädigten Trachea oft wesentlich deutlicher.

Liegt eine tracheoösophageale Fistel vor, erkennt man bei der *Durchleuchtung* nicht selten eine Luftauffüllung des Ösophagus als pathognomonisches Zeichen.

Die *Bronchoskopie* erlaubt die genaue Betrachtung der Stenose, die Ausmessung des Durchmessers und ihrer Länge. Bei asphyktischen Zuständen vermag man mit dem starren Rohr die Trachealenge zu sprengen, bevor man zu operativen Maßnahmen greifen muß.

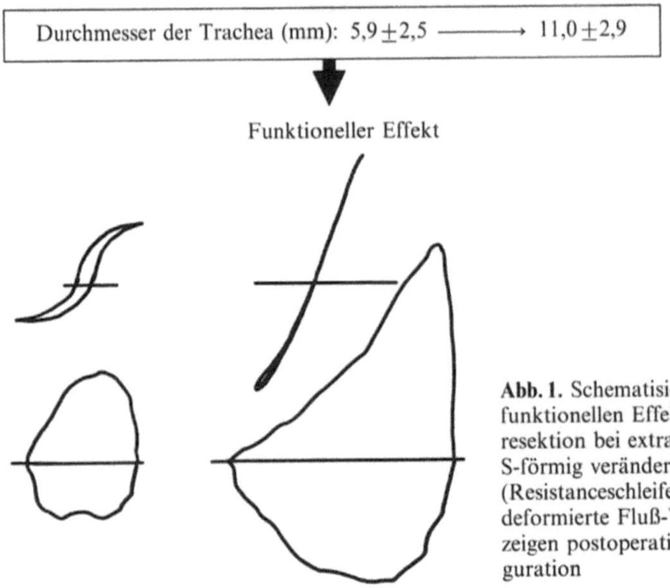

Abb. 1. Schematisierte Darstellung des funktionellen Effektes der Trachealteilresektion bei extrathorakaler Stenose. S-förmig veränderte Druck-Fluß-Kurve (Resistanceschleife) (*oben*) und eiförmig deformierte Fluß-Volumen-Kurve (*unten*) zeigen postoperativ eine normale Konfiguration

Gleiches gilt für stenosierende Trachealtumoren, die oft soweit abgetragen werden können, daß für die präoperative Vorbereitung mehr Zeit bleibt.

Die Aufgabe der *präoperativen Funktionsdiagnostik* bei Trachealstenosen ist die Abgrenzung gegen die übrigen Formen der Atemwegsobstruktion, die gleichzeitige Quantifizierung des Stenosedurchmessers und die Lokalisation in extra- und intrathorakale Stenosen.

Der *intrathorakale Tracheaanteil* folgt den atemphasischen Druckschwankungen; der Strömungswiderstand zeigt also während der Ausatmung und während der Einatmung ein Minimum, wogegen die extrathorakale Trachea nur den atmosphärischen Druckbedingungen folgt, die für alle Messungen konstant sind.

Typisch für die *extrathorakale Trachealstenose* ist die in- und exspiratorische Behinderung der Atmung. Die Druckentwicklung der Exspirationsmuskulatur macht sich stärker bemerkbar als die der Inspirationsmuskulatur, so daß die Störung am ehesten bei forcierter Inspiration zu diagnostizieren ist.

Ausgehend von diesen pathophysiologischen Besonderheiten sind folgende *Messungen* von diagnostischem Wert (Abb. 1):

Bei der *extrathorakalen Stenose* zeigt die qualitative Analyse des exspiratorischen und inspiratorischen Einsekundentestes nach Tiffeneau häufig den Volumenabfall als Funktion der Zeit nicht exponentiell, sondern bis kurz vor Ende der Exspiration linear an (Einzelheiten bei Maassen u. Konietzko 1974).

Bei der *Fluß-Volumen-Messung* der forcierten Ex- und Inspiration zeigt das Fluß-Volumen-Diagramm über weite Bereiche der Vitalkapazität eine konstante Atemstromstärke bei erniedrigtem Spitzenfluß.

Bei der *ganzkörperplethysmographischen* Messung der Strömungswiderstände der Atemwege zeigt sich die typische Deformierung der Resistanceschleife zur S-Form.

Insgesamt zeigt sich, daß die *spezifische Conductance* als Kehrwert der spezifischen Resistance der sensitivste Parameter zur Erkennung der funktionellen Auswirkung einer Trachealstenose und ebenfalls der verbesserten funktionellen Situation nach operativer Therapie ist.

Der besondere diagnostische Wert der spezifischen Conductance ergibt sich aus ihrer Definition und ist unabhängig von der Größe der Lunge und damit der Atemwegsdurchmesser.

Bei der *intrathorakalen Trachealstenose* ist die Volumenabhängigkeit des Widerstandes typisch, d. h. die mit der Exspiration und der damit verbundenen Volumenminderung zunehmende Atemwegsobstruktion.

Die *Volumen-Zeit-Messung* ergibt hier typischerweise einen Knick wie bei einer dynamischen Kompression der großen Atemwege bei der Tracheomalazie („Check-valve-Phänomen").

In der Fluß-Volumen-Beziehung findet sich bei noch relativ erhaltenem Spitzenfluß ein abrupter Flußabfall kurz nach Beginn der Exspiration mit einem stark verminderten Restfluß über die gesamte, dann noch folgende Ausatmungsphase.

Bei der Fluß-Druck-Messung zeigt die qualitative Analyse des Atemwegswiderstandes nur bei extremen Stenosierungen einen exspiratorisch deutlich erhöhten Atemwegswiderstand.

Untersuchungen der Funktionsparameter vor und nach Querresektion der Trachea mit End-zu-End-Anastomose

Bronchoskopische Ausmessungen ergaben im Schnitt eine Vergrößerung des Trachealdurchmessers von 5,9 mm ($\pm$2,5 mm) auf 11,0 mm ($\pm$2,9 mm).

Nach unseren Erfahrungen bleiben die Trachealdurchmesser bei Querresektionen wegen tumoröser Veränderungen in der Regel unverändert. Bei den durch Langzeitintubation und/oder Tracheotomie geschädigten Patienten sind die postoperativen Reaktionen stärker ausgeprägt und führen manchmal zu geringen postoperativen Einengungen, die funktionell keine Rolle spielen, manchmal allerdings auch die Notwendigkeit der Nachresektion mit sich bringen.

Insgesamt erkennt man aber bei der angegebenen durchschnittlichen Durchmesservergrößerung, daß die Resistanceschleife (Fluß-Druck-Relation), die präoperativ S-förmig gekrümmt und damit pathologisch war, postoperativ eine völlige Normalisierung zeigt. Die Fluß-Volumen-Kurve (im Atemzyklus entgegen dem Uhrzeigersinn verlaufend) verändert sich von einer eiförmigen Deformation zur fast normalen Konfiguration (Abb. 1). Daraus ergibt sich, daß nicht unbedingt der volle Durchmesser der Trachea wiederhergestellt zu sein braucht, um funktionell befriedigende Resultate zu erzielen.

Bei einer 68jährigen Patientin mit einem ausgedehnten Zylindrom der Trachea und Resektion von 5 Knorpelringen bestand präoperativ ein Trachealdurchmesser von 6 mm, sofort postoperativ von 12 mm, später mußte er nicht mehr gemessen werden, da sich die funktionellen Daten weiterhin im günstigen Sinne veränderten. Die exspiratorische Sekundenkapazität nahm nämlich von 0,9 über den sofort gemessenen postoperativen Wert von 1,1 auf 1,7 l/s zu. Die inspiratorische Sekundenkapazität zeigte den gegensinnigen Verlauf, nämlich von 2,1 l/s auf 1,2 bzw. 1,3 im 6. postoperativen Monat. Gleichzeitig besserte sich natürlich der Atemwegswiderstand von 6,7 auf 3,8 und später 2,9 cm H_2O/l/s.

Bei der spezifischen Conductance war ein hochpathologischer Wert von 0,04 (cm $H_2O \cdot s)^{-1}$ mit einer Besserung auf zunächst 0,13, dann eine völlige Normalisierung nach 6 Monaten auf 0,20 zu finden.

Eine weitere Beurteilung der funktionellen Situation und der Operationsindikation der Trachealstenose ist durch die Korrelation zwischen Trachealdurchmesser und dem Schweregrad der Dyspnoe des Patienten möglich. Vergleicht man die in Ruhe bestehenden Dyspnoegrade 1, 2 und 3 (1 = leichte, 2 = mittelschwere, 3 = schwere Dyspnoe) als grobklinische Einteilung mit dem Trachealdurchmesser, so ergibt sich, daß ein Trachealdurchmesser bis zu 16 mm praktisch keine Dyspnoe verursacht, ein Trachealdurchmesser von 6,5 mm aber mit Dyspnoe in Ruhe vom Stadium 1 korreliert. Ein Trachealdurchmesser von $< 6{,}5$ mm korrespondiert mit einem Dyspnoegrad des Stadiums 2–3.

Diese Beziehungen sind statistisch signifikant. Selbstverständlich soll damit nicht gesagt werden, daß erst ab einer Trachealstenose von $< 6{,}5$ mm eine Operationsindikation besteht. Eine in Ruhe bestehende Dyspnoe beschränkt das Leben und die Tätigkeit jedes Patienten erheblich, so daß die Gesamtheit der Funktionsparameter in Rechnung gestellt werden muß und mindestens ab 10 mm Durchmesser eine Resektionsindikation sich ergibt.

Umgekehrt ist daraus zu folgern, daß bei hochgradigen Trachealstenosen mit Dyspnoegraden 2 und 3 selbst bei postoperativen Reaktionen im Sinne einer gewissen Restenosierung die Lebensqualität des Patienten und seine Leistungsfähigkeit wesentlich verbessert werden. Grundsätzlich ist das normale Tracheallumen anzustreben, was, wie schon erwähnt, bei Patienten mit Tumoren oder längerbestehenden Stenosen geringere Schwierigkeiten bereitet als bei frischeren Stenosen.

Zweifelsohne spielt dabei der entzündliche Reizzustand des Tracheobronchialsystems eine Rolle, insbesondere im Bereich der Trachea und der Trachealstenose im engeren Sinne. Man sollte hier in Ruhe abwarten, notfalls die Stenose durch Bougierungen erweitern und über eine mehrwöchige systemische und lokale Kortikoidmedikation die Schleimhaut abschwellen lassen, bevor die operative Therapie einsetzt.

Die Korrelation der spezifischen Conductance als dem sensitivsten Parameter zum Dyspnoegrad zeigte bei den Dyspnoegraden 2 und 3 entsprechend einem Trachealdurchmesser bis 6,5 mm eine spezifische Conductance, die $< 0{,}3$ (cm $H_2O \cdot s)^{-1}$ entsprach.Daraus läßt sich folgern, daß ab einer spezifischen Conductance, die $< 0{,}3$ (cm $H_2O \cdot s)^{-1}$ ist, eine absolute Indikation zur Trachealteilresektion besteht. Die gemessenen Werte ergaben sich als Durchschnittswert bei 23 Patienten und sind statistisch signifikant.

Bei der Beurteilung der *therapeutischen Beeinflußbarkeit* ergibt sich die Frage, ob β_2-Adrenergika (hier 2 Hübe Fenoterol) auf die stenoseinduzierte Atemwegsobstruktion vor der Trachealteilresektion sich auswirken. Dazu läßt sich sagen, daß die spezifische Resistance durch den broncholytischen Effekt des Pharmakons abnimmt, ohne daß hier eine statistische Signifikanz besteht. Die spezifische Conductance zeigt nach Broncholyse eine geringe Zunahme ebenfalls ohne Signifikanz. Dies erklärt sich daraus, daß neben der fixierten Trachealstenose im Mittel auch eine generalisierte Atemwegsobstruktion besteht, die auf diese Medikamente anspricht. Die eigentliche Trachealstenose ist auf diese Weise jedoch nicht zu beeinflussen. Allerdings können β_2-Adrenergika als unterstützende Therapie zur Besserung des gesamten Funktionszustandes durchaus angewendet werden, besonders auch in der präoperativen Phase.

Tabelle 1. Mittelwert und Standardabweichung, prozentuale Änderung, t-Wert und Signifikanzpegel verschiedener Funktionsparameter im prä- und postoperativen Vergleich bei Trachealstenose

Durchmesser der Trachea (mm): 5,9 ± 2,5 ⟶ 11,0 ± 2,9

↓

Signifikanter funktioneller Effekt

Parameter	Präoperativ	Postoperativ	Δ%	t	p<
sR_{aw} (kPa · s)	6,84 ± 5,49	1,87 ± 1,36	− 73	2,3	0,05
G_{aw} ($l \cdot s^{-1} \cdot kPa^{-1}$)	1,18 ± 0,68	2,83 ± 1,90	140	2,7	0,02
sG_{aw} $(kPa \cdot s)^{-1}$	0,37 ± 0,37	0,88 ± 0,63	127	2,5	0,025
$\dot{V}max_{exp}$ (l/s)	2,9 ± 1,6	5,2 ± 2,7	79	2,5	0,025
$\dot{V}50_{exp}$ (l/s)	1,6 ± 0,8	2,8 ± 1,3	75	2,4	0,05
FEV_1 (l/s)	1,7 ± 0,7	2,3 ± 0,7	35	1,8	0,05
$FEV_{0,5}$ (l/s)	0,9 ± 0,5	1,3 ± 0,6	44	2,2	0,05

Die chirurgische Therapie bedarf manchmal der Ergänzung durch *bronchoskopische bougierende Maßnahmen,* auch mit Abtragung und Ätzung von Granulationen. Die Laseranwendung kann hier sicher in Zukunft besser wirken als die z. Z. zur Verfügung stehenden Zangen und Ätzmittel. Diese Nachbehandlung bleibt am besten in der Hand des bronchologisch erfahrenen Thoraxchirurgen, wobei grundsätzlich gilt, daß die Trachealresektion eine thoraxchirurgische Maßnahme darstellt, da je nach dem Ausmaß der notwendigen Resektionsstrecke eine Mobilisierung der Hili, der Ligamenta pulmonalia und andere thoraxchirurgische Zusatzeingriffe erforderlich werden können.

Eine solche Nachbehandlung kann mehrere Monate nach einer Trachealteilresektion nötig sein, insbesondere bei Patienten, die nicht wegen eines Tumors reseziert wurden.

In Summation der chirurgischen Maßnahmen kann festgestellt werden, daß sowohl die spezifische Resistance als auch die Conductance und die spezifische Conductance sowie die Sekundenkapazität signifikante Besserungen zeigen. So fand sich für die spezifische Resistance eine Abnahme von 6,84 auf 1,87 kPa/s. Die spezifische Conductance nahm von 0,37 auf 0,88 $(kPa \cdot s)^{-1}$ zu, die Sekundenkapazität stieg von 1,7 auf 2,3 l/s an (Tabelle 1).

Generell ist zu bemerken, daß die unmittelbar postoperativ gemessenen Werte zwar eine deutliche Besserung zeigten, sich aber bei Untersuchungen nach 6 Monaten praktisch immer noch weiter verbesserten, so daß man von der ersten Messung keine vorzeitigen Schlüsse ziehen darf.

Letztlich ist festzustellen, daß von der Weite der Stenose her ab 6,5 mm eine absolute Indikation zu einer die Durchgängigkeit verbessernden Operation besteht. Selbstverständlich ist diese Operationsindikation auch gegeben, wenn leichtere Dyspnoegrade klinisch zu erkennen sind, da das Ziel der Therapie ja im Idealfall eine größere Belastungsfähigkeit des Patienten ist und somit leichtere Dyspnoegrade in Ruhe durchaus in die Indikation einzubeziehen sind, wenn dem nicht erhebliche Risikofaktoren entgegenstehen.

Literatur

1. Dedo HH, Fishman NH (1969) Laryngeal release and sleeve resection for tracheal stenosis. Ann Otol Rhinol Laryngol 78:285
2. Grillo HC (1972) In: Shields TW (ed) General thoracic surgery. Philadelphia
3. Maassen W, Konietzko N (1977) Ätiologie, Diagnostik und Therapie der Trachealstenosen. Med Welt 28:1008
4. Montgomery WW (1974) Suprahyoid release for tracheal anastomosis. Arch Otolaryngol 99:255

Probleme der Lungenfunktion bei Trachealstenosen vor und nach Behandlung

H. J. Klippe, K. v. Windheim und D. Sommerwerck

Zusammenfassung

Ein kurzer pathophysiologischer Überblick wird über die funktionelle Bedeutung einer Trachealstenose gegeben. Die bei extra- oder intrathorakalem Sitz der Stenose unterschiedliche Störung der Atemmechanik wird beschrieben. Die Funktionsparameter R_{AW_I}, R_{AW_E}, FiV_1, FEV_1 und FRC werden in 3 Fallbeispielen mit den endoskopischen Befunden vor und nach konservativer und operativer Behandlung verglichen. Auf das atemmechanisch wesentliche Problem einer asymmetrischen Atmung bei Trachealstenosen wird gesondert hingewiesen. Mit den genannten Lungenfunktionswerten sind für die Verlaufskontrolle und die Terminierung elektiver Eingriffe leicht reproduzierbare Parameter gegeben. Diese Werte ergänzen die klinischen und vor allem endoskopischen Befunde in wertvoller Weise.

Einleitung

Bei Trachealstenosen besteht häufig eine Diskrepanz zwischen dem Restlumen der Luftröhre und der vom Patienten selbst empfundenen Störung seiner ventilatorischen Funktion. Der Kranke nimmt in Ruhe oder bei leichter Arbeit die Stenose erst wahr, wenn die Trachea zu mehr als 50% eingeengt ist. Ab einer Enge von 30–25% der normalen Lichtung erreicht die Widerstandserhöhung durch Einengung der Strombahn der Luftröhre einen kritischen Wert [6]. Dann jedoch führt der erhebliche, nichtlineare Anstieg des Widerstandes, z. B. durch Schleimhautentzündungen, Sekretretentionen und vermehrte Turbulenzen, zu einer raschen, oft dramatischen Zunahme der Dyspnoe [3].

Pathophysiologie

Funktionell muß zwischen Stenosen der extrathorakalen und der intrathorakalen Trachea unterschieden werden (Abb. 1). Extrathorakale, die Halsabschnitte der Luftröhre betreffende Stenosen werden durch eine vorwiegend inspiratorische Störung der Funktion betroffen. Der „equal pressure point“, sofern man für diesen speziellen Fall den Begriff von Mead aufrechterhalten will, liegt hierbei außerhalb des Thorax [7]. Das bedeutet, daß auch bei forcierter Exspiration alle Trachealabschnitte vor extramuraler Kompression geschützt sind [10].

Bei Stenosen der intrathorakalen Trachea steht der Bereich des sog. „Downstream“-Segmentes unter einem erhöhten extratrachealen Außendruck, der den Innendruck des Trachealrohres oralwärts von der Stenose übersteigt. Hier wird neben

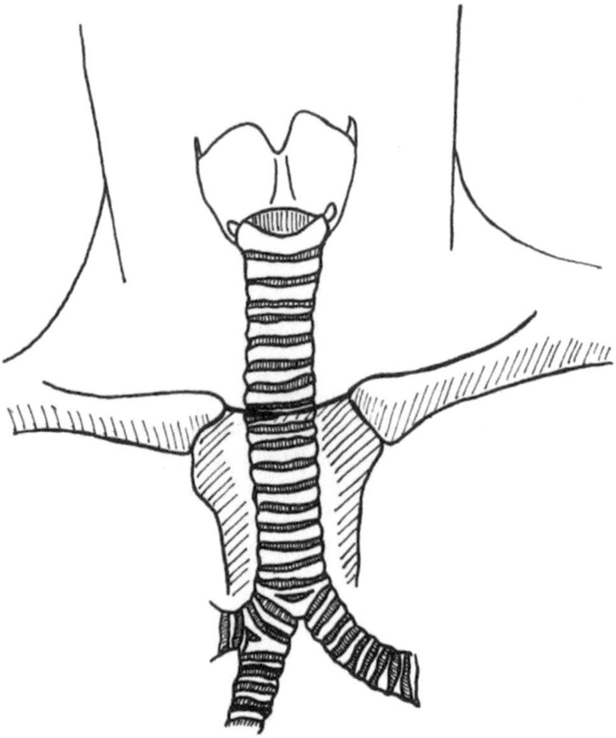

Abb. 1. Schematische Darstellung der Trachea mit extra- und intrathorakalem Anteil

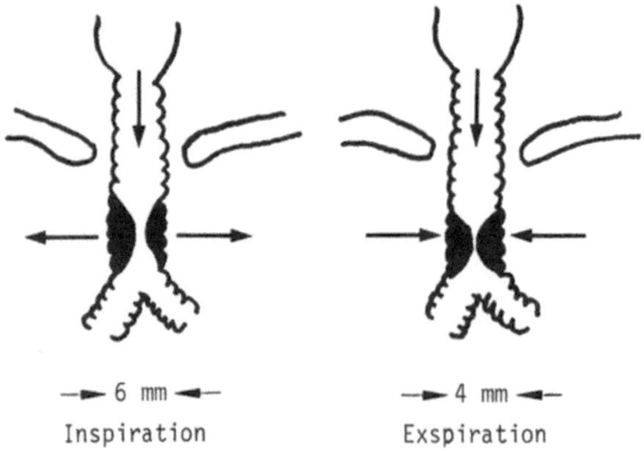

18.12.80

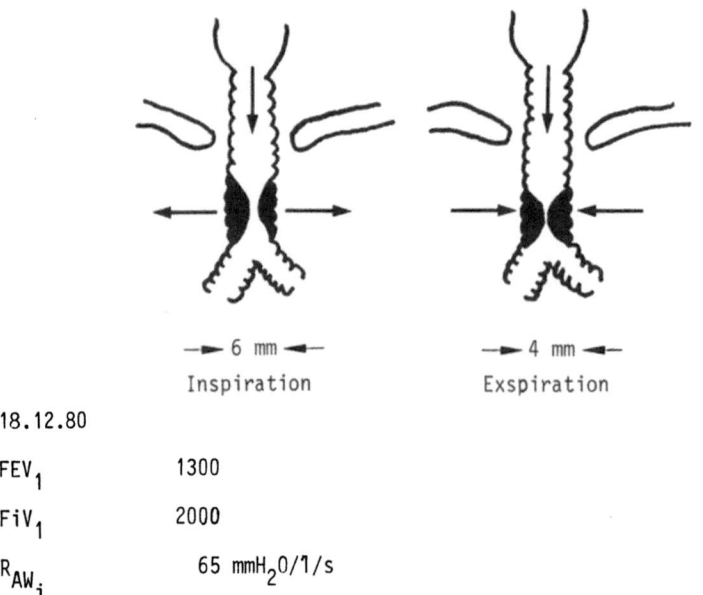

FEV_1	1300	
FiV_1	2000	
R_{AW_i}	65	$mmH_2O/l/s$
R_{AW_E}	100	$mmH_2O/l/s$
FRC	3624	

Abb. 2. Z.S. 27.6.55. Intrathorakale Trachealstenose

der exspiratorischen Kompression und Invagination der Trachealhinterwand auch eine Anastomose postoperativ erhöhten Drucken ausgesetzt. Generell läßt sich sagen, daß die intrathorakalen Stenosen durch gestörte Exspiration mit größeren funktionellen Problemen belastet sind [4, 5, 8].

Methodik

Anhand der Funktionsparameter in- und exspiratorische Resistance (R_{AW_i}, R_{AW_E}). „forced inspiratory volume" und „forced exspiratory volume" (FiV_1, FEV_1 = in- und exspiratorischer Tiffeneau-Wert) sowie funktionelle Residualkapazität (FRC) läßt sich der Umfang und in der Regel auch der Sitz einer Funktionsstörung der Trachea leicht bestimmen [2, 9].

Fallberichte

Hier nun einige Beispiele aus unserem pneumologischen Patientengut:

Fall 1: Nach Intubation über 10 Tage war bei einem 25jährigen Mann eine intrathorakale Narbenstenose aufgetreten, die inspiratorisch ca. 6 mm und exspiratorisch ca. 4 mm Restlichtung aufwies. Die R_{AW_i} betrug 65 mm H_2O/l/s und stieg exspiratorisch (R_{AW_E}) auf 100 mm H_2O/l/s an (Abb. 2). Das endoskopische Bild zeigt diese Differenz.

Wegen einer gravierenden neurologischen Grundkrankheit (Zustand nach embolischem Verschluß beider Aa. cerebri mediae, Hemiparese rechts) war der schwerkranke Patient nicht mit einem operativen Eingriff belastbar. In Ruhe wurde die Stenose von ihm noch gut toleriert.

Es ist bekannt, daß ein Anstieg der Resistancewerte über 100 mm H_2O/l/s zu einer rasch zunehmenden Dyspnoe führt. Ein weiterer Anstieg auf 130–150 mm H_2O/l/s führt zwangsläufig zur respiratorischen Insuffizienz und zwingt dann zum sofortigen Eingreifen [10]. Die Resistancemessung ist in diesem wie in allen anderen Fällen zur Verlaufskontrolle wie auch zur Kontrolle einer operativen oder nichtoperativen Behandlung angezeigt.

Fall 2: Ein 51jähriger Mann wies nach Langzeitbeatmung nach komplizierter Kardiaresektion eine intrathorakale Narbenstenose der Trachea mit einem Restlumen von ca. 2 mm auf (Abb. 3). Die akute respiratorische Insuffizienz erforderte die Klinikaufnahme. Es bestand eine erhebliche Rippenfellverschwartung links. Daher war hier trotz des intrathorakalen Sitzes der Enge die inspiratorische Resistance höher als die exspiratorische. Als weiteres Zeichen der Obstruktion fand sich eine FRC-Erhöhung. Der Patient lehnte die ihm vorgeschlagene Resektion der Stenose mit End-zu-End-Anastomose ab. Daher wurde zur Rekanalisierung via Bronchoskop der fibröse Narbenring gesprengt und abgetragen. In den folgenden 24 Monaten wurde in wiederholten Sitzungen diese Lokalbehandlung vorgenommen, wie sie nach Couraud 1965 und 1974 beschrieben wurde [1]. Die Behandlung wurde fortgesetzt, bis ein Tracheallumen von 9 mm erreicht war, welches bis heute über 3 Jahre nach Therapieende unverändert bestehen bleibt. Die Lungenfunktionswerte zeigen gleichermaßen wie die endoskopischen Befunde den Therapieerfolg.

Fall 3: Bei einem 41jährigen Mann war es nach Langzeitbeatmung und Tracheotomie zu einer schweren ulzerösen und narbigen Zerstörung der Trachea gekommen (Abb. 4). Zunächst wurde durch eine offene Rinne eine lokale Behandlung durchgeführt. Der operative Verschluß 1977 und 1978 – wie immer in solchen Fällen in Kooperation von Laryngologen und Thoraxchirurgen gemeinsam durchgeführt – hinterließ noch immer deutliche Zeichen einer Obstruktion (z. B. stark

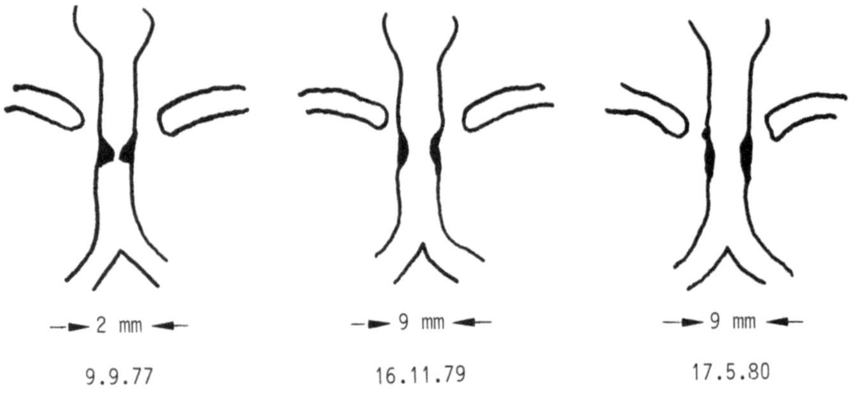

FEV_1	1300		2400
FiV_1	1200		2900
R_{AW_i}	132 $mmH_2O/l/s$		33
R_{AW_E}	88 $mmH_2O/l/s$		40
FRC	3741		2741

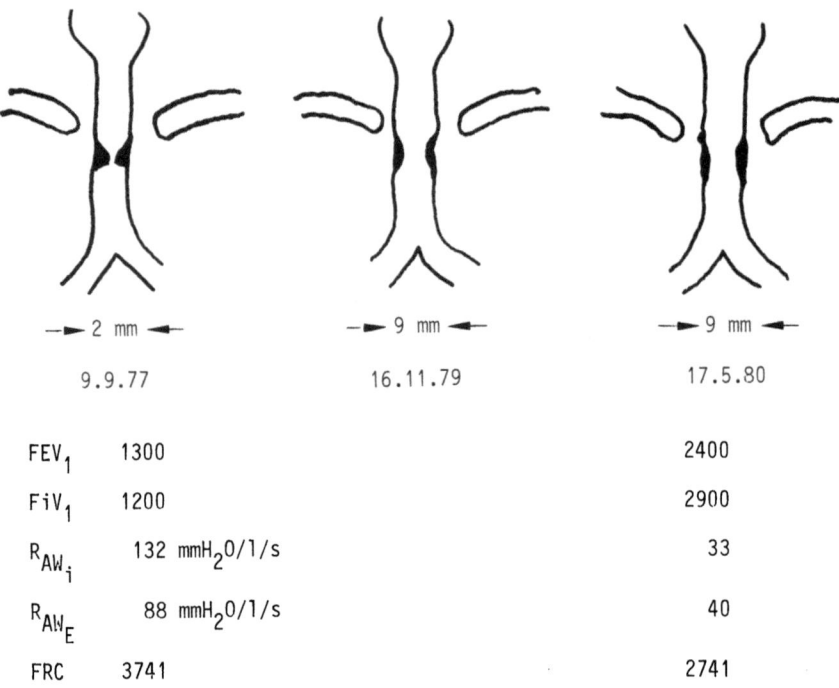

Abb. 3. P.H. 15.6.26. Intrathorakale Trachealstenose. Verlauf einer Lokalbehandlung

erhöhte FRC). 1979 kam es zu einem akuten Rezidiv der Stenose mit schwerer Dyspnoe. Die Resistancewerte waren nach temporärer Normalisierung wieder deutlich erhöht mit weiterem Anstieg bei rekliniertem Kopf. 6 Wochen nach Resektion der Restenose und End-zu-End-Anastomose waren die Funktionswerte deutlich verbessert. 7 Monate nach Resektion war keine Funktionsstörung mehr nachweisbar, die Resistance blieb auch bei rekliniertem Kopf niedrig. Die endoskopischen Bilder zeigen die Restenose vor der Resektion und den Lokalbefund 6 Wochen und 7 Monate postoperativ.

Diskussion

In diesem Zusammenhang erscheint es uns wesentlich, auf ein besonderes atemmechanisches Problem hinzuweisen. Infolge einseitiger Pleuraschwarten oder Zwerchfellparesen treten fast immer asymmetrische Atembewegungen auf (Abb. 5). Bei intrathorakalen Trachealstenosen können dadurch zusätzliche exspiratorische Turbulenzen ausgelöst werden, die zu einer weiteren Erhöhung der Atemwegswiderstände führen [11]. Nach Operationen wird durch die asymmetrische Belastung die Anastomosennaht zusätzlicher Spannung ausgesetzt und gefährdet. Bei den meisten unserer eigenen postoperativen Komplikationen waren begleitend solche asymmetrischen Ventilationsverhältnisse vorhanden.

Mit der Bestimmung der genannten Lungenfunktionswerte (in- und exspiratorischer Tiffeneau-Wert, in- und exspiratorische Resistance und FRC) besitzen wir eine wenig belastende, verläßliche Methode, die objektiv Auskunft über den funktionellen Schaden einer Trachealstenose gibt. Mißt man die Funktionsparameter in regelmäßigen Intervallen, erhält man genaue Auskunft über die Entwicklung einer Stenose [8, 11].

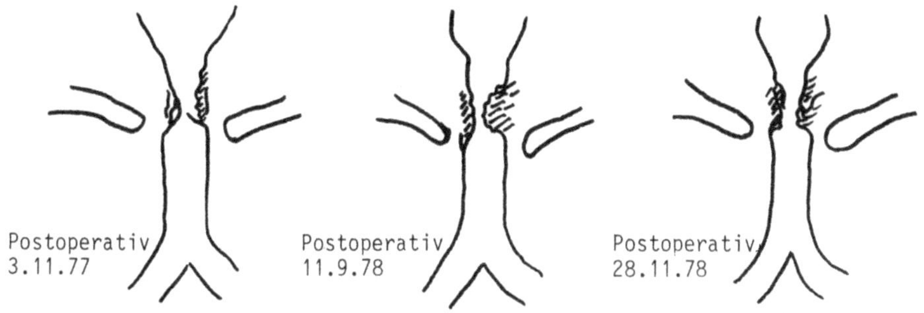

	3.11.77	11.9.78	28.11.78
R_{AW_i}	55 $mmH_2O/l/s$	25 $mmH_2O/l/s$	27 $mmH_2O/l/s$
R_{AW_E}	44 $mmH_2O/l/s$	25 $mmH_2O/l/s$	28 $mmH_2O/l/s$
FRC	4592	4402	4237

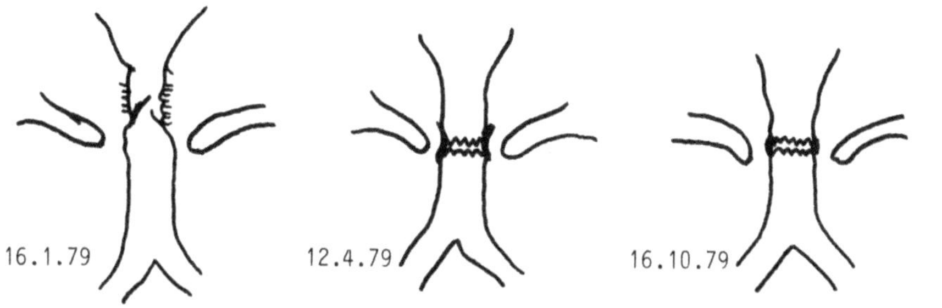

	Rezidiv der Stenose	6 Wochen nach Resektion und Anastomose	7 Monate nach Resektion und Anastomose
R_{AW_i}	51 $mmH_2O/l/s$ 55	24 $mmH_2O/l/s$ 22	39 $mmH_2O/l/s$ 34
R_{AW_E}	55 $mmH_2O/l/s$ 91	29 $mmH_2O/l/s$ 27	30 $mmH_2O/l/s$ 27
FRC	4237	4646	3052

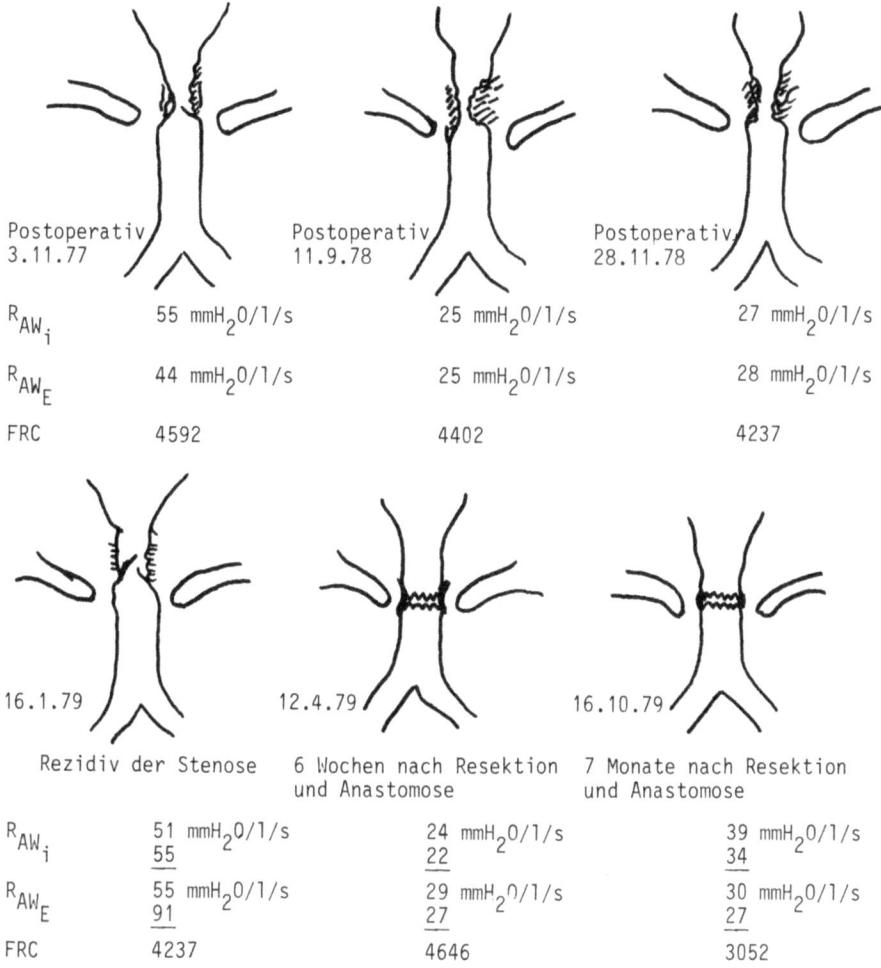

Abb. 4. P.E. 21. 1. 36. Extrathorakale Trachealstenose. Resektion des fibrösen Narbenareals und Interposition eines Knorpeltransplantates

Ein Ansteigen auf pathologische Werte ermöglicht die Terminierung der operativen Behandlung vor Eintritt einer lebensbedrohlichen Verschlechterung. Die Normalisierung der Werte im Verlauf der Therapie, insbesondere auch der nichtoperativen Behandlung, ist ein wichtiger Indikator für den Erfolg der therapeutischen Bemühungen. Die gefürchteten Rezidive können frühzeitig erkannt werden und die klinisch wie endoskopisch erhobenen Befunde erhalten eine wertvolle funktionelle Ergänzung.

Schlußbemerkung

Abschließend 2 Bemerkungen: Pathophysiologie und Therapie der Trachealstenosen verdienen in ihrer engen Verknüpfung zur Lungenfunktion – und hier vor allem zur Atemmechanik – unsere volle Aufmerksamkeit mehr noch als bisher. Dies um so mehr, als bei der steten Zunahme erfolgreich respiratorbehandelter Intensivpatienten in Zu-

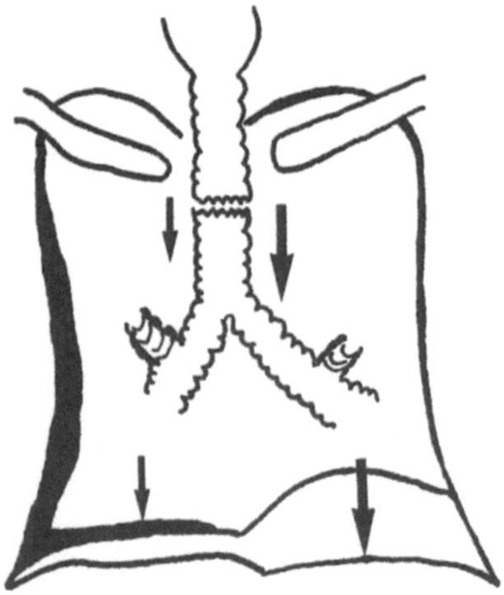

Abb. 5. Asymmetrische Thoraxexkursionen – eine Ursache für Komplikationen nach chirurgischer Versorgung von Trachealstenosen

kunft eine weitaus größere Zahl an Patienten mit aus der Vorbehandlung resultierenden Trachealstenosen unserer Behandlung bedarf. Weiter sind wir der Ansicht, daß jeder langzeitintubierte oder tracheotomierte Patient während und nach Abschluß der Behandlung in regelmäßigen Abständen klinisch, lungenfunktionell und – wenn erforderlich auch wiederholt – endoskopisch untersucht werden muß. Nur so können Trachealstenosen frühzeitig erkannt und in ihrer Entwicklung richtig beurteilt werden.

Literatur

1. Couraud L, Bruneteau A (1974) Les sténoses de la voie respiratoire après réanimation par voie endotrachéale. Rev Fr Mal Respir 5:525–532
2. Keller R (1979) Ventilation und Atemmechanik bei obstruktiven Atemwegserkrankungen. In: Herzog H, Nolte D, Schmidt OP (Hrsg) Obstruktive Atemwegserkrankungen, Intern. Sympos. Wien 23.–24. 3. 1979. Witzstrock, Baden-Baden, S 1–16
3. Klippe HJ, Sommerwerck D, Windheim K v (1981) Endoskopische Befunde bei Trachealstenosen in Beziehung zu funktionell meßbaren Ventilationsstörungen vor und nach Therapie. Bronchology 1980, Proceed. of the 2nd World Congress for Bronchology, Düsseldorf, 2–4 June 1980. Martinus Nijhoff, The Hague
4. Konietzko N, Querfurt H (1978) Lungenfunktionsanalytische Differenzierung von Stenosen im Bereich der großen Atemwege. Thoraxchirurgie 26:286
5. Maaßen W, Konietzko N (1977) Ätiologie, Diagnostik und Therapie der Trachealstenosen. Med Welt 28:1008
6. Nolte D, Ulmer WT (1967) Die Strömungswiderstände im normalen Tracheobronchialbaum und bei obstruktiven Atemwegserkrankungen. Beitr Klin Tuberk Lungenkr 136:320
7. Overath G, Konietzko N, Matthys H (1971) Die diagnostische Aussagekraft des exspiratorischen Flußvolumendiagramms. Pneumologie 146:11
8. Petro W, Maaßen W, Nakhosteen JA, Konietzko N (1981) Results of pre- and postoperative Functional Evaluation in Tracheal stenosis. Bronchology 1980, Proceed. of the 2nd World Congress for Bronchology, Düsseldorf, 2–4 June 1980. Martinus Nijhoff, The Hague
9. Sommerwerck D, Windheim K v (1978) Tracheoskopische Befunde bei komplizierten Verläufen nach Eingriffen an der Trachea. Endoskopie Kongreß Kiel, 16.–18. 3. 1978
10. Windheim K v (1980) Die Therapie der Trachealstenose aus thoraxchirurgischer Sicht. HNO 28:60
11. Windheim K v, Klippe HJ, Sommerwerck D (1981) Problèmes de la fonction pulmonaire en association avec le traitement de la trachéosténose. Ann Chir 35:634

Rekonstruktive Eingriffe bei Larynxschäden nach Langzeitintubation

C. v. Ilberg

Die Schwierigkeiten der rekonstruktiven Maßnahmen nach Zerstörung der oberen Luftwege durch Langzeitintubation lassen sich in gedrängter Form nur sehr lückenhaft darstellen. Sie ergeben sich bei jedem Patienten unter neuen Gesichtspunkten und zwingen den behandelnden Kopf- und Halschirurgen, über zahlreiche Methoden zu verfügen und bewährte Standardmethoden abzuwandeln. Die Notwendigkeit, die funktionellen Resultate auf diesem Gebiet zu verbessern, sowie das Fortschreiten der plastisch-rekonstruktiven Möglichkeiten haben in den letzten Jahren unser Vorgehen bestimmt. Von grundsätzlicher Bedeutung waren für uns dabei wissenschaftliche Erkenntnisse über den Entstehungsmechanismus von Intubationsschäden (v. Ilberg et al. 1976; Nordin 1977; Homi et al. 1978), über die Regenerationsfähigkeit des respiratorischen Epithels der oberen Luftwege (Hilding u. Hilding 1962; Gordon u. Lane 1976; v. Ilberg et al. 1976; Foet 1979) sowie die Überprüfung neuer Transplantate und deren Verhalten im Tierversuch (Herberhold u. Zepp 1977; v. Ilberg et al. 1977; Weidauer u. Arnold 1977).

Anhand eines ungewöhnlich schwierigen Falles soll zunächst die Problematik dargelegt werden:

Der Patient K. erlitt im Jahre 1973 im Alter von 39 Jahren einen Verkehrsunfall mit schwerem Schädel-Hirn-Trauma und ca. 4wöchentlicher Bewußtlosigkeit, die eine wochenlange Intubation mit nachfolgender Tracheotomie erforderlich machte. Als Folge davon entstand eine hochsitzende Trachealstenose, die durch Tracheaquerresektion von dem erstbehandelnden Chirurgen mit End-zu-End-Anastomose beseitigt wurde. 1974 bildete sich in gleicher Höhe eine Restenosierung, die eine 2. Tracheotomie nach sich zog. Der nun ca. 1,5 cm lange stenotische Bezirk wurde im Sinne einer „offenen Rinne“ durch Einschlagen von Hautlappen aus der näheren Umgebung sowie Seitenversteifung mit Kunststoffringen aufgebaut. Während der monatelangen Behandlung trat durch Scheuern des distalen Kanülenendes ein zusätzlicher hochgradiger Narbenring der Trachea in Höhe der oberen Thoraxapertur auf. Durch lokale plastische Narbenauflösung, Einfügen eines zusammengesetzten autoplastischen Transplantates aus Septumknorpel und Nasenschleimhaut, lokale Kortisoninjektionen, vorsichtige Bougierung und Einlegen eines Kunststoffplatzhalters konnte schließlich ein ausreichend weites Atemrohr hergestellt werden, so daß unter Verwendung eines Composite graft aus Haut und autologem Rippenknorpel 1977 in 4 Schritten das Laryngotracheostoma verschlossen werden konnte. 1978 kam es im Operationsbereich zur vorübergehenden Abszedierung und Fistelung, die nach entsprechender Behandlung wieder verschlossen werden konnte. 1979 entstand in Höhe des ehemaligen Tracheostomas eine neuerliche Stenosierung mit Ateminsuffizienz. Durch eine 2. Querresektion des eingeengten Segmentes konnte schließlich auch dieses Atemhindernis erfolgreich beseitigt werden. Seither besteht eine ausreichende Atmung und Beschwerdefreiheit.

Die Behandlung allein dieses Patienten erforderte 18 stationäre Aufnahmen und eine insgesamt 4½ Jahre lange Behandlung. Die damit für den Patienten verbundenen Probleme im privaten und Berufsbereich sowie die Kosten einer solchen Therapie bedürfen keiner weiteren Erörterung.

Die ausführliche Darstellung des obengenannten Falles zeigt einige wichtige Probleme auf, die für die rekonstruktive Chirurgie der oberen Luftwegsstenosen bestimmend sind:

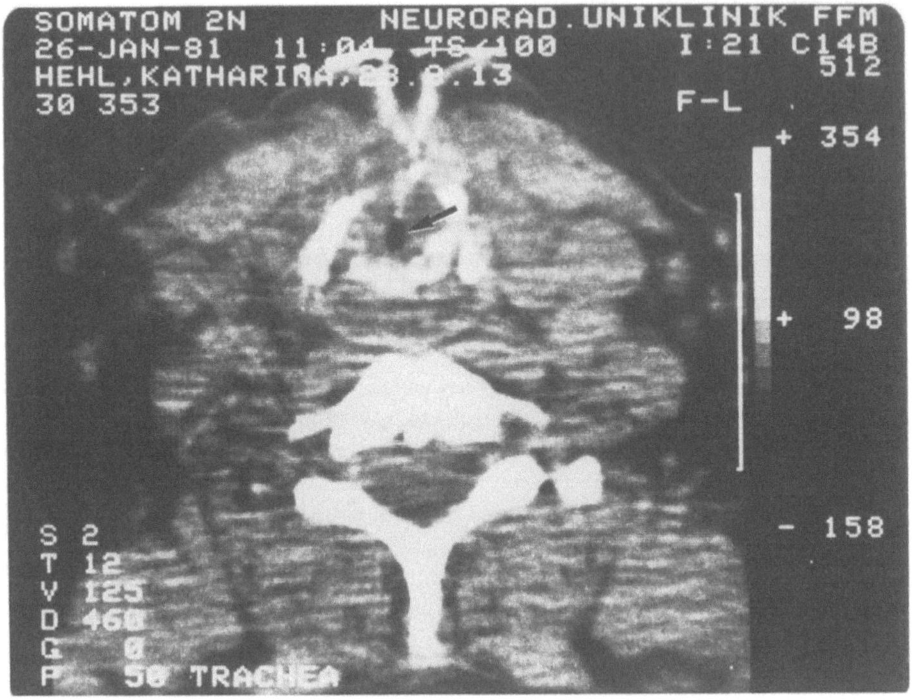

Abb. 1. Computertomographische Abbildung einer Ringknorpelstenose nach Langzeitintubation. *Pfeil* = Restlumen in Ringknorpelhöhe. (Das Bild wurde uns freundlicherweise von Prof. Hacker, Abt. Neuroradiologie, Universitätsklinikum Frankfurt/Main, zur Verfügung gestellt.)

1. Die Qualität der Erstversorgung entscheidet über den gesamten weiteren Krankheitsverlauf. Fehlerhaftes Vorgehen läßt sich später nur sehr schwer, oft gar nicht mehr korrigieren.
2. Der richtige Zeitpunkt für kehlkopf- und tracheaerweiternde Maßnahmen muß genau abgepaßt werden; bestehende entzündliche Reaktionen müssen zuvor wirksam behandelt werden und vollständig abgeklungen sein, da sie jedes Behandlungsresultat in Frage stellen können.
3. Der Erfolg der Behandlungsmaßnahmen und deren Indikation beruht auf einer möglichst detaillierten Diagnostik. Neben der funktionellen Messung der Atemwiderstände hat der Fortschritt auf dem Gebiet der Endoskopie mit starren und flexiblen Glasfiberoptiken, Winkeloptiken sowie der Röntgendiagnostik, insbesondere der Röntgenschichtaufnahmen und Computertomographie (Abb. 1), zu einer entscheidenden, inzwischen unerläßlichen Verbesserung der präoperativen Beurteilung der Stenosen geführt.
4. Für die Indikation der verschiedenen Behandlungstechniken müssen stets individuelle Faktoren des Patienten, wie dessen psychischer und Allgemeinzustand, pulmonale Probleme, sonstige Organschädigungen, ggf. geplante weitere Eingriffe an anderen Organen mit neuerlicher Intubationsnarkose oder Neigung des Patienten zur Keloidbildung, berücksichtigt werden.

5. Die rekonstruktiven chirurgischen Maßnahmen haben sich an den neuesten Erkenntnissen der Transplantationsforschung und plastischen Chirurgie, der Kunststoffverträglichkeit und des Schleimhaut- und Knorpelersatzes zu orientieren.

Wie eingangs erwähnt, soll im Rahmen dieses Referates keine Darstellung aller technischen Möglichkeiten zur Rekonstruktion des intubationsgeschädigten Kehlkopfes gegeben werden. Vielmehr wollen wir versuchen, die grundsätzlichen Wege zu beschreiben, die dabei beschritten werden.

Zur Beseitigung von Narbenstenosen im Kehlkopf und laryngotrachealen Übergangsbereich lassen sich zunächst operative von *konservativen Maßnahmen* trennen. Unter letzteren verstehen wir z. B. Bougierung, lokale Kortisonapplikationen, Einlegen von Platzhaltern, antiphlogistische und antibiotische Maßnahmen. Zusammen mit kleineren lokalen Eingriffen, wie endoskopische Narbensegeldurchtrennungen und Resektion oder Laserabtragungen von kleineren Narbenbezirken, kommt diesen nur bei geringfügigen Stenosen eine begrenzte Indikation zu. Stärker ausgeprägte Stenosen erfordern weitergehende *rekonstruktive Eingriffe*. Diese lassen sich einteilen in:

- *Längsspaltung* des Knorpelskelettes mit Rekonstruktion der Innenauskleidung und Einlage von Platzhaltern
- *Querresezierende Eingriffe* mit End-zu-End-Wiedervereinigung des Atemrohres
- *Plastisch-rekonstruktive Eingriffe* an Kehlkopf und laryngotrachealem Übergangsbereich

Die Längsspaltung des Knorpelskelettes (Abb. 2), die v. a. bei kollabiertem Stützgerüst angewendet wird, geht wesentlich auf die Vorstellung von Rethi (1959) zurück.

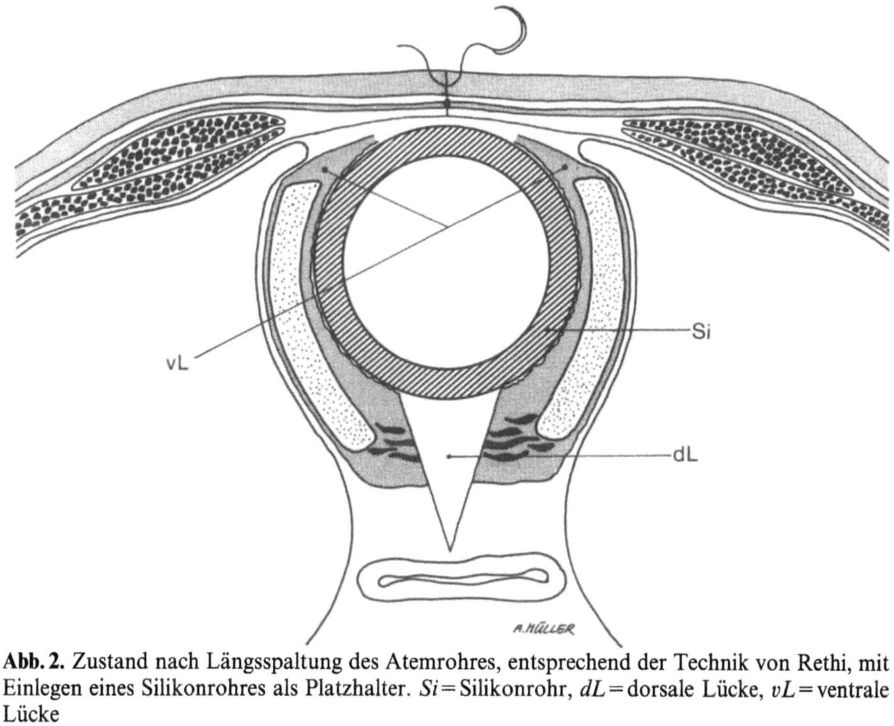

Abb. 2. Zustand nach Längsspaltung des Atemrohres, entsprechend der Technik von Rethi, mit Einlegen eines Silikonrohres als Platzhalter. *Si* = Silikonrohr, *dL* = dorsale Lücke, *vL* = ventrale Lücke

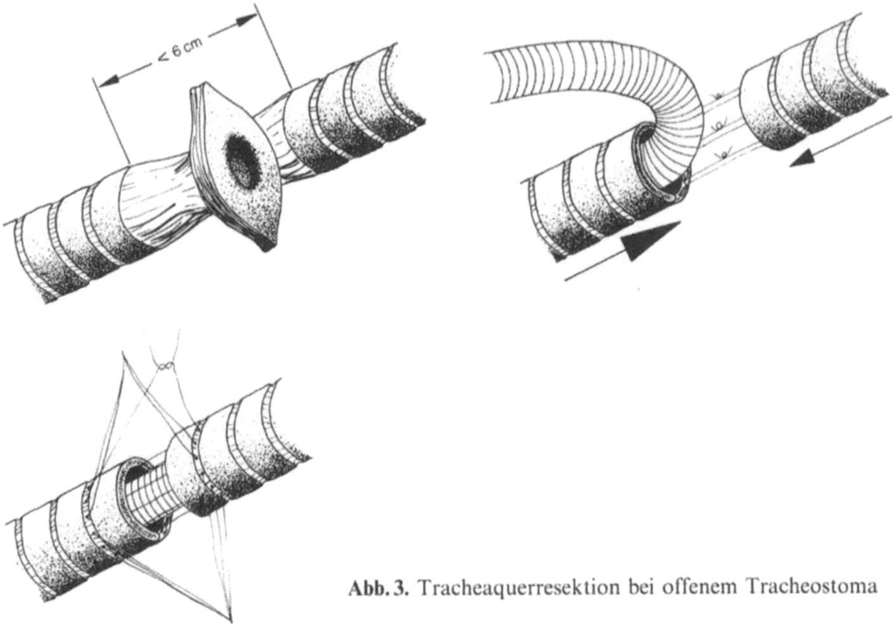

Abb. 3. Tracheaquerresektion bei offenem Tracheostoma

Hierdurch entsteht eine anteriore und posteriore Gewebslücke. Die entstandene anteriore Gewebslücke kann mit Septum- oder Rippenknorpel (Toohill et al. 1976; Zehm 1977), transponierten Anteilen von Hyoid oder Schildknorpel (Looper 1938; Fearon u. Cotton 1974, u. a.) ausgefüllt werden. Für die dorsale Diastase bietet sich autologer Rippenknorpel (Hof et al. 1978) oder alloplastisches Material, z. B. Metallklammern (Aubry u. Wayoff 1974), zur Stabilisierung an. In vielen Fällen reicht das alleinige Einlegen von Platzhaltern aus, die über Monate in situ belassen werden. Als solche haben sich starre (Aboulker et al. 1966; Grahne 1979) oder flexible Kunststoffrohre (Montgomery 1973; v. Ilberg 1977, u. a.) bewährt. Wegen der langen Verweildauer bevorzugen wir ausschließlich Hohlkörper, die während der Behandlungsdauer eine Mund-Nasen-Atmung und damit verbunden das Sprechen des Patienten erlaubten.

Resezierende Eingriffe sind in erster Linie auf die zervicale Trachea, d. h. die Region unterhalb des Ringknorpels, beschränkt. Sie haben eine reizlose Schleimhautauskleidung der Trachea und ein nicht pathologisch verändertes Ringknorpelskelett zur Voraussetzung und sollten nach Möglichkeit nicht bei offenem Tracheostoma angewendet werden. Dies ist in Ausnahmefällen jedoch möglich (v. Ilberg 1982) (Abb. 3). Die partielle Einbeziehung des Ringknorpels in die Resektion (Pearson et al. 1975) birgt eine hohe Restenosierungsquote sowie die Möglichkeit der Schädigung eines oder beider Nn. recurrentes in sich. Die Länge der Stenose dagegen ist von geringer Bedeutung, sofern die Länge des zu resezierenden Segmentes 6 cm nicht überschreitet (Grillo 1966, u. a.).

Die *plastische Rekonstruktion* von Teilen des Kehlkopfes und des laryngotrachealen Übergangsbereiches sind dann angezeigt, wenn Längsspaltung oder Resektion wegen ungünstigen Sitzes oder zu großer Ausdehnung aussichtslos erscheinen. Während die beiden ersten Gruppen von Eingriffen – Längsspaltung und querresezierende Ein-

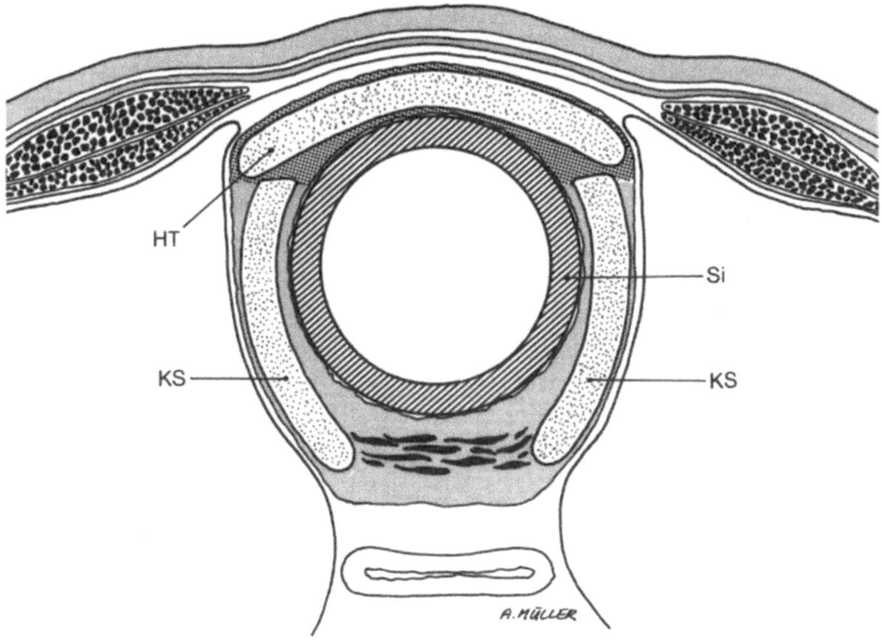

Abb. 4. Schematische Darstellung einer Rekonstruktion des Atemweges mit Längsspaltung, Einlegen eines Silikonrohres und Rekonstruktion eines größeren Vorderwanddefektes mit cialitkonserviertem Trachealknorpel. *Si* = Silikonrohr, *KS* = verbliebene Knorpelspangen, *HT* = homöoplastisches Tracheatransplantat

griffe mit End-zu-End-Wiedervereinigung des Atemrohres – sich auf die Verwendung des noch vorhandenen ortsständigen Gewebes und dessen Reposition beschränken, wird hierbei Gewebe in das therapeutische Konzept miteinbezogen, das ursprünglich in keiner Beziehung zu den Strukturen des Atemweges stand. Hierzu gehören Hautlappen aus der näheren und ferneren Umgebung und freie autoplastische Schleimhauttransplantate aus Mund- und Nebenhöhlengebiet zum Wiederaufbau der Innenauskleidung. Zur Stabilisierung des Atemweges finden freie autologe Knochen- oder Knorpeltransplantate vom Nasenseptum, der Ohrmuschel und dem Rippenbogen Verwendung. Daneben werden alloplastische Kunststoffmaterialien und homöoplastische Transplantate verwendet. Insbesondere hat die Konservierung der homöoplastischen Transplantate mittels Cialitlösung neue operative Möglichkeiten eröffnet. Neben der Verwendung von konserviertem Rippenknorpel konnten wir tierexperimentell zeigen, daß insbesondere auch konservierte Trachealknorpelsegmente für die Wiederherstellung des oberen Atemweges geeignet sind (v. Ilberg u. Kitano 1976) (Abb. 4).

In neuester Zeit haben wir auch cialit-konservierte Ringknorpelsegmente zur Rekonstruktion der Subglottis in die Humanchirurgie eingeführt, ohne hier bislang auf längere Erfahrung zurückblicken zu können. Erste Ergebnisse scheinen allerdings ermutigend.

Wie wir anhand unseres eigenen Krankengutes, ca. 60 Fälle der letzten 6 Jahre, darlegen können, gelingt es heute in über 90%, mit dem breit gefächerten Spektrum moderner Behandlungsmethoden eine ausreichende Atempassage und damit die Kanülenfreiheit des Patienten zu erreichen. Geringere Erfolge haben wir bisher bei der Stimmrehabilitation aufzuweisen. Es gelingt bisher nur ausnahmsweise, das feine Wechselspiel des Arytänoidgelenkes zwischen Arytänoidknorpel und Ringknorpel, das zugleich freie Atmung und Stimmbildung im Wechsel gewährleistet, operativ wiederherzustellen. Einige morphologische und elektrophysiologische Studien des Kehlkopfes weisen hier bereits auf künftige Möglichkeiten hin.

Zusammenfassung

Zur Beseitigung intubationsbedingter Larynxstenosen sind konservative und operative Maßnahmen voneinander zu unterscheiden. Zu den wesentlichen chirurgischen Techniken gehören Längsspaltung, Querresektion oder plastisch-rekonstruktive Eingriffe, deren Indikation von der Beschaffenheit der Stenose, deren Sitz, Länge und Atemwiderstand abhängt.

Die Bedeutung konservierter homologer Transplantate zur Rekonstruktion der subglottischen Region wird erörtert.

Literatur

Aboulker P, Sterkers JM, Demaldent JE, Sauton P (1966) Modification appostées a l'intervention de RETHI. Intérêt dans les sténoses laryngotrachéales et trachéales. Ann Otolaryng (Paris) 83:98

Aubry M, Wayoff M (1964) Operation de Réthi avec interposition metallique dans un cas d'éparalysie des dilatateurs et de la glotte. J Fr Otorhinolaryngol 13:665

Fearon B, Cotton R (1974) Surgical correction of subglottic stenosis of the larynx in infants and children. Ann Otol Rhinol Laryngol 83:428–431

Foet K (1979) Autoradiographische Untersuchung zur Regeneration der wachsenden Trachea nach Proliferationsreiz. Vortrag Berlin, Jahresversammlung Dtsche. Ges. HNO-Heilk., Kopf- u. Halschirurgie

Gordon RE, Lane BP (1976) Regeneration of rat tracheal epithelium after mechanical injury. II. Restoration of surface integrity during the early hours after injury. Am Rev Respir Dis 113:799–807

Grahne B (1979) Die Therapie von chronischen narbigen Larynxstenosen. Referat 62. Jahrestagung der Nordwestdeutschen Ver. d. HNO-Ärzte Braunlage

Grillo HC (1966) Management of cervical and mediastinal lesions of the trachea. JAMA 197:1085

Herberhold C, Zepp K (1977) Konservierte homologe Trachealsegmente zur Deckung von Luftröhrendefekten im Tierexperiment. Arch Otorhinolaryngol 216:598

Hilding AC, Hilding JA (1962) Tolerance of the respiratory mucous membrane to trauma. Ann Otol Rhinol Laryngol 71:455

Hof E, Grossenbacher R, Fisch U (1978) Ergebnisse der operativen Versorgung laryngotrachealer Stenosen. HNO 26:60–64

Homi J, Notcutt W, Jones JJ, Sparke BR (1978) A method for comparing endotracheal cuffs. A controlled study of tracheal trauma in dogs. Br J Anaesth 59:435–444

Ilberg C v, Kitano S (1976) Die Schleimhaut der Trachea nach Intubation. Arch Otorhinolaryngol 213:460–462

Ilberg C v (1977) Unsere Erfahrungen mit Silicon-T-Röhrchen in der wiederherstellenden Trachealchirurgie. Z Laryngol Rhinol 56:138–144

Ilberg C v, Kitano S, Schmidt A (1977) Das Cialit-konservierte Tracheatransplantat. Z Laryngol Rhinol 56:814–823

Ilberg C v (1982) Verletzungen von Kehlkopf und Trachea. In: Berendes J, Link R. Zöllner F (Hrsg) HNO-Heilkunde in Praxis u. Klinik, 2. Aufl. Thieme, Stuttgart
Looper EA (1938) Use of the hyoid bone as a graft in laryngeal stenosis. Arch Otolaryngol 28:106–111
Montgomery WW (1973) Surgery of the upper respiratory system. Lea & Febiger, Philadelphia, pp 373–444
Nordin U (1977) The trachea and cuff-induced trachea injury. An experimental study on causative factors and prevention. Acta Otolaryngol [Suppl] (Stockh) 345:1–71
Pearson FG, Cooper JD, Nelems JM, Vannostrand AWP (1975) Primary tracheal anastomosis after resection of cricoid cartilage with preservation of recurrent laryngeal nerves. J Thorac Cardiovasc Surg 70:806–816
Rethi A (1959) Chirurgie der Verengerungen der oberen Luftwege. Thieme, Stuttgart
Toohill RJ, Martinelli DL, Janovac MC (1976) Repair of laryngeal stenosis with nasal septal grafts. Ann Otol Rhinol Laryngol 85:600–608
Weidauer H, Arnold W (1977) Untersuchungen zum Verhalten von Cialit-konservierten Trachealtransplantaten. Arch Otorhinolaryngol 216:597
Zehm S (1977) The use of composite grafts for reconstruction of the trachea and subglottic airway. Trans Pa Acad Ophthalmol Otolaryngol 84:934–940

Operative Behandlung von Trachealstenosen

A. D. Hilgenberg und H. C. Grillo

Als die ersten Patienten eine künstliche Ventilation nach Versagen der Spontanatmung überlebten, wurde es klar, daß bei endotrachealen Intubationen und positiver Druckventilation an den Luftwegen schwerwiegende Komplikationen auftreten können [1, 2, 8, 10, 11]. Inzwischen wurden große Fortschritte erzielt, sowohl bei der Aufklärung des Mechanismus, der zu diesen Verletzungen führt, als auch bei der Verminderung ihres Auftretens [3, 4, 9]; aber noch immer kommt es im Zusammenhang mit jeder bis heute bekannten trachealen Intubationsmethode zu Schäden an den Luftwegen. Sowohl Endotrachealtuben als auch Krikothyreotomien und Tracheotomien haben Trachealstenosen ausgelöst. Selbst bei Verwendung der modernen High-volume-low-pressure-Cuffs kann es zu einem zu starken Aufblasen kommen und damit zu einer Drucknekrose der Trachea. Ist der Schaden so groß, daß er zu einer Schwächung oder Zerstörung der darunterliegenden Knorpel führt, entsteht eine fibröse Trachealstenose, was normalerweise ein operatives Eingreifen erfordert. Ein erwachsener Patient wird symptomatisch, wenn der Durchmesser der Luftröhre nur noch 5–6 mm beträgt.

Bei jedem Patienten, bei dem sich noch Tage oder gar Wochen nach einer Trachealintubation Schwierigkeiten bei der Atmung einstellen, muß mit einer die oberen Luftwege zerstörenden organischen Läsion gerechnet werden. Die Untersuchungen bei solchen Patienten bestehen aus Leeraufnahmen des Halses und der Brust, aus einer Durchleuchtung des Larynx und der Trachea und einer Tomographie derselben, wobei die Luft als Kontrastmittel zur Markierung der Atemwege dient [12]. Eine Laryngoskopie und eine Bronchoskopie sind ebenfalls wichtig, um Durchmesser und Länge des betroffenen Abschnitts und den Zustand der restlichen Trachea festzustellen. Auch wenn die Hauptstenose in der Trachea lokalisiert ist, ist es außerordentlich wichtig, Glottis und Larynx einer sorgfältigen Prüfung zu unterziehen, da eine erfolgreiche Wiederherstellung der Trachea einen normal funktionierenden Larynx erfordert.

Stenosen, verursacht durch Endotrachealtubencuffs und Tracheotomiestomata, sind normalerweise hoch in der Trachea lokalisiert. Stenosen, die aus mit Cuffs versehenen Tracheotomietuben entstehen, befinden sich normalerweise in der mittleren Trachea. Entwickelt sich ein Trachealschaden sowohl in Höhe des Stomas als auch in Höhe des Cuff und ist der dazwischenliegende Abschnitt ebenfalls in Mitleidenschaft gezogen, dann kann sehr leicht die halbe Trachea von den Folgen betroffen sein. Ein in chirurgischer Hinsicht komplizierteres Problem ist ein Schaden an dem unmittelbar angrenzenden subglottischen Gebiet, normalerweise in Verbindung mit einer Stenose der oberen Trachea; dieses Problem kann zurückzuführen sein auf ein zu hoch plaziertes Trachealstoma, das den Larynx in Mitleidenschaft zieht, auf eine Krikothyreotomie oder auf einen Endotrachealtubus.

Bei vielen dieser symptomatischen Patienten kann durch Verabreichung von Sauerstoff und razemischem Adrenalin eine Stabilisierung erreicht werden mit dem Ziel einer

Milderung des lokalen Ödems, einer bronchialen Dilatation und einer Verflüssigung der Sekrete.

Darüber hinaus können die meisten dieser Strikturen bronchoskopisch dilatiert werden; das kann in der Tat lebensrettend sein, wenn die Stenose kritisch ist und der Patient auf vorausgegangene Maßnahmen nicht angesprochen hat. Wir verwenden normalerweise pädiatrische Bronchoskope von ständig zunehmender Größe, die durch die Stenose eingeführt werden, um die Dilatation unter direkter Sicht auszuführen. In den meisten Fällen jedoch, wo das Ausmaß des Schadens so groß war, daß es zu einer festen, fibrösen Stenose mit Zerstörung des Knorpels führte, war das verläßlichste und wirksamste Mittel zur langfristigen Lösung des Problems der Trachealstenosen die Resektion des stenotischen Gebietes mit primärer End-zu-End-Rekonstruktion [7].

Seit 1956 haben wir 260 Patienten mit Postintubationsstenosen der Trachea operativ behandelt. 35 davon kamen von unseren eigenen Intensivstationen und 225 wurden von anderen Krankenanstalten überwiesen. 37 der Stenosen waren einzig auf einen Endotrachealtubus zurückzuführen, aber die Mehrzahl der Stenosen stand in Verbindung mit einer Tracheotomie. Früher, als High-volume-Cuffs benutzt wurden, überstieg die Zahl der cuffbedingten Stenosen weit die der stomabedingten. In den letzten Jahren hat jedoch der Anteil der stomabedingten Verletzungen zugenommen, da die Low-pressure-Cuffs die Anzahl der cuffbedingten Stenosen erheblich verringert haben. Die Patienten waren im Alter zwischen 8 und 79 Jahren; Männer und Frauen waren gleichermaßen vertreten.

Wenn mit Hilfe radiographischer Techniken die Diagnose gestellt ist und ein chirurgisches Eingreifen indiziert und praktikabel ist, bringen wir den Patienten in den Operationssaal, wo durch Gasnarkotika sehr langsam und vorsichtig die Vollnarkose eingeleitet wird [5]. Muskelrelaxanzien werden nicht verwendet, und der Patient atmet während des ganzen Vorgehens spontan. Eine Bronchoskopie wird durchgeführt, um sowohl das stenotische Gebiet direkt als auch den Rest der Luftwege zu begutachten. Eine feste Striktur kann, wie bereits erwähnt, dilatiert werden. Als nächstes wird ein Endotrachealtubus entweder direkt über der Stenose oder durch diese hindurch angebracht und der Hals des Patienten durch eine Krageninzision erforscht (Abb. 1). Wird nach Freilegung der Trachea weiterer Raum benötigt, wird die Inzision vertikal erweitert und das Manubrium sterni gespalten. Dies gewährleistet eine optimale Offenlegung der Luftwege vom Larynx bis zur Carina. Wenn die Striktur am unteren Larynx oder an der oberen Trachea lokalisiert ist, ist nur eine Zervikalinzision angebracht; diese wurde in 156 von uns operierten Fällen angewendet. Wenn die mittlere oder untere Trachea betroffen war, wurde in 98 Fällen zusätzlich zur Halsinzision eine Spaltung des Sternums ausgeführt. Während unserer allerersten Erfahrungen mit diesem Problem wurde in 6 Fällen vom transthorakalen Zugang durch eine Thorakotomie rechts Gebrauch gemacht; heute wird dieses Verfahren bei intubationsbedingten Verletzungen nicht mehr angewendet.

Ist das stenotische Gebiet identifiziert, wird die Trachea unterhalb der Stenose durchtrennt und dann innerhalb des Operationsfeldes eine Intubation durchgeführt. Der geschädigte Abschnitt der Trachea wird resektiert und eine End-zu-End-Anastomose ausgeführt. Große Sorgfalt wird darauf verwendet, die Trachea nur anterior und posterior des Schadens in die Operation einzubeziehen, um die Blutzufuhr zu erhalten, die segmentär ist und lateral an beiden Seiten erfolgt. Bevor die Nähte der Anastomose festgezogen werden, wird der Endotrachealtubus von oben eingeführt, der Hals wird

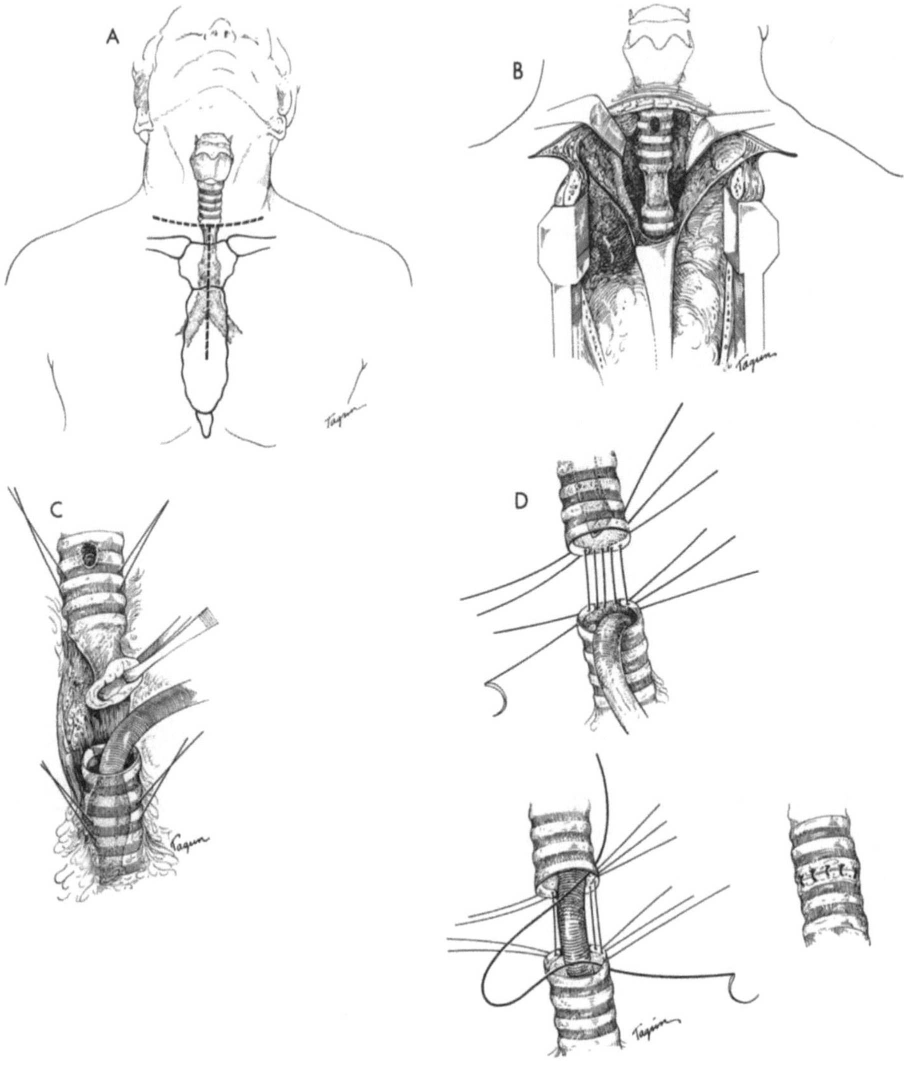

Abb. 1 A–D. Operatives Vorgehen bei der Korrektur einer Trachealstenose. **A** Bei der Mehrzahl der Wiederherstellungen wird nur eine Zervikalinzision vorgenommen. Wird zusätzlicher Raum benötigt für eine Läsion in der mittleren oder distalen Trachea, wird das obere Drittel des Sternums an der Mittellinie geteilt. Bestehende Trachealstomata werden normalerweise herausgeschnitten. **B** Die anteriore Oberfläche der Luftwege wird vom Larynx bis zur Carina freigelegt. Eine Zirkumferenzfreilegung wird nur um die Läsion selbst ausgeführt und weniger als 1 cm hoch und tief. Die Freilegung wird sehr nahe an der Trachea vorgenommen, und es wird kein Versuch unternommen, die rückläufigen Laryngealnerven innerhalb des umliegenden vernarbten Gewebes zu lokalisieren. Der Pleuralraum wird nicht geöffnet, und die V. brachiocephalica sinistra wird nicht geteilt. **C** Die Trachea wird unterhalb der Läsion durchtrennt und eine Intubation durch das Operationsfeld ausgeführt. Das Gewebe kann dann leicht vom Ösophagus entfernt werden. **D** Eine End-zu-End-Anastomose wird mit feinen, unterbrochenen, absorbierbaren, synthetischen Nähten durchgeführt. [Abdruck genehmigt von Grillo HC (1970) Surgery of the Trachea. In. Ravich MM et al. (eds): Current problems in surgery. Year Book Medical Publishers, Chicago]

Tabelle 1. Resektionsresultate der ursprünglich 202 wegen Trachealstenosen behandelten Patienten

Resultat	Anzahl	[%]
Ausgezeichnet	168	83
Befriedigend	21	10
Mißlungen	9	5
Gestorben	4	2

kräftig gebeugt und die Nähte befestigt. Die Trachea kann – wenn erforderlich – bis zu 50% ihrer Länge resektiert und die Anastomose bei vielen Patienten mit einem akzeptablen Spannungsgrad ausgeführt werden. Das Ausmaß der möglichen Resektion hängt von der Anatomie und dem Alter des Patienten ab. Bei einem jungen Patienten mit einem langen, schlanken Hals befindet sich nach der Beugung des Halses ein großer Teil der Trachea im Mediastinalraum, wodurch – falls erforderlich – eine größere Resektion ermöglicht wird. Bei einem älteren, kyphotischen Patienten verläuft die Trachea mehr horizontal, und das Verfahren ist weniger effektiv. Wenn ein noch längerer Abschnitt der Trachea benötigt wird, kann eine von Montgomery [13] beschriebene suprahyoidal-laryngeale Erleichterung durchgeführt werden, wobei 1–2 cm an Länge gewonnen werden. Die Muskel- und Zungenbeinbefestigungen werden gelöst; dadurch wird der Larynx frei. Diese zusätzliche Maßnahme haben wir nur in 20 Fällen angewendet.

In der ersten Woche nach der Operation wurde der Hals in gebeugter Position gehalten. Es ist von außerordentlicher Bedeutung, eine postoperative Intubation und Ventilation zu vermeiden, da ein Endotrachealtubus und eine positive Druckventilation zu einem Zerreißen der Anastomose führen können. Den Trachealstenosen vieler dieser Patienten liegen ernste Lungen- und andere medizinische Probleme zugrunde; der Zugang durch den Hals und das obere Mediastinum wird selbst bei solchen Komplikationen vom Patienten gut toleriert.

Die Resultate der ursprünglich 202 Patienten werden in Tabelle 1 dargestellt. Ein ausgezeichnetes Resultat bedeutet: normale Luftwege mit keinerlei Funktionsstörungen. Zufriedenstellende Luftwege bedeuten eine gewisse Verengung, die sich nur bei lebhaften Aktivitäten bemerkbar macht. Mißlungen bedeutet, daß eine erneute Operation erforderlich war. Es ist klar zu erkennen, daß es sich hier um eine für über 90% der Fälle verläßliche, langfristige Lösung des Problems der Trachealstenosen handelt.

Es gab nur einen Todesfall nach einer problemlos durchgeführten Operation. 3 Todesfälle standen in Zusammenhang mit dem äußerst schlechten Zustand, in dem sich einige ventilationsabhängige Patienten befanden, bei denen die tracheale Obstruktion direkt über der Carina lokalisiert war und kein Tubus in zufriedenstellender Position gehalten werden konnte. Die Operation dieser Patienten erfolgte, während sie noch an der künstlichen Ventilation angeschlossen waren.

Eine ganz besondere Gruppe von Patienten mit subglottischen Stenosen wurde kürzlich untersucht und das Ergebnis veröffentlicht [6]; bis heute wurden 24 dieser Patienten chirurgisch behandelt. 15 der Verletzungen waren begrenzt auf die anteriore und laterale Seite der Luftwege in Höhe des Krikoids; in 9 Fällen war das gesamte Umfeld der Luftwege in Höhe des Krikoids betroffen.

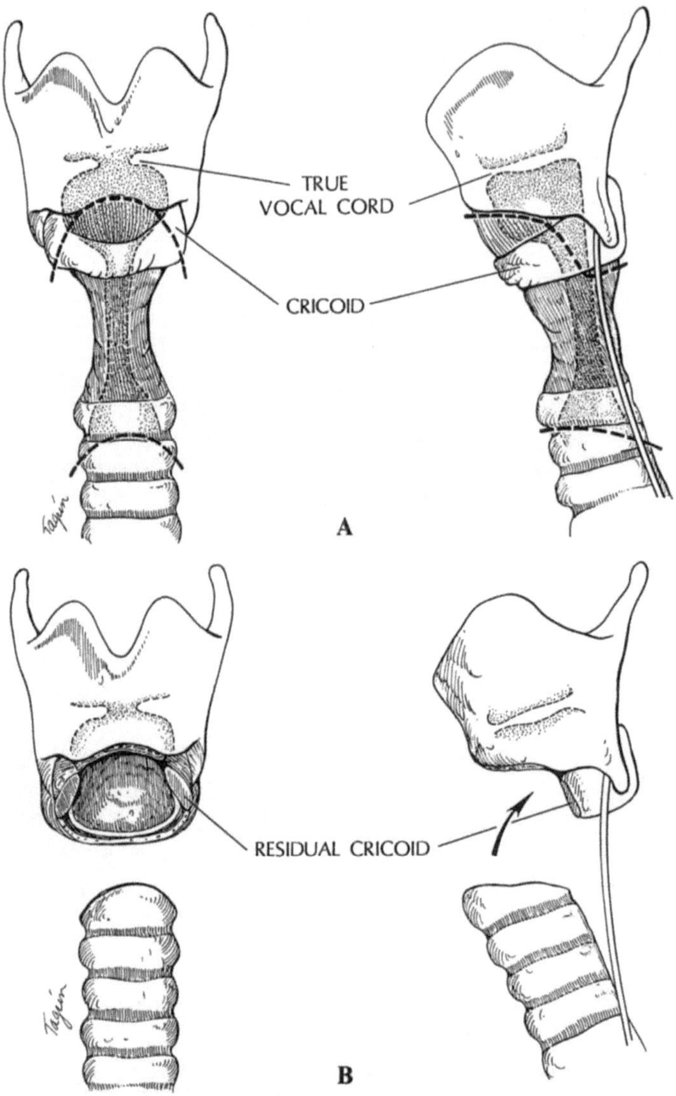

Abb. 2 A, B. Resektion und Rekonstruktion der Luftwege, wenn die Stenose den anterioren und lateralen Bereich des subglottischen Larynx betrifft. **A** Durchtrennungslinien zwischen niederem Larynx und Trachea, die zur Resektion des geschädigten Bereichs erforderlich sind. **B** Restlicher Larynx und geformte distale Trachea nach erfolgter Resektion der Stenose. Die rückläufigen Laryngealnerven wurden sorgfältig erhalten. [Abdruck mit Genehmigung von Grillo HC (1982) Primary reconstruction of airway after resection of subglottic laryngeal and upper tracheal stenosis. Ann Thorac Surg 33:12]

Die chirurgische Behandlung bestand in einer Resektion der anterioren und lateralen Seiten des Krikoids bis hinauf zur unteren Grenze des Schilddrüsenknorpels, nur wenige Millimeter unter den Stimmbändern. Darüber hinaus mußten unterschiedlich große Teile der oberen Trachea resektiert werden. Hier liegt die Sektion sehr nahe an den rückläufigen Laryngealnerven, und die posteriore Platte des Krikoids muß intakt

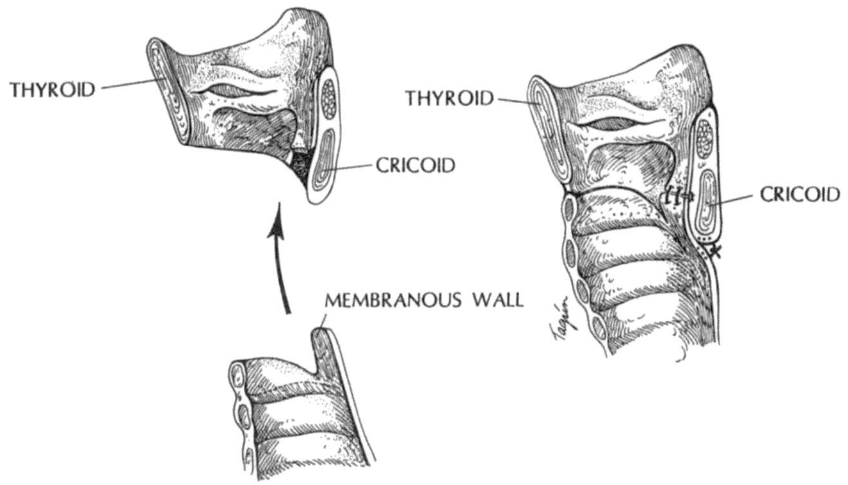

Abb. 3. Wenn die subglottische Stenose umfassend ist und sich posterior über die Krikoidplatte erstreckt, wird der vernarbte Bereich, wie gezeigt, entfernt. In diesem Falle wird die distale Trachea so geformt, daß sie einen dicken Membranwandlappen bietet, der die teilweise nackte posteriore Platte des Krikoids mit Schleimhaut bedeckt. [Abdruck mit Genehmigung von Grillo HC (1982) Primary reconstruction of airway after resection of subglottic laryngeal and upper tracheal stenosis. Ann Thorax Surg 33:12]

Tabelle 2. Resektionsresultate von hoch lokalisierten subglottischen Stenosen

Resultat	Anzahl
Ausgezeichnet	18
Befriedigend	3
Mißlungen	2
Ungewiß	1
Gesamt	24

bleiben, um die Nerven zu erhalten. Bei den anterolateralen Verletzungen haben wir die Trachea entsprechend zurechtgeschnitten und posterior zum Krikoid und anterior zum Schilddrüsenknorpel eine Anastomose gemacht (Abb. 2). Wegen der Zirkumferenzprobleme haben wir Mukosa und submuköses Gewebe herausgeschnitten und die Trachea so zurechtgeschnitten, daß ein membranöser Lappen den Schaden an der posterioren Platte des Krikoids abdeckt (Abb. 3). Wie Tabelle 2 zeigt, waren die Resultate zufriedenstellend.

Postintubationsverletzungen der Trachea und des unteren Larynx können fast immer beseitigt werden, zunächst durch Resektion des geschädigten Gebiets und End-zu-End-Anastomose. Dieser Eingriff sollte von einem erfahrenen Trachealchirurgen vorgenommen werden; wenn der erste Versuch fehlschlägt, dann kann die weitere Behandlung sehr viel schwieriger sein oder, bei den bis heute bekannten Techniken, sogar unmöglich.

Literatur

1. Andrews MJ, Pearson FG (1971) The incidence and pathogenesis of tracheal injury following cuffed tube tracheostomy with assisted ventilation: Analysis of a two-year prospective study. Ann Surg 173:249–263
2. Boyd AD, Romita MC, Conlan AA, Fink SD, Spencer FC (1979) A clinical evaluation of cricothyroidotomy. Surg Gynecol Obstet 149:365–368
3. Cooper JD, Grillo HC (1969) The evolution of tracheal injury due to ventilatory assistance through cuffed tubes. A pathologic study. Ann Surg 169:334–348
4. Cooper JD, Grillo HC (1969) Experimental production and prevention of injury due to cuffed tracheal tubes. Surg Gynecol Obstet 129:1235–1341
5. Geffin B, Bland J, Grillo HC (1969) Anesthetic management of tracheal resection and reconstruction. Anesth Analg 48:884–890
6. Grillo HC (1982) Primary reconstruction of airway after resection of subglottic laryngeal and upper tracheal stenosis. Ann Thorac Surg 33:3–18
7. Grillo HC (1979) Surgical treatment of post-intubation tracheal injuries. J Thorac Cardiovasc Surg 78:860–875
8. Grillo HC (1969) The management of tracheal stenosis following assisted respiration. J Thorac Cardiovasc Surg 57:52–71
9. Grillo HC, Cooper JD, Geffin B, Pontoppidan H (1971) A low-pressure cuff for tracheostomy tubes to minimize tracheal injury: A comparative clinical trial. J Thorac Cardiovasc Surg 62:898–907
10. Harley HRS (1971) Laryngotracheal obstruction complicating tracheostomy or endotracheal intubation. Acta Anaesthesiol Scand (Suppl) 33:1–5
11. Lindholm CE (1969) Prolonged endotracheal intubation. Acta Anaesthesiol Scand (Suppl) 33:1–5
12. MacMillan AS, James AE, Stitik FP, Grillo HC (1971) Radiological evaluation of post-tracheostomy lesions. Thorax 26:696–703
13. Montgomery WW (1974) Suprahyoid release for tracheal stenosis. Arch Otolaryngol 99:255–260

Wiederherstellende Chirurgie des Kehlkopfes und der Luftröhre nach Langzeitintubation bei Kindern

P. Banfai

Die Ursachen der iatrogenen kindlichen laryngotrachealen Stenosen können wir in 2 Hauptgruppen unterteilen:

1. Prolongierte Intubation,
2. tracheotomiebedingte Verengungen.

Da der Halschirurg die wiederherstellenden Operationen, vorwiegend bei tracheotomierten Kindern, vornimmt, sind die Ursachen dieser Veränderungen nicht immer eindeutig abgrenzbar.

Nach Lokalisation werden die Stenosen folgendermaßen geordnet:

1. Isolierte Ringknorpelstenose
2. Trachealstenose
   - 2.1. Supraorifizielle Trachealstenose
   - 2.2. Orifizielle Trachealstenose
   - 2.3. Infraorifizielle Trachealstenose
3. Kombinierte Laryngotrachealstenose

Während die isolierte Ringknorpelstenose ausschließlich intubationsbedingt ist, kann die orifizielle Trachealstenose ausschließlich und die supraorifizielle Trachealstenose meistens als eine Folgerung der Tracheotomie angesehen werden. Demgegenüber ist es retrospektiv kaum möglich zu beurteilen, ob eine kombinierte laryngotracheale Stenose intubations- oder tracheotomiebedingt ist.

Stenoseformen

Ringknorpelstenose (subglottische Stenose)

Das dicke Narbengewebe befindet sich vorwiegend auf der Hinterwand im Laminabereich, weniger ausgeprägt an der lateralen Wand, selten am Arcus.

Operative Lösung: Krikotomie (evtl. verlängert bis zum Trachealstoma). Das Narbengewebe mitsamt der hinteren Ringknorpelwand wird nach Réthi durchgetrennt, so daß die vordere Ösophaguswand zum Vorschein kommt. Nun wird an der Übergangslinie von der Lamina zum Arcus hin beiderseits ein vertikaler Schnitt angelegt (Abb. 1 a), der jedoch bis zum Perichondrium reicht. Dieses Narbengewebe wird nach medial mobilisiert und in die Lücke der Laminotomie eingestülpt (Abb. 1 b). Das eingestülpte Narbengewebe hält die Laminahälften auseinander, ohne einen Druckschaden zu verursachen. Die entstandene Wundfläche wird mit einem Mundschleimhaut- oder Spalthautstück bedeckt (Abb. 1 c).

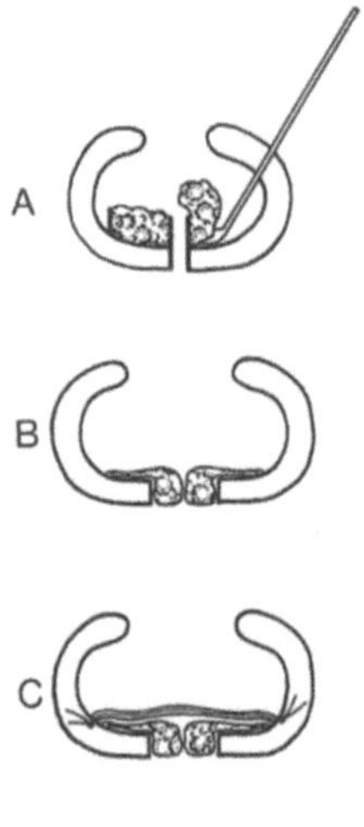

Abb. 1 A–C. Operation bei der Ringknorpelstenose. **A** Vertikaler Schnitt von der Lamina zum Arcus. **B** Mobilisierung des Narbengewebes nach medial und Einstülpung in die Lücke der Laminotomie. **C** Bedeckung der Wundfläche mit einem Mundschleimhaut- oder Spalthautstück

Nach Entfernung der Tamponade etwa nach 8–10 Tagen wird ein individuell angepaßter Kunststoffbolzen in den Kehlkopf eingeführt, der 4–8 Wochen – je nach Bedarf auch länger – liegenbleibt.

Trachealstenose

Supraorifizielle Stenose

Die supraorifizielle Stenose kann sich auf der Trachealhinterwand lokalisieren, was als intubationsbedingte Veränderung betrachtet wird, wogegen die Vorderwandstenose infolge der nicht sachgerecht durchgeführten Tracheotomie auftreten kann. Wenn nämlich das Trachealfenster zu klein angelegt ist, drückt die Kanüle oberhalb des Stomas die Vorderwand ein, was zur Chondronekrose bzw. zur narbigen Vorderwandverengung führt.

Operative Lösung: Die Hinterwandstenose kommt meistens kombiniert mit der subglottischen Stenose vor und wird durch die vertikale Spaltung des Narbengewebes mit Verlängerung des Laminotomieschnittes und Abdeckung mit Mundschleimhaut oder Spalthaut beseitigt.

Bei der supraorifiziellen Vorderwandimpression wird das Stoma in der Medianlinie nach oben durch einen Vertikalschnitt verlängert, d.h. eine Trachealfission durchgeführt, die eingedrückten Knorpelteile nach vorn mobilisiert und mit dem Wundrand der Haut so vernäht, daß ein Trachealstoma bzw. eine offene Rinne entsteht.

Orifizielle Verengung

Stomaaspiration. Bei fehlender Trachealvorderwand – v. a. bei zu breitem Stoma – zieht sich nach Entfernung der Kanüle die Stomaöffnung beim Einatmen so zusammen, daß das Inspirium durch die Luftröhre nicht mehr möglich ist. Der Patient kann ungehindert einatmen, wenn man die Haut um das Stoma mit den Fingern nach lateral zieht.

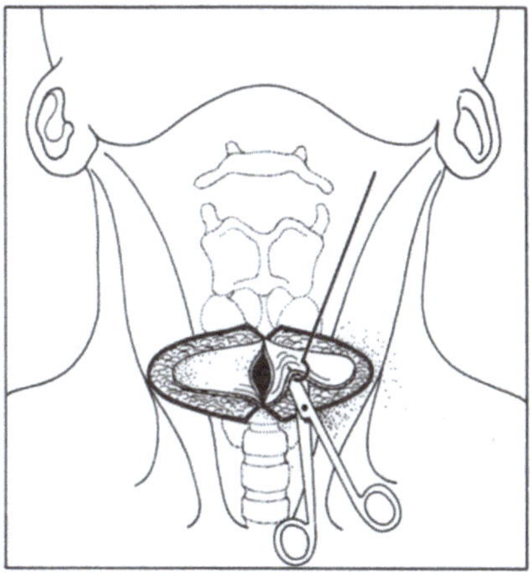

Abb. 2. Operation bei Stomaaspiration

Operative Lösung: Horizontal verlaufender ovaler Hautschnitt um das Stoma herum und Entfernung eines etwa 1–1,5 cm breiten Hautstreifens. Mobilisierung des gebildeten Lappens bis zum Stomarand und Vernähen zu den nichtmobilisierten Wundrändern (Abb. 2).

Stomakompression. Zusätzlich zu der oben beschriebenen Veränderung kann beim Inspirium auch die erhaltene laterale und hintere Trachealwand zusammenfallen. In diesem Falle reicht das Auseinanderziehen der Stomaränder nicht aus, um die freie Atmung zu sichern.

Operative Lösung: Vertikaler Hautschnitt parallel zur Stomawand, Nischenbildung im paratrachealen Raum, Einlegen einer homologen Knorpelspange, die mit Matratzennähten an der Trachealwand fixiert wird. Die Nähte werden durch die Haut ausgeführt und dort verknotet.

Infraorifizielle Trachealstenose

Ein isoliertes Auftreten ist selten, meistens ist sie mit orifiziellen und sogar mit supraorifiziellen Stenosen vergesellschaftet. Die Ursache kann sowohl die Langzeitintubation als auch die Tracheotomie sein. Eine genaue Abgrenzung der Ursache ist nicht möglich.

Die anatomische Veränderung beschränkt sich vorwiegend auf die laterale, selten auf die hintere Wand.

Operative Lösung: Während sich in der Trachealchirurgie beim Erwachsenen die Querresektion durch ihre einfache Technik, v. a. verbunden mit einem kurzen Krankenhausaufenthalt, weitgehend durchgesetzt hat, abgesehen von der erfolgversprechenderen homologen Transplantationsmethode von Rosa-Sesterhenn-Wustrow, bleibt für Kinder die Technik der offenen Rinne weiterhin die Methode der Wahl. Die offene Rinne, d. h. das Laryngotrachealstoma im Bereich der Verengung, bringt nämlich die Sicherheit der freien Atmung durch die Kanüle so lange, bis der Wiederaufbau der normalen anatomischen Verhältnisse erzielt wird. Durch die ständige direkte Kontrolle wird die Schließung des Stomas nur dann vorgenommen, wenn es gelingt, ein ausreichendes Tracheallumen zu gestalten.

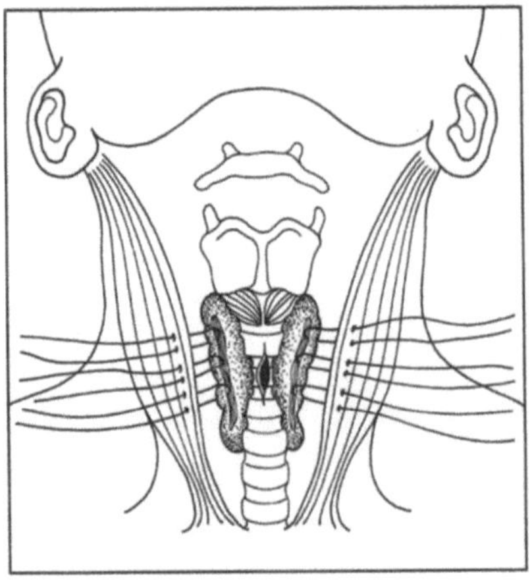

Abb. 3. Operation bei infraorifizieller Trachealstenose mit kollabierter Trachealwand und Verengung des Tracheallumens im Bereich des Stomas

Falls die Trachealwand kollabiert ist und eine Verengung des Tracheallumens im Bereich des Stomas vorliegt, wird nach 2 cm schmaler seitlicher Schilddrüsenresektion die Drüse am Kopfnicker vernäht (Abb. 3). So entsteht eine normale Tracheallichtung. In der postoperativen Phase trägt das Kind noch eine Zeitlang die Trachealkanüle, die hier zugleich als Platzhalter dient.

Dekanülierung und Stomaschließung

Wir pflegen nach einer Kehlkopf- bzw. Luftröhrenplastik die Dekanülierung bei Kleinkindern schrittweise wie folgt vorzunehmen: Nach der Bolzenentfernung trägt das Kind 4 Tage lang eine Sprechkanüle, wodurch nur die *Ausatmung* durch den Kehlkopf erzielt wird. Am 5. Tag wird das Ventil der Kanüle entfernt und die äußere Öffnung zunächst tagsüber, später auch nachts mit einem Gummikorken verschlossen.

Hierdurch gewöhnt sich das Kind langsam daran, auch durch den Kehlkopf *einzuatmen*. Erst dann erfolgt die Dekanülierung, und das Stoma wird mit einem Verband abgedeckt. So erfährt der kleine Patient, daß das Atmen auch ohne Kanüle möglich ist. Die plastische Stomaschließung erfolgt dann nach 7–10 Tagen.

Ein besonderes Problem stellt das psychogen erschwerte Dekanülement dar. Es kommt meistens bei solchen Kindern vor, die von Geburt an bzw. seit dem frühen Säuglingsalter Kanülenträger sind. Da den kleinen Patienten die Atmung durch die normalen Luftwege unbekannt ist und sie an die Kanüle gewöhnt sind bzw. die physiologische Atmung verlernt haben, kann der Übergang von der Stomaatmung zur Mundatmung nicht reibungslos verlaufen.

Weil in diesen Fällen keine anatomischen Veränderungen in den oberen Luftwegen vorliegen, wird meistens eine psychische Ursache hierfür angenommen. Wenn man jedoch das Dekanülement in Narkose vornimmt, kann dieses Problem gelöst werden. In unserer Abteilung wird deshalb die kindliche Dekanülierung in diesen Fällen in Vollnarkose durchgeführt.

Schließung der offenen Rinne, Stomaschließung

Die plastische Schließung des Stomas ist eine wichtige operative Phase der laryngotrachealen Stenosen.

1. Nach Laminotomie, die wegen einer Hinterwandstenose vorgenommen wurde, ist auch eine „Z"-Plastik als ausreichend erwiesen.
2. In den Fällen, bei denen eine Trachealplastik infolge einer Hinterwandstenose durchgeführt worden ist, wird die vordere Trachealwand des Stomas aus der Stomaumgebung gebildet, die äußere Schicht jedoch durch – aus der Brusthaut gebildeten – Schwenklappen hergestellt.
3. Schließung des Laryngotrachealstomas (offene Rinne) nach subglottischer und Trachealplastik (kombinierter Laryngotrachealstenose): Zunächst wird eine Hautduplikatur mit Rundstiellappen an der Brust gebildet und diese Duplikatur in das Laryngotrachealstoma eingenäht.
4. Nach kombinierten laryngotrachealen Stenosen entsteht manchmal ein großes Laryngotracheostoma, d. h. *ein breiter Vorderwanddefekt des Kehlkopf- und Trachealbereiches*. In diesen Fällen wird auch eine Hautduplikatur gebildet, die nach dem Einnähen in das Stoma gegen den inspiratorisch-exspiratorischen Wechseldruck keinen ausreichenden Widerstand leisten kann. Die Duplikatur zieht deshalb beim Einatmen ins Lumen ein, beim Ausatmen wölbt sie sich nach vorn. Dieser sog. „flatternden" Duplikatur beugen wir dadurch vor, daß wir zwischen die Hautlappen eine entsprechend modellierte Knorpelscheibe einschieben.

Eine besondere Technik der Stomaschließung soll kurz erwähnt werden, die wir aus gegebenem Anlaß angewandt haben. Es handelte sich um ein frühgeborenes Mädchen, welches wegen eines Membransyndroms nach der Geburt prolongiert intubiert, anschließend tracheotomiert wurde und bei dem sich eine kombinierte Laryngotrachealstenose entwickelte. Wir haben die oben beschriebene wiederherstellende Operationsmethode durchgeführt und anschließend dekanüliert. Die offene Rinne war ausreichend breit, auch die Luftpassage bei körperlicher Belastung genügend. Infolge ihrer Grundkrankheit sammelte sich jedoch in den tieferen Trachealabschnitten zähes, trokkenes Sekret, welches sie über den natürlichen Weg nicht abhusten konnte.

Wir haben ein Verfahren entwickelt, bei dem wir gleichzeitig mit dem Stomaverschluß eine ventilartige Seitenfistel gebildet haben, wodurch das Kind abgesaugt werden und später spontan abhusten konnte.

Die innere Schicht der vorderen Kehlkopftrachealwand wurde so gebildet, daß das Stoma an einer Seite in seiner ganzen Länge, auf der anderen Seite nur im oberen und unteren Drittel umschnitten und nach innen geklappt wurde. Die äußere Schicht bestand aus einem pektoralen Schwenklappen, wobei das mittlere Drittel einer Seite nicht vernäht wurde. So entstand eine kleine Trachealfistel, deren Gang sich beim Sprechen ventilartig schloß, so daß sie die normale Stimmbildung ermöglichte, und durch deren Öffnung notfalls eine kleine Säuglingskanüle (Nr. 2) ohne Schwierigkeiten, auch von der Mutter selbst zu Hause, eingeführt werden konnte.

Seit der Stomaschließung sind bereits 4 Jahre vergangen, das Kind besucht die Schule, seine Stimmbildung ist normal und es nimmt auch am Sportunterricht teil. In den letzten 2 Jahren wurde nur einmal nach einer fieberhaften eitrigen Tracheobronchitis für einige Stunden eine Säuglingskanüle eingeführt, um das freie Abhusten zu ermöglichen. (Ein ähnliches Verschlußverfahren kann auch bei der Mukoviszidose angewandt werden.)

Zeitpunkt der Operation

Eine wichtige Frage ist, in welchem Alter die Kehlkopf- bzw. Trachealplastik vorgenommen werden soll. 2 wesentliche Faktoren bestimmen den Zeitpunkt des Eingriffs:

1. Ein im Kindesalter wiederhergestelltes Kehlkopftracheallumen muß auch nach Beendigung des Wachstums noch weit genug sein, um die ungehinderte Luftzufuhr zu gewährleisten.
2. Zum Erwerb der Sprechfähigkeit sollte die normale Atmung bzw. Stimmbildung durch den Kehlkopf rechtzeitig ermöglicht werden.

Unsere Beobachtungen haben ergeben, daß bereits bei Kindern ab etwa 2 Jahren eine Kehlkopftrachealplastik durchgeführt werden kann. Es hat sich in unserem Krankengut gezeigt, daß bei dem durch die Laminotomie getrennten Krikoid keine Wachstumsstörungen auftreten, sondern die neu epithelisierte Kehlkopflichtung dieses Wachstum vollzieht. Die längste Beobachtungszeit beträgt bereits 10 Jahre. Der Patient ist z. Z. 18 Jahre alt.

Eigenes Krankengut

Wir haben in den letzten 10 Jahren 12 Kinder wegen einer laryngotrachealen Stenose infolge prolongierter Intubation operativ behandelt. Die Intubationsdauer betrug 9–21 Tage, bevor die Tracheotomie durchgeführt wurde. Bei 9 Kindern trat die laryngotracheale Stenose – in einem Fall mit ösophagotrachealer Fistel – infolge der Intubation auf, während bei 3 Säuglingen (1–1 ½ Jahre alt) die Trachealstenose sowohl infolge der Langzeitintubation als auch der Tracheotomie auftreten konnte.

Die Dekanülierung konnten wir bei allen unseren Patienten durchführen. Die Stomaschließung wurde bei 9 Kindern plastisch vorgenommen: 4 „Z"-Plastiken, 3 pektorale Schwenklappenplastiken, 1 Rundstiellappenplastik mit Hautduplikat.

In einem Falle wurde die sog. künstliche Trachealfistelbildung angewandt.

Anästhesie bei der operativen Therapie von Larynx- und Trachealstenosen

P. Fritsche

Vorausschicken möchte ich ein in England gebräuchliches geflügeltes Wort:

"That which cannot be easily treated had better be prevented."

Im Vergleich zu der großen Zahl der in den letzten Jahren durchgeführten Langzeitintubationen – in unserem Klinikum mehr als 5500 seit 1971 – und Tracheotomien wird die operative Korrektur von Larynx- und Trachealstenosen zwar nur relativ selten erforderlich, sie verlangt dann aber vom Operateur und Anästhesisten hohes Geschick, umfangreiche Erfahrungen und eine auf das Vorgehen beider genauestens abgestimmte, echte und reibungslose Zusammenarbeit [1, 2, 4, 9, 14, 16, 21]. Die Problematik liegt v. a. in der Tatsache begründet, daß sich beide nicht nur in einer eng umschriebenen Region treffen, sondern noch dazu dort, wo sich Störungen für die Hauptaufgabe des Anästhesisten ergeben können, nämlich der Sicherung einer suffizienten alveolären Atmung über freie Atemwege. Es sei daher erlaubt, erneut das unter englischen Anästhesisten bekannte Wort herauszustellen:

"If you take care of the respiration, the circulation cares for itself."

Diesem Gesichtspunkt müssen Operateur und Anästhesist ihre Tätigkeit unterordnen, ein schematisches Vorgehen ist ausgeschlossen und kann auch nach unseren 12jährigen Erfahrungen in der Betreuung solcher Patienten nicht empfohlen werden. Wie die operativen, müssen auch die anästhesiologischen Maßnahmen ganz den konkreten Bedingungen des einzelnen Patienten angepaßt werden. Dabei sind zu berücksichtigen: Lokalisation, Ausdehnung, Schwere und Art der Stenose sowie deren Auswirkungen auf die vitalen Körperfunktionen und den Allgemeinzustand des Patienten [6, 7, 17, 25].

Präoperative Phase

Schon in der präoperativen Phase mit eingehenden, zumeist auch endoskopischen Untersuchungen ist die Zuziehung und Mitarbeit des Anästhesisten erforderlich, so daß dann eine ausführliche Absprache über die vorgesehene Therapie zwischen Laryngologen und Anästhesisten erfolgen kann [4, 9].

Wahl des Anästhesieverfahrens

Für die meisten operativen Methoden, auf die hier nicht weiter einzugehen ist, hat sich uns eine Allgemeinanästhesie eindeutig bewährt, da nur auf diese Weise optimale Bedingungen für die Sicherheit des Patienten und für das Vorgehen des Operateurs zu ge-

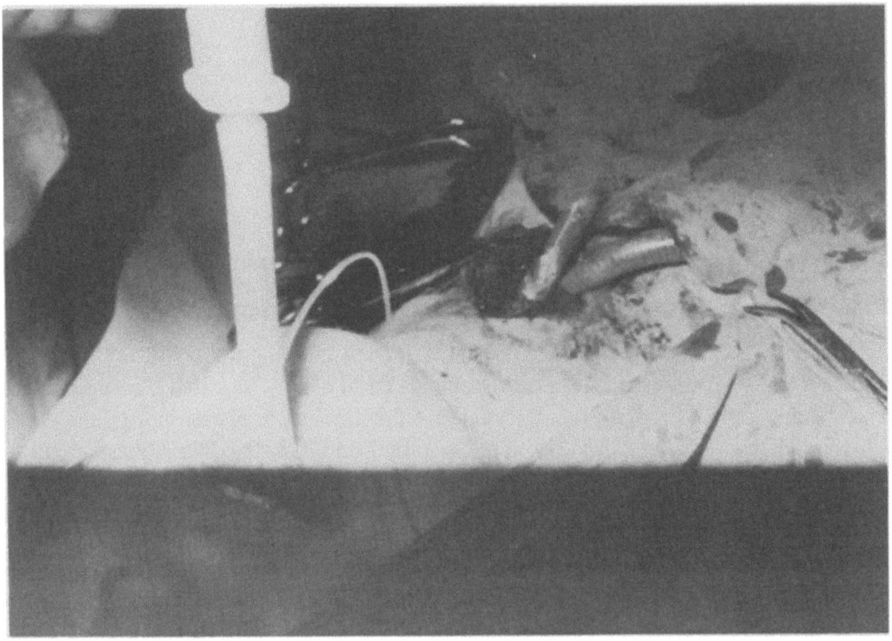

Abb. 1. Im Tracheostoma liegender Woodbridge- und von oral durch die gespaltene Trachea eingeführter Portextubus

währleisten sind [9]. Nach einer entsprechenden Prämedikation einschließlich einer ausreichenden Atropindosis in Anbetracht der reflexgefährdeten Atemwegsabschnitte hat sich uns als Anästhesieverfahren nach einer mehrminütigen Präoxygenierung in früheren Jahren die Diazepam- [11] und in letzter Zeit die Flunitrazepamkombinationsanästhesie mit Relaxierung durch Diallyl-Nortoxiferin am vorteilhaftesten erwiesen, zumal dabei der Operateur zur besseren Blutstillung lokal Adrenalin applizieren kann. Die Narkose muß zur Vermeidung von Bronchospasmen oder Singultus tief genug geführt und die Relaxierung möglichst gleichmäßig, z. B. unter Verwendung eines Myotests, gesichert bleiben.

Die *Beatmung* des Patienten erfordert ein sehr flexibles, den jeweiligen Etappen des operativen Eingriffs angepaßtes und in ständigem Kontakt mit dem Laryngologen abgesprochenes Vorgehen des Anästhesisten [4, 12, 13, 22, 23]. Sie muß zuweilen über einen oral eingeführten kleinlumigen Portextubus, über einen durch ein angelegtes Tracheostoma eingeführten und für die Krümmung vorgeformten Spiraltubus oder eine Rügheimer-Kanüle, über ein Beatmungsbronchoskop oder mit Hilfe eines Injektomat über die Injektsonde mit oder bei zu kleinen Lumina ohne Blockungsmanschette erfolgen [3, 9, 24]. Auch bei der Verbringung von Mundschleimhaut in den Stenosebezirk dürfen die Beatmungsmaßnahmen nicht stören.

Bei einer Reihe von Patienten war es vorteilhaft, während der Operation von dem durch das Tracheostoma eingeführten Spiraltubus auf einen oral oder nasal eingeführten Portextubus überzugehen (Abb. 1), der zunächst durch die gespaltene Trachea nach außen und in die orale Öffnung der Silikonendoprothese – des Weerda-Rohres (Abb. 2)

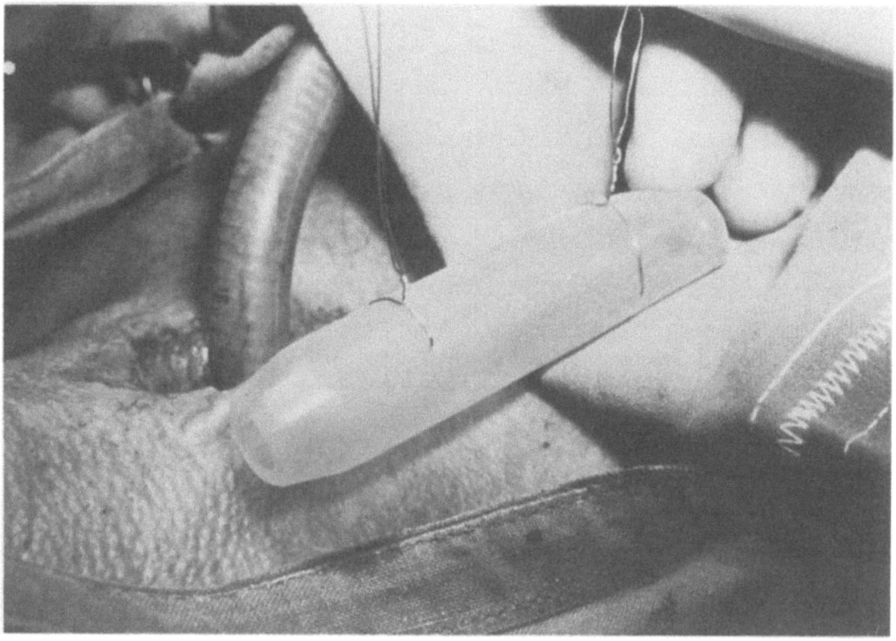

Abb. 2. Zum Einbringen in den Stenosebezirk vorbereitetes Weerda-Rohr

– eingeschoben und dann mit dieser zusammen in die endgültige Position in der Trachea verbracht wurde.

Die Verhütung einer Aspiration von Blut aus dem Operationsgebiet muß Aufgabe sowohl des Operationsteams wie des Anästhesisten sein.

Auch bei bronchoskopischen Kontrollen, z. B. mit dem flexiblen Instrument durch den Tubus (Abb. 3), oder bei bronchoskopischen Abtragungen von gerade bei diesen Patienten wiederholt sich bildenden Granulationen im oder in der Nähe des Stenosebezirks muß der Anästhesist sein Hauptaugenmerk auf die Sicherung einer ausreichenden alveolären Beatmung richten [20]. Zur Überwachung haben sich uns neben den allgemeinen Kriterien die Beatmungsparameter, der endexspiratorische CO_2-Gehalt und die Blutgase bewährt.

Wiederholungsanästhesien

Die allgemein bekannten Schwierigkeiten bei der operativen Korrektur von Larynx- und Trachealstenosen und die sehr unterschiedlichen Reparationsvorgänge bringen es mit sich, daß nicht nur für die bronchoskopischen Kontrollen zur Überprüfung des Heilverlaufs und des Operationserfolges, sondern auch für abermalige operative Maßnahmen der Patient mehr- oder vielfach [2, 10, 15] anästhesiert werden muß, in Extremfällen 20- bis 30mal, wie bei einem jungen Mann (Oe. M.), dessen Granulationsneigung offenbar durch eine gleichzeitig bestehende Ichthyosis besonders ausgeprägt war und der sich 32 Eingriffen in Allgemeinanästhesie über 3 Jahre unterziehen mußte, dessen

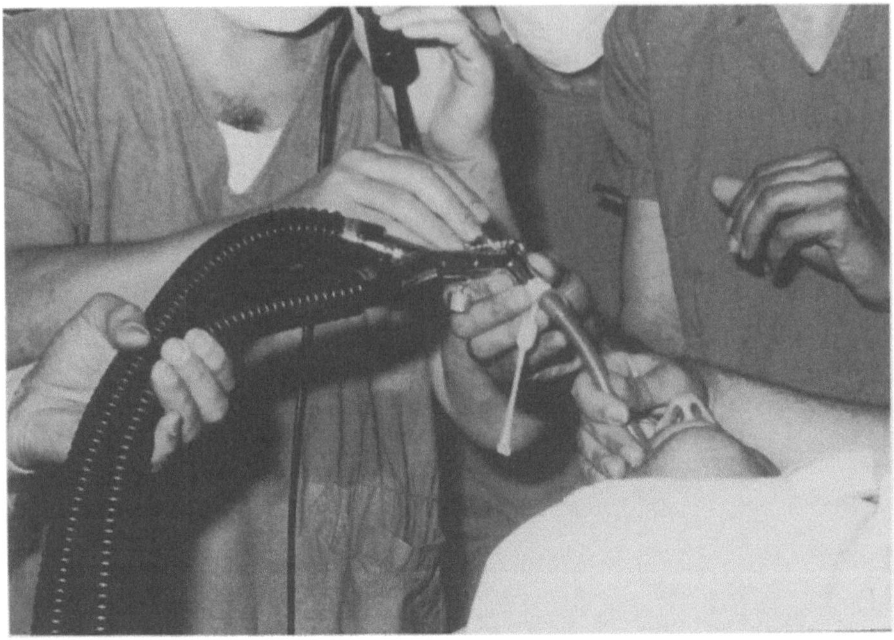

Abb. 3. Kontrolle mit einem durch den Tubus eingeführten flexiblen Bronchoskop

Behandlungserfolg nun aber durch volle Berufsfähigkeit als Fliesenleger und durch in seiner Freizeit eifrig betriebene Blasmusik unter Beweis gestellt ist. Hierbei hat die Auswahl der Anästhesiemittel mögliche oder diskutierte Schädigungen des Patienten zu vermeiden. Für kurze Eingriffe haben wir uns auch der Kombination von Etomidate, Lachgas und Fentanyl und fraktionierten Gaben von Succinylcholin bedient.

Patientendaten

Die seit 1970 von uns wegen Stenosen anästhesiologisch betreuten 46 Patienten waren im Durchschnitt 33,7 Jahre alt, der jüngste 8 Monate, der älteste 79 Jahre. Es waren 272 Allgemeinanästhesien nötig, durchschnittlich 6 pro Patient, in den letzten Jahren mit steigender Erfahrung weniger.

Hervorgehoben sei ein mit einer Krikoidstenose nach Langzeitintubation wegen Pseudokrupp und innerhalb einer Woche mehrmaligen Extubationsversuchen zu uns überwiesener 8 Monate alter Junge (W. M.), der 13 Behandlungen unter Narkose erfuhr, während dieser stationären Behandlung gehen und sprechen gelernt und keinerlei psychischen Schaden erlitten hat [1, 5, 8, 10, 17–19].

Postoperative Phase

Da diese Behandlungen auch postoperativ eine Gefährdung der Atemwege bedingten, wurden alle Patienten für 30–45 min im Aufwachraum unter Aufsicht der Anästhesiemitarbeiter behalten und dann zumindest für die ersten Tage nach dem Eingriff auf der Intensivstation der HNO-Klinik überwacht und betreut, wozu auch die Anfeuchtung der Atemluft, oft die Gabe abschwellender Mittel, wie Kortison und Alphachymotrase, und eine leichte Sedierung gehörten [5, 10, 17, 18].

Komplikationen

Während dieser zahlreichen Behandlungen gab es keine erwähnenswerten oder gar letalen Komplikationen.

Schlußbemerkung

Abschließend soll betont werden, daß diese Behandlung eine äußerst enge, verständnisvolle und auf umfangreichen Erfahrungen beruhende Kooperation zwischen Laryngologen und Anästhesisten erfordert. Daß sie möglich ist, beweisen mir meine Erfahrungen in mehreren Kliniken, insbesondere auch bei der Betreuung dieser hier diskutierten und erfaßten Patienten, die – bis auf 2 Patienten als Dauerkanülenträger wegen des Grundleidens – erfolgreich behandelt werden konnten. Falscher Ehrgeiz ist auf diesem Sektor fehl am Platze, und die Zuziehung eines erfahreneren Kollegen als Operateur oder Anästhesist spricht nur für die Vernunft und menschliche Größe der Beteiligten.

Literatur

1. Banfai P (1980) Laryngo-tracheale Stenosen nach Langzeitintubation und ihre operative Behandlung bei Kindern. HNO 28:49–56
2. Denecke HJ (1962) Die chirurgische Behandlung von Stenosen und Atresien der oberen Luft- und Speisewege. Arch Otorhinolaryngol 180:461–496
3. Eisele G, Binner WH, Dick W (1978) Direkte Laryngoskopie mit Injektorbeatmung über einen modifizierten Carden-Tubus. Anaesthesist 27:87–89
4. Fritsche P (1971) Anaesthesiologische Probleme der Stenosen der Luftwege (Kongreßbericht). Arch Otorhinolaryngol 199:378–391
5. Fritsche P (1973) Tracheotomie oder Langzeitintubation? HNO 21:297–299
6. Fritsche P (1973) Die Mitarbeit des Anaesthesisten bei Notfällen in der HNO-Heilkunde. Laryngol Rhinol Otol (Stuttg) 52:344–349
7. Fritsche P (1973) Prophylaktische Maßnahmen zur Vermeidung von Zwischenfällen in der Hals-Nasen-Ohrenheilkunde (aus der Sicht des Anaesthesisten). Arch Otorhinolaryngol 205:269–274
8. Fritsche P (1975) Langzeitintubation in der Intensivtherapie. Arch. Otorhinolaryngol 210:317–318
9. Fritsche P (1977) Anaesthesieverfahren bei diagnostischen und therapeutischen endoskopischen Eingriffen im Hals-Nasen-Ohren-Bereich. HNO 25:358–361
10. Fritsche P, Schöndorf J (1978) Erfahrungen in der Behandlung von Kindern mit Pseudocroup. Laryngol Rhinol Otol (Stuttg) 57:919–922
11. Fritsche P, Herwig U (1981) Untersuchungen zur Atemdepression nach Diazepam-Kombinationsnarkosen. Anästh Intensivther Notfallmed 16:11–14
12. Gebert E, Deilmann M, Pedersen P (1979) Die Injektbeatmung bei der Bronchoskopie. Anaesthesist 28:378–389

13. Heifetz M, De Myttenaere S, Rosenberg B (1977) Intermittent positive pressure inflation during microscopic endolaryngeal surgery. Anaesthesist 26:11–14
14. Ilberg C v (1979) Intubationsfolgeschäden. Dtsch. Aerztebl 76:77–81
15. Masing H, Steiner W, Richter K, Schwiersch U (1981) Behandlung von laryngealen und trachealen Stenosen im Säuglings- und Kleinkindesalter. Paed Prax 25:479–488
16. Naumann HH (1974) Rekonstruktive Möglichkeiten bei laryngo-trachealen Stenosen. MMW 116:465–472
17. Racenberg E, Fritsche P (1977) Langzeitintubation. Prakt Anaesth 12:499–505
18. Rügheimer E (1974) Die prolongierte Intubation und Tracheotomie. Anaesth Inform 15:280–285
19. Rügheimer E (1973) Langzeitintubation oder Tracheotomie. Notfallmed 4:11–12
20. Sigrist T, Dirnhofer R, Patscheider H (1981) Ungewöhnliche Komplikationen nach Tracheotomie und Intubation. Anaesthesist 30:523–527
21. Weerda H, Schumann K (1980) Unsere Erfahrungen mit der Trachealchirurgie. HNO 28:291–300
22. Weerda H, Meuret G, Pedersen P, Löhle E (1982) Kontrollierte Beatmung mit einem neu entwickelten „Injekt-Respirator" in der endolaryngealen Mikrochirurgie. HNO 30:224–228
23. Weigand H (1970) Über die Narkose bei der Mikrolaryngoskopie und endolaryngealen Mikrochirurgie. Anaesthesist 19:72–79, 131–139
24. Zadrobilek E, Draxler V, Riegler R, Höfler H (1981) Injektbeatmung bei direkter Laryngoskopie und endolaryngealen mikrochirurgischen Eingriffen in Allgemeinanaesthesie. Anaesthesist 30:191–195
25. Zehm S (1976) Zur Problematik der kindlichen Trachealstenose und ihre operativ-plastische Versorgung. HNO 24:138–142

High-frequency-jet-ventilation bei laryngotrachealen Operationen

M. Klain

Bei mikrochirurgischen Operationen des Larynx und resezierenden (kontinuitätstrennenden) Eingriffen der Trachea ist der Beatmungsweg mit dem Operationsgebiet identisch. Diese Tatsache führt zwangsläufig zu einem Interessenkonflikt zwischen Anästhesist und Chirurg. Der naso- bzw. orotracheal plazierte Tubus, der allein die größtmögliche anästhesiologische Sicherheit bezüglich Ventilation, Oxygenation und Vermeidung von Aspiration gewährleistet, schränkt den freien ungehinderten Zugang des Operateurs zum Operationsgebiet ein. Der Verwendung besonders dünner, englumiger blockbarer Tuben sind Grenzen gesetzt durch die Erhöhung der Atemwegswiderstände bei relativ großen Atemzugvolumina und niedriger Frequenz. Die bisher einzige Alternative, die präliminare Tracheotomie, gibt dem Operateur mehr Bewegungsfreiheit, ist aber mit zusätzlichen Nachteilen behaftet: Es handelt sich um einen 2. operativen Eingriff mit primären Komplikationsmöglichkeiten und dem erheblichen Risiko von sekundären Spätschädigungen. In den letzten Jahren ist eine weitere Alternativmethode entwickelt worden, die größere Bewegungsfreiheit für den Operateur mit einer zuverlässigen Gewährleistung der Atemfunktion bei geringem Komplikationsrisiko verbindet: die High-frequency-ventilation. Bei dieser neuen Beatmungsmethode wird das Problem der Widerstandserhöhung bei einem englumigen Insufflationskatheter durch Verringerung des Atemzugvolumens bei gleichzeitiger Erhöhung der Atemfrequenz kompensiert.

High-frequency-Ventilationsmethoden

Man kennt 3 Formen der High-frequency-ventilation:

- die High-frequency-positive-pressure-ventilation (HFPPV)
- die High-frequency-oscillation (HFO)
- die High-frequency-jet-ventilation (HFJV)

Unter High-frequency-positive-pressure-ventilation (HFPPV) verstehen wir eine konventionelle Beatmung mit positivem Druck, jedoch mit höheren Frequenzen. Werden Beatmungsgeräte mit geringem kompressiblem Volumen bei niedriger interner Compliance verwendet, kann die Beatmungsfrequenz auf 60–100 jets/min gesteigert werden. Die Form der HFPPV wurde 1970 von Jonzon und Sjöstrand [1, 2] entwickelt. Dabei erfolgt die Beatmung entweder mit einem speziellen Katheter oder über einen Konnektor, der auf ein Bronchoskop oder auf einen normalen Endotrachealtubus aufgesetzt wird (Abb. 1). Dieses sog. „pneumatic valve principle" ist nicht nur bei intubierten Patienten, sondern auch bei starren Bronchoskopien anwendbar. Während der Einatmungsphase wird dem Patienten das Beatmungsgas durch den Inspirationsschenkel zugeführt; dabei sind die Atemvolumina nur geringgradig größer als der physiologische Totraum. Die Ausatmung erfolgt über den Exspirationsschenkel.

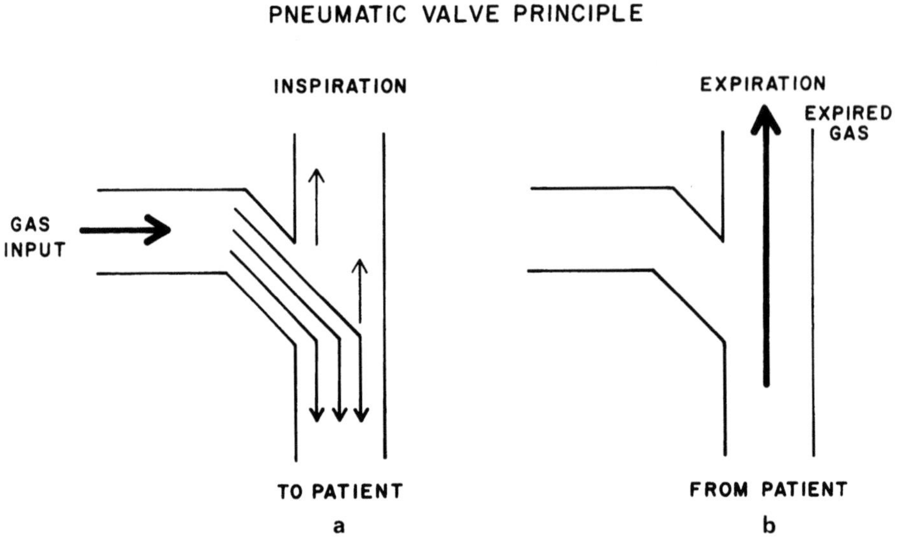

Abb. 1. a Ein Stutzen des Inspirationsteils regelt den Gasfluß in die Lunge des Patienten mit einer kleinen Durchlaßöffnung im Inspirationsteil. **b** Während der Exspiration strömt das Gas durch den Exspirationsteil aus [2]

Die High-frequency-oscillation (HFO) wurde von Lunkenheimer et al. [3] entwikkelt und von Butler et al. [4] in Kanada erstmals klinisch erprobt. Bei diesem Verfahren wird über einen geblockten Endotrachealtubus die in den Atemwegen stehende Luftsäule durch eine Kolbenpumpe mit hohen Frequenzen von 300–6000 Zyklen/min oszilliert. Sinusförmige Schwingungen wurden bereits 1959 von Emerson [5] zur Verbesserung des Gasaustausches und zur Vibrationsmassage der Luftwege vorgeschlagen. Das Vibratorgerät von Emerson erzeugt hochfrequente Schwingungen, die auf einen hohen Gasflow übertragen werden, wobei die Beatmung über einen Endotrachelatubus mit nicht geblocktem Cuff erfolgt. Die Ausatmung erfolgt um den liegenden Tubus herum. Lunkenheimer et al. [3] begannen die HFO-Technik 1972 experimentell mit Frequenzen von 23–50 Hz (1400–3000 Zyklen/min). Das System besteht aus einer Oszillationspumpe mit einem Seiteneingang für die Sauerstoffzufuhr. Eine weitere Seitenöffnung dient als variabler Ausatmungswiderstand und reguliert so den Abfluß von überflüssigem Gas und damit die Dehnung beider Lungenflügel. Bei dieser Methode hängt der Gasfluß vom Schlagvolumen der Pumpe und dem Verhältnis von Inspirations- zu Exspirationswiderstand ab (Abb. 2).

Bei der Technik der High-frequency-jet-ventilation (HFJV) wird das Beatmungsgas durch einen kleinen Katheter appliziert, der entweder über einen Endotrachealtubus oder eine Punktion der Cricothyreoidmembran eingeführt wird; der kleine Katheter kann auch ohne Tubus verwendet werden. Die HFJV-Technik wurde 1977 von Klain und Smith [6] vorgestellt. Das Beatmungsgas strömt durch eine kleine Kanüle (normale 14-gauge-Angiocath). Kleine Jets mit großer Geschwindigkeit und Frequenzen von 60–600 CPM ermöglichen einen sehr effektiven Gasaustausch. Vor allem in den großen Luftwegen entsteht ein achsengerichteter Gasflow sowie ein kontinuierlicher Ausatemflow (Abb. 3). Es handelt sich um ein offenes System. Die Ausatmung erfolgt bei allei-

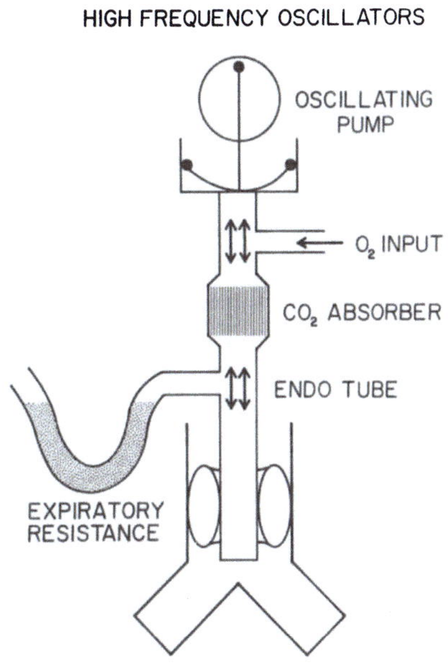

Abb. 2. Bei Hochfrequenz-Oszillations-Systemen wird die Gassäule durch eine wechselseitig wirkende Pumpe oszilliert. Der frische Gaszufluß sorgt für den Sauerstoffinput. Der Exspirationswiderstand bestimmt den Grad der Lungendehnung und regelt den Abfluß von überflüssigem Gas [3]

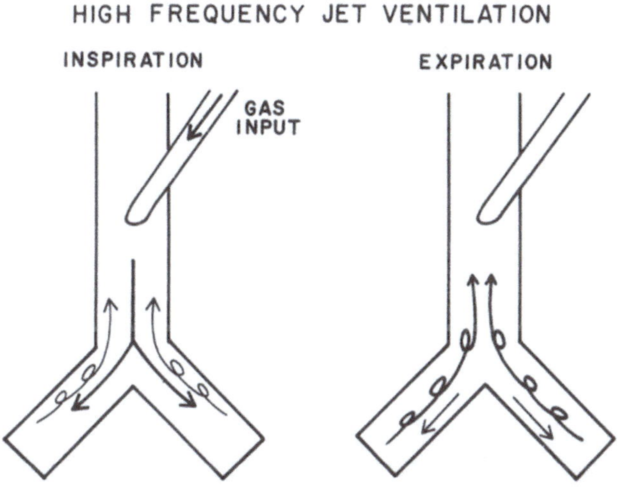

Abb. 3. Bei High-frequency-jet-ventilation wird das Gas durch einen kleinen Katheter zugeführt. Während der Exspiration wird das Gas durch die natürlichen Luftwege ausgeatmet. Bedingt durch eine gleichachsige und turbulente Strömung besteht selbst während der Exspirationsphase eine gewisse Strömung nach innen sowie während der Inspiration nach außen [6]

niger Verwendung eines kleinen Injektorkatheters durch den Endotrachealtubus oder über die oberen Luftwege. Bei Frequenzen von über 100/min entsteht ein geringes PEEP-Niveau (bis zu 5 cm H_2O). In Abhängigkeit von der Kanülenform kann durch unterschiedliche Drucke des Injektorgases eine Erhöhung des Atemzugvolumens erreicht werden.

Alle High-frequency-Beatmungsmethoden zeichnen sich dadurch aus, daß ein suffizienter Gasaustausch mit niedrigeren Spitzendrucken in den Atemwegen erzielt wird. Dadurch verringert sich die Gefahr von Barotraumen durch exzessiv hohe Atemwegsdrucke. Außerdem wird die Hämodynamik des Kreislaufes weniger beeinflußt. Zusätzlich kann diese maschinelle Beatmungsform zur Unterstützung einer unzureichenden Spontanatmung eingesetzt werden.

Die High-frequency-jet-ventilation hat einen weiteren großen Vorteil: Sie ermöglicht auch bei resezierenden Eingriffen der Atemwege die ausreichende Beatmung durch eine kleine Kanüle in einem offenen System. Sie ist aus diesen Gründen bei Larynx- und Tracheaeingriffen die Methode der Wahl.

Beatmungsgeräte und Beatmungsformen

Die High-frequency-jet-ventilation kann in 4 verschiedenen Varianten durchgeführt werden:

1. Jeder intubierte Patient kann mit High-frequency-ventilation beatmet werden, indem man einfach auf den Endotrachealtubus einen Drehkonnektor oder ein T-Stück mit eingelegtem Angiocath-Katheter befestigt (Abb. 4). Ein PEEP-Ventil

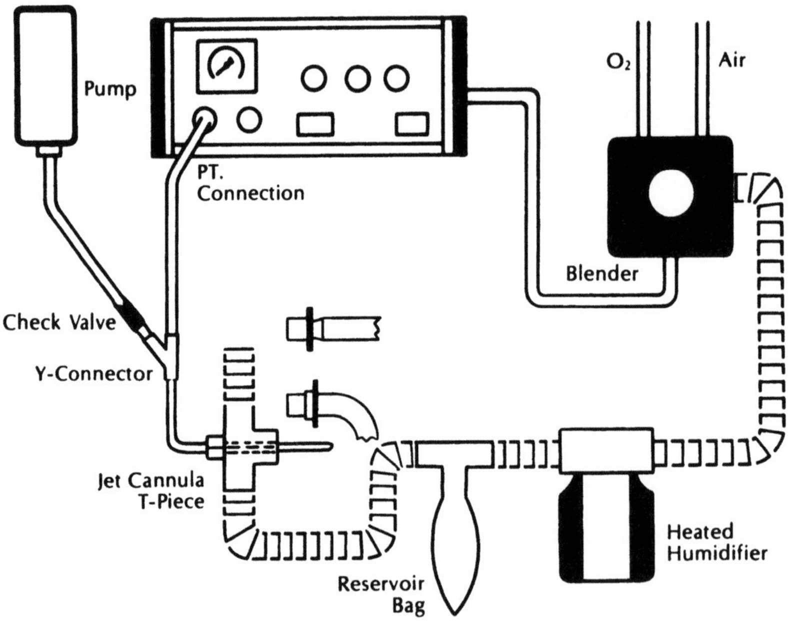

Abb. 4. Grundaufbau eines High-frequency-jet-ventilator-Systems. Das Mischgerät ist an einer Hochdruckquelle für Luft und Sauerstoff angeschlossen. Gas geht unter hohem Druck vom Mischgerät zum Ventilator und durch die Jettuben zur Patientenkanüle. Durch einen eingesetzten Y-Konnektor wird die Kochsalzlösung in den Jetstrom zugeführt, dosiert von einer Infusionspumpe. Die Niederdrucköffnung des Mischgerätes versorgt den erwärmten Vernebler mit der gleichen Sauerstoffkonzentration. Der gewellte Schlauch mit einem Reservebeutel wird zur Spontanatmung oder zum Transport des Gases an den Endotrachealtubus angeschlossen

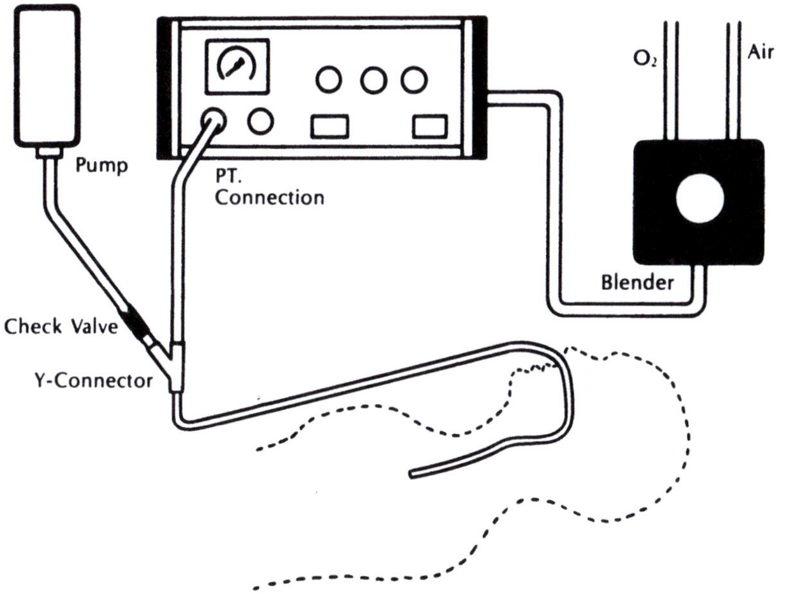

Abb. 5. Ein nasotrachealer Insufflationskatheter ohne Manschette wird direkt an den Ventilator-Output angeschlossen, nachdem über den Y-Konnektor Feuchtigkeit in den Gasfluß gemischt wurde

kann dem Exspirationsschenkel zugefügt werden. Bei dieser Anordnung führt die Erhöhung der Beatmungsgaszufuhr zu einer Steigerung des Minutenvolumens. Deshalb hat der Luft-/Sauerstoffmischer 2 Gasauslässe: einen für den Jetventilator mit einem hohen Druck (bis zu 344,75 kPa), der zweite liefert das Gas für die konventionelle Beatmung und/oder Spontanatmung.

2. Durch Verwendung des High-low-jet-Tubus (hergestellt von NCC Division Mallinckrodt) kann das Beatmungssystem weiter vereinfacht werden. Bei diesem Tubus ist der Injektorkanal in die Tubuswand integriert und das Hauptlumen dient ganz der Abatmung. In beiden Fällen wird dem Injektorgasgemisch durch eine volumengesteuerte Pumpe Feuchtigkeit in einer Dosierung von 10–30 ml/h zugefügt. Dieser Wasserdampf versorgt die Luftwege mit ausreichender Feuchtigkeit, verhindert so Schleimhautschäden und hält den mukoziliaren Transport aufrecht.
3. Bei tracheobronchialen Eingriffen und Endoskopien ist der ungeblockte Insufflationskatheter oder der transtracheal eingeführte Katheter noch effektiver (Abb. 5). Da eine Hochdruckquelle als Strömungsgenerator benutzt wird, ist es möglich, den Widerstand eines kleinen Katheters zu überwinden und während der Jetventilation, selbst bei herkömmlichen Frequenzen (10–20/min) ein normales Atemzugvolumen zu erzielen. Bei höheren Beatmungsfrequenzen hat man den zusätzlichen Vorteil erniedrigter Atemwegsdrucke und damit das verringerte Risiko eines Barotraumas. Da der Ausatemfluß kontinuierlich und das Atemvolumen klein ist, werden Blut und Gewebeteilchen aus dem Operationsfeld im Luftweg nicht direkt in das Gesicht des Chirurgen geblasen, wie dies bei niedrigeren Frequenzen oft vorkommt. Ein ungeblockter Insufflationstubus Gr. 14 F für Erwachsene bzw. Gr. 10 F und kleiner für Kinder ist ausreichend.

4. Bei transtrachealer Beatmung wird normalerweise eine 14-gauge-Angiocath-Kanüle mit einem Innendurchmesser von 1,6 mm benutzt, die durch Punktion der cricothyreoidalen Membran eingeführt wird. Die unter diesen Bedingungen durchgeführte High-frequency-jet-Beatmung verhindert sogar eine Aspiration, sofern Beatmungsfrequenzen über 100/min benutzt werden und die Inspirationsphase mindestens 30%, besser 50% des Beatmungszyklus beträgt [7].

Klinische Erfahrungen

Wir haben mehr als 600 Patienten mit High-frequency-jet-ventilation beatmet, 60% davon im Rahmen von operativen Eingriffen. 40% dieser Fälle wurden mit der Technik des ungeblockten Insufflationstubus behandelt. Bei folgenden Indikationen wurde die High-frequency-ventilation angewendet:

Als Methode der Wahl für die Endoskopie [8]. Der 14-F-Insufflationskatheter wird unter direkter Sicht mit Hilfe einer Magill-Zange zwischen die Stimmbänder eingeführt, wobei die Spitze 5–10 cm oberhalb der Carina zu liegen kommt. Der endoskopierende Arzt hat dann unbegrenzt Zeit zur Durchführung der Laryngoskopie oder Bronchoskopie. Die Atemwege des Patienten dienen als Ausatemweg. Zufriedenstellende Blutgaswerte werden dabei problemlos aufrecht erhalten.

Das gleiche Verfahren bietet sich bei Kehlkopfeingriffen an, da der kleine Katheter dem Chirurgen ein ausreichend großes Operationsfeld ermöglicht, ohne mit der Beatmung in Konflikt zu kommen.

Diese Methode kann ebenfalls angewendet werden, wenn die Kontinuität der oberen Luftwege chirurgisch unterbrochen wird.

Selbst Patienten mit großer bronchopleuraler Fistel können auf diese Weise beatmet werden [9]. Bei Einhaltung der richtigen Frequenz und Inspirationsdauer kam es bei keinem unserer Patienten zu einer Aspiration. Bei tracheobronchialen Operationen gestattet die HFJV-Methode eine effektive Beatmung mit niedrigeren Atemwegsdrukken sogar bei großen Lecks und Kontinuitätstrennung der Atemwege [10]. Sie kann zur nichtsynchronisierten Beatmung beider Lungenflügel verwendet werden [11], genauso wie zur Beatmung eines Lungenflügels.

Wenn bei Eingriffen im Bereich des Zwerchfells ein ruhiges Operationsfeld verlangt wird, ist die HFV von Vorteil.

Bei kurzen ambulanten HNO- oder kieferchirurgischen Eingriffen verringert die Anwendung ungeblockter Tuben postoperative Beschwerden.

Im postoperativen Bereich wurde die HFJ-Beatmung zur Abtrainierung von Beatmungspatienten und bei anästhesiologischen Notfällen angewendet. Da die Beatmungsvolumina klein sind, wird der Patient durch die hochfrequenten Atemstöße nicht irritiert und kann mit der Spontanatmung beginnen [12]. Je größer der Anteil der Spontanatmung des Patienten wird, um so mehr reduzieren wir die Beatmung durch Verringerung der Injektorgasdrucke. Bei der Behandlung von Patienten mit einem Barotrauma oder erhöhtem Pneurisiko, wie z. B. nach tracheobronchialen Operationen, vermindert die HFJV-Technik die Wahrscheinlichkeit eines zusätzlichen Barotraumas und verkleinert deutlich das Ausmaß einer bereits bestehenden bronchopleuralen Fistel [9].

Die HFJV-Technik dient ebenfalls zur Vermeidung der Hypoxie während des tracheobronchialen Absaugens. Die PCO_2- und PO_2-Werte bleiben unter HFJV beim Absaugen unverändert. Infolgedessen treten keine Vorhof- und Kammerextrasystolen auf sowie keine Änderung des Blutdruckes und der Pulsfrequenz [13]. Zusätzlich lassen klinische Beobachtungen darauf schließen, daß die HFJV dazu beiträgt, Bronchialsekret zu mobilisieren.

Verminderte Thoraxexkursionen sind außerdem bei Patienten mit komplizierten Thoraxtraumen von Vorteil.

Die HFJV-Technik kann zum Tubuswechsel benutzt werden: Ein langer schmaler Injektorkatheter dient während des Tubuswechsels als sog. „beatmender Mandrin". Auf diese Weise kann der Tubus ohne Unterbrechung der Beatmung und ohne zusätzliche Relaxation gewechselt werden.

Die transtracheale Ventilation wird überwiegend bei Notfällen eingesetzt. Sie ermöglicht eine sofortige Sicherung der Luftwege und erlaubt eine maschinelle Beatmung mit Ausschaltung der Aspirationsgefahr gerade in Situationen, in denen der Patient durch Intubationsversuche gefährdet würde. Bei Traumen der oberen Luftwege gestattet die HFJV über einen transtracheal eingeführten Katheter eine kontrollierte Beatmung selbst in Situationen, in denen eine Intubation schwierig oder unmöglich ist [14].

Bei der kardiopulmonalen Reanimation ist der perkutane transtracheale Zugang eine Alternative zur schwierigen Intubation. Dabei ist es unter der HFJV nicht erforderlich, die Herzdruckmassage zur Beatmung zu unterbrechen.

Mit transtracheal eingeführtem Katheter und HFJV-Technik gelingt es, einen oberhalb des Katheters und den Luftwegen sitzenden Fremdkörper notfallmäßig zu entfernen.

Die Möglichkeiten der transtrachealen Ventilation reichen noch weiter. Die Risiken der Langzeitintubation sind bekannt, wie z. B. die Störung des mukoziliaren Transportes, Schäden der Trachealwand, Drucknekrosen der Schleimhaut, Trachealperforation und Trachealstenosen. Dagegen haben experimentelle Untersuchungen gezeigt, daß es bei High-frequency-jet-ventilation über den perkutan transtrachealen Katheter oder den ungeblockten Tubus zu keiner Schädigung der Trachea kommt.

Wesentliche Vorteile des perkutanen transtrachealen Zugangs sind:
- größere Annehmlichkeiten für den Patienten,
- Erhaltung der Fähigkeit zu sprechen,
- Erhaltung der Fähigkeit abzuhusten,
- Erhaltung der Fähigkeit zu essen.

Die Plazierung einer solchen Kanüle ist leicht durchzuführen und bietet sich als einfachere Alternative zur schwierigen Intubation an.

Einstellungsrichtlinien für das Beatmungsgerät

Für unsere Patienten setzen wir High-frequency-jet-Ventilatoren vom Typ VS 600 oder MK 800 der Firma Accutronic Comp. (Rapperswill/Schweiz) ein. Die Anfangseinstellung des Ventilators liegt normalerweise bei einer Beatmungsfrequenz von 100/min, einer Inspirationsphase von 30% und einem Injektordruck von 137,9 kPa. Zu Beginn der Beatmung registrieren wir die Thoraxexkursionen und erhöhen allmählich den Injektionsdruck auf 260,85 oder 275,8 kPa, je nach Körpergewicht des Patienten. Bei 275,8 kPa werden mit einem 14-gauge-Angiocath 15–18 l Atemminutenvolumen zugeführt. Nach initialer Blutgaskontrolle wird die Einstellung des Beatmungsgerätes, wenn notwendig, korrigiert. Für einen normalen Gasaustausch sind 300–600 ml/kg KG bei einer Beatmungsfrequenz von 100 notwendig. Bei Einstellung höherer Frequenzen muß das Minutenvolumen erhöht werden und umgekehrt. Eine Erhöhung der Inspirationsdauer auf 50% erhöht ebenfalls das Atemminutenvolumen.

Problematik und Komplikationen dieser Technik

Vom Sicherheitsstandpunkt ist es wichtig, kein zu hohes Atemminutenvolumen einzustellen und sich von der richtigen Lage des Injektorkatheters zu überzeugen. Extrem hohe Minutenvolumina können zu Hypotension und möglicherweise zu Barotraumen führen. Das kann beispielsweise passieren, wenn das gesamte Minutenvolumen nur einem Lungenflügel zugeführt wird oder der Katheter zu tief in den Bronchus eingeführt wurde. Bei Kindern muß besonders darauf geachtet werden, eine Auskühlung zu verhindern. Die Befeuchtung des Beatmungsgases ist indiziert, wenn der Eingriff länger als 1 h dauert. Eine Fehllage des perkutan eingeführten Katheters kann ein Hautemphysem auslösen und zum Spannungspneumomediastinum führen. Deshalb muß die Katheterlage gut gesichert werden. Bei Anwendung der richtigen Technik sind all diese Komplikationen normalerweise zu vermeiden.

Das Monitoring der Beatmung während der High-frequency-jet-ventilation entspricht dem bei konventioneller Beatmung. Die Registrierungsprobleme des intratrachealen Druckes und des Minutenvolumens sind gelöst. Die Ventilatoreinstellung hingegen unterscheidet sich von der bisheriger Geräte. Das Atemzugvolumen hat als Parameter weniger Bedeutung, es ist besser, in Beatmungsminutenvolumenbereichen zu denken. Allgemein gesagt: je höher die verwendete Frequenz, um so größer muß das Beatmungsminutenvolumen sein. Problematisch bleibt weiterhin, daß mit dieser Beatmungsmethode keine potenten Inhalationsanästhetika verabreicht werden können. Deshalb muß eine ausgewogene intravenöse Narkose durchgeführt werden.

Schlußfolgerung

Die HFJ-Ventilation ist eine effektive Erweiterung der Möglichkeiten von maschineller Beatmung und Atemtherapie. Sie ist besonders geeignet, wenn niedrige Atemwegsdrucke oder niedrige Atemzugvolumina notwendig sind, und wenn die Beatmung über eine kleine Kanüle erfolgen muß, um eine gegenseitige Behinderung von Chirurg und Anästesist im Bereich der Luftwege zu vermeiden.

Die maschinelle Beatmung mit ungeblockten schmalen Endotrachealtuben oder perkutan transtracheal eingeführten Kathetern könnte sich künftig als eine Alternative zur Langzeitbeatmung anbieten, um Komplikationen der endotrachealen Intubation und Tracheotomie zu verringern.

Literatur

1. Jonzon A, Oberg PA, Sedin G, Sjöstrand U (1970) High frequency low tidal volume positive pressure ventilation. Acta Physiol Scand 80:21A
2. Sjöstrand U (ed) (1977) Experimental and clinical evaluation of high frequency positive pressure ventilation (HFPPV). Acta Anaesthesiol Scand [Suppl] 64

3. Lunkenheimer PP, Rafflenbeul W et al. (1972) Application of transtracheal pressure oscillations as a modification of "Diffusion respiration". Br J Anaesth 44:627
4. Butler WJ, Bohn DJ, Miyasaka K, Bryan AC, Froese AB (1979) Ventilation of humans by high frequency oscillation. Anesthesiology 51:S-368
5. Emerson JH (1959) Apparatuses for vibrating portions of a patient's airway. U.S. Patent 2,918,917
6. Klain M, Smith RB (1977) High frequency percutaneous transtracheal jet ventilation. Crit Care Med 5:280–287
7. Keszler H, Klain M, Nordin U (1981) High frequency jet ventilation prevents aspiration during cardiopulmonary resuscitation. Crit Care Med 9:161
8. Babinski M, Smith RB, Klain M (1980) High frequency jet ventilation for laryngoscopy. Crit Care Med 8:243
9. Carlon GC, Ray C, Klain M, McCormack PM (1980) High frequency positive pressure ventilation in management of patient with bronchopleural fistula. Anesthesiology 52:160–162
10. Eriksson I, Nilsson LG, Nordstrom S, Sjöstrand U (1975) High-frequency positive-pressure ventilation (HFPPV) during transthoracic resection of tracheal stenosis and during perioperative bronchoscopic examination. Acta Anaesthesiol Scand 19:113–119
11. Benjaminsson E, Klain M (1981) Intraoperative dual mode independent lung ventilation of a patient with bronchopleural fistula. Anesth Analg (Cleve) 60:118–119
12. Klain M, Smith RB, Babinski M (1978) High frequency ventilation – An alternative to IMV? Crit Care Med 6:95–96
13. Keszler H, Klain M (1980) Tracheobronchial toilet without cardiorespiratory impairment. Crit Care Med 8:95–96
14. Klain M, Miller J, Kalla R (1981) Emergency use of high frequency jet ventilation. Crit Care Med 9:160

Klinische Anwendung der Injektor-(Jet-)Ventilation bei resezierenden und rekonstruktiven Eingriffen am Tracheobronchialsystem

G. Kroesen

Die Injektorventilation bewirkt einen artifiziellen bronchoalveolären Gasaustausch mit Hilfe eines energiereichen Hochdruckgasstrahls, der in ein offenes Niederdrucksystem – die Lunge – eingeblasen wird. Die Beatmungsmethode konnten wir mit Vorteil bei thoraxchirurgischen Eingriffen mit Kontinuitätsunterbrechung des Tracheobronchialsystem anwenden [1, 2]. Sie erfordert ein besonderes Instrumtentarium, ein erweitertes Monitoring, eine enge Kooperation zwischen Anästhesist und Chirurg und zusätzliche Sicherheitsvorkehrungen.

Das Instrumentarium besteht aus:

- Reduzierventil (1–6 bar) mit Steckkupplung für O_2-Wandanschluß und Schlauchanschluß,
- Druckgasschlauch (Länge nach Entfernung O_2-Wandauslaß bis Kopfende des Operationstisches),
- Unterbrecherventil mit Pistolengriff (AGA),
- Manometer zwischen Unterbrecherventil und Patientenlunge (0–5 bar),
- Düsenspitze (2-mm-Innendurchmesser) hinter Manometer,
- Polyäthylensaugkatheter (Rüsch-Velvet-Safety-Absaugkatheter mit 2-mm-Innendurchmesser/600 mm lang) modifiziert: durch monofilen Kupferdraht (0,8 mm stark, 540 mm lang) im Lumen des Katheters, durch Einlochkatheterende am Patientenausgang (Katheter abgeschnitten oberhalb seines Winkels, Kanten entschärft),
- Orotrachealtubus (Spiral, 8-mm-Durchmesser).

Das erweiterte Monitoring enthält:

- Ein Stethoskop, das bei Seitenlage des Patienten in der mittleren Axillarlinie und Höhe der 5. Rippe an der unteren, nicht eröffneten Thoraxseite fixiert wird und dessen Ohroliven am Standort des Anästhesisten bereit liegen,
- Kanüle in der Arteria radialis,
- Blutgasanalysator in unmittelbarer Nähe,
- Beobachtung der Mediastinalexkursionen,
- Beobachtung von Blutungen im Bronchusstumpfbereich.

Die enge Kooperation besteht in:

- Einführen und Fixieren des Katheters mit Pinzette in Bronchusstumpf durch Chirurgen,
- Sofortinformation über Änderung der Katheterposition,
- Sofortinformation über voraussichtliche Bluteinsickerungen in den Bronchusstumpf,
- Sofortinformation über Gasaustauschstörungen,
- Gemeinsame Planung von erforderlichen nachträglichen Mobilisationspräparationen.

Sicherheitsvorkehrungen:

- Bereitstellung eines sterilen Tubusschlauchsystems auf dem chirurgischen Instrumententisch, bestehend aus: Spiraltubus mit Konnex (7-mm-Innendurchmesser), Y-Stück, 2 Faltenschläuche zum Anschluß an Anästhesieapparat.

Durchführung der Jetventilation

In Neuroleptanalgesie wird mit Spiraltubus (8-mm-Innendurchmesser) orotracheal intubiert und mit IPPV beatmet. Nach chirurgischer Durchtrennung der Trachea oder des Bronchus wird der Jetkatheter durch den außen offenen Tubus eingeführt und vom Chirurgen ca. 3 cm in das gesunde distale Lumen vorgeschoben. Mit variabler Frequenz (60–90/min, Pulsfrequenz des Patienten) von Hand und variablem Druck (3–4 bar) wird die Restlunge ventiliert. Normoventilation wird gesichert durch kontinuierliche Auskultation der beatmeten Lunge, durch Beobachtung der Mediastinalexkursionen und des Jetdruckes, durch häufige Blutgasanalysen (in den ersten 10 min alle 3 min). Dazu sind 2 Anästhesisten erforderlich. Hyper- oder Hypoventilation werden rascher durch Änderung der Frequenz und des Atemzeitverhältnisses ausgeglichen als durch Änderung des Primärdruckes. Nach Anastomosierung der Stümpfe erfolgt wieder IPPV über Trachealtubus. Postoperativ wird die frühzeitige Extubation nach Reversion des Relaxans und partieller Antagonisierung des Opiats auf der Intensivstation angestrebt.

Komplikationen und ihre Behandlung

Barotrauma

Dieses entsteht durch Okklusion des Bronchusstumpfes oder des Tubus, in dem der Jetkatheter liegt. Die Diagnose ist schwer zu stellen. Eine geblähte Pleura mediastinalis ist suspekt, der PCO_2 steigt an trotz scheinbar ausreichender Ventilation. Pleuraverletzungen der gesunden Seite durch chirurgische Präparation kommen vor.

Therapie: Pleuraöffnung zum Operationsfeld, später Bülau-Drainage, Verlängerung der Jetinspirationsdauer während der Anästhesie.

Blutaspiration

Geringe Bluteinsickerungen sind unvermeidlich, aber harmlos, weil sie durch Verlängerung der Jetinspirationsdauer ausgeblasen werden können. Nachträgliche Mobilisationspräparationen können stärkere Blutungen erzeugen, die nicht mehr ausreichend entfernt werden können.

Therapie: Rasche Intubation des Bronchusstumpfes mit dem sterilen Tubusschlauchsystem. Die adäquate Bronchialtoilette wird durchführbar.

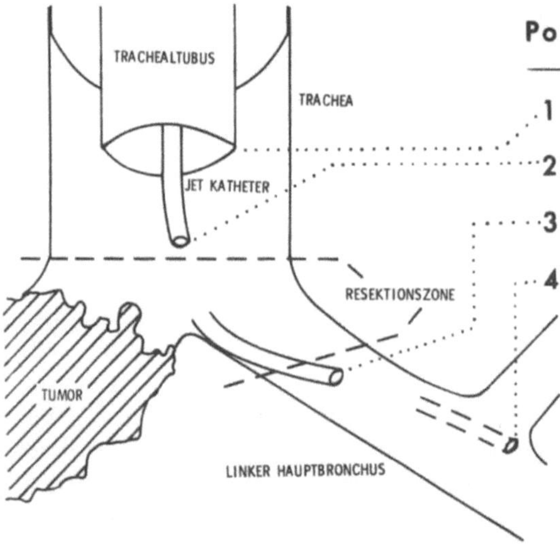

Pos.	$PaCO_2$	PaO_2	pH	ABE
1	28	380	7.39	-7.0
2	43	259	7.33	-2.8
3	46	196	7.41	4.4
4	52	141	7.28	-2.5

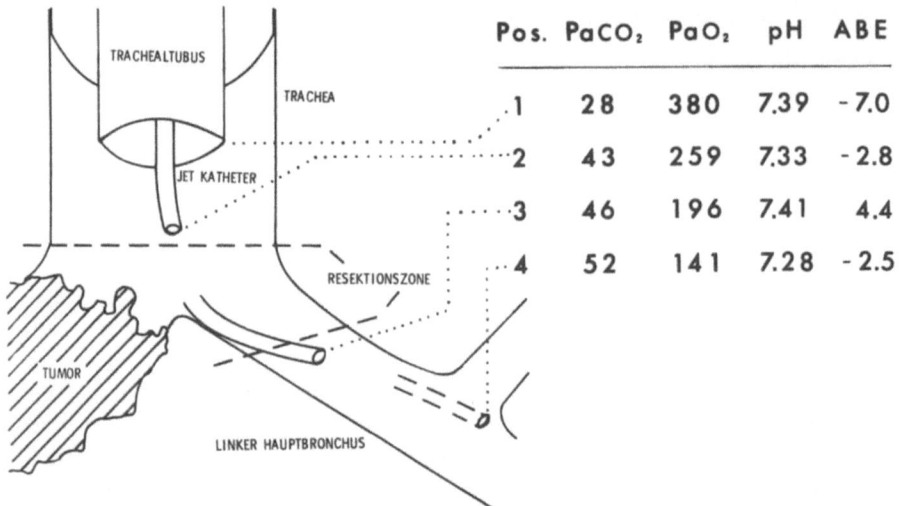

Abb. 1. Beispiel für eine Katheterfehlposition: 4. Die Position 3 ergibt die beste Blutgasanalyse während der Jetventilaton der gesunden Restlunge

Jetkatheterdislokation

Zu tiefe Katheterposition verhindert die Ventilation der ganzen Restlunge (Oberlappenhypoventilation). Die Diagnose wird durch Auskultation und Blutgasanalyse gestellt (Abb. 1).

Therapie: Korrektur der Katheterposition durch chirurgische Assistenz, Markierung.

Vorteil der Jetventilation: In Sicht, Präparation und Naht wird der Chirurg kaum behindert. Der Zeitbedarf für die Anastomosennaht verkürzt sich stark (20–30 min), die Naht wird sicherer, Insuffizienzen dadurch seltener.

Training in der Technik scheint eine obligate Voraussetzung für das Anästhesistenteam zu sein.

Literatur

1. Salzer GM, Kroesen G (1982) Jet ventilation – a favorable method of mechanical ventilation for resections of the tracheal bifurcation. Thorac Cardiovasc Surg 30:26
2. Kroesen G, Salzer GM, Hofer E (im Druck) Transtracheale Katheter Jet-Ventilation während Resektionen der Carina. Anaesthesist

Möglichkeiten zur Intubation bei Trachealstenosen

C. Naumann

Während bei der normalen Intubation das Problem darin besteht, den Kehlkopf und hier besonders die Glottis zu überwinden, taucht bei der Intubation bei Trachealstenosen ein zusätzliches Problem auf: nämlich den Patienten über die Stenose im Bereich der Trachea hinweg zu beatmen. Es stellt sich die Frage nach der Lage der Stenose im Bereich der Trachea, nach deren Ausdehnung sowie nach dem Durchmesser, der noch zur Atmung zur Verfügung steht.

Diese für die Intubation so wichtigen Fragen lassen sich im Rahmen der prätherapeutischen Diagnostik mit verschiedenen Methoden klären. Die Weichteilaufnahme des Halses und der Trachea im a.-p. und seitlichen Strahlengang deckt stärkere Verlagerungen der Trachea etwa durch eine Struma oder gröbere Einengungen bereits auf. 2 getrennte Aufnahmen beim Saugen und beim Pressen können uns Auskunft darüber geben, ob eine Tracheomalazie mit fehlender Stabilität der Trachealwände vorliegt. Bestätigt sich der Verdacht auf eine Trachealstenose, läßt sich diese auf Schichtaufnahmen besonders im a.-p. Strahlengang eindeutig nachweisen (Abb. 1 a). Auf diesen Aufnahmen stellt sich i.a. das Kehlkopfgerüst und die Glottisebene gut dar, so daß der Abstand der Stenose von der Stimmritze genauso beurteilt werden kann wie die Länge

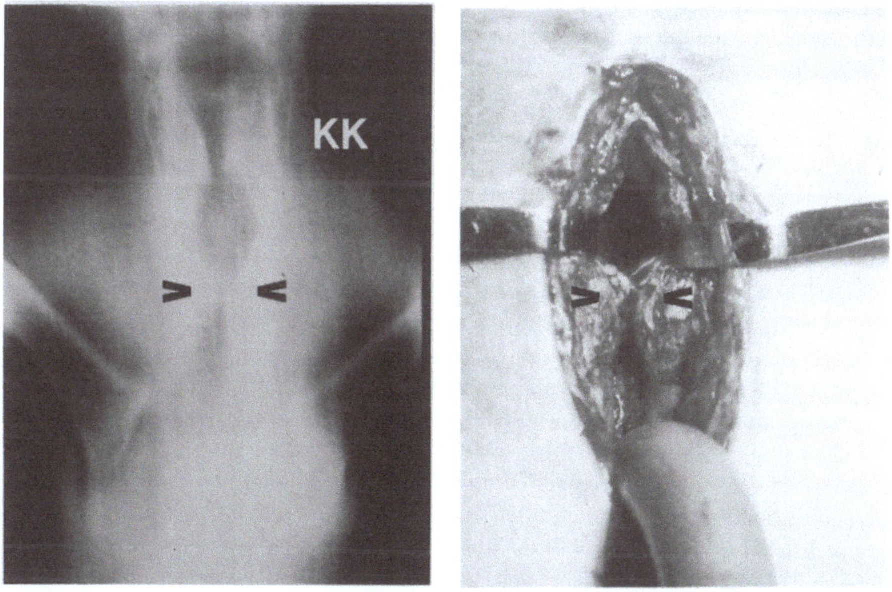

a b

Abb. 1. a Röntgenschichtaufnahme einer ca. 4 cm subglottisch gelegenen Trachealstenose (*Pfeile*). Man erkennt deutlich das Kehlkopfgerüst (*KK*) sowie die Ausdehnung der Stenose über ca. 1,5 cm. **b** Operationssitus mit tiefer Intubation bei der in **a** dargestellten Trachealstenose

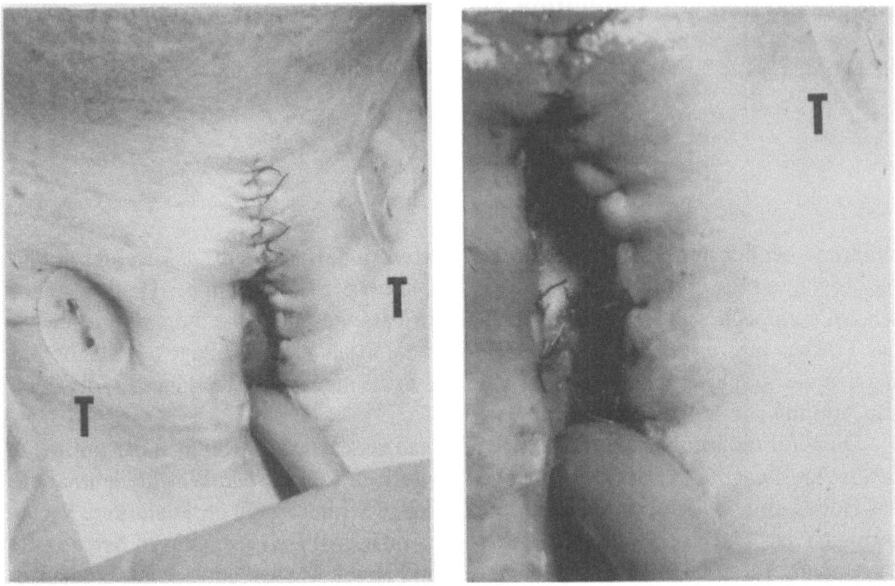

a b

Abb. 2. a Ausschneiden des Narbengewebes im Bereich der Trachealstenose. **b** Epithelisierung der Trachealwand durch Schleimhautschwenklappen sowie Anlegen einer sog. offenen Rinne durch Annähen der äußeren Haut an die Trachealränder. Zusätzliche perkutane Tracheopexie (*T*). Tiefe Intubation unter der Stenose

des stenotischen Bereichs der Trachea. Schichtaufnahmen in mehreren Ebenen geben einen Anhalt, mit welchem Durchmesser der Operateur bei der Stenose zu rechnen hat, und bieten i. a. eine gute Übereinstimmung mit dem Operationsbefund (Abb. 1 b).

Durch endoskopische Untersuchungen der Trachea läßt sich nochmals die Lage der Stenose in Beziehung zum Kehlkopf darstellen sowie ein guter Anhalt über ihren Durchmesser gewinnen. Mit Hilfe des Bronchoskops und einer zusätzlich eingeführten Winkeloptik läßt sich feststellen, ob es sich um ein Narbensegel, um eine feste Narbenstenose oder evtl. um eine Tracheomalazie handelt. Die tracheoskopische Untersuchung kann dem Anästhesisten bereits Hinweise geben, inwieweit die Stenose mit einem Tubus bestimmter Größe zu überwinden ist. Durch die endoskopische Untersuchung wird gleichzeitig die Indikation zum operativen Vorgehen gestellt.

Folgende therapeutische Möglichkeiten stehen zur Verfügung:

1. Segelbildungen und Stenosen geringerer Ausdehnung lassen sich evtl. endoskopisch dehnen. Die Weite der Trachea kann dann durch Einlegen von Silikonplatzhaltern (Montgomery 1973) erhalten werden. Dieses Vorgehen führt jedoch nur in seltenen Fällen zum gewünschten Erfolg.
2. Beim offenen, i. a. mehrzeitigen Vorgehen (Meyer) werden die Narben aus dem Inneren der Trachea ausgeschnitten, die Wanddefekte durch eine Schleimhautplastik gedeckt und das Trachealrohr über das Zwischenstadium einer offenen Rinne (Abb. 2) später wieder verschlossen. Zur Stabilisierung der Seitenwände kann zusätzlich eine Tracheopexie entweder perkutan (Abb. 2) oder durch Annähen an die Halsmuskulatur (Banfai 1976; Kornmesser 1970; Mündnich 1972) vorgenommen werden.

3. Abhängig von der Lage der Stenose und ihrem Abstand von der Glottisebene (v. Ilberg 1982) wurde besonders von Grillo (1973) die Segmentresektion und anschließende End-zu-End-Naht empfohlen. Bei ausgedehnten Resektionen wird der spannungsfreie Verschluß durch Mobilisieren des Zungenbeins im Bereich der supra- oder infrahyoidalen Muskulatur möglich.

Das zur Diagnostik eingeführte endoskopische Rohr kann über die reine Diagnostik hinweg eine wertvolle Hilfe zur Intubation unter Sicht sein. Läßt sich die Stenose auch mit dem Beatmungsbronchoskop nicht überwinden, so bieten sich unter Zuhilfenahme des Endoskopierohres 2 Möglichkeiten zur Intubation an:

1. Es läßt sich auf diesem Wege gewissermaßen optisch Maß für den geeigneten Tubus nehmen und dieser durch die Stenose hindurch einführen, oder

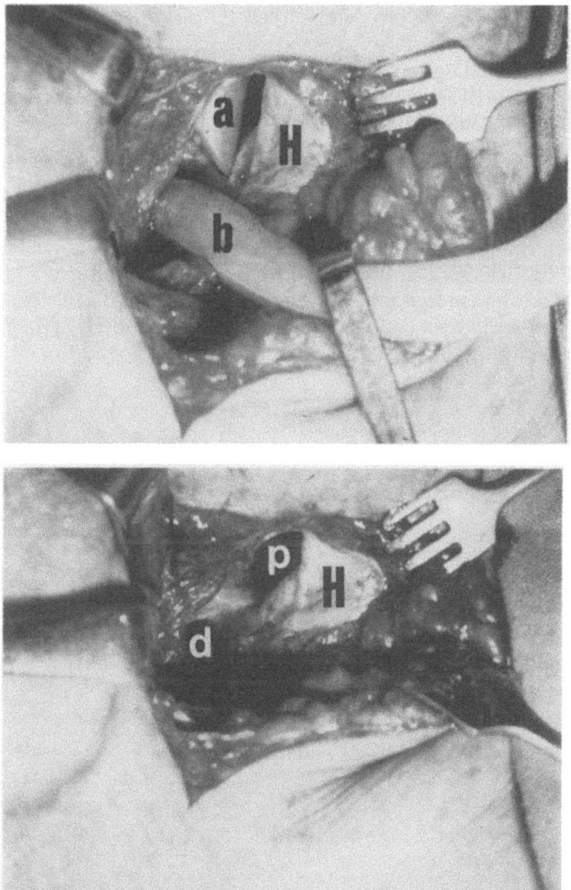

a

b

Abb. 3. a Intubation bis vor die Stenose mit einem oralen Tubus (*a*). Zusätzliche tiefe Intubation mit einem weiteren Tubus (*b*). Die Trachealwand wird zum Teil durch Haut (*H*) einer vorhergehenden Operation gebildet. **b** Nach Herausnahme beider Tuben Einblick in den proximalen (*p*) sowie den distalen (*d*) Trachealanteil. Zwischen beiden besonders an der Tracheahinterwand ausgebildete Stenose. Die Vorderwand wird von einem Hautlappen (*H*) gebildet

2. der Tubus läßt sich gezielt so vor die Stenose plazieren, daß der Patient durch diese hindurch beatmet werden kann (Abb. 3).
   Der Patient wird zunächst oral intubiert, der orale Tubus bleibt während der gesamten Operation liegen. Es erfolgt dann das Eröffnen der Trachea und die anschließende tiefe Intubation mit einem weiteren Tubus.

Die Beatmung erfolgt je nach Operationssituation, je nachdem, ob an der Vorder- oder Hinterwand gearbeitet werden muß, über den oralen oder unteren Tubus. Ein solches, auch von Fritsche (1973) empfohlenes flexibles, an die jeweilige Operationssituation angepaßtes Vorgehen fordert eine gute Abstimmung zwischen dem Anästhesisten und dem jeweiligen Operateur. Ein solches Vorgehen erleichtert aber auch beiden die Arbeit und macht manchen Eingriff an der Trachea überhaupt erst möglich.

Literatur

Banfai P (1976) Die operative Lösung der laryngo-trachealen Stenosen. HNO 24:371–382

Fritsche P (1973) Tracheotomie oder Langzeitintubation. HNO 21:297–299

Grillo HC (1973) Surgical treatment of post-intubation lesions of the trachea. Acta Chir Belg 76:361–369

Ilberg C v (1982) Verletzungen von Kehlkopf und Trachea. In: Berendes J, Link R, Zöllner F (Hrsg) HNO-Heilkunde in Praxis und Klinik. Thieme, Stuttgart

Kornmesser HJ (1970) Zur Chirurgie der collaren Trachea. Fortschr Med 88:1272

Meyer R, Novoselac M (1982) Tracheotomie und tracheotomieähnliche Eingriffe. In: Berendes J, Link R, Zöllner F (Hrsg) HNO-Heilkunde in Praxis und Klinik. Thieme, Stuttgart

Montgomery WW (1973) Surgery of the upper respiratory system. Lea & Febinger, Philadelphia

Mündnich K (1972) Verletzungen des Kehlkopfs und der Trachea. In: Naumann HH (Hrsg) Kopf- und Halschirurgie. Thieme, Stuttgart

Ätiologie und operative Behandlung von Arrosionsblutungen nach Tracheotomie

J. Rein, J. von der Emde und W. Huber

Die Arrosionsblutung nach Tracheotomie ist zwar eine seltene, aber meist tödliche Komplikation. Sie wurde 1879 erstmals von Körte [6] im Rahmen der Komplikationen nach Diphtheriebehandlung beschrieben. Laut neueren Literaturangaben tritt sie in etwa 0,6–1% der Fälle auf [1, 3, 8, 11], d. h. bei etwa 150 Tracheotomien kommt es einmal zu solch einer Blutung. Bei den bisher publizierten Kasuistiken konnten lediglich 18 Patienten auf Dauer am Leben erhalten werden [11]. Die Chirurgische Universitätsklinik Erlangen wurde bisher 2mal mit dieser schweren Komplikation konfrontiert. Anhand dieser Fälle soll die damit verbundene Problematik dargestellt werden [4].

Ein 23jähriger Student mußte außerhalb nach einem Schädel-Hirn-Trauma tracheotomiert und langzeitbeatmet werden. Er wurde mit einer Foam-Cuff-Kanüle ins Heimatkrankenhaus verlegt, wo wegen Inkrustation dieser Kanüle eine Metallkanüle eingelegt wurde. Noch am gleichen Tage wurden Blutbeimengungen im Trachealsekret beobachtet. Wenige Stunden später kam es zu einer massiven arteriellen Blutung (Abb. 1), die sofort durch schnelles Einführen einer Kanüle mit Blockermanschette beherrscht werden konnte (Abb. 2).

Nach Verlegung in unsere Abteilung erfolgte die Umintubation mit einem orotrachealen Tubus, wobei es wieder zu einer massiven arteriellen Blutung aus dem Tracheostoma kam, die wiederum durch Aufblasen der Blockermanschette zum Stehen gebracht werden konnte.

Über eine mediane Sternotomie wurde der Aortenbogen dargestellt. Das vordere Mediastinum war stark blutig imbibiert, der Truncus brachiocephalicus zu einem faustgroßen Aneurysma aufgetrieben. Die supraaortalen Äste waren nur schwierig zu identifizieren. Nach proximaler Abklemmung des Truncus brachiocephalicus und Inzision des Aneurysmas konnten dann nach digitaler Obturation sowohl die A. carotis als auch die A. subclavia abgeklemmt werden. Als Blutungsquelle kam ein erbsgroßes Loch in der Truncushinterwand zur Darstellung, das mit einem pfennigstückgroßen Defekt in der Trachea kommunizierte, durch den die Blockermanschette zu erkennen war. Verantwortlich für diese Arrosion muß die Metallkanüle gewesen sein, die sich dorsal abstützte und ventral mit ihrer scharfen Kante Trachea und Truncus brachiocephalicus arrodiert hatte.

Gut 60% der Arrosionsblutungen sind auf diesen Mechanismus zurückzuführen [5, 9]. Ist es nicht die Kanülenspitze, so kann es im Bereich der Blockermanschette oder der ventralen Auflage der Kanüle zur Wandschädigung und über das Dekubitalulkus zur Arrosion kommen [3, 7].

Auftreten kann prinzipiell diese Arrosion bei jedem tracheotomierten Patienten, begünstigt wird sie jedoch durch:

- Zu tief angelegtes Tracheostoma (unterhalb des 3. Trachealringes)
- Eine verdrehte Kanülenlage

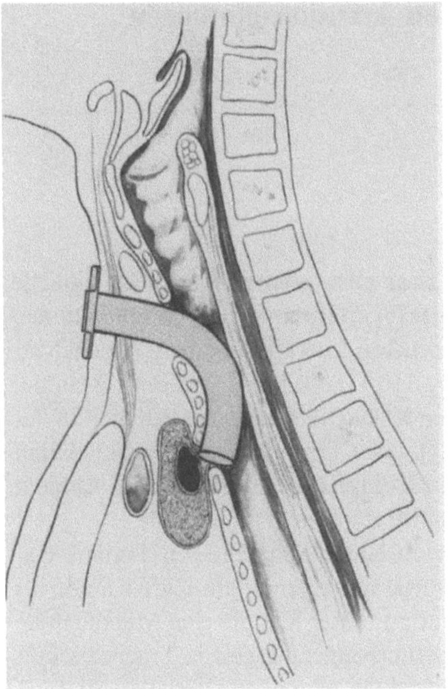

Abb. 1

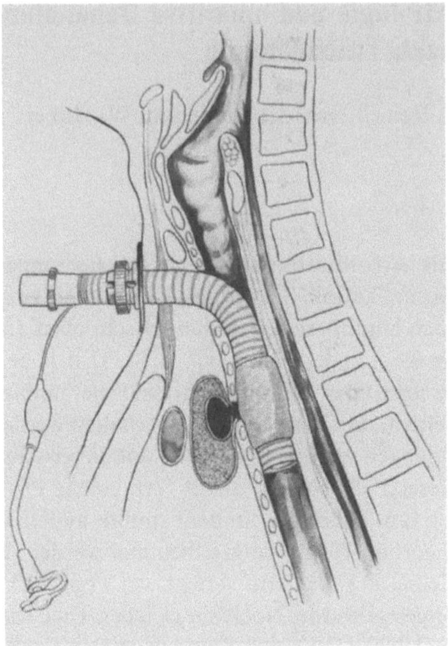

Abb. 2

Abb. 1. Die lange Metallkanüle stützt sich mit ihrem konvexen Bogen an der Tracheahinterwand ab, durch den Druck an der Vorderwand ischämische Nekrose von Trachea und Truncus brachiocephalicus. Das falsche Aneurysma ist deutlich erkennbar

Abb. 2. Exakt im Trachealllumen liegende Rügheimer-Kanüle. Der Cuff tamponiert die Arrosionsstelle bis zur Rekonstruktion

- Eine nicht formgerechte, starre Kanüle
- Kontinuierlich hohe Manschettendrucke sowie
- Allgemeine Kachexie
- Anatomische Varianten benachbarter Gefäße [3, 5, 8–11].

Am häufigsten betroffen ist der Truncus brachiocephalicus (Abb. 3), seltener die A. carotis, die A. thyreoidea inferior, der Aortenbogen selbst oder die V. anonyma [1, 9].

In der Hälfte der Fälle trat die Blutung ohne vorwarnende Symptomatik auf. Bei den übrigen Patienten sind Pulsationen der Kanüle sowie blutig tingiertes Trachealsekret beobachtet worden. Blutbeimengungen von mehr als 10 ml 48 h oder länger nach Tracheotomie sind praktisch beweisend für eine Gefäßarrosion. Die Blutung selbst erfolgte meist innerhalb der ersten 3 Wochen nach Anlegen des Tracheostomas, später auftretende Blutungen waren die Ausnahme [2, 5, 9, 10].

Wenn die Arrosionsblutung auftritt, handelt es sich um ein höchst dramatisches Ereignis, bei dem es zu einer massiven Blutung sowohl in das Tracheobronchialsystem als auch durch das Tracheostoma nach außen kommt. Schnelles Handeln ist absolut entscheidend, denn der Verblutungsschock ist die mit Abstand häufigste Todesursache dieser Komplikation.

Wie es auch bei unserem Patienten geschah, sollte die Blockermanschette so weit aufgeblasen werden, bis die Blutung steht [3, 5, 8–10]. Reicht diese Maßnahme nicht

Abb. 3

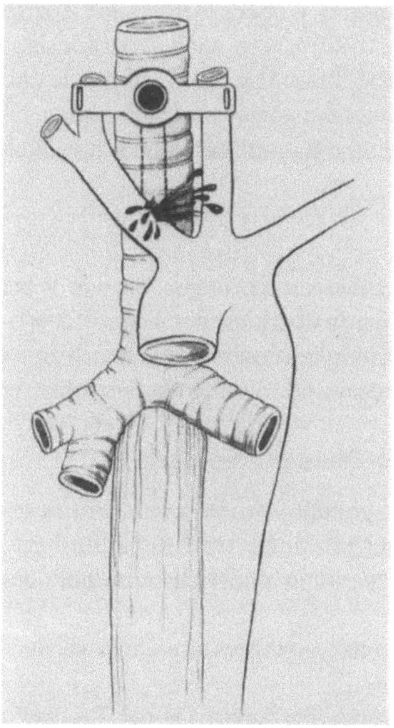

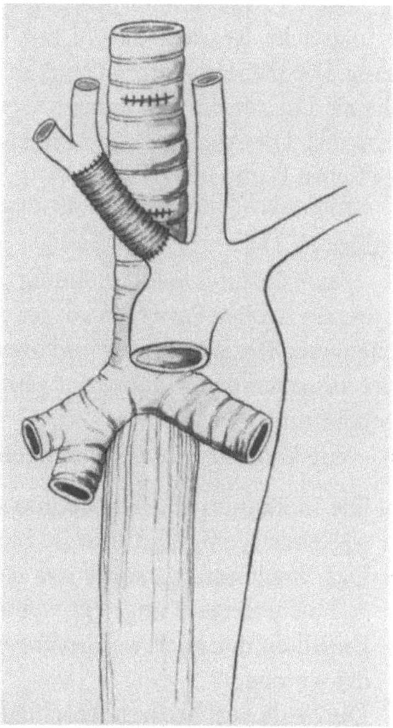

Abb. 4

Abb. 3. Topographische Beziehung der supraaortalen Äste zur Tracheavorderwand. Die Gefährdung des Truncus brachiocephalicus bei Kanülenperforation ist ersichtlich

Abb. 4. Verschluß des Tracheostomas und der Arrosion. Der Truncus brachiocephalicus wurde durch eine Draconveloursprothese ersetzt

aus, kann das blutende Gefäß digital gegen das Sternum gepreßt und somit verschlossen werden, nachdem hierzu das Tracheostoma durch eine kleine Inzision Richtung Jugulum erweitert worden ist [12].

Das Freihalten der Atemwege durch Absaugung sowie die Sicherung guter venöser Zugänge mit sofortiger massiver Bluttransfusion sind von entscheidender Bedeutung.

Die operative Korrektur sollte über eine mediane Sternotomie erfolgen. Sie gestattet eine exzellente Darstellung der supraaortalen Äste und der betroffenen trachealen Segmente [4, 5, 9].

Die Arrosion dieser Gefäße bedeutet immer eine Infektion des vorderen Mediastinums durch tracheale Keime und stellt so für alle rekonstruierenden Maßnahmen eine Gefahr dar, da Fremdkörper, wie Nähte und Gefäßprothesen, implantiert werden [5, 11].

In unserem Falle wurden die arrodierten und infizierten Anteile des Truncus brachiocephalicus auf eine Länge von 4 cm reseziert und eine Kunststoffprothese interponiert (Abb. 4). Unter massiver lokaler und allgemeiner Antibiotikumprophylaxe war die Wundheilung per primam. Das präoperativ bestehende Schädel-Hirn-Trauma machte für die Dauer von weiteren 3 Wochen eine kontrollierte Beatmung notwendig, die jedoch komplikationslos beendet werden konnte. Der Patient hat sich ohne Residuen von all diesen lebensbedrohenden Verletzungen und Komplikationen erholt.

Diese Protheseninterposition war die erste und unseres Wissens bisher auch einzige erfolgreiche Rekonstruktion mit Hilfe einer Kunststoffprothese nach Arrosionsblutung. Die meisten Autoren empfehlen lediglich eine Resektion bzw. eine proximale und distale Ligatur des betroffenen Gefäßabschnittes ohne rekonstruktive Maßnahmen [3, 5, 8, 11]. Die Angaben über zu erwartende neurologische Komplikationen schwanken zwischen 0 und 30% [2, 8].

Rekonstruierende Korrekturoperationen werden als elektive Zweiteingriffe empfohlen [3, 11].

Auch die direkte Übernähung des arrodierten Gefäßes kann gelingen. Sie wurde bei unserem zweiten Patienten vorgenommen. Diese Patientin überlebte den Eingriff 2 Wochen ohne Rezidivblutung und ohne neurologische Komplikationen. Sie verstarb an einer ausgedehnten Malazie der gesamten Tracheavorderwand mit nicht beherrschbarer Mediastinitis.

Wie kann man nun einer solchen katastrophalen Blutung vorbeugen?

- Die Indikation zur Tracheotomie sollte erst dann gestellt werden, wenn ihre zu erwartende Komplikationsrate niedriger als die einer prolongierten Intubation liegt.
- Das Tracheostoma sollte von einem erfahrenen Operateur und nicht unterhalb des 3. Trachealringes angelegt werden.
- Es sollten nur noch weiche, formgerechte Kanülen mit Low-pressure-Cuffs verwendet werden.
- Die heute verfügbaren Möglichkeiten der endoskopischen Kontrolle der Trachealschleimhaut zur Erkennung evtl. Läsionen gewinnen immer mehr an Bedeutung.
- Und nicht zuletzt ist die Pflege entscheidend. Bewegungen der Kanüle oder ihr einseitiger permanenter Druck durch Beatmungsschläuche z. B. muß verhindert werden. Endotracheale Absaugungen und Kanülenwechsel müssen besonders sorgfältig und v. a. atraumatisch durchgeführt werden.

Jeder, der einen tracheotomierten Patienten betreut, muß die Symptome einer drohenden Arrosionsblutung kennen und Sofortmaßnahmen einleiten können!

Schlußfolgerung

1. Die Arrosionsblutung nach Tracheotomie ist eine zwar seltene, aber ohne operative Korrektur immer tödliche Komplikation.
2. In etwa der Hälfte der Fälle kündigt sie sich durch Pulsationen der Kanüle oder Blutbeimengungen im Trachealsekret an.
3. In diesem Falle oder bei plötzlich auftretender Blutung ist die Blockermanschette prall aufzublasen, um die Blutungsquelle zu tamponieren. Reicht dies nicht, ist zusätzlich digital zu komprimieren.
4. Die Verlegung in eine thoraxchirurgische Abteilung muß nach Stabilisierung des Patienten umgehend erfolgen.
5. Die operative Therapie ist mit einer hohen Letalität belastet. Sie besteht in aller Regel in einer Resektion des betroffenen Gefäßabschnittes bzw. einer doppelten Ligatur. Die primäre Rekonstruktion durch Protheseninterposition stellt die Ausnahme dar, sie ist uns einmal gelungen.

Literatur

1. Arola MK, Inberg MV, Sotaranta M, Vänttinen E (1979) Tracheo-arterial erosion complicating tracheostomy. Ann Chir Gynaecol 68:9
2. Biller HF, Ebert P (1970) Innominate artery hemorrhage complicating tracheostomy. Ann Otol Rhinol Laryngol 79:301
3. Bloss RS, Ward RE (1980) Survival after tracheo-innominate artery fistula. Am J Surg 139:251
4. Emde J von der, Weidenbecher M, Aigner K (1976) Arrosionsblutung nach Tracheotomie. Chirurg 47:524
5. Jones JW, Reynolds M, Hewitt RL, Drapanas T (1976) Tracheo-innominate artery erosion: Successfull surgical management of a devastating complication. Ann Surg 184:194
6. Körte W (1879) Über einige seltenere Nachkrankheiten nach der Tracheotomie wegen Diphtheritis. Arch Klin Chir 24:238
7. Kuniecik, J, Szule, R, Grabus W (1976) Early hemorrhage from brachiocephalic trunk as a complication of tracheostomy. Anaesth Resus Intens Ther 4: 3:201
8. Moritz E (1978) Erfolgreich behandelte Arrosionsblutung nach Trachealresektion. Wien Med Wochenschr 12:427
9. Nunn DB, Sanchez-Salazar AA, McCullagh JM, Renard A (1975) Trachea-innominate artery fistula following tracheostomy. Ann Surg 20: 6:698
10. Ramesh M, Gazzinga AB (1978) Management of trachea-innominate artery fistula. J Thorac Cardiovasc Surg 75: 1:138
11. Strauchmann U, Wagemann W (1981) Truncus-Brachiocephalicus-Blutung nach Tracheotomie. Zentralbl Chir 106:309
12. Utley JR, Singer MM, Roe BB et al (1972) Definitive management of innominate artery hemorrhage complicating tracheostomy. JAMA 220: 4:577

Die Therapie der Ösophagotrachealfistel nach Langzeitintubation und Tracheotomie

M. Weidenbecher

Einleitung

Die Ösophagotrachealfistel (ÖTF) ist nach einer Zusammenstellung der Weltliteratur von Andrews eine seltene Komplikation der Langzeitintubation. Fisteln zwischen Ösophagus und Trachea, als Folge einer Tracheotomie oder durch das scharfe Ende starrer Kanülen hervorgerufen, werden an Häufigkeit und Schwere noch seltener beobachtet. Bedingt durch das Eindringen von Magensaft und Mageninhalt durch die Fistelöffnung in die Lunge, ist die ÖTF mit einer hohen Mortalität von 60–80% behaftet [7, 13]. Ihre Beseitigung wirft wegen der umgebenden Infektion größere Probleme auf als z. B. die traumatisch bedingten Fisteln, die sich in mehr oder weniger steriler Umgebung befinden. Als Ursache der Nekrose von Trachealhinter- und Ösophagusvorderwand ist der Druck der Blockermanschette auf die im Ösophagus liegende Magensonde anzusehen, wobei schlechter Allgemeinzustand und Abwehrschwäche des Organismus als Kofaktoren wirken [10].

Diagnostik der Ösophagotrachealfistel [1, 4, 5, 13]

Bedingt durch die Länge des Tubus beginnt die Fistel beim nasal intubierten Patienten in der Regel ca. 2 cm subglottisch und hat eine Länge von 3–5 cm (Abb. 1). Ihre Diagnose bereitet besonders beim intubierten Patienten erhebliche Probleme, da ein Überlaufen von Speichel oder regurgitiertem Magensaft in den Kehlkopf und die Trachea eine Fistel vortäuschen können.

Folgende diagnostische Maßnahmen haben sich bewährt:

1. Durchleutung des Ösophagus unter oraler Gabe wasserlöslicher Kontrastmittel.
2. Tracheoskopie (flexibel) und orale Verabreichung von Methylenblau.
3. Auskultation von Beatmungsgas im Magen.
4. Direkte Sicht der Magensonde bei vorhandenem Tracheostoma.

Operationstechniken zum Verschluß der Ösophagotrachealfistel

Zum Verschluß der ÖTF sind mehrere operative Verfahren angegeben worden, von denen die wesentlichsten sind:

1. Die Interposition von Faszie oder Mundschleimhaut zwischen Ösophagus und Trachea [10].
   – Diese Technik eignet sich nur für kleine und nichtinfizierte Fisteln.

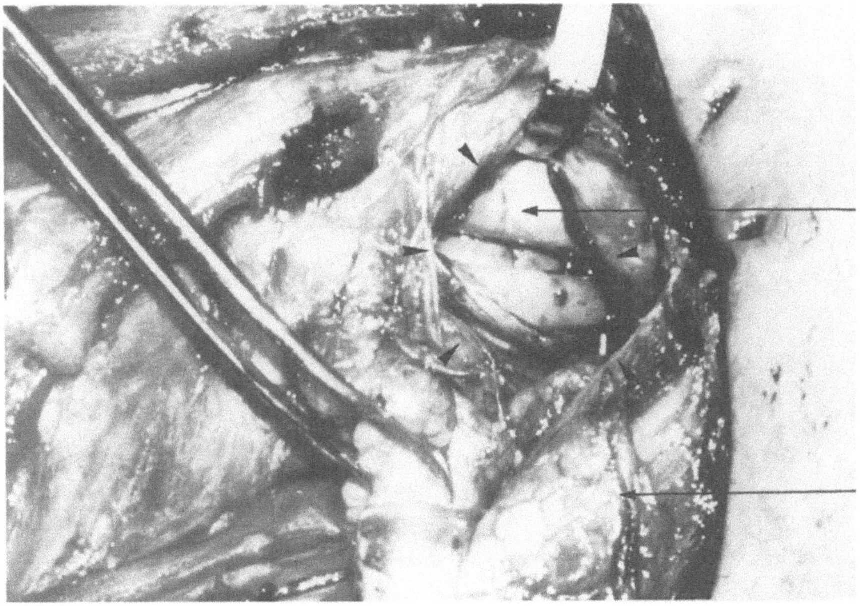

Abb. 1. Bei Blick von dorsal auf den Tubus ist der Defekt in der Pars membranacea sichtbar (*Pfeile*). Der Haken hält die rechte Trachealwand hoch

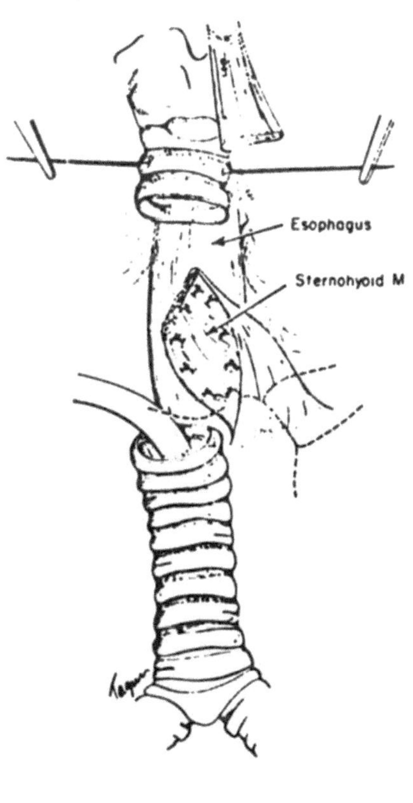

Abb. 2. Schematisch dargestellt ist der auf den Ösophagus aufgesteppte M. sternohyoideus. Ein Segment der Trachea wurde aus Gründen der Übersicht entfernt

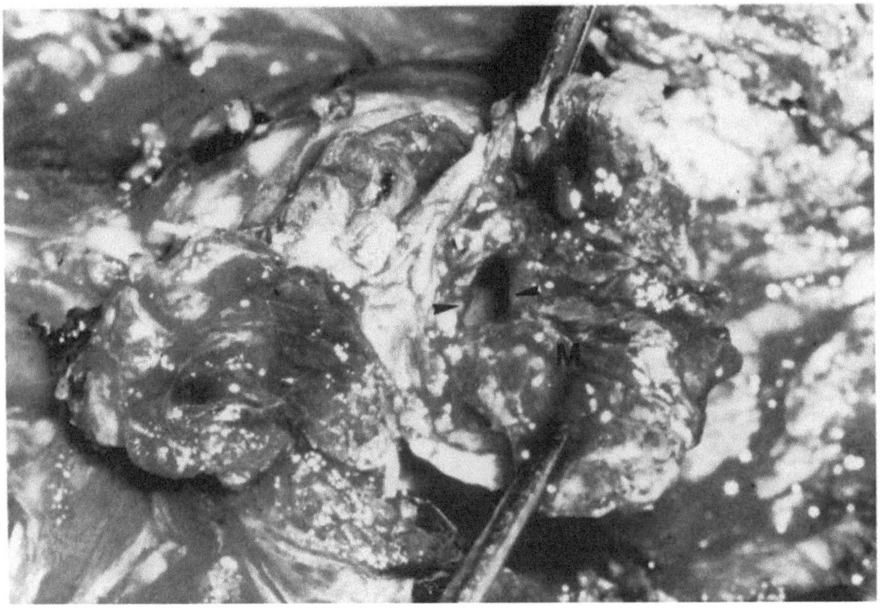

Abb. 3. Der Operationssitus zeigt den Muskel (*M*) in der Trachealhinderwand. Das Lumen der Trachea ist weitgehend stenosiert (*Pfeile*)

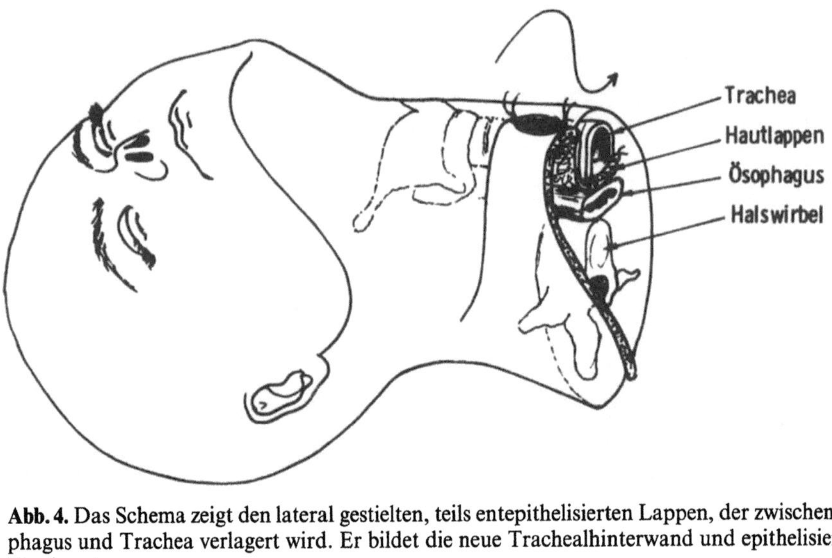

Abb. 4. Das Schema zeigt den lateral gestielten, teils entepithelisierten Lappen, der zwischen Ösophagus und Trachea verlagert wird. Er bildet die neue Trachealhinterwand und epithelisiert das Tracheostoma

2. Rundstiellappen vom Hals [3].
   - Dieser Lappen wird durch ein bestehendes oder neu anzulegendes Tracheostoma in die Luftröhrenhinterwand evtl. unter Benützung des Operationsmikroskopes eingenäht.
3. Interposition von Muskel [10, 13, 14].

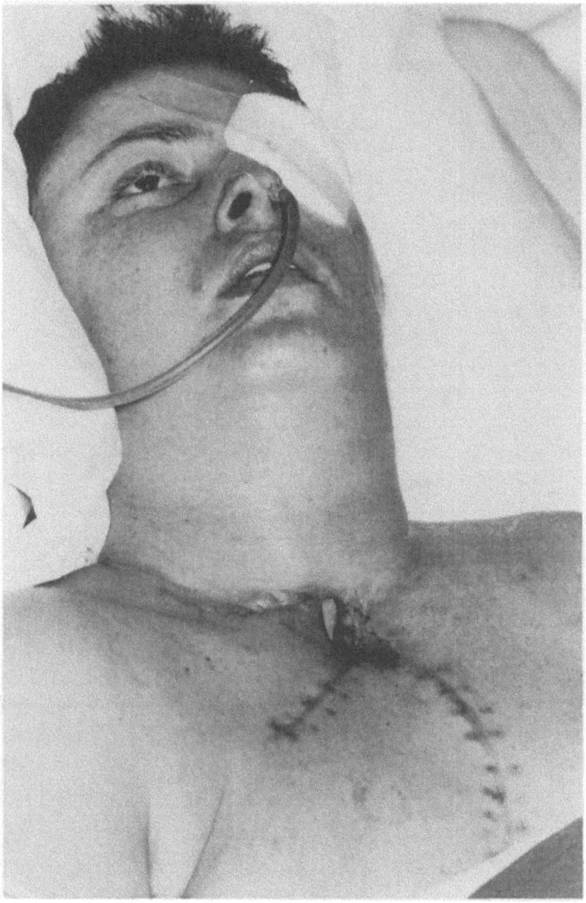

Abb. 5. Patientin mit einem apallischem Syndrom, der Lappen ist durch das Stoma sichtbar

- Bei diesem Verfahren wird Muskel (z. B. M. sternohyoideus) zwischen Ösophagus und Trachea verlagert. Es ist so möglich, selbst große Defekte zu verschließen. Da der Muskel aber nicht epithelisiert ist, kommt es zu ausgedehnten Granulationen in der Trachea und zur Stenosierung ihres Lumens. Der Patient bleibt Dauerkanülenträger (Abb. 2 u. 3).

4. Ersatz der Trachealhinterwand durch einen gestielten und epithelisierten Halslappen [15].
   - Der Lappen ermöglicht es, große, bis in das Mediastinum reichende Defekte der Pars membranacea einzeitig zu ersetzen. Diese Methode eignet sich besonders für Patienten, die beatmet werden oder wegen permanenter Schluckstörung Kanülenträger bleiben müssen (Abb. 4–6).
5. Resektion des defekten Trachealsegmentes und End-zu-End-Anastomose [8].
   - Diese Technik hat sich bei Patienten, deren Defekt nicht länger als 5 cm ist, die kooperativ sind (Anteflexion des Kopfes für 2–3 Wochen) und sofort extubiert werden können, bewährt.

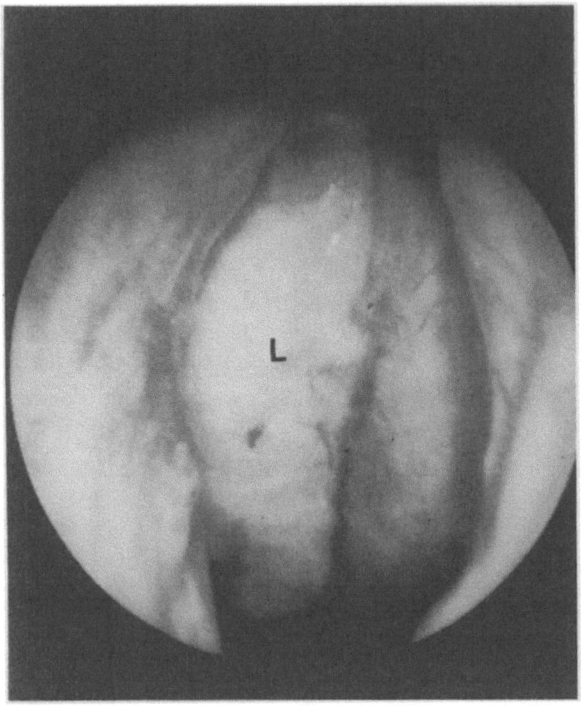

Abb. 6. Das endoskopische Bild der Patientin (s. Abb. 5) zeigt den Lappen (*L*) in der Trachealhinterwand 6 Wochen postoperativ

Ergebnisse

In den vergangenen 4 Jahren wurden 6 Patienten mit einer großen ÖTF nach Langzeitintubation und Tracheotomie erfolgreich operiert. Bei 3 Patienten war eine weitere Beatmung notwendig oder sie mußten wegen einer zentralen Schluckstörung Kanülenträger bleiben. Bei ihnen wurde der Defekt durch einen gut ernährten und mechanisch belastbaren Hautlappen ersetzt. Bei den übrigen 3 Patienten, die sich in gutem Allgemeinzustand befanden, wurde nach Resektion eines 2,5, 3,0 und 4,5 cm langen Trachealsegmentes und 2 schichtigem Verschluß des Ösophagus eine End-zu-End-Anastomose der Trachea durchgeführt.

Diskussion

Die ÖTF nach Langzeitintubation, Tracheotomie oder bedingt durch starre Kanülen ist eine selten vorkommende Komplikation, die jedoch mit hoher Mortalität belastet ist. Zu ihrem Verschluß sind andere rekonstruktive Gesichtspunkte zu berücksichtigen als bei der traumatisch verursachten Fistel in einer nichtinfizierten Region und bei Patienten in gutem Allgemeinzustand. Die Fisteln von 6 Patienten wurden, abhängig von ihrem Allgemeinzustand, durch 2 verschiedene Verfahren verschlossen. Bei Patienten, die weiterhin beatmet werden oder wegen Schluckstörung eine Kanüle tragen müssen, hat sich der Ersatz der Pars membranacea durch einen gestielten und mechanisch belastbaren Halslappen bewährt. Dieser heilt sicher ein und bewahrt die Patienten vor weiterer Aspiration. Für Patienten, die kooperativ sind, eine gute Prognose haben und sofort extubiert werden können, ist die Resektion des defekten Trachealsegmentes und eine Vereinigung der Stümpfe ein schnelles und sicheres Verfahren zu ihrer Rehabilitation.

Zusammenfassung

Die durch Langzeitintubation entstandene Ösophagotrachealfistel stellt mit einer Mortalität von 60–80% eine ernste Komplikation für den Patienten dar. Durch den Ersatz der Pars membranacea mit einem gestielten Hautlappen ist es möglich, Fisteln bei den Patienten zu verschließen, die weiterhin beatmet werden oder eine Kanüle tragen müssen. Bei Patienten, die sofort extubiert werden können und die kooperativ sind, ist die Resektion des defekten Trachealsegmentes und eine Vereinigung der Luftröhrenstümpfe (End-zu-End-Anastomose) ein sicheres Verfahren zur schnellen Rehabilitation des Kranken. Mit den beiden genannten Methoden wurden bis heute 6 Patienten operiert, wobei 3 mal ein Halshautlappen eingeschwenkt und 3 mal eine End-zu-End-Anastomose der Luftröhre duchgeführt wurde.

Literatur

1. Alford BR, Johnson R, Harris H (1963) Penetrating and perforation injuries of the esophagus. Ann Otol Rhinol Laryngol 72:994
2. Banhidy F, Bodrics M (1969) Die Behandlung der Oesophagusperforation mit kollarer Mediastinotomie. HNO 17:213
3. Denecke HJ (1951) Beitrag zur Behandlung der Oesophago-Trachealfisteln. Arch Otorhinolaryngol 160:214
4. Flege JB (1967) Tracheoesophageal fistula caused by cuffed tracheotomy tube. Ann Surg 166:163
5. Foster JH, Jolby PC, Sawyers JL (1965) Esophageal perforation. Diagnosis and treatment. Ann Surg 161:701
6. Gerwat J, Bryce DP (1975) Management of traumatic tracheoesophageal fistula. Arch Otolaryngol 101:67
7. Geha AS, Seegers JV, Kodner IJ (1978) Tracheoesophageal fistula caused by cuffed tracheal tube. Arch Surg 113:338
8. Grillo HC, Moncure AC, Enany TM (1976) Repair of inflammatory tracheoesophageal fistula. Ann Thorac Surg 22:112
9. Hedden M, Ersoz CJ (1979) Tracheoesophageal fistula following prolonged artificial ventilation via cuffed tracheostomy tubes. Clin Workshop 31:281
10. Salzer GM, Margreiter R (1976) Oesophagotrachealfistel nach Langzeitintubation. HNO 24:17
11. Minnigerode B (1970) Bemerkungen zur Frühdiagnostik der Speiseröhrenwandperforation. HNO 18:253
12. Slogoff S, Allen G, Warden G (1973) Tracheoesophageal fistula following prolonged tracheal intubation in a thermally injured patient. Clin Workshop 39:453
13. Thomas AN (1972) Management of tracheoesophageal fistula caused by cuffed tracheal tubes. Am J Surg 124:181
14. Thomas AN (1973) The diagnosis and treatment of tracheoesophagal fistula caused by cuffed tracheal tubes. J Thorac Cardiovasc Surg 65:612
15. Weidenbecher M, Thumfart W (1979) Verschluß oesophagotrachealer Fisteln nach Langzeitintubation. HNO 27:409

Zusammenfassung der Diskussion

Frage: Wie sind die Begriffe der Langzeitintubation oder prolongierten Intubation, der primären Tracheotomie, der sekundären Tracheotomie sowie der präliminaren Tracheotomie nach heutigen Gesichtspunkten zu definieren?

Antwort: Die Langzeitintubation oder prolongierte Intubation ist definiert als eine Intubation, die länger als 24 h dauert. Die primäre Tracheotomie ist definiert als Tracheotomie ohne vorausgegangene prolongierte Intubation, die sekundäre Tracheotomie als Tracheotomie, der mindestens eine Intubation von 24 h Dauer vorausgegangen ist. Als präliminare Tracheotomie wird eine geplante Tracheotomie bezeichnet, die durchgeführt wird, um eine andere Operation zu ermöglichen (z. B. die Tracheotomie vor einer Laryngektomie).

Frage: Gibt es für die Langzeitintubation eine kritische Zeitgrenze, bei deren Überschreitung die Intubation keine Vorteile mehr bietet, da mit dem Auftreten von Komplikationen gerechnet werden muß?

Antwort: Die Festlegung des Zeitpunktes, an dem von der Langzeitintubation auf eine sekundäre Tracheotomie übergegangen werden soll, bereitet außerordentliche Schwierigkeiten. Befunde, die die Existenz einer kritischen Zeitgrenze nach Langzeitintubation objektivieren, können nur durch prospektive Studien erhoben werden.

Nach den endoskopischen Untersuchungen von Kopp [4] gibt es offensichtlich 2 besonders kritische Phasen, an denen sich die Komplikationen nach Langzeitintubation häufen: Die 1. Phase ist nach 72 h erreicht. Zu diesem Zeitpunkt wiesen alle Patienten bereits mittelschwere Kehlkopfschädigungen auf. In der 2. Phase, die nach dem 6. Tag beginnt, waren nur noch schwere bzw. schwerste Kehlkopfschäden zu verzeichnen. Diese Befunde unterstützen die Forderung, daß in Abhängigkeit von einer endoskopischen Untersuchung, die am 4. oder 5. Intubationstag erfolgen sollte, in den meisten Fällen bei langzeitbeatmeten Patienten auf eine frühzeitige sekundäre Tracheotomie übergegangen werden muß.

Frage: Vertreter der operativen Fächer tendieren eher dazu, zur Durchführung einer Langzeitbeatmung eine frühzeitige Tracheotomie anzustreben. Gibt es von Hals-Nasen-Ohren-ärztlicher Seite fundierte Untersuchungen darüber, wann von einer Langzeitintubation auf eine sekundäre Tracheotomie übergegangen werden soll?

Antwort: Nach den Untersuchungen der Arbeitsgruppe von v. Ilberg (1982, persönliche Mitteilung) an über 900 primären Tracheotomien geht hervor, daß sorgfältig durchgeführte Tracheotomien kaum mit Komplikationen behaftet sind. Bei 900 Patienten kam es nur in einem Fall zu einer sekundären Stenosierung (Studie wird demnächst publiziert).

Es ist jedoch bekannt, daß die Komplikationsrate einer sekundären Tracheotomie, die erst nach dem 4. Tag einer Langzeitintubation erfolgt, wesentlich höher anzusetzen ist. Es überwiegt daher unter den Hals-Nasen-Ohren-Ärzten die Meinung, daß primär tracheotomiert werden sollte, wenn eine Beatmungsdauer von mehr als 72 h voraussehbar ist.

Frage: Ist aufgrund der direkten Laryngoskopie mit Sicherheit zu entscheiden, ob der Befund, der am Kehlkopf erhoben wird, reversibler Art ist oder nichtreversibel? Ist die Frage der Indikation zur sekundären Tracheotomie nicht eng an diesen Befund gekoppelt?

Antwort: Mit Hilfe der endoskopischen Kontrolle kann man die Schädigungen im Larynxbereich verifizieren, klassifizieren und daraus die Indikation zur sekundären Tracheotomie ableiten. Sind nur Schleimhautdefekte über dem Arytänoidknorpel zu erkennen, kann bzw. darf man mit der Tracheotomie abwarten, da bekannt ist, daß diese Defekte sehr gute Rückbildungstendenzen besitzen. Sind die Arytänoidknorpel luxiert oder sind Ulzerationen im Bereich der Knorpel zu erkennen, so sollte in jedem Fall eine sekundäre Tracheotomie durchgeführt werden. Das gleiche gilt für Ulzerationen im Stimmbandbereich.

Frage: Gibt es von pathologisch-anatomischer Seite her Beurteilungskriterien, wie die endoskopisch erhobenen Befunde hinsichtlich Reversibilität bzw. Irreversibilität zu werten sind?

Antwort: Ist freiliegender Knorpel zu sehen, dessen Oberfläche glatt, spiegelnd und glänzend ist, so kann davon ausgegangen werden, daß das Perichondrium zumindest weitgehend intakt ist, d. h. die Ernährungszellschicht des Knorpels ist noch erhalten, der Knorpel wird sich wieder erholen.

Ist eine aufgerauhte, nicht mehr homogen glänzende und spiegelnde Knorpeloberfläche zu erkennen, muß angenommen werden, daß örtlich das Perichondrium zerstört ist. An dieser Stelle wird keine Restitutio ad integrum mehr möglich sein.

Wichtig ist außerdem die Feststellung, daß bei einem tiefen Ulkus, das gerade das Perichondrium erreicht, stets auch auf der Außenseite des betreffenden Knorpels bereits eine ausgeprägte Perichondritis vorhanden ist.

Frage: Neigen Patienten durch prädisponierende Faktoren in gesteigertem Maße zur Ausbildung von Trachealläsionen?

Antwort: Ein relativ häufig beobachtetes Phänomen ist, daß es sich bei Patienten, die nach Langzeitintubation bzw. Tracheotomie Stenosen entwickeln, in vielen Fällen um Keloidträger handelt [6]. Untersucht man vergleichend histologisch Keloide mit dem Gewebe von Trachealstenosen, so findet man eine weitgehende Übereinstimmung im Sinne einer pathologischen Fibrozytenbildung.

Frage: Gibt es Hinweise darauf, daß routinemäßig durchgeführte intensivmedizinische Therapiemaßnahmen die Ausbildung von Trachealläsionen bei langzeitintubierten Patienten in besonderem Maße begünstigen könnten?

Antwort: Eine wichtige Feststellung ist, daß Patienten, die unter einer Dauerkortikosteroidtherapie stehen, z. B. Patienten mit Schädel-Hirn-Traumen oder neurochirurgischen Operationen, in auffälliger Weise zur Ausbildung von Tracheallӓsionen neigen (Draf 1982, persönliche Mitteilung). Es sind Einzelfälle bekannt, in denen sich die zervikale Trachea nach relativ kurzdauernder Intubation nahezu vollständig aufgelöst hat, wenn die Patienten unter einer Kortikoidtherapie standen. Die pathogenetischen Faktoren hierfür sind noch nicht bekannt.

Frage: In Amerika ist in den letzten Jahren als Alternative zur Tracheotomie die Tendenz zur Durchführung einer Koniotomie zu erkennen, auch für die Langzeitbeatmung [1–3, 5]. Gibt es von Hals-Nasen-Ohren-ärztlicher Seite Bedenken gegen diesen Trend?

Antwort: Bei der Koniotomie besteht prinzipiell die Gefahr, daß durch den Druck der Kanüle sekundär Ringknorpelstenosen entstehen. Außerdem ist darauf hinzuweisen, daß durch die Koniotomie sehr häufig der M. cricothyreoideus lädiert wird, wodurch später phonatorische Schäden auftreten können.

Frage: Gelten für die Indikationsstellung zur Tracheotomie nach Langzeitintubation bei Neugeborenen oder Kleinkindern andere Kriterien als beim Erwachsenen?

Antwort: Erfahrungen und Untersuchungen auf vielen pädiatrischen Intensivstationen haben gezeigt, daß eine lege artis durchgeführte und endoskopisch kontrollierte Langzeitintubation bei Neugeborenen oder Kleinkindern gegenüber dem Erwachsenen nahezu unbegrenzt möglich ist. Zum einen ist bei Kindern nicht der Kehlkopf, sondern der subglottische Bereich in Höhe des Ringknorpels Prädilektionsort für intubationsbedingte Schädigungen, zum anderen ist eine Langzeitintubation und Beatmung ohne Blockung der Tuben möglich. Beide Faktoren sprechen dafür, die Indikation für eine sekundäre Tracheotomie bei Kindern sehr zurückhaltend zu stellen.

Frage: Welches Vorgehen sollte gewählt werden, wenn es nach der Langzeitintubation und Beatmung von Neugeborenen und Kleinkindern zur Ausbildung einer Trachealstenose gekommen ist?

Antwort: Es sollte stets versucht werden, frische Stenosen mit dem flexiblen oder starren Bronchoskop zu dehnen. Eine Tracheotomie muß primär vermieden werden, da dadurch die zur Behebung der Stenose notwendige Resektionsstrecke verlängert wird. Ist eine Tracheotomie unumgänglich, sollte sie am Ort der Stenose durchgeführt werden.

Sichelförmige Stenosen lassen sich heute allerdings auch bei Kindern gut mit der Laserchirurgie behandeln.

Frage: Gibt es bei der Tracheotomie charakteristische Komplikationen, die bei sorgfältiger Operationstechnik vermieden werden können?

Antwort: Vermeidbare charakteristische Komplikationen nach Tracheotomien sind die Blutung aus Schilddrüsengefäßen, das Anlegen eines zu großen Fensters – eine Maßnahme, die leicht zum Trachealkollaps führt – sowie die iatrogene Verletzung der Trachеahinterwand bzw. der Ösophagusvorderwand, die die Gefahr der Entstehung von Ösophagotrachealfisteln mit sich bringt.

Eine weitere vermeidbare Komplikation ist die Ausbildung sekundärer Stenosen im Ringknorpelbereich. Bei der Resektion des Isthmus der Schilddrüse kommt man sehr häufig in Kontakt mit dem Ringknorpel. Man muß daher sorgfältig darauf achten, das Perichondrium des Ringknorpels nicht zu verletzten.

Frage: Wäre es beim derzeitigen Wissensstand ethisch zu vertreten, in prospektiven Studien an langzeitbeatmeten Patienten die primäre Tracheotomie gegenüber der prolongierten Intubation zu randomisieren und die entsprechenden Komplikationsraten zu untersuchen?

Antwort: Eine derartige prospektive randomisierte Studie ist mit Sicherheit ethisch zu vertreten. Es gilt, für die schwerkranken beatmeten Patienten der Intensivstationen differenzierte Aussagen über Schädigungsfolgen nach Tracheotomie bzw. Langzeitintubation zu erhalten, zu denen aufgrund der bisher vorliegenden Studienergebnisse keine eindeutigen Aussagen gemacht werden können. Entsprechende prospektive multizentrische randomisierte Untersuchungen würden zweifellos dazu beitragen, die Indikationsstellung zur primären bzw. zur sekundären Tracheotomie und zur prolongierten Intubation sicherer zu gestalten.

Frage: Ist eine Tracheotomie bei thoraxchirurgischen Patienten mit medianer Sternotomie als kontraindiziert anzusehen?

Antwort: Eine mediane Sternotomie ist nur als relative Kontraindikation der Tracheotomie anzusehen. Wenn die Wundverhältnisse es erlauben, kann bedenkenlos eine Tracheotomie angelegt werden. Lediglich bei Patienten mit infiziertem Sternum mag es besser sein, eine prolongierte Intubation durchzuführen.

Literatur

1. Boyd AD, Romita MC, Conlan AA et al. (1979) A clinical evaluation of cricothyroidotomy. Surg Gynecol Obstet 149:365–368
2. Brantigan CO, Grow JB (1982) Subglottic stenosis after cricothyroidotomy. Surgery 91:217–221
3. Brantigan CO, Grow JB (1976) Cricothyroidotomy: Elective use in respiratory problems requiring tracheotomy. J Thorac Cardiovasc Surg 71:72–81
4. Kopp KH, Löhle E, Hesjedal O, Wiemers K (1981) Laryngoskopische Untersuchungen zur Frage der Kehlkopfschädigung bei langzeit-intubierten Intensivpatienten. Schweiz Med Wochenschr 111:1010–1013
5. Morain WD (1980) Cricothyroidotomy in head and neck surgery. Plast Reconstr Surg 65:421–428
6. Weidauer H (1980) Trachealstenosen bei Keloid-Dispositionen. Laryngol Rhinol Otol (Stuttg) 59:743–748

Teil D

Tracheobronchiales Bioklima. Atemtherapie

Prophylaktische Maßnahmen zur Erhaltung des tracheobronchialen Klimas

C.-E. Lindholm

Wenn die normalen Luftwege mit einem Trachealtubus umgangen werden, dann sind die unteren Luftwege nicht in der Lage, das inhalierte Gasgemisch mit ausreichender Feuchtigkeit zu versorgen. Bei Spontanventilation beträgt das Feuchtigkeitsdefizit in Zimmerluft während eines 24stündigen Zeitraums zwischen 400 und 500 ml [9]. Werden trockene anästhetische Gase zugeführt, dann ist dieses Defizit noch größer. Die Trachea und die Bronchien haben normalerweise nicht die Fähigkeit, eine solche Menge Feuchtigkeit zu produzieren. Das Ergebnis ist eine Inspissation der Sekrete und trockene Krusten, was zu einer Beeinträchtigung der mukoziliaren Clearance, zur Obstruktion der Atemwege und evtl. zur Atelektase führt.

Um das normale intrabronchiale Klima während einer Trachealintubation zu erhalten, müssen eine optimale Temperatur und relative Feuchtigkeit des eingeatmeten Gasgemisches gewährleistet sein. Mercke [4] zeigte, daß die Ziliarfrequenz im Laborversuch um 50% abnahm, wenn die Temperatur von Körper- auf Raumtemperatur gesenkt wurde. Beim gleichen Laborversuch fand er, daß die durchschnittliche Ziliarfrequenz im Verhältnis zur Verminderung der Luftfeuchtigkeit abnahm [5]. Eine niedrige relative Feuchtigkeit wirkte sich bei einer Temperatur von 40 °C nachteiliger aus als bei Körpertemperatur. Ebenso wies Mercke [5] bei seinen Laborversuchen nach, daß die sog. „mukoziliare Überlebensdauer" bei einer niedrigeren relativen Feuchtigkeit geringer war. Das Problem der Befeuchtung bei Jetventilation wurde kürzlich von Nordin et al. [6] untersucht und in einem Film veranschaulicht. Sie wiesen nach, daß ein trockener Luft- oder Sauerstoffstrom den mukoziliaren Transportmechanismus innerhalb kurzer Zeit zerstörte.

Viele anästhetische Gase, wie z. B. Halothan, können während der Anästhesie die mukoziliare Funktion störend beeinflussen [1]. Sackner et al. haben sogar berichtet, daß eine mehrstündige Ventilation mit reinem Sauerstoff die mukoziliare Clearance zum Stillstand bringen würde. Nach einer notwendigen Phase der Zufuhr anästhetischen Gases ist es von großer Wichtigkeit, alle reizenden Gase wegzunehmen und ein intrabronchiales Klima wiederherzustellen, das normalen Umständen so nahe wie möglich kommt.

Methoden der Befeuchtung

Bei Ventilationspatienten wird dem insufflierten Gas zur Sättigung auf Körpertemperatur erwärmte Feuchtigkeit zugeführt, oder es wird durch Ultraschallvernebler befeuchtet. Diese Verfahren haben Nachteile. Einer besteht in der Kondensation des Wassers innerhalb des Tubus, ein anderer in der Möglichkeit, dem Patienten zu viel Feuchtigkeit zuzuführen. Besonders, wenn es sich bei dem Patienten um ein Kind handelt, kann es bei der Verwendung eines Ultraschallverneblers zu einer unerwünschten

Flüssigkeitsüberladung kommen, und wenn das verdampfte Wasser Tröpfchen von sehr kleinem Durchmesser hat, dann können sich diese weit unten in den Bronchioli terminales oder sogar in den Alveolen niederschlagen. Dies kann eine negative Auswirkung auf die Physiologie des peripheren Bronchialbaums und der Alveolen haben. Unter anderem kann die Oberflächenspannung gestört werden.

Ich halte die Verwendung der sog. Wärme- und Feuchtigkeitsaustauscher für eine gute Alternative zu komplizierteren Befeuchtungsmethoden. Die Geräte dienen als Ersatz für die normale Nase, und ein gutes Gerät hat eine Effektivität, die der der normalen Nase vergleichbar ist. Wenn die Luft beim Ausatmen durch ein solches Gerät hindurchströmt, dann schlägt sich im wasserspeichernden Teil des Gerätes Feuchtigkeit nieder, und die gleiche Feuchtigkeit wird beim Einatmen wieder verdampft. In den vergangenen 30 Jahren wurden mehrere einfache Befeuchtungsgeräte konstruiert. Ein guter Wärme- und Feuchtigkeitsaustauscher sollte etwa 80% des ausgeatmeten Wassers wiedergewinnen; das entspricht in etwa dem normalen Leistungsvermögen der oberen Luftwege. Das Gerät sollte einen geringen Strömungwiderstand haben und das inhalierte Gas bei einer Temperatur zuführen, die der normalen Trachealtemperatur nahe liegt. Der wärme- und feuchtigkeitsspeichernde Teil sollte nichttoxisch sein und wie ein Filter wirken.

Experimentelle Untersuchungen

Die feuchtigkeitsspeichernde Fähigkeit bei Spontanatmung und andere wichtige Eigenschaften von 3 kommerziell erhältlichen Wärme- und Feuchtigkeitsaustauschgeräten (HME) [1] wurden verglichen (Abb. 1): Mallinckrodt Foam Nose, Portex HME und Dameca HME [7]. Mallinckrodt Foam Nose hat einen wärme- und feuchtigkeitsspeichernden Teil in Form eines dreidimensionalen Gewebes aus Kunststoffschaum. Das Modell Portex HME verfügt über einen wasserspeichernden Teil aus Wellpappe, und die älteste Konstruktion – das Modell Dameca HME – hat einen wasserspeichernden Teil aus Aluminiumfolie.

Die Abb. 2 zeigt im Diagramm den gemessenen Wasserverlust bei Mundatmung in Zimmerluft mit einem Feuchtigkeitsgehalt von 7 g/m^3.

Bei den Modellen Portex HME und Dameca HME wurde ein Wasserverlust von 15 g/m^3 in der ausgeatmeten Luft gemessen. Dies bedeutet eine effektive wasserspeichernde Kapazität von 63%, inklusive des Wassergehalts der eingeatmeten Zimmerluft.

Die Messungen mit dem Mallinckrodt Foam Nose ergaben einen Wasserverlust von nur 8 g/m^3 in der ausgeatmeten Luft. Das bedeutet eine effektive wasserspeichernde Kapazität von 77%, inklusive des Wassergehalts der eingeatmeten Zimmerluft. Dieser Wert ist nahezu ebenso gut wie die Kapazität der oberen Luftwege, die nach Ingelstedt [2] unter ähnlichen Bedingungen 80–85% beträgt.

Die Abb. 3 zeigt die Druck-Durchfluß-Kurve eines Trachealtubus von 9 mm Innendurchmesser und die Kurven für den gleichen Tubus bei Hinzunahme von verschiedenen Wärme- und Feuchtigkeitsaustauschgeräten.

---

1 Heat and Moisture Exchanger

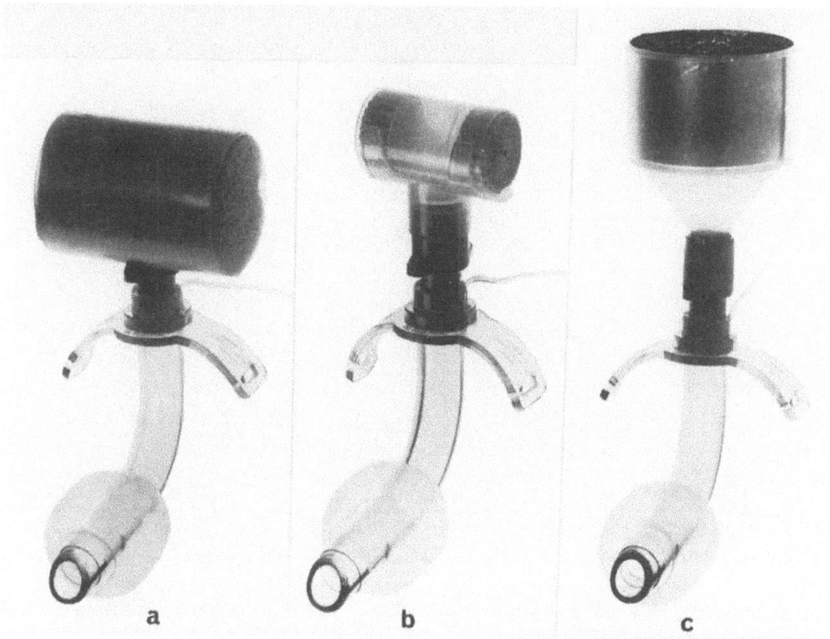

Abb. 1. a Foam Nose, **b** Portex HME, **c** Dameca HME. (Abdruck genehmigt durch [7])

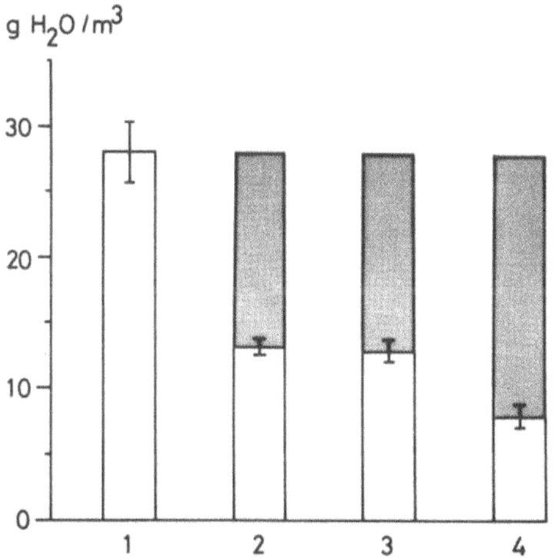

Abb. 2. Wasserverlust bei Mundatmung in Zimmerluft mit einem Feuchtigkeitsgehalt von 7 g/m^3, Hubvolumen 700 ml, Frequenz 15/min. *Weißes Feld:* Wasserverlust bei Atmung durch *1* einen Trachealtubus mit einem inneren Durchmesser von 9 mm, *2* den gleichen Tubus plus Portex HME, *3* den gleichen Tubus plus Dameca HME, *4* den gleichen Tubus plus Mallinckrodt Foam Nose. *Dunkles Feld:* Von den verschiedenen Geräten gespeichertes Wasser

Für die Werte – erzielt bei Atmung des Patienten durch den Trachealtubus plus den Geräten Dameca HME oder Portex HME – wurden nahezu identische Kurven ermittelt. Der Druckabfall war bedeutend niedriger, wenn das Modell Foam Nose hinzugenommen wurde und nahezu gleich dem durch den 9-mm-Trachealtubus selbst verursachten Druckabfall.

Wir verglichen auch das Gewicht und das interne Volumen der Wärme- und Feuchtigkeitsaustauscher (Tabelle 1). Das Portex-Gerät hat ein niedriges Gewicht und ein ge-

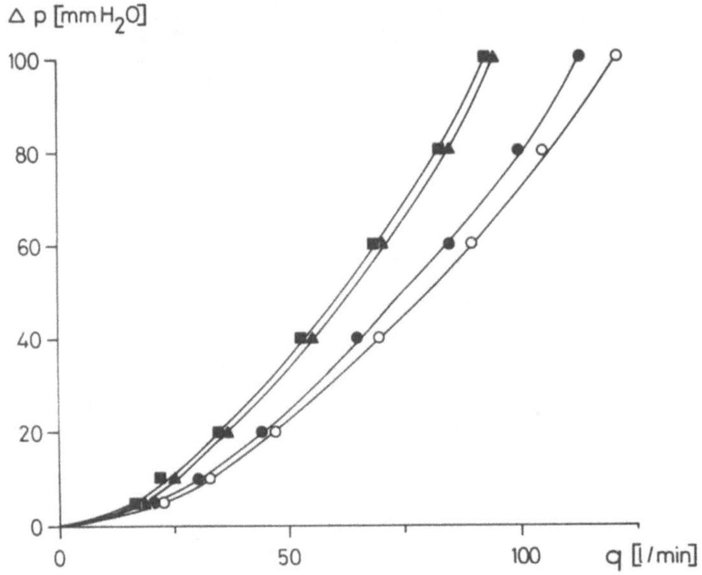

Abb. 3. Druck-Durchfluß-Kurven (Exspiration) Δp Druckabfall, q Volumetrische Rate des Luftdurchflusses. ○–○ Atmung durch einen Trachealtubus von 9 mm innerem Durchmesser, ●–● Atmung durch den gleichen Trachealtubus plus Foam Nose, ▲–▲ Atmung durch den gleichen Trachealtubus plus Dameca HME, ■–■ Atmung durch den gleichen Trachealtubus plus Portex HME. (Abdruck genehmigt durch [7])

Tabelle 1. Gewicht und internes Volumen von 3 Wärme- und Feuchtigkeitsaustauschgeräten. (Abdruck genehmigt von [7])

	Gewicht [g]	Internes Volumen [ml]
Foam Nose	7	60
Portex HME	6	13
Dameca HME	40	67

ringes internes Volumen. Das Modell Mallinckrodt Foam Nose hat fast das gleiche Gewicht wie das Portex-Gerät, jedoch ein größeres internes Volumen. Der Dameca-Wärme- und -Feuchtigkeitsaustauscher wiegt weit mehr und hat ein geringfügig größeres internes Volumen als das Mallinckrodt Foam Nose.

Zur Zeit werden in unseren Versuchslabors feuchtigkeitsspeichernde Geräte getestet, die an den Ventilationskreislauf angeschlossen werden sollen. Wir untersuchen das Modell Mallinckrodt Humidifying Filter, Portex Humid-Vent und Siemens Elema Humidifier 150 (Abb. 4). Hiervon scheinen die Siemens-Elema-Konstruktion und der Mallinckrodt-Filter effektiver zu sein als das Humid-Vent-Modell.

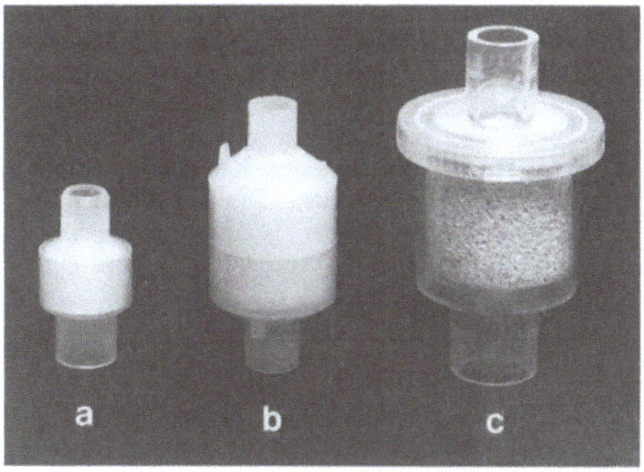

Abb. 4 a–c. Befeuchtungsgeräte, konstruiert zum Anschluß an den Ventilationskreislauf. **a** Portex Humid-Vent, **b** Mallinckrodt Humidifying Filter, **c** Siemens Elema Humidifier 150

Theoretische Überlegungen

Mapleson et al. [3] stellten fest, daß die niedrigste Temperatur in Verbindung mit dem Befeuchtungsgerät die der frischen Luft bei Spontanatmung ist. Mit dieser Annahme setzten sie ein theoretisches Limit für die optimale Effektivität eines Wärme- und Feuchtigkeitaustauschers. Die Effektivität des Mallinckrodt Foam Nose erwies sich als größer, als nach Maplesons Theorie errechnet worden war. Angesichts dieser Tatsache begannen wir, die Temperaturen in verschiedenen Abschnitten des wasserspeichernden Teils von 3 unterschiedlichen Wärme- und Feuchtigkeitsaustauschgeräten zu messen: Foam Nose, Portex- und Dameca-Gerät [8]. Wenn ungesättigte Luft durch den wasserspeichernden Teil inhaliert wird, dann wird das bei der Exspiration kondensierte Wasser wieder verdampft.

Dabei wird Energie verbraucht, und die Temperatur fällt. Wir stellten fest, daß die Temperatur im distalen Ende des wasserspeichernden Teils am niedrigsten ist (Abb. 5). Sie steigt dann ständig an, während das Gas durch den wasserspeichernden Teil in

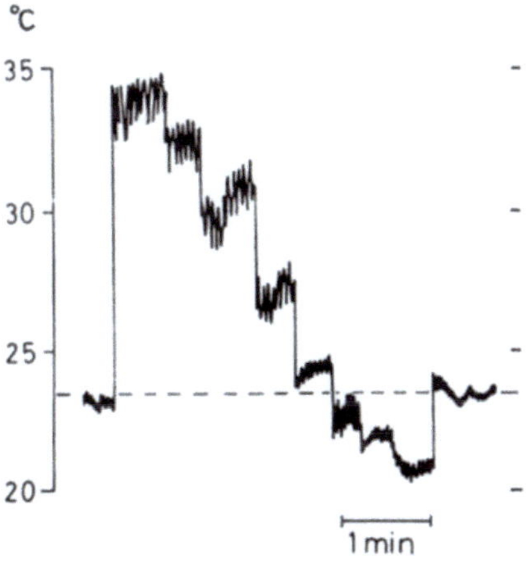

Abb. 5. Diese Aufzeichnungen sind entstanden durch schrittweises Zurückziehen des Thermoelementes durch den wärme- und feuchtigkeitsspeichernden Teil des Geräts Foam Nose bei einem Patienten mit Spontanatmung. Die Temperatur links wurde in der Mitte des Gerätes gemessen; sie beträgt 34 °C. Es ist offensichtlich, daß die Temperatur fällt, je näher das Thermoelement an der Peripherie plaziert ist. Die niedrigste registrierte Temperatur im distalen Ende des wasser- und feuchtigkeitsspeichernden Teils liegt bei diesen Aufzeichnungen um 3 °C unter der Zimmertemperatur. (Abdruck genehmigt durch [8])

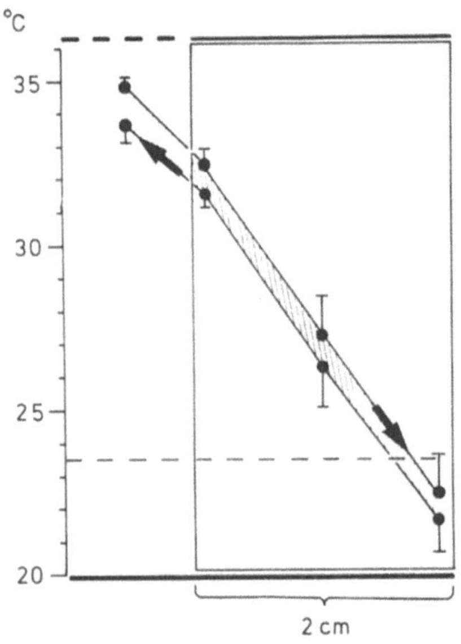

Abb. 6. Schematische Darstellung des Temperaturgefälles im Gerät Foam Nose bei Spontanatmung, links, in der Mitte des Gerätes und rechts an der Peripherie. Die obere Kurve stellt den Mittelwert von 6 Messungen dar bei Ende des Ausatmens und die untere Kurve den Mittelwert bei Ende des Einatmens. Die Riegel stellen Standardabweichungen dar. Die Raumtemperatur wird durch die unterbrochene Linie angezeigt. (Abdruck genehmigt durch [8])

Richtung auf die dem Patienten zugewandte Seite strömt. Bei der Exspiration wird das Wasser kondensiert, da die Temperatur zum distalen Ende des Gerätes hin abnimmt. Im distalen Ende des wasserspeichernden Teils der Modelle Foam Nose und Portex HME wurde das ausgeatmete Gas bis unter Zimmertemperatur abgekühlt; bei dieser Temperatur war es gesättigt. Dies bedeutet, daß das Gas, das diese Wärme- und Feuchtigkeitsaustauscher verließ, bei Zimmertemperatur ungesättigt war und somit mehr Wasser herausgezogen worden war, als Mapleson et al. [3] errechnet hatten.

Während der Respiration bewegt sich der Temperaturunterschied zwischen dem Stand bei Ende der Exspiration und dem bei Ende der Inhalation. Dieser Stand wird hauptsächlich bestimmt vom Atemvolumen, der relativen Feuchtigkeit, der Wärmekapazität, dem Wärmeleitvermögen des wasserspeichernden Teils und dem darin eingefangenen Wasser (Abb. 6).

Foam Nose und Portex HME haben eine ähnliche wasserspeichernde Funktion. Der wasserspeichernde Teil aus Aluminiumfolie im Dameca-Modell hat ein hohes Wärmeleitvermögen; dies verhindert die Entstehung eines steilen Temperaturgefälles und ist der Hauptgrund, weshalb dieser Wärme- und Feuchtigkeitsaustauscher – in Anbetracht seiner Größe und seines Gewichts – eine weniger befriedigende Kapazität aufzuweisen hat.

Schlußfolgerung

Unsere Untersuchungen haben ergeben, daß ein guter Wärme- und Feuchtigkeitsaustauscher für eine ebenso gute Befeuchtung sorgen kann wie die normale Nase. Dies ist zurückzuführen auf die Entstehung eines Temperaturgefälles mit Temperaturen, die erheblich unter der der frischen Luft liegen. Es erklärt ebenfalls, warum besonders das Modell Foam Nose effektiver ist, als nach dem Konzept von Mapleson et al. [3] errechnet worden war.

Ich bin der Meinung, daß gute Wärme- und Feuchtigkeitsaustauscher bei der Behandlung von Erkrankungen der Luftwege viel öfter verwendet werden sollten, sowohl bei Beatmungspatienten während der Anästhesie und bei längeren Zeitabschnitten als auch bei Patienten mit Spontanatmung.

Literatur

1. Forbes AR, Gamsu G (1979) Mucociliary clearance in the canine lung during and after general anesthesia. Anesthesiology 50:26–29
2. Ingelstedt S (1956) Studies on the conditioning of air in the respiratory tract. Acta Otolaryngol 131:7–80
3. Mapleson WW, Morgan JG, Hillard EK (1963) Assessment of condenser-humidifiers with special reference to a multiple-gauze model. Br Med J I:300–305
4. Mercke U (1974) The influence of temperature on mucociliary activity. Acta Otolaryngol 78:253–258
5. Mercke U (1975) The influence of varying air humidity on mucociliary activity. Acta Otolaryngol 79:133–139
6. Nordin U, Kezler H, Klain M, Stool S (1982) Mucociliary transport during high frequency ventilation. Film 16 mm. Montefiore Hospital, University of Pittsburgh
7. Revenäs B, Lindholm CE (1979) The Foam Nose – a new disposable heat and moisture exchanger. A comparison with other similar devices. Acta Anaesthesiol Scand 23:34–39
8. Revenäs B, Lindholm CE (1980) Temperature variations in disposable heat and moisture exchangers. Acta Anaesthesiol Scand 24:237–240
9. Toremalm NG (1960) A heat-and-moisture exchanger for post-tracheotomy care. An experimental study. Acta Otolaryngol 52:1–12

Ziliarer und nichtziliarer Partikeltransport *

K.-H. Rühle, E. Vastag, D. Köhler und H. Matthys

Einleitung

Um die täglich inhalierten Partikel aus dem Tracheobronchialsystem zu entfernen, bedarf es eines ausgeklügelten Klärmechanismus. Insbesondere die zunehmende Luftverschmutzung, aber auch die private Luftverschmutzung durch Zigarettenrauch, spielen eine immer größere Rolle. Um diese Substanzen zu eliminieren, existieren verschiedene Partikeltransportmechanismen (Tabelle 1).

Tabelle 1. Reinigungsmechanismen der Lunge (MCC)

Husten	Trachea, große Bronchien
Mukoziliärer Transport	Kleine und große Bronchien
Makrophagenaktivität	Alveolarraum

Husten: Der weitaus effektivste Klärmechanismus ist der Vorgang des Hustens, der vor allem die zentralen Bronchien sehr schnell reinigen kann. Dies gilt allerdings nur für Patienten, die auch Sekret expektorieren können. Bei Normalpersonen konnte Camner [3] bei der Messung der Elimination von 6 µm Teflonpartikeln keine relevante Zunahme der Partikelclearance feststellen. Nach allgemeiner Ansicht ist Husten nur effektiv bis zur 4.–5. Bronchusgeneration (Abb. 1).

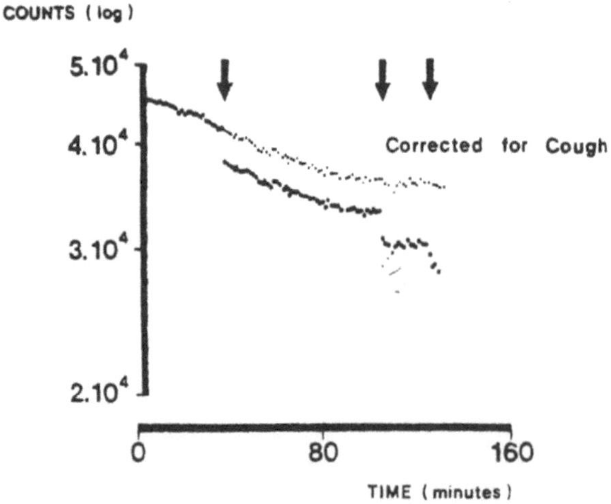

Abb. 1. Mukoziliäre Clearancekurve, die nach etwa 100 min durch einen Hustenstoß unterbrochen wurde und zu einer verlagerten Kurve führte

* Mit Unterstützung der DFG Ma 466/8–3. Herrn Prof. Löhr zum 60. Geburtstag gewidmet

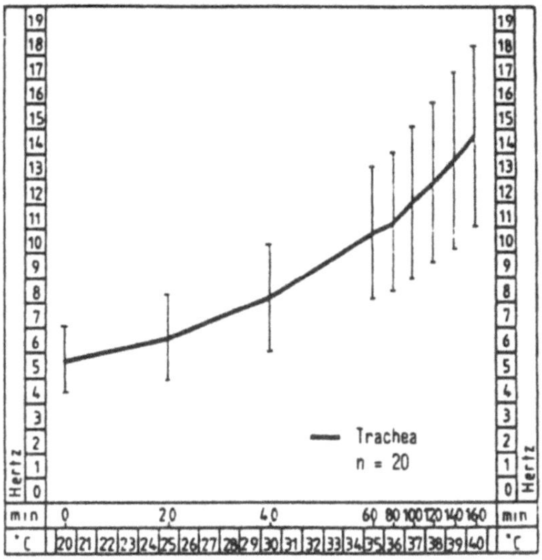

Abb. 2. Zunahme der Ziliarfrequenz in Abhängigkeit von der Temperatur von 20–40 °C. (Nach [13])

Mukoziliäre Clearance: Bis weit in die Lungenperipherie hinein wirkt der Klärmechanismus des Ziliarapparates. Im folgenden soll auf die Physiologie und Morphologie des Ziliarapparates eingegangen werden. Jede Zylinderepithelzelle trägt etwa 200 Zilien, d. h. 8 µm. Ihre Länge beträgt 6 µm, ihr Durchmesser 0,25 µm [17]. Die Zilien schlagen in einer periziliären Flüssigkeit mit niederer Viskosität, während der zähe Mucus oberhalb dieser Schicht transportiert wird. In den tieferen Atemwegen wird der Schleim in kleineren Töpfchen transportiert. Durch Zusammenfließen des Sekrets in den größeren Bronchien aus der Lungenperipherie kann der gesamte Ziliarteppich mit Mucus belegt sein.

Die Schlagfrequenz der Zilien beträgt 10–15 Hz, d. h. 600–900 Schläge/min. Nach dem effektiven Schlag kommt es zu einer Pause von 30–50 ms, zu diesem Zeitpunkt zeigt die Zilie in die Richtung des Mucustransportes. Durch mechanische Kopplung, sei es durch den anhängenden Schleim oder durch die Berührung benachbarter Zilien, entstehen koordinierte Bewegungen, die sich wellenförmig ausbreiten und zu einem oralwärts gehenden Partikelstrom führen. Je weiter die Partikel zur Trachea gelangen, desto schneller werden sie transportiert, da die Dichte des Flimmerzellenbesatzes und ihre Schlagfrequenz zunimmt. Die Zilien sitzen durch ein Basalkörperchen verankert auf den Zylinderepithelzellen der Bronchialschleimhaut. Sie sind aus Mikrofilamenten aufgebaut, wobei 2 zentrale Fibrillen von 9 radiär angeordneten Doppelfibrillen umgeben sind. Durch Kontraktion eines Elementes kommt es wie bei einem Bimetallstreifen zu einer Krümmung der Zilien. Die Flimmerfrequenz ist stark temperaturabhängig und nimmt von 5 Hz bei 20 °C auf 14 Hz bei 40 °C zu [13] (Abb. 2). Bei Temperaturen über 41 °C allerdings geht die Frequenz stark zurück. Die Effizienz dieses Flimmerepithels ist eng korreliert mit der sie umgebenden Flüssigkeit (Abb. 3). An der Basis der Flimmerhärchen findet sich die sog. Periziliarflüssigkeit mit geringer Viskosität. Sie gestattet, daß die Zilien relativ unbehindert schlagen können. Bei Bronchitikern entwickelt sich eine Sekretionsanomalie, dabei nimmt die Menge der Interziliarflüssigkeit ab. Sie wird durch eine dichtere Substanz ersetzt, die die Ziliartätigkeit behindert [11].

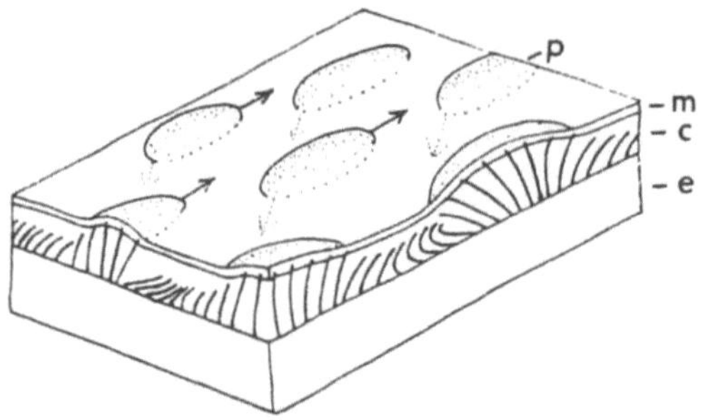

Abb. 3. Phasenhafter Ablauf der Flimmerbewegung. Relation von Periziliarflüssigkeit und Schleimfilm. *p* Transportrichtung, *m* Mukus, *c* Zilien, *e* Epithel

Tabelle 2. Untersuchungsmethoden (MCC)

1. Präparat (Partikeltransport)
2. In vitro (Ziliarfrequenz)
3. Eliminationsgeschwindigkeit
a) Visuelle Beobachtung
b) Radioaktiv markierte Partikel

Makrophagenaktivität: Der dritte wichtige Eliminationsmodus besteht in der Phagozytosefähigkeit von Makrophagen, die vor allem in der nichtzilientragenden Region (terminale Bronchioli und Alveolen) tätig sind. Sie werden über das Flimmerepithel entfernt, da der Abtransport über die Lymphbahnen eine eher untergeordnete Rolle zu spielen scheint [2]. Die Aktivität der Makrophagen in vivo zu messen ist relativ schwierig. Tierexperimentell konnten Spritzer et al. [18] nachweisen, daß etwa 2,5 Millionen Makrophagen/h über den mukoziliären Klärmechanismus aus dem Bronchialbaum entfernt werden. Die Phagozytose durch Makrophagen scheint die Aufnahme von Partikeln in das Lungenparenchym, resp. Interstitium, zu verhindern, da nur freie Partikel in die Alveolarwände eindringen können. Neben anorganischen Materialien werden Bakterien durch die Makrophagentätigkeit unschädlich gemacht. Nach Phagozytose der Bakterien werden durch lysosomale Enzyme die Bakterien abgetötet und aufgelöst [8].

Es stehen uns verschiedene Methoden zur Verfügung, mit deren Hilfe der mukoziliäre Klärvorgang gemessen werden kann (Tabelle 2). Die ersten Untersuchungen erfolgten am offenen Präparat, wobei auf die Schleimhaut aufgebrachte Farbpartikel beobachtet wurden. Insbesondere Iravani konnte mit dieser Methode die Wirkung verschiedenster Medikamente, wie β_2-Sympathikomimetika, Cholinergika und Sekretolytika, überprüfen [10]. Eine weitere In-vitro-Methode stellt die Messung der Ziliarfrequenz aus bioptisch entnommenem Schleimhautgewebe der Nase oder der Bronchien dar. Durch Phasenkontrastmikroskopie, verbunden mit einer Photozelle, wird die Ziliarfrequenz durch Abschwächung eines Lichtstrahls direkt gemessen [13]. Die Frequenz scheint aber nicht die entscheidende Rolle zu spielen, um die Geschwindigkeit des Klärvorganges zu beschreiben. Die Relation von schlagenden und nichtschlagenden zilientragenden Zellen stellt anscheinend eine bessere Methode dar, die Effektivität des mukoziliären Transportes zu erfassen. Die direkte Beobachtung von eingebrachten Partikeln gelingt mit Hilfe einer bronchofiberskopischen Technik. Dabei werden Te-

Tabelle 3. Ursachen einer eingeschränkten mukoziliären Clearance – Zilien

1.	Genetisch (Kartagener-Syndrom)
2.	Infektiös (bakteriell, viral)
3.	Mechanisch (Intubation, Bronchoskopie)
4.	Medikamente (Opiate, Pentobarbital, Lidocain)

Tabelle 4. Ursachen einer eingeschränkten mukoziliären Clearance – Mucus

1.	Genetisch (Mukoviszidose)
2.	Dehydratation
3.	Medikamente (Atropin)
4.	Entzündung (chronische Bronchitis)
5.	Allergie (Asthma bronchiale)

flonscheibchen durch den Kanal des Fiberskops auf die Trachealschleimhaut aufgebracht und ihre Bewegung in Richtung Larynx gefilmt. 10–20 Partikel werden in der Regel mit dieser Technik ausgemessen, wobei die Abbildungseigenschaften der Photolinse mitberücksichtigt werden müssen [20]. Diese Methode wurde dadurch verbessert, daß die Teflonscheibchen mit Wismuthtrioxid röntgendicht gemacht wurden und damit mit Hilfe eines Bildwandlers verfolgt werden können [7]. Die geeignetste Methode zur Messung der mukoziliären Clearance stellt heute die Messung der bronchialen Elimination radioaktiv markierter Partikel dar. Sie ist für den Patienten am wenigsten eingreifend und benötigt z. B. keine Prämedikation, da die Medikamente z. T. die Funktion des Klärapparates beeinflussen. Da die Deposition und Elimination vom Durchmesser der Partikel abhängen, sollte die Untersuchung mit monodispersen Teilchen erfolgen, d. h. mit Teilchen gleichen Durchmessers. Die Produktion mit der sog. Spinning-disc-Methode [15] ist zeitlich und apparativ sehr aufwendig. Wir entwickelten deshalb ein neues Verfahren, mit dem ^{99m}-Tc-markierte kugelförmige Erythrozyten mit einem Durchmesser von 4 µm hergestellt werden können. Durch eine Fixationsmethode gelingt es, die Erythrozyten mechanisch widerstandsfähig zu machen, um sie dann in einem handelsüblichen Vernebler inhalieren zu lassen [16].

Die Ursache einer eingeschränkten mukoziliären Clearance kann durch eine Schädigung des Ziliarbesatzes, aber auch durch eine veränderte Schleimzusammensetzung, bedingt sein (Tabelle 3, 4).

Zilien: Untersuchungen beim Kartagener-Syndrom haben ergeben, daß die Anzahl der beweglichen Zilien reduziert ist, aber keineswegs in allen Fällen kommt es zu einer Unbeweglichkeit des Ziliarapparates. Pedersen et al. [14] fanden z. B. bei 9 Patienten mit Kartagener-Syndrom lediglich in einem Fall eine komplette Lähmung des Ziliarapparates. Der größte Unterschied im Vergleich zu Normalpersonen ergab sich durch die abnorme Anzahl und Anordnung der Mikrofibrillen. Da es sich häufig nicht um eine Ziliostase handelt, spricht man heute von einer Dyskinesie der Zilien, die dazu führt, daß die Patienten eine chronische Otitis media und Bronchiektasen entwickeln.

Eine weitgehende Zerstörung des Flimmerepithels findet man nach Virusinfekten. Insbesondere nach Influenza-A- und Mycoplasma-pneumoniae-Infektionen wird das

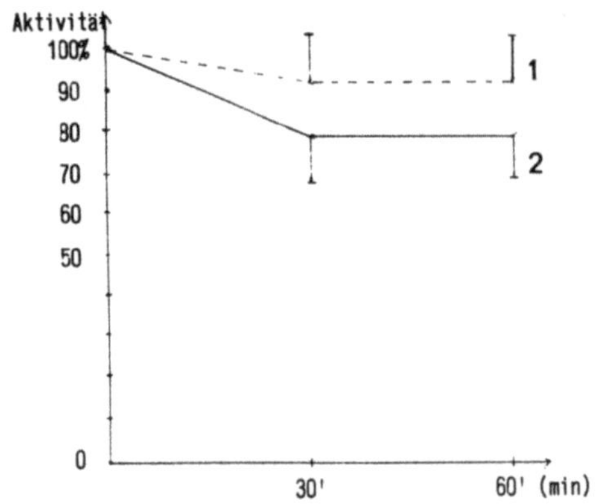

Abb. 4. Einfluß einer fiberbronchoskopischen Untersuchung auf die mukoziliäre Klärrate bei 7 Patienten mit Bronchialkarzinom vor (1) und 1 Tag nach der Bronchoskopie (2)

Flimmerepithel weitgehend zerstört, und es dauert Wochen bis Monate, bis die Reinigungsfunktion wiederhergestellt ist. Eine weitere wichtige Schädigungsursache stellt die mechanische Läsion, wie z. B. die Intubation oder die Bronchoskopie, dar. Wir untersuchten ein Patientenkollektiv mit einem flexiblen Fiberskop nach Intubation mit einem starren Rohr, wobei dieses lediglich bis in das mittlere Drittel der Trachea vorgeschoben wurde. Vor der Bronchoskopie war die Ausgangsaktivität nach 1 h auf 79% des Ausgangswertes abgefallen. Ein Tag nach erfolgter Bronchoskopie lag die Aktivität 1 h nach Inhalation noch bei über 90% des Ausgangswertes (Abb. 4). Damit ergab sich eine Verschlechterung der Clearance um im Mittel 11%. Es zeigte sich damit, daß selbst die geringe Alteration durch ein flexibles Fiberskop ausreicht, um das empfindliche Flimmerepithel zu schädigen. Außer den genannten Ursachen kennen wir auch Medikamente, die zu einer Beeinträchtigung der Zilienfunktion führen. Unter anderem können Opiate, Barbiturate und Lokalanästhetika die Ziliarfrequenz reduzieren. Bei Lidocain scheint allerdings der depressorische Effekt erst ab einer Konzentration von über 4% relevant zu werden [19].

Mucus: Eine vielleicht noch wichtigere Rolle spielt die Zusammensetzung des Mucus. Steigt die Viskosität des Schleimes stark an, so fällt die mukoziliäre Klärrate ab. Anticholinergika, wie z. B. Atropin, führen schon beim Gesunden zu einem verzögerten Mucustransport [1]. In diesem Zusammenhang ist zu erwähnen, daß ein bronchodilatatorisch wirksamer Atropinabkömmling, nämlich das Ipratropiumbromid, den Mucustransport nicht beeinflußt. Wasserentzug über 1–2 Tage führt zu einer Eindickung des Bronchialsekrets mit konsekutiver Verlangsamung der Mucuselimination. Es konnte gezeigt werden, daß sich nach Rehydratation die Klärfunktion wieder vollständig normalisiert. Das tracheale Klärsystem reagiert sehr schnell auf Austrocknung. Vor allem bei Patienten mit endotrachealem Tubus oder Tracheostoma besteht die Gefahr, daß durch Eindicken des Sekrets und Verkleben der Zilien die Klärfunktion entscheidend gestört wird.

Bei der chronischen Bronchitis finden wir eine Kombination beider Störungen, sowohl der Ziliaraktivität als auch der Mucuszusammensetzung. Die Untersuchung an Patienten bietet aber häufig methodische Schwierigkeiten, da die Elimination entscheidend von der Art der Deposition abhängt. Auch die Partikelgröße und das Partikelspektrum spielen, wie schon erwähnt, eine wichtige Rolle. In einer sehr sorgfältigen Untersuchung von Camner et al. [4, 5] konnte gezeigt werden, daß in $^2/_3$ aller Fälle chronischer Bronchitis die Clearance signifikant erniedrigt war. Allerdings unterschied sich die Clearancerate bei Patienten, die husteten, nicht von derjenigen von Normalpersonen. Bei Tierversuchen zeigte sich, daß der Transport des Mucus z. T. in wirbelartigen Formationen erfolgte und der Mucustransport z. T. in die gegensinnige Richtung verlief, so daß die oralwärts verlaufende Transportgeschwindigkeit reduziert wurde.

Therapie der eingeschränkten mukoziliären Clearance (Tabelle 5)

Zur medikamentösen Beeinflussung der mukoziliären Clearance stehen uns verschiedene Substanzgruppen zur Verfügung. An erster Stelle seien hier die β_2-Sympathikomimetika genannt, die neben einer Beschleunigung der Ziliarfrequenz eine Reduktion der Schleimviskosität induzieren und damit die Eliminationsrate beschleunigen (Abb. 5). Damit hat diese Substanzgruppe neben ihrer antiobstruktiven Wirksamkeit noch einen zweiten positiven Effekt, der bei der chronischen Bronchitis besonders wünschenswert ist. Auch die Xanthinderivate (Theophylline) scheinen aufgrund des gleichen Mecha-

Tabelle 5. Medikamentöse Beeinflussung (MCC)

1. β_2-Sympathikomimetika
2. Xanthinderivate
3. Mukolytika
4. Cholinergika

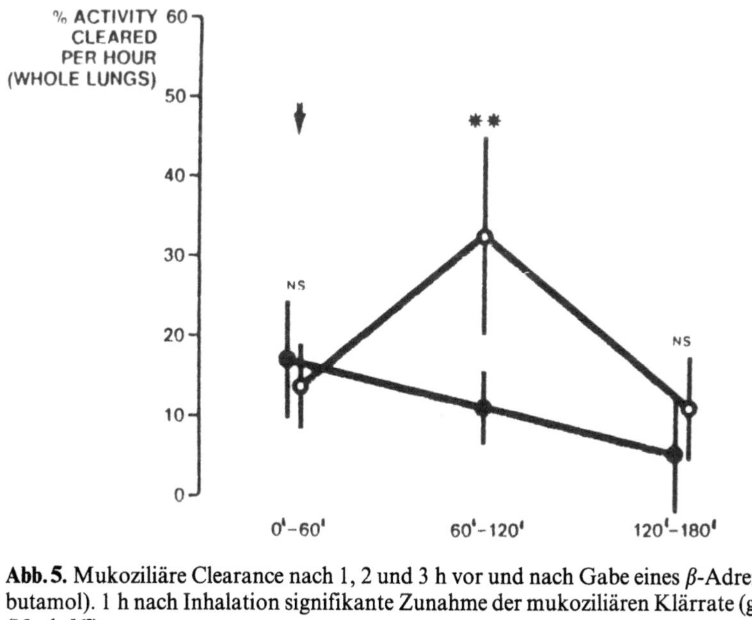

Abb. 5. Mukoziliäre Clearance nach 1, 2 und 3 h vor und nach Gabe eines β-Adrenergikums (Salbutamol). 1 h nach Inhalation signifikante Zunahme der mukoziliären Klärrate (gesamte Lunge). (Nach [6])

Tabelle 6. Praktische Konsequenzen (MCC)

1. Bessere Risikoabschätzung
2. Optimierung der Prämedikation
3. Reduktion der mechanischen Schädigung (Intubation, Absaugen)
4. Postoperative Hydratation und Mukolyse

nismus zu wirken. So konnten Köhler et al. bei einem andrologischen Patientengut den Mittelwert der Eliminationsrate nach 60 min von 29 auf 46% der Ausgangswerte vor Aminophyllinverabreichung steigern. Bei Mukolytika muß darauf geachtet werden, daß die Viskosität des Schleimes nicht zu stark abnimmt. Wird seine Viskosität zu sehr reduziert, kann es vorkommen, daß die Zilien leerschlagen und nicht mehr in der Lage sind, das Sekret zu erfassen und zu entfernen.

Welche praktischen Schlußfolgerungen können nun speziell für den Anästhesisten gezogen werden (Tabelle 6)? Neben einer besseren Risikoabschätzung wird man versuchen, die Prämedikation zu optimieren. Es sollte vermehrt darauf geachtet werden, mechanische Schädigungen bei Intubation und Absaugen zu verhindern bzw. zu reduzieren. In der postoperativen Betreuung sollte speziell die Hydratation und Mukolyse bei Patienten mit vorgeschädigtem mukoziliären Klärsystem besonders beachtet werden.

Literatur

1. Annis P, Landa J, Lichtiger M (1976) Effects of atropine on velocity of tracheal mucus in anesthetized patients. Anesthesiology 44:74
2. Brain JD (1970) Free cells in the lung. Arch Intern Med 126:477
3. Camner P (1981) Studies on the removal of inhaled particles from the lungs by voluntary coughing. Chest 80:824
4. Camner P, Jarstrand C, Philipson K (1973) Tracheobronchial clearance in patients with influenca. Am Rev Respir Dis 108:131
5. Camner P, Mossberg B, Philipson K (1973) Tracheobronchial clearance and chronic obstructive lung disease. Scand J Respir Dis 54:272
6. Fazio F, Lafortuna C (1981) Effect of inhaled salbutamol on mucociliary clearance in patients with chronic bronchitis. Chest 80:827
7. Friedmann M, Stott FD, Poole DO et al. (1977) A new roentgenographic method for estimating mucous velocity in airways. Am Rev Respir Dis 115:67
8. Hocking WG, Golde DW (1979) The pulmonary alveolar macrophage. N Engl J Med 301:580
9. Iravani J, As A van (1972) Mucus transport in the tracheobronchial tree of normal and bronchitic rats. J Pathol 106:81
10. Iravani J, Melville GN (1978) Physiologie und Pathophysiologie des mucociliären Klärsystems. In: Kaik G, Hitzenberger G (Hrsg) Die medikamentöse Behandlung der obstruktiven Atemwegserkrankung. Schnetztor, Konstanz, S 225
11. Iravani J, Melville GN, Horstmann G (1976) Interciliary fluid: Its possible role in bronchitis. Verh Ges Lung Atmungsforsch 6:162
12. Köhler D, Fischer J, Rühle K-H et al. (1981) Einfluß von Aminophyllin auf die mucociliäre Clearance der Lunge bei Patienten mit Asthenospermie. Verh Dtsch Ges Inn Med 87:1063
13. Konietzko N, Nakhosteen JA, Mizera W, Kasparek R, Hesse H (1981) Ciliary beat frequency of biopsy samples taken from normal persons and patients with various lung diseases. Chest 80:855

14. Pedersen M, Morkassel E, Nielsen MH et al. (1981) Kartagener's Syndrome. Chest 80:858
15. Philipson K (1973) On the production of monodisperse particles with a spinning disc. Aerosol Sci 4:51
16. Rühle KH, Köhler D, Fischer J, Matthys H (1979) Measurements of mucociliary clearance with ^{99} Tc-tagged erythrocytes. Prog Respir Res 11:117
17. Sleigh MA (1981) Ciliary function in mucus transport. Chest 80:791
18. Spritzer AA, Watson JA, Auld JA et al. (1968) Pulmonary macrophage clearance. Arch Environ Health 17:726
19. Wanner A (1977) Clinical aspects of mucociliary transport. Am Rev Respir Dis 116:73
20. Wood RE, Morowitz JG, Doershuk CF (1976) Bronchofiberscopic determination of tracheal mucous velocity. Am Rev Respir Dis [Suppl] 113:98

Perioperative Inhalationstherapie

M. Brandl

Einleitung

Betrachtet man mit kritischen Blicken, wie in vielen operativen Abteilungen die Inhalationstherapie als prophylaktische Maßnahme zur Vermeidung pulmonaler Komplikationen gewürdigt wird, so könnte man den Eindruck gewinnen, daß es sich hierbei um ein mittelalterliches Heilverfahren ohne große Effizienz handeln dürfte.

Dabei kommt gerade heute der Inhalationstherapie in der operativen Medizin eine ständig steigende Bedeutung zu. Allein die Tatsache, daß für chirurgische Interventionen selbst größten Ausmaßes eine Altersgrenze nach oben hin nicht mehr zu existieren scheint, konfrontiert den Anästhesisten tagtäglich mit pulmonalen Komplikationen, die sich im postoperativen Verlauf sozusagen „bereits wie erwartet" einstellen. Eine Schlüsselstellung kommt der Inhalationstherapie bei der perioperativen Betreuung von Patienten mit chronisch obstruktiven Ventilationsstörungen zu, selbstverständlich in Kombination mit anderen atemtherapeutischen Maßnahmen. Sind diese Patienten im Gefolge einer Operation durch Aufpfropfen eines akuten Lungenversagens erstmals beatmungspflichtig geworden, so hat sich ihr Schicksal in den meisten Fällen, auch bei intakten chirurgischen Verhältnissen, in negativer Hinsicht entschieden.

Aerosole

Ganz allgemein gesehen umfaßt die Inhalationstherapie die Lokalbehandlung der Atemwegsschleimhäute und des erreichbaren Lungenparenchyms mit Aerosolen zum Zwecke der Befeuchtung oder der gezielten Applikation von Medikamenten. Unter dem Begriff der Aerosols selbst verstehen wir die Dispersion eines festen oder flüssigen Körpers in einem gasförmigen Dispersionsmittel (Tabelle 1). Im medizinischen Sprachgebrauch ist der Begriff des Aerosols allerdings in nichtexakter Weise eingeengt auf die Dispersion einer Flüssigkeit in einem gasförmigen Dispersionsmittel bis zu einer Teilchengröße von 10 µm. Aerosole mit größerem Teilchendurchmesser werden als Spray bezeichnet.

Aerosole sind äußerst komplizierte, feindisperse bzw. kolloiddisperse Systeme, deren Verhalten von der Teilchengröße, der zugeführten Zerstäubungsenergie, dem umgebenden Gasdruck sowie von verschiedenen physikochemischen Eigenschaften des zerstäubten Medikamentes selbst, wie Viskosität, Dissoziationsgrad, Löslichkeit, Dichte der Oberflächenspannung und elektrischer Ladung, abhängt. An dieser Stelle kann sicherlich nicht auf alle Einzelheiten der Aerosoltherapie eingegangen werden. Es erscheint jedoch angezeigt, kurz auf einige grundsätzliche Dinge hinzuweisen.

Therapeutische Aerosole werden zur Zeit durch 3 gebräuchliche Verfahren hergestellt:

1. Mittels Treibgasen aus Dosieraerosolen (vorwiegend Frigen)
2. Durch Düsenvernebelung mit Preßluft oder komprimiertem Sauerstoff
3. Durch Ultraschallzerstäubung

Die Inhalation des Aerosols selbst kann entweder durch aktive Inspirationsbemühung oder passiv durch Beatmungsinhalation mit intermittierender positiver Druckbeatmung erfolgen.

Außer von der Art der Inhalationsweise hängt die Deposition eines Aerosols in entscheidendem Maße von der Partikelgröße ab. Die Abb. 1 gibt die maximale Eindring-

Tabelle 1. Einteilungsschemata disperser Systeme. (Nach [24])

a) Einteilung nach Dispersionsmittel (zusammenhängende Phase) und disperser Phase (nichtzusammenhängende Phase) – Mögliche Phasenkombinationen

Dispersionsmittel	Disperse Phase	Bezeichnung	Beispiel
Flüssig	Fest	Suspension	Sandschlamm
	Flüssig	Emulsion	Fettröpfchen in Wasser
	Gasförmig	Schäume	Schlagsahne
Gasförmig	Fest	Aerosol	Staub, Rauch
	Flüssig	Aerosol	Nebel, Spray

b) Unterteilung nach der Teilchengröße x

Molekulardispers	Feindispers	Grobdispers	Kolloiddispers
10^{-4} µm $\leq x \leq 10^{-2}$ µm	10^{-2} µm $\leq x \leq 10^{2}$ µm	$x > 10^{2}$ µm	$x \approx 5 \cdot 10^{-1}$ µm

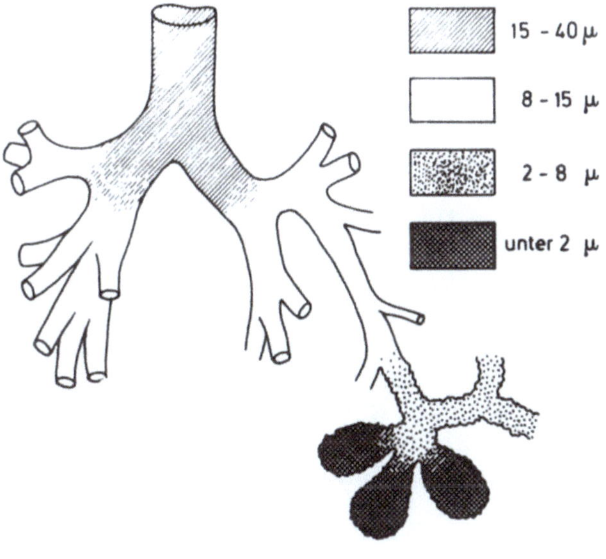

Abb. 1. Bevorzugte Sedimentation von Aerosolpartikeln im Bronchialsystem in Abhängigkeit vom Partikeldurchmesser. (Nach [23])

tiefe von inhalierten Aerosolpartikeln in die Luftwege in Abhängigkeit von ihrem Teilchendurchmesser wieder. Man erkennt, daß Aerosolpartikel mit einer Teilchengröße von 8 µm und darüber zumeist nur in der Trachea und in den großen Bronchien deponiert werden, da sie infolge ihrer Masse den Biegungen der Atemwege nicht folgen können und deshalb frühzeitig ausgeschleudert werden [23].

Ultraschallvernebelung

Aus diesem Grunde sollten Ultraschallvernebler innerhalb der operativen Medizin allenfalls zur Befeuchtung der Atemluft spontan atmender Patienten, nicht jedoch zur gezielten Vernebelung von Medikamenten benützt werden. Als ein gravierender Nachteil der Ultraschallzerstäubung im Gegensatz zur Düsenvernebelung mittels Treibgasen oder Preßluft ist nämlich anzusehen, daß sich durch die Homogenität des erzeugten Aerosols – das Spektrum der Teilchengröße liegt bei den meisten Zerstäubern zwischen 0,5 und 5 µm – zwar eine gute Eignung zur Tiefeninhalation der Lunge ergibt, daß jedoch die Aerosoldeposition in den größeren Bronchien und in der Trachea ungenügend ist. Gerade hier spielen sich jedoch bei Patienten nach einer Operation, erst recht nach einer Langzeitbeatmung, die alles entscheidenden Infektionsprozesse ab. Ein wichtiger Faktor ist somit gerade in der perioperativen Inhalationstherapie, daß wir mit unseren therapeutischen Bemühungen die Gesamtstrecke der Luftwege erreichen. Die selektive, topische Applikation eines Aerosols hilft uns nämlich in entscheidendem Maße, die von uns gewünschten Behandlungsprinzipien erfüllen zu können (Tabelle 2): die Befeuch-

Tabelle 2. Medikamentöse Therapie der chronischen Atemwegsobstruktion. (Nach [2])

Störfaktor	Medikamentengruppe	Medikamente
Bronchospasmus	β-Sympathikomimetika	Orciprenalin Fenoterol Salbutamol Reproterol
	Vagolytika	Ipratropiumbromid
	Phosphodiesterasenhemmer	Theophyllin u. a.
Hyper- und Dyskrinie	Sekretolytika (Detergenzien/Mukolytika)	Hypertone Salzlösungen Guajakol Tyloxapol N-Acetylcystein Bromhexin Ambroxol Mesna u. a.
Entzündliche Schleimhautschwellung	Calcium	Calcium chloratum 10%
	Kortikoide	Dexamethason Beclomethasone
Infektionen bakteriell	Antibiotika	Neomycinsulfat Bacitracin Gentamycin
Mykosen	Antimykotika	Amphotericin B

tung der Atemwege zum Schutz der Schleimhäute vor Austrocknung, die Spasmolyse der Bronchialmuskulatur durch β-Sympathikomimetika, Parasympathikolytika und Phosphodiesterasenhemmer, die Behandlung der Hyper- und Dyskrinie durch Detergenzien bzw. Mukolytika, das Abschwellen der Schleimhaut durch Applikation von Kortikoiden und Alphamimetika und die Behandlung infektiöser Vorgänge durch Antibiotika bzw. Antimykotika.

Ein weiterer Nachteil der Ultraschallzerstäubung ist, daß sich visköse Flüssigkeiten damit nur sehr schwach vernebeln lassen [1], sowie insbesondere die Tatsache, daß sie eine erhebliche Infektionsquelle darstellen [7, 8, 14, 16, 21]. Da sich die Ultraschallvernebelung in der operativen Medizin nach wie vor großer Beliebtheit erfreut, ist aus Gründen der Hygiene zu fordern, daß das zur Vernebelung vorgesehene Wasser wirklich keimfrei ist und auch bleibt. Volle Sterilität wird mit Sicherheit garantiert durch die Verwendung von geschlossenen Systemen (z. B. Aquapak Steril-Systeme), bei denen steril abgepacktes Wasser von der Verneblerkammer völlig getrennt vernebelt wird und so nicht der Gefahr einer Kontamination ausgesetzt ist.

Düsenvernebelung

Zur Düsenvernebelung ist zu sagen, daß heute nurmehr Aerosolgeräte benützt werden sollen, die nach dem Hauptschlußprinzip konstruiert sind. Mit Hilfe der Applikation von radioaktiven Aerosolen konnte eindeutig nachgewiesen werden, daß bei Hauptstromverneblern, d. h. wenn die Aerosolquelle zentral in dem zum Patienten führenden Atemgasstrom sitzt, unverhältnismäßig mehr Aerosol in den Atemwegen deponiert wird, als wenn die Aerosolquelle im Nebenschluß angeordnet ist [11, 12].

Beatmungsinhalation

Die immer wieder im Mittelpunkt des Interesses stehende Frage ist, ob die Inhalation von Medikamenten unbedingt unter intermittierender positiver Druckbeatmung (IPPB-Inhalation) erfolgen soll oder ob es nicht genügt, wenn der Patient das Aerosol unter tiefen Inspirationsbemühungen aktiv einatmet.

Seit der Einführung der intermittierenden positiven Druckbeatmung durch Modley im Jahr 1947 sind zu dieser Fragestellung in der Literatur ausschließlich konträre Meinungen zu finden. Insbesondere im angloamerikanischen Schrifttum des letzten Jahrzehntes findet sich ein ständiges Für und Wider [4, 6, 13, 17, 18, 20, 21, 25, 26], wenn auch gesagt werden muß, daß überwiegend negative Ansichten vorgetragen werden.

Ein konkretes Beispiel: In einer der letzten vergleichenden Arbeiten, erschienen in der Juniausgabe von Chest [25], wird festgestellt, daß zwischen der Inhalation von 2,5 mg Isoproterenol mit IPPB (Bennett AP 5) und der Inhalation der gleichen Menge dieses Bronchospasmolytikums über einen Handvernebler und tiefen Inspirationsmanövern keinerlei Unterschiede in der Verbesserung der Lungenfunktion gefunden werden konnten.

Ähnliche Ergebnisse erhielten wir selbst aufgrund von randomisierten Untersuchungsreihen, die an Patienten mit mittelschwerer bzw. schwerer obstruktiver Ventilationsstörung im Rahmen der präoperativen – wohlgemerkt präoperativ! – Vorbereitung durchgeführt wurden. In allen Untersuchungsreihen konnten wir keine Hinweise

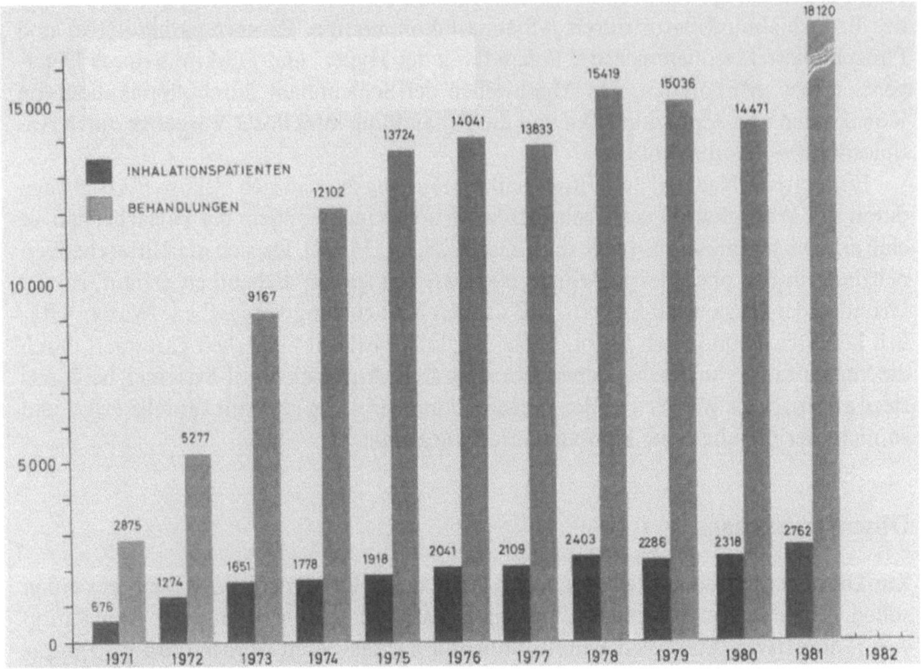

Abb. 2. Behandlungsfrequenz mit intermittierender positiver Druckbeatmung in der Abteilung für Atemtherapie des Instituts für Anaesthesiologie der Universität Erlangen-Nürnberg (Jahrgang 1971–1981)

für eine Überlegenheit der IPPB-Therapie herausstellen. Es wurde z. B. die IPPB-Therapie mit Geräten des Typs Bird Mark 7 bzw. des Inhalog 1 der Firma Dräger im Vergleich zu einer einfachen Inhalationstherapie mit einem Düsenvernebler und Mundstück (Firma Heyer) und tiefen Inspirationsbemühungen getestet. Das Testprogramm wurde mit Kaltluft, mit Warmluft, mit physiologischer Kochsalzlösung, mit Emser Sole, mit und ohne Bronchospasmolytika durchgeführt, jeweils ohne signifikante Unterschiede.

Und dennoch sind wir selbst harte Verfechter der Beatmungsinhalation. Diese Tatsache kann leicht mit der Zunahme der Behandlungsfrequenz von Patienten in unserer Atemtherapie demonstriert werden, die sich im letzten Jahrzehnt nahezu verzehnfacht hat (Abb. 2). Als Gründe für unsere positive Einstellung zur Beatmungsinhalation sind folgende Faktoren zu nennen:

Zum einen äußern die meisten Patienten mit obstruktiven Ventilationsstörungen während ihrer präoperativen Vorbereitung das Gefühl einer subjektiven Verbesserung ihrer Lungenfunktion durch die IPPB-Therapie. Subjektives Wohlbefinden eines Patienten, der dann nicht mehr so ängstlich seiner Operation entgegenblickt, bedeutet nicht nur bessere Lebensqualität, sondern vielleicht auch besseres Überstehen der erwarteten Operation.

Zum anderen wird uns im Klinikalltag durch Empirie immer wieder vorgeführt, daß gerade bei älteren Patienten mit obstruktiven Atemwegserkrankungen eine drohende Beatmung durch intensives Training mit intermittierendem Überdruck umgangen werden kann.

Mit Schlagworten wie „subjektive Besserung“ und „klinische Empirie“ vermag man „IPPB-Skeptiker“ sicherlich nicht zu überzeugen. Wir haben uns daher bemüht, mit stichhaltigen wissenschaftlichen Argumenten unsere eigene, positive Einstellung zur Beatmungsinhalation verteidigen zu können:

Untersuchungen über die Wertigkeit der Beatmungsinhalation wurden vorzugsweise an *internistischen Patientenkollektiven* vorgenommen. Auch unsere eigenen Untersuchungen im Rahmen der *präoperativen* IPPB-Therapie sind hier einzuordnen. Der Hauptgrund hierfür mag darin zu suchen sein, daß genaue atemphysiologische Untersuchungen, wie z. B. die der Atemwegsresistance, des Residualvolumens und der funktionellen Residualkapapzität, am chirurgischen Krankengut mit Hilfe der meisten Meßmethoden – man denke nur an die Bodyplethysmographie – nur sehr schwer durchführbar bzw. ganz unmöglich sind.

Im Gegensatz zum Spektrum der Atemwegserkrankungen von Patienten auf internistischen und pulmonologischen Stationen ist die Anzahl von Patienten mit schweren bzw. schwersten obstruktiven Atemwegserkrankungen in einem chirurgischen Kollektiv naturgemäß begrenzt, da diese Patienten in den meisten Fällen nicht mehr operabel sind. Während das Grundproblem internistischer Patienten mit schwersten Obstruktionen in einer *Erhöhung* des Residualvolumens und einer *Erhöhung* der funktionellen Residualkapazität und der totalen Lungenkapazität liegt, ist das wesentlichste pathophysiologische Merkmal chirurgischer Patienten während der postoperativen Phase eine *Abnahme* der FRC durch Entstehung von Mikroatelektasen. Die präexistente obstruktive Ventilationsstörung wird somit überlagert durch eine chirurgisch bedingte Restriktion.

Als Hauptursachen dieser pathophysiologischen Vorgänge sind die schmerzreflektorische Flachatmung nach Oberbauch- und Thoraxeingriffen, eine fehlende Seufzeratmung und muskuläre Inaktivität anzusehen. Es ist davon auszugehen, daß eine intensive IPPB-Therapie in der postoperativen Phase in vielen Fällen ein gutes Mittel ist, diesen verhängnisvollen Ereignissen wirkungsvoll zu begegnen.

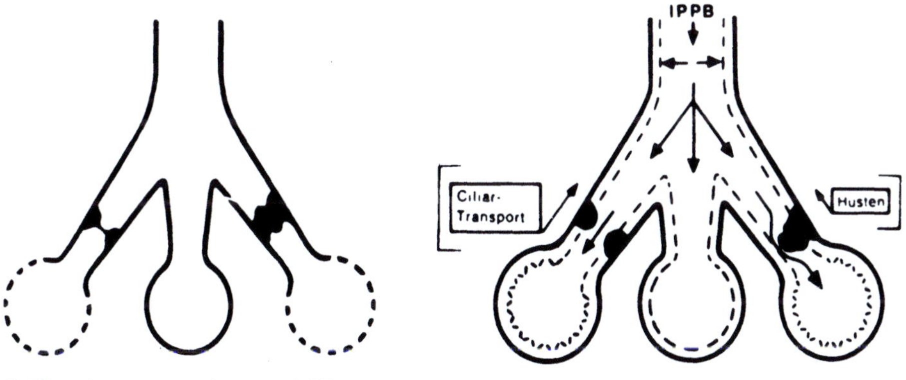

Abb. 3. Schematisierte Darstellung der Wirkungsweise der Beatmungsinhalation mit intermittierendem Überdruck (IPPB). (Nach [5])

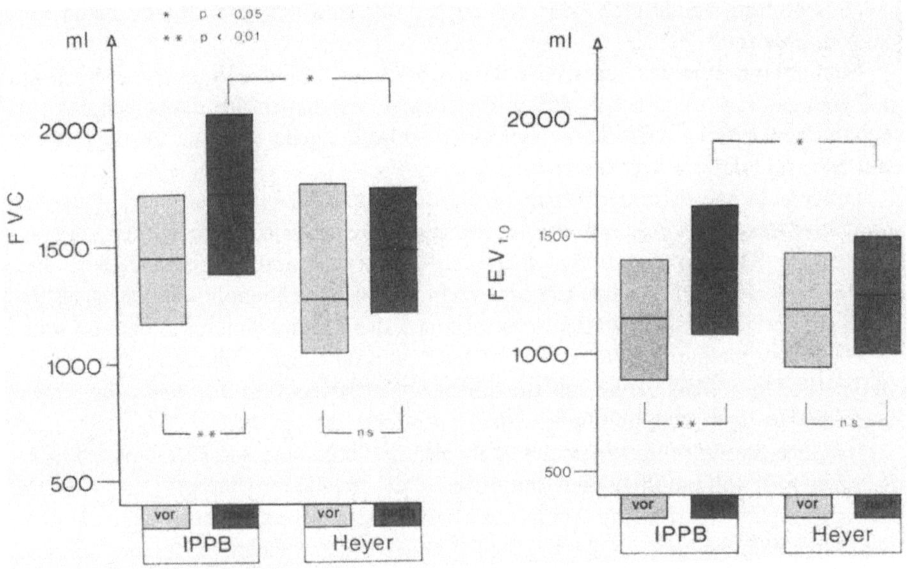

Abb. 4. Forcierte Vitalkapazität (*FVC*) und absolutes Einsekundenvolumen ($FEV_{1,0}$) vor und nach Inhalationstherapie mittels IPPB- bzw. Düsenvernebelung (Heyer) (n = 20, Medianwerte mit Angabe der 95-%-Vertrauensgrenzen, Wilcoxon-Test, Kolmogoroff-Smirnov-Test)

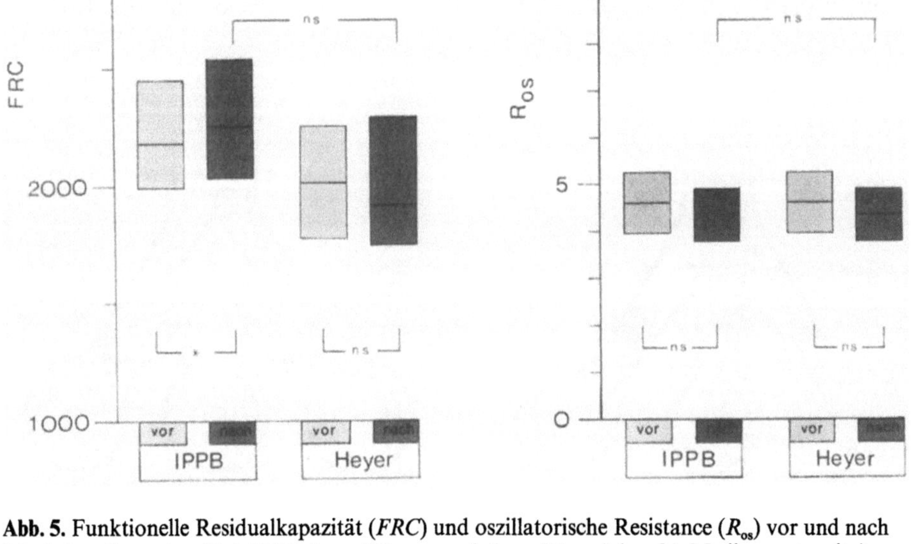

Abb. 5. Funktionelle Residualkapazität (*FRC*) und oszillatorische Resistance (R_{os}) vor und nach Inhalationstherapie mittels IPPB- bzw. Düsenvernebelung (Heyer) (n = 20, Medianwerte mit Angabe der 95-%-Vertrauensgrenzen, Wilcoxon-Test, Kolmogoroff-Smirnov-Test)

Als entscheidenden Wirkungsmechanismus der Beatmungsinhalation sehen wir hierbei sicherlich nicht ausschließlich die Mobilisation von verhaltenem Sekret an (Abb. 3), sondern die Reduzierung der Atemarbeit durch die positive Druckbeatmung [2].

In Abb. 4 und 5 sind die wichtigsten Ergebnisse einer randomisierten Untersuchungsreihe an 20 Patienten wiedergegeben, denen am 1. und 2. postoperativen Tag nach einem großen Oberbaucheingriff alternativ atemtherapeutische Übungen mittels einer Düsenvernebelung über ein Mundstück bzw. mittels IPPB-Inhalation zugeführt wurden. Wie zu erkennen ist, sind sowohl in der forcierten Vitalkapazität, im absoluten Einsekundenvolumen wie auch insbesondere in der Zunahme der funktionellen Residualkapazität signifikante Veränderungen zugunsten der Beatmungsinhalation vorhanden.

Die Messungen der Lungenfunktionsparameter wurden im Rahmen dieser Untersuchungsreihe mit einem mobilen Meßplatz vorgenommen, und zwar die spirometrischen Größen mittels Pneumotachographie (Pneumotest Junior der Firma Jäger), die Bestimmung der Resistance und der FRC aufgrund oszillatorischer Dichtemessung mit Hilfe des Siregnost FD 5 der Firma Siemens und Heliumzusatz.

Präoperative Atemtherapie

Essentielle Voraussetzung ist selbstverständlich, daß sich die Patienten bereits präoperativ mit dem Verfahren der Beatmungsinhalation vertraut machen und trainiert werden. Wird dieses Training erst postoperativ aufgenommen, wenn die Patienten bereits ermattet oder somnolent in ihren Betten liegen, wird die Effizienz selbstverständlich limitiert sein.

Alle Patienten, bei denen mit postoperativen pulmonalen Komplikationen zu rechnen ist, sollen daher bereits *präoperativ* in einer Abteilung für Atemtherapie mittels IPPB vorbereitet werden. Die Dauer dieser Vorbereitung schwankt je nach Lungenfunktionsstörung zwischen 3 und 14 Tagen (Tabelle 3). Um einen maximalen therapeutischen Erfolg zu erreichen, dürfen die Patienten während des Inhalationsvorganges keinesfalls sich selbst überlassen werden. Hierfür spricht zudem, daß es auch nach der Inhalationstherapie mit Betamimetika der neueren Generation zu brüsken Abfällen des Sauerstoffpartialdruckes kommen kann [3].

Inhalationstherapie während Langzeitbeatmung

Ein besonders komplexes Kapitel auf den Intensivstationen stellt die Inhalationstherapie von Patienten während einer Langzeitbeatmung dar. Erst langsam hat man auch bei der Industrie zur Kenntnis genommen, wie wichtig es ist, auch während der künstlichen Beatmung ohne jedwede Änderung im Beatmungsmuster die Vernebelung von Mukolytika, Kortikoiden, Antibiotika oder Antimykotika vornehmen zu können. Routinemäßig ist diese Möglichkeit z. B. bei 2 Geräten vorgesehen, nämlich dem UV 1 der Firma Dräger und dem Veriflow CV 2000 der Firma Jäger in Würzburg. Sollte jedoch bei Patienten, die mit einem Servoventilator beatmet wurden, eine Aerosoltherapie mit Medikamenten durchgeführt werden, so war es bisher notwendig, die Patienten

Tabelle 3. Leitlinien zur Beurteilung des postoperativen pulmonalen Risikos von Patienten mit präexistenten Lungenfunktionsstörungen. (Nach [10])

<table>
<tr><td>FVC = 80–60% (des Sollwertes)</td><td>$FEV_{1,0}$ = 70–60% (Tiffeneau-Wert)</td><td>FVC = 60–30% (des Sollwertes)</td><td>$FEV_{1,0}$ = 60–45% (Tiffeneau-Wert)</td><td>FVC < 30% (des Sollwertes)</td><td>$FEV_{1,0}$ < 45% (Tiffeneau-Wert)</td></tr>
<tr><td>Leichte Restriktion</td><td>Leichte Obstruktion</td><td>Mittelgradige Restriktion</td><td>Mittelgradige Obstruktion</td><td>Schwere Restriktion</td><td>Schwere Obstruktion</td></tr>
<tr><td colspan="2">Keine nennenswerte Beeinflussung der Operationsletalität
Keine präoperative Vorbereitung erforderlich</td><td colspan="2">Deutlicher Anstieg der Operationsletalität (insbesondere Thorax- und Oberbaucheingriffe)
Intensive präoperative Vorbereitung
Dauer bis zu 1 Woche
Überprüfung der Indikation zur Operation</td><td colspan="2">Zunächst möglichst Zurückstellung der Operation
Intensive atemtherapeutische Behandlung
Dauer 1–2 Wochen</td></tr>
</table>

für 10 oder 15 min an ein druckgesteuertes Beatmungsgerät umzuhängen. Dieses Vorgehen muß jedoch mit größter Vorsicht erfolgen, da es bei Patienten, die mit einem hohen Atemzugvolumen, einem PEEP von über + 5 cm H_2O und einer erhöhten F_IO_2 beatmet werden, innerhalb von Minuten zu lebensbedrohlichen Hypoxämien kommen kann. Mittlerweile liefert die Firma Siemens-Elema Zubehörteile für eine Düsenvernebelung, die in einfacher Art und Weise mit einem Bajonettverschluß seitlich an den Sauerstoffmischer des Servoventilators anzuschließen sind. Für die Dauer des Inhalationsvorganges muß unbedingt ein Filter in den Exspirationsschenkel eingebracht werden, um die elektronische Flowmessung zu schützen. Viele dieser Filter können jedoch innerhalb von Minuten verlegt werden, insbesondere wenn ölige Flüssigkeiten vernebelt werden. Durch die Blockierung der Exspiration kann es dann zu einem raschen Anstieg des intrathorakalen Druckes kommen, eine Situation, die für den Patienten äußerst gefährlich wird. Es wird daher empfohlen, nur Filter aus extrem hydrophobem Material (z. B. den Pall-Ultipor-Beatmungsfilter) zu verwenden.

Resümee

In Anbetracht all dieser Umstände muß gesagt werden, daß die Inhalationstherapie in der operativen Medizin keinesfalls ein indifferentes Verfahren darstellt, dessen Durchführung man am besten der unerfahrensten Schwester überläßt. Sie ist eine Behandlungsmethode, die ärztlich indiziert sein muß und nach einer genauen Therapieanweisung zu erfolgen hat.

Leider stellt sie vielerorts noch eine Therapieform dar, die bei der Visite mit den Worten: „Schwester, lassen Sie den Patienten vor der Operation noch ein bißchen inhalieren", verordnet wird, sozusagen nach dem Motto: „Es hilft zwar nicht, aber schaden tut's auch nichts".

Literatur

1. Albegger KW (1976) Klinische Aspekte der Aerosolbehandlung. Subsidia Med 28:1–20
2. Ayres SM, Kotzam RL, Lukas DM (1963) The effects of IPPB on intrathoracic pressure, pulmonary mechanics and work of breathing. Am Rev Respir Dis 87:370–379
3. Brandl M, Beer S, Hamer P (1981) Perioperative Atemtherapie: Bronchospasmolytische Aktivität und Nebenwirkungen von β-Sympathicomimetica der neueren Generation. Anaesth Intensivther Notfallmed 16:197–202
4. Brooks Emory W (1976) Intermittent positive pressure breathing: Good medicine or gadgetry? J MSMA 17:295–297
5. Foitzik H, Lawin P (1975) Inhalationstherapie. In: Lawin P (Hrsg) Praxis der Intensivbehandlung. Thieme, Stuttgart, S 19–1
6. Gold M (1975) The present status of IPPB Therapy. Chest 67:469–471
7. Grehn M, Wallis W, Bachmann W (1976) Zur Gefährdung Tracheotomierter durch künstliche Klimatisation. HNO 24:265–267
8. Grieble HG, Colton FZ, Bird TJ, Toigo A, Griffith LG (1970) Source of pseudomonas aeruginosa infections in a respiratory-disease unit. N Engl J Med 282:531–535
9. Hamer P (1976) Atemtherapie bei traumatisierten Patienten. Indikation und Erfahrungen. Aktuel Traumatol 6:411–417
10. Hamer P (1977) Pulmonales Risiko sowie prä- und postoperative Atemtherapie des alten Menschen in der operativen Medizin. Z Gerontol 10:445–456

11. Herzog H, Georg G, Fridrich R (1971) Die Beurteilung verschiedener Techniken der Aerosoltherapie durch Aktivitätsmessung über den Lungen nach Applikation radioaktiver Kolloide. Med Klin 66:948–954
12. Herzog H, Perruchond A (1979) Aerosoltherapie mit intermittierendem Überdruck. In: Schmidt OP (Hrsg) Obstruktive Atemwegserkrankungen. Witzstrock, Baden Baden Köln New York, S 116–126
13. Kittredge P (1973) IPPB – the pressure is building. Respir Care 18:644–647
14. Klein H-J, Kunze M (1971) Experimentelle Untersuchungen über die Verbreitung von Pseud. aeruginosa durch ein Kaltvernebelungsgerät zur Raumluftbefeuchtung. Zentralbl Bakteriol Mikrobiol Hyg [B] 216:199–209
15. Korn V, Franetzki M, Smidt U (1979) Oszillatorische Bestimmung der funktionellen Residualkapazität (FRC). Acta Med Austriaca 6:136–137
16. Morris AH (1973) Nebulizer contamination in a burn unit. Am Rev Respir Dis 107:802–808
17. Noehren TH (1970) Is positive pressure breathing overrated? Chest 57:507–509
18. Noehren TH (1975) IPPB-Therapy – Where do we go from here? Chest 67:471–473
19. Nolte D, Korn V (1979) Oszillatorische Messung des Atemwegswiderstandes. Dustri, München Deisenhofen
20. Petty TL (1970) Why not take inhalation therapy seriously? Chest 57:403–405
21. Petty TL (1974) A critical look of IPPB. Chest 66:1–3
22. Ringrose RE, McKnown B, Felton FG, Barclay BO, Muchmore HG, Rhoades EZ (1968) A hospital outbreak of serratia marcescens associated with ultrasonic nebulizers. Ann Intern Med 69:719–729
23. Rügheimer E (1977) Inhalationstherapie. In: Benzer H, Frey R, Hügin W, Mayrhofer O (Hrsg) Lehrbuch der Anaesthesiologie, Reanimation und Intensivtherapie, 4. Aufl. Springer, Berlin Heidelberg New York, S 648–656
24. Rügheimer E (1981) Inhalationstherapie. In: Benzer H, Frey R, Hügin W, Mayrhofer O (Hrsg) Lehrbuch der Anaesthesiologie, Reanimation und Intensivtherapie, 5. Aufl. Springer, Berlin Heidelberg New York, S 788–798
25. Shim C, Bajwa S, Williams MH (1978) The effect of inhalation therapy on ventilatory function and expectoration. Chest 73:798–801
26. Ziment I (1973) Why are they saying bad things about IBBP? Respir Care 16:677–679

Der Stellenwert der postoperativen Schmerztherapie im Rahmen der Prophylaxe bronchopulmonaler Komplikationen

H.-D. Kamp

Von allen postoperativen Komplikationen besitzen die typisch chirurgischen Komplikationen zweifellos den höchsten Stellenwert. Während sich jedoch solche Ereignisse oft geradezu erwartet einstellen oder eine statistisch zu erfassende Zahl als operationsimmanent akzeptiert wird, gelten andere Störungen des postoperativen Verlaufes, wie thromboembolische oder bronchopulmonale Zwischenfälle, eher als unerwartete Ärgernisse. Dies trifft in besonderem Maße für die bronchopulmonale Komplikation zu, wobei die Häufigkeit jedoch hier nicht nur von pulmonalen Vorerkrankungen, sondern auch deutlich von den chirurgischen Erfordernissen einer langen Operationszeit und der Größe sowie Lokalisation des Eingriffes abhängt.

Insgesamt sind rund 13% aller postoperativer Todesfälle auf eine pulmonale Pathologie zurückzuführen [18]. In voller Übereinstimmung wird über die größte Komplikationsdichte nach Thoraxeingriffen und vor allem nach Eingriffen im Oberbauchbereich mit Eröffnung eines Hohlorganes berichtet [11]. Die Zahlenangaben für letztere schwanken allerdings zwischen 5 und 80% [10, 11]. Eine genauere Analyse ergibt, daß diese ausgesprochen breite Varianz weniger die Folge eines unterschiedlichen Krankengutes ist, sondern eher auf eine völlig unterschiedliche Definition der bronchopulmonalen Komplikation zurückzuführen ist [5]. Die vorliegenden Ergebnisse hinsichtlich verschiedener prophylaktischer Behandlungsverfahren müssen unter diesem Aspekt sorgfältig und kritisch interpretiert werden. Oft fehlen harte Kriterien, um exakt zu unterscheiden, ob es sich um nichtinfektiöse Komplikationen, um Infektionen im Sinne einer Bronchitis oder einer Bronchopneumonie, oder um das seltene postoperative Ereignis eines Lungenversagens handelt (Tabelle 1).

Von einer Schmerztherapie wird vor allen Dingen eine prophylaktische Wirkung hinsichtlich der Verhinderung der ersten beiden Situationen erwartet. Von diesen ist, gemessen an der Schwere der Folgen, die Bronchopneumonie mit einer Inzidenz von 10–17% [7] und einer Letalität von ca. 20% [17] die gefährlichste bronchopulmonale Komplikation nach Oberbaucheingriffen.

Grundsätzliche Bedingungen für die Entstehung einer solchen Infektion ist die Kontamination der Luftwege durch Mikroorganismen (Abb. 1), die entweder präexistent vorliegen kann oder als nosokomiale Infektion zustande kommt. Zusätzliche Kofaktoren, die perioperativ wirksam werden, führen schließlich zu einer Manifestation der Infektion. Die Häufung insbesondere nach Oberbaucheingriffen ist bedingt durch einen oft langwierigen chirurgischen Heilprozeß, durch eine Immobilisation [15] und vor allen Dingen durch eine erhebliche Ventilationseinschränkung [2], und nur dadurch unterscheiden sie sich von sog. Bagatelloperationen.

In einer eigenen Untersuchung wurden an jeweils 10 Patienten anläßlich einer Duodenopankreatektomie (OP nach Whipple) bzw. einer linksthorakoabdominellen Gastrektomie die statischen Lungenvolumina und die beiden dynamischen Atemgrößen, Einsekundenkapazität sowie Resistance, 1 h nach Narkoseende (Neuroleptanästhesie

Tabelle 1. Einteilung der postoperativen pulmonalen Komplikationen

A. Nichtentzündliche Komplikationen mit Gasaustauschstörungen
   1) Verteilungsstörungen, Mikroatelektasen
   2) Makroatelektasen, Sekretretention

B. Entzündliche Komplikationen
   Bronchitis, Bronchopneumonie

C. Akutes Lungenversagen nach
   hämorrhagischer oder septischer chirurgischer Komplikation

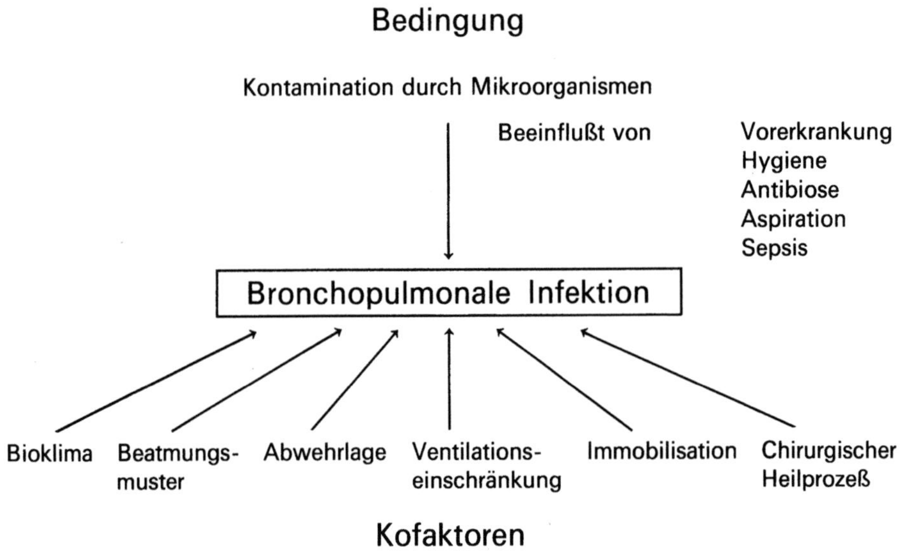

Abb. 1. Ursachen für die Entstehung einer postoperativen bronchopulmonalen Infektion

mit Naloxonantagonisierung) ohne Verabfolgung von Analgetika gemessen und mit den Ausgangswerten verglichen (Abb. 2). Es ergab sich hierbei eine durchschnittliche Einschränkung der Totalkapazität auf rund 50%. Prozentual am stärksten, mit einer Reduktion auf ca. 10%, war das inspiratorische Reservevolumen betroffen; die Vitalkapazität war auf weniger als 30% eingeschränkt. Eine relativ geringe Verminderung des Atemzugvolumens wurde durch eine gesteigerte Frequenz aufgefangen. Wegen der Verringerung der funktionellen Residualkapazität und des exspiratorischen Reservevolumens kam es zu einer deutlichen Verschiebung der Atemmittellage. Bei beiden Gruppen stieg die Resistance durchschnittlich um 30% an. Parallel zur Vitalkapazität fiel die absolute Einsekundenkapazität auf rund 30% ab. Wegen der daraus resultierenden Konstanz der prozentualen Einsekundenkapazität stellte sich die postoperative Ventilationseinschränkung als isolierte Restriktion aller Lungenvolumina dar.

Die pathophysiologischen Auswirkungen dieser Restriktion sind bekannt. Bei Abfall der funktionellen Residualkapazität unter die Verschlußkapazität werden immer mehr Alveolen von der Ventilation im Sinne eines "airway closure" ausgeschlossen. Normalerweise überschreitet die Verschlußkapazität schon in einem mittleren Le-

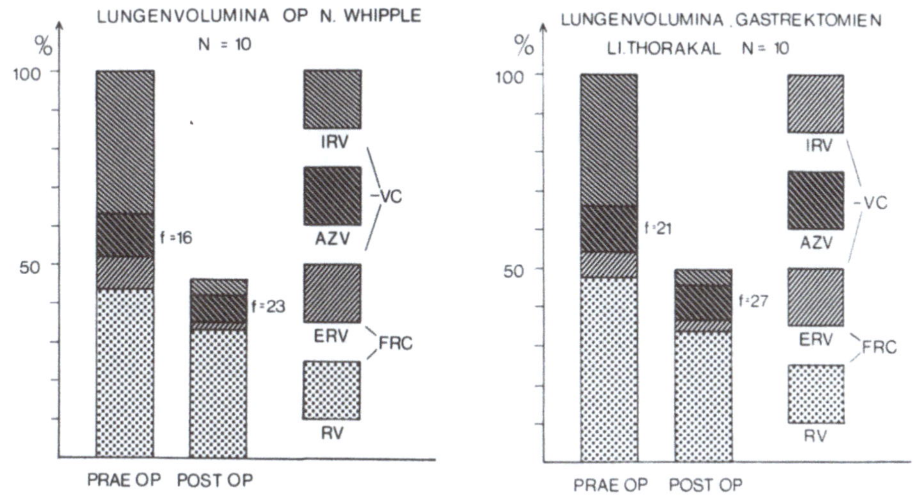

Abb. 2. Postoperative Reduktion der Lungenvolumina nach großen chirurgischen Eingriffen (*IRV* inspiratorisches Reservevolumen, *AZV* Atemzugvolumen, *ERV* exspiratorisches Reservevolumen, *RV* Residualvolumen, *VC* Vitalkapazität, *FRC* funktionelle Residualkapazität, *f* Atemfrequenz)

Tabelle 2. Physiologische Mechanismen zur Verhinderung von Verteilungsstörungen

A. Tief- und Seufzeratmung	
B. Bronchiale Clearance	Hustenmechanismus Ziliartätigkeit
C. Spontane Lagewechsel	
D. Erhaltung eines hohen Residualvolumens	

bensalter die funktionelle Residualkapazität [14]. Ein starker Abfall der funktionellen Residualkapazität (Abb. 2) bedeutet, daß postoperativ zunächst ein großer Teil der gesamten Atmung im Bereich des Verschlußvolumens abläuft. Wegen einer ohnehin schon bestehenden Inhomogenität von Ventilation und Perfusion mit einer relativen Perfusionszunahme in den abhängigen Bezirken, die physiologischerweise damit für den Gasaustausch schon schlecht angelegt sind, kommt es bevorzugt dort zwangsläufig zu einer vermehrten Bildung von Mikroatelektasen. Die gewaltige postoperative Einschränkung des inspiratorischen Reservevolumens (Abb. 2) verhindert schon rein mechanisch eine regelmäßige Entfaltung dieser Alveolarbezirke. Zusätzlich ist postoperativ durch die schmerzbedingte Schonatmung, aber auch durch die Gabe hoher Dosen von Opioidanalgetika, dieser Mechanismus in seinem Reflexablauf weitgehend gehemmt [6], ebenso wie andere physiologische Mechanismen zur Verhinderung der Ausbildung von Verteilungsstörungen (Tabelle 2). Die abhängigen Bezirke der Lunge werden so zur besonderen Problemzone des operierten Patienten. Eine zusätzliche Erhöhung der Resistance bei Minderung der Bronchialweite wegen der reduzierten Lungenvolumina und eine zusätzliche Einschränkung der absoluten Einsekundenkapazität mit konsekutiver Verschlechterung der Husteneffektivität führen dann häufig zusätzlich

Tabelle 3. Ursachen einer postoperativen Einschränkung der Lungenvolumina

A. Vorerkrankung der Lunge	Dauer: lang
B. Chirurgisch bedingte Restriktion	Beeinflußbarkeit: gering
C. Schmerzbedingte Restriktion	Dauer: relativ kurz
D. Anästhesienachwirkung	Beeinflußbarkeit: groß

zur Sekretanhäufung und zur Makroatelektasenbildung, die schließlich einen idealen Nährboden für eine Bronchopneumonie darstellen.

Die perioperative Lungenrestriktion hat verschiedene Gründe (Tabelle 3). Zusätzlich zu evtl. bestehenden Vorerkrankungen der Lunge kommt es zur Einschränkung der Lungenvolumina durch örtliche Faktoren des chirurgischen Eingriffes (z. B. Durchtrennung von Muskulatur, Meteorismus, Darmatonie, Pneumoperitoneum), durch die schmerzbedingte Restriktion im Sinne einer Schonatmung und durch Anästhesienachwirkungen. Die restriktiven Veränderungen nach einer Operation sind somit auf ein polyätiologisches Geschehen mit großer individueller Variationsbreite zurückzuführen, abhängig von der Schwere der Vorerkrankung, dem chirurgischen Eingriff, dem individuellen Schmerzempfinden [13] und der Qualität der Narkoseführung.

Die Beteiligung der genannten restriktiven Komponenten an der perioperativen Minderung der Vitalkapazität, der am leichtesten faßbaren Ventilationsgröße, ist rein schematisch in der Abb. 3 anhand dreier unterschiedlicher Situationen dargestellt. Der obere Teil der Abbildung zeigt die Verhältnisse nach einem Unterbaucheingriff mit einer geringen chirurgisch bedingten Restriktion. Die Vitalkapazität übersteigt in der Regel vor allen Dingen nach Abklingen der Narkosewirkung in wenigen Stunden eine kritische Schwelle. Die Gefährdung des Patienten im Hinblick auf die Entwicklung einer bronchopulmonalen Komplikation ist somit nur kurzfristig. In der Mitte der Abbildung ist die Situation nach einem großen Oberbaucheingriff mit einer bedeutsamen chirurgisch bedingten Restriktion aufgezeigt. Hier wird erst nach einigen Tagen der kritische Schwellenwert erreicht. Der untere Teil der Abbildung zeigt das gleiche für einen Patienten mit einer vorbestehenden Lungenerkrankung und einem großen chirurgischen Eingriff, wobei sich erst nach vielen Tagen relativ stabile Verhältnisse einstellen.

Will man die Gefährdung des Patienten möglichst gering und kurz halten, muß die Beeinflußbarkeit der verschiedenen restriktiven Faktoren berücksichtigt werden (Tabelle 3). Die Besserungsmöglichkeiten von Vorerkrankungen sind meist relativ gering, ebenso wie die der chirurgisch bedingten Restriktion. Anästhesienachwirkungen sind unvermeidlich, ihre Beeinflußbarkeit sollte jedoch intraoperativ und bei der Narkoseausleitung höchste Priorität genießen. Am stärksten kann im postoperativen Verlauf die schmerzbedingte Restriktion gemindert werden, deren Elimination theoretisch in der Lage sein sollte, einen großen Anteil der Patienten aus dem gefährdeten Bereich herauszubringen. Bis heute gibt es jedoch hierfür noch nicht das ideale Analgesieverfahren, sondern eine ganze Reihe verschiedener Methoden [5] (Tabelle 4), deren Wert für die Vermeidung bronchopulmonaler Komplikationen diskutiert werden muß. Peripher wirkende Analgetika sind für die Bekämpfung von Schmerzen nach großen Eingriffen nicht ausreichend [12]. Das Standardanalgesieverfahren ist immer noch die systemische Applikation von Opioiden nach dem subjektiven Bedarf des Patienten.

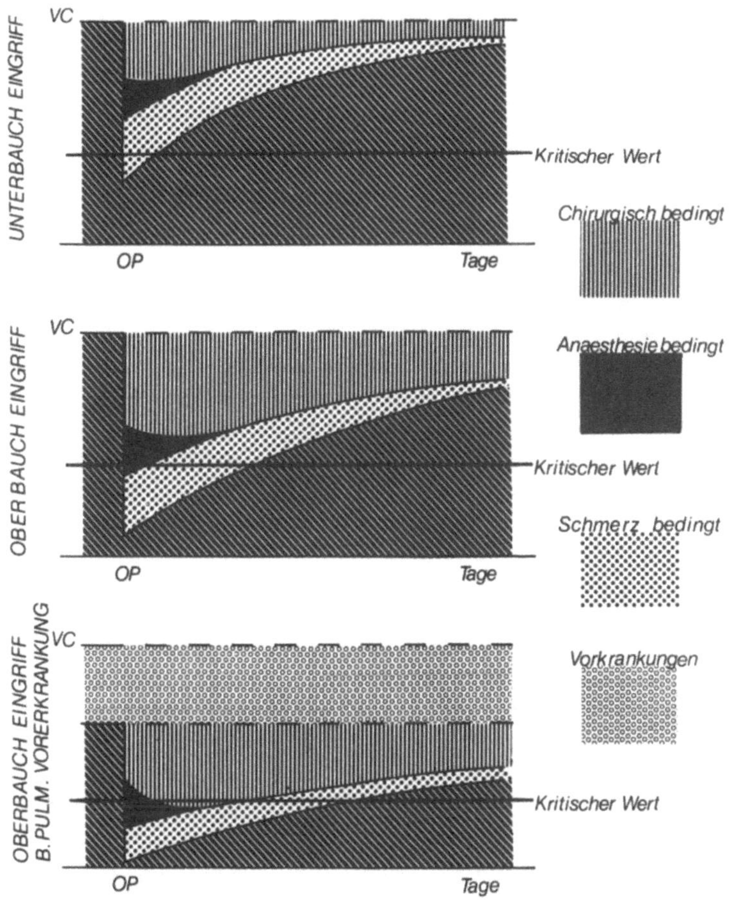

Abb. 3. Beteiligung verschiedener restriktiver Komponenten an der perioperativen Einschränkung der Vitalkapazität (*VC*)

Tabelle 4. Möglichkeiten der postoperativen pharmakologischen Analgesie

A. *Systemische Analgesie*	B. *Lokale Analgesie*
1. Periphere Analgetika	1. Interkostalblockade
2. Narkotische Analgetika	2. Kontinuierliche Periduralanalgesie
	a) Lokalanästhetika
	b) Opioide
	c) Kombination von a und b
	d) Andere Substanzen?

Um zu prüfen, ob eine solche systemische Opioidanalgesie mit begleitender intensiver Atemtherapie unter dem Aspekt der Vermeidung einer bronchopneumonischen Infektion ausreichend ist, wurde retrospektiv (Thoraxröntgenaufnahmen und Fieberkurvenverlauf) die Häufigkeit bronchopulmonaler Infektionen bei 43 Patienten mit Duodenopankreatektomie (OP nach Whipple) wegen chronischer Pankreatitis (Mitte

1979 bis Ende 1980) festgestellt. Mit dieser Schmerzbehandlung (Piritramid, gelegentlich Pentazocin, Morphin oder Pethidin) kam es in 3 Fällen zu einer manifesten Bronchopneumonie, bei weiteren 3 Patienten zu einer röntgenologisch erkennbaren Atelektasenbildung. Alle 3 Patienten mit Atelektasenbildung wiesen zumindestens eine leichte präoperative Obstruktion und in 2 Fällen auch eine leichte restriktive Lungenveränderung auf. Von den Patienten mit manifester Infektion hatten alle eine schwere septische chirurgische Komplikation. Diese Ergebnisse weisen deutlich auf den engen Zusammenhang der Entwicklung einer postoperativen bronchopulmonalen Komplikation mit präoperativ bestehenden pulmonalen Vorerkrankungen einerseits und einer chirurgisch induzierten Sepsis andererseits hin. Unter dem Aspekt der Schmerzbehandlung läßt sich daraus der Schluß ziehen, daß zur Verhinderung einer Bronchopneumonie, auch bei Patienten mit ausgesprochen großem Eingriff, die übliche systemische Analgesie zusammen mit einer intensiven Atemtherapie durchaus ausreichend zu sein scheint und daß die Ausbildung einer Bronchopneumonie kein Vergleichskriterium für vermutlich bessere Analgesieverfahren sein kann.

Weit häufiger als zu einer Bronchopneumonie kommt es, zwangsläufig durch die veränderte Ventilation bedingt, zu Verteilungsstörungen mit Mikroatelektasenbildung und konsekutiver Hypoxie [8]. Die Veränderungen sind zwar meist nur passager für einige postoperative Tage nachweisbar, sie können jedoch, abgesehen von der Tatsache, daß sie als Vorstufen der Infektion gelten, in Einzelfällen, z. B. bei kardialen Risikopatienten oder auch für den chirurgischen Heilprozeß an einer Darmanastomose, eine vitale Bedeutung bekommen, ohne daß die Kausalität immer eindeutig erkennbar wäre. Theoretisch sollte eine dem Standardverfahren überlegene Analgesiemethode in der Lage sein, die Frequenz dieser Verteilungsstörungen und der hypoxischen Zustände zu verringern.

Nach der Entdeckung von Opioidrezeptoren in der Substantia gelatinosa des Hinterhorns im Rückenmark [1, 16] hat seit ca. 3 Jahren die spinale und vor allen Dingen die peridurale Gabe von einigen narkotischen Analgetika eine breite klinische Anwendung gefunden [4]. Am eigenen Krankengut wurde retrospektiv die Wirkung der periduralen Morphingabe mit der Standardmethode bei 2 homogenen Kollektiven (Tabelle 5) von je 27 Patienten nach einer Duodenopankreatektomie anhand der Blutgasanalysen verglichen. Unter der Gabe von 3 l Sauerstoff über eine nasale Sonde ergab sich am ersten postoperativen Tag ein signifikanter Unterschied der arteriellen Sauerstoffpartialdrucke zugunsten der periduralen Morphinanalgesie (Tabelle 6). Besonders interessant und bedeutsam, nicht zuletzt wegen der hemmenden Wirkung hoher Opioiddosen auf den Tiefatemreflex [6], ist dies unter dem Aspekt des Opioidverbrauches. Um einen Vergleich zu ermöglichen, wurden die systemisch applizierten Opioiddosen auf Morphinäquivalente umgerechnet (15 mg Piritramid $\hat{=}$ 9 mg Morphin, 30 mg Pentazocin $\hat{=}$ 6 mg Morphin, 100 mg Pethidin $\hat{=}$ 12 mg Morphin). Es fand sich auch hier ein hochsignifikanter Unterschied zugunsten der Patienten, die Morphin über den Periduralkatheter bekommen hatten (Tabelle 6). In dieser Gruppe wurde zusätzlich einigen Patienten Opioide systemisch appliziert, teils möglicherweise wegen ungenügender Wirkung bei periduraler Gabe, teils wohl auch in einigen Fällen wegen falscher Katheterlage oder auch durch Nichtbeachten eines liegenden Peridualkatheters. Unter diesem Aspekt erhält die eindeutig bessere Wirkung des peridural applizierten Opioids eine besondere Bedeutung. Diese retrospektiv gewonnenen Ergebnisse waren Anlaß zu prospektiven, prä- und postoperativen Ventilationsuntersuchungen anläßlich des glei-

Tabelle 5. Retrospektiver Vergleich zweier Analgesieverfahren (Opioide systemisch und Opioide peridural) bei Patienten mit Duodenopankreatektomie

	Analgesie über Periduralkatheter	Analgesie systemisch	
Patientenzahl	27 ♂ 24 ♀ 3	27 ♂ 25 ♀ 2 1 Patient primär beatmet bei Pankreasabszeß und sekundärer Pneumonie	
	$\bar{x} \pm s_{\bar{x}}$	$\bar{x} \pm s_{\bar{x}}$	
Alter (Jahre)	40 ±1,3	38 ±2,1	n. s.
Gewicht (kg)	56,3±2,6	60,3±1,7	n. s.
Narkosedauer (h)	5,5±0,2	5,5±0,2	n. s.
Postoperativer Tag der Entlassung aus der Intensivstation	2,4±0,3	2,4±0,2	n. s.

Tabelle 6. Retrospektiver Vergleich zweier Analgesieverfahren (Opioide systemisch und Opioide peridural) bei Patienten mit Duodenopankreatektomie am 1. postoperativen Tag

	Analgesie über Periduralkatheter	Analgesie systemisch	
Patientenzahl	27	27 (1 Patient beatmet: Peritonitis, Pneumonie)	
paO_2 (mmHg)	104 ±6,2	88,9±3,6	$p<0{,}05$
pCO_2 (mmHg)	40,4±0,8	41,5±0,9	n. s.
BE	2,6±0,6	3,4±0,5	n. s.
Morphinäquivalente (mg)			
peridural	7,9±1,0	0	
systemisch	5,9±1,6	30,9±3,5	
gesamt	13,9±1,8	30,9±3,5	$p<0{,}001$

Alle Werte als $\bar{x} \pm s_{\bar{x}}$

chen chirurgischen Eingriffes, um die frühesten Veränderungen in der Kausalitätskette, an deren Ende die Hypoxie steht, zu erkennen. Besonderer Wert wurde auf die Homogenität des chirurgischen Eingriffes und die Messung sämtlicher Lungenvolumina, einschließlich der vielgenannten funktionellen Residualkapazität, gelegt. Verglichen wurde anläßlich einer Duodenopankreatektomie bei je 6 Patienten die Wirkung der systemischen Applikation von Opioiden (Piritramid) mit der einer periduralen Applikation von Opioiden (Morphin) kurz nach der Operation und am 1. postoperativen Tag (Abb. 4). Messungen im weiteren postoperativen Verlauf wurden dabei nicht durchgeführt, da sich die unterschiedliche Qualität verschiedener Analgesieverfahren am deutlichsten am 1. postoperativen Tag manifestiert [9]. Die intramuskuläre Gabe von jeweils 15 mg Piritramid führte nur zu einer minimalen Erhöhung der Vitalkapazität.

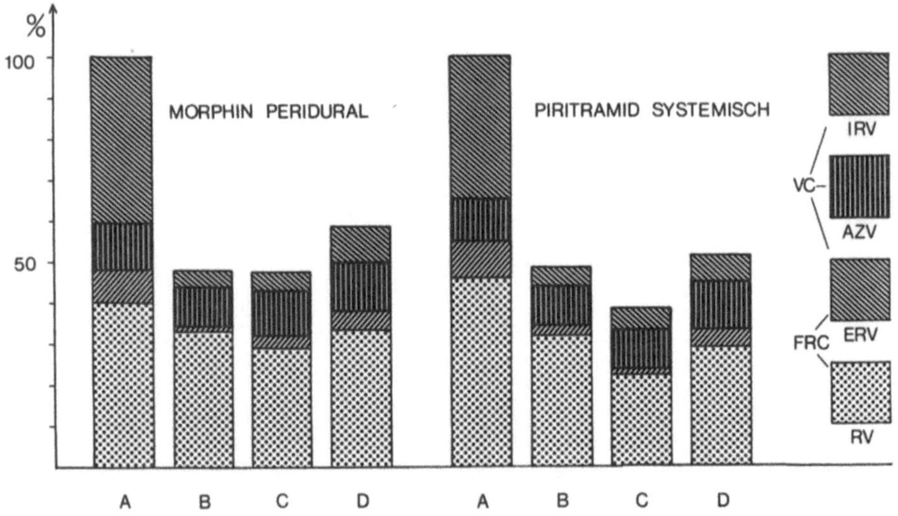

Abb. 4. Einfluß zweier verschiedener Schmerzbehandlungsmethoden auf die Lungenvolumina nach Duodenopankreatektomien. *A* Präoperativ, *B* 1 h nach Operation, *C* 2 h nach Operation mit Therapie, *D* 1. Tag postoperativ mit Therapie (*IRV* inspiratorisches Reservevolumen, *AZV* Atemzugvolumen, *ERV* exspiratorisches Reservevolumen, *RV* Residualvolumen, *VC* Vitalkapazität, *FRC* funktionelle Residualkapazität)

Wegen eines weiteren deutlichen Abfalles der funktionellen Residualkapazität erniedrigte sich sogar die Totalkapazität. Am ersten postoperativen Tag erfolgte eine deutliche Besserung, allerdings auch nur bis zu einer Erhöhung der Vitalkapazität auf knapp 50%. Bei Anwendung der periduralen Opioidanalgesie (Einzeldosen von 4 mg Morphin auf 15 ml physiologische Kochsalzlösung, Periduralkatheterlage zwischen L 1 und L 2) zeigte sich nach der Schmerztherapie eine etwas stärkere Verbesserung der Vitalkapazität, die funktionelle Residualkapazität blieb weitgehend erhalten. Überlegen war der Effekt am ersten postoperativen Tag. Insgesamt schnitt also auch bei der Messung der Lungenvolumina die peridurale Opioidanalgesie deutlich besser ab.

Trotz Analgesie und relativem subjektivem Wohlbefinden der Patienten blieb die Einschränkung der Ventilationsparameter so erheblich, daß die Analgetikawirkung auf den ersten Blick enttäuschend wirken muß. Es erhebt sich daraus zwangsläufig die Frage, ob nicht eine Schmerzbekämpfung mit Hilfe von Lokalanästhetika über einen Periduralkatheter weitere entscheidende Verbesserungen bringen kann. Aus diesem Grund wurde die gleiche Untersuchung bei einem anderen Patientenkollektiv anläßlich einer linksthorakoabdominellen Gastrektomie mit dem Vergleich der Wirkung einer periduralen Opioidanalgesie (Morphin in gleicher Dosierung, lumbaler Katheterzugang L 1/L 2) und der einer periduralen Lokalanästhesie (Bupivacain, thorakaler Katheterzugang Th 8/Th 9) durchgeführt. Bei der Anwendung von Lokalanästhetika ist für diesen Eingriff ein thorakaler Zugang im segmentalen Zentrum des Schmerzes erforderlich, um die Gesamtdosis und damit die Nebenwirkungsrate möglichst gering zu halten. Ein zuverlässiges Vorschieben eines Katheters in den thorakalen Bereich ist auch von einem hohen lumbalen Zugang zwischen L 1 und L 2 nicht möglich (Abb. 5).

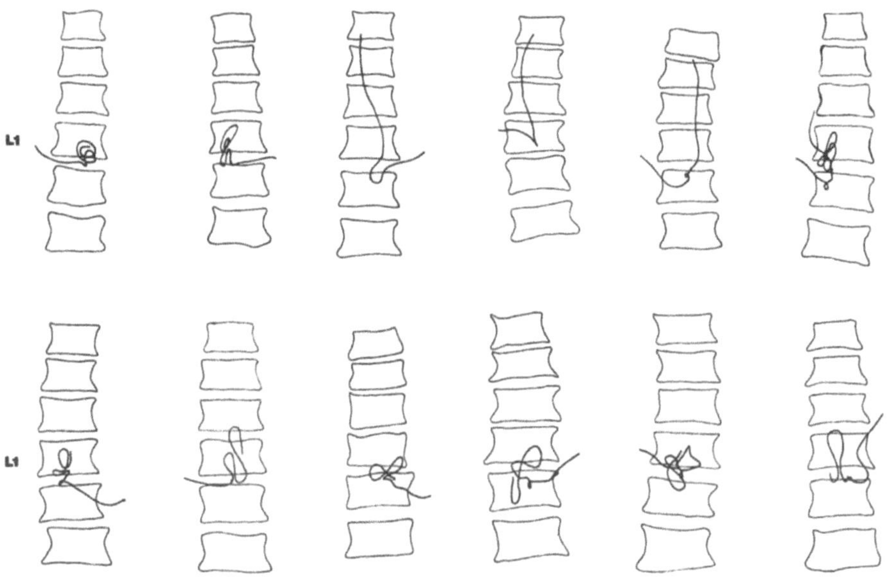

Abb. 5. Röntengologisch identifizierte Lage von 12 Periduralkathetern, Einstichhöhe L 1–L 2, Katheterspitze 20 cm von Hautniveau

Die Abb. 6 zeigt für die peridurale Morphinanalgesie nach Gastrektomien ähnliche Verhältnisse wie nach den Whipple-Operationen. Bei periduraler Anwendung von Bupivacain ergab sich zwar die deutlichste Verbesserung der Vitalkapazität, vor allen Dingen zugunsten des inspiratorischen Reservevolumens, direkt nach der ersten Bolusgabe (8 ml Bupivacain 0,5%). Nach einer Dauerinfusion (4–6 ml Bupivacain 0,5% pro h) ließ sich jedoch am ersten postoperativen Tag dieser Effekt nicht mehr in der gleichen Deutlichkeit nachweisen, so daß insgesamt gesehen hier nur ein geringer Unterschied zur periduralen Gabe von Morphin erkennbar war.

Die durchgeführten Messungen haben somit gezeigt, daß es nach großen chirurgischen Oberbauch- bzw. Zweihöhleneingriffen zu einer massiven Restriktion sämtlicher Lungenvolumina kommt. Im Gegensatz zu anderen Untersuchungen bei meist kleineren Eingriffen [3] ist offensichtlich kein Analgesieverfahren nach solch großen Operationen in der Lage, diese Situation auch nur annähernd zu normalisieren. Ein ganz erheblicher Teil dieser Veränderungen muß darum auf die lokalen chirurgischen Manipulationen zurückgeführt werden. Dies darf natürlich kein Grund sein, zu resignieren, sondern muß erst recht, weil es den Patienten ohnehin in eine pulmonale Grenzsituation bringt, Anlaß für eine nach Bedarf eskalierende, intensive Schmerzbehandlung sein. Die lokale spinale Analgesie hat dabei eindeutige Vorteile gegenüber der systemischen Analgesie. Die Unterschiede zwischen der Wirkung der periduralen Opioidgaben und der periduralen Lokalanästhetikagaben sind mit Ausnahme der unmittelbar postoperativen Phase nur gering. Eine Schmerztherapie beschränkt ihre Effekte jedoch nicht nur auf die Atmung, sondern sie beeinflußt zusätzlich über andere, im psychischen und im hormonellen Bereich ablaufende Mechanismen, die einem Messen weniger leicht zugänglich sind, das Gesamtbefinden der Patienten. Dies wird belegt durch

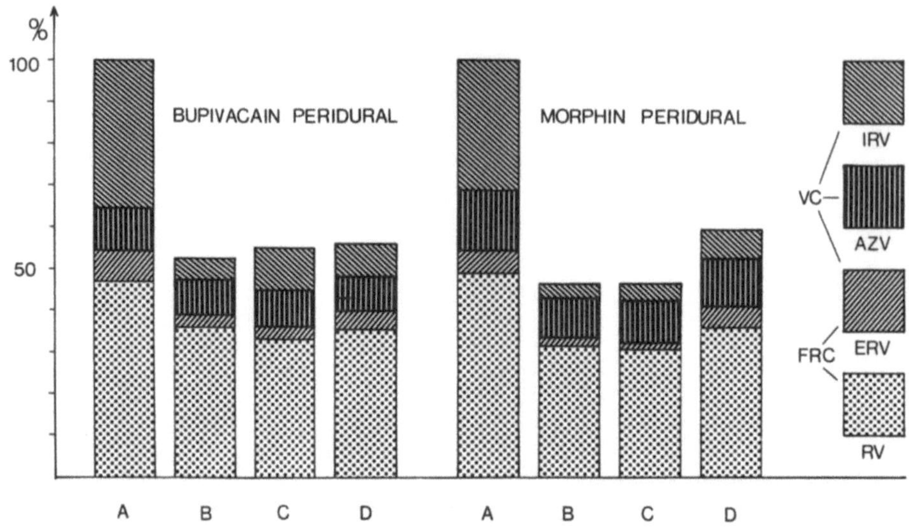

Abb. 6. Einfluß zweier verschiedener Schmerzbehandlungsmethoden auf die Lungenvolumina nach linksthorakoabdomineller Gastrektomie. *A* Präoperativ, *B* 1 h nach Operation, *C* 2 h nach Operation mit Therapie, *D* 1. Tag postoperativ mit Therapie (*IRV* inspiratorisches Reservevolumen, *AZV* Atemzugvolumen, *ERV* Exspiratorisches Reservevolumen, *RV* Residualvolumen, *VC* Vitalkapazität, *FRC* funktionelle Residualkapazität)

die oft frappierende klinische Erfahrung, daß es neben der systemischen Analgesie Methoden der Schmerzbehandlung gibt, die in der Lage sind, ein Wohlbefinden der operierten Patienten zu erzielen, ohne gleichzeitig einen Dämmerzustand durch hohe Opioiddosen zu produzieren. Gerade die daraus resultierende Kooperationsfähigkeit ergibt sich zwangsläufig aus den vorliegenden Ergebnissen als entscheidendes Erfordernis, hat sich doch gezeigt, daß der wiederherstellende Effekt auf die Lungenvolumina durch jede Analgesie nach solch großen Eingriffen zunächst relativ gering ist und in der Nachbehandlung allein kaum ausreichen kann, um bronchopulmonale Komplikationen zu verhindern. Darum müssen zusätzliche intensive atemtherapeutische Maßnahmen angewendet werden, für die allerdings eine angemessene Schmerzbehandlung eine unabdingbare Basis darstellt. Die vorliegenden Messungen der Lungenvolumina können als Entscheidungshilfen für eine sinnvolle Auswahl unter den vielen zur Verfügung stehenden Methoden der Atemtherapie dienen.

Literatur

1. Atweh SF, Kuhar MJ (1977) Autoradiographic localization of opiate receptors in rat brain. I. Spinal cord and lower medulla. Brain Res 124:53–67
2. Beecher HK (1933) Effect of laparatomy on lung volume. Demonstration of a new type of pulmonary collapse. J Clin Invest 12:651–658
3. Bromage PR (1967) Extradural analgesia for pain relief. Br J Anaesth 39:721–729
4. Bromage PR, Camporesi E, Chestnut D (1980) Epidural narcotics for postoperative analgesia. Anesth Analg 59:473–480

5. Buckley FP, Simpson BR (1980) Acute traumatic and postoperative pain management. In: Cousins MJ, Bridenbaugh PO (eds) Neural blockade. Lippincott, Philadelphia Toronto, pp 586–615
6. Egbert LD, Bendixen HH (1964) Effect of morphine on breathing pattern, a possible factor in atelectasis. J Am Med Assoc 188:485–488
7. Grundmann R, Hofferek B (1981) Wundinfektions- und Komplikationsrate nach allgemein-chirurgischen Eingriffen. Chirurg 52:570–576
8. Hansen G, Drablos PA, Steinert R (1977) Pulmonary complications, ventilation and blood gases after upper abdominal surgery. Acta Anaesthesiol Scand 21:211–215
9. Labaille T, Samii K, Mann C, Noviant Y (1982) Fonction respiratoire post-opératoire après analgésie morphinique par voies sous-cutanée et péridurale. Nouv Presse Med 11:1309–1311
10. Laszlo G, Archer GG, Darrell JH, Dawson JM, Fletcher CM (1973) The diagnosis and prophylaxis of pulmonary complications of surgical operation. Br J Surg 60:129–134
11. Latimer RG, Dickman M, Clinton Day W, Gunn ML, DuWayne Schmidt C (1971) Ventilatory patterns and pulmonary complications after upper abdominal surgery determined by preoperative and postoperative computerized spirometry and blood gas analysis. Am J Surg 122:622–632
12. McAteer E, Dundee JW (1981) Injectable aspirin as a postoperative analgesic. Br J Anaesth 53:1069–1071
13. Parkhouse J, Lambrechts W, Simpson BRJ (1961) The incidence of postoperative pain. Br J Anaesth 33:345–353
14. Pontoppidan H, Geffin B, Lowenstein E (1973) Acute respiratory failure in the adult. Little & Brown, Boston
15. Scheidegger D, Bentz L, Piolino G, Pusterla C, Gigon JP (1976) Influence of early mobilisation on pulmonary function in surgical patients. Eur J Intensive Care Med 2:35–40
16. Snyder SH (1975) Opiate receptor in normal and drug altered brain function. Nature 257:185–189
17. Stamm WE, Martin SM, Bennett JV (1977) Epidemiology of nosocomial infections due to gram-negative bacilli: Aspects relevant to development and use of vaccines. J Infect Dis [Suppl] 136:151–160
18. Vossschulte K (1958) Die postoperativen Lungenkomplikationen ohne Berücksichtigung der Tuberkulose. Langenbecks Arch Chir 288:328–343

Therapeutisches Husten

H. Tiefel und J. Seibt

Husten sichert im Zusammenwirken mit dem Surfactant der Alveolen und dem Ziliarapparat des Bronchialsystems die mechanische Reinigung des Respirationstraktes [5, 9]. Welche Folgen die Einschränkung der Fähigkeit, zu husten, haben kann, können wir tagtäglich bei unseren operierten Patienten sehen. Vermehrt gebildetes Sekret kann nicht abgehustet werden, wird trocken und zäh, füllt und verschließt eine zunehmende Zahl der Bronchien, Mikroatelektasen entstehen, Verteilungsstörungen und Shuntblutbeimengungen beeinträchtigen die Sauerstoffversorgung des Organismus. Nicht selten sieht man bronchoskopisch einen Lappenbronchus mit Sekret gefüllt, es kommt zu Atelektasen und zur Bronchopneumonie.

Vielfältig, dabei oft unzureichend und für den Patienten quälend, sind unsere Versuche, das Sekret zu mobilisieren und zu entfernen: Wechselnde Lagerungen, Abklopfen und Vibrationsmassagen der Thoraxwand, Beatmungsinhalation, schließlich blinde endotracheale oder endoskopische Absaugung des Bronchialsystems, die aber ebenfalls nur die Segmentbronchien erreicht. Von Oehmig und Stoffregen wurde eine Hustenmaschine entwickelt, die einen Hustenstoß künstlich zu imitieren versuchte [14, 17, 4]; auch sie konnte den natürlichen Husten nicht ersetzen. Radigan und King [15] legten perkutan einen Plastikkatheter in die Trachea und lösten durch Instillation von etwas Flüssigkeit Husten aus [18]. Ohne Zweifel sind alle diese Hilfsmaßnahmen dem normalen Husten weit unterlegen, man sieht aber an diesen Bemühungen, welchen Stellenwert man dem Husten schon immer beigemessen hat.

Betrachten wir nun den Hustenvorgang einmal etwas näher:

Verteilt in Kehlkopf, Trachea, großen und kleinen Bronchien, besonders gehäuft in den Carinen, liegen im Oberflächenepithel Rezeptoren, die unter anderem auf mechanische und chemische Reize ansprechen (Abb. 1). Es kann eine Bronchokonstriktion oder ein Hustenstoß ausgelöst werden. Bemerkenswert ist, daß die Reizschwelle für eine Bronchokonstriktion niedriger ist, als die des Hustens. Daneben kann Husten auch willentlich ausgelöst werden.

Der physiologische Hustenvorgang [3, 19] läuft in 3 Phasen ab: Er wird eingeleitet mit einer tiefen Inspiration. Dabei werden die Lumina von Trachea und Bronchien etwas erweitert, die elastischen Fasern der Lunge gedehnt.

In der 2. Phase, der Kompressionsphase, schließt sich zunächst die Glottis etwa für die Dauer von 0,2 s, und durch eine koordinierte Kontraktion der Muskeln des Thorax, besonders aber der gesamten Bauchwand, wird das intrathorakale Gasvolumen komprimiert.

Die 3. Phase oder Extrusionsphase beginnt mit dem plötzlichen Öffnen der Glottis und dem explosionsartigen Ausströmen der Atemluft entsprechend dem entstehenden Druckgefälle von der Alveole bis zum Mund. Da der in der 2. Hustenphase erhöhte intrapleurale Druck zu einer teilweisen Kompression der Trachea mit Querschnittsverengung geführt hat, können jetzt hohe Gasstromgeschwindigkeiten erzeugt werden, wo-

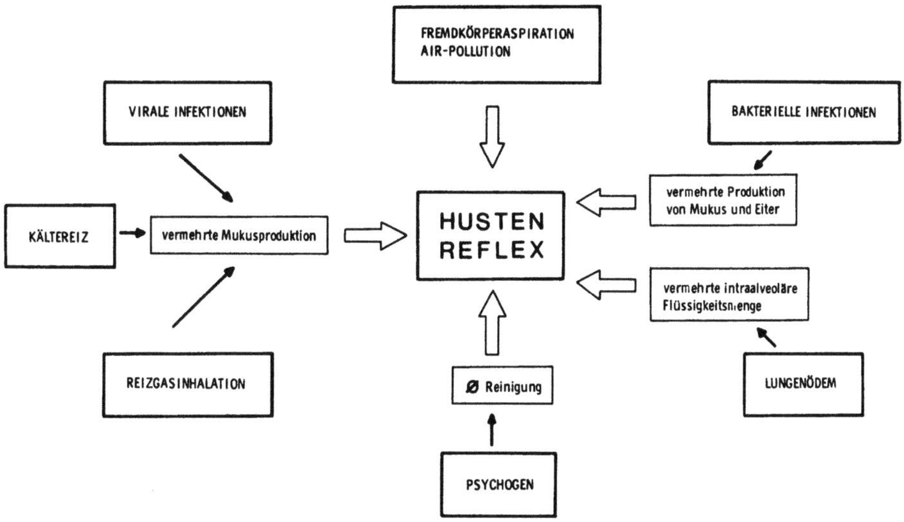

Abb. 1. Ursachen für die Auslösung des Hustenreflexes

durch Schleim von der Wand losgerissen und nach außen transportiert wird [20]. Seit kurzem wird noch ein 4. Mechanismus unterschieden, die Vibrationen [6]. Dabei handelt es sich um Schwingungen der tracheobronchialen Wände während der Extrusionsphase, die bei der Mobilisierung von Sekreten von der Bronchialwand eine Rolle spielen dürften. Wichtig ist, daß nur die größerlumigen Abschnitte des Bronchialsystems, etwa ab den Segmentbronchien, durch den Hustenstoß gereinigt werden können.

Liegt eine Instabilität des Tracheobronchialsystems vor, wie dies bei Asthma und schwerer chronischer Bronchitis der Fall sein kann, so kann die beim Husten entstehende intrapleurale Druckerhöhung bis zum subtotalen Verschluß weit peripher gelegener Bronchialabschnitte [1,2] wie auch der größeren Atemwege führen [8,16], der Husten muß ineffektiv werden.

Die hämodynamischen Auswirkungen des Hustens sind vor allem bei Schädel-Hirn-Traumen von Bedeutung: Die intrathorakale und intraabdominelle Druckerhöhung beträgt beim Räuspern etwa 20–30 mm Hg, bei einem Hustenstoß etwa 100 mm Hg. Sie führt zu einer Behinderung des venösen Rückstromes zum Herzen, die sich direkt auf die Epiduralvenen auswirkt. Es entsteht eine intrakranielle Druckerhöhung, die etwa dem intrathorakalen Druckanstieg entspricht.

Zahlreich sind die Möglichkeiten [20], die zu einer Störung des Hustenablaufes führen können [Abb. 2]. Pharmaka und Toxine, Hirndruckerhöhung oder Mangeldurchblutung nach Verletzungen können zu einer Depression des Hustenkoordinationszentrums im Hirnstamm führen. Auch eine willentliche Unterdrückung des Hustens ist möglich, z. B. bei Angst vor Schmerz. Die sensiblen Nervenendigungen in Kehlkopf und Luftwegen können unempfindlich werden gegen gehäuft auftretende Reize. Fehlender Glottisschluß durch Störungen der Kehlkopfinnervation, Intubation oder Tracheotomie verhindern effektiven Husten. Am folgenschwersten schließlich wirkt sich bei chirurgischen Patienten die operationsbedingte Läsion der für das Husten wichtigen Muskelgruppen im Bereich des Abdomens oder Thorax aus.

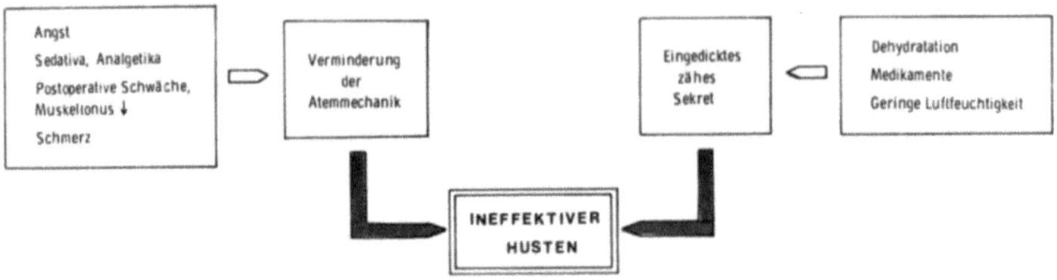

Abb. 2. Pathomechanismen des ineffektiven Hustens

Aus der Überzeugung heraus, daß Husten besser ist als Absaugen, und trotz der in der Literatur berichteten negativen Erfahrungen [10–13, 21], versuchen wir zur Zeit einen Reizstoff zu finden, der bei Patienten, die aus den genannten Gründen Schwierigkeiten haben, selbst zu husten, doch Husten auslöst.

Folgende Stoffe wurden in einer Pilotstudie an gesunden Versuchspersonen getestet: Sauerstoff-CO_2-Gemische mit CO_2-Konzentrationen von 10–90%. Sie führten zu einer zwanghaften Vertiefung der Atmung mit Erhöhung der Atemfrequenz. Bei 3 von 15 Personen wurde Husten ausgelöst. Die stoßartige Einspeisung dieser Gemische mit Überdruck während der Inspiration, um eine zusätzliche Reizung von Dehnungsrezeptoren zu erzielen, verbesserte die Hustenrate auf 5 von 15 Personen. Sodann ließen wir kaltes Wasseraerosol inhalieren, das zunächst über Düsenvernebler, sodann über Ultraschall mit unterschiedlicher Vernebelungsintensität erzeugt wurde. Auf die gleiche Weise wurde ein kaltes Aerosol aus Emser Sole in einer Verdünnung von 1:10 inhaliert. Bei der höchsten Aerosoldichte husteten 8 von 15 Personen. Schließlich wurden alle Inhalationsarten nacheinander miteinander kombiniert, um eine Reizsummation zu erzielen. Erst bei der Inhalation eines kalten Emser-Sole-Aerosols in Kombination mit Überdruckeinspeisung eines Sauerstoff-CO_2-Gemisches husteten 14 der 15 gesunden Versuchspersonen.

Enttäuschend war dann, daß von 5 Patienten mit Sekretretention und eingeschränkter Hustenfähigkeit wiederum nur einer auf die Inhalation dieses Gemisches mit Husten reagierte.

Wir interpretieren diese Ergebnisse so, daß unabhängig von Alter und Geschlecht, ob Raucher oder Nichtraucher, offenbar die Empfindlichkeit der Rezeptoren und damit die Hustenreizschwelle unterschiedlich ausgebildet ist. Bei vorgeschädigten Patienten scheint zusätzlich noch eine Abstumpfung gegenüber diesen Reizen vorzuliegen.

Husten ist aber der wesentliche mechanische Reinigungsmechanismus des Tracheobronchialsystems und besser als alle Hilfsmaßnahmen. Deshalb sind wir trotz dieser noch unbefriedigenden Ergebnisse der Meinung, daß man bei Patienten als erstes auf diese Weise versuchen sollte, einen Hustenreiz auszulösen, so daß zumindest in einzelnen Fällen sich eingreifendere Maßnahmen erübrigen.

Die Abb. 3 zeigt als Parameter für die Effizienz des Hustenstoßes die "peak expiratory flow rates" von 10 Patienten nach großen Oberbaucheingriffen, gemessen mit dem Pneumotest Junior der Firma Jaeger. Es besteht postoperativ eine erhebliche Einschränkung der Hustenfähigkeit. Die Peak-flow-Raten sind auf mehr als die Hälfte ihres Ausgangswertes eingeschränkt. Wie zu erwarten, verbessert die Gabe eines Analgetikums über einen Periduralkatheter in den meisten Fällen das Hustenvermögen, in kei-

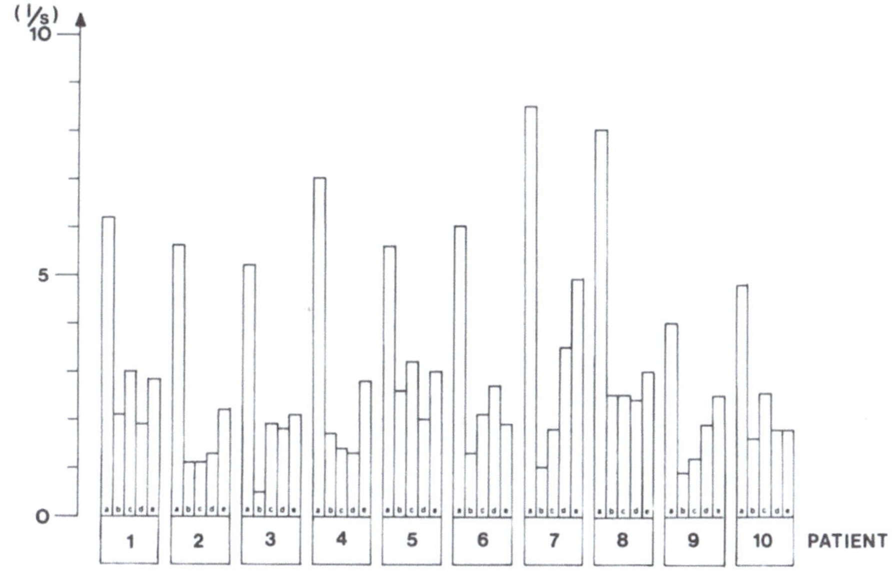

Abb. 3. Peak-flow-Werte des Hustens bei 10 chirurgischen Patienten vor und nach großen Oberbaucheingriffen (Säulendiagramm). *a* Präoperativ, *b* 1 h postoperativ, *c* 2 h postoperativ nach Schmerztherapie, *d* 24 h postoperativ, *e* 30 h postoperativ

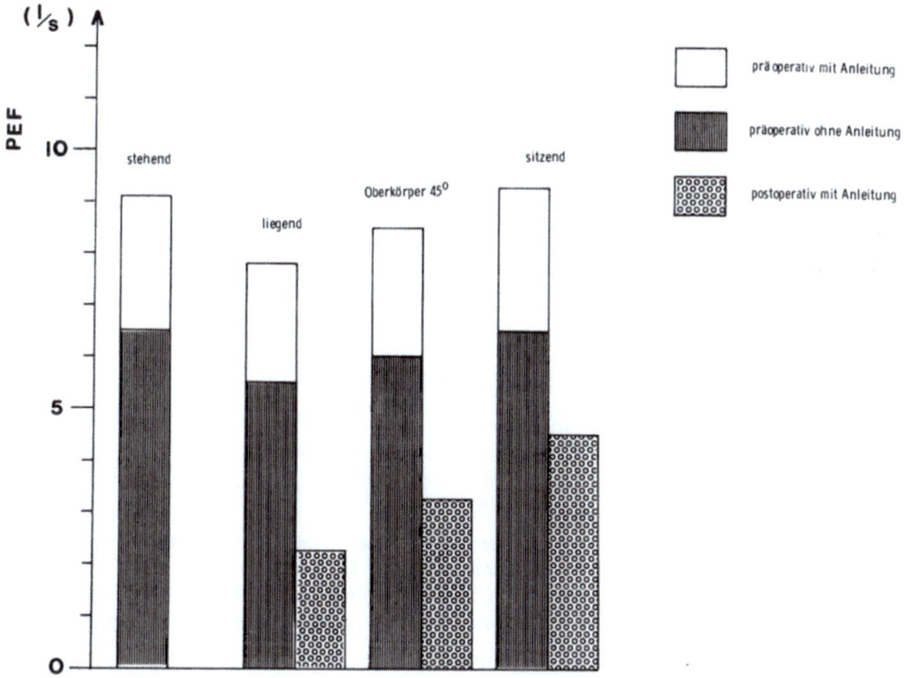

Abb. 4. Beeinflussung der Peak-flow-Werte (*PEF*) als Maß für die Effizienz des Hustens durch Unterweisung und verschiedene Körperpositionen vor und nach Operationen (Mittelwerte aus jeweils 10 Untersuchungen)

nem Falle jedoch werden auch nur annähernd die Ausgangswerte erreicht. Die Notwendigkeit einer ausreichenden Schmerztherapie auch zur Verbesserung der Fähigkeit, zu husten, steht außer Frage.

Die Aufforderung, zu husten, wird von medizinischen Laien völlig unterschiedlich befolgt. Angefangen vom Räuspern über schwache einzelne Hustenstöße nach unterschiedlich tiefer Inspiration bis zu gehäuften Hustenstößen während einer Exspiration fanden sich alle Variationen. Einzelne Patienten gaben sogar an, nicht willentlich husten zu können. Unsere Untersuchungen (Gould Lungenfunktionsmeßplatz CPJ 5000 IV) über den Hustenablauf ohne und nach vorheriger Unterweisung bestätigten diese Beobachtungen (Abb. 4). Daraus ergibt sich die Forderung, daß die Patienten präoperativ in der richtigen Hustentechnik unterwiesen werden müssen [7].

Auch verschiedene Körperpositionen sollen Einfluß auf die Effizienz des Hustens haben [7]. Wir haben dies an gesunden Versuchspersonen und Patienten nach großen abdominellen Eingriffen untersucht. Sie mußten husten in den Positionen: flachliegend, Oberkörper 45 ° hochgelagert sowie auf dem Bettrand sitzend, Hände seitlich und die Füße auf einem Schemel aufgestützt, die Gesunden auch noch im Stehen (Abb. 4).

Bei Gesunden zeigten sich keine wesentlichen Unterschiede zwischen den einzelnen Körperhaltungen, allerdings wurde flachliegend etwas schlechter gehustet. Eine Anleitung zum richtigen Husten brachte eine deutliche Verbesserung der Werte. Postoperativ dagegen fand sich neben einer von den Patienten angegebenen erheblichen subjektiven Erleichterung objektiv eine Erhöhung der Peak-flow-Raten beim Hustenstoß bei angehobenem Oberkörper, noch deutlicher in der sitzenden Position.

Somit ergibt sich als Anleitung zum effektiven Husten bei chirurgischen Patienten folgendes (Tabelle 1):

1. Husten muß in der richtigen Körperhaltung vorgenommen werden, nämlich möglichst auf der Bettkante sitzend, Oberkörper gering nach vorn geneigt, Füße auf einem Schemel abgestützt, Hände seitlich aufgestützt. Falls dies nicht möglich ist,

Tabelle 1. Voraussetzungen zum effektiven Husten bei chirurgischen Patienten

I. *Richtige Position*	a) Möglichst: – auf der Bettkante sitzend – Oberkörper leicht vornübergebeugt – Füße aufgestützt – Hände aufgestützt b) Sonst: – Oberkörper angehoben – Knie angewinkelt – Füße abgestützt
II. *Richtige Atemtechnik*	a) Mehrere tiefe, aber langsame Inspirationen zunächst durch die Nase, dann durch den Mund b) Nach tiefer Inspiration mehrmalige Hustenstöße *ohne* erneute Inspiration zwischen den einzelnen Hustenstößen
III. *Zusätzliche Hilfen*	a) Schmerztherapie b) Ausreichende Befeuchtung der Einatemluft c) Gegenhalten im Wundbereich
IV. *Übungen zur Stärkung der Atemmuskulatur*	

muß der Oberkörper um 45 ° hochgelagert werden, die Füße bei angewinkelten Knien abgestützt.

2. Die Patienten müssen präoperativ über die Notwendigkeit des Hustens und in der richtigen Atem- und Hustentechnik unterwiesen werden. Dem Husten müssen mehrere tiefe Atemzüge vorausgehen, zunächst durch die Nase – es werden vorwiegend die kranialen Abschnitte der Lunge belüftet – sodann mehrere tiefe Atemzüge durch den geöffneten Mund, die eine bessere Belüftung der kaudalen Lungenanteile bewirken und zu einer Erweiterung des Tracheobronchiallumens führen.
   Der Husten muß durch eine möglichst tiefe, dabei aber langsame Inspiration eingeleitet werden. Dann sollten 2–3 Hustenstöße ohne erneute Inspiration dazwischen erfolgen.
3. Zusätzliche Hilfen müssen gegeben werden: An erster Stelle steht eine ausreichende Schmerztherapie, ohne die effektives Husten unmöglich ist. Das Gegenhalten seitlich der Wunde mit beiden Handflächen unterstützt die Bauchpresse und vermindert den schmerzhaften Zug an Muskulatur und Wunde.
4. Präoperative krankengymnastische Übungen zur Stärkung der Atemmuskulatur wären förderlich.

Dies alles beinhaltet eine erheblich stärkere menschliche Zuwendung zum Patienten, die allerdings auch zeitaufwendiger ist. Diese Tätigkeit muß sowohl von den Pflegekräften, zu deren ureigenem Tätigkeitsfeld der Pflege sie nach meiner Überzeugung gehört, die dafür aber noch besser auszubilden sind, wie auch von Krankengymnastinnen ausgeführt werden. Die Frage, ob diese Forderungen bei dem allgemeinen Personalmangel erfüllbar sind, muß offen bleiben.

Literatur

1. Berger D, Nolte D (1978) Die atemmechanischen Grundlagen des gestörten Hustenmechanismus beim Emphysempatienten. Atemwegs Lungenkrh 4:178–180
2. Berger D, Nolte D (1980) Flußwirksame und flußunwirksame Atemarbeit bei Patienten mit Atemwegskollaps. Atemwegs- und Lungenkrankh 6:212–214
3. Berger D, Nolte D (1981) Der Hustenmechanismus. Prax Klin Pneumol 35:343–346
4. Hörnicke H (1956) Können mechanische Hustengeräte die Lungen schädigen? Virchows Arch 328:576–581
5. Jackson C (1922) Cough. J Am Med Assoc 79:1399–1404
6. Kummer F (1979) Pathophysiologie und Differentialdiagnose des Hustens. Diagnostik 12:73–74
7. Lagerson J (1979) The cough – its effectiveness depends on you. Respir Care 24:142–149
8. Langlands J (1967) The dynamics of cough in health and in chronic bronchitis. Thorax 22:88–96
9. Mossberg B, Camner P (1980) Mucociliary transport and cough as tracheobronchial clearance mechanisms in pathological conditions. Eur J Respir Dis [61 Suppl] 110:47–50
10. Nolte D, Ulmer WT (1966) Der Einfluß kalten Wetters auf die Lungenresistance. Beitr Klin Tuberk 134:54–61
11. Nolte D (1973) Die akute Bronchokonstriktion als Reaktion auf Umweltfaktoren. Pneumonologie 148:187–195
12. Nolte D (1974) Physiologische und therapeutische Aspekte der Reflexbronchokonstriktion. Wien Med Wochenschr [Suppl] 21:22–26
13. Nolte D (1975) Atmungsreflexe und ihre klinische Bedeutung. Med Klin 70:1793–1800
14. Oehmig H, Stoffregen J (1957) Experimentelle Untersuchungen und klinische Erfahrungen mit einem neuen Hustengerät. Anaesthesist 6:40–42

15. Radigan LR, King D (1960) A technique for the prevention of postoperative atelectasis. Surgery 47:184–187
16. Reifenrath DR (1980) Funktionelle Überlegungen zu Sekreteigenschaften der kleinen Atemwege. In: Rensch H (Hrsg) Mukustransport. Dustri, München-Deisenhofen, S 41–54
17. Stoffregen J (1956) Über ein neues Gerät zur Erzielung künstlicher Hustenstöße. Langenbecks Arch Chir 284:451–455
18. Sykes MK, McNicol MW, Campbell EJM (1976) Respiratory failure, 2nd edn. Blackwell, Oxford London Edinburgh Melbourne
19. Ulmer WT, Reichel G, Nolte D (1976) Die Lungenfunktion, 2. Aufl., Thieme, Stuttgart
20. Williams HE (1975) Chronic and recurrent cough. Aust Paediatr J 11:1–8
21. Zimmermann I, Ulmer WT (1979) Wirkort und Wirkungsmechanismus bronchokonstriktorischer sowie bronchospasmolytischer Rezeptoren im Bonchialbaum. In: Kaik G, Hitzenberger G (Hrsg) Die medikamentöse Behandlung der obstruktiven Atemwegserkrankung. Schnetztor, Konstanz, S 157–161

Physikalische Atemtherapie – eine Schwachstelle in unserem Behandlungskonzept?

H. Benzer, M. Baum, S. Duma, A. Geyer, W. Koller, N. Mutz, G. Pauser und J. Wagner

Ich wurde aufgerufen, die provokante Frage – Physikalische Atemtherapie, eine Schwachstelle in unserem Behandlungskonzept – zu beantworten. Ich werde versuchen, dies anhand persönlicher Erfahrungen zu tun.

Die physikalische Atemtherapie kann zu einer Schwachstelle in unserem Behandlungskonzept werden, wenn die notwendige *Organisation* fehlt (Tabelle 1).

Dann herrschen in der Regel Zufälligkeiten in bezug auf das „verantwortliche" Personal, die Methodik und die Indikationsstellung.

Dem Personenkreis, der sich mit Atemtherapie beschäftigt, fehlt eine entsprechende Ausbildung. Weder die *Therapieerfolge* noch die *Therapiemißerfolge* werden entsprechend kontrolliert.

Zur Schwachstelle wird die Atemtherapie, wenn die *primären Aufgaben* dieser Therapie nicht wahrgenommen werden. Es gibt keine Schwerpunkte in der Indikationsstellung, irgendwo wird „hinter verschlossenen Türen", ohne Zusammenarbeit mit der Krankenstation, der Wachstation, der Intensivstation oder einer pulmologischen Abteilung gearbeitet.

Tabelle 1. Physikalische Atemtherapie, eine Schwachstelle in unserem Behandlungskonzept?

Ja – wenn:	Nein – wenn:
A *Organisation fehlt* Zufälligkeiten in bezug auf Personal Methodik, Indikationen Fehlende Ausbildung Fehlende Kontrolle des Therapieerfolges	A *Organisationsschema vorhanden* Verantwortlicher Arzt und Atemtherapeutin Zusammenarbeit mit Pflegepersonal – rund um die Uhr – Ausbildung – permanent, Schule, Hygiene – Kontrolle
B *Primäre Aufgaben werden nicht erkannt* Kein Schwerpunkt in der Indikation Behandeln „hinter verschlossenen Türen"	B *Primäre Aufgabe:* Der Patient vor der Operation, im Aufwachraum, auf der Intensivstation, in der Postintensivambulanz „Vor der Beatmung bewahren, die beatmete Lunge pflegen, rasche Entwöhnung ermöglichen" *Sekundäre Aufgabe:* Der ambulante pulmologische Patient
C *Erstarrung im Schematismus* „Überlieferte Methoden werden gepflegt, nach Neuem – Besseren – besteht keine Sehnsucht"	C *Forschung* Nach neuen und vor allem effektiveren Methoden suchen

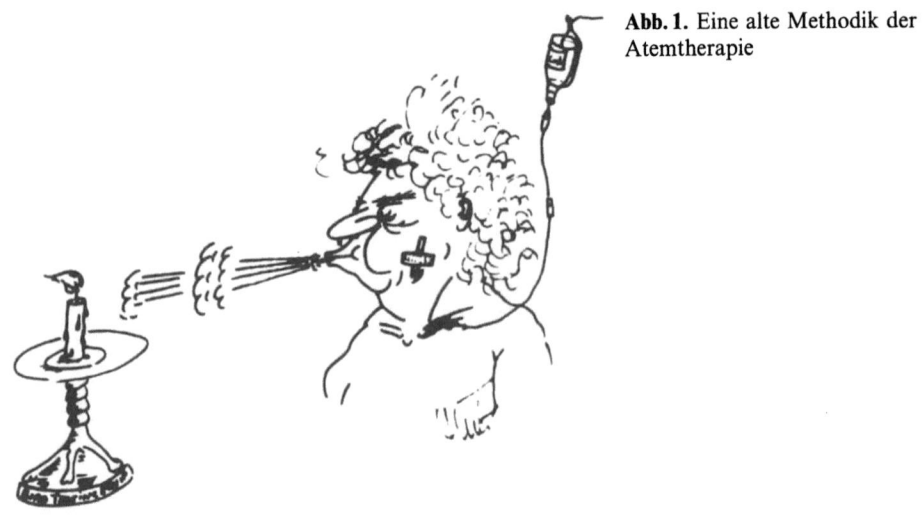

Abb. 1. Eine alte Methodik der Atemtherapie

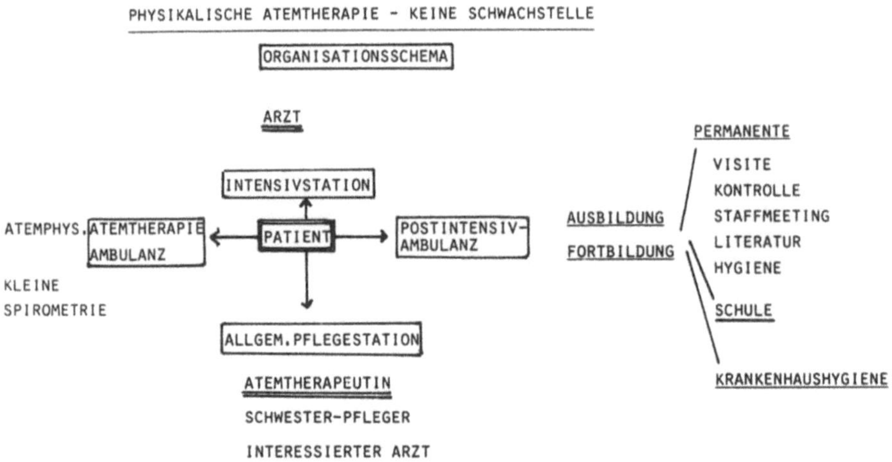

Abb. 2. Das Organisationsschema eines atemtherapeutischen Service

Es besteht immer die Gefahr, daß die *Atemtherapie zur Routine* wird, daß sie im *Schematismus* erstarrt.

Dann werden lediglich überlieferte – vielleicht gute – Methoden liebevoll gepflegt, es besteht jedoch kein Bedürfnis, nach neuen bzw. besseren Verfahren Ausschau zu halten (Abb. 1).

Die Atemtherapie wird keine Schwachstelle unseres Behandlungskonzeptes sein, wenn ein jederzeit praktikables *Organisationsschema* die atemtherapeutischen Handlungen reglementiert (Tabelle 1, Abb. 2). Der auf der Intensivstation liegende Patient, Patienten der allgemeinen Pflegestation, solche, die in der Postintensivambulanz nachbehandelt werden, und Patienten prä- und postoperativ auf der Wachstation sollen vor allem Nutznießer des Atemtherapieservices sein!

Tabelle 2. Kontrollmaßnahmen im Rahmen der Atemtherapie

1. *Personal*	Wissen, Können Hygiene
2. *Gerät*	Funktion (künstliche Lunge) Eichen (Spirometer, Gasmischer) Hygiene
3. *Wirkung am Patienten*	Blutgase, Hämodynamik, Lungenröntgen Spirometrie Plethysmographie Impedance
	Belastung des Patienten Sekretolyse Atemtyp

Kristallisationspunkt der Atemtherapieorganisation ist ein *verantwortlicher, interessierter* und *ausgebildeter Arzt*, der für die Physiologie und Pathophysiologie der Atmung spezielles Interesse zeigt.

Ihm soll genügend Personal (Atemtherapeutinnen) zur Verfügung stehen. Er organisiert und überwacht das Atemtherapieservice und sorgt für eine entsprechende permanente Ausbildung des Personals im Rahmen von Visiten und Staffmeetings. Es hat sich bewährt, daß er an der physikotherapeutischen Schule im Rahmen der atemtherapeutischen Ausbildung mitwirkt.

Die Atemtherapeutin soll über den Zustand ihrer Patienten, über die Indikation und evtl. Kontraindikation zur Atemtherapie anhand von Kontrollen (z. B. Lungenröntgen, Blutgasanalyse) informiert sein.

Eine innige Zusammenarbeit mit dem Krankenhaushygieniker ist notwendig. Fehler in diesem Bereich können zu katastrophalen Folgen führen.

Es hat sich bewährt, selbständig zu Kontrollen die *kleine Spirometrie* durchzuführen. Es soll jedoch eine Zusammenarbeit mit der Atemphysiologie unbedingt gepflegt werden. Atemtherapie muß auf der Intensivstation *rund um die Uhr* möglich sein. Daher sollen Methoden der physikalischen Atemtherapie nicht nur vom spezialisierten Personal, sondern auch vom übrigen Pflegepersonal beherrscht und auch „geliebt" werden. Das ist nur dann möglich, wenn zwischen diesem Pflegepersonal und den Atemtherapeutinnen ein herzliches Verhältnis besteht, wenn letztere entsprechende Übergaben bei Dienstwechsel machen und wenn das Pflegepersonal entsprechende Basiskenntnisse besitzt.

Nicht oft genug kann betont werden, daß die Atemtherapie laufende *Kontrollmaßnahmen* (Tabelle 2) benötigt. Der Kontrolle unterliegt das Personal, das Gerät und die Wirkung auf den Patienten.

Es bewährt sich, neben den üblichen Kontrollmaßnahmen, wie Blutgasanalyse, Spirometrie und Lungenröntgen, auch spezifische, „hausübliche" Kontrollmethoden einzusetzen. Es hat sich bei uns bewährt, zur Kontrolle die *Impedanzmessung* heranzuziehen (Abb. 3). Durch eine kontinuierliche Messung der Grundimpedanz kann z. B. beim Einsatz des CPAP der optimale endexspiratorische Druck „titriert" werden.

Darüber hinaus erlaubt diese nichtinvasive Methode, eine pathologische Erniedrigung der FRC oder bei primär zu hoher FRC eine Kontraindikation zu erkennen.

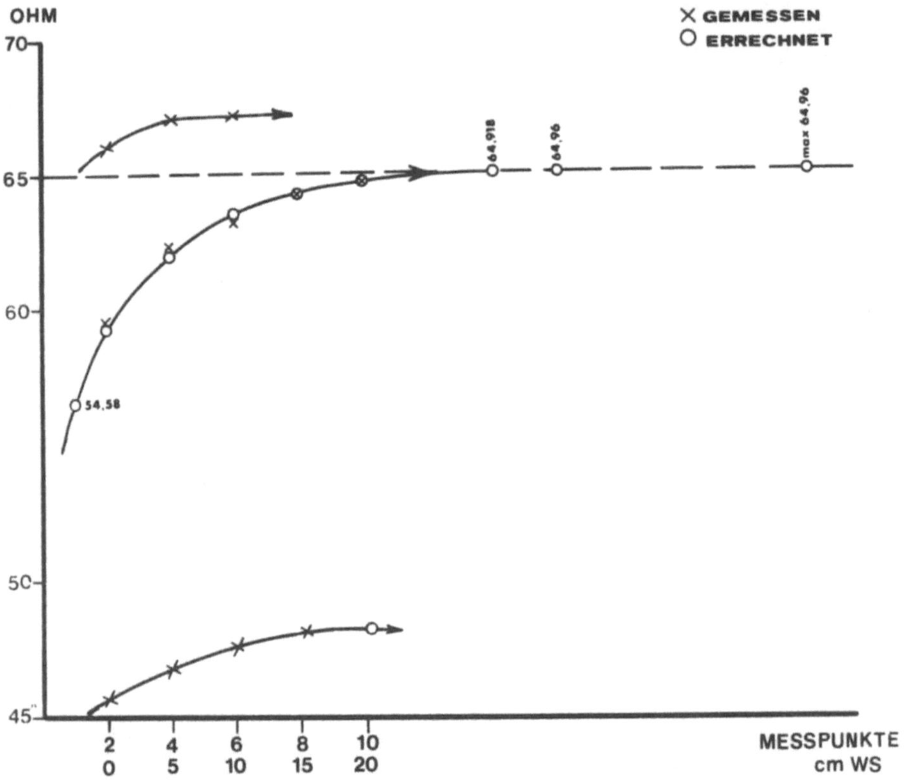

Abb. 3. Die Änderung der Grundimpedance (angegeben in Ohm) bei CPAP-Atmung

Ein atemtherapeutisches Service funktioniert dann klaglos, wenn man die *primären Aufgaben der Atemtherapie* wahrnimmt (Tabelle 1).

Diese sollen den Patienten *vor der Operation, im Aufwachraum, auf der Intensivstation* und in der *Postintensivambulanz* zukommen. Die Atemtherapie soll mithelfen, den Patienten vor einer künstlichen Beatmung zu bewahren, sie sorgt beim Respiratorpatient dafür, daß die Lunge entsprechend gepflegt wird und trägt zu einer raschen Entwöhnung vom Respirator bei.

Sekundäre Aufgaben einer Atemtherapie können nur von einem größeren Team wahrgenommen werden, also die ambulante Betreuung pulmologischer Patienten (Asthma, Emphysem, Bronchitis etc.). Ich kann aus eigener Erfahrung betonen, daß man solche Behandlungen nur in enger Zusammenarbeit mit einer pulmologischen Klinik tun soll.

Die Atemtherapie kann zu einer „*Starkstelle*" unseres Behandlungskonzeptes werden, wenn sie nicht zuletzt Grundlage klinischer *Forschung* wird.

Welche aktuellen diesbezüglichen Möglichkeiten sich anbieten, soll im zweiten Teil dieses Referates diskutiert werden.

Gerade die neuere Forschung auf dem Gebiet der hochfrequenten Beatmung hat „*Späne*" abgeworfen, die man für die Atemtherapie aufgreifen sollte.

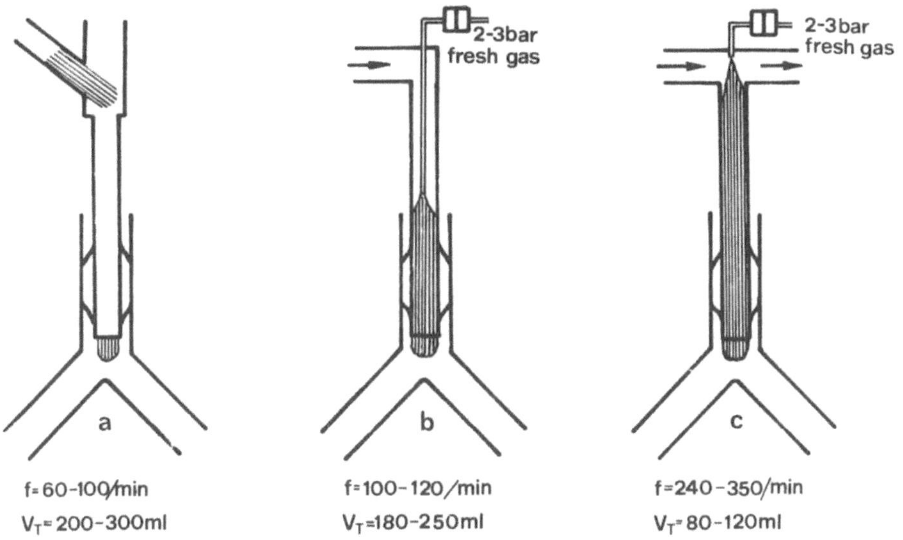

Abb. 4 a–c. Schematische Darstellung der Wirkungsweise von 3 Methoden einer hochfrequenten Beatmungstechnik. **a** High frequenzy positiv pressure ventilation (HFPPV) (Sjöstrand 1973), **b** High frequenzy jet ventilation (HFJV) (Klain 1977), **c** High frequenzy pulsation (HFP) (Benzer 1981)

Die *hochfrequenten Beatmungsmethoden* (HFV) haben derzeit in der Klinik begrenzte Indikationen, sie haben die konventionelle Beatmung noch keineswegs verdrängt, sie sind in der Beatmung der schwersterkrankten Lunge (ARDS) heute noch „Hoffnungsgebiet". Aber Teilaspekte der HFV können schon heute für die Atemtherapie aktuell zunutze gemacht werden. Beim klinischen Einsatz hochfrequenter Beatmungsmethoden, der High frequency oscillation, der Forced diffusion ventilation [1], der High frequency positive pressure ventilation [4], der High frequency jet ventilation [2] und der High frequency pulsation wurde von allen Autoren eine starke *Sekretolyse* beobachtet [3]. Es kann vermehrt stark verflüssigtes Bronchialsekret abgesaugt werden, die Folge ist eine Wiedereröffnung atelektatischer Alveolarbezirke und somit eine Prophylaxe und Therapie von Atelektasen und Lungeninfektionen. Die Atemtherapie bedient sich seit langem der äußeren Vibration zur Sekretlockerung, es liegt daher nahe, die HFV zu einer Art „innere Vibration" heranzuziehen.

Für den *atemtherapeutischen Alltag* hat sich die sog. High frequency pulsation (HFP) als praktikabel erwiesen. Diese Methodik ermöglicht sowohl eine kontrollierte Beatmung von Patienten im *offenen System* als auch atemtherapeutische Maßnahmen.

Sowohl bei der "High frequency jet ventilation" als auch bei der "High frequency pulsation" (Abb. 4) verläßt der zerhackte Jetstrahl eine entsprechend dimensionierte Düse. Bei der "High frequency pulsation" ragt diese Düse in einen Frischgasstrom. Dieser Frischgasstrom dient der Befeuchtung und ermöglicht eine bessere Elimination des Atemgases. Dies ermöglicht, mit höheren Frequenzen und damit kleineren Atemzugvolumina als bei der High frequency jet ventilation zu arbeiten. Die High frequency pulsation kann mit Maske zur Atemtherapie dem Patienten angeboten werden, natürlich läßt sich diese Methode auch am intubierten Patienten, und dies auch während einer CPAP-Atmung, in einfacher Weise einsetzen.

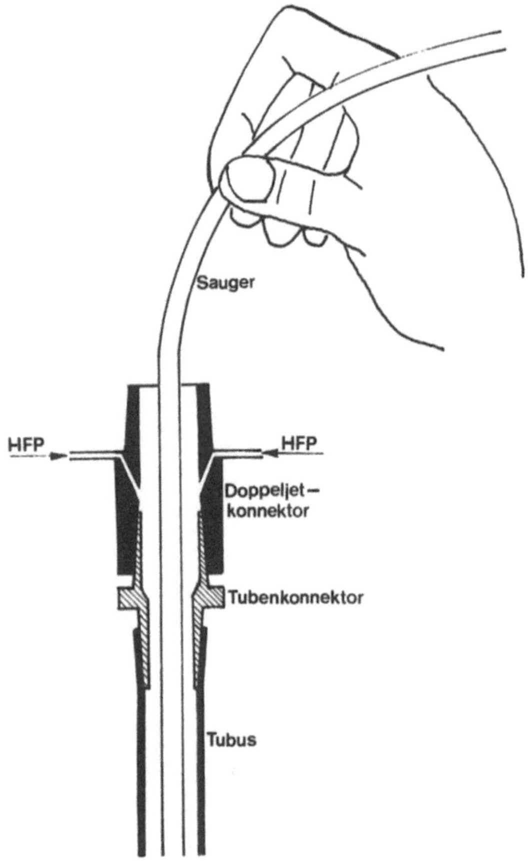

Abb. 5. Schematische Darstellung einer High-frequency-pulsation-Bronchialtoilette (HFP-Bronchialtoilette)

In der Regel wird man 10–20 min High frequency pulsation zur Atemtherapie anwenden. Da es sich um ein offenes System handelt, ist die Spontanatmung des Patienten nicht gestört. Am Ende dieser Therapie wird man durch Abhustübungen oder durch eine Bronchialtoilette reichlich gelockertes Sekret entfernen.

Diese Methodik hat ein interessantes Indikationsgebiet als unterstützende Maßnahme der *Bronchialtoilette* im Rahmen der Respiratorbeatmung. Sie hat zunächst den Vorteil, daß die Bronchialtoilette ohne Unterbrechung der Beatmung ermöglicht wird. Im offenen System wird weiter beatmet, so daß Hypoxämien verhindert werden können. Darüber hinaus erzeugt die High frequency pulsation, in Abhängigkeit von Frequenz und vom Atemzeitverhältnis, einen erhöhten endexspiratorischen Druck. So kann, wenn der Patient am Respirator mit PEEP beatmet wurde, die Absaugung ohne Zusammenbruch dieses endexspiratorischen Druckes durchgeführt werden.

Andererseits bewährt sich die Anwendung der High frequency pulsation während der Bronchialtoilette, da durch die gleichzeitige Sekretlockerung und Sekretverflüssigung eine bessere und erfolgreichere Sekretentfernung möglich wird.

Die Abb. 5 zeigt in schematischer Weise die Anordnung. In den Doppeljetkonnektor sind 2 Jetkanäle implementiert. Man kann über beide Kanäle Beatmungsgemisch

Tabelle 3. Blutgasanalyse bei konventioneller und bei HFP-Bronchialtoilette

Pat. S. K. ♀ 37 Jahre Sepsis, ARDS	Konventionell			HFP		
	Blutgase		Zeit	Blutgase		Zeit
	PaO_2	$PaCO_2$		PaO_2	$PaCO_2$	
Respirator (UV_1/I/E = 2:1)	110	31		129	33	
Absaugen (4mal Katheterwechsel)	45	36	1 min 20 s	247	34	1 min 30 s
Ambu-Blähen (4mal)	59	31		292	31	
Respirator	113	31	20 min	130	31	20 min

oder über den zweiten Kanal Flüssigkeit und Mukolytika zuführen. Dieser Doppeljetkonnektor wird auf den Tubenkonnektor aufgesetzt. In der Tabelle 3 ist die Blutgasanalyse bei konventioneller und dann bei High-frequency-pulsation-Bronchialtoilette angeführt. Es handelt sich um eine 37jährige Patientin, die im Rahmen einer Sepsis ein ARDS entwickelte. Bei konventioneller Absaugung fällt nach 4maligem Katheterwechsel der arterielle Sauerstoffdruck auf 45 Torr ab, nach anschließendem Ambu-Blähen mit reinem Sauerstoff steigt der arterielle Sauerstoffdruck zunächst nur auf 59 Torr an. Diese Patientin wurde mit dem UV 1 beatmet, mit einem Atemzeitverhältnis von 2:1 (IRV) und einem endexspiratorischen Druck von 10 cm H_2O.

Nach anschließender Respiratorbeatmung über 20 min hat sich der arterielle Sauerstoffdruck wiederum normalisiert. Die Kombination des Absaugvorganges mit High frequency pulsation verhinderte den Abfall des arteriellen PO_2.

Letztendlich scheinen die Methoden der hochfrequenten Beatmung bei der Entwöhnung von Patienten mit **Globalinsuffizienz** Bedeutung zu erhalten, Patienten, bei denen die Hypoxämie den maßgebenden Reiz für den Atemantrieb darstellt. Die Zufuhr von Sauerstoff während der Entwöhnung – oft notwendig – nimmt den Patienten den Atemantrieb, es kommt zu einem Anstieg des $PaCO_2$. Es hat sich gezeigt, daß eine „pulsierende" Gabe von Sauerstoff den Anstieg des CO_2-Druckes bei Globalinsuffizienz verhindern kann [5]. In der Tabelle 4 sind die Daten eines einschlägigen Patienten angeführt.

Es besteht bei diesem Patienten bei Luftatmung ein arterieller CO_2-Druck von 58 Torr und ein arterieller O_2-Druck von 52 Torr. Die Applikation von Sauerstoff über die Nase führt wohl zu einem Anstieg des arteriellen Sauerstoffdruckes, jedoch gleichzeitig zu einem Anstieg des arteriellen CO_2-Druckes. Die Applikation von Sauerstoff mittels High frequency pulsation bedingt ebenfalls einen Anstieg des arteriellen Sauerstoffdruckes, jedoch nicht einen Anstieg des arteriellen CO_2-Druckes. In technisch sehr einfacher Weise kann man dies über eine einfache Nasenbrille bewerkstelligen. Wir haben in beide Schenkel dieser Nasenbrille eine Jetlinie implementiert. Der zerhackte Jetstrom wird über beide Nasenlöcher in einer Frequenz von 300–600/min und einem Primärdruck von etwa 2 bar appliziert. Über die Nasenatmung kommt es zu einer ausreichenden Übertragung der Pulsationswellen auf die Lunge.

Wir hoffen, daß wir Ihnen mit diesem Referat zeigen konnten, daß die physikalische Atemtherapie zu einer „Starkstelle" unseres Behandlungskonzeptes werden kann und

Tabelle 4. Sauerstoffapplikation bei Globalinsuffizienz, bei konventioneller Applikation und bei Applikation mittels High-frequency-pulsation (HFP)

H. L., ♂, 66 Jahre

Ergebnis der atemphysiologischen Untersuchung

Erhöhte Totalkapazität

Hochgradige Erhöhung des RV bei nur leicht eingeschränkter VK

Extrem eingeschränkte Flowwerte bei leicht erhöhter Resistance ohne Änderung nach Broncholyse

Ausgeprägte therapiebedürftige Hyperkapnie sowie deutliche Hypoxämie

Cave reinen O_2!!!

O_2 nasal

Datum:	9. 5.	Uhrzeit: 10.15	Datum:	9. 5.	Uhrzeit: 10.35
Name:	H. L.		Name:	H. L.	
Diagn.		Atm. Luft	Diagn.		Atm. O_2 nasal
pH	7,3		pH	7,26	
pCO_2	58		pCO_2	73	
St. Blc.		I	St. Blc.		I
BE	+4	II	BE	+3	II
pO_2	52		pO_2	148	

O_2 HFP nasal

Datum:	10. 5.	Uhrzeit: 11.10	Datum:	10. 5.	Uhrzeit: 11.30
Name:	H. L.		Name:	H. L.	
Diagn.		Atm. Luft	Diagn.		Atm. O_2 HFP nasal
pH	7,38		pH	7,37	
pCO_2	56		pCO_2	50	
St. Blc.		I	St. Blc.		I
BE	+6	II	BE	+3,5	II
pO_2	54		pO_2	132	

daß sie Anregungen erhielten, auf dem Gebiet der Atemtherapie Forschung zu betreiben.

Zusammenfassung

Die physikalische Atemtherapie wird dann zu einer Schwachstelle in unserem Behandlungskonzept, wenn die Organisation fehlt, wenn die primären Aufgaben der Atemtherapie nicht erkannt werden und wenn die Methodik im Schematismus erstarrt.

Es ist notwendig, daß ein verantwortlicher Arzt das atemtherapeutische Service organisiert. In Zusammenarbeit mit dem Pflegepersonal muß eine Betreuung rund um die Uhr möglich sein. Für eine permanente Ausbildung des atemtherapeutisch tätigen Personals ist Sorge zu tragen. Die primären Aufgaben der Atemtherapie kommen den Patienten vor der Operation, im Aufwachraum, in der Intensivstation, und in der Postintensivambulanz zugute. Die Atemtherapie hilft mit, den Patienten vor der Beatmung zu bewahren, beim Respiratorpatienten die Lunge zu pflegen und eine rasche Entwöhnung vom Respirator möglich zu machen.

Im Rahmen der Atemtherapie besteht reichlich Möglichkeit zur Forschung.

Gerade die Entwicklung auf dem Gebiet der hochfrequenten Beatmungstechnik hat für die Atemtherapie neue Methoden eröffnet.

Insbesondere die Beobachtung, daß während der hochfrequenten Beatmung eine verstärkte Sekretolyse auftritt, führte zu Entwicklungen, die im Rahmen der Atemtherapie erfolgversprechend eingesetzt werden können.

Literatur

1. Baum M, Benzer H, Geyer A, Haider W, Mutz N (1980) Forcierte Diffusionsventilation (FDV). Anaesthesist 29:586–591
2. Klain M, Smith RB (1977) High frequency percutaneous transtracheal jet ventilation. Crit Care Med 5:280
3. Kroesen G (1974) Beatmung unter Vibration. Anaesthesist 23:229–231
4. Sjöstrand U (1977) Review of the physiologic rationale for a development of high frequency positive pressure ventilation, HFPPV. Acta Anaesthesiol Scand [Suppl 7] 64
5. Wolf CW, Elliott M, Haber P, Havlik E, Czech K (1982) Die Hochfrequenz-Jet-assistierte Spontanatmung (HFJASA). Wien Med Wochenschr [Suppl 72] 132:9

Wirksame Prävention postoperativer pulmonaler Komplikationen mittels kombinierter alveolärer Expansion

J. Adolf, J. Roder, J, Dörrler und R. Wiesmeier

Nach abdominellen Eingriffen steht die funktionelle Atelektase im Mittelpunkt der postoperativen Lungenfunktionsstörung und ist Ausgangspunkt klinisch relevanter Komplikationen [1,2].

Die postoperative arterielle Hypoxämie beruht ganz überwiegend auf der Kurzschlußdurchblutung atelektatischer Lungenbezirke, die unter bestimmten Voraussetzungen ein meßbares Äquivalent für vorhandene Atelektasen ist [4].

Eine wirksame Prävention setzt objektive, reproduzierbare Prüfkriterien voraus. Unter diesem Aspekt haben wir in einer prospektiven Studie mittels der meßbaren Funktionsparameter intrapulmonaler Rechts-links-Shunt, Herzminutenvolumen und arterielle Sauerstoffspannung Methoden untersucht, die uns erfolgversprechend und klinisch praktikabel erschienen:

1. Die aktive alveoläre Expansion mittels „Incentive-Spirometer".
2. Die passive alveoläre Expansion mittels kontinuierlich positivem Atemwegsdruck (CPAP).

Die notwendigen Blutgasanalysen wurden ausschließlich über einen arteriellen bzw. Pulmonaliskatheter entnommen. Zur Shuntmessung erfolgte die Applikation eines 90%igen Sauerstoffgemisches über eine Äquilibrationszeit von 20 min. Der intrapulmonale Rechts-links-Shunt wurde nach der bekannten Formel berechnet (Abb. 1). Das Herzminutenvolumen bestimmten wir nach der Thermodilutionsmethode [3].

Bei dem untersuchten Patientengut mit arterieller Verschlußkrankheit wurde die Beckenetage mittels Y-Prothese über einen abdominellen Zugang rekonstruiert. Die präoperative Ausgangssituation ist hier durch einen chronischen Nikotinabusus und eine chronische Bronchitis gekennzeichnet. Beide Faktoren erhöhen bekanntlich das postoperative Lungenkomplikationsrisiko (Tabelle 1).

Die nächsten Abbildungen demonstrieren das Verhalten der genannten Funktionsparameter bei einer Kontrollgruppe von 30 Patienten mit einem Durchschnittsalter von 62 Jahren (Abb. 2). Die Lungenkurzschlußdurchblutung war bereits präoperativ mit durchschnittlich 11% des Herzminutenvolumens deutlich erhöht. Die Ursache ist wohl der altersbedingte progressive alveoläre Kollaps. Lediglich 2 Patienten in relativ ju-

$$P_AO_2 = P_B - (P_a H_2O + P_aCO_2)$$

$$Q_S/Q_T = \frac{(P_AO_2 - P_aO_2) \cdot 0{,}0031}{(C_aO_2 - C_vO_2) + (P_AO_2 - P_aO_2) \cdot 0{,}0031}$$

$$C_vO_2 = Hb \cdot 1{,}34 \cdot S_vO_2$$

$$C_aO_2 = Hb \cdot 1{,}34 + P_aO_2 \cdot 0{,}0031$$

Abb. 1. Die Berechnung des intrapulmonalen Rechts-links-Shunts nach Rahn

Tabelle 1. Präoperative Risikofaktoren (AFBBP, n = 100, Durchschnittsalter 61 Jahre)

	[%]
Nikotinabusus (> 10 Zigaretten/tgl.)	96
Chronische Bronchitis	55
Lungenfunktion	
pathologisch	7
grenzwertig	25

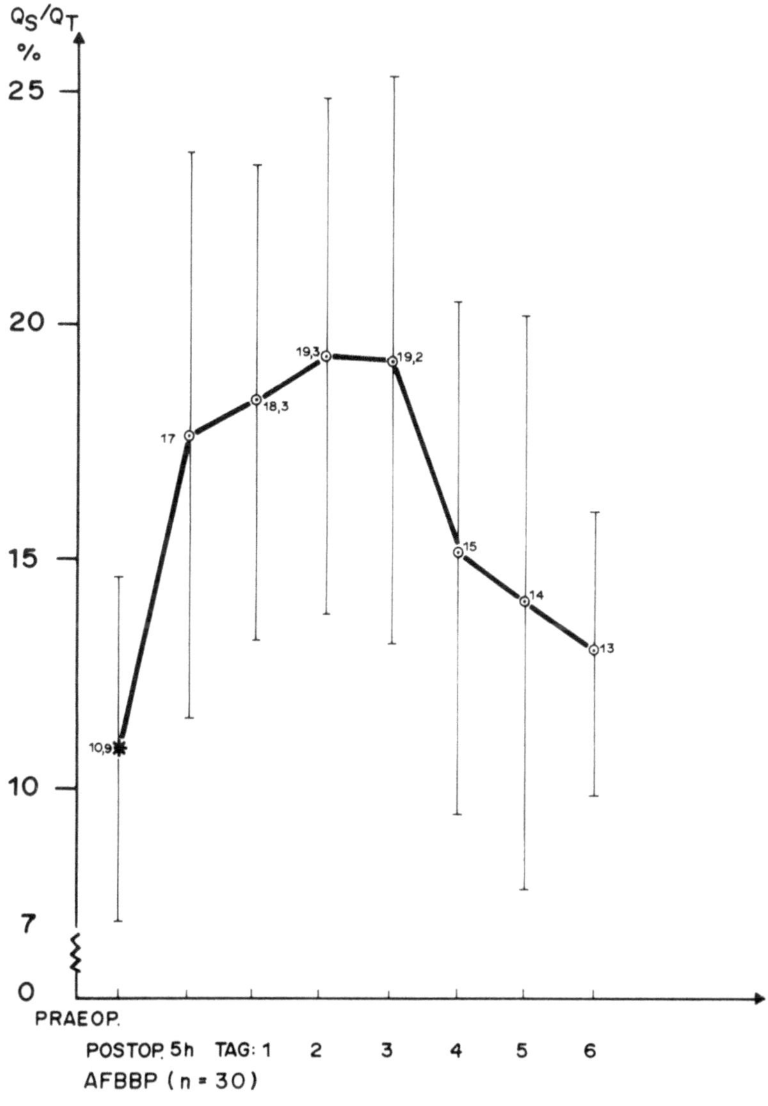

Abb. 2. Postoperativer intrapulmonaler Rechts-links-Shunt

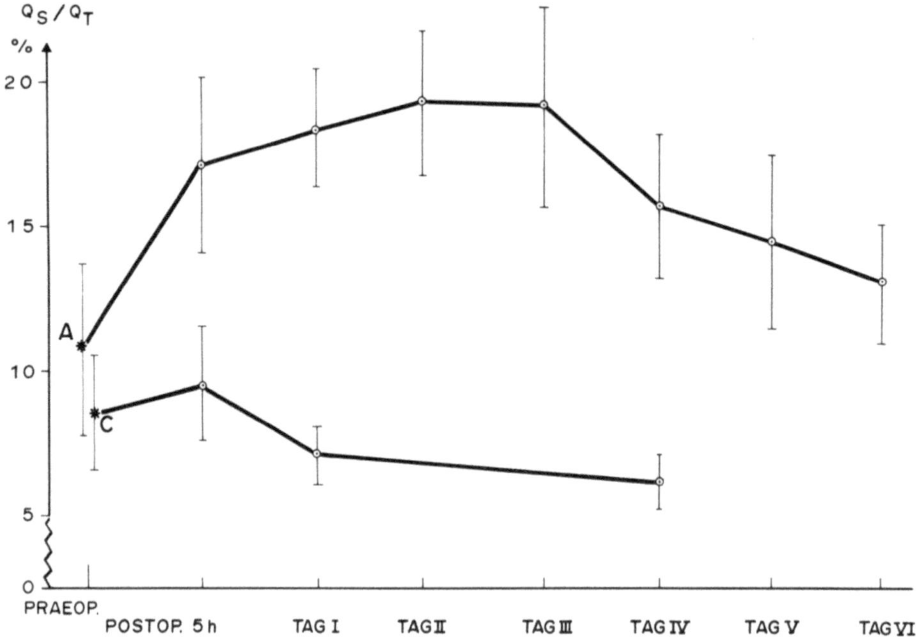

Abb. 3. Postoperativer intrapulmonaler Rechts-links-Shunt. *A* Aortofemoraler Bifurkationsbypass (n = 30), *C* Cross over (n = 5)

gendlichem Alter von unter 40 Jahren hatten einen sog. physiologischen Shunt von 1–5% des Herzminutenvolumens.

Unmittelbar postoperativ entwickelt sich bereits innerhalb der ersten 5 h – als Ausdruck der funktionellen Atelektase– eine signifikante Shuntzunahme ($p < 0,05$). Das Maximum mit durchschnittlich 19% des Herzminutenvolumens wird am 2. und 3. postoperativen Tag erreicht. Dies entspricht einer Zunahme um nahezu 90%, erst dann bildet sich eine Normalisierungstendenz aus.

Die Vergleichsgruppe sind hier 5 Patienten mit suprapubischem Cross-over-Bypass. Bei diesen Patienten ohne abdominelle Inzision, d. h. ohne Einschränkung der Atemmechanik, sind postoperativ keine signifikanten Shuntänderungen nachweisbar (Abb. 3).

Infolge der venösen Beimischung resultiert ein Abfall der arteriellen Sauerstoffspannung von ca. 16% (Abb. 4).

Eine alveoläre Hypoventilation kam nicht zur Beobachtung. Patienten mit einem perioperativen Anstieg des pulmonalkapillären Drucks über 17 mm Hg – und möglicherweise kardial bedingter Lungenfunktionsstörung – wurden von der Studie ausgeschlossen.

Als entscheidender Mechanismus zur Kompensation des Shunteffekts ist die Erhöhung des Herzminutenvolumens mit Verringerung der arteriovenösen Differenz zu sehen. Intrapulmonaler Rechts-links-Shunt und Herzminutenvolumen korrelieren und stehen in gegenseitiger Wechselbeziehung (Abb. 5). Die initiale Hypoxämie wird kompensiert, die arterielle Sauerstoffspannung steigt trotz Shuntzunahme an.

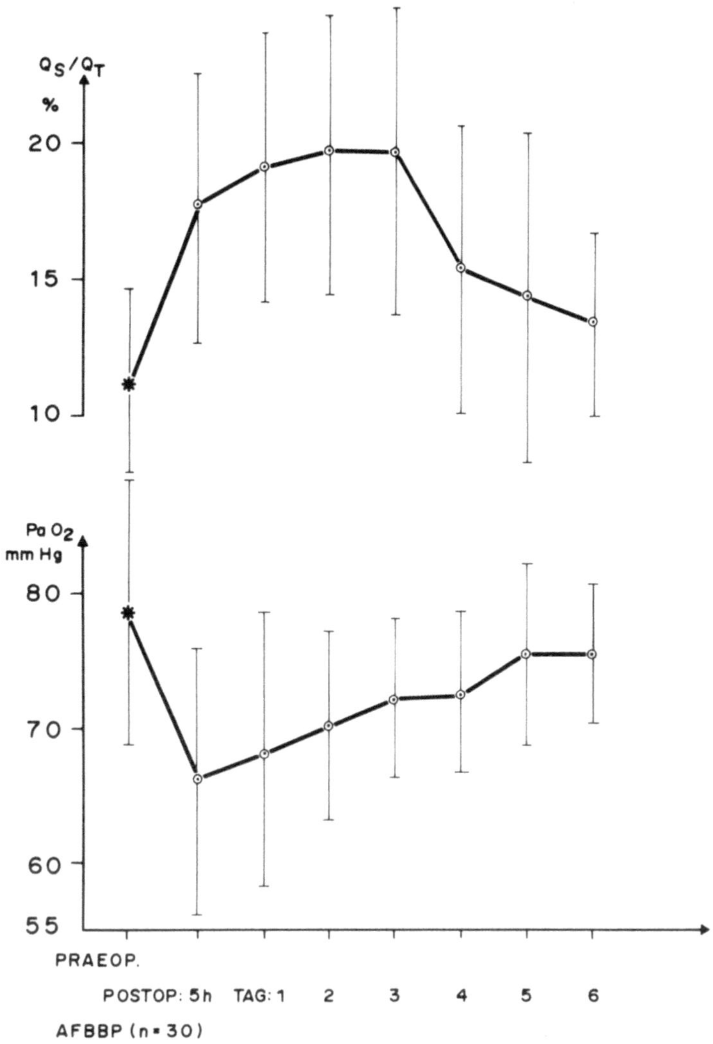

Abb. 4. Intrapulmonaler Shunt und arterielle Hypoxämie

Die Objektivierte Lungenfunktionsanomalie ist obligat und gewinnt bei zusätzlichen Risikofaktoren ihre spezifische Dimension. Ziel präventiver Maßnahmen muß demnach die geometrische Integrität des Alveolus sein. Erfolgskriterien diesbezüglicher funktioneller Manöver sind Höhe und Wirkungsdauer der erreichten alveolären Expansionskraft.

Bei der Spirometermethode inspiriert der Patient maximal gegen einen Widerstand und entwickelt einen stark negativen intrathorakalen Druck mit entsprechender alveolärer Expansion. Die Patienten führen die aktive alveoläre Expansion selbständig durch und beginnen 2–3 Tage präoperativ mit 10–15 Übungsgängen pro Stunde. Postoperativ werden die Übungen am ersten Tag wieder aufgenommen. Zur Kontrolle legt der Pa-

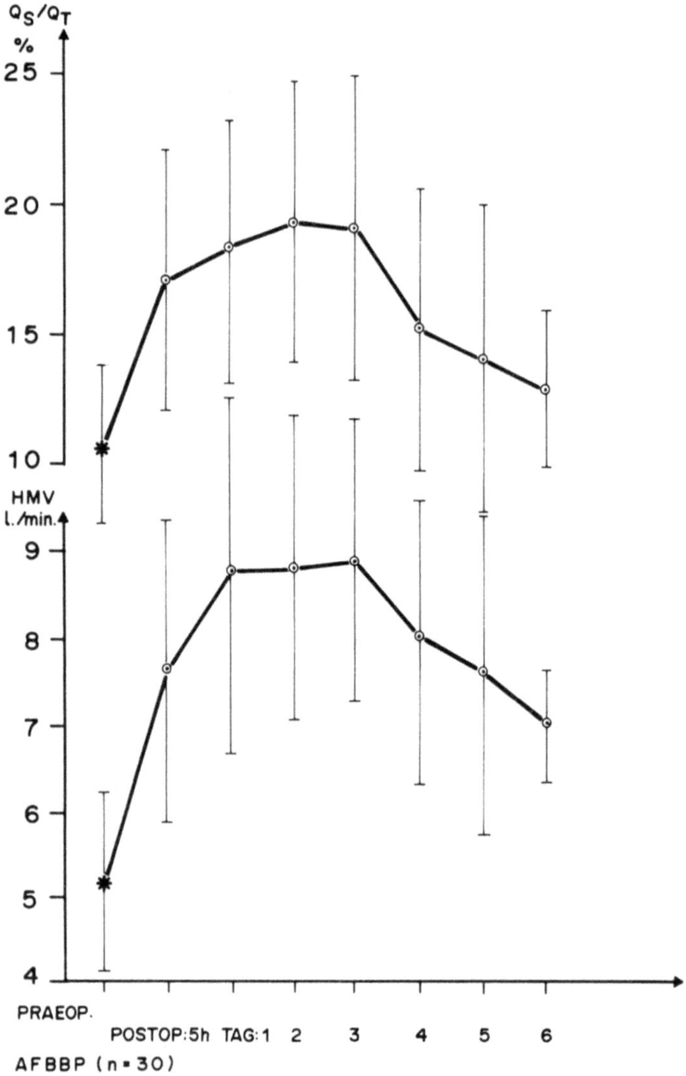

Abb. 5. Intrapulmonaler Shunt und HMV

tient ein Protokoll an. Im System beinhaltet ist das Leistungsprinzip mit Erfolgsbestätigung.

In der unmittelbaren postoperativen Phase – dem, wie oben demonstriert, kritischen Zeitraum – ist keine Kooperationsfähigkeit und damit aktive alveoläre Expansion gegeben. Die notwendige Alternative zur aktiven ist hier die passive alveoläre Expansion mittels CPAP (Abb. 6).

Bezüglich der aktiven alveolären Expansion ergab sich bereits präoperativ ein signifikanter positiver Trainingseffekt ($p < 0{,}05$) (Abb. 7, 8). Der trainierte Patient hat eine funktionell bessere Ausgangssituation. Unmittelbar postoperativ nimmt bei beiden

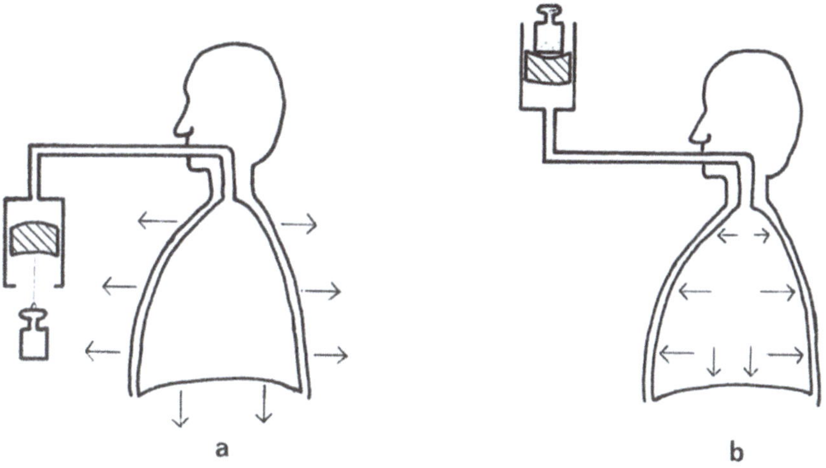

Abb. 6. **a** Aktive alveoläre Expansion (Incentive Spirometer). **b** Passive alveoläre Expansion (CPAP)

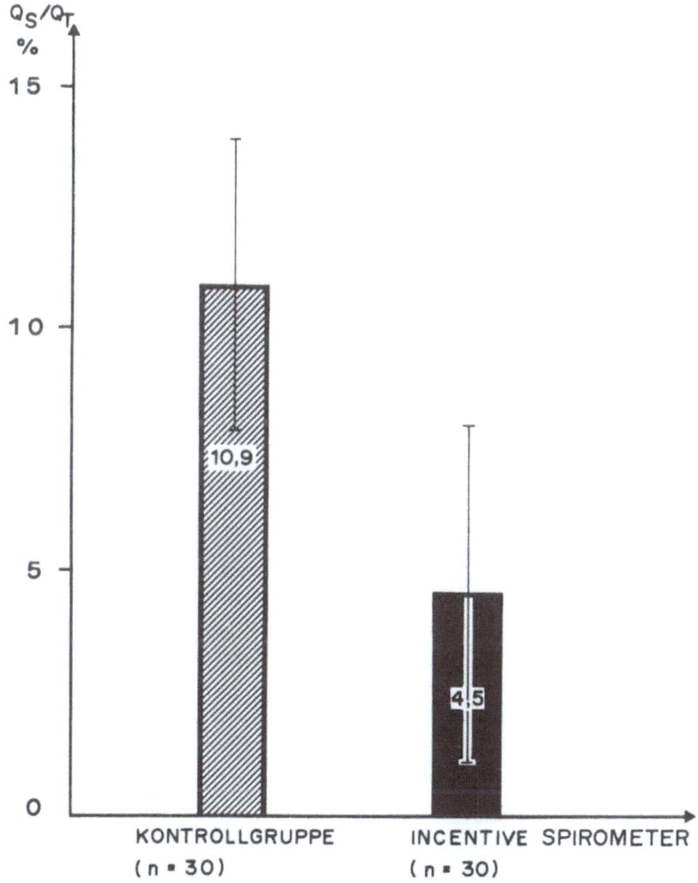

Abb. 7. Präoperatives Lungenfunktionstraining und intrapulmonaler Rechts-links-Shunt

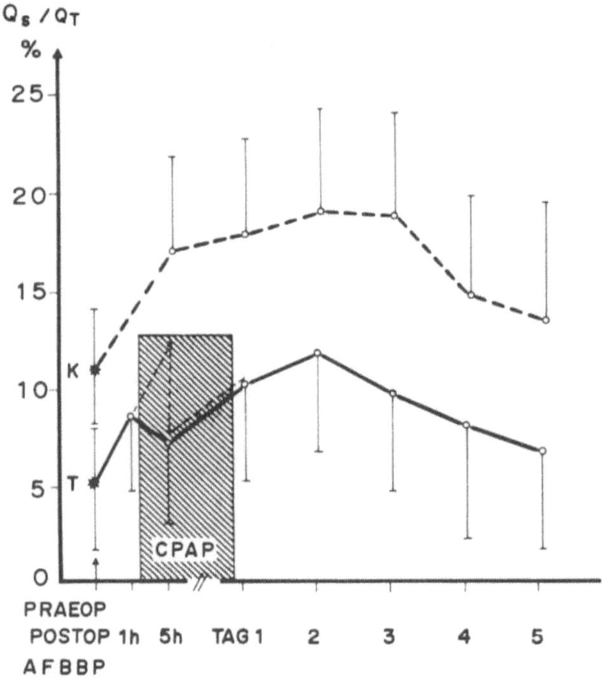

Abb. 8. Einfluß von aktiver und passiver alveolärer Expansion auf den intrapulmonalen Rechts-links-Shunt. *K* Kontrollgruppe (n = 30), *T* Therapiegruppe (n = 30)

Gruppen die Lungenkurzschlußdurchblutung um denselben Betrag zu. Dennoch besteht nach 5 h durch den kleineren Ausgangswert bei der Therapiegruppe eine günstigere Situation. Zu diesem Zeitpunkt setzten wir einen CPAP von 5 cm H_2O ein. Es erfolgte eine prompte signifikante Shuntreduktion. Im weiteren Verlauf entwickelt sich erwartungsgemäß auch unter CPAP ein progressiver alveolärer Kollaps, allerdings in reduziertem Ausmaß. Am ersten postoperativen Tag beginnt der Patient nach der Extubation mit der aktiven alveolären Expansion. Die Lungenkurzschlußdurchblutung ist im Vergleich zur Kontrollgruppe signifikant reduziert ($p < 0{,}05$).

Aus der Kurve ergibt sich fernerhin klar, daß die Prävention der funktionellen Atelektase unmittelbar postoperativ einsetzen muß, so wie wir das gegenwärtig praktizieren (Abb. 9).

Herzminutenvolumen und arterielle Hypoxämie entsprechen dem intrapulmonalen Rechts-links-Shunt. Mit der Shuntreduktion durch die Anwendung des CPAP fällt das erhöhte Herzminutenvolumen ab. Insgesamt ist der prozentuale Anstieg des Herzminutenvolumens in der Therapiegruppe um 50% reduziert. Die Anwendung des CPAP erbringt eine unmittelbare Verbesserung der Oxygenation bei gleicher Ausgangssituation und gleicher initialer Hypoxämie. Die aktive alveoläre Expansion führt zu einer schnelleren Renormalisierung (Abb. 10, 11).

Als klinisch relevant gilt eine Hypoxämie bei einer arteriellen Sauerstoffspannung unter 60 mm Hg. Für den Koronarsklerotiker ist die Hypoxämie der Risikofaktor Nummer 1 (Abb. 12). In der Kontrollgruppe bewegt sich bis zum 4. postoperativen Tag

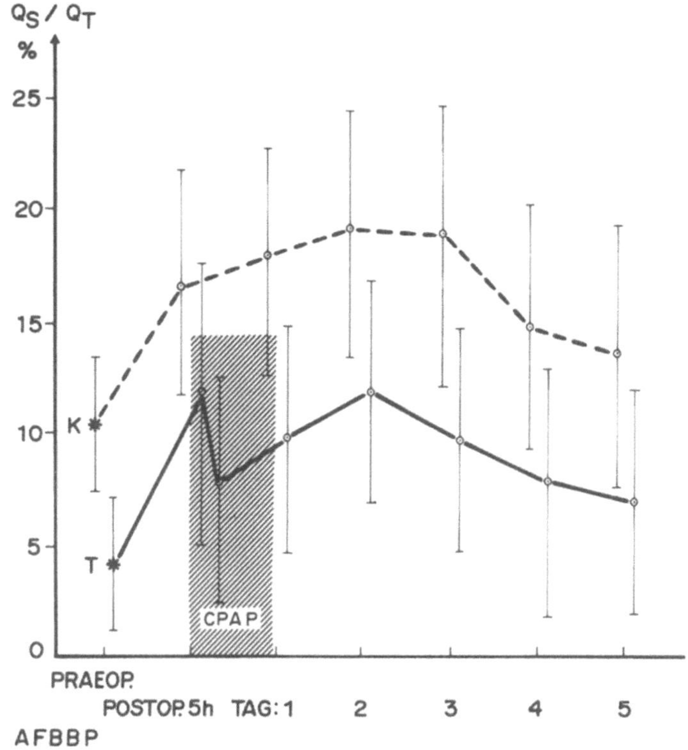

Abb. 9. Einfluß von aktiver und passiver alveolärer Expansion auf den intrapulmonalen Rechts-links-Shunt. *K* Kontrollgruppe (n = 30), *T* Therapiegruppe (n = 30)

ein erheblicher Prozentsatz der Operierten in der gefährlichen Hypoxämiezone. Bei der Anwendung der alveolären Expansion dagegen fand sich – bis auf eine Ausnahme am 1. postoperativen Tag – kein Patient mehr in diesem Bereich.

Die verbesserte Oxygenation und verringerte kardiale Belastung hat einen protektiven Effekt bezüglich kardialer Komplikationen (Tabelle 2). Kardiale Komplikationen, definiert als computerregistrierte und -analysierte Rhythmusstörungen während des 2. postoperativen Tages sowie postoperativer Anstieg des pulmonalkapillären Drucks über 15 mm Hg, sind in der Therapiegruppe um über 50% reduziert. Dieser Befund bestätigt, daß postoperative kardiale Komplikationen überwiegend primär pulmonal bedingt sind.

Die täglichen postoperativen Röntgenthoraxkontrollen waren in der Kontrollgruppe bei 12 von 30 Patienten im Sinne von Atelektasen auffällig (Tabelle 3). In der Therapiegruppe wurde lediglich bei 4 Patienten röntgenologisch eine Atelektase diagnostiziert. Klinische pulmonale Komplikationen wurden in der Therapiegruppe nicht mehr beobachtet.

Einem kontaminierten Sputum messen wir per se keine Bedeutung zu. Dennoch sind die Kontaminationsfrequenz und das Keimspektrum interessant (Tabelle 4). Präoperativ waren 50% der Patienten kontaminiert – Kontroll- und Therapiegruppe sind

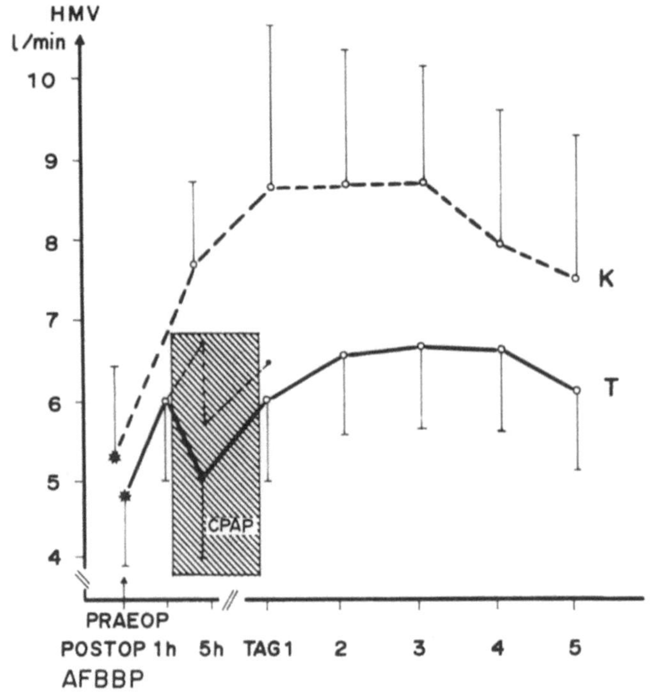

Abb. 10. Einfluß von aktiver und passiver alveolärer Expansion auf das HMV. *K* Kontrollgruppe (n = 30), *T* Therapiegruppe (n = 30)

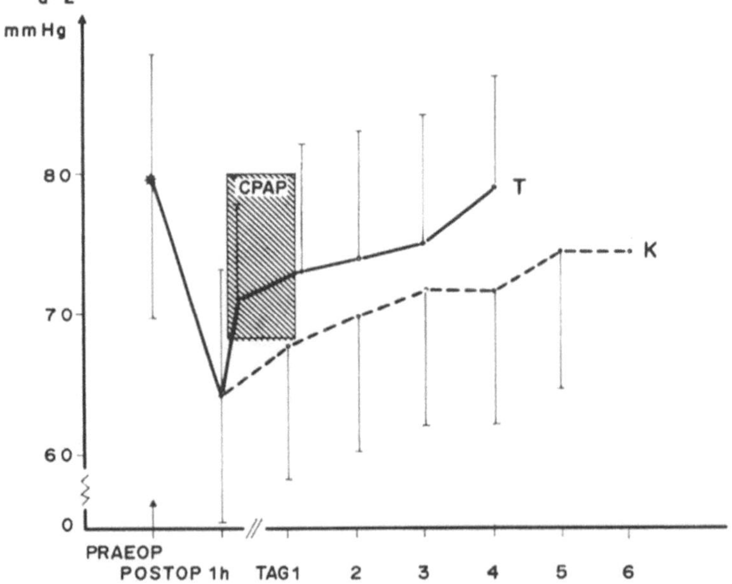

Abb. 11. Reduktion der postoperativen arteriellen Hypoxämie mittels aktiver und passiver alveolärer Expansion. *K* Kontrollgruppe (n = 30), *T* Therapiegruppe (n = 30)

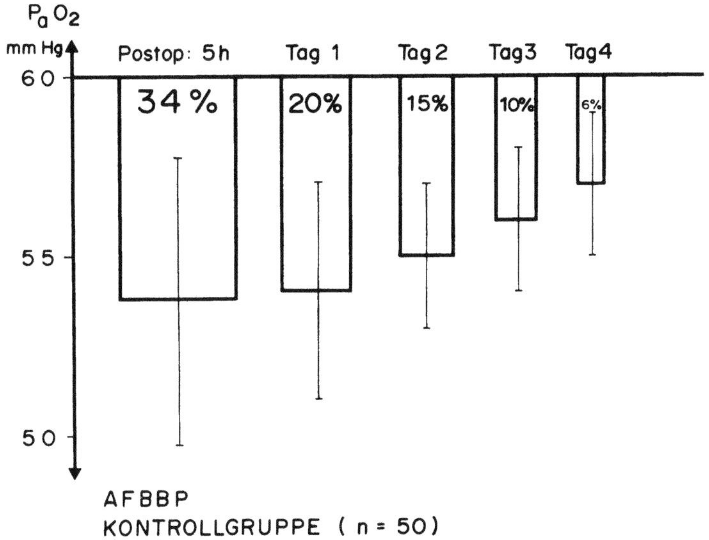

Abb. 12. Postoperative arterielle Hypoxämie: Ausmaß und Inzidenz

Tabelle 2. Kardiale Komplikationen (AFBBP, 2. Tag nach der Operation)

	Kontrollgruppe (n = 30) [%]		Therapiegruppe (n = 30) [%]	
	53	(n=16)	20	(n=6)
Supraventrikuläre Tachykardie	26	(n=8)	6	(n=2)
Ventrikuläre Extrasystolie	36	(n=11)	20	(n=6)
Pulmonalkapillärer Druck >15	15	(n=2)	–	–

Tabelle 3. Postoperative Lungenkomplikationen

		Kontrollgruppe (n = 30) [%]		Therapiegruppe (n = 30) [%]	
Röntgen	Atelektase	40	(n=12)	13	(n=4)
	Infiltrat	10	(n=3)	–	
Klinik (Bronchoskopie, Auskultation)					
	Bronchopneumonie	10	(n=3)	–	
	Sekretanschoppung	10	(n=3)	–	

hier wegen fehlender Unterschiede zusammengefaßt. Postoperativ verschiebt sich das Keimspektrum unter dem Einfluß von Cefamandol – mit Prothesenimplantation über 48 h appliziert – zur gramnegativen Seite. Die Kontaminationsfrequenz ist aber nahezu unverändert. Erst die Prävention der Atelektase führt zur entscheidenden Reduktion der Kontaminationsfrequenz in der Therapiegruppe.

Tabelle 4. Pathogene Keime in Bronchialsekret und Sputum

	Präoperativ (n=60)	Postoperativ	
		Kontrollgruppe (n=30)	Therapiegruppe (n=30)
	[%]	[%]	[%]
Keimnachweis	50	43	16
	Keimspektrum		
Haemophilus	13	–	–
Staphylokokken	10	–	–
Streptokokken	9	1	–
Pneumokokken	6	–	–
Neisseria	5	–	1
Coli	5	4	2
Pseudomonas	2	6	1
Enterobacter	1	4	1
Klebsiellen	1	6	–

Zusammenfassung

Die funktionelle Atelektase steht im Mittelpunkt der postoperativen Lungenfunktionsstörung. Die kombinierte Anwendung der aktiven und passiven alveolären Expansion mittels Spirometer und CPAP ermöglicht eine wirksame Prävention während der gesamten postoperativen Phase und damit eine Verbesserung der kardiopulmonalen Funktion. Als meßbares Äquivalent ist die Lungenkurzschlußdurchblutung signifikant reduziert, die arterielle Hypoxämie und das Herzminutenvolumen entsprechend verringert. Pulmonale Komplikationen lassen sich weitgehend vermeiden, kardiale deutlich vermindern.

Die Anwendung der oben genannten Maßnahmen erbrachte in Verbindung mit einer minutiösen klinischen und apparativen perioperativen Überwachung und standardisierten Operationstechnik eine Senkung der postoperativen Letalität von 10 auf 3–4% am Beispiel der elektiven aortoiliakalen Rekonstruktion mittels Y-Prothese.

Literatur

1. Latimer RG, Dickmann M, Day CW, Gunn LM, du Wayne Schmidt C (1971) Ventilatory patterns and pulmonary complications after upper abdominal surgery determined by preoperative and postoperative computerized spirometry and blood gas analysis. Am J Surg 122:622–632
2. Parfrey PS, Herte PJ, Quinlan JP, Brady MP (1977) Pulmonary function in the early postoperative period. Br J Surg 64:384–389
3. Rahn H, Farhi LB (1974) Ventilation, perfusion and gas exchange – the V̇a/Q concept. In: Field J (ed) Handbook of physiology: Sect 3, Respiration. American Physiological Society, D.C. Washington, pp 1, 735
4. Shapiro BA, Harrison RA, Walton JR (eds) (1977) Shunt and deadspace disease. In: Clinical application of blood gases, Chpt 16. Year Book Medical Publishers, Chicago London, pp 185–192

Pflegerische Maßnahmen bei intubierten und tracheotomierten Patienten

H. Götz, H. Grimm und H. Tiefel

Die Protektion der Luftwege bei bewußtlosen Patienten und die Therapie der respiratorischen Insuffizienz ist oft nur durch nasotracheale Intubation oder Tracheotomie möglich. Dabei fallen der Nasenrachenraum als Staub- und Bakterienfilter, als physiologisches Wärme- und Befeuchtungsaggregat, sowie die Glottis als physiologisches Überdruckventil des Hustenstoßes aus [35]. Der Ersatz dieser Funktionen muß deshalb Hauptbestandteil des therapeutischen Regimes sein. Erkennen und Minimierung der dabei möglichen Komplikationen stehen im Mittelpunkt aller pflegerischen Maßnahmen.

Mit zunehmender Dauer der Intubation kommt es immer häufiger zu tubusbedingten Läsionen und Funktionsausfällen des Respirationstraktes. Neben Entzündungen und Nekrosen von Schleimhaut, Septum und Knorpelgerüst der Nase, verursachen mangelhafte Belüftung und Sekretstau der Nasennebenhöhlen Begleitsinusitiden. Läsionen der epipharyngealen Tubenwülste, Lazerationen von Interaryregion, Glottis, Cricoid und Trachea führen zu Folgekomplikationen wie Schluckstörungen, Heiserkeit, Malazie, Stenosen und Fisteln [13, 23, 26, 30, 43, 44].

Auswahl des Tubusmaterials

Um solche Komplikationen zu vermeiden, muß der verwendete Tubus aus gewebefreundlichem Material bestehen. Die thermoplastischen Eigenschaften des Kunststoffes müssen einerseits die schonende Anpassung an anatomische Strukturen bei Lagerungsänderungen des Kopfes gewährleisten, andererseits eine weitergehende Einengung des Tubusinnendurchmessers verhindern. Tuben mit gefärbter Spitze und Längenmarkierungen helfen besonders bei Neugeborenen und Säuglingen Fehllagen zu vermeiden. Die allgemein empfohlene Verwendung von High-volume-low-pressure-cuff-Tuben für Langzeitbeatmete [30,43] verhindert nicht generell diese Komplikationen. Klinische Erfahrungen [7] und Untersuchungsergebnisse unseres Instituts sprechen dafür, daß die zur Abdichtung erforderlichen großen Cuffvolumina häufig erhebliche Anpreßdrucke auf die Trachealwand bewirken. Dadurch kann die Schleimhaut infolge der Cuffgröße in einem weiten Bereich traumatisiert und die Trachea insgesamt gedehnt werden.

Deshalb gilt die Regel, daß in der intensivmedizinischen Routine nicht der größtmögliche Tubus, sondern der eine befriedigende Be- oder Spontanatmung noch ermöglichende Tubus, eingesetzt werden darf.

Funktionelle Risiken der Intubation

Die drohenden funktionellen Risiken der Intubation werden aber selbst durch die Verwendung optimalen Tubenmaterials nicht völlig vermeidbar sein. Tubusfehllagen, akute oder subakute Obstruktion durch Abknickung [13], Obturation durch Schleim und Blutkrusten, durch Manschettenhernie, die Cuffdruckproblematik und Schwierigkeiten des Tubuswechsels stellen die häufigsten Gefahren dar. Tubusfehllagen lassen sich durch sichere Fixierung reduzieren. Deshalb muß auch der bereits durch den unteren Nasengang geschiente Tubus nach auskultatorischer, evtl. endoskopischer oder röntgenologischer Kontrolle durch mehrere gegenläufige Pflasterstreifen im Nasen- oder Oberlippen-Wangen-Bereich sicher befestigt werden. Alternativ kann eine schlingenförmige Fixierung mit einer Binde unter Einbeziehung der Ohrmuscheln um den Kopf herum angewendet werden. Dadurch wird einerseits die zu tiefe Lage der Tubusspitze, mit Gefahr der Schädigung der Karinaregion und einseitiger Beatmung, andererseits die intralaryngeale Position des Cuffs mit entsprechender Läsionsmöglichkeit [13] oder die akut gefährliche Extubation unwahrscheinlich gemacht. Die Markierung des Tubus an der Fixierungsgrenze erleichtert die Überwachung.

Sichere Tubusverbindungen, sorgfältige Aufhängung der Beatmungsschläuche sowie eine Anteflexionshaltung der Halswirbelsäule [28] verhindern Diskonnektionen und Einengung der Luftwege durch Abknickung.

Plötzlicher Anstieg des Beatmungsdrucks und Abfall des Atemminutenvolumens sind häufig Anzeichen eines Cuffvorfalls. In dieser lebensbedrohenden Situation muß ohne Zeitverlust die Manschette entlüftet werden. Normalisieren sich daraufhin die Beatmungsparameter, sollte anschließend der Tubus gewechselt werden.

Besonders wichtig ist die Überwachung der Blockermanschette. Cuffdrucke über einem kritischen Wert von 25 Torr führen zu Schleimhautschäden und weitergehenden Komplikationen [43]. Der Verschlußdruck muß so hoch wie eben notwendig, aber nach Möglichkeit unter 15 cm H_2O gehalten werden. Andererseits führt ein ungenügend geblockter Tubus zur schleichenden Aspiration von infiziertem Pharyngealsekret und Unregelmäßigkeiten des Beatmungsvolumens. Die Anwendung eines entsprechenden Cuffdruckmonitorings bzw. die Verwendung von druckkontrollierten Trachealtuben (Lanz) erleichtert die Kontrolle [30, 43]. Bei High-pressure-cuff-Tuben, die an sich für Langzeitintubationen ungeeignet sind, sollte alle 2 h eine Deblockierung nach exakter Reinigung des Pharynx, bei gleichzeitiger intratrachealer Absaugung erfolgen [28]. Dies ist bei Verwendung von "low pressure high volume cuffs" nicht notwendig [44].

Der Tubusobstruktion durch Schleim- oder Blutverkrustung muß durch eine subtile Absaugtechnik und durch eine ausgewogene Befeuchtung des Beatmungsgases entgegengewirkt werden.

Um die Schädigung des Respirationstraktes so gering wie möglich zu halten, lassen wir einen nasotrachealen Tubus so lange wie möglich liegen. Die Indikation zum Tubuswechsel ist nur gegeben bei Anzeichen von Cuffundichtigkeit sowie drohender obstruktiver Inkrustierung [25, 26]. Nur ein intensivmedizinisch erfahrener Arzt darf die Umintubation unter idealen Bedingungen, d. h. in Narkose mit O_2-Voratmung und Relaxation durchführen [13].

Muß die Intubation durch eine Tracheotomie ersetzt werden, so sind diese Patienten zusätzlich gefährdet durch die Nachblutung aus dem Tracheostoma [4], lokale Infektionen, Arrosionsblutungen und evtl. erschwerten Kanülenwechsel. Deshalb bedarf die Überwachung der korrekten Lage der Trachealkanüle, die Pflege des Tracheostomas und der Kanülenwechsel ganz besonderer pflegerischer Aufmerksamkeit.

Tracheostomapflege

Um eine permanente Schädigung des Tracheostomas durch Zug und Druckkräfte zu vermeiden, muß die achsengerechte Stellung der Kanüle exakt beachtet werden. Häufiges Umknicken, seitliches Kippen, Verdrehungen und Zug am Kanülenende beim Umlagern, beim Absaugen, oder besonders beim Anschluß an Beatmungssysteme müssen durch eine sorgfältige Fixierung der Anschlußkupplung am besten mit einem zwischengeschalteten Faltenschlauch in sicheren Halteringen verhindert werden.

Als Frühkomplikation bei tracheotomierten Patienten ist eine Nachblutung aus dem Tracheostoma anzusehen, die als Folge des operativen Eingriffs, durch den mechanischen Reiz der Kanüle, insbesondere beim nicht plastisch gedeckten Granulationskanal auftreten kann. Die Vasodilatation durch lokalen Temperaturanstieg des Gewebes, infolge erwärmter Beatmungsgase, kann eine zusätzliche Rolle spielen [42].

Aus diesen Gründen soll der Verband des frisch tracheotomierten Patienten in den ersten 24 h nicht gewechselt, sondern nur häufiger auf Nachblutungen kontrolliert werden [11]. Erst vom 2. Tag an wird der Verband mindestens 1 mal täglich, unter sterilen Bedingungen, mit nicht klebenden, saugfähigen Schlitzkompressen erneuert.

Dabei werden die Wundränder inspiziert, wenn nötig trockengetupft und die umgebende Haut in einem weiten Bereich mit Polyvidon-Jod-Lösung oder -Salbe desinfiziert und gepflegt.

Kommt es durch eine Infektion der Wundränder zu verstärkter Wundsekretion, evtl. kombiniert mit starker Bronchorrhö, dann muß der Tracheostomaverband so häufig wie nötig, mindestens alle 4 h erneuert werden.

Beim Zusammentreffen ausgeprägter kataboler Stoffwechselsituationen mit schockbedingter Perfusionsstörung und verminderter Infektabwehr, kann es sehr schnell zu großen Substanzdefekten im Tracheostomabereich kommen. Durch das bei mangelhaftem Glottisschluß deszendierende speichelhaltige Pharynxsekret entstehen im Tracheostomabereich zusätzliche Gewebeeinschmelzungen. In dieser kritischen Phase muß neben den allgemeinen intensivmedizinischen Maßnahmen, zur Beseitigung lokaler Noxen der Nasen-Rachen-Raum noch häufiger abgesaugt werden, eine noch intensivere Mundpflege (Zähneputzen, Zungenreinigung, Lippenpflege) mit Soor-Prophylaxe betrieben werden [11, 19], die Speichelproduktion medikamentös reduziert und der entstandene Tracheotomietrichter durch eine Dauerabsaugung des Sekretes trokken gehalten werden. Umliegende intakte Hautbezirke sollen durch Abklebung mit zugeschnittenem Karaya-Material vor direktem Kontakt mit dem andauernden und infizierten Sekret geschützt werden. Wenn beatmungstechnisch vertretbar, kann durch Tubusverkleinerung der mechanisch lokale Reiz auf die Wundränder reduziert werden.

Wechsel der Trachealkanüle

Es genügt, die Trachealkanüle bei normalen Verhältnissen alle 3–6 Tage zu wechseln [14, 43]. Ein häufigerer Kanülenwechsel ist selten erforderlich und sollte wegen der vermehrten mechanischen Traumatisierung von Tracheostomakanal und Trachealschleimhaut vermieden werden [43]. Der Kanülenwechsel, der immer von einem Arzt unter sterilen Bedingungen durchgeführt werden muß, beginnt mit der Information des Patienten. Bei kontrollierter Beatmung wird durch Erhöhung der inspiratorischen Sau-

Tabelle 1. Erforderliches Instrumentarium zum Wechsel der Trachealkanüle

Trachealkanülen-Set (entsprechende Größe mit Zubehör)
Sterile Handschuhe
Steriles Abdecktuch
Sterile Kompressen
Sterile Schlitzkompressen
Absaugkatheter
Tracheaspreizer (Kilian)
10 ml Spritze
Klemme
Steriler Beutelresutator
Steriler Faltenschlauch (für Konnektion mit Beatmungsgerät oder Atemluftbefeuchter)
Nierenschale
Polyvidon-Jod-Lösung
Stethoskop
Intubationsbesteck (mit Tubus und Führungsstab)

erstoffkonzentration auf 100% die mögliche Hypoxie so gering wie nötig gehalten. Danach wird der auf dem Rücken liegende Patient mit angehobenem freigemachtem Oberkörper und überstrecktem Hals gelagert. Nach sorgfältiger Absaugung des Mund- und Rachenraumes [23] erfolgt die Absaugung und das Tiefhängen der Magensonde. Ein Kanülenwechsel unmittelbar nach Zufuhr von Sondennahrung ist wegen der Aspirationsgefahr abzulehnen.

Die zum Kanülenwechsel erforderlichen Utensilien werden zweckmäßigerweise vom Pflegepersonal auf einem Tisch steril vorbereitet (Tabelle 1). Ein Abwurfsack für das gebrauchte Verbandsmaterial muß bereitstehen, da das Tracheostoma als infizierte Wunde anzusehen ist.

Nach Entfernung des Verbandes und Desinfektion des Tracheostomas wird die alte Kanüle unter Absaugung von Hauptbronchien und Trachea entfernt und sofort durch eine neue, sterile Kanüle, evtl. mit Hilfe eines Einführungsinstrumentes, ersetzt. Ist das Einführen der Kanüle schwierig, so kann mit einem bereitliegenden Kilian-Spekulum entsprechender Länge oder einem Labonte-Dilatator der Tracheotomiekanal gespreizt, offengehalten und damit besser eingesehen werden. Nach vorsichtiger Blockung der Kanüle müssen die seitengleiche Belüftung, der inspiratorische Spitzendruck und das Atemminutenvolumen kontrolliert werden. Während des ganzen Vorganges achtet man auf EKG, Puls und Hautkolorit des Patienten. Ein Verband beendet die Manipulation. Das zur Fixierung der Kanüle verwendete Band darf dabei keine Einflußstauung der Halsvenen verursachen. Zusätzlich sollte ein komplettes Intubationsbesteck für schwierige Situationen immer einsatzbereit greifbar sein.

Tracheobronchiale Absaugung

Bedingt durch Schmerz, Immobilität, zentraldämpfende Medikamente, mangelhafte Befeuchtung mit verminderter Ziliaraktivität und Ausschaltung der Glottisfunktion, kommt es zu einer verstärkten pulmonalen Sekretretention [44]. Deshalb ist die endobronchiale Absaugung ein Hauptbestandteil der Pflege des intubierten und tracheotomierten Patienten. Diese eigentlich einfache Maßnahme kann eine Reihe von schwerwiegenden Komplikationen verursachen und wirft zahlreiche Probleme auf, deren Kenntnis die richtige Technik des Absaugens bestimmt. Die richtige Absaugtechnik muß alle diese Momente berücksichtigen.

Hypoxie und tracheobronchopulmonale Komplikationen

Die Unterbrechung der Beatmung sowie die Absaugung eines Teils des Atemvolumens verursacht eine Hypoxie. Schwerwiegende Folgen dieser Hypoxie sind nur zu vermeiden, wenn der Absaugvorgang auf 15 s beschränkt wird. Zur weiteren Verminderung des Hypoxierisikos erhöhen wir ca. 3 min vor Beginn der Absaugung die inspiratorische Sauerstoffkonzentration F_1O_2 auf 1,0 bei gleichbleibendem Atemminutenvolumen [12]. Die ebenfalls empfohlene Hyperventilation bei unveränderter F_1O_2 halten wir für weniger sinnvoll, da durch die Erhöhung des Beatmungsvolumens das Sekret in die Peripherie verdrängt werden kann [43]. Eine Kombination beider Methoden kann deshalb auch nur im Einzelfall wertvoll sein. Eine Bypassinsufflation von 5–10 l Sauerstoff über Sonde, während des Absaugens, halten wir in Übereinstimmung mit anderen Autoren [2, 12] für weniger effektiv.

Durch undimensionierte, langanhaltende Sogeinwirkung im Tracheobronchialsystem kommt es durch den Kollaps der Alveolen zur Erniedrigung der Compliance und zu gleichzeitiger Erhöhung der Resistance [4, 6], wobei der dadurch entstehende Sekretstau Ausgangspunkt weiterer Komplikationen ist. Nach Brandstater u. Muallem [4] können diese Atelektasen über Stunden, ja über Tage geschlossen bleiben [3, 12, 45, 46]. Erst eine Erhöhung des Beatmungsdruckes über 25 cm H_2O hinaus, eröffnet diese kollabierten Alveolenbezirke wieder und normalisiert die Compliance [4, 18].

Deshalb muß dem endobronchialen Absaugvorgang immer ein mehrmaliges manuelles Überblähen mit einem Beatmungsbeutel folgen.

Durch Invagination des zarten Bronchialepithels in die Öffnungen des Absaugkatheters werden Schleimhautschäden wie Hyperämie, Ödem, Arrosion, Hämorrhagie und Ulzerationen hervorgerufen [37]. Das Ausmaß der Schleimhautläsion korrespondiert mit der Stärke des einwirkenden Vakuums sowie der Häufigkeit und Zeitdauer des Absaugvorgangs [37].

Kardiovaskuläre Komplikationen

Verschiedenartige Kombinationen von sympathischer und parasympathischer Stimulation bzw. Hemmung sind möglich.

Während des Absaugvorgangs kommt es durch eine Erhöhung der Herzfrequenz, des systolischen und diastolischen Druckes, zum Anstieg des Herzzeitvolumens um durchschnittlich 30% [40]. Dabei steigt die Herzleistung um 45%, da ein größeres Volumen mit erhöhtem Druck gefördert werden muß. Während diese durch Katecholaminausschüttung verursachten tachykarden Kreislaufreaktionen häufig auftreten, sind bradykarde Rhythmusstörungen seltener, dafür aber viel gefährlicher und zwingen zum sofortigen Abbruch des Absaugmanövers. Bradykardien, die bis zum Herzstillstand führen können [3, 4, 18], werden verursacht durch die mechanische Irritation des Respirationstraktes, die eine Stimulation des Parasympathikus auslöst. Zusätzlich reagiert das Reizleistungssystem des Herzens gerade bei erhöhten PCO_2-Werten sensibler auf vagale Reflexirritationen [8, 18]. Außerdem kann eine ausgeprägte Hypoxie ebenfalls zu Bradykardien führen. Dies ist besonders dann der Fall, wenn der durch den Sog verursachte negative intrapulmonale Druck zu Atelektasen führt und damit plötzlich ein deutlich erhöhter Rechts-links-Shunt auftritt [27, 33, 41].

Zerebrale Komplikationen

Zusätzliche Bedeutung gewinnt bei bewußtlosen oder hypoxischen Patienten die mögliche weitere Schädigung der zerebralen Funktion. Die während des Absaugens provozierten Hustenstöße und die PCO_2-bedingte zerebrale Gefäßweitstellung, führen zu Erhöhung des Hirndrucks. Dies ist bei Patienten mit Schädel-Hirn-Traumen oder anderen zerebralen Erkrankungen besonders nachteilig [40].

Probleme der endobronchialen Absaugung

Bis zum 3. Lebensjahr gehen beide Hauptbronchien im gleichen Winkel von 55° von der Trachea ab [5]. Erst danach entwickelt sich die bekannte Asymmetrie, wobei der rechte Hauptbronchus mit 25°, der linke Hauptbronchus im Winkel von 45° zur Vertikalachse abzweigt. Durch diesen für das Einführen eines Katheters ungünstigen Abgang des linken Hauptbronchus, wird bei blinder endotrachealer Absaugung wegen des direkteren Weges bevorzugt die rechte Lunge abgesaugt.

Zahlreiche Autoren [1, 6, 21, 22, 24, 39] haben die Häufigkeit der Katheterisierung des linken Hauptbronchus in Abhängigkeit von Variationen der Katheterkonfiguration und der Lagerung des Patienten untersucht. Sie kamen dabei auch zu teilweise sich widersprechenden Ergebnissen. Danach ist die Häufigkeit der Katheterisierung des linken Hauptbronchus abhängig von der Anatomie der Bifurkation, dem Weg des Katheters durch Tubus oder Trachealkanüle, – wobei durch die Trachealkanüle der linke Hauptbronchus häufiger erreicht wird –, dem Durchmesser des Katheters im Verhältnis zur Tubusgröße, der Lokalisation der Tubusspitze in der Trachea, der Steifigkeit des Kathetermaterials, der Konfiguration der Katheterspitze [20, 29] und der Lagerung des Patienten, wobei die Drehung des Kopfes zur rechten Schulter [34] und die Halbseitenlagerung des Patienten nach links, die erfolgreiche Katheterisierung des linken Hauptbronchus deutlich erhöhen.

Aus diesen Untersuchungen kann man ersehen, daß ein zum endobronchialen Absaugen genutzter Katheter folgende Eigenschaften besitzen sollte: Er muß steril aus einer geraden Verpackung kommen [22], aus weichem, durchsichtigem, flexiblem Kunststoffmaterial bestehen [33], eine kurzgewinkelte, abgerundete Spitze besitzen [15], und neben der Katheterspitzenöffnung eine ausgewogene Anzahl kleiner spitzennaher Vakuumkontrollfenster an der Seitenwand besitzen, so daß neben der notwendigen Absaugeffizienz eine Minimierung des Schleimhauttraumas erreicht wird [22, 24, 37].

Technik des Absaugens

Unter Berücksichtigung aller Komplikationsmöglichkeiten und Beachtung der angeführten Problematik sollte der routinemäßige korrekte Absaugvorgang folgendermaßen durchgeführt werden:

- Anschluß eines Y-Stückes oder Fingertips an Absaugvorrichtung zur digitalen Soglimitierung und Vakuumkontrolle [9, 34, 36]
- $F_1O_2 = 1{,}0$ bei beatmeten Patienten, (oder ähnlich wirksame Maßnahmen),
- Händedesinfektion,
- Aufklärung des Patienten über Absicht, Vorgang, Durchführung und Mißempfindung beim Absaugen,
- Sterile Handschuhe anziehen,
- Steriles Anreichenlassen eines Katheters (externer Durchmesser weniger als die Hälfte des Tubusinnendurchmessers) [44],
- Wenn erforderlich, Katheter durch Kochsalz oder Spray gleitfähig machen,
- Anschluß des Katheters an Y-Stück,
- Diskonnektion des Tubus vom Beatmungsgerät (Ablage des Konnektors auf sterile Unterlage),
- Einführen des Absaugkatheters ohne Sog, bei eingeschalteter Absaugpumpe, bis zum Widerstandspunkt im Tracheobronchialbereich,
- Korrektur der Katheterlage um 0,5 cm um Ansaugkontakt mit der Bronchialwand zu vermeiden,
- Verschluß des Y-Stückes oder Fingertips mit dem Daumen,
- Langsames und gleichmäßiges Zurückziehen des Katheters mit drehender Bewegung um seine Längsachse; Absaugvorgang nicht länger als 15 s
- Mehrere Hyperventilationen mit sterilem Beatmungsbeutel durch zweite Pflegeperson,
- Wiederanschluß des Patienten an das Beatmungsgerät und Kontrolle der Ventilatordaten,
- Wiederholung der Absaugung falls notwendig, evtl. nach entsprechender Erholungsphase,
- Absaugung des linken Hauptbronchus am aussichtsreichsten bei nach rechts gedrehtem Kopf und Linksseitenlage des Patienten (kontraindiziert bei SHT und HWS-Verletzung),
- Absaugung des Mundes mit gleichem Katheter,
- Abwerfen des Einmalkatheters und der Handschuhe in einen großen Abfallbehälter,
- Korrektur der vorher erhöhten Sauerstoffkonzentration,
- Erneute Händedesinfektion,

  während des ganzen Vorgangs müssen EKG, Puls und Hautkolorit des Patienten beachtet werden, (Abb. 1).

Bei Patienten mit schwer gestörtem Gasaustausch, bei denen die Erhöhung der F_1O_2 auf 1,0 nur einen geringen Anstieg des pO_2 im Blut bewirkt, muß der Vorgang des Absaugens nach einer der folgenden Methoden variiert werden:

1. Zwischenschalten eines Saugungsadapters, so daß Absaugung ohne Diskonnektion vom Beatmungsgerät möglich ist [10, 41].

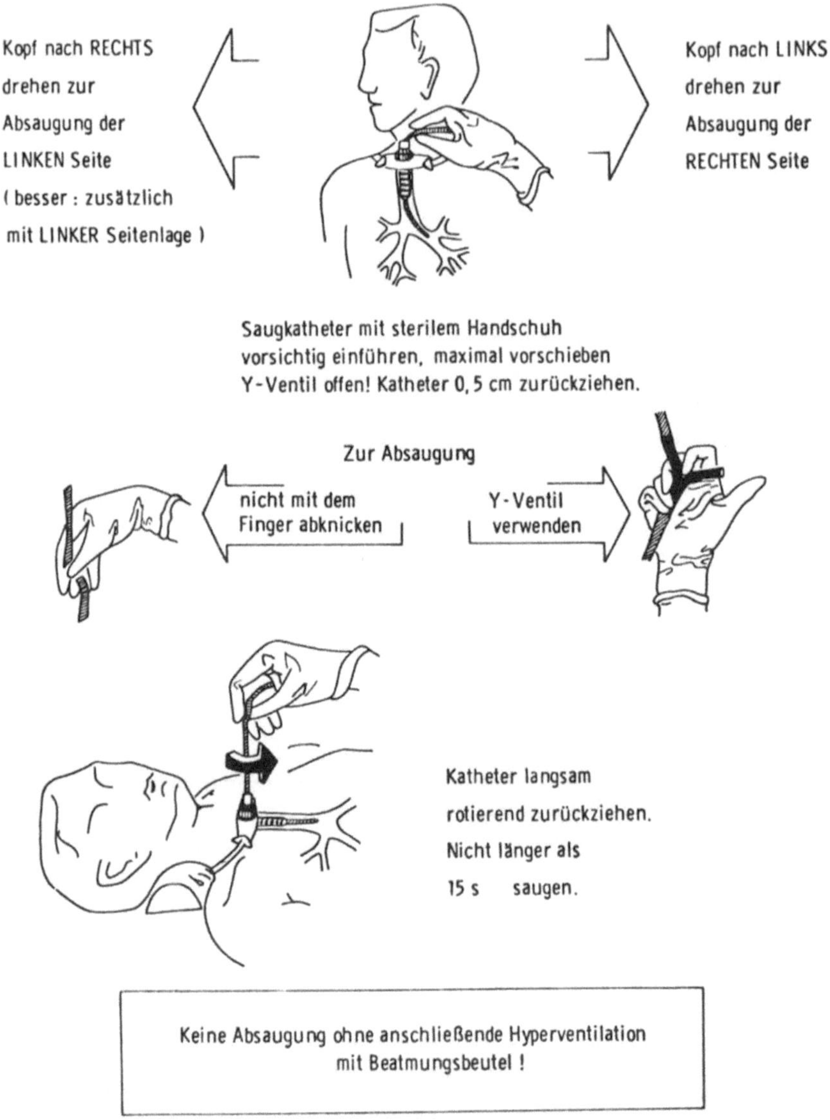

Abb. 1. Technik des Absaugens

2. Zwischenschaltung eines Saugungsadapters und Addition des vorher bestimmten, durch den Sog entzogenen Gasvolumens zum Beatmungsvolumen [46].
3. Nach Zwischenschalten eines Adapters kann auch mit einem flexiblen Bronchoskop unter Sicht, gezielt und rasch eine effektive und schleimhautschonende Bronchialtoilette durchgeführt werden.
4. Unter einer transcricothyreoidalen "High-frequency-jet-ventilation" können nach Kezler u. Klain [18] Absaugzeiten von 5 min ohne Kreislaufreaktionen und pO_2-Erniedrigungen erreicht werden.

Häufigkeit des Absaugens

Die Absaugfrequenz richtet sich nach dem klinischen Befund des Tracheobronchialsystems. Starre Zeitgrenzen oder routinemäßige Abläufe sind nicht indiziert. Erforderlich wird eine Absaugung bei hörbaren Rasselgeräuschen über Trachea und Lunge, bei Drucksteigerung am Ventilator, auf Wunsch des Patienten, vor und nach Lagerungsänderung, vor Deblockierung des Cuffs und bei Atelektasen im Röntgenbild.

Zusätzliche Maßnahmen

Die korrekte effiziente Bronchialtoilette muß mit weiteren Maßnahmen, die die Sekretreinigung der Lunge fördern, kombiniert werden. Dazu gehören:

- Die Verflüssigung des Alveolobronchialsekrets durch Befeuchtung und Inhalation mit geeigneten Medikamenten.
- Die Förderung des Hustenvorganges durch ausreichende Analgesie (Morphin/Periduralkatheter und Interkostalblockade).
- Druck auf Wunde durch Pflegepersonal bei Husten.
- Thoraxkompression, Klopf- und Vibrationsmassage.
- Drainagelagerungen zur Erleichterung der Expektoration des Bronchialsekrets sofern keine Kontraindikation besteht [45].
- 2stündiger Lagewechsel Seite–Rücken–Seite–Sitzen [28, 44].

Hygienemaßnahmen

Jeder intubierte und tracheotomierte Patient lebt ohne den physiologischen Bakterienfilter der oberen Luftwege, der den Tracheobronchialraum des Lungengesunden in bakteriologischem Gleichgewicht hält [43]. Diese Patientengruppe ist durch die im Rahmen der Beatmungstherapie notwendigen Aggregate ganz besonders zusätzlich infektbedroht [25, 38, 43]. Luft- und Sauerstoffanfeuchtungssysteme, Befeuchter in Beatmungsgeräten [19], Inhalationsgeräte, Ultraschall- und Kaltluftvernebler, kondenswasserhaltige Beatmungsschläuche und zusätzliche Feuchtgeräte wie Absauger, H_2O-Vorratsgeräte, begünstigen das Keimwachstum und müssen als potentielle Brutstätten speziell von Klebsiellen, Pseudomonas und Pyocyaneusbakterien angesehen werden.

Es müssen deshalb alle endotracheal zu instillierenden Flüssigkeiten mindestens alle 8 h genau wie die Flüssigkeitsbehälter an Absauggeräten gewechselt werden. Kreissysteme und Befeuchtungsaggregate sind wie Vernebler jeden Tag zu sterilisieren und mit sterilisiertem Wasser aufzufüllen [19, 43]. Mindestens wöchentlich müssen alle Beatmungsgeräte dekontaminiert und sterilisiert werden, um das Risiko einer Infektionsverbreitung zu minimieren.

Selbstverständlich sind diese besonderen hygienischen Maßnahmen nur dann sinnvoll, wenn die allgemeinen hygienischen Gesetze auf einer Intensivstation durch das Personal konsequent eingehalten werden [19, 43].

Humane Aspekte

Bei der großen Vielfalt von intensivmedizinischen Maßnahmen und der Kompliziertheit von Beatmungstechniken und ihrer Kontrollen darf nicht vergessen werden, daß der intubierte und tracheotomierte Patient seiner gewohnten Hauptkommunikationsmöglichkeit, der Sprache, plötzlich beraubt ist. Es ist deshalb vom pflegerischen, mehr noch vom Standpunkt menschlicher Anteilnahme her besonders wichtig, den Patienten möglichst schnell über seine Situation aufzuklären und so rasch wie möglich ein breites Angebot von Ersatzkommunikationsmöglichkeiten zu schaffen [11]. Zur Verfügung stehen Lippenlesen und Zeichendeutung, Papier und Bleistift, Dauerblock und Schreibgerät, Magnetbuchstaben und Tafel. Die Weiterentwicklung videoelektronischer Hilfsgeräte zur Kompensation dieses Handicaps muß vorangetrieben werden. Zur Information über aktuelle Ereignisse und zur Unterhaltung können Radio und Fernsehen sowie Zeitungen nützlich sein.

Die menschliche Zuwendung, eine Vertrauen erweckende Haltung und eine detailliert angepaßte Information kann in dieser Phase den Patienten beruhigen und sein Gefühl der Hilflosigkeit und des Ausgeliefertseins an Maschine und Pflegepersonal mildern. Streng gemieden werden sollten Diskussionen über den Patienten am Krankenbett. Die Chance, durch Beeinflussung und Stabilisierung der Psyche, die Kräfte des Patienten zu mobilisieren um seinen kritischen Zustand zu überwinden, sollte – besonders im pflegerischen Bereich – voll genutzt werden.

Literatur

1. Anthony JS, Simiewicz DJ (1977) Suctioning of the left bronchial tree in critically ill patients. Crit Care Med 3:161–162
2. Berman JR, Stahl WM (1968) Prevention of hypoxic complications during endotracheal suctioning. Surgery 4:586–587
3. Boutros AR (1970) Arterial blood oxygenation during and after endotracheal suctioning in the apneic patient. Anesthesiology 2:114–118
4. Brandstater B, Muallem M (1969) Atelectasis following tracheal suction in infants. Anesthesiology 5:468–473
5. Bush GH (963) Tracheobronchial suction in infants and children. Br J Anaesth 35:322–326
6. Cabal L, Devaskar S, Siassi B et al. (1979) New endotracheal tube adaptor reducing cardiopulmonary effects of suctioning. Crit Care Med 12:552–555
7. Cooper JD, Grillo HC (1972) Analysis of problems related to cuffs on intratracheal tubes. Chest 62:2–27
8. Cordero L, Hon EH (1971) Neonatal bradycardia following nasopharyngeal stimulation. Ther J Pediatr 3:441–447
9. Crocker D (1970) The critically ill child: Management of tracheostomy. Pediatrics 2:286–296
10. Downes JJ, Wilson JF, Goodson D (1961) Apnoe, suction, and hyperventilation: Effect on arterial oxygen saturation. Anesthesiology 1:29–33
11. Feldman S, Crawley B (1977) Tracheostomy and artificial ventilation, 3rd edn. Arnold, London
12. Fell T, Cheney FW (1971) Prevention of hypoxia during endotracheal suction. Ann Surg 1:24–28
13. Freeman GR (1972) A comparative analysis of endotracheal intubation in neonate children and adults complications prevention and treatment. Laryngoscope 8:1385–1398
14. Glas WW, King OJ, Lui A et al. (1962) Complications of tracheostomy. Arch Surg 85:72–79
15. Habermann PB, Green JP, Achibald C et al. (1973) Determinals of successful selective tracheobronchial suctioning. Engl J Med 1060–1063
16. Halmagyi M, Valerius T (1975) Weiterbildung 2. Praktische Unterweisung, Intensivbehandlungsstation, Intensivpflege. Springer, Berlin Heidelberg New York (Fachschwester-Fachpfleger)
17. Hengerer AS, Strome M, Jaffe BF (1975) Injuries to the neonatal larynx from long-term-endotracheal tube intubation and suggested tube modification for prevention. Ann Otol Rhinol Laryngol 84:764–770

18. Keszler H, Klain M (1980) Tracheobronchial toilet without cardiorespiratory impairment. Crit Care Med 5:298–301
19. Kilian J, Kanz E, Stoeckel H, Ahnefeld FW (1979) Klinisch-hygienische Probleme beim Beatmungspatienten. In: Ahnefeld FW (Hrsg) Intensivmedizin, Notfallmedizin, Anästhesiologie. Thieme, Stuttgart, S 29–40
20. Kirimli B, King JE, Pfaeffle HH (1970) Evaluation of tracheobronchial suction techniques. J Thorac Cardiovasc Surg 3:340–344
21. Kubota Y, Magribuchi T et al. (1980) Evaluation of selective bronchial suctioning in the adult. Crit Care Med 12:748–749
22. Landa JF, Kwoka MA, Chapman GA et al. (1980) Effects of suctioning on mucociliary transport. Chest 77:202–207
23. Lawin P, Morr-Strathmann U (1981) Prolongierte Intubation und Tracheotomie. In: Praxis der Intensivbehandlung, 4. Aufl. Thieme, Stuttgart, S 15.1
24. Link WJ, Spaeth EE, Wahle WM et al. (1976) The influence of suction catheter tip design on tracheobronchial trauma and fluid aspiration efficiency. Anesth Analg (Cleve) 2:290–297
25. Lutz H, Wysocki S (1967) Die Medikamentöse Zusatztherapie sowie pflegerische und bakteriologische Probleme. In: Die Ateminsuffizienz und ihre klinische Behandlung. Thieme, Stuttgart, S 167–175
26. Mantel K (1976) Zur Behandlung der akuten respiratorischen Insuffizienz im Kindesalter. Intensivbehandlung 3:40–150
27. Marx GF, Steen SN, Arklins RE et al. (1968) Endotracheal suction and death. NY State J Med 68:565–566
28. Moore FD, Lyons JH, Pierce EC, Morgan AP Post-traumatic pulmonary insufficiency. Pathophysiology of respiratory failure and principles of respiratory care after surgical operations trauma haemorrhage burns and shock. Saunders, Philadelphia London Toronto
29. Opic LH, Smith AC (1959) Tracheobronchial toilet through a tracheostome. Lancet I:600
30. Orlowski JP, Ellis NG, Amin NP Crumrine RS (1980) Complications of airway intrusion in 100 consecutive cases in a pediatric ICU. Crit Care Med 6:324–331
31. Plum F, Dunning MF (1956) Technics for minimizing trauma to the tracheobronchial tree after tracheostomy. N Engl J Med 5:193–200
32. Reifenberger AU (1981) Praxis der Intensivpflege. Fischer, Stuttgart
33. Rosen M, Hillard EK (1960) The use of suction in clinical medicine. Br J Anaesth 32:486–504
34. Rügheimer E (1966) Neue Gesichtspunkte zur Tracheotomie. Prakt Anaesth Wiederbeleb 5:277–288
35. Rügheimer E (1966) Die Komplikationen der Tracheotomie, ihre Verhütung und deren Behandlung. Anaesthesiol Wiederbeleb 17:
36. Rügheimer E (1974) Die prolongierte Intubation und Tracheotomie. Anaesth Inf 15:280–285
37. Sackner MA, Landa JF, Greeneltch MJ, Robinson MJ (1973) Pathogenesis and prevention of tracheobronchial damage with suction procedures. Chest 3:284–290
38. Sackner MA, Hirsch J, Epstein S (1975) Effect of cuffed endotracheal tubes on tracheal mucous velocity. Chest 6:774–777
39. Salem MR, Wong AY et al. (1978) Evaluation of selective bronchial suctioning techniques used for infants and children. Anesthesiology 48:379–380
40. Schmidt K (1966) Zur akuten Wirkung des endotrachealen Absaugens auf den Kreislauf und die arteriellen und hirnvenösen Blutgase. Anaesthesist 4:130–132
41. Segal S (1965) Endobronchial pressure as an aid to trachea-bronchial aspiration. Paediatrics 35:305–312
42. Shoup CA, McHenry RN (1979) Laboratory exercises in respiratory therapy. Mosby, St. Louis
43. Sussner H, Opderbecke HW (1976) Komplikationen der Respiratortherapie unter besonderer Berücksichtigung der Infektion. Intensivbehandlung 4:180–186
44. Sykes MR, McNicol MW, Campbell EJM (1976) Respiratory failure, 2nd edn. Blackwell, Oxford London Edinburgh Melbourne
45. Taylor PA, Waters HR (1971) Arterial oxygen tensions following endotracheal suction on IPPV. Anaesthesia 3:289–293
46. Urban BJ, Weitzner W (1969) Avoidance of hypoxemia during endotracheal suction. Anesthesiology 5:473–475

Verbesserte Kommunikationsmöglichkeiten für intubierte und tracheotomierte Patienten

M. Wendt und H.-J. Hannich

„Kommunikation" bedeutet Gemeinsamkeit, Mitteilung, Verständigung, Übermittlung von Information durch Zeichen aller Art (verbal/averbal).

Die Analyse vorhandener Kommunikationsmöglichkeiten und ihrer Schwächen erfolgt fast ausschließlich anhand von Berichten intubierter und tracheotomierter Patienten, die in der Zeit nach der Intensivtherapie erhoben wurden. So geben etwa 85% der Patienten in einer Studie von Jones et al. [7] an, daß es schwierig sei, mit den Schwestern zu sprechen. An den Ärzten wird von 87% der Patienten kritisiert, daß sie ängstigende Details in Gegenwart des Patienten diskutieren, es wird weiter kritisiert, daß sie nicht da waren, wenn sie gebraucht wurden (76%), und daß sie Dinge nicht genug erklären würden. Es wird deutlich, daß Kommunikationsprobleme nicht nur in Richtung Patient–Personal bestehen sondern die Personal–Patientenbeziehung ebenfalls erheblicher Kritik ausgesetzt werden muß. Die Schwierigkeiten der Patienten, gezielt zu fragen, verstärken dieses Problem.

In der Vergangenheit wurden beatmete Patienten meist sediert, um ihnen das „Trauma der Beatmung" zu ersparen. Ein eingeschränktes Erinnerungsvermögen wird durch die Sedierung, durch eine oft verminderte renale und hepatische Leistungsfähigkeit wie auch durch das Wirksamwerden psychologischer Verarbeitungsmechanismen (z. B. Verleugnung) bewirkt.

Die Beatmungsverfahren entwickeln sich zunehmend in Richtung auf eine Erhaltung der Spontanaktivität eines Patienten, zudem gibt es viele Gründe, die mit der Sedierung in Kauf genommene Immobilisierung zu vermeiden [9]. Dieser nun wache, aber mit einer zumindest die Sprache betreffenden Kommunikationsbehinderung ausgestattete Patient stellt deutlich höhere Ansprüche an das umgebende Personal. Folgende Kommunikationsziele sind anzustreben:

- Patient und Personal gegenseitig zu informieren,
- den Patienten zu beruhigen,
- seine Kooperation zu verbessern, ihm Zuwendung zu zeigen und Geborgenheit zu vermitteln,
- ihn gezielt am Umfeld teilhaben zu lassen,
- durch gezielte Ansprache und Orientierung Bewußtseinseintrübungen zu vermeiden.

Die psychische Verfassung eines Patienten auf der Intensivstation wird bestimmt von seiner Vorgeschichte, seinen Erfahrungen, seiner psychischen Grundsituation und seiner akuten Erkrankung. Sie variiert erheblich durch die aktuellen Umfeldeinflüsse (Abb. 1). Die Kommunikation mit einem solchen Patienten ist von großer Wichtigkeit, weil man nur so die aktuelle psychische Verfassung erkennen und beeinflussen kann.

Diese Gesprächssituation ist jedoch als besonders schwierig anzusehen, weil sie den alltäglichen Kommunikationsformen entgegenläuft: Der Patient ist immer wieder anzusprechen, von ihm können jedoch kaum Reaktionen kommen.

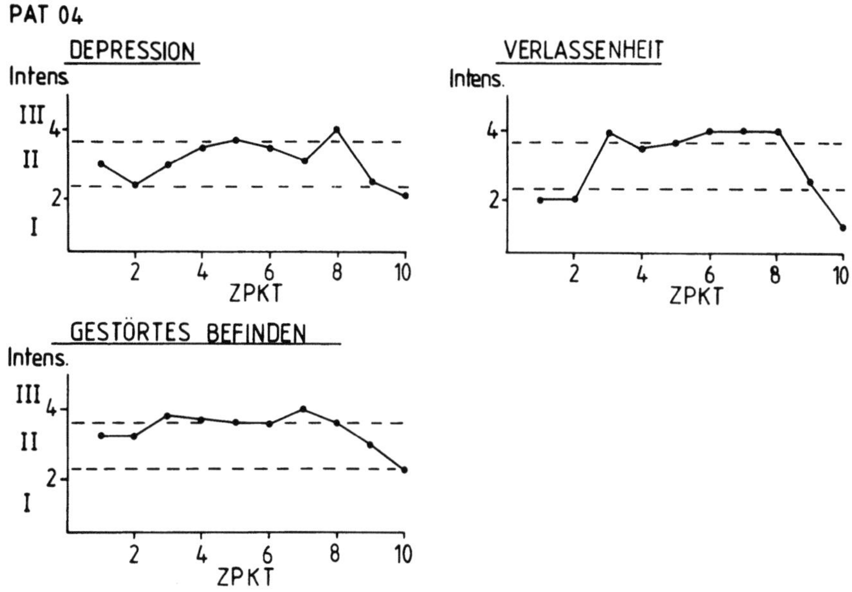

Abb. 1. Verlauf der emotionalen Streßreaktionen Depression, Verlassenheit und gestörtes Befinden über die Zeit auf der Intensivtherapiestation. Die Abbildung zeigt die akute emotionale Reaktion auf die Intensivbehandlung, die zu unterschiedlichen Zeitpunkten (ZPKT) abgefragt wurde. Wie den Veränderungen in den Verläufen zu entnehmen ist, darf das psychische Befinden eines Patienten nicht als stationär angesehen werden (38jähriger polytraumatisierter und beatmeter Patient)

Im Alltag auf der Intensivstation ist häufig ein Zirkel zu beobachten, an dessen Ende das Versiegen der Kommunikation steht. Der Pflegende nimmt den Patienten nicht mehr als Person wahr, sondern verdinglicht ihn zum Gegenstand der Pflege; der Patient verliert den Kontakt zur Umwelt, dämmrig-apathische Zustände sind die Folge [5]. Die Verbesserung der Kommunikationsmöglichkeiten ist also zwingend notwendig. Im folgenden sollen die Möglichkeiten zur Verbesserung der Kommunikation auf den verschiedenen Ebenen, Sprache, Schrift, Symbolik, Mimik und Hautkontakt dargestellt werden.

Sprache

Die verschiedenen Kommunikationsebenen haben je nach dem Allgemeinzustand des Patienten, dem Grad zusätzlicher körperlicher Beeinträchtigung und z. B. auch dem evtl. unterschiedlichen Kulturkreis von Personal und Patient eine unterschiedliche Wertigkeit für den intubierten Patienten [1].

Börsig u. Steinacker [1] stellen heraus, daß die Intubation allein nur eine halbe von diesen 5 Kommunikationsmöglichkeiten behindert. Die Sprache [4] hat eine besondere Bedeutung für die tägliche Kommunikation, wobei eine Intubation bis heute Sprache per se ausschließt. Nur für tracheotomierte Patienten gibt es Sprechkanülen, bei denen über eine separate Leitung eine Luftinjektion oberhalb des Cuff's in die Trachea erfolgt. Sofern keine Läsionen der Stimmbänder vorliegen, können Patienten hierüber teils durchaus verständlich sprechen.

In der Praxis ist zu beobachten, daß einzelne Patienten mit dieser Methode gut und andere schlechter zurecht kommen. Hierfür scheint die durch die mechanische Beatmung vorgegebene Dyssynchronisation von Atmung und nervaler Stimulation zum Sprechen eine Rolle zu spielen.

Da manche intubierten Patienten plötzlich auch bei nachlassender Blockung des Cuffs „sprechen" können, wurde der Versuch unternommen, auch oro- oder nasotracheale Tuben mit solchen zusätzlichen Gasleitungen zu versehen, um so den Patienten das Sprechen zu ermöglichen. Dieser Versuch zeigte jedoch kein befriedigendes Ergebnis.

Für das Personal ist in bezug auf die Ansprache des Patienten wichtig, daß es „geschlossene" Fragen an den Patienten stellt, also Fragen, die eine vorgegebene Antwortalternative (ja/nein) beinhalten. Was soll ein intubierter Patient schon auf eine Frage wie „Was gibt es denn?" antworten?

Schrift

Schriftliche Kommunikation bietet für den Intensivtherapiepatienten erhebliche Probleme. Neben der Wahl geeigneter Schreibmaterialien (Filzstift, Schreibbrett mit Papierklemme) spielt auch die Position des Patienten (in der Regel im Bett flach liegend), die fehlende Brille etc. sowie die durch die Krankheit bedingte Unleserlichkeit der Schrift eine große Rolle. Die schnelle Erschöpfbarkeit bedingt hier auch schnelles Resignieren und verhindert die Kommunikation weiter. Gerade wegen der oft schlechten Lesbarkeit wurden Versuche mit elektronischen Kommunikatoren durchgeführt. Folgende Kriterien stellten sich für ein solches Hilfsmittel als sinnvoll heraus: LED-Anzeige für den im Ablesewinkel unkritischen visuellen Feedback, Sensortasten mit mechanischer und akustischer Kontrolle der Funktionen und Funktionstasten, die die am häufigsten vom Patienten genannten Begriffe wie Schmerzen, Wunsch nach Information, Angst, Besuch etc. umfassen. Elektronische Schreibmaschinen helfen erfahrungsgemäß aber nur den Patienten, die schlecht lesbar schreiben können. Patienten, die gut lesbar schreiben können, werden mit einer solchen Maschine behindert.

Das neueste Konzept für einen elektronischen Kommunikator sieht einen Fernseher mit Videorecorder vor, um von Sendezeiten und ungünstigen Empfangsbedingungen unabhängig auch fremde akustische und optische Reize einbringen zu können. Die Tastatur der Schreibmaschine hat keine eigene Anzeige, sondern das generierte Signal wird drahtlos über Infrarotdioden zu einem Empfangsgerät am Fernseher übertragen. Die Buchstaben und Wörter können so beliebig groß angezeigt werden. Weiter bestehen elektrisch keine Sicherheitsbedenken. Hygienisch ist eine solche Lösung einwandfrei, da die Tastatur eingeschweißt werden kann, und so schnell nach Wechsel der Hülle zum nächsten Patienten transferierbar ist. Videokassetten können von Angehörigen mit Aufnahmen von Kindern, dem Partner und anderen wichtigen Dingen bespielt werden, um die Motivation des Kranken zu fördern.

Symbolik

Symbole haben sich nicht bewährt. Karteisätze etc., die angeboten werden, sind oft zu umfangreich, um von schnell erschöpfbaren Patienten nach der richtigen Symbolik

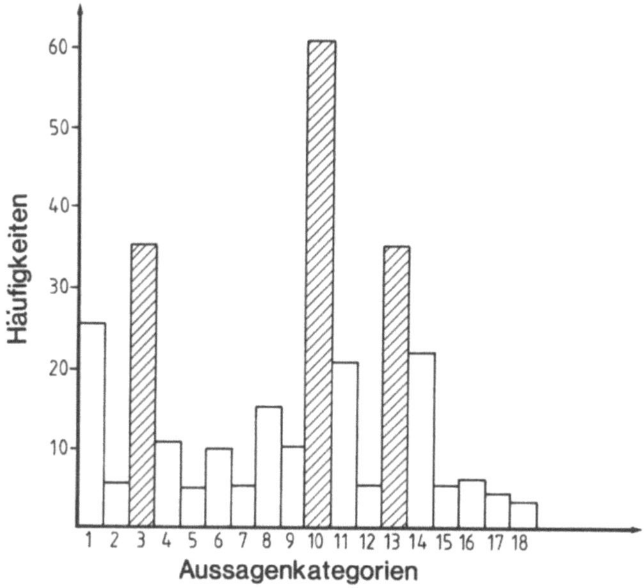

Abb. 2. Häufigkeitsverteilung von Äußerungen beatmeter Patienten. *Aussagekategorien: 1* Äußerungen über körperliche Grundbedürfnisse, *2* Wunsch nach Hause zu kommen, *3* Wunsch nach Angehörigenbesuch, *4* Dankbarkeitsäußerungen, *5* Äußerungen über Medikamente, *6* Äußern von Schamgefühlen, *7* Fragen an den Arzt, *8* Angstäußerungen, *9* Desorientierung über aktuelle körperliche Situation, *10* Äußern von Schmerzempfinden, *11* Äußerungen bezüglich räumlich-zeitlicher Orientierung, *12* Äußerungen über die Verletzungsursache (vergangenheitsbezogen), *13* Wunsch nach Hilfe, *14* Fragen nach Funktion von Apparaten, *15* Beschäftigung mit dem Tod, *16* Persönliches Gespräch mit Betreuer, *17* Hoffnungsäußerungen bezüglich körperlicher Besserung, *18* direkte Fragen über den eigenen Zustand

durchblättert werden zu können. In der Regel kann man die wahrscheinlichsten, weil am häufigsten genannten Probleme, auch durch geschlossene Fragen erkennen. Quälend sind oft ganz spezielle Fragen oder Bitten, die nicht zu erwarten sind. Karten können individuelle Reaktionen jedoch generell nicht erfassen.

Die Analyse schriftlicher Äußerungen von Intensivtherapiepatienten zeigte, welche Themenbereiche von Patienten am häufigsten angesprochen werden (Abb. 2). Eine gezielte Fragetechnik ist auf dem Hintergrund einer derartigen Analyse leicht möglich. Symbolkarten haben sich nicht bewährt, sind auch aus hygienischen Gründen – nicht sterilisierbar – abzulehnen.

Mimik/Gestik, Hautkontakt

Geben Sprache und schriftliche Äußerung eher den inhaltlichen Aspekt der Kommunikation wieder, vermittelt sich die Beziehung zwischen Therapeut und Patient über das nonverbale Verhalten. Für diesen Bereich ist es außerordentlich schwierig, Kommunikationswege vorzugeben. Die emotionale Stützung eines Patienten kann nur durch innere Bereitschaft zur persönlichen Zuwendung erfolgen. Sie äußert sich über eine entsprechende Mimik (ein klares Argument gegen die generelle Verwendung eines Mundschutzes auf Intensivstationen) als auch durch den direkten zugewandten Kontakt mit dem Patienten. Dies muß jeder Mitarbeiter einer Intensivstation selber lernen, aber auch den Besuchern zeigen und erklären. Gerade Angehörige trauen sich aus Unsicherheit oft nicht, den Patienten anzufassen.

Die sensorische Aufnahmefähigkeit auch eines nicht ansprechbaren Patienten ist oftmals über die Aktivierbarkeit der formatio reticularis weiter gegeben. Daher sollte diese Möglichkeit zur nonverbalen Kontaktaufnahme sowohl vom Personal als auch von den Angehörigen auch beim vermeintlich Bewußtlosen genutzt werden [2, 3, 8].

Für die Kommunikation auf der Intensivtherapiestation kommt der „Schwester“ die größte Bedeutung zu, da sie fast ständig im Bereich des Patienten tätig ist [6]. Von besonderer Wichtigkeit ist für sie das behandlungsbegleitende Sprechen, eine der Hauptklagen des Patienten ist die mangelnde Informierung über seine Umgebung.

Die Ausbildung der oft jungen Intensivschwestern muß daher auch den Blick schärfen für den hohen Stellenwert der Kommunikation im Therapiekonzept.

Literatur

1. Börsig A, Steinacker J (1981) Kommunikation mit den Patienten auf Intensivstationen. Dtsch Krankenpflegez 4:1–10
2. Duverhoy W (1976) Nahkontakt mit „Bewußtlosen“. Z Klin Psychol Psychother 24:267–273
3. Gottschaldt M (1975) Neurologisch-neurophysiologische Aspekte der Bewußtlosigkeit. In: Kongreßbericht der Jahrestagung der DGAI 1974. Perimed, Erlangen, S 1125–1129
4. Gück J, Matt E, Weingarten E (o. J.) Die sprachliche Herstellung und Aufrechterhaltung von Normalität in intensivmedizinischen Extremsituationen. Arbeitsbericht aus dem Institut für soziale Medizin der Freien Universität, Berlin
5. Hannich HJ, Wendt M (im Druck) Die psychologische Situation von Patienten auf Intensivstationen. Vortrag gehalten auf dem ZAK 1981 Berlin
6. Hannich HJ, Wendt M (im Druck) Situationsspezifische Belastungen der Intensivbehandlung. Ihre Analyse und Änderungsmöglichkeiten. Anaesthestist
7. Jones J et al. (1979) What the patients say: A study of reaction to an intensive care unit. Intensive Care Med 5:89–92
8. Stefan M (1979) "Locked in syndrome" bei Intensivpatienten. Prakt Anästh 14:217–220
9. Steinberg FV (1980) The immobilized patient. Plenum, New York

Zusammenfassung der Diskussion

Frage: Welche Faktoren spielen neben der Ziliartätigkeit für den Partikeltransport im Bronchialsystem eine Rolle?

Antwort: Neben der Ziliartätigkeit spielen 2 wesentliche Faktoren eine große Rolle für den Partikeltransport im Bronchialsystem: zum einen die Motorik der glatten submukösen Bronchialmuskulatur, zum anderen das dreidimensionale Dehnungsverhalten des Tracheobronchialsystems während der Inspiration. Beide Funktionen sind gerade bei Beatmungspatienten, bei denen der Husten entfällt, von großer Bedeutung. Daher ist es wichtig, Beatmungspatienten in zeitlichen Intervallen vor dem Absaugen zu überblähen und damit das Bronchialsystem aufzudehnen, denn die Dehnung ist ein wesentlicher Promotor der Sekretmobilisation und des Sekrettransportes.

Frage: Für Hochfrequenzbeatmungstechniken müßte aus dieser Erkenntnis die Schlußfolgerung gezogen werden, daß es zu einer Einschränkung des Sekrettransportes kommt, da hier ja das Dehnungsverhalten des Tracheobronchialsystems entfällt?

Antwort: Das Gegenteil ist der Fall. Alle Autoren, die mit Hochfrequenztechniken arbeiten, können bestätigen, daß die Absaugfrequenzen erheblich zunehmen, da der Sekrettransport gesteigert ist. Dieser Mechanismus ist am besten so zu erklären, daß die thixotrope Substanz „Sekret" durch die Druckschwankungen der Hochfrequenzbeatmung in ein ständiges Zerrungsmanöver gerät und dadurch der Transport im Tracheobronchialsystem beschleunigt wird.

Frage: Gibt es noch andere Mechanismen, durch die der Partikeltransport im Bronchialsystem infolge der Hochfreqenzbeatmung beeinflußt werden könnte?

Antwort: Bei der Jetventilation sind noch andere Effekte auf den Schleim im Bronchialsystem zu verzeichnen. Durch den Vibrationseffekt werden ähnlich wie bei einer Vibrationsmassage Schleimpartikel abgelöst, die dann durch den Hustenstoß oralwärts transportiert werden können. Daneben ist vorstellbar, daß durch die mechanische Alteration ein Vagusreiz ausgelöst wird, der das Bronchialsekret weiterhin verflüssigt und sozusagen „sekretolytisch" wirkt.

Frage: Wird die Ziliartätigkeit durch Hochfrequenzbeatmung beeinträchtigt?

Antwort: Die Tätigkeit der Zilien ist stark temperaturabhängig. Mißt man in vitro die Ziliarfrequenz in Abhängigkeit von der Temperatur, so findet man, daß bei 22 °C die Ziliarflimmerfrequenz auf ca. die Hälfte des Ausgangswertes bei Körpertemperatur abfällt.

Bei der Hochfrequenzbeatmung, besonders bei der sog. „forcierten Diffusionsventilation“, kommt es durch die Befeuchtung des Jetstrahles, der unter bestimmten Bedingungen sogar Schallgeschwindigkeit erreichen kann, zu einer sehr starken Abkühlung. Eine Reduzierung der Ziliartätigkeit bis hin zum Sistieren ist durchaus vorstellbar.

Frage: Kann es beim Übergang von einer konventionellen Beatmung mit höheren endexspiratorischen Drücken auf eine "High frequency ventilation" (z. B. zum Absaugen) nach der alveolären Entlastung durch Wegnahme des PEEP zu akuter Hypoxie kommen?

Antwort: In der Regel wird dies nicht der Fall sein, wenn der Patient möglichst rasch vom konventionellen Respirator diskonnektiert und auf die "High frequency ventilation" übergegangen wird. In vereinzelten kritischen Fällen, wenn die Patienten mit hohen endexspiratorischen Drücken und hoher F_IO_2 beatmet werden, sollte jedoch Vorsicht geboten sein. Es ist erforderlich, den Adaptationsring für die Hochfrequenzbeatmung bereits eingebaut zu haben, damit nach Abstellen des konventionellen Respirators ohne Verzögerung auf die Hochfrequenzbeatmung übergegangen werden kann, die ja sofort einen entsprechenden PEEP aufbaut.

Frage: Ist es bei der Verwendung von künstlichen Nasen bei langzeitintubierten oder tracheotomierten Patienten, insbesondere unter Spontanatmung, notwendig, zusätzlich eine aktive Anfeuchtung zu betreiben, z. B. durch direkte Instillation von Flüssigkeit in die Trachea?

Antwort: Künstliche Nasen müssen zumindestens eine relative Feuchte von 80% gewährleisten. In einzelnen Fällen, z. B. bei septischen Temperaturen, wird die Sättigung in der Alveole unter diese kritische Grenze abfallen und eine aktive Anfeuchtung erforderlich machen.

Frage: Beeinflussen Sekretolytika generell die mukoziliare Clearance positiv im Sinne einer Beschleunigung der Eliminationsgeschwindigkeit?

Antwort: Entscheidend für die Beeinflussung der mukoziliaren Clearance durch Sekretolytika ist die Ausgangssituation. Wird das Sekret durch unkritische Applikation zu sehr verflüssigt, ist die Interaktion zwischen Zilien und Schleim ungenügend. Die Zilien schlagen sozusagen „leer“, die mukoziliare Clearance hat sich dann eher verschlechtert. Sekretolytika oder Mukolytika sollten daher nicht unkontrolliert verabreicht, sondern jeweils im Einzelfall angesetzt werden.

Frage: Das Screening der Patienten, die postoperativ aufgrund von Lungenfunktionsstörungen pulmonale Komplikationen bieten könnten, sowie deren Vorbehandlung belastet den organisatorischen Ablauf innerhalb einer operativen Klinik doch erheblich. Welche Möglichkeiten bieten sich an, diese organisatorischen Schwierigkeiten zu reduzieren?

Antwort: Das Screening der Patienten hat vom Anästhesisten innerhalb der Prämedikationsvisite zu erfolgen. Liegt der Verdacht auf eine erhebliche Lungenfunktionsbeeinträchtigung vor, sollte der Patient von der Operation möglichst zurückgestellt und nach einer genauen Lungenfunktionsuntersuchung im adäquaten Maße auf die Operation mit Hilfe einer Atemtherapie vorbereitet werden (s. auch Beitrag Brandl). Da ein derartiges Vorgehen selbstverständlich mit einer möglichst reibungslosen Planung von Operationen kollidiert, böte sich als beste Möglichkeit an, sowohl die Testung der Patienten als auch deren präoperative Vorbereitung in sog. „Atemtherapieambulanzen" vorzunehmen, eine Maxime, die sich jedoch sehr wahrscheinlich in naher Zukunft nicht realisieren läßt.

Frage: Gibt es außer der Applikation von Acetylcholin oder Kohlendioxid noch andere Möglichkeiten, bei Patienten einen Hustenreiz zu provozieren?

Antwort: Die beste Möglichkeit, Husten auszulösen, wäre durch die Einatmung von Kohlendioxid gegeben. Kohlendioxid ist ein atemphysiologisches Gas, hat keine gravierenden Nebenwirkungen und vertieft außerdem die Atmung. Leider läßt sich nach einschlägigen Untersuchungen nur bei ca. 25% der Versuchspersonen wirklich Husten auslösen (s. auch Beitrag Tiefel).

Husten kann weiterhin ausgelöst werden durch physikalische Reize, wie kalte Luft, feuchte Luft oder Nebel, und durch chemische Noxen, wie Schwefeldioxid, Formaldehyd, Ammoniak, Essigsäure und Ozon [1]. Ebenso wie die Hustenprovokation durch Acetylcholin muß die Anwendung dieser Substanzen abgelehnt werden, da sie in der Regel eine akute, unter Umständen über längere Zeit anhaltende Bronchokonstriktion auslösen können (Abb. 1).

Es muß deshalb weiterhin das Ziel sein, eine Substanz zu finden, die keine nachteiligen Nebenwirkungen zeigt, aber in der Lage ist, bei der Mehrzahl der Patienten Husten auszulösen; denn Husten ist – das kann nicht nachdrücklich genug hervorgehoben werden – besonders für den operierten Patienten der entscheidende Reinigungsmechanismus des Bronchialsystems.

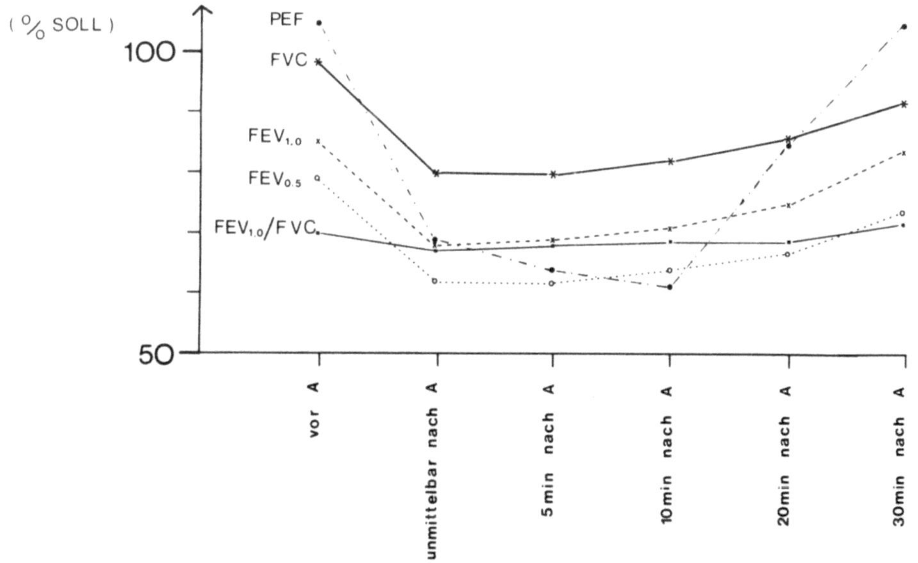

Abb. 1. Verhalten der Lungenfunktionsparameter nach Inhalation von 0,3% Acetylcholin. (Nach Tiefel, persönliche Mitteilung)

Teil E

Ätiologie, Pathogenese, Diagnostik und Prophylaxe der bronchopulmonalen Infektion

Epidemiologie und Pathogenese bakterieller bronchopulmonaler Infektionen

K. Unertl, G. Ruckdeschel, W. Kellermann, U. Jensen und A. Beyer

Häufigkeit und Bedeutung nosokomialer Pneumonien

Annähernd 0,5% der hospitalisierten Patienten erwerben in der Klinik eine Pneumonie [13]. Besonders infektionsanfällig sind erwiesenermaßen Patienten mit schweren Grunderkrankungen, nach thorakalen und abdominellen Operationen und Instrumentierung des Respirationstraktes [5, 16]. Da Kranke mit den genannten prädisponierenden Faktoren vornehmlich in der inneren und operativen Medizin behandelt werden, sind diese Disziplinen mit hohen Morbiditätsziffern belastet. So werden auf internistischen und operativen Allgemeinstationen Pneumonieraten von annähernd 0,75% erreicht [13], für die innere Intensivmedizin sind 10% ermittelt worden [11] und für operativ-respiratorische Intensivtherapiestationen sogar 20% [23].

Klinische Bedeutung erlangen nosokomiale Pneumonien neben der relativ hohen Inzidenz vor allem durch die vitale Gefährdung der Patienten. In einer großen epidemiologischen Untersuchung fanden Stamm et al. [22] bei über 500 gramnegativen nosokomialen Pneumonien eine Infektionsletalität von 20%. Auf Intensivstationen ist die Prognose meist noch ungünstiger. So verzeichneten Stevens et al. [23] bei Intensivpatienten mit sekundärer Pneumonie eine Letalitätsrate von 48%, dagegen bei Intensivpatienten ohne Pneumonie nur eine von 4%. Ähnliche Resultate wurden von Bryant et al. [2] vorgelegt. Hier lag die Letalität der Patienten mit Pneumonie bei 67% und bei Patienten ohne Pneumonie bei 6%. Eigene retrospektive Analysen letaler Krankheitsverläufe ergaben [10], daß schwere Infektionen in annähernd 80% der Fälle mitbeteiligt waren, überwiegend handelte es sich um Pneumonien. Wie Untersuchungen von Gross et al. [7] bestätigen, sind Pneumonien die häufigste letal verlaufende Krankenhausinfektion.

Im vergangenen Jahrzehnt wurden hygienische Maßnahmen zur Infektionskontrolle in verstärktem Maße etabliert. Leider sind die Ergebnisse auf dem Gebiet der Pneumonieprävention bislang wenig ermutigend. So konnte La Force [13] im Denver VA Medical Center von 1974–1979 die allgemeine Infektionsrate mit Hilfe eines Infektionskontrollprogramms von 15% auf annähernd 10% reduzieren. Ein Rückgang der Pneumonierate wurde im gleichen Untersuchungszeitraum jedoch nicht erreicht (Abb. 1).

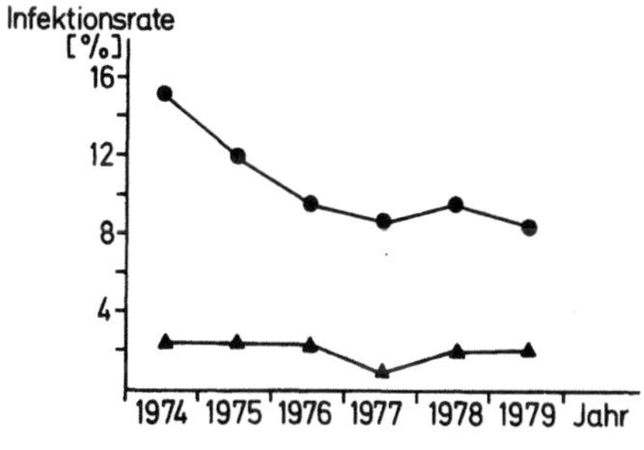

Abb. 1. Nosokomiale Infektionen im Denver VA Medical Center. ● Alle Infektionen, ▲ Pneumonie. (Nach [13])

Daschner et al. [4] kamen auf einer operativen Intensivtherapiestation zu ähnlichen Resultaten. Auch hier ließ sich die Gesamtzahl nosokomialer Infektionen von 1976–1980 um etwa 1/3 vermindern, allerdings nicht die Pneumonierate. Man muß demnach folgern, daß traditionelle Hygienemaßnahmen bisher nicht im erwünschten Maße zur Pneumonieprävention beizutragen vermögen. Neue Ansätze könnten sich aus einem vertieften Verständnis der Epidemiologie und Pathogenese nosokomialer Pneumonien ergeben. Auf diesem Feld hat sich unser Wissen in den letzten Jahren erheblich erweitert. So sind heute die Mechanismen der Kolonisierung, die Bedeutung der verschiedenen Infektionswege wie auch der wichtigsten dispositionellen Faktoren relativ gut bekannt.

Erreger nosokomialer Pneumonien

In der Regel werden nosokomiale Pneumonien durch andere Erreger hervorgerufen als Pneumonien im häuslichen Milieu. Bei den außerhalb des Krankenhauses erworbenen Pneumonien stehen *S. pneumoniae, H. influenzae, M. pneumoniae* und bei erheblicher Aspiration auch anaerobe Bakterien im Vordergrund. Auf der anderen Seite werden nosokomiale Pneumonien vor allem durch *S. aureus, P. aeruginosa* und Enterobakterien ausgelöst. Die Keimspektren können sich jedoch beträchtlich überlappen. Auf Intensivtherapiestationen findet man die typischen Erreger nosokomialer Pneumonien mit besonderer Häufigkeit. Dies zeigt auch das Erregerspektrum unserer Intensivtherapiestation (Tabelle 1). In erster Linie kommen hier *P. aeruginosa* and *S. aureus* vor, gefolgt von den verschiedenen Keimspezies aus der Gruppe der Enterobacteriaceae. Diese Keime machen zusammengenommen nahezu 80% der Pneumonieerreger aus.

Tabelle 1. Erregerspektrum nosokomialer Pneumonien bei Patienten einer Anästhesie-Intensivtherapie-Station (n = 92)

Erreger	Relative Häufigkeit [%]
P. aeruginosa	23,9
S. aureus	18,5
E. coli	11,9
H. influenzae	10,8
Proteus spp.	7,6
K. pneumoniae	6,5
E. cloacae	6,5
S. pyogenes	4,4
S. pneumoniae	3,3
S. agalactiae	3,3
S. marcescens	2,2
Andere	1,1

Infektionswege

Bakterien können das Lungenparenchym in signifikanter Zahl hauptsächlich über 3 Wege erreichen: 1. über die Blutbahn, 2. durch Inhalation und 3. durch Aspiration.

Hämatogene Infektion

Diffuse oder herdförmige hämatogene Pneumonien können als Folge einer Bakteriämie oder einer septischen Lungenembolie entstehen. Nach den eher sporadischen Berichten im Schrifttum [24, 25] sind sie z. B. bei Pyelonephritis und Verbrennung beobachtet worden. In der Regel ist bei Pneumonien ein Sepsisherd nicht nachzuweisen. Auch tierexperimentelle Untersuchungen können die These eines hämatogenen Infektionsweges bisher nicht eindeutig stützen [8]. Man ist daher der Auffassung, daß diesem Infektionsweg eine vergleichsweise geringe Bedeutung zukommt.

Andererseits lehrt die klinische Erfahrung, daß bei Sepsis das Risiko einer sekundären Pneumonie spürbar steigt, scheinbar ein Widerspruch zu dem eben Gesagten. Pneumonien bei Sepsis müssen jedoch nicht zwangsläufig Folge einer hämatogenen Streuung sein. So zeigten Richardson et al. [18] im Tierexperiment, daß bei diffuser Peritonitis die pulmonale Bakterienclearance gegenüber inhalierten Bakterien drastisch verringert ist. Demnach wäre es durchaus denkbar, daß sekundäre Pneumonien bei Sepsis letztlich eine Folge der Abwehrschwäche gegenüber inhalierten oder aspirierten Bakterien sind.

Erregerinhalation

Dem Risiko einer aerogenen Keimtransmission und Pneumonie sind vor allem Patienten mit Inhalations- oder Beatmungstherapie ausgesetzt. Pierce et al. [17] fanden einen direkten Zusammenhang zwischen der Häufigkeit nekrotisierender Pneumonien und der Zahl kontaminierter Inhalationssysteme. Weitere Autoren haben vor allem Verneblerreservoire als Ursachen nosokomialer Pneumonieepidemien identifiziert [15, 19]. Auf Grund dieser Beobachtungen sind Maßnahmen zur regelmäßigen Desinfektion und Sterilisation von Beatmungs- und Inhalationssystemen ergriffen und standardisiert worden. Man darf heute davon ausgehen, daß die Systeme zu Beginn einer Beatmungstherapie frei von pathogenen Keimen sind. Allerdings ist eine sekundäre Kontamination während des Betriebs unvermeidlich, da von den Patienten regelmäßig keimhaltiges Sekret expektoriert wird. Nach eigenen Untersuchungen sind bereits nach 24 h die Atemschläuche in 42% der Fälle mikrobiell verunreinigt. Da es sich um die gleichen Erreger handelt wie im Respirationstrakt des jeweiligen Patienten, könnte man dies für unerheblich halten. Man muß jedoch bedenken, daß das feuchte Milieu vielen dieser Keime günstige Vermehrungsbedingungen bietet. Bildet sich in den Schläuchen Kondenswasser, kann bereits eine Kopfdrehung oder Umlagerung des Patienten zur Aspiration des Wassers mit einer großen Zahl von Bakterien in die Lunge führen. Gleichermaßen gefährlich ist es, wenn kontaminiertes Wasser aus den Atemschläuchen in bestimmte Befeuchtungssysteme von Respiratoren zurückgeleitet wird, da diese Bakterien mit dem Aerosol der Inspirationsluft unter Umgehung pulmonaler Abwehrmechanismen direkt in terminale Atemwege befördert werden. Auf Grund ihres Wirkungsprinzips sind alle Vernebler mit diesem Risiko behaftet, nicht hingegen Verdampfer. Beatmungsgeräte mit Verneblerbefeuchtungssystemen müssen daher wesentlich strenger überwacht werden als solche mit Verdampfersystemen.

Erregeraspiration

Der bei weitem dominierende Infektionsweg ist allerdings ein anderer, die Aspiration von Mikroorganismen aus dem Oropharynx. Die Abb. 2 faßt das wesentliche Gesche-

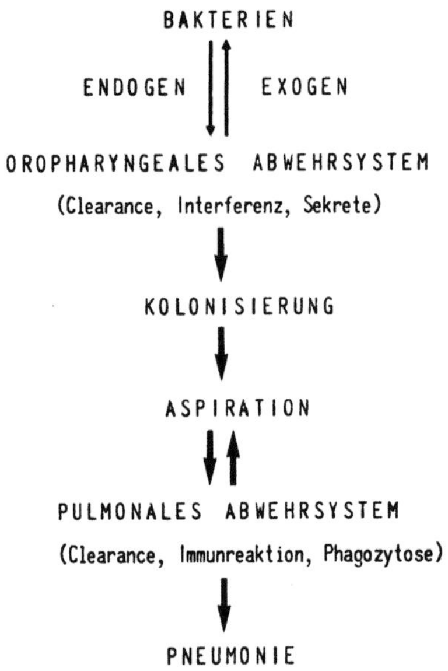

Abb. 2. Pathogenese nosokomialer Pneumonien. (Nach [13])

hen anschaulich zusammen. Der erste entscheidende Schritt ist offensichtlich die Kolonisierung. Sie besagt, daß Bakterien, die nicht zur normalen oropharyngealen Standortflora gehören, z. B. gramnegative Bazillen, sich dort unter partieller Verdrängung der normalen Flora etablieren. Werden Keime aspiriert, fällt dem pulmonalen Abwehrsystem die Aufgabe der Erregerelimination zu. Erst wenn dieses System versagt, ist der Weg frei zur bronchopulmonalen Infektion. Die Aspiration sollte hier nicht im Sinne eines Mendelson-Syndrom verstanden werden, da es sich in der Regel nur um geringfügige Sekretmengen handelt, die keine unmittelbare klinische Symptomatik auslösen. Man kann nach Untersuchungen von Huxley et al. [9] diese Art der Aspiration sowohl bei Gesunden im Schlaf, vor allem aber bei Schwerkranken mit großer Regelmäßigkeit beobachten. Auch intubierte und tracheotomierte Patienten mit geblockter Manschette sind nachweislich nicht vor der Aspiration kleiner Sekretmengen geschützt [3, 21]. Wenn man nun berücksichtigt, daß selbst minimale Mengen die Atemwege mit einer enormen Zahl von Bakterien belasten können, immerhin sind in 0,01 ml annähernd 10^5 aerobe Bakterien enthalten, dann verwundert es nicht, daß bei diesen Patienten auch das Tracheobronchialsystem bereits nach kurzer Zeit mikrobiell besiedelt ist.

Wir haben bei prolongiert beatmeten Patienten das Erregerspektrum in Trachea und Oropharynx simultan bestimmt. Das Ergebnis ist in Abb. 3 dargestellt. Man sieht, daß Spektrum und relative Häufigkeit der Keime in Trachea und Oropharynx nahezu übereinstimmen. Es dominieren klar gramnegative Erreger, was den hohen Kolonisierungsgrad widerspiegelt.

Wie gelangen die verschiedenen gramnegativen Keime in den Oropharynx? Zu dieser Frage liegen bislang nur wenig aufschlußreiche Untersuchungen vor. Schwartz et al. [20] postulierten auf Grund von Erregertypisierungen für Enterobakterien einen fäkooralen Übertragungsweg. Atherton et al. [1] konnten zeigen, daß bei Patienten mit paralytischem Ileus und nosokomialer Pneumonie die Erreger in den Atemwegen und im oberen Gastrointestinaltrakt in der Regel identisch waren. Man darf daher davon

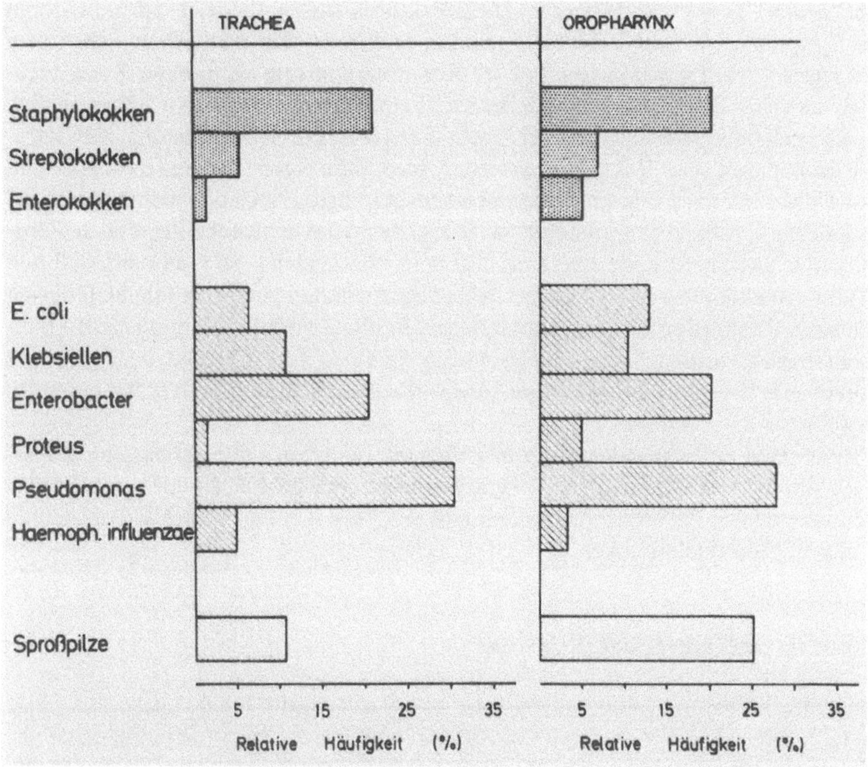

Abb. 3. Spektrum und relative Häufigkeit von Erregern in Trachea und Oropharynx bei intubierten und prolongiert beatmeten Patienten (n = 128)

ausgehen, daß die gramnegativen Erreger überwiegend aus der körpereigenen Darmflora stammen.

Eine Kolonisierung ist für die Pathogenese gramnegativer Pneumonien offensichtlich von zentraler Bedeutung. So wiesen Johanson et al. [11] (Abb. 4) nach, daß 23% der kolonisierten, aber nur 3% der nichtkolonisierten Patienten an einer Pneumonie erkrankten. Prädisponiert für eine Kolonisierung mit gramnegativen Keimen sind insbesondere Patienten mit Azidose, Antibiotika, Intubation, Leukozytose, Leukopenie,

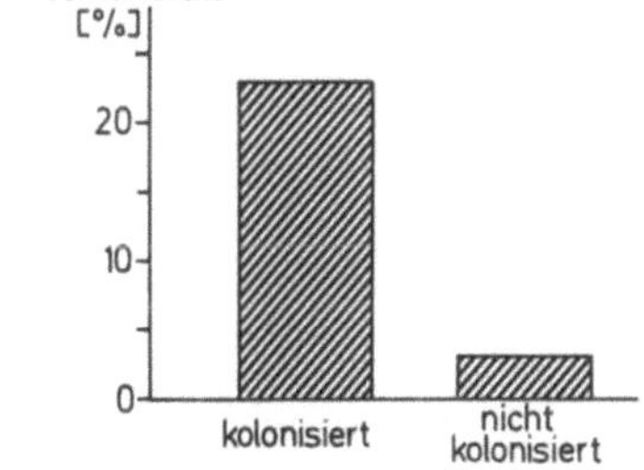

Abb. 4. Der Einfluß einer oropharyngealen Kolonisierung auf die Pneumonierate. (Nach [11])

Hypotension, Koma und Azotämie. Diese Faktoren stellen überwiegend Indikatoren oder Symptome schwerer Erkrankungen dar, und in der Tat läßt sich zwischen dem Schweregrad von Erkrankungen und der Kolonisierungsrate ein direkter Zusammenhang herstellen. Bei Gesunden ist andererseits eine Kolonisierung sehr ungewöhnlich und läßt sich interessanterweise auch durch massive mikrobielle Belastung, z. B. intraorale Inokulation einer Bakteriensuspension, nicht induzieren [14]. Aus diesem Grund ist auch das Personal auf Intensivstationen trotz ständiger Exposition nicht kolonisiert. Die gesteigerte Adhärenz gramnegativer Bakterien an das Schleimhautepithel des Oropharynx ist anscheinend für eine Kolonisierung entscheidend. So fand man, daß sich bei schwerkranken Patienten die Oberflächeneigenschaften von Schleimhautepithelien des oberen Respirationstraktes verändern und Bindungsstellen für gramnegative Bakterien freigelegt werden. Dies ist offensichtlich ein dynamischer Prozeß, denn mit einer Erholung des Patienten geht auch das Adhärenzvermögen gramnegativer Bakterien zurück [12].

Keinesfalls darf man jedoch Kolonisierung mit Infektion gleichsetzen, denn immerhin 2/3 der kolonisierten Patienten erkranken nicht an einer Pneumonie. Erst ein Versagen pulmonaler Abwehrmechanismen gibt den Weg von der bloßen Kolonisierung zur eigentlichen Infektion frei.

Pulmonale antibakterielle Resistenz

Die wichtigsten Resistenzmechanismen des Respirationstraktes sind Hustenreflex, mukoziliarer Transport und Alveolarmakrophagenfunktion [6]. Die Effektivität dieser Systeme ist bei schwerkranken Patienten sehr häufig vermindert, was logischerweise die Infektionsanfälligkeit erhöht. So ist der Hustenreflex beispielsweise bei obstruktiven und restriktiven Lungenerkrankungen, nach thorakalen und abdominellen Operationen, wie auch bei Intubation und Relaxation mehr oder minder beeinträchtigt. Dies begünstigt Schleimretention, Atelektasenbildung und somit letztlich das Entstehen einer Pneumonie. Das Mukoziliarsystem ist ebenfalls in der Lage, Schleim und Bakterien aus den Atemwegen zu eliminieren. Allerdings wird die Aktivität der Zilien durch mechanische Irritation, z. B. Absaugen und Intubation, ungenügende Befeuchtung und lokale Entzündungen, vermindert. Dies führt gleichfalls zur Mukostase, Erregerretention und Atelektasenbildung. Im Alveolarraum, dem eigentlichen Ort der Pneumonie, spielen Makrophagen bei der Abwehr eine überragende Rolle. Auch ihre Leistungsfähigkeit wird durch eine ganze Reihe von Erkrankungen und Funktionsstörungen des Organismus herabgesetzt. Die wichtigsten sind Lungenödem, Urämie, Atelektasen, Hypoxie, Azidose, Mangelernährung und Kortikosteroidtherapie [6].

Durch die große Zahl teilweise ineinandergreifender Faktoren wird eine Pneumonieprävention schwierig. Traditionelle Hygienemaßnahmen, wie sterile Bronchialtoilette, Mundpflege und mikrobiologisch einwandfreie Beatmungssysteme, sind nach wie vor unverzichtbare Basis präventiver Maßnahmen, denn durch sie lassen sich unnötige Infektionen vermeiden. Die Verminderung der Kolonisierung, wie auch die Stimulierung des Immunsystems, sind bislang schwierig. Es ist daher besonders wichtig, konsequent zu versuchen, alle jene Faktoren auszuschalten bzw. auf das essentielle Minimum zu reduzieren, die nachweislich pulmonale Abwehrmechanismen schwächen und die Kolonisierung fördern.

Literatur

1. Atherton ST, White DJ (1978) Stomach as source of bacteria colonising respiratory tract during artificial ventilation. Lancet 2:968
2. Bryant LR, Trinkle JK, Mobin-Uddin K, Baker J, Griffen WO (1972) Bacterial colonization profile with tracheal intubation and mechanical ventilation. Arch Surg 104:647
3. Cameron JL, Reynolds J, Zuidema GD (1973) Aspiration in patients with tracheostomies. Surg Gynecol Obstet 136:68
4. Daschner FD, Frey P, Wolff G, Baumann PC, Suter P (1982) Nosocomial infections in intensive care wards: a multicenter prospective study. Int Care Med 8:5
5. Garibaldi RA, Britt MR, Coleman ML, Reading JC, Pace NL (1981) Risk factors for postoperative pneumonia. Am J Med 70:677
6. Green GM, Jakob GJ, Low RB, Davis GS (1977) Defense mechanisms of the respiratory membrane. Am Rev Respir Dis 115:1977
7. Gross PA, Neu HC, Aswapokee V, Van Antwerpen C, Aswapokee N (1980) Deaths from nosokomial infections: experience in a university hospital and a community hospital. Am J Med 68:219
8. Harrow EM, Jakob GJ, Brody AR, Green GM (1975) The pulmonary response to a bacteremic challenge. Am Rev Respir Dis 112:7
9. Huxley EJ, Viroslav J, Gray WR, Pierce AK (1978) Pharyngeal aspiration in normal adults and patients with depressed consciousness. Am J Med 64:564
10. Jensen U, Beyer A, Unertl K (1982) Infektionsrisiko: Morbidität und Letalität bei Intensivpatienten. (im Druck)
11. Johanson WG, Pierce AK, Sanford JP (1972) Nosocomial respiratory infections with gramnegative bacilli. Ann Intern Med 77:701
12. Johanson WG, Higuchi JH, Chandhuri TR, Woods DE (1980) Bacterial adherence to epithelial cells in bacillary colonization of the respiratory tract. Am Rev Respir Dis 121:55
13. La Force FM (1981) Hospital-acquired gram-negative rod pneumonias: an overview. Am J Med 70:664
14. La Force FM, Hopkins J, Trow R, Wang WLL (1976) Human oral defenses against gramnegative rods. Am Rev Respir Dis 114:929
15. Mertz JJ, Scharer L, Mc Clement JH (1967) A hospital outbreak of *Klebsiella* pneumonia from inhalation therapy with contaminated aerosol solutions. Am Rev Respir Dis 95:454
16. Pereira W, Kovnat DM, Khan MA, Jacovrino JR, Spivack ML, Snider GL (1975) Fever and pneumonia after flexible fiberoptic bronchoscopy. Am Rev Respir Dis 112:59
17. Pierce AK, Sanford JP, Grace D, Thomas RN, Leonhard JS (1970) Longterm evaluation of decontamination of inhalation-therapy equipment and the occurrence of necrotizing pneumonia. N Engl J Med 282:528
18. Richardson JD, Fry DE, Van Arsdall L, Flint LM (1979) Delayed pulmonary clearance of gram-negative bacteria: the role of intraperitoneal sepsis. J Surg Res 26:499
19. Ringrose RE, Mc Kown B, Felton FG, Barclay BO, Muchmore HG, Rhoades ER (1968) A hospital outbreak of *Serratia marcescens* associated with ultrasonic nebulizers. Ann Intern Med 69:719
20. Schwartz SN, Dowling JN, Benkovic C, De Quittner-Buchanan M, Prostko T, Yee RB (1978) Sources of gram-negative bacilli colonizing the trachea of intubated patients. J Infect Dis 138:227
21. Spray SB, Ziudema GD, Cameron JL (1976) Aspiration pneumonia: incidence of aspiration with endotracheal tubes. Am J Surg 131:701
22. Stamm EW, Martin StM, Bennet JV (1977) Epidemiology of nosokomial infections due to gramnegative bacilli. Aspects relevant to development and use of vaccines. J Infect Dis [Suppl 1] 130:151
23. Stevens RM, Teres D, Skillman JJ, Feingold DS (1974) Pneumonia in an intensive care unit. Arch Intern Med 134:106
24. Teplitz C (1965) Pathogenesis of Pseudomonas vasculitis and septic lesions. Arch Pathol 80:297
25. Tillotson JR, Lerner AM (1967) Characteristics of pneumonias caused by Escherichia coli. N Engl J Med 277:115

Bronchopulmonale Mykosen in der Intensivmedizin

F. Staib

Schon bei den grundlegenden Untersuchungen des Pathologen Masshoff über die Vita reducta standen neben Bakterien auch Pilze als komplizierende Keime zur Diskussion [3]. Es ist bekannt, daß die Beseitigung der herkömmlichen Bakterienflora auf Schleimhäuten durch eine Breitspektrumantibiotikatherapie einer Pilzansiedlung Vorschub leisten kann und eine gleichzeitige immunsuppressive und zytostatische Therapie die Ursache von Organmykosen, und zwar besonders der Lunge, u. U. verbunden mit einer Streuung in andere Organe, insbesondere von ZNS, Milz und Niere, sein kann. Störungen in der zellulären und humoralen Abwehr sind ausschlaggebend für die Entstehung einer mykotischen Exazerbation [1, 10, 15].

Da Sproß- und Fadenpilze bevorzugt auf biologisch inaktivem organischem Material das obligate Nährsubstrat [10] für eine Ansiedlung vorfinden, scheint es nicht abwegig, anzunehmen, daß z. B. die zirkulationsbedingten Schäden bei der Vita reducta in diesem Sinne etwa in der Lunge für solche Keime substrat- und mykoseförderlich sein können. Zumal beim Großteil der sog. tiefen Mykosen die Lunge das häufigst befallene Organ ist, verdient sie im Rahmen der mikrobiologischen und immunologischen Überwachung intensivmedizinisch versorgter Patienten hinsichtlich der verschiedensten mykotischen Komplikationen eine besondere Beachtung [1–3, 6, 8, 10–16].

Die in Deutschland am häufigsten vorkommenden bronchopulmonalen Mykosen bei intensivmedizinisch behandelten Patienten lassen sich epidemiologisch einteilen in:

1. Endogene Infektionen, vorwiegend verursacht durch Arten der Gattungen *Candida* und *Torulopsis* [8, 10].
2. Exogene Infektionen im Sinne von Inhalationsinfektionen, vorwiegend durch Arten der Gattung *Aspergillus*, der Ordnung *Mucorales* und durch *Cryptococcus neoformans* oder seine perfekte Form *Filobasidiella neoformans* [10]. Auch exogene Infektionen durch *Candida*- und *Torulopsis*-Arten sind bei Abwehrgeschwächten im Sinne von Schmierinfektionen möglich [8, 10].

Die am häufigsten isolierten Pilze und Mykoseerreger sind gegenwärtig *Candida albicans, C. tropicalis, Torulopsis glabrata, Aspergillus fumigatus, A. niger* und *A. flavus*.

Bei Patienten aus Endemiegebieten der außereuropäisch vorkommenden Systemmykosen können u. U. derartige latente Infektionen bei intensivmedizinischen Maßnahmen in einen akuten Verlauf übergeführt werden [6, 8, 10].

Bronchopulmonale Mykosen durch Sproßpilze

Mykosen der Lunge und der Atemwege durch Sproßpilze müssen mit Ausnahme der Kryptokokkose, sofern diese als Sproßpilzmykose geführt wird, als endogene Infektionen gesehen werden. Es sind vorwiegend Infektionen mit einer Ausbreitung über die

Bronchialschleimhaut im Sinne einer Tracheobronchitis bis zur Pneumonie. Nur in seltenen Fällen beobachtet man einen hämatogenen und abszedierenden Befall der Lunge. Daß die Atemwege und die Lunge beim Schwerkranken die häufigsten pilzbesiedelten inneren Organe sind, konnten wir [11], was inzwischen auch von Weber und Romig in Erlangen bestätigt wurde [16], anhand einer für uns sehr eindrucksvollen Gemeinschaftsstudie zusammen mit dem Pathologen Grosse [Institut für Pathologie des Auguste-Viktoria-Krankenhauses, Leiter: Prof. Dr. Niedobitek, Berlin (West)] bei 121 unausgesuchten Leichen in der Klinik Verstorbener zeigen. Die Ergebnisse, über die wir beim Kongreß der Internationalen Gesellschaft für Medizinische Mykologie in Tel Aviv 1979 berichtet haben, erscheinen uns ganz besonders für die aktuellen Fragen um die Bedeutung der Pilze in der Intensivmedizin aufschlußreich [11].

Obwohl bei 94% der untersuchten Leichen aus einem oder mehreren Organen Sproßpilze isolierbar waren, gelang ein pathohistologischer Pilznachweis nur bei ca. 30%. Die Organverteilung dieser histologischen Pilznachweise war wie folgt: Lunge (21), Ösophagus (12), Darm (6), Niere (3), Pankreas (1). Bei 27 der 33 histologisch pilzpositiven Leichen gelang die Isolierung des histologisch nachgewiesenen Pilzes gleichzeitig auch von anderen parenchymatösen Organen, was nur durch eine perimortale hämatogene Streuung erklärbar ist. Trotz dieses häufigen histologischen und kulturellen Pilznachweises waren aber „nur" in 4 Fällen die pathologisch-anatomischen und histologischen Kriterien einer Mykose erfüllt. Es handelte sich um Pneumonien durch *C. albicans, C. tropicalis* und *Cr. neoformans*, teils mit Ausscheidungsabszessen in den Nieren. Insgesamt waren es Überraschungsdiagnosen.

Diese Studie hat sehr eindrucksvoll gezeigt, daß ein reichlicher kultureller Pilznachweis in Materialien der Atemwege oder der Lunge noch nicht gleichbedeutend ist mit der pathologisch-anatomischen Diagnose einer Lungenmykose, d. h. beim Großteil der Schwerkranken mit reichlichem Sproßpilznachweis funktioniert die zelluläre und humorale Abwehr bis zum Tod soweit, daß eine akzidentielle Fungämie abgefangen und eine mykotische Exazerbation verhindert wird. Andererseits wurde aber auch bewiesen, daß aufgrund mangelnder Diagnostik oder Verharmlosung von Pilzbefunden u. U. eine tödlich verlaufene Lungenmykose undiagnostiziert bleiben kann.

Auch in der Serodiagnostik liegt man mit Antikörpernachweisen mit Hilfe der gegenwärtig angewandten Methoden höher, als es der pathologisch-anatomischen bzw. histologischen Situation entspricht, denn bei Schwerkranken, Resistenzgeschwächten oder chronisch Lungenkranken, wie in dieser Pathologiestudie, finden wir in 20–30% präzipitierende Antikörper gegen *C.-albicans*-Antigene [12], d. h. in einem Prozentsatz, in dem in der genannten Pathologiestudie in der Klinik Verstorbener Pilze histologisch nachgewiesen werden konnten.

Demzufolge können Sproßpilzbesiedlungen der Lunge und der Atemwege eine Antikörperbildung auslösen, ohne dabei gewebliche Veränderungen zu verursachen, die die pathologisch-anatomischen Kriterien einer Organmykose erfüllen. Für dieses Stadium schlugen wir die Bezeichnung „prämykotisches Stadium" vor [11]. Aufgrund der Erkenntnisse aus dieser Studie und der täglichen diagnostischen Erfahrung sind wir der Meinung, daß wir es beim Schwerkranken vorwiegend mit dem prämykotischen Stadium zu tun haben. Da aber dieses Stadium kulturell und serologisch nicht von der echten tiefen Mykose unterscheidbar sein kann und jedes prämykotische Stadium beim Resistenzgeschwächten in eine schwerverlaufende Mykose übergehen kann, bedarf jedes prämykotische Stadium einer entsprechenden antimykotischen Therapie.

Bronchopulmonale Mykosen durch Aspergillus-Arten

Aspergillen haben im Gegensatz zu den *Candida-* oder *Torulopsis*-Arten ihren Standort nicht im Menschen (mit Ausnahme eines Aspergillomträgers), sondern außerhalb des menschlichen Körpers. Ihr zum Menschen nächstgelegener Standort und Streuherd ist die Erde von Topfpflanzen, die unverständlicherweise noch häufig in Kliniken und Stationen Infektionsgefährdeter zu finden sind [9]. Eine solche konstante Streuung der Sporen in die Raumluft erhöht nicht nur die Gefahr der Inhalationsinfektion Gefährdeter, sondern sie führt auch zu Kontaminationen von Gerätschaften und Untersuchungsmaterialien. Die Auskeimung der nur 2–3 µm großen *A.-fumigatus*-Konidien erfolgt nur in den Atemwegen chronisch Lungenkranker (Kavernen, Bronchiektasen u. a.), bei zellulären Immundefekten oder bei zytostatisch und immunsupprimierten Patienten. Hierbei kann in Abhängigkeit von Störungen der Immunabwehr eine massive und schnellste Ausbreitung mit Einbruch in Blutgefäße innerhalb weniger Tage und Wochen möglich sein [1, 10]. Eine besondere Infektionsbereitschaft für das Auskeimen inhalierter Konidien und die anschließende mit Gewebseinschmelzung verbundene Ausbreitung ist der Lungeninfarkt [13].

Es besteht auch die Möglichkeit, daß Patienten mit einer nicht bekannten chronischen Lungenaspergilloseverlaufsform (unter der klinischen Diagnose: chronisch-asthmoide Emphysembronchitis, Asthma bronchiale) in intensivmedizinische Behandlung gelangen. Hierbei kann einerseits durch therapeutische Maßnahmen die chronische Aspergillose in eine akute tödlich verlaufende Aspergillose übergeführt werden und andererseits die Umgebung kontaminiert werden (Abb. 1).

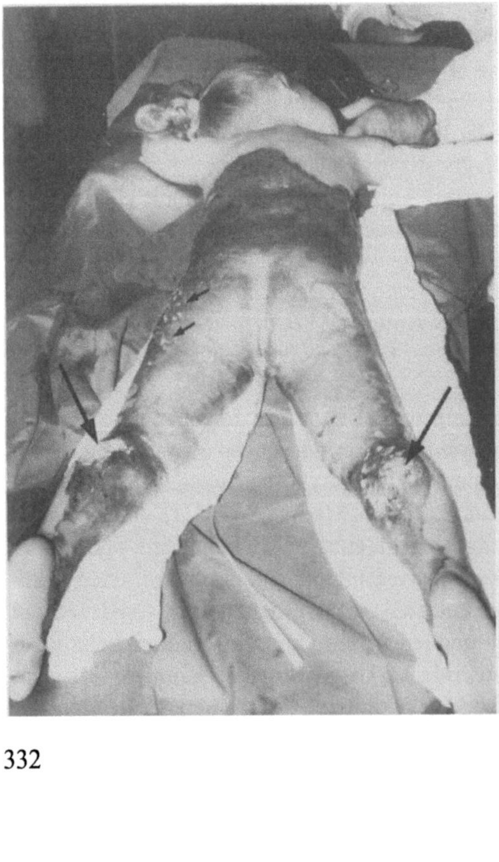

Abb. 1. Beispiel zum Thema Pilzinfektionen in der Intensivmedizin. Das 4jährige Mädchen fiel mit dem Rücken in eine heiße Waschlauge und kam in einer chirurgischen Klinik unter ein Sauerstoffzelt. Innerhalb weniger Tage entwickelten sich Schimmelpilzkolonisationen in den Hautbereichen mit den stärksten Verbrühungsgraden (s. Pfeile). Bei den Pilzen handelte es sich vorwiegend um *Aspergillus fumigatus*. Unter diesem Sauerstoffzelt lag kurz zuvor ein Erwachsener mit einem akuten Asthmaanfall. Da bei diesem Patienten eine bis dato nicht bekannte Bronchopulmonale Aspergillose vorlag, muß angenommen werden, daß die *A.-fumigatus*-Infektion der verbrühten Haut dieses Kindes über das mit *A.-fumigatus*-Sporen kontaminierte Sauerstoffzelt zustande kam. (Diese Beobachtungen und Untersuchungen erfolgten in Zusammenarbeit mit Herrn Prof. Dr. H. Hüner, jetzt Kreiskrankenhaus und Stadtkrankenhaus Marktredwitz.)

Bei unseren gegenwärtig durchgeführten Untersuchungen wurde festgestellt, daß mit großer Wahrscheinlichkeit die außergewöhnlich starke extrazelluläre proteolytische Aktivität der interessierenden *Aspergillus*-Arten und -Stämme für ihr rasches und gewebszerstörendes Wachstum in der reaktionslosen oder -armen Lunge verantwortlich gemacht werden muß [10].

Empfehlungen zur Prophylaxe, Diagnostik und Therapie von bronchopulmonalen Mykosen in der Intensivmedizin

1. Nur frisches, relevantes und umgehend verarbeitetes Untersuchungsmaterial gewährleistet verwertbare Befunde. *Umgehende mündliche Zwischenbefunde können diagnostische und therapeutische Hinweise geben.* Ein *frisches* Sputum kann als Untersuchungsmaterial verwertbare mykologische Befunde liefern, wenn die Pilze (z. B. eine *Candida*-Art) massenhaft, d. h. in höchster Keimdichte, in Reinkultur vorliegen, d. h. eine bakterielle Flora fehlt. In solchen Fällen besteht beim Resistenzgeschwächten die Gefahr der Fungämie oder Pilzsepsis. Liegt aber in einem Sputum neben den Pilzen eine unauffällige oder abnorme bakterielle Flora vor, ist das *Bronchialsekret* oder das *transtracheal gewonnene Aspirat* das relevante Untersuchungsmaterial. Das Lungenaspergillom und die verschiedenen Aspergilloseverlaufsformen lassen sich auch mit Hilfe frischer Sputumproben bei laufender Kontrolle, allerdings bei Berücksichtigung der Empfindlichkeit von Aspergillen gegenüber gramnegativen Stäbchenbakterien (z. B. *Klebsiella pneumoniae*), kulturell diagnostizieren [13]. Neben den Untersuchungsmaterialien aus der Lunge sollten auch Stuhl und Urin mindestens wöchentlich auf eine mögliche Floraverschiebung kontrolliert werden.
2. Blutkulturen und Venenkatheterspitzen sollten nicht nur bei Sepsisverdacht, sondern auch bei Patienten, bei denen eine Floraverschiebung auf den Schleimhäuten zugunsten der Sproßpilze stattgefunden hat, auf derartige Keime kontrolliert werden. Für die Isolierung von Sproß- und Fadenpilzen von Venen- und Absaugkatheterspitzen, wie auch bei Blutkulturen, bewährte sich Thioglykolatbouillon, ein bekanntes Nährmedium in der Bakteriologie.
3. Die gleichzeitig durchzuführende Serodiagnostik auf Pilzinfektionen ist für eine Bewertung kultureller Befunde bzw. eines Infektionsablaufes unbedingt erforderlich [2, 4, 5, 8, 10, 12–14]. Hierfür stehen die verschiedensten Verfahren des Antikörper- und Antigennachweises zur Verfügung: Immundiffusionstest (IDT), Hämagglutinationstest (HAT), Enzyme linked immuno sorbent assay (ELISA), Radioimmuno assay (RIA) u. a. [2, 4, 5, 8, 10, 12, 13]. Es ist zu hoffen, daß es auf der Basis der RIA- oder ELISA-Technik [2] in Verbindung mit immunologischen Grenzwerten zellulärer und humoraler Art möglich sein wird, eine schärfere Grenze zwischen dem prämykotischen Stadium und der echten Mykose ziehen zu können.
   Serologisch positive *Aspergillus*- und *Cr.-neoformans*-Befunde sind immer Ausdruck einer zu klärenden Infektion [5, 8, 10].
   Bei Patienten nach einem Aufenthalt in den Endemiegebieten der außereuropäisch vorkommenden Systemmykosen ist auf Antikörper gegen die in Frage kommenden Antigene zu untersuchen [8, 10] [Untersuchungsstellen: Institut für Hygiene und Mikrobiologie der Universität Würzburg und Fachgruppe Mykologie im Robert-Koch-Institut des Bundesgesundheitsamtes Berlin (West)].

4. Therapie bronchopulmonaler Mykosen
Die bewährteste Therapie aller tiefen (invasiven) Mykosen einschließlich der der Atemwege und Lunge ist die Kombinationsbehandlung mit Amphotericin B + 5-Fluorzytosin (5-FC) (Ancotil) [1, 7, 10, 13, 17].
Wegen einer möglichen primären und sekundären 5-FC-Resistenz bei Sproßpilzen und einer sekundären Resistenz bei Aspergillen sind Empfindlichkeitsprüfungen bei den isolierten Pilzstämmen von Zeit zu Zeit erforderlich [7, 13]. Das bei uns neu eingeführte orale Breitspektrumantimykotikum Nizoral kann bei Mykosen der Lunge durch *Candida*-Arten sehr schnell wirksam sein [14]. Aufgrund eigener Beobachtungen muß aber mit resistenten Stämmen gerechnet werden. Wie von uns kürzlich berichtet, ist Nizoral bei akuten Aspergilloseverlaufsformen Resistenzgeschwächter nicht zu empfehlen [14]. Bei der Nizoraltherapie sollten immer auch Blutspiegelkontrollen durchgeführt werden. *Die Inhalationsbehandlung* ist bei allen lungenmykosegefährdeten Patienten zu empfehlen, sie ist aber nur bei freien Luftwegen möglich. Zu empfehlen sind Amphotericin B, Pimaricin (Natamycin), Nystatin und Ancotil. Empfehlenswert sind die Therapievorschläge von Wegmann/St. Gallen [17].
5. Bei der Desinfektion von Räumen, in denen Mykose-Patienten (u. a. Ausscheider von *A. fumigatus*) untergebracht waren, bewährte sich aufgrund eigener Erfahrungen die Scheuerdesinfektion und Vernebelung mit Desinfektionsmitteln auf Formalinbasis.

Zusammenfassung

Wegen der Disposition intensivmedizinisch behandelter Patienten für bronchopulmonale Mykosen ist in eine mikrobiologische Überwachung auch die laufende mykologisch-kulturelle und mykologisch-serologische Kontrolle einzubeziehen. Die Bewertung und Interpretation der mykologischen Befunde bedarf einer engen Zusammenarbeit zwischen Kliniker, Mikrobiologe, Immunologe und Pathologe. Auch in die Hygienemaßnahmen, wie z. B. Raumluftkontrolle, sind mykologische Untersuchungen einzubeziehen. Bekannte Standorte und Streuherde von Aspergillus-Arten (wie die Erde von Topfpflanzen) sind auf solchen Stationen zu verbieten.

Die Mykoseprophylaxe und -therapie sollte nur auf der Basis der laufenden mykologisch-kulturellen und mykologisch-serologischen Kontrolluntersuchungen durchgeführt werden.

Literatur

1. Henze G, Aldenhoff P, Stephani U, Grosse G, Kazner E, Staib F (1982) Successful treatment of pulmonary and cerebral aspergillosis in an immunosuppressed child. Eur J Pediatr 138:263–265
2. Holmberg K, Berdischewsky M, Young LS (1980) Serologic immunodiagnosis of invasive aspergillosis. J Infect Dis 141:656–664
3. Masshoff W (1963) Allgemeine und spezielle Pathologie der Vita reducta. Verh Dtsch Ges Inn Med 69:59–84
4. Mishra SK, Staib F, Rajendran C, Folkens U (1982) Serodiagnostic value of culture filtrate antigens from aspergilli with septate phialides. Sabouraudia 20:63–74

5. Palmer DF, Kaufman L, Kaplan W, Cavallaro JJ (1977) Serodiagnosis of mycotic diseases. Thomas, Springfield
6. Salfelder K (1979) Farbatlas tiefer Mykosen beim Menschen. Schattauer, Stuttgart New York
7. Scholer H-J (1980) Flucytosine, Chap 2. Antifungal Chemotherapie. Wiley & Sons, New York Chichester
8. Seeliger HPR, Heymer T (1981) Diagnostik pathogener Pilze des Menschen und seiner Umwelt. Lehrbuch und Atlas. Thieme, Stuttgart New York
9. Staib F (1979) Zur Bekämpfung von *Aspergillus fumigatus*-Infektionen während des Klinikaufenthalts. Oeff Gesundheitswes 41: 777–781
10. Staib F (1982) Mykotische Meningoenzephalitiden. Bundesgesundheitsbl 25:305–314
11. Staib F, Grosse G, Schoon A, Berger R, Abel T (1979) Cultural and histopathological studies of the occurrence and distribution of yeasts and yeast-like fungi in the human body. In: Kuttin ES, Baum GL (eds) Human and animal mycology. Excerpta Medica, Amsterdam Oxford Princeton, pp 21–25
12. Staib F, Mishra SK, Abel T, Focking M (1980) Serodiagnostic value of extracellular antigens from proteolysing *Candida albicans* cultures. In: Preusser H-J (ed) Medical mycology. Zentrabl Bakteriol [Suppl] 8:157–162
13. Staib F, Mishra SK, Rajendran C (1981) Neue Erkenntnisse über *Aspergillus*-Arten als Krankheitserreger im Bereich der Lunge und der Atemwege. Aerztl Lab 27:222–226
14. Staib F, Mishra SK (1982) Mykologische Beobachtungen über die Wirkung von Ketoconazol (Nizoral) bei Lungenaspergillose und Aspergillom des Menschen. Dtsch Med Wochenschr 107:782–786
15. Thoma R, Dienst C, Gross R (1981) Immunerkrankungen der Lunge. I. Immundefekte. Dtsch Aerztebl 46:2186–2190
16. Weber A, Romig D (1982) Vergleichende histologische und kulturelle Untersuchungen zum Vorkommen von Sproßpilzen in einem Obduktionsgut. Mykosen 25:82–88
17. Wegmann T (1982) Therapie der Aspergillusmykose. In: Systemische Mykosen, II, Hofmann-La Roche, Grenzach-Wyhlen

Die bronchopulmonale Infektion – pathologische Anatomie und röntgenologisches Äquivalent

K.-M. Müller, J. Friemann und M. Galanski

Morphologische Zeichen bronchialer und pulmonaler Infektionen sind im Verlauf intensivmedizinischer Maßnahmen häufig und nach längerdauernder Beatmungstherapie fast regelmäßig als finale Komplikation bei eingehender Analyse des Obduktionsgutes nachzuweisen. Dabei stellt sich im Einzelfall immer die Frage nach dem Krankheitswert bronchitischer und pneumonischer Lungenveränderungen. Daneben sollte eine Abgrenzung von akuten Infektionsfolgen zu möglichen vorbestehenden chronischen, unspezifischen entzündlichen Veränderungen erfolgen.

Akute und chronische Bronchitis

Bei klinischem und röntgenologischem Befund einer bronchopulmonalen Infektion findet der Pathologe sehr unterschiedliche Bilder. Eine akute Bronchitis entwickelt sich im allgemeinen im Zusammenhang mit einer die oberen Luftwege erfassenden Entzündung. Die häufigste Ursache sind Virusinfektionen, erkennbar an einer vorwiegend lymphozytären Schleimhautentzündung. Bei Patienten unter intensivmedizinischen Maßnahmen sind entzündliche Bronchialerkrankungen überwiegend als sog. Komplikations- oder Begleitbronchitis zu werten.

Typische akute und zum Tode führende Komplikationsbronchitiden entwickeln sich besonders häufig bei älteren Menschen mit vorbestehenden emphysematischen Parenchymveränderungen oder chronischen katarrhalischen Bronchialentzündungen („Raucherbronchitis").

Nach der Zusammensetzung des entzündlichen Infiltrates, Ausbreitungsart der Entzündung in den verschiedenen Bronchialwandschichten und veränderter Differenzierung der Zellen im Oberflächenepithel und den Bronchialwanddrüsen sind morphologisch verschiedene Bronchitisformen gegeneinander abzugrenzen. Bei der akuten Bronchitis bereiten Defekte des Oberflächenepithels den Boden für eine sekundäre bakterielle Besiedlung. Die klinische Beobachtung eines schleimig-eitrigen Bronchialsekretes spricht fast immer für eine bakterielle Mitbeteiligung. Je nach Ausdehnung der morphologisch faßbaren Befunde werden katarrhalische, mukopurulente, fibrinöse, nekrotisierende und ulzeröse Bronchitisformen unterschieden. Die histologische Untersuchung ergibt Anhaltspunkte für eine Mitbeteiligung von Bakterien (Pneumokokken, Streptokokken, Staphylokokken etc.) und zunehmend häufiger auch von Pilzen bei Entwicklung und Unterhaltung der bronchitischen Infektion.

Bei der chronischen katarrhalischen Bronchitis sind die Hypertrophie der schleimbildenden Bronchialwanddrüsen neben Zeichen der Hyperkrinie und Dyskrinie wesentliche pathologische Befunde. Die chronische intramurale Bronchitis ist durch die Ausbreitung des entzündlichen Infiltrates bis in die tiefen Wandschichten mit Beteiligung von Submukosa, Muskularis und Tunica fibrocartilaginea charakterisiert. Über

Jahre dauernde chronisch-rezidivierende Entzündungen können zu erheblichen Fehlregeneraten oder Defektheilungen führen, die zu den Bildern der hypertrophischen, atrophischen, chronisch-destruierenden Bronchitis mit Entwicklung von Bronchiektasen, Peribronchitis und Bronchitis deformans führen (Literaturübersichten s. [8, 11, 15]).

Bei Patienten unter intensivmedizinischen Maßnahmen wird es im Einzelfall zu Lebzeiten kaum möglich sein, eine differenziertere histomorphologische Bronchitisdiagnose zu bekommen. Wichtig ist aber die anamnestische Information über mögliche vorbestehende chronisch-entzündliche Bronchialerkrankungen, da diese Patienten bei einer notwendigen Beatmungstherapie als besonders gefährdet für eine akute Bronchitisexazerbation bzw. Komplikationsbronchitis gelten müssen.

Im Obduktionsgut sind nach langdauernden intensivmedizinischen Maßnahmen mit Beatmungstherapie regelmäßig Zeichen einer bronchitischen Infektion zu finden. Das Ausmaß der Veränderungen ist selbstverständlich abhängig von der Dauer der notwendigen Beatmung, daneben auch von der Grundkrankheit mit oft reduzierter Abwehrlage und Vorerkrankungen der Lunge. Durch den Luftstrom abgelöste nekrotische Schleimhautteile mit Zelldetritus, Schleim- und Sekretresten werden bei fehlender spontaner Bronchialreinigung in periphere Bronchialabschnitte verschleppt und führen zu Lichtungsverlegungen. Sekretretention und infizierter Zelldetritus begünstigen bei unvollständiger Reinigung des Bronchialsystems die Fortentwicklung der Entzündung über das luftleitende Bronchialsystem hinaus zur bronchopulmonalen Infektion mit Beteiligung des respiratorischen Lungenparenchyms. Die Röntgenuntersuchung gibt für die Bronchitisdiagnose in der Intensivmedizin ohne Anwendung von Spezialverfahren (z. B. Bronchogramm) keine zuverlässigen Ergebnisse.

Pneumonien

Als Pneumonien werden von Morphologen Entzündungen des Lungengewebes bezeichnet, die in den Alveolen, im Interstitium oder beiden vorgegebenen Strukturen des Lungenparenchyms ablaufen. Pneumonien lassen sich nach der Lokalisation und ihrer Ausbreitung im Lungengewebe (alveolär, interstitiell), nach ihren Entstehungswegen (aerogen, bronchogen, hämatogen, lymphogen) und nach ihrem zeitlichen Verlauf (akut, chronisch) einteilen (Abb. 1 u. 2) (Lit. s. [8, 14]).

Der Kliniker bevorzugt eine ätiologisch orientierte Klassifikation der Pneumonien. Dabei hat sich in den letzten 10 Jahren besonders der Begriff der „atypischen Pneumonie", u. a. hervorgerufen durch Mykoplasmen, primär pneumotrope Viren, Chlamydien und Rickettsien, im Unterschied zur „klassisch" verlaufenden, bakteriell ausgelösten Lobärpneumonie eingebürgert [4].

Lobärpneumonie

Die für den Morphologen auch heute wieder zunehmend unter dem Bild der „Säuferpneumonie" zu beobachtende klassische Lobärpneumonie (Pneumokokkenpneumonie) befällt schlagartig einen ganzen Lungenlappen, selten nur einzelne Segmente, und durchläuft die charakteristischen Stadien der Anschoppung, roten und grauen Hepatisation bis zur Lösung (Abb. 3 A). Die verschiedenen Phasen der Lobärpneumonie sind durch ein unterschiedlich zusammengesetztes alveoläres Exsudat charakterisiert. Bei

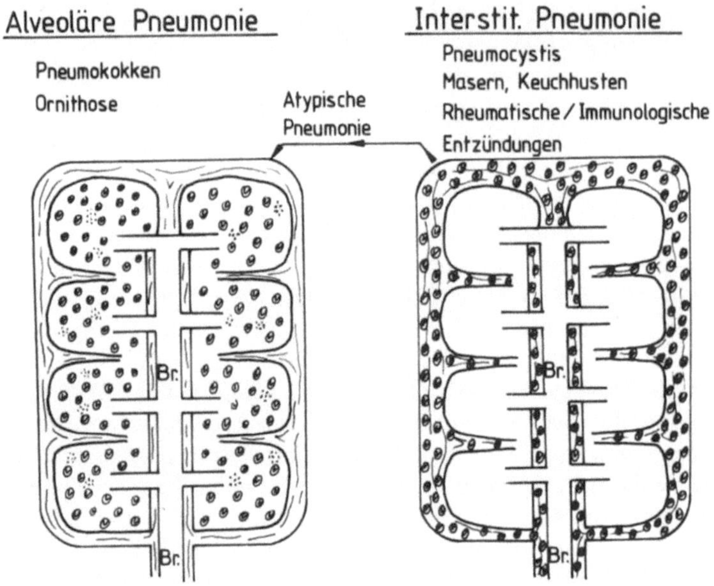

Abb. 1. Schema der vorwiegenden zellulär-entzündlichen Infiltration des Lungengewebes bei alveolären und interstitiellen Pneumonien

PNEUMONIE

(ZEITLICHER FAKTOR)

AKUT → CHRONISCH

(EXSUDAT. PROZESS) (FIBROSE)

RESORPTION ↔ NARBE

KOMBINATIONSFORMEN

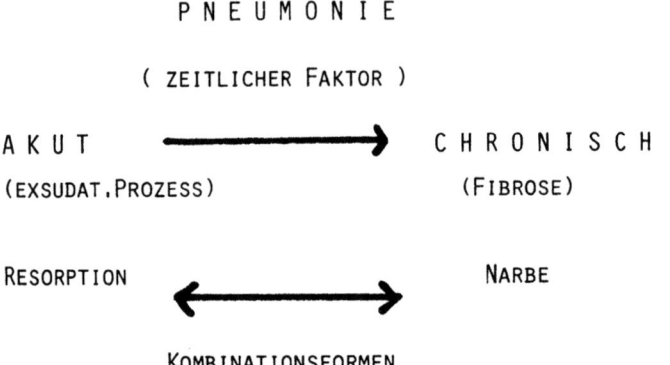

Abb. 2. Verschiedene Pneumonieformen in Abhängigkeit vom Zeitfaktor

voll entwickeltem Befund ist auch das Röntgenbild eindrucksvoll. Die klassische Lobärpneumonie spielt bis heute im intensivmedizinischen Untersuchungsgut nur eine untergeordnete Rolle, sofern das meist schwere akute Krankheitsbild bei Patienten mit geschwächter Abwehrlage nicht selbst eine intensivmedizinische Maßnahme erfordert.

Herdpneumonie

Herdpneumonien bilden im Obduktionsgut den weitaus größten Anteil bei schwerkranken Patienten nach intensivmedizinischen Maßnahmen. Nach Größe und Ausbreitung des alveolären Exsudates werden azinäre (ca. 5 mm im Durchmesser) und lo-

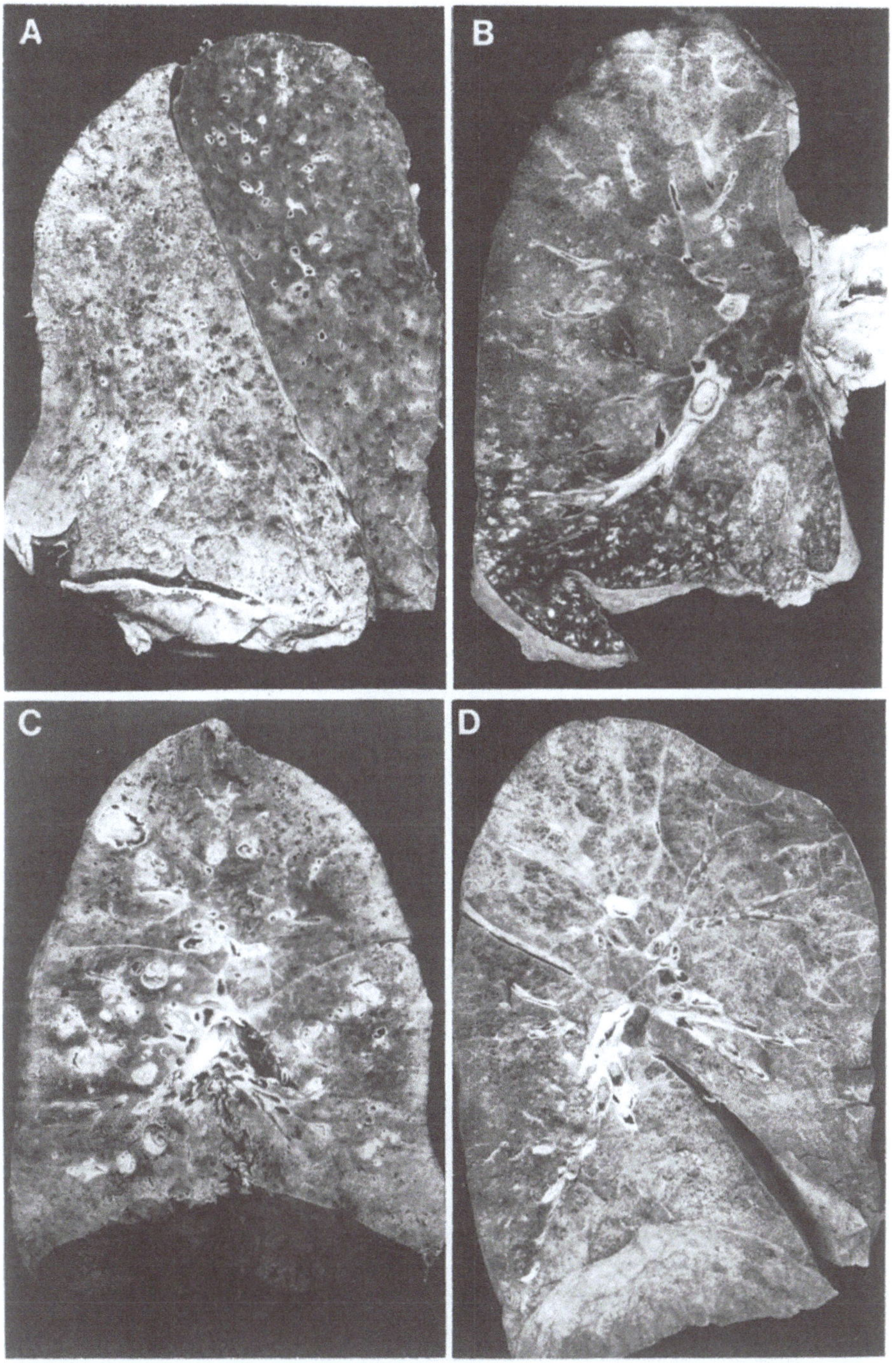

Abb. 3A–D. Beispiele morphologisch-charakteristischer Pneumonieformen, **A** Lobärpneumonie mit vollständiger entzündlicher Infiltration des Unterlappens (50 Jahre alter Alkoholiker). **B** Deszendierende Herdpneumonie mit multiplen bronchioloazinären grauen Exsudatherden im Lungenunterlappen (41 Jahre alter Mann, Pankreaszyste, Alkoholdelir). **C** Metastatische, eitrige Herdpneumonie bei Sepsis mit multiplen Abszessen (60 Jahre alter Mann, Staphylokokkenpneumonie). **D** Kombination ausgedehnter akuter und chronischer Pneumonieareale nach 3wöchiger Beatmungstherapie (61 Jahre alte Frau, Lungenversagen nach stumpfem Thoraxtrauma)

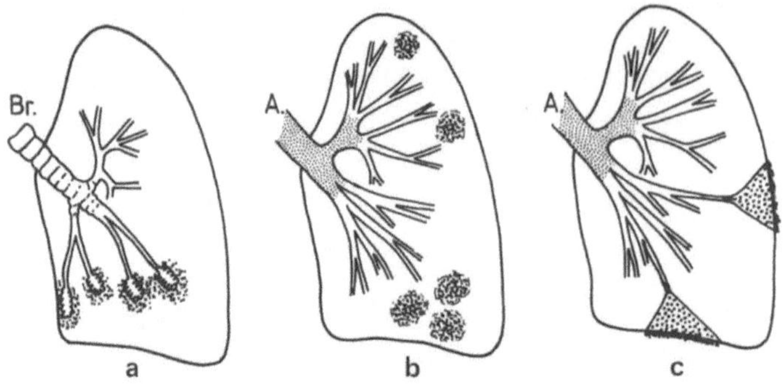

Abb. 4 a-c. Schema pathogenetisch verschiedener Formen der Herdpneumonie. **a** Deszendierende Bronchopneumonie. **b** Septisch-metastatische Herdpneumonie. **c** „Keilförmige" Infarktpneumonie

buläre (ca. 2 cm im Durchmesser) sowie lobulär konfluierende Pneumonieherde unterschieden. Viele Herdpneumonien beginnen mit einer Bronchitis oder Bronchiolitis (deszendierende Bronchopneumonie). Bronchopneumonische Herde finden sich ganz überwiegend in den dorsolateralen und lateralen Teilen der Unterlappen (Abb. 3B u. 4).

Makroskopische Merkmale sind multifokale, azinäre bis lobuläre, graue, verwaschene und brüchige Herde auf der Lungenschnittfläche (Abb. 3B). Die größeren zuführenden Bronchien sind bei Bronchopneumonien in der Regel mit graugelbem, eitrigem Schleim gefüllt.

Zu diesem Kreis der Herdpneumonien gehört auch die *Aspirationspneumonie,* die ebenfalls überwiegend in den Unterlappen und herdförmig entwickelt ist. Die Aspiration von saurem Magensaft führt schon nach kurzer Zeit zu Nekrosen des Bronchialepithels, fibrinös-hämorrhagischem alveolären Exsudat und granulozytärer Infiltration [24].

Zur Gruppe der Herdpneumonien gehören auch die nosokomialen pneumonischen Infekte bei schwerkranken Krankenhauspatienten. Die Erreger sind dabei in etwa 50% gramnegative aerobe Keime [27].

Abszedierende Herdpneumonie

Neben den aerogenen Entstehungswegen spielt bei Patienten unter intensivmedizinischer Behandlung die hämatogene Keimbesiedlung der Lunge eine besondere Rolle. Bei septischen Krankheitsbildern ist die Lungenbeteiligung („septische Lunge") charakterisiert durch multiple, meist peripher gelegene, pneumonische, zur Abszedierung neigende Herde. Lungenkomplikationen bei Sepsis sind besonders dann zu erwarten, wenn die Streuung der Erreger direkt in das Kreislaufsystem unter Umgehung des lymphatischen Systems und der Leber erfolgt (z. B. Kathetersepsis) [17].

Die überwiegend durch Staphylokokken und Streptokokken hämatogen in der Lunge entstehenden Herdpneumonien wachsen aus kleinherdigen, graugelben, perivaskulären Pneumoniebezirken nach entzündlicher Zerstörung der Gefäßwände zu größeren Abszessen heran (Abb. 3C u. 4). Bei Verflüssigung, Resorption bzw. Anschluß der zentralen Abszeßnekrosen an das Bronchialsystem bleiben im Lungengewebe unregelmäßig zystische, teilweise konfluierende Hohlräume mit graugelben Abszeßwandungen zurück (Abb. 3C). Bei voll ausgebildeten Abszessen ist auch der Röntgenbefund eindeutig (s. o.).

Infarktpneumonie

Nach täglichen Beobachtungen im Obduktionsgut werden Lungenembolien und Lungeninfarkte in nur 20% der Fälle klinisch diagnostiziert oder vermutet. Fehlende sichere röntgenologische Infarktzeichen der Lunge machen die häufige Diagnose Pneumonie anstelle eines embolisch bedingten Lungeninfarktes verständlich. Die relativ häufige Beobachtung infizierter Lungeninfarkte bei intensivmedizinisch behandelten Patienten muß mit der relativ häufigen Verschleppung bakteriell kontaminierter peripherer oder zentraler Thromben in die Lungenstrombahn unter Umgehung des immunologischen Abwehrsystems erklärt werden (Abb. 4).

Interstitielle Pneumonie

Unter dem Sammelbegriff interstitielle Pneumonie verbirgt sich eine große Zahl ätiologisch und morphologisch unterschiedlicher entzündlicher Lungenprozesse. Die interstitielle Viruspneumonie z. B. entwickelt sich aus einer Bronchiolitis und kann sich bevorzugt im zentrolobulären, peribronchiolären und septalen Bindegewebe abspielen. Oft sind aber gleichzeitig „atypische" alveoläre exsudative Veränderungen morphologisch nachzuweisen.

Zahlreiche immunologisch ausgelöste Pneumonien verlaufen ebenfalls vorwiegend im Lungeninterstitium, sie sind für die Intensivmedizin nur von nebengeordneter Bedeutung.

Chronische Pneumonien

Wesentlich häufiger sind im Obduktionsgut chronisch-pneumonische Lungenbefunde geworden. Insbesondere bei Patienten nach langer Beatmungstherapie findet man nebeneinander ein buntes Spektrum frischer, subakuter und chronischer Pneumonien (Abb. 3D). Bei ausbleibender Lösung pneumonischer Exsudate in den Alveolen wird dieses durch aussprossende Fibroblasten und Angioblasten organisiert. Intraalveoläres fibrinreiches Exsudat wird durch Granulationsgewebe ersetzt, das schließlich zu einem bindegewebig-narbigen Umbau des ursprünglichen Pneumonieareals führt. Das Lungengewebe ist fleischartig verfestigt und das indurierte Areal neigt zur Schrumpfung. Diese typischen postpneumonischen Befunde können im Einzelfall nur schwer von vorwiegend interstitiell ablaufenden Fibrosierungsprozessen nach Schockzuständen oder behandeltem akuten Lungenversagen abgegrenzt werden (Lit. s. [16]).

Im Finalstadium findet der Pathologe häufig Kombinationsbefunde von akuten und chronischen, kleinherdigen und konfluierenden, alveolären und interstitiellen bronchopulmonalen Entzündungszeichen, die oft nur unter Heranziehung von röntgenologischen Verlaufsbeobachtungen pathogenetisch und bedingt auch ätiologisch einzuordnen sind.

Röntgenbefunde der Pneumonien

Für den überwiegend auf röntgenologische Lungenbefunde angewiesenen Kliniker sind bronchopulmonale Infektionen bei Patienten der Intensivstation ein häufiges diagno-

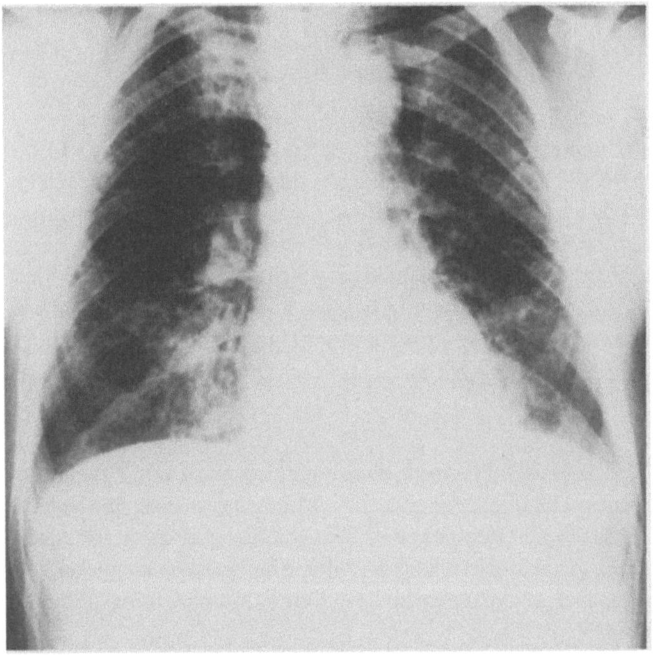

Abb. 5. A. P. w. 69 J. Chronische Pneumonie mit Karnifizierung und interstitiellem Ödem bei akuter myeloischer Leukämie. Die Thoraxaufnahme wenige Tage vor dem Tode zeigt fleckig-flächige Infiltrationen in beiden medialen Lungenunterfeldern und in beiden Oberfeldern, überwiegend aber im rechten Oberfeld. In den lateralen, subpleuralen Partien erkennt man eine feine horizontal-streifige Zeichnungsvermehrung auf das interstitielle Ödem

stisches und therapeutisches Problem. In der Mehrzahl der Fälle handelt es sich dabei um Hospitalinfektionen, wobei Anaerobier und gramnegative Keime eine besondere Rolle spielen [10, 22, 26].

Die Röntgendiagnostik von Pneumonien und Bronchopneumonien basiert auf verschiedenen Kriterien. Grundsätzlich können 2 Formen von Verschattungen unterschieden werden, azinär/alveoläre und interstitielle.

Azinäre Verschattungen treten typischerweise im Verlauf bakterieller Infektionen auf. Sie sind charakterisiert durch kleinfleckige, unscharf begrenzte Verdichtungen, die zur Konfluenz neigen, durch eine segmentale oder löbare Verteilung und bei entsprechender Ausdehnung und Lokalisation durch ein sog. Luftbronchogramm. Darunter versteht man die Negativabbildung der normalerweise unsichtbaren Bronchien im luftleeren oder -armen, verschatteten Parenchym.

Interstitielle Prozesse können, je nachdem welche Abschnitte des Interstitiums sie erfassen, mit unterschiedlichen Bildern auftreten. Relativ charakteristisch sind die milchglasartige Trübung der Lungenfelder bei Befall des peripheren Interstitiums und die streifig-netzige Zeichnungsvermehrung der Lungen bei Befall des peribronchialen und perivaskulären interstitiellen Gewebes. Interstitielle Verschattungsmuster werden bei atypischen und Viruspneumonien angetroffen [7].

Neben dieser prinzipiellen Gliederung in azinäre und interstitielle Lungenprozesse gibt es eine Reihe weiterer diagnostischer Kriterien für die Beurteilung entzündlich-in-

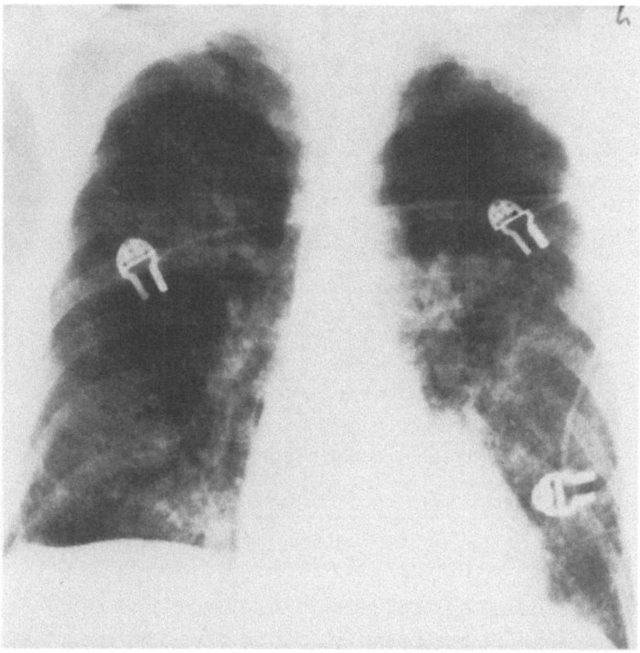

Abb. 6. K. W. m. 47 J. Massive bilaterale Aspergillenpneumonie. Über fast allen Lungenfeldern, basal betont, Nachweis ausgedehnter, flächenhafter, dabei in sich streifg-netzig strukturierter Verschattungen. Das Bild ist von Pneumonien bakterieller Genese nicht zu unterscheiden

fektiöser Lungenaffektionen, wie die Verteilung und Lokalisation der Verschattungen, die Neigung zur Abszedierung und die Pleurabeteiligung.

Im üblichen Krankengut ist mit Hilfe der genannten Kriterien zwar keine Erregerdiagnose, immerhin aber eine Begrenzung des differentialdiagnostischen Spektrums möglich. Leider versagen die Parameter in der Regel dann, wenn wir es mit Lungenaufnahmen von Intensivtherapiepatienten zu tun haben. Es ist geradezu ein Merkmal der Pneumonien in diesem Krankengut, daß sie mit einem atypischen Röntgenbefund einhergehen [9].

Die wesentlichsten Gründe dafür sind:

1. Aufnahmetechnische Schwierigkeiten, die eine Qualitätsminderung des Röntgenbildes beinhalten. Frühe oder geringgradige Veränderungen entgehen dadurch dem Nachweis.
2. Pathomorphologische Besonderheiten. Hierzu gehören gestörte oder ausgeschaltete Infektionsbarrieren, präexistente Lungenerkrankungen insbesondere chronisch-obstruktiver Art und die Überlagerung mit anderen Krankheitsprozessen.
3. Therapeutische Maßnahmen, vor allem die Beatmungsbehandlung.

Die Differenzierung bronchopulmonaler Infektionen an Hand der eingangs erwähnten röntgenologischen Kriterien ist auch für den Bereich der Intensivmedizin immer wieder versucht worden [2, 13, 20, 21, 23, 25, 26, 29]. Die Spezifität der Röntgenzeichen ist aber so gering, daß sie keine Differenzierung erlauben (Abb. 5 u. 6). Ledig-

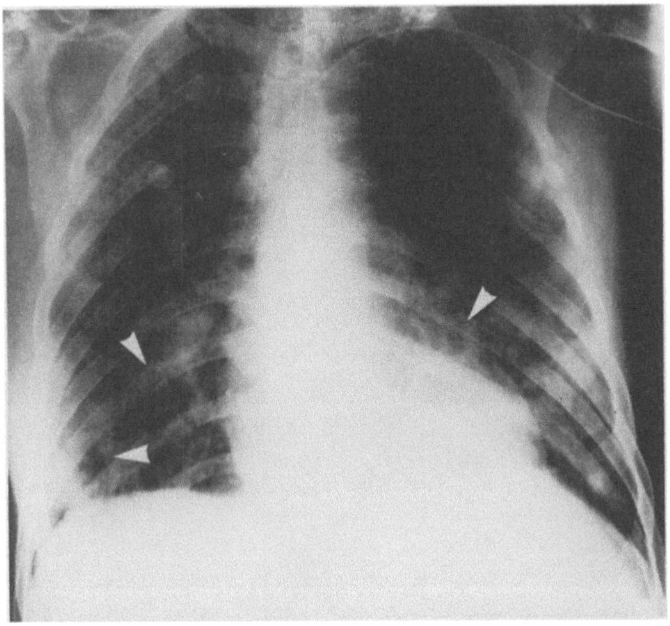

Abb. 7. Abszedierende Bronchopneumonien. Abszeßbildungen sind auf Thoraxaufnahmen, angefertigt am liegenden Patienten unter erschwerten Untersuchungsbedingungen, nur bei erheblicher Größe (etwa ab 2 cm Durchmesser) zu vermuten oder nachzuweisen. Wenn nicht riesige Abszesse vorliegen oder der Flüssigkeitsspiegel im Abszeß durch entsprechende Zusatzaufnahmen (Aufnahmen in Seitenlage bei horizontalem Strahlengang und angestellter Kassette) nachgewiesen wird, bleibt die röntgenologische Diagnose meist immer unsicher

lich die Klebsiellen- und die Pseudomonas-Pneumonien sollen ein relativ einheitliches Bild bieten. Beide befallen bevorzugt die Unterlappensegmente und neigen zu Abszedierungen. Häufig sind beide Lungen betroffen. Wichtiger als die Gemeinsamkeiten sind die Unterschiede. Bei Klebsiellen-Pneumonien ist die Volumenvermehrung des betroffenen Areals ein typischer, allerdings eher seltener Befund. Pseudomonas-Infektionen zeichnen sich durch einen foudroyanten Verlauf aus.

Die Problematik derartiger Diagnosekriterien wird an folgenden Überlegungen deutlich:

Bei dem häufigen bronchogen-deszendierenden Infektions- bzw. Ausbreitungsweg spielt die Schwerkraft eine entscheidende Rolle. Bronchopneumonien, die auf diesem Wege entstehen, werden, vergleichbar den Aspirationen, ganz unabhängig vom Erreger die abhängigen, dorsalen Lungensegmente betreffen. Daß die Veränderungen in den basalen Lungenabschnitten stärker hervortreten, ist nicht zuletzt Folge der Summation in den voluminöseren Lungenbasen. Lokalisation und Verteilung der Infiltrate können also kein verläßlicher differentialdiagnostischer Parameter sein.

Der Nachweis von Pleuraergüssen stößt aus aufnahmetechnischen Gründen auf Schwierigkeiten; kleinere Ergußbildungen sind auf Bettaufnahmen, am liegenden Patienten angefertigt, nicht zu diagnostizieren.

Ähnliches gilt für den Nachweis von Abszessen. Sie sind unter derartigen Aufnahmebedingungen erst ab einer Größe von ca. 2 cm eindeutig zu erkennen (Abb. 7). Die bei Pseudomonas-Pneumonien häufigen Mikroabszesse sind klein und mit Eiter angefüllt, so daß sie sich als noduläre Verschattungen darstellen und im übrigen Verschattungsbild untergehen. Die häufigen kleinfleckigen Aufhellungen in den pneumonisch veränderten Bezirken dagegen entsprechen in den meisten Fällen überblähten, noch relativ intakten Lungenazini. Auch der Entstehungsmechanismus – bronchogen-deszendierend oder hämatogen-metastatisch – ist erfahrungsgemäß röntgenologisch nicht nachzuvollziehen [10, 20, 25].

In der Regel ist das Röntgenbild bronchopulmonaler Infektionen bei Intensivtherapiepatienten gekennzeichnet durch bilaterale, über mehrere Segmente oder Lappen verteilte, grobfleckige, konfluierende Verdichtungen vom azinären Verschattungstyp. Homogen-flächenhafte Konsolidationen sind selten. Der Röntgenbefund ist weniger vom Entstehungsmechanismus oder dem Erreger abhängig als vielmehr vom Schweregrad, der Ausdehnung und der Dauer des Prozesses.

Oftmals bereitet nicht nur die Differenzierung der pneumonischen Veränderungen untereinander Schwierigkeiten, sondern auch die Abgrenzung gegen andere Lungenaffektionen, wie Aspirationsfolgen, Ödeme, Embolien oder das Atemnotsyndrom.

Vor dem Hintergrund dieser Schwierigkeiten ist die Frage nach den Aufgaben der Thoraxröntgendiagnostik im Rahmen der Intensivmedizin berechtigt.

Geht man allein vom Röntgenbild aus, können die Thoraxbefunde bei respiratorischer Insuffizienz in 3 Gruppen gegliedert werden:

1. Unauffällige Röntgenbefunde: Sie lassen in erster Linie an extrathorakale Ursachen denken.
2. Pathologische, spezifische Röntgenbefunde: Dazu gehören der Pneumothorax, der Pleuraerguß und die Atelektase. Der Nachweis oder Ausschluß dieser Komplikationen ist eine der Hauptaufgaben der Radiologie in der Intensivmedizin.
3. Pathologische, dabei aber unspezifische Röntgenbefunde [1, 6, 19].

In die letztgenannte Gruppe fallen die bronchopulmonalen Infektionen. Wenn hier auch keine definitive Diagnose möglich ist, so wird man dem Röntgenbild doch in vielen Fällen wichtige, über die reine Verlaufsbeobachtung hinausgehende Informationen entnehmen können, wenn bestimmte Grundregeln beachtet und einige diagnostisch wertvolle Erfahrungen berücksichtigt werden.

Als Grundregeln gelten: 1. die Korrelation des Röntgenbefundes mit der Klinik im täglichen Gespräch mit dem für die Intensivstation verantwortlichen Arzt, 2. die Beurteilung von Verlaufsserien und nicht nur der kurzfristige Vergleich mit der jeweiligen Voraufnahme, 3. die Anfertigung von Thoraxkontrollen im Anschluß an therapeutische Maßnahmen, wie Bronchialtoilette, Einsatz oder Änderung der Beatmungsbehandlung, Dialyse usw. Diese Aufnahmen haben große diagnostische Aussagekraft und können in ihrem Wert nicht hoch genug eingeschätzt werden [18].

Hilfreich sind auch eine Reihe von Erfahrungswerten, an Hand derer die zunächst gestellte Röntgendiagnose immer noch einmal überdacht werden sollte:
Pneumonien werden zu häufig diagnostiziert. Als Pneumonien fehlgedeutet werden vor allem Atelektasen, atypische Lungenödeme, Embolien und das Atemnotsyndrom [5, 10].
Atelektasen sind die häufigste Ursache von Verschattungen in der frühen postoperativen Phase [9]. Bei segmentaler oder lobärer Verteilung ist die Diagnose leicht, schwer hingegen bei fokalen und Mikroatelektasen. Man sollte niemals versuchen, Atelektasen

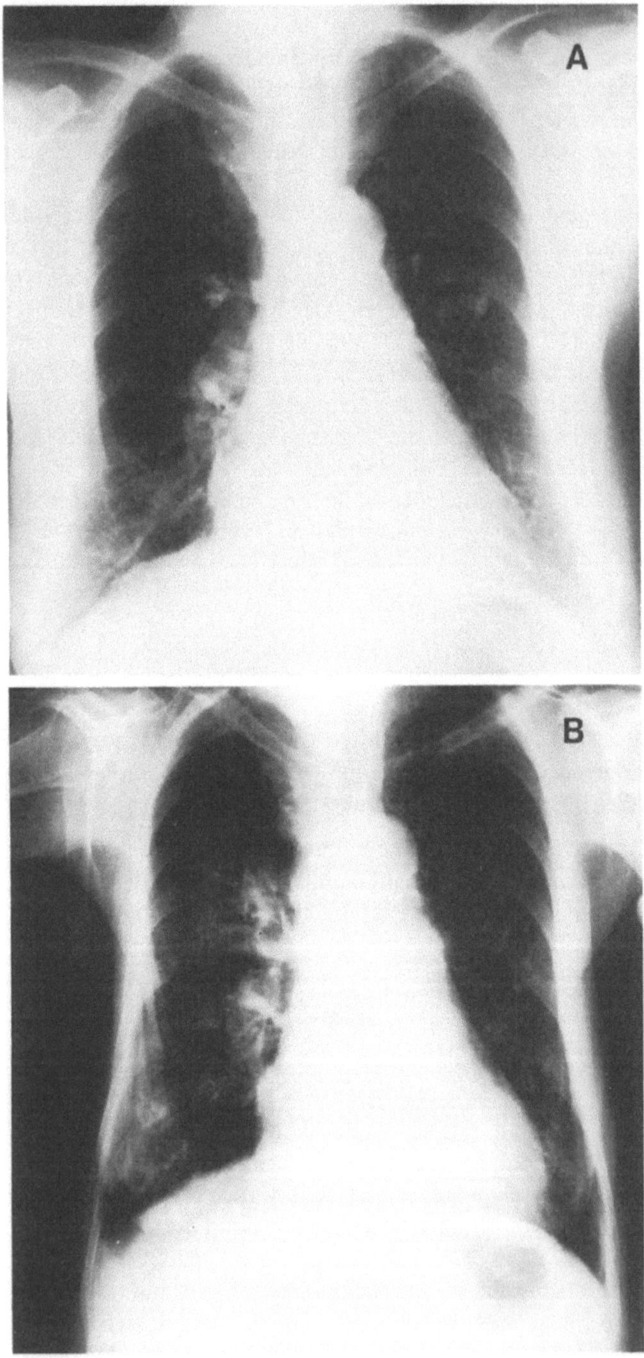

Abb. 8A, B. Atypisches Lungenödem bei chronisch-obstruktiver Lungenerkrankung, **A** Man sieht den Ausgangsbefund mit den Zeichen des Emphysems (Überblähung der Lungenfelder, tiefstehendes Zwerchfell, Rarefizierung der peripheren Gefäßzeichnung und Thoraxumformung) und der Links- sowie Rechtsherzbelastung. **B** Atypisches fleckiges Ödem. Insbesondere rechts perihi-

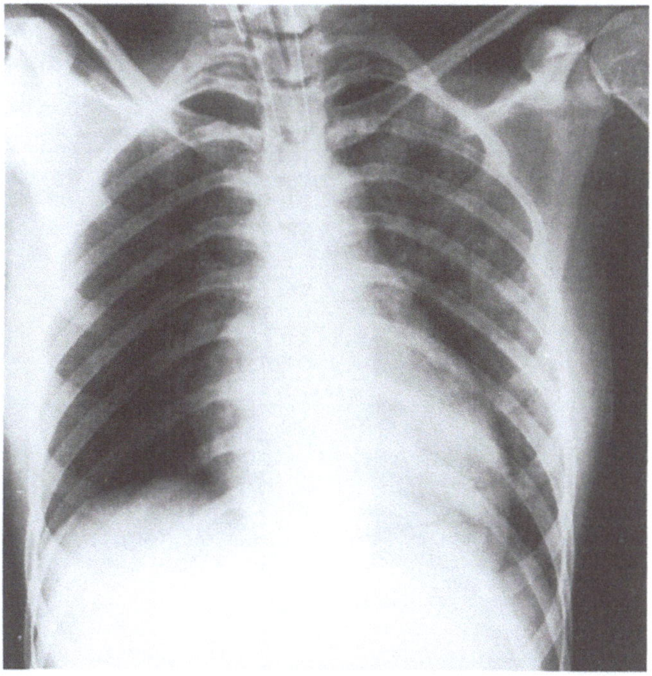

Abb. 9. Massive linksseitige Magensaftaspiration, die als einseitiges Lungenödem imponiert

aus einer einzigen Aufnahme zu diagnostizieren. Entscheidend ist die kurzfristige Kontrolle nach entsprechender Behandlung. Im Falle einer unkomplizierten Atelektase findet man eine so rasche Befundbesserung bzw. Normalisierung, wie es bei keiner anderen pulmonalen Affektion möglich ist.

Häufig und dennoch oft übersehen sind Atelektasen der retrokardialen Unterlappensegmente. Ihre Diagnose ist bei Kenntnis des Befundes leicht: Die Lungengefäßzeichnung fehlt retrokardial, die Aortenkontur und der mediale Zwerchfellwinkel sind bei guter Transparenz der Mediastinalorgane ausgelöscht.

Pleuraergüsse stehen bei bronchopulmonalen Infektionen nicht im Vordergrund der Röntgensymptomatologie [13, 20, 25]. Sie sind häufig nach Abdominaloperationen [9]. Treten sie unabhängig von einer Operation auf, sollten sie zuerst an eine Embolie denken lassen.

Im Rahmen einer Pneumonie sind sie immer verdächtig auf ein Empyem [21]. Pleuaergüsse fehlen bei Magensaftaspirationen und bei Fettembolien.

Lungenödeme können bei Vorliegen präexistenter Lungenerkrankungen, insbesondere bei chronisch-obstruktiven Lungenerkrankungen, aber auch nach Lungenembolien oder anderen Prozessen, die mit einer Beeinträchtigung des Lungengefäßbettes einhergehen, völlig atypische Röntgenbilder verursachen, die pneumonischen Infiltraten u. U. täuschend ähnlich sehen (Abb. 8). Diagnostisch wegweisend ist die rasche Ände-

---

lär und an der Basis des rechten Lungenoberfeldes fallen fleckig-flächige Verschattungen auf, die an entzündliche Infiltrate erinnern. Auf die Diagnose des Ödems weisen jedoch die interstitiellen Veränderungen in der Nachbarschaft hin: eine retikuläre Zeichnungsvermehrung und der verdickte, im Vorbefund (**A**) unsichtbare Ober-Mittellappen-Spalt. Die Atypie des Ödembildes ist Folge der zerstörten normalen Lungengefäßarchitektur

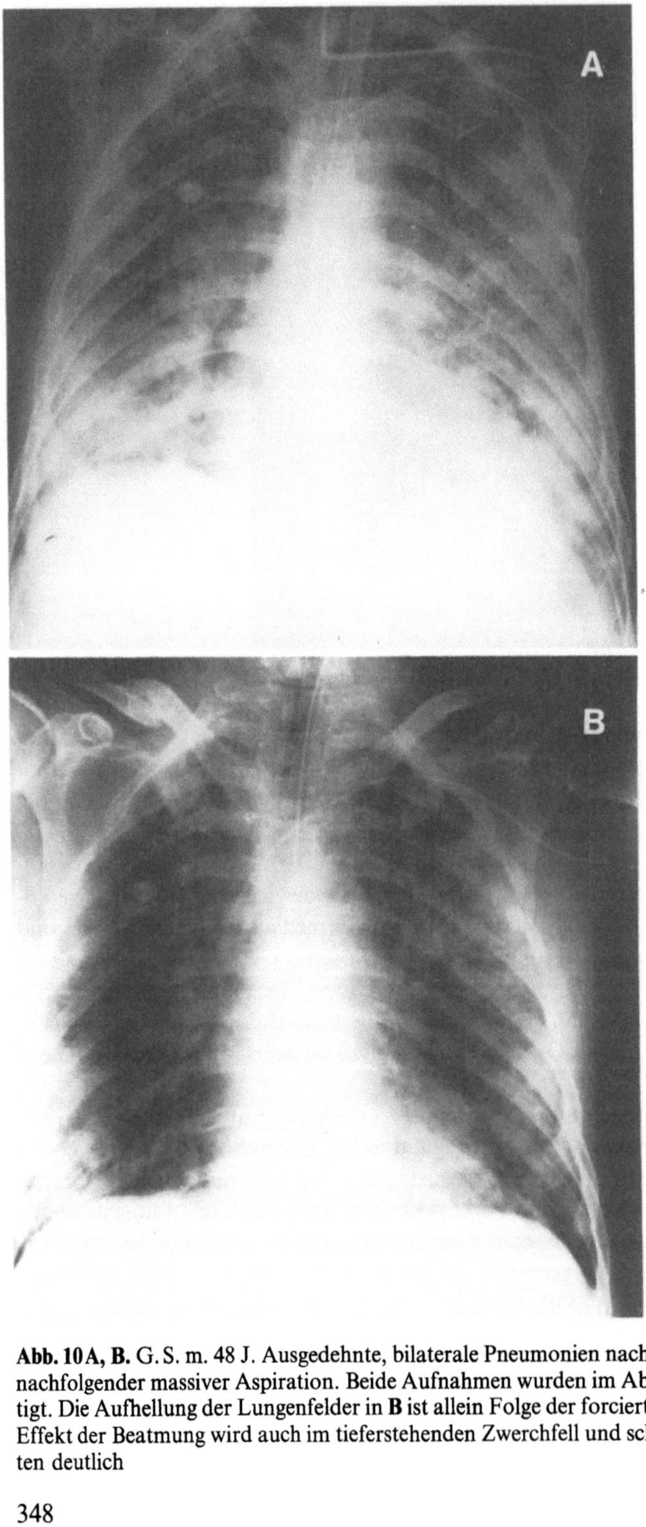

Abb. 10 A, B. G. S. m. 48 J. Ausgedehnte, bilaterale Pneumonien nach Schädel-Hirn-Trauma und nachfolgender massiver Aspiration. Beide Aufnahmen wurden im Abstand von nur 12 h angefertigt. Die Aufhellung der Lungenfelder in **B** ist allein Folge der forcierten Beatmungstherapie. Der Effekt der Beatmung wird auch im tieferstehenden Zwerchfell und schmaleren Mediastinalschatten deutlich

rung des Befundes beim Lungenödem. Beobachtet man bei rezidivierenden Verschattungen ein immer wiederkehrendes, identisches Verteilungsmuster, so ist dies fast beweisend [10]. Die Verdachtsdiagnose kann durch den "gravity-shift test" erhärtet werden.

Aspirationen und ihre Folgen sind manchmal schwer von beginnenden Pneumonien abzugrenzen, vor allem dann, wenn die Aspiration unbemerkt abläuft. Sog. Aspirationspneumonien entwickeln sich rasch, binnen weniger Stunden nach dem Ereignis, stabilisieren sich in 1–2 Tagen und bilden sich dann zurück. Eine fehlende Rückbildung oder gar Progredienz ist verdächtig auf eine Superinfektion, eine Überwässerung oder ein Atemnotsyndrom. An eine Aspiration sollte man immer denken bei einseitigem Lungenödem ohne Pleuraerguß, bei rezidivierenden Atelektasen der Unterlappensegmente und bei Kavitäten ohne erkennbare Ursache [10] (Abb. 9).

Die Beatmungstherapie hat einen entscheidenden Einfluß auf das Röntgenbild. Durch sie können die Intensität und Ausdehnung der Verschattungen im Sinne eines kosmetischen Effektes vermindert werden, ohne daß sich dadurch am pathomorphologischen Substrat etwas ändert. Die scheinbare Befundbesserung ist überwiegend eine Folge der Volumenänderung der Lungen (Abb. 10). Die Verlaufsbeurteilung wird dadurch schwieriger [10, 18, 28].

Beherzigt man die genannten Grundregeln der Thoraxröntgendiagnostik bei Intensivtherapiepatienten und berücksichtigt die Erfahrungswerte, so wird trotz der vielfältigen Schwierigkeiten oft eine befriedigende Aufschlüsselung der Problemgruppe unspezifischer pathologischer Röntgenbefunde, in die die bronchopulmonalen Infektionen fallen, möglich sein.

Literatur

1. Adams FG (1979) A simplified approach to be reporting of intensive therapy. Unit chest radiograph. Clin Radiol 30:219–226
2. Blanck N, Castellino RA, Shah V (1973) Radiographic aspects of pulmonary infection in patients with altered immunity. Radiol Clin North Am 11:175–190
3. Bragg DG, Janis B (1973) The radiographic presentation of pulmonary opportunistic inflammatory disease. Radiol Clin North Am 11:357–369
4. Brunner H (1976) Atypische Pneumonien. Ätiologie und Möglichkeiten der Diagnostik. Immun Infekt 4:203–210
5. Bryant LR, Mobin-Uddin K, Dillon ML, Griffen WO (1973) Misdiagnosis of pneumonia in patients needing mechanical respiration. Arch Surg 106:286–288
6. Eaton RJ, Senior RM, Pierce JA (1973) Aspects of respiratory care pertinent to the radiologist. Radiol Clin North Am 11:93–107
7. Fraser RG, Paré JAP (1970) Diagnosis of diseases of the chest. Saunders, Philadelphia
8. Giese W (1974) Trachea und Bronchien. In: Doerr W (Hrsg) Organpathologie, Bd I. Thieme, Stuttgart
9. Goodman LR (1980) Postoperative chest radiograph: I Alterations after abdominal surgery. Am J Roentgenol 134:533–541
10. Goodman LR, Puman CE (1978) Intensive care radiology. Mosby, St. Louis
11. Hartung W (1979) Pathologische Anatomie der Bronchitis und Bronchiektasie, des Lungenemphysems und der Atelektase. In: Ulmer WT (Hrsg) Handbuch der Inneren Medizin, IV/2. Springer, Berlin Heidelberg New York
12. Hartung W (1980) Pathologie und Patho-Morphologie der Pneumonien. In: Ferlinz R, Nolte D (Hrsg) Pneumonien. Dustri, München Deisenhofen, S 1–10
13. Joffe N (1969) Roentgenologic aspects of primary pseudomonas aeruginosa pneumonia in mechanically ventilated patients. Am J Roentgenol 107:305–312

14. Morgenroth K (im Druck) Lungenentzündungen. In: Doerr W, Seifert G, Uehlinger E (Hrsg) Spezielle Pathologische Anatomie, Kap 8. Springer, Berlin Heidelberg New York
15. Müller K-M (1973) Chronische Bronchitis und Emphysem. Eine vergleichende röntgenographische und morphologische Strukturanalyse. Veröffentlichungen aus der Morphologischen Pathologie. Fischer, Stuttgart
16. Müller K-M (1979) Folgen der Respiratorbeatmung an Tracheobronchialsystem und Lunge. In: Ahnefeld FW, Bergmann H, Burri C, Dick W, Halmagyi M, Hossli G, Rügheimer E (Hrsg) Akutes Lungenversagen. Klinische Anästhesiologie und Intensivtherapie, Bd 20. Springer, Berlin Heidelberg New York, S 275–287
17. Müller K-M (1982 im Druck) Pathologisch-anatomische Organbefunde bei Sepsis. In: Lawin P, Hartenauer U (Hrsg) Intensivmedizin-Notfallmedizin Anästhesiologie. Thieme, Stuttgart
18. Oh KS, Stitik FP, Galvis AG, Bearman SB, Heller RM, Dorst JP (1974) Radiological manifestations in patients on continous positive-pressure breathing. Radiology 110:627–630
19. Pokieser H (1974) Radiologische Diagnostik im Rahmen der Intensivmedizin. Langenbecks Arch Chir 337:259
20. Renner RR, Coccaro AP, Heitzman ER, Dailey ET, Markarian B (1972) Pseudomonas pneumonia: A prototype of hospital-based infection. Radiology 105:555–562
21. Scanlon GT, Unger JD (1973) The radiology of bacterial and viral pneumonias. Radiol Clin North Am 11:317–338
22. Stevens RM, Teres D, Skillman JJ, Feingold DS (1974) Pneumonia in an intensive care unit. Arch Intern Med 134:106–111
23. Tillotson JR, Lerner AM (1966) Pneumonias caused by gram-negative bacilli. Medicine 45:65
24. Towliati H (1981) Ätiologie u- klinisches Bild des Aspirations-Syndroms. Anästhesiol Intensiv Med 11:333–337
25. Unger JD, Rose HD, Unger GF (1973) Gram-negative pneumonia. Radiology 107:283–291
26. Valdivieso M, Gil-Extremera B, Zornoza J, Rondriguez V, Bodey GP (1977) Gram-negative bacillary pneumonia in the compromised host. Medicine 56:241–254
27. Zeidler D (1982) Differentialdiagnose und Therapie entzündlicher Erkrankungen des Broncho-Pulmonalsystems. Therapiewoche 32:1478–1485
28. Zimmerman JE, Goodman LR, Shahvari MBG (1979) Effect of mechanical ventilation and positive end-expiratory pressure (PEEP) on chest radiograph. Am J Roentgenol 133:811–815
29. Zornoza J, Goldman AM, Wallace S, Valdivieso M, Bodey GP (1976) Radiology features of gram-negative pneumonias in the neutropenic patient. Am J Roentgenol 127:989–996

Endoskopische Diagnostik bei bronchopulmonalen Infektionen

M. Rust und J. Meier-Sydow

Einleitung

Durch die Fortschritte der Intensivmedizin in den letzten beiden Jahrzehnten wurde es möglich, daß ein größerer Prozentsatz von Patienten eine akute, lebensbedrohliche Situation überlebte oder nach einem klinischen Tod wiederbelebt werden konnte. Die Prognose dieser Patienten wird jedoch häufig durch Komplikationen während des Aufenthaltes auf der Intensivstation beeinträchtigt. Eine wichtige Gruppe solcher Komplikationen sind Infektionen, insbesondere bronchopulmonale Infektionen, bei Patienten, die langzeitbeatmet werden. In dieser Arbeit soll auf die endoskopischen Methoden zur Diagnostik solcher Infektionen eingegangen werden. Es wird ihre Indikation im Vergleich zu anderen invasiven diagnostischen Verfahren behandelt, die Technik dargestellt und auf die Komplikationen eingegangen.

Indikationen zur invasiven Diagnostik bronchopulmonaler Infektionen

In der Tabelle 1 sind die Methoden zusammengestellt, die zur Diagnostik bronchopulmonaler Infektionen zur Verfügung stehen. Im Rahmen dieser Arbeit erübrigt es sich, auf die nichtinvasiven Methoden sowie auf die hämatologischen Techniken und die Blutkultur näher einzugehen. Sie gehören zur Standarddiagnostik bei jedem Patienten mit Verdacht auf eine therapiebedürftige bronchopulmonale Infektion.

Tabelle 1. Diagnostik bronchopulmonaler Infektionen

Nichtinvasive Methoden
1. Anamnese, Auskultations- und Perkussionsbefund, Fieberkurve
2. Röntgenologische Diagnostik
3. Sputumdiagnostik (Mikroskopie und Kultur)

Invasive Diagnostik
1. Blutbild, Differentialblutbild
2. Blutkultur
3. Ungezielte Absaugung von Bronchialsekret
   3.1. Nasotracheale Absaugung
   3.2. Absaugen durch einen Beatmungstubus
   3.3. Transtracheale Aspiration
4. Gezielte bronchoskopische Absaugung
5. Lungenbiopsie
   5.1. Transbronchiale Lungenbiopsie
   5.2. Perkutane Lungenpunktion
   5.3. Thorakoskopische Lungenbiopsie
   5.4. Offene Lungenbiopsie

Darüber hinaus stehen als invasive Methoden die ungezielte Absaugung von Bronchialsekret und die gezielte endoskopische Absaugung von Sekret für die bakteriologische Diagnostik zur Verfügung. Diese Methoden sollten unseres Erachtens bei folgenden Patientengruppen eingesetzt werden:

1. Patienten mit therapieresistenten bronchopulmonalen Infektionen,
2. bei immunsupprimierten Patienten mit Verdacht auf Pneumonie,
3. bei beatmeten Patienten mit einer bronchopulmonalen Infektion.

Wie später ausgeführt wird, ist das Komplikationsrisiko dieser Untersuchungen sehr gering, so daß eine solche invasive Diagnostik zu einem frühen Zeitpunkt durchgeführt werden sollte. Bei Patienten mit therapieresistenten Infektionen erscheint es uns indiziert, Bronchialsekret abzusaugen, wenn das erste Therapieregime nicht zu einer prompten Entfieberung führt. Sofern bei immunsupprimierten Patienten nicht bereits durch eine positive Blutkultur ein Keim isoliert werden konnte, sollte frühzeitig, möglichst vor Therapiebeginn, Bronchialsekret untersucht werden, da bei diesen Patienten mit einem anderen Erregerspektrum als bei Patienten ohne Immunsuppression zu rechnen ist. Bei beatmeten Patienten muß auf Grund der Keimselektion auf der Intensivstation mit resistenten Keimen gerechnet werden, so daß möglichst vor Therapiebeginn Kulturen von Bronchialsekret angelegt werden sollten, um die Resistenzlage zu erfassen.

Kann ein Keim nicht isoliert werden und kommt es trotz einer ausreichenden antibiotischen Therapie zu einer Progredienz der Erkrankung, muß eine bioptische Sicherung der bronchopulmonalen Infektion erwogen werden. Dies sollte bereits frühzeitig erfolgen, wenn eine diffuse interstitielle Pneumonie vorliegt oder wenn klinisch der Verdacht auf eine Infektion mit Pneumocystis carinii besteht.

Bronchoskopische Absaugung von Bronchialsekret

Technik bei spontan atmenden Patienten

Prinzipiell stehen 2 Methoden der Bronchoskopie zur Verfügung: zum einen das konventionelle, starre Bronchoskop und zum anderen das flexible Fiberglasbronchoskop. Die starre Bronchoskopie wird von den meisten Untersuchern in Narkose durchgeführt. Der Vorteil dieses Verfahrens ist, daß das Instrument ein großes Lumen besitzt, das eine leichte Handhabung der Instrumente ermöglicht. Außerdem ist die Qualität des optischen Systems zur Zeit der der Fiberglasbronchoskopie deutlich überlegen. Wir führen die starre Bronchoskopie im Rahmen der Intensivmedizin lediglich zur Fremdkörperextraktion und bei massiven endobronchialen Blutungen durch.

Die Fiberglasbronchoskopie führen wir in Lokalanästhesie durch. Der Patient wird mit Atropin und einem Sedativum prämediziert. Dann erfolgt die Lokalanästhesie des Mund- und Rachenraumes sowie des Kehlkopfes. Wir benutzen dazu eine 0,5%ige Oxybuprocainlösung (Novesine, verdünnt mit NaCl 0,9%). Bei den meisten Patienten führen wir das Fiberglasbronchoskop oral ein. Zuvor wird auf das Bronchoskop ein von Kronenberger [4] entwickelter 2lumiger Bronchoskopietubus (Bronchoflex, Firma W. Rüsch, D 7050 Waiblingen) aufgezogen. Das Fiberglasbronchoskop wird unter Sicht in die Trachea eingeführt. Über das liegende Bronchoskop wird der Tubus vorgeschoben und in der Trachea plaziert. Dieses Verfahren ermöglicht es, während der

Bronchoskopie Sauerstoff über den zweiten Kanal des Tubus direkt in die Trachea zu insufflieren und auch das Fiberglasbronchoskop beliebig oft zu entfernen und wieder einzuführen. Als alternative Techniken kommen die nasale oder die orale Intubation ohne zusätzlichen Tubus in Frage.

Während der Bronchoskopie erhalten alle Patienten mit einer Pneumonie Sauerstoff insuffliert, da gezeigt wurde, daß während der Fiberglasbronchoskopie ein Abfall des Sauerstoffpartialdruckes eintreten kann [7]. Außerdem werden während der Untersuchung Puls und Blutdruck und über einen EKG-Monitor der Herzrhythmus überwacht.

Technik der Bronchoskopie bei beatmeten Patienten

Bei beatmeten Patienten kann das Fiberglasbronchoskop über die Öffnung eines handelsüblichen Beatmungskonnektors eingeführt werden, die zum Absaugen vorgesehen ist. Der Nachteil dieses Verfahrens ist, daß diese Öffnung nicht dicht abschließt und somit ein Volumenverlust eintritt. Als Alternative kann ein spezieller Konnektor benutzt werden, dessen Öffnung mit einer Gummidichtung versehen ist.

Während der Bronchoskopie muß die Beatmung manuell oder mittels eines volumengesteuerten Respirators erfolgen, da einerseits am Beatmungskonnektor ein Volumenverlust auftreten kann und andererseits durch das Fiberglasbronchoskop der Widerstand im Beatmungstubus stark erhöht wird, so daß ein sehr hoher Beatmungsdruck erzielt werden muß. Es ist daher nicht sichergestellt, daß ein druckgesteuerter Respirator ein ausreichendes Atemminutenvolumen während der Bronchoskopie erzeugt.

Die Einstellung des Respirators muß dem erhöhten Atemwegswiderstand und den möglichen Volumenverlusten am Konnektor und durch das Absaugen angepaßt werden. Wir führen die Bronchoskopie unter Beatmung mit reinem Sauerstoff durch, um eine sichere Oxygenierung des Patienten zu gewährleisten.

Während der Untersuchung erfolgt eine kontinuierliche Überwachung des Herzrhythmus sowie eine regelmäßige Blutdruckkontrolle. Sofern die entsprechenden Geräte vorhanden sind, empfehlen wir eine kontinuierliche, transkutane Überwachung des Sauerstoffpartialdruckes während der Untersuchung.

Sekretgewinnung

Mit dem Fiberglasbronchoskop ist es möglich, natives Bronchialsekret abzusaugen, daß in einem Gefäß aufgefangen wird und zur bakteriologischen Diagnostik benutzt werden kann. Anders als beim ungezielten Absaugen von Sekret durch die nasotracheale Absaugung, durch die endobronchiale Absaugung über einen Beatmungstubus oder durch die transtracheale Aspiration wird es bei der Fiberglasbronchoskopie möglich, gezielt Sekret aus einem Segment oder einem Subsegment abzusaugen, das der röntgenologisch dargestellten Infiltration entspricht. Läßt sich aus einem Segment nur wenig Sekret absaugen, so ist es möglich, ca. 5–10 ml sterile Kochsalzlösung zu instillieren und wieder abzusaugen. Auf diese Weise können auch Keime aus der Peripherie eines Segmentes gewonnen werden.

Mit Hilfe eines dünnen Katheters oder mit einer Bürste, die durch den Instrumentierkanal eingeführt werden, wird es unter Durchleuchtungskontrolle möglich, gezielt Sekret aus einer umschriebenen, peripheren Infiltration zu gewinnen. Zur sicheren Lagekontrolle des Instrumentes sollte dabei eine Durchleuchtung in 2 Ebenen oder eine

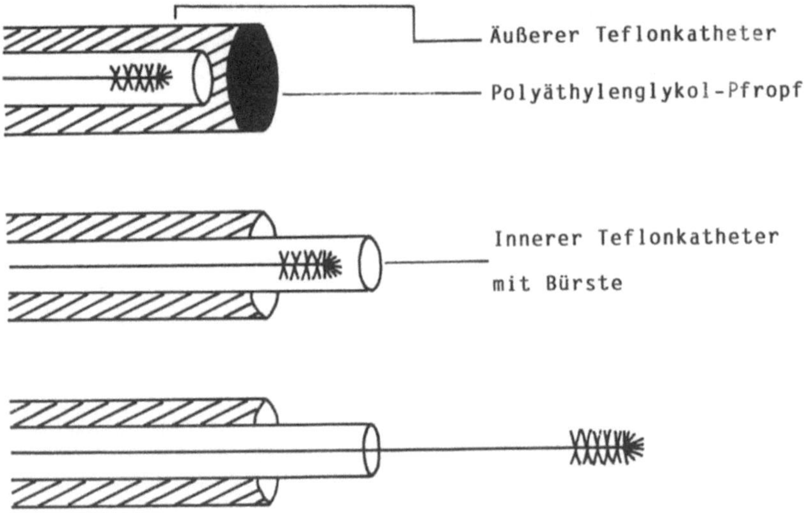

Abb. 1. Schema der sterilen Bürste zur kontaminationsfreien Entnahme von Bronchialsekret

drehende Durchleuchtung erfolgen. Wird eine Bürste benutzt, so kann diese in steriler Kochsalzlösung oder in einem Kulturmedium ausgeschwenkt werden und nach erneuter Materialentnahme ein Ausstrich auf einem Objektträger zur Gram-Färbung angefertigt werden.

Bei den bisher beschriebenen Techniken muß bei spontan atmenden Patienten mit einer Kontamination des Sekretes durch Keime aus der Mundhöhle, der Nase und dem Rachenraum gerechnet werden, da das Fiberglasbronchoskop nasal bzw. oral eingeführt wird. Dabei wird die Spitze des Gerätes und der Absaugkanal mit Keimen verschmutzt. Analoge Überlegungen gelten auch für die ungezielten Techniken zur Entnahme von Bronchialsekret und für die Sputumuntersuchungen. Bei beatmeten Patienten muß mit einer Kontamination mit Keimen aus dem Beatmungstubus gerechnet werden, die nicht für die Infektion repräsentativ sein müssen. Diese Kontaminationsmöglichkeiten erschweren die Interpretation von bakteriologischen Befunden, insbesondere bei Patienten mit Verdacht auf eine Aspirationspneumonie und bei immunsupprimierten Patienten.

Wir empfehlen deshalb zur bakteriologischen Diagnostik eine von Wimberley [8] entwickelte Bürste, die durch 2 Teflonkatheter vor einer Kontamination geschützt ist (Bürste Typ BFW, Firma MediTech). Dieses Instrument ist in Abb. 1 schematisiert dargestellt. Es wird durch den Instrumentierkanal des Bronchoskops eingeführt, bis die Spitze des Katheters vor dem Segmentbronchus plaziert ist, der gebürstet werden soll. Dann wird mit dem inneren Teflonkatheter der Pfropf aus Polyäthylenglykol durchstoßen und der innere Katheter in das Segment eingeführt, aus dem das Material entnommen werden soll. Schließlich wird die Bürste in die Peripherie vorgeschoben, dann wieder in den Teflonkatheter zurückgezogen und mit dem gesamten Instrument durch das Bronchoskop entfernt. Der Pfropf aus Polyäthylenglykol zergeht in kurzer Zeit auf der Bronchialschleimhaut [8].

Das distale Ende des inneren Katheters wird mit einer Desinfektionslösung, z. B. Alkohol, abgewischt und mit einer sterilen Schere distal der Bürste abgeschnitten. Die

Bürste wird dann vorgeschoben und in einem Kulturmedium oder in steriler Kochsalzlösung ausgeschwenkt. Außerdem kann Material auf einem Objektträger zur Gram-Färbung ausgestrichen werden.

In einem In-vitro-Modell konnte Wimberley demonstrieren, daß diese Technik eine kontaminationsfreie Entnahme von Bronchialsekret ermöglicht [8]. In einer weiteren klinischen Untersuchung wurden 65 Patienten mit Verdacht auf Pneumonie untersucht [9]. Der Nachweis einer Infektion wurde angenommen, wenn im Bronchialsekret mindestens 10^3 Bakterien pro ml nachgewiesen wurden. Bei 12 der Patienten wurde histologisch oder durch andere Methoden eine nichtinfektiöse Erkrankung diagnostiziert. In keinem Fall wurden Keime in ausreichender Konzentration angezüchtet. Bei weiteren 12 Patienten wurde ein Lungenabszeß oder eine nekrotisierende Pneumonie festgestellt. Bei 11 von ihnen wurden sowohl aerobe als auch anaerobe Keime in hoher Konzentration nachgewiesen, im 12. Fall nur anaerobe Keime. Weitere 34 Patienten hatten eine bisher nicht behandelte Pneumonie. In 32 Fällen wurden aerobe Keime in ausreichender Konzentration nachgewiesen, außerdem einmal auch anaerobe Keime. Nur bei einem Patienten konnte kein Keim in hoher Konzentration angezüchtet werden. Bei 10 dieser Patienten wurde außerdem eine positive Blutkultur gefunden; die Keime waren mit denen im Bronchialsekret identisch. Bei einem Patienten wurde auch eine transtracheale Aspiration durchgeführt. Hier stimmten die Keime ebenfalls mit den bronchoskopisch gefundenen überein. Weitere 7 Patienten mit einer Pneumonie, die bereits ein Antibiotikum erhielten, wurden bronchoskopiert. Bei ihnen wurde kein Keim nachgewiesen.

Diese Befunde zeigen, daß die bronchoskopische Entnahme von Bronchialsekret nach der von Wimberley vorgeschlagenen Technik zuverlässige bakteriologische Resultate ergibt, sofern die Patienten nicht antibiotisch vorbehandelt sind.

Bioptische Sicherung einer bronchopulmonalen Infektion

Eine Lungenbiopsie bei einer bronchopulmonalen Infektion wird notwendig, wenn auf keine andere Weise die Infektion gesichert werden kann und der Zustand des Patienten sich unter ungezielter antibiotischer Therapie verschlechtert. Als Beispiele für Infektionen, die oft nur durch Biopsie zu sichern sind, seien eine Pneumonie durch Pneumocystis carinii, eine Pneumonie bei Zytomegalieinfektion und gelegentlich eine Miliartuberkulose genannt. In diesen Fällen ist es besonders wichtig, daß die Biopsie zu einem frühen Zeitpunkt erfolgt, damit rechtzeitig therapeutische Konsequenzen gezogen werden können.

Transbronchiale Lungenbiopsie

Als endoskopisches Verfahren zur Lungenbiopsie steht die transbronchiale Lungenbiopsie zur Verfügung. Wir führen sie während einer Fiberglasbronchoskopie in Lokalanästhesie durch.

Die Spitze des Bronchoskops wird in einem Segment plaziert und die Biopsiezange unter Durchleuchtungskontrolle in die Region vorgeschoben, die biopsiert werden soll. Vor der Biopsie wird die Zange ca. 2 cm zurückgezogen, geöffnet, wieder vorgeschoben und geschlossen. Beim Zurückziehen ist ein geringer Widerstand zu spüren, der anzeigt, daß Gewebe gefaßt wurde. Wir entnehmen bei einem Patienten auf diese Weise ca. 5–10 Biopsien.

Tabelle 2. Empfehlungen zur Durchführung der Fiberglasbronchoskopie bei beatmeten Patienten. (Modifiziert nach Lindholm et al. [5])

1. Der Beatmungstubus sollte einen Innendurchmesser von mindestens 8,0 mm haben
2. Während der Bronchoskopie soll der Patient mit reinem Sauerstoff beatmet werden
3. Das Atemminutenvolumen sollte soweit erhöht werden, daß Verluste durch Undichtigkeit und durch Absaugen kompensiert werden
4. Die Absaugung sollte stets nur für kurze Zeit betätigt werden
5. Falls möglich, sollte der PEEP reduziert werden

Zur Biopsie führen wir das Fiberglasbronchoskop, wie von Zavala [10] vorgeschlagen, so weit in den Segmentbronchus ein, daß dieser komplett verschlossen ist. Dadurch soll es möglich werden, mäßiggradige Blutungen nach der Biopsie zu beherrschen, indem das Gerät für einige Minuten in dieser Position belassen wird und so die zentralen Atemwege freigehalten werden.

Zur Ergänzung der histologischen Befunde sollten Spezialfärbungen angefertigt werden, die eine Infektion mit Mykobakterien, mit Pneumocystis carinii oder mit Pilzen nachweisen können. Außerdem sollten einige Biopsien in Kulturen aufgearbeitet werden, so z. B. zum Nachweis einer Tuberkulose.

Andere Biopsieverfahren

Als weitere Verfahren zur Lungenbiopsie stehen neben der transbronchialen Lungenbiopsie die perkutane Lungenpunktion, die thorakoskopische Lungenbiopsie und die offene Lungenbiopsie zur Verfügung. Es würde den Rahmen dieser Arbeit überschreiten, auf diese Verfahren näher einzugehen. Bei Patienten mit respiratorischer Insuffizienz oder drohender Ateminsuffizienz führen wir die offene Lungenbiopsie durch, sofern die Diagnose nicht durch die transbronchiale Lungenbiopsie gestellt werden kann. Der Vorzug der offenen Lungenbiopsie besteht darin, daß das Risiko einer Nachblutung und eines Pneumothorax geringer ist als bei der transthorakalen Lungenpunktion.

Komplikationen der Bronchoskopie und der transbronchialen Lungenbiopsie

Bei einem nichtselektierten Patientengut ist die Fiberglasbronchoskopie ein risikoarmer Eingriff. In einer prospektiven Studie haben Pereira et al. [6] eine Mortalität von 0,1% gefunden. Schwere Komplikationen, wie z. B. therapiebedürftige Herzrhythmusstörungen während der Untersuchung, traten bei 1,7% der Patienten auf. Leichte Komplikationen, wie z. B. ein kurzzeitiger Temperaturanstieg, wurde bei 6,5% der Patienten registriert.

Die Komplikationen der transbronchialen Lungenbiopsie wurden von Herf et al. [2, 3] in retrospektiven Studien an 5450 Patienten untersucht. Sie fanden eine Mortalität von 0,2%. Ein Pneumothorax trat bei 5,5% der Patienten auf, und eine schwere Blutung wurde bei 1,3% beobachtet.

Es ist zu erwarten, daß bei Patienten einer Intensivstation das Risiko der Bronchoskopie erhöht ist, insbesondere dann, wenn eine respiratorische Insuffizienz droht. Barrett [1] untersuchte diese Frage bei 406 Patienten einer Intensivstation. Er fand bei 10,3% der Patienten schwere Komplikationen, am häufigsten Herzrhythmusstörungen. Bei 0,7% der Untersuchungen trat eine Asystolie auf.

Wir haben bei 47 Patienten einer medizinischen Intensivstation, die volumengesteuert beatmet wurden, eine Fiberglasbronchoskopie durchgeführt. Bei 4% wurden während der Untersuchung schwere Komplikationen (Bradykardie, ventrikuläre Extrasystolen, kurzzeitige ventrikuläre Tachykardie) registriert. Letale Komplikationen traten nicht auf.

Von seiten der Beatmung traten während der Bronchoskopie bei diesen Patienten die folgenden Probleme auf:

1. *Erhöhung des Beatmungsdruckes*
2. *Verminderung des Atemminutenvolumens als Folge von Undichtigkeiten im Beatmungssystem und durch Volumenverluste beim Absaugen*
3. *Abfall des arteriellen Sauerstoffpartialdruckes*

Um diese Probleme zu vermeiden, sollten die in Tabelle 2 zusammengestellten Empfehlungen beachtet werden.

Zusammenfassung

Als Methoden der invasiven Diagnostik bronchopulmonaler Infektionen stehen neben konventionellen Techniken, wie nasotracheale Absaugung, ungezieltes endobronchiales Absaugen beim intubierten Patienten oder transtracheale Aspiration, die gezielte bronchoskopische Absaugung sowie bioptische Verfahren, wie die transbronchiale Lungenbiopsie, zur Verfügung. Bei umschriebenen Verschattungen empfehlen wir die Sekretentnahme mit einer Bürste, die es erlaubt, kontaminationsfrei Proben zu entnehmen. Bei diffusen, interstitiellen Verschattungen und bei Verdacht auf eine Infektion mit Pneumocystis carinii empfehlen wir, sofort eine transbronchiale Lungenbiopsie durchzuführen. Nach unseren Erfahrungen ist die Fiberglasbronchoskopie eine sichere Methode, die auch bei beatmeten Patienten mit einem relativ geringen Risiko eingesetzt werden kann.

Literatur

1. Barrett CR (1978) Flexible fiberoptic bronchoscopy in the critically ill patient. Methodology and indications. Chest 73:746–749
2. Herf SM, Suratt PM (1978) Complications of transbronchial lung biopsies. Chest 73:759–760
3. Herf SM, Suratt PM, Arora NS (1977) Deaths and complications associated with transbronchial lung biopsy. Am Rev Respir Dis 115:708–711
4. Kronenberger H, Nerger K-H, Rust M, Schneider M (1981) A new double lumen endotracheal tube for fiberoptic bronchoscopy. In: Nakhosteen JA, Maassen W (eds) Bronchology: Research, diagnostic, and therapeutic aspects. Martinus Nijhoff, Den Haag, pp 117–120

5. Lindholm CE, Ollman B, Snyder JV, Millen EG, Grenvik A (1978) Cardiorespiratory effects of flexible fiberoptic bronchoscopy in critically ill patients. Chest 74:362–368
6. Pereira W, Kovnat DM, Snider GL (1978) A prospective cooperative study of complications following flexible fiberoptic bronchoscopy. Chest 73:813–816
7. Randazzo GP, Wilson AF (1976) Cardiopulmonary changes during flexible fiberoptic bronchoscopy. Respiration 33:143–149
8. Wimberley N, Faling LJ, Bartlett G (1979) A fiberoptic bronchoscopy technique to obtain uncontaminated lower airway secretions for bacterial culture. Am Rev Respir Dis 119:337–343
9. Wimberley NW, Bass JB, Boyd BW, Kirkpatrick MB, Serio RA, Pollock HM (1982) Use of a bronchoscopic protected catheter brush for the diagnosis of pulmonary infections. Chest 81:556–562
10. Zavala DC (1980) Flexible bronchoscopy. In: Simmons DH (ed) Current pulmonology, vol 2. Houghton Miffin Professional, Boston, pp 249–298

Mikrobiologische Diagnostik bei bronchopulmonalen Infektionen

W. H. Traub

Einführung

Die gezielte Diagnostik bronchopulmonaler Infektionen zählt zu den schwierigen Aufgaben klinisch-mikrobiologischer Labors. Die Mehrzahl der durch *nicht*invasive Verfahren gewonnenen Untersuchungsproben werden durch Keime der aeroben, fakultativ anaeroben und streng anaeroben oropharyngealen Normalflora kontaminiert. Deshalb ist die Interpretation der Laborresultate problematisch. Und so überrascht nicht, daß wiederholt telefonisch nachgefragt wird, wie man zwischen oropharyngealem Kommensalismus bzw. Keimträgerstatus und potentieller klinischer Signifikanz, d. h. fakultativer oder opportunistischer Pathogenität der isolierten Keime, differenzieren kann. Auf dieses und andere relevante Probleme wird im folgenden näher eingegangen.

Kausale Erreger bronchopulmonaler Infektionen

Diverse Bakterien, Fungi, Viren sowie einige Parasiten (Tabelle 1) sind Erreger bronchopulmonaler Infektionen [2, 13, 16, 33, 34, 36, 38–42, 44–46]. Die anaeroben bakteriellen sowie fungalen Erreger werden an anderen Stellen dieses Symposions besprochen. Insofern beschränken sich die folgenden Ausführungen im wesentlichen auf „klassische" Bakterien, so vor allem Hospitalismuskeime, und die *Legionellaceae*. Erreger wie *Pseudomonas pseudomallei* (Melioidose), *Yersinia pestis* (Beulen- und Lun-

Tabelle 1. Erreger von lobären Pneumonien, Bronchopneumonien und „atypischen" Pneumonien[a]

I. *Bakterien*	
Streptococcus pneumoniae	+ Mycobacterium tuberculosis
+ Staphylococcus aureus	Andere Mycobacterium-Spezies
+ Klebsiella pneumoniae	Yersinia pestis
+ Andere Enterobacteriaceae-Species	Brucella-Spezies
+ Pseudomonas aeruginosa	Chlamydia trachomatis
Haemophilus influenzae	Chlamydia psittaci
+ Legionella pneumophilia	Mycoplasma pneumoniae
+ Andere Legionella-Spezies	Coxiella burnetii
Neisseria meningitidis	Pseudomonas pseudomallei
Branhamella catarrhalis	
Actinomyces israelii	
Nocardia asteroides	
Bacillus anthracis	
Francisella tularensis	

[a] Zusätzlich + = Hospitalismuskeime

Tabelle 1 (Fortsetzung)

II. *Fungi*
Candida albicans, andere Candida-Spezies
Candida glybrata (früher: Torulopsis glabrata)
Cryptococcus neoformans, andere Cryptococcus-Spezies
Geotrichum candidum
Trichosporon-Spezies
Rhodotorula-Spezies
Aspergillus fumigatus, andere Aspergillus-Spezies
Phycomycetes = Zygomycetes (Mucor, Absidia, Rhizopus-Spezies)
Petrillidium boydii
Histoplasma capsulatum, H. duboisii
Coccidioides immitis
Blastomyces dermatitidis
Paracoccidioides brasiliensis
III. *Parasiten*
Paragonismus westermani (Würmer)
Strongyloides stercoralis (Eier, Larven, Würmer) – Autoinfektion
Entamoeba histolytica (Trophozoiten)
Echinococcus granulosus (Zysten)
Toxocara canis (Larven; viszerale Larva migrans)
Dirofilaria-Spezies (Würmer)
Schistosoma japonicum, Sch. mansoni (Eier)
Transitär: Ascaris lumbricoides (Larven); Strongyloides stercoralis (Larven)
IV. *Viren*
Myxoviren (Influenza A, B, C)
Paramyxoviren: Parainfluenza (Typ 1, 2, 3)
Respiratorischer Synzytialvirus (RSV)
Masern (Riesenzellenpneumonie)
Adenoviren (Typen 3, 4, 7, 21)
Herpes simplex (Typ 1, 2)
Zytomegalievirus
Varicella-Zoster-Virus
Enteroviren (Coxsackie, ECHO)
Reoviren
Rhinoviren
Arenaviren: Lassa-Fieber
Lymphozytäre Choriomeningitis (LCM-Virus)
Bolivianisches hämorrhagisches Fieber (Machupo-Virus)
Argentinisches hämorrhagisches Fieber (Junin-Virus)
Hepatitis A (prodromal)

genpest), *Bacillus anthracis* (Milzbrand) und *Brucella*-Spezies spielen eine untergeordnete Rolle in Mitteleuropa, doch sollte bei anamnestischen Hinweisen (Tourismus, berufliche oder kriegerische Exposition in endemischen Regionen; Kontakt mit kontaminierten Importartikeln) an die Möglichkeit dieser Infektionen gedacht werden.

Grundsätzlich kommen Gram-Präparate und aerobe Kulturen, nur unter bestimmten Voraussetzungen auch anaerobe Kulturverfahren, als diagnostische Laborverfahren in Frage (Tabelle 2). Ein Großteil der *Nocardia-asteroides*-Stämme sind partiell säurefest; folglich kann ein modifiziertes Karbolfuchsinpräparat (Ziehl-Neelsen, Ki-

Tabelle 2. Laborverfahren: Mikrobiologische Diagnostik bakterieller bronchopulmonaler Infektionen[a]

Mikroorganismen	Untersuchungsmaterial	Untersuchungsverfahren		
		Mikroskopie	Kultur	Serologie
Bakterien („klassische“)	Sputum, TTA, Lungenbiopsie, Empyemflüssigkeit	Gram-Präparat	+	–
Legionella pneumophila, andere *Legionellaceae*	Lungenbiopsie, Pleuraflüssigkeit, Serum	FA[b] oder Dieterle-Färbung	+	IFA[c]
Nocardia asteroides	Sputum, TTA, Gewebe, Bronchialflüssigkeit	Gram-Präparat, modifiziertes Karbolfuchsinpräparat	+	–
Chlamydien	Nasopharyngealabstrich, Lungenaspirat, -biopsie, Serum	–	+	IFA, KBR[d]
Mycoplasma pneumoniae	Sputum, Nasopharyngealabstrich, Serum	–	+	KBR, IFA, metabolische Inhibition (Kälteagglutinine)
Q-Fieber	Serum	–	–	KBR
Mycobacterium-Spezies	Expektoriertes Sputum, induziertes Sputum, Gewebe, Magennüchternsaft, (Tuberkulintest, Röntgen)	Karbolfuchsin, Auramin/UV-Mikroskop	+ (TV)[e]	–

[a] Modifiziert nach [2]
[b] FA = Direkter Immunfluoreszenztest
[c] IFA = Indirekter Immunfluoreszenztest
[d] KBR = Komplementbindungsreaktion
[e] TV = Tierversuch

nyoun) präsumptiv weiterhelfen. Mikrobielle Antigennachweismethoden (Latey-, Co-Agglutination; ELISA) werden bislang lediglich in hierfür spezialisierten Labors durchgeführt. Serologische Methoden entfallen mit Ausnahme von *Legionella pneumophila;* hier wird derzeit ein indirekter Immunfluoreszenztest verwendet, nicht jedoch bei anderen *Legionellaceae* (s. unten). Serologische Tests spielen bekanntlich eine bedeutende Rolle bei der Diagnose von rickettsialen, chlamydialen, viralen, mykoplasmalen sowie manchen fungalen und parasitären Infektionen.

Das Erregerspektrum sog. nekrotisierender Pneumonien, Lungenabszesse und Pleuraempyeme hat sich in den letzten Jahrzehnten gewandelt (Tabelle 3), nicht zu-

Tabelle 3. Erreger von nekrotisierenden Pneumonien, Lungenabszessen und Pleuraempyemen. (In Anlehnung an [3, 6]; s. auch [33])

Anaerobe Bakterien
- Bacteroides-Spezies (B. melaninogenicus, weniger B. fragilis)
- Fusobacterium-Spezies (F. nucleatum)
- Peptostreptococcus-Spezies (Peptococcus-Spezies)
- Clostridium-Spezies
- Actinomycetes, Arachnia-Spezies

Nocardia asteroides
Pseudomonas pseudomallei
Staphylococcus aureus
Streptococcus pyogenes, andere α-, β-, γ-(nicht-)hämolysierende Streptokokken
Klebsiella pneumoniae
Escherichia coli
Pseudomonas aeruginosa
Streptococcus pneumoniae (Typ 3)
Entamoeba histolytica

Tabelle 4. Untersuchungsmaterial bronchopulmonaler Infektionen – Kontamination durch oropharyngeale Normalflora

1. *Expektoriertes Sputum*
   Keine Sammelsputumproben; möglichst Frühmorgensputum
   Sofortiger Versand an das Labor, sofortige Verarbeitung (notfalls 4 °C)
   Mikroskopische Auswertung/Labor: DD: Sputum – Saliva
2. *Induziertes Sputum*
   10% NaCl-Lösung, Ultraschallverneblung
3. *Bronchoskopiematerial*
   Spülflüssigkeit, Bürstenabstrich, transbroncheale Biopsien
   Cave: Verunreinigung durch vorgeschobene oropharyngeale Normalflora
   - Deshalb: „Kopf-unten"-Lagerung
   - Teleskopische Doppelkatheter mit distalem Verschluß (Hayes et al. [19])

   Fiberoptisches Bronchoskop: bis zu 10^4 KBE Normalflora (Jordan et al. [26])
   Lidocain toxisch für manche Erreger (Bartlett et al. [5])
4. *Aspirat aus Tracheotomie, Endotrachealtubus*
   Schwierig in Aus- und Bewertung
   Massive Keimbesiedlung durch oropharyngeale Normalflora bzw. Hospitalismuskeime

letzt wegen der nunmehr verbesserten anaeroben Kulturverfahren. Figurierten früher *Staphylococcus aureus*, Streptokokken und *Streptococcus pneumoniae* prominent, so sind es heute überwiegend anaerobe Bakterien [3, 6, 33].

Untersuchungsmaterial bakterieller bronchopulmonaler Infektionen

Das für bakterielle bronchopulmonale Infektionen übliche bzw. erforderliche Untersuchungsmaterial läßt sich in 2 Gruppen einteilen: Materialien, bei denen eine *Kontamination* durch Keime der oropharyngealen Normalflora *fast ausnahmslos* erfolgt, und Materialien, bei denen eine derartige *Kontamination* weitgehend *ausgeschlossen* werden kann, so daß bakteriologisch-kulturelle Fehlinformationen die Ausnahme darstellen.

Tabelle 5. Naso-/oropharyngealer Keimträgerstatus[a]

Erreger	Nase [%]	Oropharynx [%]
Streptococcus pneumoniae	5 – 15	20 – 40
Haemophilus influenzae	5 – 10	20 – 40 – 80
Staphylococcus aureus	25 – 50 – 80	10 – 50
Streptococcus pyogenes	ca. 1	5 – 20
Enterobacteriaceae[b]	ca. 1	1 – 5

[a] Starke Schwankungen: Methodik (Anreicherung, Selektion), Altersgruppen, Saison, geographische Region
[b] Abhängig von vorangegangener antimikrobieller Chemotherapie, Grundleiden, Alter, Dauer des Krankenhausaufenthaltes

Tabelle 6. Keimbesiedlung durch Enterobacteriaceae, Pseudomonadaceae. (Nach [24])

Oropharynx stationärer Patienten (Dallas, Texas)	
57%	der Patienten mit tödlichen Grundleiden ohne Bronchopneumonie
10%	der Patienten mit leichten Erkrankungen
2%	der Normalpersonen
(konventionelle Sputumkulturen, ohne vorangegangene Spülung)	

Untersuchungsproben mit regelmäßiger Kontamination durch oropharyngeale Normalflora

Die erste Gruppe (Tabelle 4) umfaßt herkömmliche oder nach Induktion gewonnene Sputumproben, Bronchoskopiematerial und Aspirate aus Tracheotomien sowie Endotrachealkathetern. Letztere sind besonders schwierig hinsichtlich der Auswertung und Bewertung [2, 40, 43]. Besonders betont werden muß, daß sowohl starre [2] als auch fiberoptische [5, 19, 26] Bronchoskope bis zu 10^4 und mehr kolonienbildende Einheiten (KBE) pro ml der oropharyngealen Normalflora vor sich herschieben mit konsequenter Kontamination von Spülflüssigkeiten, Bürstenabstrichen und transbronchialen Biopsien. Deshalb empfehlen Hayes et al. [19] die „Kopf-unten"-Lagerung des Patienten sowie den Einsatz teleskopischer Doppelkatheter mit distalem Verschluß. Auch fand man, daß Lokalanästhetika, wie z. B. Lidocain [5], für manche Bakterien toxisch sind.

Oropharyngealer Keimträgerstatus

Der oro- und nasopharyngeale Keimträgerstatus für *S. pneumoniae, Haemophilus influenzae, S. aureus, S. pyogenes* (Gruppe A betahämolytische Streptokokken) und *Enterobacteriaceae* unterliegt erheblichen Schwankungen, bezogen auf diverse Angaben in der Literatur (Tabelle 5). Mit der Schwere des Grundleidens nimmt die prozentuale oropharyngeale Keimbesiedlung stationärer Patienten durch gramnegative Stäbchenbakterien (*Enterobacteriaceae, Pseudomonadaceae*) drastisch zu (Tabelle 6), wie Johansen

Tabelle 7. Keimbesiedlung seniler Patienten durch gramnegative Stäbchenbakterien. (Nach [48])

407 Patienten ($\geq$65 Jahre), *ohne* vorangegangene Chemotherapie

9% = Altersheime bis 60% = Intensivstationen	davon: 41% = Klebsiella pneumoniae 24% = Escherichia coli 14% = Enterobacter-Spezies

Keine Korrelation zwischen Normalflora KBE/ml und gramnegative Stäbchen KBE/ml

Korrelation mit Harnblaseninkontinenz, schweren Grundleiden (Neoplasmen, terminale pulmonale und/oder kardiale Leiden), Bettlägrigkeit

Tabelle 8. Prävalenz gramnegativer Stäbchenbakterien. Oropharynx, stationäre Patienten (quantitative Sputumkulturen nach NaCl-Mundhöhlenspülung). (Nach [35])

I. Patienten mit Aspiration, Tendenz zu „gramnegativer" Bronchopneumonie

Alkoholiker = 35%	besonders:	Enterobacter-Spezies
Diabetiker = 36%		Klebsiella pneumoniae
		Escherichia coli

II. Patienten mit Aspiration, *ohne* Tendenz zur gramnegativen Bronchopneumonie

Epileptiker = 17%
Rauschgiftsüchtige = 20%

III. Kontrollpatienten: 18%

Tabelle 9. Mikroskopische DD: Sputum – Saliva (homogenisierte Sputumprobe; z.B. Dithiothreitol) 10 × Objektiv, 10 × Okular = 100 × Vergrößerung. (Nach [1]; s. auch [37, 49])

Plattenepithelzellen (PEZ)		Neutrophile Granulozyten (PMN)	
Zahl/100 × Gesichtsfeld	Score	Zahl/100 × Gesichtsfeld	Score
>25	−3	>150	+3
16–25	−2	76–150	+2
5–15	−1	1– 75	+1

Addition von PEZ- und PMN-Bewertungsziffern; falls Gesamt-Score negativ = Saliva
Cave: Granulozytopenie, Agranulozytose

et al. [24] feststellten. Dies gilt auch für senile Patienten auf Intensivstationen (Tabelle 7), entsprechend den Angaben von Valenti et al. [48]. Auch weisen Alkoholiker und Diabetiker, welche vermehrt zu Aspirationspneumonien tendieren, eine höhere Keimträgerrate gramnegativer Stäbchenbakterien auf als Epileptiker, Rauschgiftsüchtige sowie Kontrollpatienten (Tabelle 8), wie aus den Untersuchungen von Mackowiak et al. [35] hervorgeht, ohne daß man den Grund kennt.

Aufarbeitung durch das Labor

Bakteriologische Labors wenden unterschiedlich [2, 16, 41, 42, 45] diverse Verfahren an, um an herkömmlichen Sputumproben „zu retten, was zu retten ist". Zunehmend

Tabelle 10. Fehlinformationen durch „ungezielte" Sputumkulturen. (Nach [21, 22])

3 Krankenhäuser (Universität, städtisch, Kreiskrankenhaus)		
1200 Sputumproben, davon 60% = Saliva		
„Ungezielte" Sputumkulturen (*ohne* vorherige mikroskopische Auswertung/Grampräparat)		
	Isolierungsrate	
Streptococcus pneumoniae	minus 61%	
Haemophilus influenzae	minus 23%	
Hefen	minus 44%	
„Gezielte" Sputumkulturen (primäres Gram-Präparat)		
940 Sputumproben:	636 (=68%)	akzeptabel
	304 (=32%)	Saliva – Telefon, Zweitprobe erbeten, Echo nur 29%
Arbeitsaufwand (MTAs, Bürohilfen) identisch, jedoch 22% Ersparnis an Nährböden		

werden primäre Gram-Präparate [1, 37, 49] dahingehend ausgewertet, ob eine Sputumprobe reine bzw. großenteils Saliva darstellt. Wir richten uns (Tabelle 9) nach den Kriterien von Barry [1], allerdings mit der Einschränkung, daß Proben granulozytopenischer und agranulozytärer Patienten ausnahmslos kulturell angesetzt werden. Aus Tabelle 10, ein Kondensat von 2 Arbeiten der Arbeitsgruppe Heineman [21, 22], geht hervor, daß „ungezielte" Sputumproben, d. h. solche ohne orientierendes primäres Gram-Präparat, eine enttäuschende Ausbeute an *S. pneumoniae, H. influenzae* und Hefen erbrachten. Einem primären Gram-Präparat kommt eine orientierende Funktion insofern zu, daß bei Vorliegen von Hefen und dgl. zusätzlich fungale Spezialnährböden beimpft werden. Nach Institution orientierender sowie differenzierender Gram-Präparate durch Heineman u. Rodano [22] nahm die Zahl der „Speichelproben" um etwa die Hälfte ab, zweifelsohne ein Rückkoppelungsprozeß, bezogen auf die klinischen Stationen. Doch erwies sich das Echo letzterer als enttäuschend (nur in $^1/_3$ der Fälle wurde der telefonischen Bitte nach einer Zweitprobe entsprochen). Die mikroskopische Auswertung von Sputumproben führte zu keiner Einsparung an Personalkosten, doch konnten die Nährbödenkosten um immerhin $^1/_5$ gesenkt werden. Auch in Homburg/Saar stellen rund ein Drittel der herkömmlichen Sputumproben reinen oder großenteils Speichel dar (167/482 Proben = 34,6% Saliva; Erhebungszeitraum 2.1.–21.3.1982).

Konventionelle Sputumproben werden durch $\geqq 21$ unterschiedliche Bakterienspezies [4] der oropharyngealen Normalflora kontaminiert (Tabelle 11). Das „Waschen" von Sputumproben mit sterilen Lösungen ist aufwendig; artefiziell mit *Serratia marcescens* kontaminierte Proben mußten 5 mal und häufiger gewaschen werden, um diesen mittlerweile nosokomial signifikanten Markermikroorganismus zu entfernen, wie Laurenzi et al. [30] demonstrierten. „Quantitative" Kulturen ($\geqq 10^6$ KBE/ml = „signifikant"), im Anschluß an die Homogenisierung von Untersuchungsproben durch Proteasen, Mukolytika oder Dithiothreitol (wir verwenden letzteres), sind aufwendig für das Laborpersonal; zudem sind die Methoden nicht standardisiert, so daß von Labor zu Labor divergierende Resultate festgestellt werden mußten. Wohl fanden Bartlett u. Finegold [4], daß kombiniertes „Waschen" plus „quantitative" Plattierung von Sputumproben die optimalsten kulturellen Resultate lieferten, doch betonten diese Autoren, daß dieses Verfahren für Routinelabors viel zu zeitraubend sei.

Tabelle 11. Herkömmliche Sputumkulturen: Kontamination durch oropharyngeale Normalflora (≧21 Spezies). (S. auch [42])

1. *„Waschen"*
   Sterile NaCl-Lösung, demineralisiertes Wasser ein- bzw. mehrmalig.
   Z. B. Laurenzi et al. [30]
   S. marcescens/Oropharynx – 5- bis 9maliges Waschen nötig
2. *„Quantitative"* Kulturen
   Nur möglich, falls Sputum verflüssigt, homogenisiert (Pankreatin, Pankreatin + Trypsin, N-Acetylcystein, α-Amylase, Dithiothreitol)
   Falls $\geqq 10^6$ KBE/ml = „signifikant"
   Nachteil: aufwendig; divergierende Resultate in verschiedenen Labors
3. *„Waschen" + „quantitativ"*
   Bartlett u. Finegold [4]
   Zu aufwendig für Routinelabors

Tabelle 12. Untersuchungsmaterial bronchopulmonaler Infektionen – gewöhnlich ohne Kontamination durch oropharyngeale Normalflora

1. *Transtracheales Aspirat (TTA)*
   Wann indiziert
   - inkonklusive Sputumkulturen
   - nosokomiale Pneumonien (DD: Keimbesiedlung, Oropharynx)
   - anaerobe pleurapulmonale Infektionen
2. *Lungenpunktion*
   perkutan; Säuglinge, Kleinkinder
3. *Lungenbiopsie*
   immunsuprimierte Patienten
   histologische + mikrobiologische Auswertung
4. *Pleuraflüssigkeit* (Transsudat, Exsudat)
5. *Blutkulturen:* bakterielle und fungale Pneumonien
6. *Patientenserum:* z. B. Legionella pneumophila, Serotyp 1–6
   Mycoplasma pneumoniae
   Coxiella burnetii
   Chlamydia psittaci, C. trachomatis
   Virale Infektionen

Untersuchungsproben gewöhnlich ohne Kontamination durch oropharyngeale Normalflora

Hierbei handelt es sich um durchweg invasiv gewonnenes Untersuchungsmaterial (Tabelle 12). Transtracheale Aspirate [11, 18] werden zunehmend häufiger eingesandt; diese sind indiziert bei mehrmalig inkonklusiven Sputumkulturen, bei Verdacht auf Infektionen durch anaerobe Bakterien sowie zur Differenzierung zwischen oropharyngealer Keimbesiedlung und hypopharyngealer Infektion, da der intakte Respirationstrakt unterhalb des Larynx als steril gilt. Lungenpunktionen [11, 39] und Lungenbiopsien (geschlossen, offen) unterliegen strengen Indikationen. Jeder Pleuraerguß sollte bakteriologisch, mykobakteriologisch und mykologisch untersucht werden. Auch sollten

Tabelle 13. Transtracheale Aspirate: TTA. (Nach [23])

Fehlinformationen durch Aspiration während der Prozedur Fehlposition des TTA-Katheters bzw. Abhusten des Katheters durch Stimmbänder Tracheakeimbesiedlung in Patienten mit chronisch-obstruktiven pulmonalen Erkrankungen
1% Methylenblau oropharyngeal + Plattenepithelzellen – zeigen Kontamination des TTA durch 0,05 µl aspiriertes oropharyngeales Sekret während TTA-Prozedur an

Tabelle 14. Endotracheal intubierte Patienten: gramnegative Bakterien. (Nach [43])

20 Patienten; tägliche tracheale, hypopharyngeale sowie rektale Kulturen
20/20 Patienten *innerhalb von 3 Tagen* keimbesiedelt – 30 Isolate
  9/30 = Enterobacteriaceae;
    9/9 = parallel in Hypopharynx
  21/30 = nicht Enterobacteriaceae;
    4/21 = parallel in Hypopharynx oder Rektum
quantitative Kulturen/Hypopharynx = unzuverlässig bezüglich Vorhersage einer endotrachealen Keimbesiedlung
quantitative endotracheale Erstkulturen gestatteten keine Aussage hinsichtlich endotrachealer Persistenz

grundsätzlich Blutproben entnommen werden [2], da eine nicht unerhebliche Zahl bakterieller und fungaler Pneumonien sich durch Begleitbakteriämien bzw. -fungämien auszeichnet.

Transtracheale Aspirate (TTA) können zu Fehlinformationen führen, wie in Tabelle 15 erläutert ist. Irwin et al. [23] empfahlen kürzlich den Einsatz von oropharyngeal appliziertem Methylenblau plus mikroskopischer Fahndung nach Epithelzellen zur Aufdeckung geringgradiger oropharyngealer Kontaminationen von TTA-Proben (> 0,05 µl, Spektralphotometer, 660 nm). Interpretativ notorisch unbefriedigend sind Aspirate endotracheal intubierter und tracheotomierter Patienten. Schwartz et al. [43] demonstrierten die regelmäßige Keimbesiedlung der oberen Trachea endotracheal intubierter Patienten durch gramnegative Stäbchenbakterien (Tabelle 14). Diesen Autoren zufolge versagten „quantitative“ Kulturen bezüglich der Differenzierung zwischen Keimbesiedlung und etwaiger Persistenz (Prädiktion).

Die gründliche und elegante Studie von Johanson et al. [25] verdient besondere Erwähnung (Tabelle 15, Kondensat). Zum einen wurden nahezu die Hälfte von 213 Patienten einer medizinischen Intensivstation bereits innerhalb von 4 Tagen oropharyngeal durch Hospitalismuskeime (*Klebsiella pneumoniae, Pseudomonas aeruginosa, Escherichia coli* und *Enterobacter-Spezies*) besiedelt. Insgesamt entwickelten 26 (= 12,2%) der 213 Patienten eine Bronchopneumonie; 22 dieser 26 Patienten waren zuvor keimbesiedelt, und nur 4 von 118 (= 3,3%) vormals nicht besiedelter Patienten trugen eine nosokomiale Bronchopneumonie davon. Signifikant u. E. war auch die Beobachtung, daß quantitative Sputumkulturen weder eine Differenzierung zwischen Keimbesiedlung und Vorliegen einer Bronchopneumonie noch eine Bewertung des Erfolgs der antibakteriellen Chemotherapie gestatteten. Wie zuvor von Tillotson u. Finland [46] beobachtet wurde, bedingten Chemotherapeutika eine erhöhte oropharyngeale Keimbesiedlungsrate, jedoch war eine erhebliche Zahl der Patienten bereits vor dem Einsatz von Chemotherapeutika nosokomial keimbesiedelt.

Tabelle 15. Keimbesiedlung/Oropharynx – nachfolgende nosokomiale Bronchopneumonie. (Nach [25])

Prospektive Studie: 213 Patienten (Dallas, Texas) medizinische Intensivstation

95 (=*45%*) der Patienten besiedelt innerhalb von *4 Tagen* nach Aufnahme, davon 22% bereits am 1. Tag

Korrelation mit chronischen pulmonalen Leiden (produktiver Husten), Koma, Hypotonie, endotrachealer Intubation, Azidose, Urämie, Leukozytose oder Leukopenie

Erreger: am häufigsten Klebsiella pneumoniae, gefolgt von Pseudomonas aeruginosa, E. coli, Enterobacter-Spezies jedoch statistisch keinerlei Unterschied

Beatmungsgeräte schieden als Infektionsquelle aus (Desinfektion ausreichend)

26 Patienten (=12,2%) entwickelten Bronchopneumonie

davon 22 *zuvor* keimbesiedelt (=*23%*)

4 von 118 Patienten *nicht* keimbesiedelt (=3,3%)

„Quantitative“ Sputumkulturen (KBE/ml Sputum) gestatteten keine Differenzierung zwischen Keimbesiedlung und Bronchopneumonie; auch gestatteten diese keine Bewertung des Erfolgs der Chemotherapie

Antibiotika bedingten erhöhte Keimbesiedlungsrate, jedoch war eine nicht unbeträchtliche Zahl der Patienten bereits vor Beginn der Chemotherapie keimbesiedelt

Tabelle 16. Isolierung von Haemophilus influenzae und Pneumokokken aus 53 purulenten Sputumproben. (Nach [9])

Erreger	Methode A (direkte Verarbeitung, kein CO_2)	Methode B (Sputum homogenisiert, CO_2-Brutschrank)
Haemophilus influenzae	13 (25%)	35 (66%)
Streptococcus pneumoniae	18 (34%)	26 (49%)
Negativ	29 (55%)	6 (11%)
Entweder H. influenzae oder S. pneumoniae	24 (45%)	47 (89%)

Tabelle 17. Respirationstrakt: bakteriologische Kulturen (Homburg/Saar)

I. Untersuchungsprobe *kontaminiert* durch oropharyngeale Normalflora
(Sputum, Bronchoskopie, Tracheotomie-, Endotrachealtubusaspirat)
5% Hammelblutagar
Kochblutagar + Bacitracin-Blättchen (*H. influenzae*)
MacConkey-Agar (*Enterobacteriaceae, Pseudomonadaceae*)
5% CO_2 – Brutschrank, 35 °C
keine anaeroben Kulturen
falls Hefen im Grampräparat: zusätzlich Sabouraud-Agar

II. Material *ohne* Normalflorabegleitkeime
(TTA, transthorakales Lungenaspirat, Lungenbiopsie, Pleuraflüssigkeit)
wie oben; Tryptic-Soy-Bouillon (Pleuraflüssigkeit)
Zusätzlich anaerobe Kulturen
5% Hammelblut-Brucella-Agar
5% Hammelblut-Brucella-Agar + Kanamycin
Vancomycin
Thioglykolatbouillon + 0,1% Agar (Pleuraflüssigkeit)

Tabelle 18. Gramnegative bakterielle Pneumonien. (Nach [47])

217 Episoden bei 189 Patienten (1968–1974), davon 54% = akute Leukämie	[%]
Fieber (≧38 °C)	90
Auskultationsbefunde	65
Husten	41
Dyspnoe	19
Thoraxschmerzen	18
Lungenabszeß(e)	14
Röntgenologische Zeichen	83
Röntgennegative Patienten neutropenisch (< 1 000 Granulozyten/μl)	81
Häufigste Erreger: Klebsiella-Spezies, Pseudomonas-Spezies	

Aufarbeitung und Auswertung

Relativ einfache Modifikationen der Laborverfahren, wie z. B. die Homogenisierung von Sputumproben chronisch-bronchitischer Patienten sowie die Bebrütung der Kulturen in einem Luft-5%CO_2-Gemisch, brachten eine wesentlich erhöhte Ausbeute der fastidiösen, kapneophilen Bakterien *H. influenzae* und *S. pneumoniae*, wie aus den Beobachtungen von Burns et al. [9] hervorgeht (Tabelle 16).

Unsere Verfahren für homogenisierte (Dithiothreitol) und mikroskopisch ausgewertete Sputumproben sind in Tabelle 17 zusammengefaßt. Anaerobe Kulturen werden in der Regel nur dann angelegt, wenn eine potentielle Kontamination durch Keime der oropharyngealen Normalflora mit großer Wahrscheinlichkeit auszuschließen ist.

Bezüglich der Auswertung der Kulturen von nosokomialen Bronchopneumonien, die auf *Enterobacteriaceae* und/oder *Pseudomonadaceae* zurückzuführen sind, wird auf die Arbeit von Valdivieso et al. [47] verwiesen (Tabelle 18). Die konstantesten Zeichen sind Fieber und röntgenologisch erfaßbare Veränderungen des Lungenparenchyms. Doch muß beachtet werden, daß 81% der agranulozytären Patienten dieser Untersuchungsserie trotz dokumentierter Pneumonie röntgenologisch negativ waren.

In Anlehnung an Bartlett et al. [2], McHenry et al. [34], Rotter [41], Schonard u. Ringelmann [42] und Sonntag [45] interpretieren wir konventionelle Sputumkulturen zurückhaltend (Tabelle 19). Wir raten zu wiederholten Untersuchungen, vor allem zu einfach auszuführenden, orientierenden Grampräparaten, denn diese zeigen das Vorliegen von $\geqq 10^5$ KBE/ml bestimmter Bakterien an. Bei Problemfällen sollte der Kliniker invasive diagnostische Verfahren anwenden, sofern es der Zustand des Patienten gestattet; dies gilt vor allem bei Verdacht auf die Legionärskrankheit, invasive Aspergillosen, Phykomykosen sowie auf tracheobronchopulmonale Candidiasis, um nur einige Beispiele zu nennen.

Labordiagnose der Legionärskrankheit

Die empfohlenen Untersuchungsproben zur Labordiagnose von durch *Legionellaceae* verursachten bronchopulmonalen Infektionen sind Tabelle 20 zu entnehmen; verein-

Tabelle 19. Interpretation konventioneller Sputumkulturen. (In Anlehnung an [2, 34, 41, 42])

(Parallele Blutkulturen negativ, Pleuraflüssigkeit nicht nachweisbar)

Isolierung fakultativ anaerober bzw. streng aerober gramnegativer Stäbchenbakterien

1. Zufällige Kontamination?
2. Harmlose Kommensalen?
3. Opportunistisch-pathogen?

Gram-Präparat:

gramnegative Stäbchen + neutrophile Granulozyten?
Cave: anaerobe gramnegative Stäbchenbakterien?
Leukopenie, Agranulozytose?
Fieber, röntgenologische Evidenz?
Chemotherapie
Hefen: Pseudohyphen? (Versanddauer?)

Überwachung durch *wiederholte* Gram-Präparate +/− Kulturen

Tabelle 20. Legionärskrankheit – Labordiagnose. (In Anlehnung an [7, 12, 14, 15, 27–29, 31, 32, 50–53])

Untersuchungsproben: Lungenbiopsie Bronchialaspirat, TTA, Sputum, Blut

1. *Erregernachweis*
   a) Mikroskopisch
      direkter FA-Test
      Silberimprägnation, Dieterle
   b) Kulturell
      CYE-Agar (charcoal, yeast extract)
      MHIH-Agar (Mueller-Hinton, IsoVitaLex, Hämoglobin)
      F-G-Agar (Feeley, Gorman; Cystein, Eisen-III-Pyrophosphat)
   c) Antigennachweis: Urin, ELISA (experiment.) Sputum, Co-Agglutination
   d) Tierversuch:
      Hühnerembryo, Meerschweinchen

   Cave: Laborinfektionen

2. *Serodiagnose*
   a) *Indirekter FA-Test*
      L. pneumophila, Serotypen 1–6
      + 4facher Titeranstieg, ≧1:128
      oder Einzeltiter, ≧1:256
      Sensitivität 79–91%
      Spezifität ≧98%
      Cave: serologische Kreuzreaktionen
      Bacteroides fragilis
      Pseudomonas pseudomallei
      Salmonella typhi (?)
      NICHT: Coxiella burnetii
      Francisella tularensis
      Chlamydia psittaci
      Mycoplasma pneumoniae
   b) Indirekte Hämagglutination (IHA)
   c) Immunadhärenzhämagglutination (IAHA)
   d) Mikroagglutination (+ = ≧1:32)

zelt sind Blutproben kulturell positiv. Zunehmend findet der direkte Immunfluoreszenztest Anwendung [14, 32]. Die Silberimprägnation nach Dieterle ist nicht spezifisch für *Legionellaceae* (daher sind parallel durchgeführte Gram- und Karbolfuchsinpräparate erforderlich). Eine Reihe von Spezialnährböden gestatten die Isolierung dieser Erreger; Antigennachweismethoden (ELISA, Co-Agglutination) befinden sich noch in Erprobung. Tierversuche sollten nur von Referenzlabors und von speziell geschultem

Tabelle 21. Legionellaceae. (Nach [8, 10, 14, 17, 20])

+ Legionella pneumophila, Serotypen 1–6
+ L. micdadei = Tatlockia micdadei (Pittsburgh Pneumonia Agent, TATLOCK-Bacterium, HEBA)
+ L. bozemanii (WIGA) = Fluoribacter bozemanae
+ L. longbeachae, Serotypen 1, 2
L. dumoffii
L. gormanii
L. jordanis

+ = humanpathogen; Stand: Mai 1982

Personal durchgeführt werden, da Laborinfektionen möglich sind. Serodiagnostische Methoden, allen voran der indirekte Immunfluoreszenztest für *L. pneumophila*, finden sich in Tabelle 20. Angebliche Kreuzreaktionen zwischen *Legionella pneumophila* und *Coxiella burnetii, Francisella tularensis, Chlamydia psittaci* und *Mycoplasma pneumoniae* wurden jüngst als nicht zutreffend eruiert [27, 50]. Die kürzlich publizierten Kreuzreaktionen zwischen *L. pneumophila* und *Bacteroides fragilis* [12], *Pseudomonas pseudomallei* [28] und *Salmonella typhi* [7] harren noch einer Überprüfung durch unabhängige Laboratorien. Die in Tabelle 23 unter Positionen b)–d) angeführten Methoden müssen noch hinsichtlich ihrer Sensitivität und Spezifität an größeren Patientenkollektiven erprobt werden. Schließlich muß damit gerechnet werden, daß die Liste der bislang bekannten und molekularbiologisch (DNS-Hybridisierung) charakterisierten Spezies der *Legionellaceae* (Tabelle 21) in wenigen Jahren erweitert werden muß.

Literatur

1. Barry AL (1977) Clinical specimens for microbiologic examinations. In: Hoeprich PD (ed) Infectious diseases, 2. edn. Harper & Row, Hagerstown, Maryland, p 95
2. Bartlett JG, Brewer NS, Kenneth JR, Washington JA (1977) Laboratory diagnosis of lower respiratory tract infections. Cumitech 7, American Society for Microbiology, Washington, DC
3. Bartlett JG, Gorbach SL, Tally FP, Finegold SM (1974) Bacteriology and treatment of primary lung abscess. Am Rev Respir Dis 109:510–518
4. Bartlett JG, Finegold SM (1978) Bacteriology of expectorated sputum with quantitative culture and wash technique compared to transtracheal aspirates. Am Rev Respir Dis 117:1019–1027
5. Bartlett JG, Alexander J, Mayhew J, Sullivan-Sigler N, Gorbach SL (1976) Should fiberoptic bronchoscopy aspirates be cultured? Am Rev Respir Dis 114:73–78
6. Bartlett JG, Thadepalli H, Gorbach SL, Finegold SM (1974) Bacteriology of empyema. Lancet 1:338–340
7. Bergan T, Kallings IM (1981) Serological response to *Salmonella typhi* O-antigens during infection by *Legionella pneumophila.* Infection 9:201–203
8. Brenner DJ, Steigerwalt AG, Gorman GW et al. (1980) *Legionella bozemanii* sp. nov. and *Legionella dumoffii* sp. nov.: Classification of two additional species of *Legionella* associated with human pneumonia. Curr Microbiol 4:111–116
9. Bruns MW, Devitt L, Bryant DH (1973) Why do sputum cultures fail to yield pathogens? Med J Aust 2:768–769
10. Cherry WB, Gorman GW, Orrison LH et al. (1982) *Legionella jordanis:* a new species of *Legionella* isolated from water and sewage. J Clin Microbiol 15:200–297

11. Davidson M, Tempest B, Palmer DL (1976) Bacteriologic diagnosis of acute pneumonia. Comparison of sputum, transtracheal aspirates, and lung aspirates. J Am Med Assoc 235:158–163
12. Edelstein PH, McKinney RM, Meyer RD, Edelstein MAC, Krause CJ, Finegold SM (1980) Immunologic diagnosis of Legionnaires' disease: Cross-reactions with anaerobic and microaerophilic organisms and infections caused by them. J Infect Dis 141:652–655
13. Endres P (1980) Bakterielle Pneumonien. Dtsch Aerztebl 1:19–23
14. England AC, Fraser DW, Plikaytis BD, Tsai TF, Storch G, Broome CV (1981) Sporadic Legionellosis in the United States: The first thousand cases. Ann Intern Med 94:164–170
15. Faine S, Edelstein P, Kirby BD, Finegold SM (1979) Rapid presumptive bacteriological diagnosis of Legionnaires Disease. J Clin Microbiol 10:104–105
16. Fritsche D (1980) Die mikrobiologische Diagnose von Infektionen der tieferen Atemwege und der Lunge. Zentralbl Bakteriol Mikrobiol Hyg [A] 248:162–176
17. Garrity GM, Brown A, Vickers RM (1980) *Tatlockia* and *Fluoribacter:* Two new genera of organisms resembling *Legionella pneumophila.* Int J Syst Bacteriol 30:609–614
18. Geckler RW, Gremillion DH, McAllister CK, Ellenbogen C (1977) Microscopic and bacteriological comparison of paired sputa and transtracheal aspirates. J Clin Microbiol 6:396–399
19. Hayes DA, McCarthy LC, Friedman M (1980) Evaluation of two bronchofiberscopic methods of culturing the lower respiratory tract. Am Rev Respir Dis 122:319–323
20. Hebert GA, Steigerwald AG, Brenner DJ (1980) *Legionella micdadei* species nova: Classification of a third species of *Legionella* associated with human pneumonia. Curr Microbiol 3:255–257
21. Heineman HS, Chawla JK, Lofton WM (1977) Misinformation from sputum cultures without microscopic examination. J Clin Microbiol 6:518–527
22. Heineman HS, Radano RR (1979) Acceptability and cost savings of selective sputum microbiology in a community teaching hospital. J Clin Microbiol 10:567–573
23. Irwin RS, Demers RR, Pratter MR, Erickson AD, Farrugia R, Teplitz C (1980) Evaluation of methylene blue and squamous epithelial cells as oropharyngeal markers: A means of identifying oropharyngeal contamination during transtracheal aspiration. J Infect Dis 141:165–171
24. Johanson WG, Pierce AK, Sanford JP (1969) Changing pharyngeal bacterial flora of hospitalized patients: emergence of Gram-negative bacilli. N Engl Med J 281:1137–1140
25. Johanson WG, Pierce AK, Sanford JP, Thomas GD (1972) Nosocomial respiratory infections with Gram-negative bacilli. The significance of colonization of the respiratory tract. Ann Intern Med 77:701–706
26. Jordan GW, Wong GA, Hoeprich PD (1976) Bacteriology of the lower respiratory tract as determined by fiber-optic bronchoscopy and transtracheal aspiration. J Infect Dis 134:428–435
27. Kallings I, Nyström-Rosander C, Forsgren A, Ahlfors K (1981) Serologic differentiation of Legionnaires' disease and psittacosis. J Infect Dis 144:92
28. Klein GC (1980) Cross-reaction to *Legionella pneumophila* antigen in sera with elevated titers to *Pseudomonas pseudomallei.* J Clin Microbiol 11:27–29
29. Klein GC, Jones WL, Feeley JC (1979) Upper limit of normal titer for detection of antibodies to *Legionella* pneumophila by the microagglutination test. J Clin Microbiol 10:754–755
30. Laurenzi GA, Potter RT, Kass EH (1961) Bacteriologic flora of the lower respiratory tract. N Engl J Med 265:1273–1278
31. Lennette DA, Lennette ET, Wentworth BB, French MLV, Lattimer GL (1979) Serology of Legionnaires' Disease: Comparison of indirect fluorescent antibody, immune adherence hemagglutination, and indirect hemagglutination tests. J Clin Microbiol 10:876–879
32. Lode H, Schäfer H, Ruckdeschel G (1982) Legionärskrankheit. Prospektive Studie zur Häufigkeit, Klinik und Prognose. Dtsch Med Wochenschr 107:326–331
33. Lorber B, Swenson RM (1974) Bacteriology of aspiration pneumonia. A prospective study of community- and hospital-acquired cases. Ann Intern Med 81:329–331
34. McHenry MC, Alfidi RJ, Deodhar SD, Braun WE, Popowniak KL (1974) Hospital-acquired pneumonia. Med Clin North 58:565–580
35. Mackowiak PA, Martin RM, Jones SR, Smith JE (1978) Pharyngeal colonization by Gram-negative bacilli in aspiration-prone persons. Arch Intern Med 138:1224–1227

36. Mostow SR (1974) Pneumonias acquired outside the hospital. Recognition and treatment. Med Clin North Am 58:555–564
37. Murray PR, Washington JA (1975) Microscopic and bacteriologic analysis of expectorated sputum. Mayo Clin Proc 50:339–344
38. Pierce AK, Sanford JP (1974) Aerobic Gram-negative bacillary pneumonias. Am Rev Respir Dis 110:647–658
39. Rapkin RH (1975) Bacteriologic and clinical findings in acute pneumonia of childhood. Appraisal of lung puncture in 27 cases. Clin Pediatr 14:130–133
40. Rogers LA (1970) Pneumonia following tracheostomy. Am Surg 36:39–46
41. Rotter M (1980) Bakteriologische Diagnostik bei Lungenerkrankungen. Hyg Med 5:5–15
42. Schonard G, Ringelmann R (1981) Bakteriologische Diagnostik bei Bronchitis und Pneumonie. Teil I. Ist Sputum ein geeignetes Untersuchungsmaterial? – Literaturübersicht. Teil II. Ergebnisse quantitativer Sputumuntersuchungen unter Berücksichtigung von Leukozyten, Eiweiß, Erythrozyten und Bakterien. Immun Infekt 9:43–49, 121–130
43. Schwartz SN, Dowling JN, Benkovic C, DeQuittner-Buchanan M, Prostko T, Yee RB (1978) Sources of Gram-negative bacilli colonizing the tracheae of intubated patients. J Infect Dis 138:227–231
44. Seto DSY, Heller RM (1974) Acute respiratory infections. Pediatr Clin North Am 21:683–709
45. Sonntag H-G (1981) Mikrobiologische Diagnostik von Infektionen der oberen Atemwege, des Ohres und des Auges. Zentralbl Bakteriol Mikrobiol Hyg [A] 250:9–24
46. Tillotson JR, Finland M (1969) Bacterial colonization and clinical superinfection of the respiratory tract complicating antibiotic treatment of pneumonia. J Infect Dis 119:597–624
47. Valdivieso M, Gil-Extremera B, Zornoza J, Rodriguez V, Bodey GP (1977) Gram-negative bacillary pneumonia in the compromised host. Medicine 56:241–254
48. Valenti WM, Trudell RG, Bentley DW (1978) Factors predisposing to oropharyngeal colonization with Gram-negative bacilli in the aged. N Engl J Med 298:1108–1111
49. Van Scoy RE (1977) Bacterial sputum cultures. A clinician's viewpoint. Mayo Clin Proc 52:39–41
50. Wentworth BB, Stiefel HE (1982) Studies of the specificity of *Legionella* serology. J Clin Microbiol 15:961–963
51. Wilkinson HW, Cruce DD, Broome CV (1981) Validation of *Legionella pneumophila* indirect immunofluorescence assay with epidemic sera. J Clin Microbiol 13:139–146
52. Wilkinson HW, Fikes BJ (1981) Detection of cell-associated or soluble antigens of *Legionella pneumophila* serogroups 1 to 6, *Legionella bozemanii, Legionella dumoffii, Legionella gormanii,* and *Legionella micdadei* by staphylococcal coagglutination tests. J Clin Microbiol 14:322–325
53. Yonke CA, Stiefel HE, Wilson DL, Wentworth BB (1981) Evaluation of an indirect hemagglutination test for *Legionella pneumophila* serogroups 1 to 4. J Clin Microbiol 13:1040–1045

Postmortaler bakteriologischer Vergleich von Trachealsekret und transkutanem Lungenpunktat

G. Lazarus, H. Beck und H. Schmidt

Die Diagnose „Pneumonie“ und die kritische Würdigung eines tracheobronchialen Keimnachweises stellen uns beim beatmeten Patienten vor Probleme. Einerseits ist die bakterielle Besiedlung des oberen Bronchialsystems bereits nach wenigen Beatmungstagen die Norm [5, 8, 12], ohne daß dies mit einer manifesten pulmonalen Infektion gleichzusetzen ist [4, 8], andererseits sind alle vertrauten klinischen Zeichen der Pneumonie, wie Fieber, Leukozytose, Auskultationsbefund und röntgenologische Infiltrate unter maschineller Beatmung und der ihr zugrunde liegenden Ateminsuffizienz in kaum zu differenzierender Weise vieldeutig [9, 11].

Die bakteriologische Auswertung von Trachealabstrichen ist daher kein geeignetes Mittel, die Verdachtsdiagnose einer Pneumonie zu erhärten [3, 4]. Sie kann allenfalls die Wahl eines treffsicheren Antibiotikums als Konsequenz der klinischen Diagnose erleichtern. Voraussetzung hierfür ist aber, daß die Erreger der Pneumonie im Trachealabstrich zuverlässig repräsentiert sind. Dies zu prüfen, ist Ziel des vorliegenden Referates.

Methodik und Material

Untersucht wurden 26 nicht ausgewählte Patienten eines vorwiegend unfall- und abdominalchirurgischen Kollektivs, die nach einer Beatmungsdauer zwischen 3 und 24, im Mittel 12 Tagen auf unserer Intensivstation in den Jahren 1978 und 1979 ad exitum kamen. Fast in allen Fällen war bereits vorher ein positiver bakteriologischer Befund im Trachealabstrich erhoben worden. Innerhalb von 30 min nach Eintritt des Todes wurde in herkömmlicher Weise unter sterilen Kautelen eine Bronchialtoilette vorgenommen und die Spitze des Absaugkatheters in eine Nährbouillon gegeben. In ein zweites Gläschen gleichen Inhalts wurden 2 Lungengewebsproben eingelegt, die mittels transkutaner Lungenpunktion nach Silverman [10] ebenfalls steril entnommen waren.

Punktionsziel war in der Regel der rechte Unterlappen, sofern nicht das letztgefertigte Röntgenbild einen anders lokalisierten Prozeß nahelegte. Die Aufarbeitung und Differenzierung erfolgte im Institut für Hygiene und Mikrobiologie der Universität Würzburg unter Verwendung von Blutagarplatten, Selektivagar nach McConkey und Thioglykolatbouillon.

Ergebnisse

Die Abb. 1 zeigt die bakteriologische Ausbeute des untersuchten Materials: Kein Trachealsekret war keimfrei, in den meisten Fällen wurden 2, vereinzelt bis zu 4 verschiedene Keimarten gefunden. Dagegen war das Lungenpunktat nur in der Hälfte der Fälle

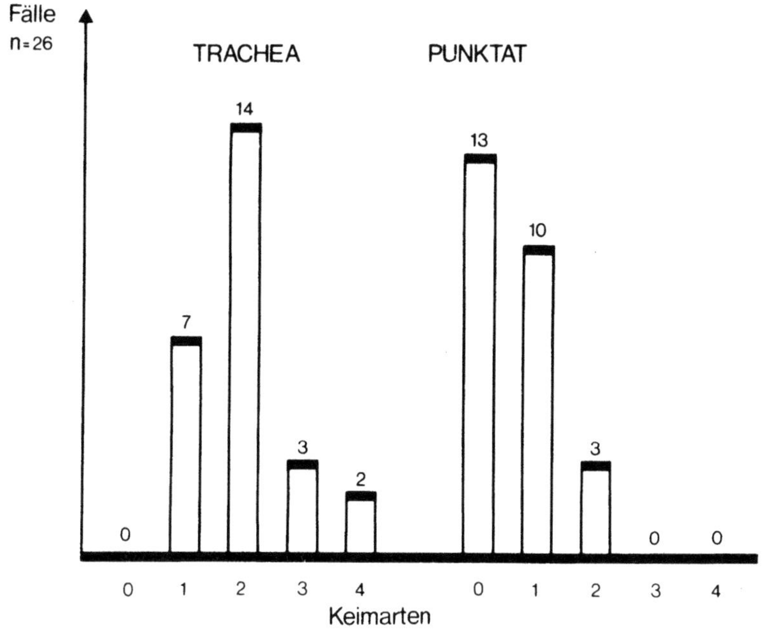

Abb. 1. Gesamtausbeute aus beiden Untersuchungsmaterialien (X Keimarten in Y Fällen)

Tabelle 1. Erregerspektrum im Trachealsekret und Lungenpunktat (Erreger vorgefunden in n Fällen)

Erreger	Trachea	Punktat
Pseudomonas aeruginosa	13	7
Staphylococcus aureus	5	3
Klebsiella	7	1
E. coli	5	1
Staphylococcus epidermitis	4	0
Streptokokken	3	2
Proteus mirabilis	3	0
Candida albicans	3	0
Enterokokken	2	1
Serratia marcescens	1	1
Sonstige	6	0

positiv. Aus 10 Punktaten wurden Reinkulturen gezüchtet, 3 mal handelte es sich um Mischkulturen aus 2 verschiedenen Keimarten.

Das Erregerspektrum entsprach den vielfach publizierten und allgemein bekannten Verhältnissen einer Intensivstation (Tabelle 1). Trotzdem erschreckt die Dominanz von Pseudomonas aeruginosa bei den nachgewiesenen peripheren Infektionen: 7 von 13 positiven Punktaten enthalten diesen Problemkeim.

In 21 Fällen wurden in der Trachea mehr Keimarten gefunden als im Punktat, der umgekehrte Fall kam nicht vor. In 5 Fällen war die Ausbeute in beiden Materialien gleich. In allen 13 Fällen wurden die aus dem Punktat isolierten Keime auch in der Trachea gefunden.

Diskussion

Die diagnostische Aussagekraft des tracheobronchialen Keimspektrums ist durch 2 Imponderabilien limitiert:

1. Mit bakteriologischen Methoden kann nicht zwischen Besiedlung und Infektion unterschieden werden.
2. Die Referenzdiagnose „Pneumonie" ist klinisch und daher mit einer gewissen Unschärfe behaftet.

Auch die vorliegende Arbeit hat nicht zum Ziel, das postmortale Lungenpunktat als bakteriologisches Referenzmaterial zum Trachealabstrich einzuführen, zumal die Ausbeute von Punktaten nie ganz unabhängig von Zufälligkeiten sein kann. Immerhin war die Trefferquote mit ca. 2/3 noch relativ hoch, denn von den 13 bakteriologisch negativen Punktaten stammten 5 aus röntgenologisch und autoptisch unauffälligen Lungen. Umgekehrt war die positive Aussagekraft keimhaltiger Punktate zwingend: In allen Fällen entsprachen sie einer schweren Bronchopneumonie. Unterstellt man, daß die aus dem Punktat isolierten Keime die verantwortlichen Erreger der Pneumonie waren, dann ist es von erheblicher klinischer Bedeutung, wenn sie ausnahmslos im leicht zugänglichen Trachealsekret vertreten waren.

Zu ähnlichen Ergebnissen kommt Bartlett [2] bei beatmeten Patienten mit bakterieller Pneumonie, wenn er positive Blutkulturen mit den zugehörigen Trachealabstrichen vergleicht. Hofmann et al. [6] verglichen die Keimspektren von Trachea und rechtem Unterlappen zum Zeitpunkt der Obduktion. Sie fanden positive Befunde in der Trachea in 90% und im Lungengewebe in 68% der Fälle. Die Keimspektren in beiden Materialien waren sich sehr ähnlich, intraindividuelle Vergleiche wurden jedoch nicht gestellt. Dagegen finden Bandt et al. [1] bei nichtintubierten, immunsuppressiv behandelten Patienten die gezielte Feinnadelbiopsie bakteriologisch ergiebiger als den Trachealabstrich. Nach unseren Ergebnissen trifft dies beim beatmeten Patienten nicht zu. Vielmehr ziehen wir aus den eigenen Befunden folgende Schlüsse:

1. Die deutlich größere Vielfalt der tracheobronchialen Keimflora spricht für einen bronchogenen Infektionsmodus beim Beatmungspatienten, auch wenn die Primärursache der Ateminsuffizienz, wie in den meisten hier ausgewerteten Fällen, eine Extrapulmonale, in der Regel abdominelle Sepsis ist.
2. Ein positiver Trachealabstrich beweist zwar keine Pneumonie. Bei bestehender Pneumonie ist aber der Erreger zuverlässig im Bronchialsekret repräsentiert.
3. Bei begründetem Verdacht auf eine Bronchopneumonie ist daher die Keimflora eines sachgerecht verarbeiteten Trachealsekretes eine zuverlässige Hilfe bei der Wahl des Antibiotikums. Da die aktuelle Bedeutung fakultativ pathogener Opportunisten mit bakteriologischen Methoden nicht erfaßbar und unter antibiotischem Selektionsdruck nicht vorhersehbar ist, sollte die gewählte Therapie das gesamte tracheobronchiale Keimspektrum abdecken.

Literatur

1. Bandt PD, Blank N, Castellino RA (1972) Needle diagnose of pneumonitis. JAMA 220:1578–1580
2. Bartlett JG (1977) Diagnostic accuracy of transtracheal aspiration. Am Rev Respir Dis 115 (5):772–782

3. Bryant CR, Trinkle JK, Mobin-Uddin K, Griffen WO (1972) Interpretation of tracheal culture in patients with intubation and mechanical ventilation. Am Surg 38:537
4. Dangel P, Möller O (1977) Hygienische Maßnahmen bei der Intensivbehandlung von intubierten und tracheotomierten Patienten: In: Just O (Hrsg) Praxis der klinischen Hygiene in Anästhesie und Intensivpflege. Schriftenreihe: Intensivmedizin, Notfallmedizin, Anästhesiologie, Bd 9. Thieme, Stuttgart, S 27–35
5. Daschner F, Marget W (1972) Infektionsgefährdung von Klinikpatienten durch therapeutische Maßnahmen. MMW 118:545
6. Hofmann W, Bleyl U, Timme A, Höpker W-W, Bokelmann D, Simmendinger HJ, Nassal J (1974) Intra-vitam und post-mortem Untersuchungen des Erregerspektrums am Respirationstrakt. Dtsch Med Wochenschr 99:1223–1235
7. Kanz E (1973) Therapeutische und pflegerische Techniken in der Sicht des Hygienikers. Therapiewoche 49:4815–4825
8. Kilian J, Kanz E. Stoeckel H, Ahnefeld FW (1979) Klinisch-hygienische Probleme beim Beatmungspatienten. In: Just O (Hrsg) Klinische Hygiene und Intensivtherapie-Patient. Schriftenreihe: Intensivmedizin, Notfallmedizin, Anästhesiologie, Bd 18. Thieme, Stuttgart, S 29–40
9. La Force MF, Theodore C, Eickhoff MD (1977) The role of infection in critical care. Anesthesiology 47:195–202
10. Silverman J (1938) A new biopsy needle. Am J Surg 40:671
11. Simons FK, Bonhoeffer K, Gho C, Kalaschik E, Busse J (1975) Verhütung und Behandlung von Infektionen des Respirationstraktes. Chirurg 46:5–10
12. Steinbereithner K, Krenn J, Scherther V, Vecsei E, Bauer (1973) Bronchopulmonale Infektion als Komplikation der Langzeitbeatmung. In: Wiemers K, Scholler KL (Hrsg) Lungenveränderungen bei Langzeitbeatmung. Thieme, Stuttgart

Wiederaufbereitung, Desinfektion und Sterilisation von Tuben, Trachealkanülen und Beatmungszubehör

J. Kilian

Einleitung

Alle die körperliche Integrität auch nur möglicherweise schädigenden Maßnahmen können direkt oder indirekt über eine Resistenzminderung des Organismus zu einer bakteriellen Infektion führen. Auch für die bei der Intubation verwendeten Gerätschaften gilt daher der Grundsatz, durch geeignete Maßnahmen (vor allem durch Expositionsprophylaxe) die Gefahr einer Infektion für den Patienten zu vermindern [13]. Dies umfaßt neben der Beachtung der allgemeinen hygienischen Richtlinien, wie regelmäßige Händedesinfektion, Oberflächendesinfektion des Arbeitsplatzes usw., den Einsatz hygienisch einwandfrei aufbereiteter Instrumente.

Bakteriologische Untersuchungen von Narkose- und Beatmungsgeräten ergaben in der überwiegenden Zahl der Fälle positive Ergebnisse, wobei die Dauer des Einsatzes primär nicht die entscheidende Rolle bei der Verkeimung zu spielen scheint [14, 19]. Am häufigsten waren verständlicherweise die patientennahen Teile betroffen, d. h. der Endotrachealtubus, die Verbindungsteile und die Faltschläuche. Patientenferne Teile von Narkosegeräten, wie der CO_2-Absorber, das Kreisteil und die Ventile, fanden sich nur selten kontaminiert, in anderen Untersuchungen konnten in diesen Teilen Bakterien überhaupt nicht nachgewiesen werden [10, 14]. Untersuchungen bei Beatmungsgeräten ergaben ähnliche Ergebnisse. Hier ist zu beachten, daß eine bakterielle Kontamination des Beatmungsgerätes immer denselben Patienten betrifft, während wir bei Narkosesystemen davon ausgehen müssen, daß eine bakterielle Kontamination des Narkosegerätes, hat sie stattgefunden, den nächsten und die weiteren Patienten betreffen wird.

Häufigkeit einer hygienischen Aufbereitung

Es herrscht heute weitgehend Einigkeit darüber, daß patientennahe Teile des Narkosekreisteils, wie Tubus, Y-Stück und Beatmungsschläuche, nach jedem Gebrauch gewechselt werden sollen. Sehr different sind dagegen die Meinungen, ob desinfiziert oder sterilisiert werden muß und welches Verfahren angewendet werden kann und soll. Offen ist weiterhin die Frage, wie häufig Beatmungsschläuche im Bereich der Intensivtherapie gewechselt werden sollen.

Bei der Überlegung, wie und wie oft bestimmte, bei einer Atemtherapie oder Narkose eingesetzte Gegenstände aufbereitet werden müssen, spielen mehrere Faktoren eine Rolle:

1. Nach welcher Zeit muß mit einer bakteriellen Kontamination gerechnet werden?
2. Gefährdet die Kontamination den Patienten?
3. Kann der kontaminierte Gegenstand wieder aufbereitet werden oder können Einmalgeräte verwendet werden?

4. Welche Verfahren der Desinfektion oder Sterilisation stehen zur Verfügung, welche eignen sich für welche Materialien?

Zu 1 und 2:
Auch bei sachgemäßem Umgang kann nicht verhindert werden, daß mit der endotrachealen Intubation der Tubus zumindest außen bakteriell kontaminiert wird. Dieses Problem ist technisch nicht zu lösen, außerdem steht zu vermuten, daß ein Patient mit normaler Resistenzlage die Kontamination mit Keimen seiner Rachenflora problemlos überstehen wird. Im Bereich der Intensivmedizin stellt die chronische Exposition der Trachea mit Keimen der Rachenflora über eine stille Aspiration durchaus ein Problem dar, das auch mit einem regelmäßigen Wechsel der eingesetzten Schläuche nicht zu lösen ist.

Zu 3:
Die Verwendung von Einmalartikeln stellt ohne Zweifel das eleganteste Verfahren dar, um eine Keimverschleppung über kontaminierte Geräte soweit wie möglich zu verhindern. In der Verwendung von Einmalabsaugkathetern, Infusionsbestecken und Plastiktrachealtuben haben wir bekannte Beispiele vor uns. Aus den verschiedensten Gründen läßt sich dieses Prinzip jedoch nicht allgemein realisieren: Kosten, logistische, aber auch technische Gründe sprechen in vielen Fällen dagegen.

Zu 4:
Haben wir uns dazu entschlossen, Geräte einzusetzen, die mehrfach verwendet werden können, stellt sich die Frage, wie oft und mit welcher Technik die Geräte wieder aufbereitet werden müssen. Im Bereich der Anästhesie stellt sich die Frage „wie oft" nicht. Es ist selbstverständlich, daß ein Endotrachealtubus und das zur Intubation notwendige Material nach jedem Gebrauch aufzubereiten ist. Dagegen ist die Frage nach dem „wie" wesentlich schwieriger zu beantworten. Hier müssen wir uns entscheiden, ob wir die Geräte desinfizieren oder sterilisieren wollen, es muß bekannt sein, welche Verfahren für welche Materialien unschädlich sind und welche Bedingungen beachtet werden müssen, und schließlich muß die Frage beantwortet werden, ob die Geräte vor erneutem Einsatz steril sein müssen.

Desinfektions- und Sterilisationsverfahren

Folgende Desinfektions- und Sterilisationsverfahren stehen zur Verfügung
1. Eintauchverfahren
2. Chemisch-thermisches Verfahren (Waschautomat)
3. Formaldehyddesinfektion
4. Autoklavierung
5. Äthylenoxid

Prinzipiell gilt, daß die Geräte vor einer Desinfektion gesäubert werden müssen. Sekret- und Blutreste verhindern das Eindringen des Desinfektionsmittels bis zur kontaminierten Oberfläche, die Keime bleiben vor dem Desinfektionsmittel geschützt. Das Eintrocknen von Schleim, Blut und sonstigem organischem Material vor der Desinfektion ist daher unbedingt zu vermeiden [4, 6].

Eintauchverfahren

Bei Berücksichtigung der angegebenen Konzentrationen und Einwirkzeiten und vorherigen Reinigung der Geräte ist die Desinfektion zwar gewährleistet [3], doch hat sich gezeigt, daß die Vielzahl der nötigen Arbeitsschritte die Effektivität und Sicherheit dieser Methode in Frage stellt. Es können bei diesem Verfahren außerdem Luftblasen im Desinfektionsgut verbleiben, die eine sichere Befeuchtung der gesamten Oberfläche der Materialien und damit die Desinfektion in Frage stellen. Die Zuverlässigkeit des Personals bestimmt weitgehend den Erfolg der Dekontamination [18].

Werden die Geräte, um eine Keimfreiheit zu gewährleisten, nach der Desinfektion in Plastikfolien eingeschweißt, können unkontrolliert hohe Desinfektionsmittelrückstände bei der nächsten Anwendung des Anästhesiezubehörs die Folge sein [8]. Werden die Desinfizienzien abgespült, kann, genauso wie durch eine unsachgemäße Lagerung, eine erneute bakterielle Kontamination die Folge sein [8].

Chemisch-thermische Verfahren

Die Standardisierung des Desinfektionsverfahrens durch Waschautomaten stellt ohne Zweifel einen großen Fortschritt dar [6]. Die Desinfektion wird hier sowohl chemisch als auch thermisch durchgeführt. Die Desinfektion erfolgt chemisch bei 65–75 °C unter Zugabe entsprechender Desinfektionsmittel, die thermische Desinfektion schließt sich mit einer Temperatur von 95 °C an. Vorteilhaft ist, daß die Geräte dem Waschautomaten trocken entnommen werden können.

Die Anwendung dieser Methode eignet sich für alle Geräte, die zwar desinfiziert, aber nicht sterilisiert werden müssen und bei denen eine sterile Lagerung nicht notwendig erscheint. Das Verpacken in Plastikfolien kann auch hier nur nachträglich erfolgen. Die Waschautomaten ermöglichen eine materialschonende sichere Aufbereitung.

Formaldehyddesinfektion

Die Desinfektion mit Formaldehyd im Aseptor ist vorwiegend für Großgeräte konzipiert, prinzipiell jedoch auch für Beatmungsschläuche aus Gummi möglich. Voraussetzung für eine sichere Wirkung ist ein trockenes Material und eine definierte Einwirkzeit. Auf eine ausreichende Entlüftung der Geräte nach der Desinfektion ist zu achten [1, 5].

Mit dem Formaldehydunterdruckverfahren Alhydomat 50 ist eine Sterilisation englumiger Instrumente aus thermolabilem Material möglich [9]. Die Instrumente können vor der Sterilisation keimdicht verpackt werden.

Autoklavierung

Muß ein Gerät sterilisiert werden, ist die Dampfsterilisation bei 121 °C sicherlich die billigste und sicherste Methode. Sie ist der chemischen Sterilisation in jedem Falle vorzuziehen, da keine chemischen Rückstände zu befürchten sind und eine Entlüftungszeit nicht einzuhalten ist. Ein Einschweißen der Geräte vor der Sterilisation ist möglich, es müssen Papier-Kunststoff-Tüten verwendet werden. Als Nachteil muß erwähnt werden, daß durch die Hitzesterilisation Gummi- und Latexinstrumente aufgrund einer Nachvulkanisation beschleunigt altern [12]; außerdem ist eine Zerstörung der Cuffs möglich.

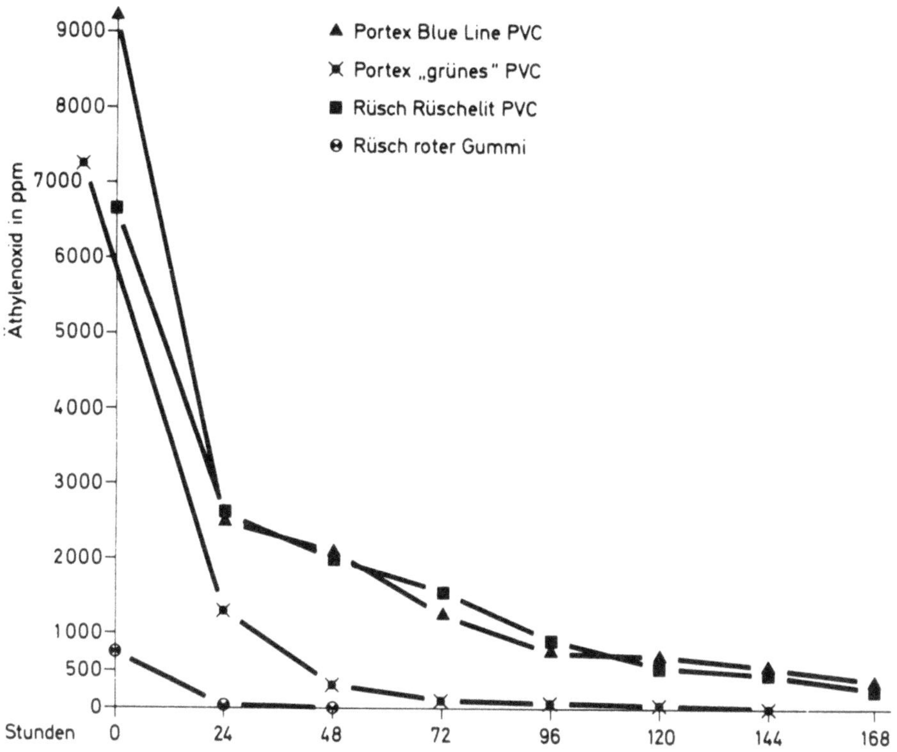

Abb. 1. Äthylenoxidrückstände in Endotrachealtuben nach Sterilisation mit Äthylenoxid ohne anschließende Entlüftung. (Nach [16])

Äthylenoxid

Die Gassterilisation gewährleistet bei korrekter Durchführung Keimfreiheit [15]. Ein Einschweißen in Polyäthylen- oder Polypropylen-Papier-Tüten vor der Sterilisation ist möglich. Prinzipiell sollte jedoch gelten, daß das Verfahren ausschließlich dann eingesetzt wird, wenn keine anderen Möglichkeiten der Sterilisation zur Verfügung stehen. Äthylenoxid ist hochtoxisch, die Sterilisation erfordert einen relativ hohen apparativen Aufwand; vor allem müssen vor einer erneuten Anwendung evtl. Rückstände von Äthylenoxid aus den Geräten sicher abdiffundiert sein. Dies ist auch bei sachgerechter Lagerung frühestens nach 7 Tagen der Fall (Abb. 1) [16]. Nach den Untersuchungen von Star werden die von der Food and Drug Administration maximal erlaubten Rückstandsmengen von 25 ppm oder weniger auch bei Verwendung von auf 62 °C erwärmten Lüftern mit kontinuierlichem Luftaustausch erst nach 18–24 h unterschritten (Tabelle 1 und 2) [17].

Praktisches Vorgehen

Das jeweils zu wählende Verfahren hängt einmal von den örtlichen Gegebenheiten ab, d. h. welche Verfahren überhaupt zur Verfügung stehen. Des weiteren muß entschieden

Tabelle 1. Rückstände von Äthylenoxid in ppm nach Äthylenoxidsterilisation und Lüftung bei 37 °C mit kontinuierlichem Luftaustausch. (Nach [17])

Material	Lüftungszeiten in h bei 37 °C					
	0	4	8	12	18	24
PVC-Tubus, Wandstärke 1,7 mm	3460	2000	1377	1020	496	2
Gummitubus, Wandstärke 1,7 mm	429	55	30	14	16	13
Latexatemschlauch	1060	70	9	6	8	9

Tabelle 2. Rückstände von Äthylenoxid in ppm nach Äthylenoxidsterilisation und Lüftung bei 62 °C mit kontinuierlichem Luftaustausch. (Nach [17])

Material	Lüftungszeiten in h bei 62 °C					
	0	4	8	12	18	24
Gummitubus 8 mm Innendurchmesser	700	5	5	4	–	–
PVC-Tubus	6900	1559	333	99	14	3

werden, ob die Geräte desinfiziert oder sterilisiert werden müssen und ob sie bis zum nächsten Gebrauch steril eingeschweißt aufbewahrt werden sollen [4, 7].

Eine sorgfältige Reinigung ist in jedem Falle Vorbedingung. Sie kann manuell erfolgen oder mit Hilfe der Waschautomaten. Alle Geräte, die nicht endotracheal eingeführt werden, brauchen unserer Meinung nach weder sterilisiert noch eingeschweißt zu werden, d. h. daß die Desinfektion im Waschautomaten ausreicht. Eine staubfreie trokkene Lagerung bis zum erneuten Gebrauch ist selbstverständlich Voraussetzung. Dieses Vorgehen trifft z. B. für Narkosebeatmungsschläuche, Atembeutel und Oro- bzw. Nasopharyngealtuben zu.

Endotrachealtuben werden – soweit es sich nicht um Einmalartikel handelt – immer resterilisiert, wenn möglich mit Dampf, bei Plastiktuben mit Äthylenoxid. Die Tuben werden in jedem Fall in entsprechende Kunststoff-Papier-Tüten eingeschweißt. Im Bereich der Intensivmedizin gilt dies auch für die Beatmungsschläuche.

Zusammenfassung

Die hygienisch einwandfreie Aufbereitung von zur Beatmung notwendigem Zubehör trägt zur Senkung der nosokomialen Infektionsrate bei. Es stehen eine Reihe von Verfahren zur Verfügung, die bei Beachtung der Arbeitsrichtlinien sicher sind. Die Entscheidung für ein bestimmtes Verfahren sollte die Frage Sterilisation oder Desinfektion beantworten, die Notwendigkeit einer sterilen Lagerung beachten und schließlich die mit den verschiedenen Verfahren verbundenen Risiken berücksichtigen.

Literatur

1. Ahnefeld FW, Dick W, Kilian J, Steuer W (1978) Die Desinfektion von Beatmungsgeräten mit Formaldehyd im Aseptor. Med Technik 99:187
2. Anonym (1968) Infection by anaesthetic apparatus. Lancet 1:409
3. Dietzel W, Scheven E v, Botzenhart K (1974) Klinische und bakteriologische Untersuchungen zur Desinfektion von Anästhesiezubehör mit chemischen Lösungen. Prakt Anaesth 9:330
4. Dorsch JA, Dorsch SE (1975) Understanding anaesthesia equipment. Williams & Wilkins, Baltimore
5. Dräger: Leitfaden für die Desinfektion im Dräger-Aseptor®. Drägerwerk AG Lübeck Medizintechnik, Betriebsanleitung 6751.10
6. Grosskraumbach F, Heddergott E (1973) Über die Möglichkeit der Reinigung von Anästhesiezubehör mit gleichzeitiger Abtötung pathogener Keime in einem Reinigungsautomaten. Z Prakt Anaesth 8:245
7. Kilian J (1982) Desinfektion und Sterilisation von Narkosegeräten und -zubehör. In: Benzer H, Frey R, Hügin W, Mayrhofer O (Hrsg) Anaesthesiologie, Intensivmedizin, Reanimatologie. Springer, Berlin Heidelberg New York, S 96
8. Knapp W (1974) Aktuelle Probleme der Desinfektion und chemischen Sterilisation in der klinischen Praxis. In: Rügheimer E (Hrsg) Jahrestagung Dt Ges Anästh Wiederbel. Perimed, Erlangen
9. Mecke P (1979) Desinfektion und Sterilisation thermolabiler Instrumente mit einem Formaldehyd-Unterdruckverfahren (Alhydomat 50). Hyg Med 4:141
10. Moulin GC du, Saubermann AJ (1977) The anaesthesia machine and circle system are not likely to be sources of bacterial contamination. Anesthesiology 47:353
11. Nielsen H, Vasegaard M, Stokke DB (1978) Bacterial contamination of anaesthetic gases. Br J Anaesth 50:811
12. Peter KH (1967) Verträglichkeit verschiedener Sterilisationsverfahren für Kunststoffe und Gummimaterial. Z Prakt Anaesth 2:312
13. Schubert R (1981) Desinfektion und Sterilisation in Klinik und Praxis. Aerztl Fortbild 31:657
14. Singer E, Schneider H, Lommel R (1979) Die Kontamination von Anästhesiezubehör bei bakteriellen Infekten der Luftwege. Anaesth Intensivmed 20:95
15. Star EG (1979) Äthylenoxid-Sterilisation. Schriftenreihe: Anaesthesiologie und Intensivmedizin, Bd 120. Springer, Berlin Heidelberg New York
16. Star EG (1980) Absorption und Desorption von Äthylenoxid in Anaesthesie-Zubehör. Zentral Bakteriol Mikrobiol Hyg [B] 170:557
17. Star EG (1980) Äthylenoxid-Rückstände und Ausgasungszeiten bei Anwendung moderner erhitzter Lüfter. Zentral Bakteriol Mikrobiol Hyg [B] 171:18
18. Sussner H (1975) Prophylaxe der Infektion im Anästhesiebereich. Anaesth Inform 16:181
19. Walter CW (1974) Cross-infection and the anesthesiologist. Anesth Analg (Cleve) 53:631

Pharmakologische Möglichkeiten zur Pneumonie- und Atelektaseprophylaxe

B. Lauber und O.P. Schmidt

Zusammenfassung

Pneumonie und Atelektase stellen in der Langzeittherapie von Patienten mit chronischen Lungenerkrankungen eher eine Seltenheit dar, die Verhältnisse ändern sich aber erheblich, wenn diese Patienten operiert werden müssen. Da eine Antibiotikaprophylaxe nicht möglich ist, liegen die medikamentösen Schwerpunkte auf der antiobstruktiven Therapie und der Verbesserung der Expektoration. Die beste Prophylaxe wäre eine Verringerung des Nikotinkonsums in der Bevölkerung.

Auch im Zeitalter der Antibiotika stellen Pneumonie und Atelektase immer noch gefürchtete Erkrankungen dar. Betrug die Letalität an Pneumonie in der Vorchemotherapieära noch 20–60%, fiel sie nach Einführung der Sulfonamide auf 3,5–10% und seit 1938 noch um ein weiteres Viertel ab [8]. In der Todesursachenstatistik der sog. zivilisierten Länder stehen die Pneumonien heute weiterhin an 5. Stelle, wobei aber zu $^4/_5$ ältere Menschen betroffen sind [12].

Während noch 1940 in über 90% der Fälle von bakterieller Pneumonie Pneumokokken ursächlich waren [12], sind seit der Antibiotikaära zunehmend früher apathogene, gramnegative Bakterien als Pneumonieerreger zu beobachten: Pseudomonas aeruginosa, Klebsiellen, Enterobacteriaceae, Proteus und andere. Die damit verbundenen Probleme sind unter dem Begriff des Hospitalismus bekannt: Die grampositiven Keime sind verdrängt, an ihre Stelle sind die gramnegativen Opportunisten getreten und unterhalten ihrerseits das Krankheitsbild [7, 8, 17]. Etwa 0,5–5% der sog. nosokomialen Infektionen sind Pneumonien [12], ihre Letalität beträgt ca. 40%!

Zur Prophylaxe gilt es (abgesehen von den selbstverständlichen Umgebungsmaßnahmen), den Kreis der Gefährdeten zu erfassen.

Risikopatienten

In der Langzeitbehandlung von Patienten mit chronischen Lungenerkrankungen stellen Pneumonie und Atelektase eher eine Seltenheit dar. Die Verhältnisse ändern sich aber sofort, wenn diese Patienten operiert werden müssen: Postoperative Lungenkomplikationen sind nämlich die Ursache von rund 25% der postoperativen Todesfälle und die hauptsächliche Mitursache für weitere 25% Todesfälle [21]. Pneumonie und Atelektase sind außerdem die wichtigsten Krankheiten, die nach einem operativen Eingriff eine Verlängerung der Krankenhausverweildauer bedingen.

Die Anästhesiemethoden selbst haben nur einen relativ geringen Einfluß auf das Ausmaß der postoperativen Einschränkung der Lungenfunktion und auf die Häufigkeit pulmonaler Komplikationen [6, 20]. Die entscheidenden Faktoren sind vielmehr

Tabelle 1. Häufigkeit pulmonaler Komplikationen nach operativen Eingriffen. (Nach [6, 9, 21])

	[%]
Urologische Operation	2– 8
Unterbauchoperation	3–12
Extremitätenoperation	10–13
Oberbauchoperation	20–40
Thoraxoperation	15–60

Tabelle 2. Risikofaktoren für die Entstehung postoperativer Lungenkomplikationen

1. Erhöhte Atemwegswiderstände (bzw. reduzierter Einsekundenwert)
2. Nikotinabusus mit oder ohne bekannte chronische Bronchialkrankheit
3. Bekannte Thorax- und Bronchialerkrankungen
   z. B. – Skoliosen
   – Chronische Bronchialkrankheiten mit Obstruktion
   – Bronchiektasen/Mukoviszidose
   – Hyperreagibles Bronchialsystem
4. Alkoholabusus (Gefahr von Aspiration, Delir)
5. Immunsuppressive Therapie
6. Beatmungspatienten
7. Adipositas/Kachexie
8. Extrem ängstliche Patienten und psychische Erkrankungen
   (Gefahr der „Fehlatmung" und postoperativen mangelhaften Bronchialtoilette)
9. „Hohes Alter"

Lokalisation der Operation (Tabelle 1), Alter des Patienten und Ausmaß der präoperativ bestehenden Störung der Lungenfunktion [6].

Viele Autoren haben signifikante Unterschiede im Zusammenhang von Auftreten postoperativer Lungenkomplikationen mit Alter, Geschlecht, Körpergewicht, vor allem Zigarettenrauchen und bekannter bronchialer Vorerkrankung gefunden. So treten z. B. bei Zigarettenrauchern um 50% häufiger postoperative Lungenkomplikationen auf als bei Nichtrauchern [21]; noch gelten Männer für gefährdeter als Frauen (bis 3:1), wobei sich dies bei zunehmender „Emanzipation" und Änderung der Rauchgewohnheiten immer mehr ausgleicht.

In der Bundesrepublik Deutschland leiden ca. 3–5% der Bevölkerung an einer behandlungsbedürftigen Bronchialkrankheit, wobei die Dunkelziffer extrem hoch ist: Die Indolenz ist erstaunlich, chronischer Husten gilt als „übliche" Folge des Rauchens und nur als kleiner Schönheitsfehler, nicht aber als Zeichen einer zur Chronizität neigenden Krankheit! Leider wird aber diese Erkrankung noch immer nicht von allen Kollegen als Krankheit und schon gar nicht als behandlungsbedürftige Krankheit angesehen. Da Ausmaß und Reversibilität der Bronchialobstruktion und anderer pulmonaler Veränderungen nur selten mit dem Auskultationsbefund übereinstimmen, ist für die adäquate Therapie eine Untersuchung der Lungenfunktion unerläßlich!

Das kritische Alter beginnt meist bei 40–50 Jahren [3, 6, 19], Fettleibigkeit stellt genauso wie Schwächezustand mit deutlichem Untergewicht einen Risikozustand dar.

Tabelle 3. Postoperative Verschiebung der Lungenvolumina. (Nach [9]). (FEV_1 = Exspiratorisches Sekundenvolumen; FRC = Funktionelle Residualkapazität)

Vitalkapazität	Abnahme	minus 30–80%
FEV_1	Abnahme bis	minus 50%
FRC	Abnahme	minus 25–60%

Als besondere Risikogruppe sind Alkoholiker anzusehen, weil Alkoholabusus häufig mit Nikotinabusus kombiniert ist, außerdem Aspiration und Entzugsdelir mit Verwirrtheitszuständen häufig sind. Die Mortalität an Pneumonie ist bei Alkoholikern doppelt so hoch wie bei anderen Patienten! Auch die gestörte Immunabwehr stellt bei diesem Patientenkreis einen Teil der Gefährdung dar, in noch höherem Maße gilt dies für Patienten mit immunsuppressiver Therapie.

Der erforderliche Hustenstoß zur Eliminierung der Keime und des Bronchialschleimes und die nötige Ventilation sämtlicher Lungenbezirke werden durch die postoperative Reduzierung der Lungenvolumina, komprimierende Verbände und besonders Wundschmerzen (insbesondere bei Thoraxverletzungen) unzureichend, was natürlich gerade bei pulmonaler Vorschädigung verhängnisvoll sein kann.

Pathophysiologie

Die Luftwege werden größtenteils von einem mit Zilien besetzten Zylinderepithel ausgekleidet; in den kleineren Luftwegen der Peripherie findet sich anstelle des Zylinderepithels meist ein einreihiges kubisches Epithel. Flimmerzellen sind bis in die kleinsten Luftwege und Bronchioli respiratorii vorhanden; schleimproduzierende Becherzellen kommen in Trachea und Bronchien vor, werden nach distal zu seltener und fehlen in der Bronchioli terminales völlig. Der durch die Flimmerhärchen gewährleistete „Rolltreppeneffekt" beginnt am distalen Punkt des Atemwegsepithels, wir sprechen vom mukoziliaren Reinigungsapparat. Diese Mukoziliarfunktion adaptiert sich zwar in breitem Maße an exogene Belastungen, wie Kälte, Hitze, Trockenheit, Staub und Rauch. Jedoch durch Kumulation vorwiegend exogener Schäden, insbesondere durch chronische Tabakrauchinhalation und durch virale oder bakterielle Infekte der Luftwege, kommt es zum chronischen Atemwegssyndrom mit Einengung des Bronchiallumens und überempfindlichem („hyperreagiblem") Bronchialsystem [14, 15, 18]. Chronische Summationsschäden verursachen Störungen mit

1. funktionell adaptiver Hypersekretion,
2. Hyperplasie submuköser Drüsen,
3. hypersekretorischer Transformation des respiratorischen Epithels und
4. in Spätphasen Atrophie der Drüsen.

Histologisch gleicht die Bronchuswand dann einer von „Frostaufbrüchen zerstörten Straße" (Otto), wir sprechen von einer irreparablen chronischen mukoziliaren Insuffizienz. Ungenügende Bronchialtoilette führt nun zur erhöhten Verweildauer von

Erregern und zu rezidivierenden respiratorischen Infekten und alveolären Parenchymschäden. Die Ventilation aber wird durch eine Einengung der Bronchiallumina infolge

1. entzündlicher Schleimhautschwellung,
2. Hyper- und Dyskrinie mit Mukostase und
3. Spasmen der glatten Muskulatur behindert [15].

Als weiterer Faktor ist die Instabilität der Bronchialwand mit druckabhängiger exspiratorischer Ventilstenose als Folge degenerativer Strukturzerstörungen anzuführen, die medikamentös nicht beeinflußbar ist. Eine Beziehung zwischen dem sog. Verschlußvolumen und der Häufigkeit postoperativer Lungenkomplikationen wird ohnehin seit langer Zeit vermutet [6]. Die entzündliche Schleimhautschwellung ist besonders bei Kindern unter 3–5 Jahren allein aufgrund des kleineren Bronchialdurchmessers für den Grad der Obstruktion im Rahmen eines bronchialen Infektes bedeutsam. Beim Erwachsenen ist seltener ein Faktor allein Ursache der Bronchialobstruktion, die Behandlung hat sämtliche Faktoren zu umfassen.

Der tiefe Respirationstrakt wird ständig durch Bakterien aus dem oberen Respirationstrakt inokuliert. Durch ein gut funktionierendes Abwehrsystem werden diese Bakterien jedoch schnell wieder eliminiert, so daß der normale Bronchialtrakt des Menschen weitgehend steril ist. Die Keimelimination wird durch folgende Faktoren bewerkstelligt:

1. Hustenreflex,
2. Alveolarphagozytose, Granulozyten und Immunglobuline,
3. Ziliarstrom und
4. Bronchialschleim [17].

Bei Krankenhauspatienten, nach unzureichender Antibiotikatherapie und besonders bei beatmeten Patienten wird innerhalb weniger Tage das normale oropharyngeale Bakterienspektrum durch Enterobakterien und Pseudomonas aeruginosa ersetzt, es kommt zu einer zunehmenden Besiedlung der Trachea mit fakultativ pathogenen Keimen. Diese Prävalenz von gramnegativen Keimen ist z. B. bei Diabetikern und Patienten mit Leberzirrhose deutlicher ausgeprägt. Da die meisten bakteriellen Pneumonien eine Folge der Keiminhalation und/oder Aspiration von Racheninhalt sind, ist die Veränderung der Pharynxflora bei schwerkranken Hospitalpatienten von erheblicher pathogenetischer Bedeutung. Es sollte selbstverständlich sein, daß nur sterile Endotrachealtuben zur Verwendung kommen, beim Absaugen sterile Kautelen zu herrschen haben und nicht wechselweise Tubus, Mundhöhle und wieder Tubus mit dem gleichen Katheter abgesaugt werden!

Antibiotikaprophylaxe

Nach einer Schweizer Modellstudie werden in der Klinik mindestens 44% aller Chemotherapeutika aus prophylaktischen Gründen gegeben. In der gleichen Studie fanden sich 38,2% der prophylaktischen Antibiotikagaben als unbegründet! Bisher ist es nicht gelungen, die Häufigkeit bronchopulmonaler Infektionen bei Intubation und Beatmung durch prophylaktische Antibiotikagabe zu reduzieren [1]. Häufig wird eher das Gegenteil erreicht, da alle Antibiotika zu einer mehr oder minder starken Veränderung

Tabelle 4. Kontraindikationen der Antibiotikaprophylaxe

1. Intubation und maschinelle Beatmung
2. Komatöse Patienten („Pneumonieprophylaxe")
3. Venen-, Arterien-, Blasenkatheter
4. Angiographie (z. B. Herzkatheter)
5. Verbrennungen und Verbrühungen
6. Virusinfektionen
7. Kortisontherapie

der Nasen-Rachen-Flora führen [17]. Die durch Selektion auftretenden gramnegativen resistenten Keime führen dann zur absteigenden Pneumonie.

Die präoperative Antibiotikaprophylaxe in der Chirurgie richtet sich vorwiegend gegen Wundinfektionen und kann nicht notwendigerweise auch postoperative Harnwegsinfektionen oder Pneumonien verhüten! Die einzig gesicherte Indikation einer Pneumonieprophylaxe mit Antibiotika besteht bei Patienten mit erhöhtem Risiko einer Pneumocystis-carinii-Pneumonie [1], z. B. bei Kindern mit akuter Leukämie oder Karzinompatienten.

Besteht dagegen bei chronischer Bronchitis oder Bronchiektasen ein purulentes Sputum, ist die Antibiotikatherapie eine Selbstverständlichkeit [3, 12, 15, 17]. Unterbleibt sie, nimmt (abgesehen von der zunehmenden Parenchymzerstörung) die Sekretmenge zu, die Sputumviskosität ändert sich, das Sputum ist schwerer expektorierbar, die Schleimhaut schwillt entzündlich an und führt so mit zur Bronchialobstruktion. Die mangelnde Erregerelimination führt dann zu den Komplikationen wie Pneumonie oder Atelektase bei Schleimretention.

Bei Beatmungspatienten scheint die intratracheale Aminoglykosidgabe eine Möglichkeit zur Pneumonieprophylaxe darzustellen [19]. Sinn dieser Maßnahme ist es, einen „inneren desinfizierenden Riegel" aufrechtzuerhalten, um eine Keimdeszension und Aspiration aus den oberen Atemwegen und damit die Möglichkeit einer Infektion des Lungenparenchyms zu verhindern. Nach der Gabe von 40 mg Gentamycin alle 6 h unverdünnt intratracheal fanden die Autoren eine frühere Reduktion der bakteriellen Kontamination der Trachea, eine geringere Kolonisierungsrate der Trachea mit gramnegativen Keimen, einen rascheren Rückgang pneumonischer Infiltrate und ein selteneres Auftreten von Atemwegsinfektionen im Rahmen der weiteren Beatmung. Bei aufgetretener tatsächlicher Pneumonie ist die zusätzliche parenterale Antibiotikagabe nach Testergebnis selbstverständlich!

Eine allgemeine Antibiotikaprophylaxe ist nicht möglich. Die beste Prophylaxe zur Verhütung einer Pneumonie oder Atelektase stellt die Förderung der Elimination von Erregern und Bronchialschleim dar, also die antiobstruktive Therapie und die Verbesserung der Expektoration.

Expektoranzien

Unter normalen Bedingungen verhüten Zilientätigkeit und Hustenreflex die Akkumulierung von Sekreten innerhalb des Bronchialbaumes. Das beste Expektorans ist der Husten, seine Unterdrückung ist nur in seltenen Fällen gerechtfertigt (z. B. Rippenfrak-

Tabelle 5. Einteilung und Wirkprinzipien der Expektoranzien

1. Steigerung des Schleimtransportes: β_2-Adrenergika
2. Reflektorische Sekretvermehrung
   a) Über afferente Vagusfasern: Mineralsalze (z. B. Kaliumjodid, Ammoniumchlorid)
   b) Über efferente Vagusfasern: alkaloidhaltige Drogen, ätherische Öle
3. Rehydratation des Sekretes: hypertone Solelösung (2 – 3 %ig)
4. Änderung der physikochemischen Eigenschaften: Mesna, N-Acetylcystein
5. Reduktion der pathologischen intrazellulären Schleimproduktion: S-Carboxymethylcystein
6. Stimulation sekretorischer Zellstrukturen, Aktivierung der Surfactantbildung: Ambroxol

turen). Der Schleimtransport ist eine Resultante aus Zilientätigkeit, Schleimquantität, Schleimqualität und Schleimtransportabilität, d. h. Viskosität, Adhäsivität und Elastizität. Die Schleimmenge ist bei akuten Infekten durch die antibiotische Behandlung beeinflußbar, auf Schleimzusammensetzung und -transportabilität wirken die sog. Expektoranzien (häufig als Sekretolytika oder Mukolytika bezeichnet).

Die Kombination aus verringerter Vitalkapazität (postoperativ, komprimierende Verbände, Lungen- und Bronchialerkrankungen), Bronchialobstruktion, Zunahme von Sputumvolumen und -viskosität, Hustenunterdrückung und gestörter Zilienclearance führt zur Akkumulierung des überschüssigen, zähen Sputums und schafft die Voraussetzung für eine Atelektase und darauffolgende Infektion. Die Prämedikationsvisite hat nicht nur den Kreis der Risikopatienten zu erfassen, sondern die Aufgabe, eine zu starke Sedierung und zu große Flüssigkeitsverluste präoperativ zu verhindern. Durch Unterdrückung des Hustenreizes und der tiefen Ventilation infolge zu starker Prämedikation, außerdem durch Sekreteindickung infolge zu langer Flüssigkeitskarenz (und oftmals Schnarchen mit offenem Mund bei zu starker Sedierung) wird die natürliche Reinigung oft schon präoperativ gestört, die postoperative Lungenkomplikation nimmt häufig schon am Abend vor der Operation ihren Beginn. Die Viskosität des Sekretes geht auf ein dreidimensionales Maschenwerk von fadenförmigen Makromolekülen zurück, wobei die Zwischenräume durch eine wäßrige Lösung aus kleineren Proteinen und Salzionen ausgefüllt sind. Die Kohäsion und Rigidität des Schleimes geht auf die verschiedenen Bindungstypen innerhalb dieses Komplexes zurück [11]. Größere Bedeutung kommt der Durchbrechung der sehr stabilen Disulfidbindungen durch reduzierende Mittel zu, besonders durch Cysteinderivate.

Einen Überblick über die Wirkweise der verschiedenen Expektoranzien gibt Tabelle 5. Abgesehen von der Rehydratation des Sekretes durch hypertone Solelösung und der Steigerung der mukoziliaren Clearance durch β_2-Adrenergika haben besonders Ambroxol (Mucosolvan), S-Carboxymethyl-L-cystein (Transbronchin), N-Acetylcystein (Fluimucil) und Mesna (Mistabronco) eine klinische Bedeutung. Transbronchin steht nur in oraler Form zur Verfügung, Mistabronco nur als Instillations- bzw. Inhalationslösung. Wegen des raschen Wirkungseintrittes haben im perioperativen Bereich diejenigen Medikamente einen leichten Vorteil, die über eine Änderung der physikochemischen Eigenschaften des Sekretes die Expektoration erleichtern. Ihre stärkste Wirkung haben sie dann, wenn sie instilliert werden.

Die Wirkung einer per inhalationem bronchial wirksamen Substanz hängt von ihrer Teilchengröße und damit ihrer Eindringtiefe ab [10]. Die optimale Teilchengröße von weniger als 3 µm erreicht man mittels eines Ultraschallverneblers (oder Dosieraerosols), die optimale Applikation erfolgt durch intermittierenden Überdruck im Rahmen der Beatmungsinhalation (IPPB). Nur dadurch gelingt es, wesentlich größere Aerosolmengen in den Atemwegen zur Abscheidung zu bringen, als wenn der Medikamentennebel spontan aspiriert werden muß. Der spontane Atemzug reicht auch bei optimaler Teilchengröße dazu nicht aus! Es ist bekannt, daß zu hoher inspiratorischer Flow eine Deponierung des Aerosols vermindert, erinnert sei an die Vorteile der Hauptstromvernebler: die Applikation über Mundstück [10].

Die orale und parenterale Gabe von N-Acetylcystein stellt ebenfalls eine gute Pneumonieprophylaxe dar, da sie die mitunter aufwendige Arbeit mit Beatmungsgeräten umgeht [21]. Bei Inhalation mit Mesna kommt es häufiger zu Bronchialreizungen als mit N-Acetylcystein. Was dagegen die Wirksamkeit in der Auflösung und Verflüssigung von Blut-Schleim-Pfröpfen betrifft, so besitzt nur Mesna eine fibrinolytische Wirkung.

Jede Inhalationslösung kann für die Bronchialschleimhaut einen Reiz darstellen und zu einer Erhöhung der Atemwegswiderstände führen, insbesondere bei Patienten mit einem sog. hyperreagiblen Bronchialsystem [16, 18]. Läßt man dagegen 5 min vor der Inhalation ein bronchospasmolytisch wirksames Medikament inhalieren (z. B. 2 Atemzüge Berotec), so kommt es konstant zu einer Verbesserung der Ventilationswerte. Die durch Bronchialreizung bewirkte Zunahme des Atemwegswiderstandes bleibt aus, bei optimal weitgestellten Atemwegen erfolgt eine optimalere Medikamentendeponierung. Es ist also generell zu empfehlen, vor einer Inhalationstherapie entweder 1–2 Hübe aus einem β_2-adrenergen Dosieraerosol zu inhalieren oder mehrere Tropfen einer handelsüblichen β_2-adrenergen Lösung der Inhalationslösung beizumengen (z. B. 1 ml Bepanthen, 1 ml Mucosolvan, 5 Tropfen Sultanollösung). Letzteres ist eigentlich nur bei Beatmungspatienten erforderlich. Ein Dosieraerosol kann auch in der Phase der Nahrungskarenz und insbesondere präoperativ am Operationstag angewendet werden!

Bei aller Therapie mit Expektoranzien sei nie vergessen, den Schleim auch zu entfernen. Die postoperative Betreuung ist immer eine Kombination von medikamentöser und physikalischer Therapie, also Absaugen, Thoraxklopfungen, Mobilisieren, Atemgymnastik usw.

Bronchospasmolytika

β_2-Adrenergika (β_2-Mimetika, β_2-Stimulanzien)

Nur maximal weitgestellte Atemwege ermöglichen eine ausreichende Ventilation und optimale Ablagerung eines inhalierten Expektorans. Die Bronchiallumeneinengung kann völlig reversibel oder irreversibel sein, alle Zwischenstadien sind möglich.

Die β_2-Adrenergika führen zu einer Bronchodilatation über einen Aufbau des intrazellulären zyklischen Adenosinmonophosphates (cAMP), da der Tonus der Bronchialmuskulatur vom Verhältnis cAMP und zyklischem Guanosinmonophosphat (cGMP) abhängig ist. Die modernen β_2-Stimulanzien sind mit Adrenalin und den früheren Sympathikomimetika nicht mehr vergleichbar, sie zeichnen sich durch ihren verstärkten Angriffspunkt an der Bronchialmuskulatur aus, die α-und β_1-Rezeptoren am Herzen bleiben weitgehend unbeeinflußt. Zu beobachten ist lediglich ein dosisabhängiger Fingertremor, der durch die β_2-adrenerge Spezifität bedingt ist. Der Wirkstoff Fe-

Tabelle 6. Äquipotent bronchospasmolytisch wirksame Dosen von β_2-Adrenergika

	2 Atemzüge/ Dosieraerosol	Tabletten	Injektion	Inhalationslösung
Hexoprenalin (Etoscol)	0,4	1,0–1,5	0,01 i.v.	–
Salbutamol (Sultanol)	0,2	6,0–8,0	0,5 i.v.	1,25
Terbutalin (Bricanyl)	0,5	5,0	<0,5 s.c.	2,5–5 (10)
Reproterol (Bronchospasmin)	1,0	20–30,0	0,09 i.v.	–
Fenoterol (Berotec)	0,4	–	–	0,2–0,4
Clenbuterol (Spiropent)	–	>0,04	–	–

noterol (Berotec) ist identisch mit dem Wehenbremser Partusisten, daran sollten die Notärzte denken.

Die zur Verfügung stehenden modernen β_2-Stimulanzien stehen in unterschiedlicher Darreichungsform zur Verfügung: Tabletten, Inhalationslösung, Injektionslösung und Dosieraerosol. Zu bevorzugen ist heute die „lokale" Applikation durch Dosieraerosole, da mit einem Bruchteil an Wirkstoff bei reversibler Bronchialobstruktion der gleiche bronchospasmolytische Effekt zu erzielen ist, der Wirkungseintritt schneller ist und bei geringerer Dosis geringere Nebenwirkungen auftreten [2, 14, 15]. Die Dosieraerosole können – wie bereits erwähnt – auch bei Patienten mit Nahrungskarenz angewendet werden, zum Teil setzt die Wirkung auch bei bukkaler Resorption ein. Eine mangelhafte Patientencompliance kann heute bereits mit Pulverinhalatoren ausgeglichen werden. Es ist nochmals darauf hinzuweisen, daß im Rahmen der Inhalationstherapie ein β_2-Mimetikum vorinhaliert werden sollte. Wird hingegen das β_2-Mimetikum der Inhalationslösung beigemengt, ist die Inhalationszeit auf 15–30 min zu verlängern.

Durch die Wirkweise der β_2-Stimulanzien kommt es außerdem noch zur Anregung der gewünschten mukoziliären Clearance.

Anticholinergika

Sie spielen im Rahmen der Prophylaxe der Pneumonie oder Atelektase eine geringere Rolle. Bedeutung haben sie in der Langzeittherapie der chronisch-obstruktiven Lungenerkrankungen: Der Vaguswirkstoff Acetylcholin wird bei überschießenden Vagusimpulsen vermehrt frei und führt über eine Konzentrationssteigerung des cGMP zur reflektorischen Bronchuskonstriktion. Anticholinergika hemmen diesen Mechanismus. Wegen seiner Nebenwirkungen wird heute das Atropin nicht mehr verwendet, im Ipatropiumbromid (Atrovent-Dosieraerosol) steht ein nebenwirkungsarmes Derivat zur Verfügung. Die Anwendung erfolgt über Dosieraerosol, evtl. in Kombination mit einem β_2-Stimulator, wodurch dessen Wirkung gesteigert wird (Berodual). Auch bei Dosieraerosolen läßt sich nur durch regelmäßige Anwendung ein gleichmäßiges Wirkprofil erreichen.

Xanthinderivate (Theophyllin)

Theophyllin wirkt dadurch, daß es im Gegensatz zu den β_2-Mimetika den Abbau des cAMP zu cGMP hemmt, möglicherweise über eine in letzter Zeit in Frage gestellte Hemmung der Phosphodiesterase. Die Xanthinderivate stehen als Basis der Broncho-

Tabelle 7. Veränderte Ausscheidungsraten von Theophyllin

1. *Ausscheidung verzögert*	2. *Ausscheidung erhöht*
Frühgeborene	Kinder
Chronische Lebererkrankungen	Raucher
Herzinsuffizienz	
Cor pulmonale	
Lungenödem	

dilatanzien zur Verfügung, da sie wegen des anderen Wirkmechanismus auch dann wirken, wenn die β_2-Stimulanzien nicht mehr wirken. Im Asthmaanfall sind sie das Mittel der Wahl, erst zu einem späteren Zeitpunkt kehrt die Ansprechbarkeit auf β_2-Adrenergika zurück! Theophyllin wird überwiegend oral und parenteral gegeben, die Anwendung per inhalationem steht in der Wirkung der parenteralen Gabe nach. Bei der oralen Medikation ist der Einnahme von reinem Theophyllin der Vorzug vor Theophyllinderivaten zu geben. Es ist ein Theophyllinserumspiegel von ca. 10–20 µg/ml anzustreben. Eine Theophyllinspiegelbestimmung ist in den meisten Fällen entbehrlich, die in Tabelle 7 aufgeführten unterschiedlichen Ausscheidungsraten sind zu berücksichtigen. Eine Kumulationsgefahr besteht auch bei eingeschränkter Nierenfunktion nicht, da nur 10% Theophyllin im Harn erscheinen.

Theophyllin – so vermutet man – induziert außerdem eine Freisetzung von endogenen Katecholaminen und sensibilisiert damit die β_2-Rezeptoren. Über einen Anstieg des cAMP kommt es zur Anregung der Calciumpumpe und einer Erschlaffung der glatten Muskelfasern.

Die parenterale Gabe erfolgt im akuten Asthmaanfall oder bei Nahrungskarenz und Umstellung der oralen Medikation. Als Dosierungsempfehlung gelten 0,65–0,9 mg/kg KG/h, die Ladungsdosis beträgt 6 mg Theophyllin/kg KG [2].

Kortison

Ist mit Theophyllin plus β_2-Adrenergika und Anticholinergika in optimaler Dosierung keine ausreichende Besserung zu erzielen, ist die Indikation für Kortison gegeben.

Kortisonderivate bewirken ein Abschwellen der entzündlich veränderten Bronchialschleimhaut, hemmen die Freisetzung sog. spasmogener Substanzen aus den Gewebsmastzellen bzw. hemmen deren Synthese und vermindern die bronchiale Hypersekretion. Außerdem fördern sie die Synthese des cAMP und verbessern in synergistischer Form die Ansprechbarkeit der β_2-Rezeptoren und damit die Wirkung der β_2-Adrenergika. Die Applikation erfolgt systemisch oder aber lokal über ein Dosieraerosol. Nur Beclometason wird bei Inhalation nicht resorbiert, alle übrigen Kortisonderivate wirken nach Inhalation auch systemisch. Auch vor der jeweiligen (regelmäßigen) Inhalation eines Kortikoids (Sanasthmyl, Viarox) ist eine Vorinhalation mit einem β_2-Mimetikum erforderlich.

Eine Kortisondauermedikation darf nicht übersehen werden, bzw. sie darf aus Angst vor Wundheilungsstörungen präoperativ nicht abgesetzt werden! Es kommt sonst zum Rezidiv der Bronchialobstruktion, die Verschlechterung ist vorprogrammiert! Auch eine regelmäßige intramuskuläre Injektion alle 4 Wochen von Depotkortisonpräparaten stellt eine Dauermedikation dar, sie sollte sich auf Ausnahmen beschränken. Unter Streßbedingungen benötigen mit Kortison eingestellte Patienten eine regelmäßige und evtl. sogar höhere Medikation. In der Regel sollte die inhalative Medikation beibehalten werden, da damit die evtl. zusätzlich erforderliche systemische Gabe niedriger gehalten werden kann. Einer regelmäßig gegebenen Medikation in niedrigerer Dosierung ist der Vorzug vor hochdosierter Intervalltherapie zu geben [4, 15].

Präventiv wirksame Antiallergika

Präventiv wirksame Antiallergika wie DNCG (Intal) und Ketotifen (Zaditen) stellen keine Probleme dar. Bei kleineren Eingriffen sollte die Medikation beibehalten werden, bei länger dauernden Eingriffen und Krankenhausaufenthalten ist sie wegen der Allergenkarenz entbehrlich und evtl. durch die häufig gleichzeitig notwendige Kortisonmedikation ersetzt. Zu beachten ist, daß die protektive Wirkung von Ketotifen erst nach mehreren Tagen nach erneuter Einnahme wieder einsetzt.

Analgetika

Die Schmerzbekämpfung postoperativ stellt nicht nur einen ethischen Gesichtspunkt dar, vielmehr ermöglicht erst eine ausreichende Analgesie eine adäquate Ventilation und eine ausreichende Expektoration. Zu bevorzugen sind kurz wirksame Substanzen ohne zu starke Sedierung, der Lokalanästhesie ist der Vorzug zu geben. Es ist jedoch stets daran zu denken, daß auch Analgetika (und insbesondere die Acetylsalizylsäure) eine allergische Bronchialobstruktion hervorrufen können.

Nur ein Zusammenwirken von medikamentöser und physikalischer Therapie läßt eine Prophylaxe der Pneumonie und Atelektase erwarten. Die beste Prophylaxe wäre es jedoch auf lange Sicht, wenn der Nikotinkonsum der Raucher eingeschränkt werden könnte. Ein Erfolg wäre es immerhin auch, wenn die Langzeitbehandlung chronisch obstruktiver Lungenerkrankungen adäquat und suffizient erfolgte – was leider immer noch nicht der Fall ist! Bei aufgeschobener Operationsindikation ist eine adäquate und ausreichende antiobstruktive Therapie zu veranlassen, postoperativ ist der Patient mit einem schriftlichen adäquaten Therapievorschlag zu entlassen, sonst sind Rezidive und Komplikationen vorprogrammiert!

Literatur

1. Daschner F (1981) Antibiotikaprophylaxe – sinnvoll oder sinnlos? Dtsch Med Wochenschr 106:1150–1153
2. Deutsche Liga zur Bekämpfung der Atemwegserkrankungen e.V. (1980) Empfehlungen zur Behandlung von akuten und chronischen Atemwegsobstruktionen mit Bronchospasmolytika in der Praxis. Dtsch Med Wochenschr 105:1189–1191
3. Deutsche Liga zur Bekämpfung der Atemwegserkrankungen e.V. (1980) Empfehlungen zur Antibiotikatherapie bei infektiösen Bronchialerkrankugnen für die Praxis. Dtsch Med Wochenschr 105:1581–1584

4. Deutsche Liga zur Bekämpfung der Atemwegserkrankungen e.V. (1981) Empfehlungen zur Corticoid-Therapie bei Atemwegserkrankungen für die Praxis. Dtsch Med Wochenschr 106:1392–1394
5. Deutsche Liga zur Bekämpfung der Atemwegserkrankungen e.V. (1982) Empfehlungen zur Inhalationstherapie bei obstruktiven Atemwegserkrankungen in der Praxis. Dtsch Med Wochenschr 107:1246–1248
6. Falke K (1976) Anästhesiemethoden und -beatmung bei Patienten mit präoperativ eingeschränkter Lungenfunktion. In: Ahnefeld FW, Bergmann H, Burri C, Dick W, Halmagyi M, Rügheimer E (Hrsg) Klinische Anästhesiologie und Intensivthrapie, Bd 12. Springer, Berlin Heidelberg New York, S 100–113
7. Ferlinz R (im Druck) Pneumonien – Wandel eines Krankheitsbildes. 88. Tg. d. Dtsch. Ges. f. Inn. Med., Wiesbaden 1982
8. Gsell O (1980) Die Geschichte der Pneumonien – Wandel vom 19. zum 21. Jahrhundert. In: Bad Reichenhaller Forschungsanstalt für Krankheiten der Atmungsorgane e.V. (Hrsg) Reichenhaller Kolloquien, Bd 12. Dustri, München, S 13–45
9. Hamer P (1976) Allgemeine und spezielle Maßnahmen zur Verhütung und Beseitigung der postoperativen Atelektase. In: Ahnefeld FW, Bergmann H, Burri C, Dick W, Halmagyi M, Rügheimer E (Hrsg) Klinische Anästhesiologie und Intensivtherapie, Bd 12. Springer, Berlin Heidelberg New York, S 220–233
10. Herzog H, Perruchoud H (1979) Aerosoltherapie mit intermittierendem Überdruck. In: Schmidt OP (Hrsg) Obstruktive Atemwegserkrankungen. Witzstrock, Baden-Baden, S 116–126
11. Lanser K, Wichert P von (1979) Mukolytika in Klinik und Praxis. In: Schmidt OP (Hrsg) Obstruktive Atemwegserkrankungen. Witzstrock, Baden-Baden, S 56–63
12. Lode H, Kemmerich B (1980) Pneumonie des Erwachsenen. Häufigkeit – Erreger – Klinik. In: Bad Reichenhaller Forschungsanstalt für Krankheiten der Atmungsorgane e.V. (Hrsg) Reichenhaller Kolloquien, Bd 12. Dustri, München, S 61–73
13. Meister R (1980) Die Bedeutung der Atelektase bei thorakogener Atemstörung. Prax Pneumol 34:273–281
14. Schmidt OP (1978) Wirkprinzipien der Aerosoldiagnostik und -therapie bronchopulmonaler Krankheiten. Med Klin 73:361–367
15. Schmidt OP (1981) „Bronchitis"-Therapie heute. Med Klin 76:354–361
16. Schmidt OP, Kaspar P (1981) Inhalationstherapie und hyperreagibles Bronchialsystem. Z Erkr Atmungsorgane 157:262–269
17. Stille W (1980) Mikrobiologische und pharmakokinetische Grundlagen der Chemotherapie von Pneumonien. In: Reichenhaller Kolloquien, Bd 12. Dustri, München, S 21–40
18. Ulmer WT, Islam MS, Zimmermann J (1977) Das überempfindliche Bronchialsystem. Med Klin 72:1049–1062
19. Vogel F, Werner H, Exner M, Marx M (1981) Prophylaxe und Therapie von Atemwegsinfektionen bei beatmeten Patienten durch intratracheale Aminoglykosidgabe. Dtsch Med Wochenschr 106:898–903
20. Voigt E, Schorer R (1976) Veränderungen der Lungenfunktion während und nach Narkose und Operation. In: Ahnefeld FW, Bergmann H, Burri C, Dick W, Halmagyi M, Rügheimer E (Hrsg) Klinische Anästhesiologie und Intensivtherapie, Bd 12. Springer, Berlin Heidelberg New York, S 199–211
21. Zannini G, Giron GP (1980) Die Verwendung von N-Acetyl-L-Cystein zur Vorbeugung von postoperativer Lungenatelektase. Therapiewoche 30:1992–2007

Tracheo- und Bronchialtoilette – bronchiale Fibroaspiration

J. F. Dumon et al.

Obstruktionen bzw. Verlegungen im Bronchialtrakt, starke Vereiterungen, Atelektasen usw. bringen mitunter für Reanimation, Thoraxchirurgie, Neurochirurgie oder Chirurgie im Bereich des Verdauungstraktes oder in anderen Fachbereichen vitale Probleme mit sich.

Der Einsatz des Fibroskops führt zu schnellen therapeutischen und diagnostischen Ergebnissen. Es reduziert die unmittelbaren Gefahren, die durch Ventilationsstörungen bei gebrechlichen, hypoxischen, unter Atemnot leidenden und nicht transportfähigen Kranken auftreten. Allein durch die Anwendung des Bronchoskopes mit einem im Arbeitskanal ausreichenden Durchmesser von 2,6 mm unter Berücksichtigung der besonderen Bedingungen für den Reanimationspatienten oder den frisch Operierten können vollständige bronchoskopische Aufnahmen gemacht werden. Auf diese Art und Weise ist es möglich, Verlegungen von Bronchien zu Bronchien zu beheben, Antibiotika, Kortikosteroide oder Mukolytika lokal zu instillieren oder andere therapeutische und lebensrettende Maßnahmen vorzunehmen.

Im Jahre 1974 waren in Frankreich die ersten Fibroskope im Handel. Seit diesem Zeitpunkt haben wir 6 300 Fibroskopien vorgenommen, davon 1 400 in Notfallsituationen.

Indikationen

Bronchoaspirationen:

- Patienten mit dem klinischen Bild einer bronchialen Verstopfung, bei denen eine Kinesiotherapie nicht weiterhalf
- Bei im Röntgenbild nachgewiesenen Atelektasen
- Nach einem trachealen Eingriff (Anastomosenresektion)
- Bei starken Vereiterungen und ernsten Pneumopathien

Notfallbronchoskopien am Bett des Patienten:

- Bei postoperativen Kontrollen und nach komplizierten operativen Eingriffen in der Thoraxchirurgie
- Bei Thoraxverletzungen, bei Pneumothorax, mediastinalem oder subkutanem Emphysem, bei hämorrhagischem oder ausschließlich respiratorischem Syndrom. Alle diese Zustände machen eine Fibroskopie erforderlich, die es allein erlaubt, eine Ruptur der Bronchien auszuschließen oder zu bestätigen
- Bei Zuständen der Atemnot bei Erwachsenen (refraktäre Hypoxie), bei posttraumatischen Infektionen oder Intoxikationen, bei denen zusätzlich eine transbronchiale Biopsie grundlegende fortschreitende Erkenntnisse bringen kann

Weitere Anwendungsmöglichkeiten:

- Zur Überwachung bei Tracheotomien: Kontrolle der Kanülenentfernung und Erkennen einer beginnenden Trachealstenose

Material

Das Untersuchungsmaterial wird auf einem mobilen Wagen innerhalb der Klinik oder aber außerhalb der Klinik in einem Spezialkoffer transportiert und umfaßt:

- Eine Lichtquelle
- Ein steriles Fibroskop, das wiederum steril verpackt ist. Es ist in der Tat unerläßlich, völlig aseptisches Material zu transportieren und bei diesen Kranken einzusetzen. Denn es handelt sich um Patienten, die einer intensiven Reanimation unterliegen und deren Zustand bedenklich ist
- Ein steriles Röhrchen zur Aufnahme der abgesaugten Produkte und zur möglichen bakteriologischen Analyse
- Eine Absaugevorrichtung, die zur elektrisch schaltbaren oder manuellen Aspiration angeschlossen werden kann
- Einmalspritzen
- Mundstück
- Spezialanschlüsse, die eine einwandfreie Ventilation während der Fibroskopie garantieren
- Sterile Handschuhe, Schürzen, Kompressen
- Xylocain, Spray zu 10%
- Xylocain, flüssig, 2%
- Adrenaliertes Xylocain, flüssig
- Atropin
- Adrenalin
- Mistabronco (Mukolytikum)
- Physiologische Kochsalzlösung
- Biopsienadel und sterile Fogarty-Sonde

Untersuchungsmethoden

Bei unseren Untersuchungen handelt es sich in der Regel um stark gefährdete Patienten, die sehr vorsichtig und mit besonderer Sorgfalt behandelt werden müssen. Zum Team gehören ein Intensivmediziner, der bei Komplikationen sofort eingreifen kann, ferner der behandelnde Arzt und eine Krankenschwester bzw. ein Krankenpfleger, die in diesem Untersuchungsverfahren besonders ausgebildet sind, besonders dann, wenn sich ein Zwischenfall ereignet.

Zu den idealen Bedingungen zählt, daß der Operateur und sein Assistent sterile Kleidung, wie Kittel, Kopfbedeckung, Schürze, Schuhe und Handschuhe, tragen. Der Patient wird in einem sterilen Zimmer vorbereitet. Ist dieser nicht bei Bewußtsein und wird beatmet, bevorzugen wir den Einsatz einer Intubationssonde oder einer Tracheotomiekanüle. Unter der Anwendung des Fibroskops sinkt der P_aO_2 oft rapide ab. Dem

Patienten wird ständig Sauerstoff gegeben. Besondere Aufmerksamkeit muß pneumektomierten Patienten gewidmet werden. Die Sauerstoffzufuhr wird noch eine kurze Zeit nach der Untersuchung fortgeführt.

Weiterhin wird der Patient über einen Monitor kardiologisch beobachtet. Bei Rhythmusstörungen, insbesondere bei einer Bradykardie, selbst wenn sie nur mäßig ausgeprägt ist, wird die Untersuchung unterbrochen.

Untersuchung

Die Untersuchung findet am Bett des Patienten statt. Sie muß möglichst ohne eine Traumatisierung, schnell und effizient vor sich gehen. Im allgemeinen benutzen wir weder eine Lokalanästhesie noch eine Prämedikation.

Die Gesamtdauer der Untersuchung liegt zwischen 5 und 10 min.

3 Wege sind möglich:

1) *Der Patient ist bei Bewußtsein und atmet spontan.*
   Die schon beschriebenen, einleitenden Maßnahmen werden ergriffen. Vor der Untersuchung erklären wir dem Patienten mit Sorgfalt den Grund der Untersuchung, den Ablauf und die von ihm erwartete Zusammenarbeit. Es genügen im allgemeinen nur einige Minuten des Gesprächs und der Erklärungen, um einen ruhigen und kooperativen Patienten zu haben.
   Wenn möglich, bevorzugen wir die nasale Introduktion des Fibroskops, wobei dessen distaler Teil mit Tronothangel überzogen wird.
   Das Einführen des Fibroskopes über den bukkalen Weg impliziert den Einsatz des Mundstückes. Das Hinführen des Fibroskopes an die zu untersuchenden Stellen erfordert eine geschickte Hand.
   Das Zubeißen des Patienten während der Fibroskopie kann fatale Folgen haben: Der Arbeitskanal wird beschädigt. Das Ersetzen eines zerstörten Tubus oder eines zerbrochenen Fibroskopes ist sehr teuer.
   Weil wir keine Lokalanästhesie vorgenommen haben, soll die Annäherung des Fibroskopes an den Larynx vorsichtig und sanft erfolgen. Die Passage der Stimmbänder wird mit einer schnellen Bewegung bei ihrer Öffnung während der Atemvorgänge durchgeführt. Einige Patienten, besonders die in der postoperativen Phase, zeigen weit geöffnete Stimmbänder. Andere reagieren beim Vordringen des Fibroskopes mit gesteigerter Sekretion. Die vorliegenden Sekrete müssen zunächst abgesaugt werden. Die Passage der Stimmbänder provoziert sehr oft ein Erstickungsgefühl. Das weitere Einführen des Fibroskopes wird gestoppt, um ein Aspirieren zu vermeiden. Bevor die Untersuchung fortgesetzt wird, bekommt der Patient die erforderliche Zeit, erneut zu atmen.

2) *Der Patient ist bei Bewußtsein oder bewußtlos und atmet spontan über eine Intubationssonde oder eine Tracheotomiekanüle.*
   Bei diesen Patienten überprüfen wir zunächst den Durchmesser der Sonde oder der Kanüle, ob das Einführen des Fibroskopes (6 mm) ohne Unterbrechung der Ventilation möglich ist. Im Falle einer bukkalen Intubation muß die Sonde durch das

Mundstück geführt werden. Mayo-Kanülen werden nicht genommen, um den Apparat vor Verätzungen zu schützen. Das Fibroskop wird mit Silikon gleitfähig gemacht. Beim Einführen muß auf das Sondenende geachtet werden, insbesondere auf seine Lage zur Trachea.

3) *Der Patient wird beatmet.*
Ein Verbindungsstück zwischen Beatmungsgerät und der Sonde/Kanüle ermöglicht die Fibroskopie, ohne die Ventilation unterbrechen zu müssen. Die 3. Öffnung dieses Verbindungsstückes wird von einer dehnbaren Membran verschlossen. Durch diese Membran ist ein kleines Loch gebohrt mit einem geringeren Durchmesser als der des Fibroskopes. Somit ist die Abdichtung des angeschlossenen Apparatekreislaufs gewährleistet.

Das Fibroskop im Einsatz

Man bedient sich des Fibroskopes zum Absaugen und Freimachen im Bereich der Trachea, der Hauptbronchien, allein durch ständiges Hin- und Herbewegen unter kontinuierlicher Aspiration. Bei Vorliegen visköser Sekrete wenden wir die Instillation von physiologischem Serum oder Mesna (als Mistabronco, UCB Chemie, im Handel) als Mukoytikum (unverdünnt mit 5 ml Kochsalzlösung) an.

Eine ödematöse, entzündliche oder infektiöse Schleimhaut kann die Instillation von Antibiotika, Adrenalin oder Kortikosteroiden verlangen.

Schleimklumpen werden, nachdem sie vorher verflüssigt wurden, durch direkte Aspiration oder durch gemeinsames Zurückziehen mit dem Fibroskop abgesaugt; dies wird so oft wie notwendig durchgeführt.

Es ist nicht möglich, eine visköse Schleimansammlung abzusaugen, ohne vorher zu verflüssigen. Die mukolytische Wirkung von Mesna ist auffallend; zähe und adhäsive Sekrete werden zerlegt und aufgelöst. Diese Wirkung ist im wesentlichen auf die mukolytischen Aktivitäten der Substanz zurückzuführen, und auf ihre Fähigkeit, hochvisköse Partikel, die bei der vermehrten Sekretbildung auftreten, zu zerkleinern.

Vorfälle

Fibroskopien sind selbst bei Notfallpatienten nur mit einer seltenen und geringen Traumatisierung verbunden.

Tatsächlich zählten wir 1400 Fibroskopien in Notfällen, davon 3 bei Patienten mit frischem Herzinfarkt. Diese Untersuchungen wurden bei der Reanimation oder postoperativ durchgeführt. Es ereigneten sich 4 ernsthafte Bradykardien ohne Herzstillstand, die ein Einstellen der Fibroaspiration und eine weiterführende Therapie verlangten. Wir sahen 25 Bronchospasmen, die wir mit Kortikosteroiden behandelten. Weiterhin traten 4 mäßige Blutungen bei Patienten auf, die unter Antikoagulanzien standen.

Die bronchiale Aspiration ist ein schnelles und einfaches Verfahren. Unter den üblichen Vorsichtsmaßnahmen und Sicherheitsbedingungen, die in der Reanimation und der Chirurgie zu treffen sind, ist sie leicht durchzuführen. Ohne Anästhesie und ohne Prämedikation kann sie, so oft sie indiziert ist, wiederholt werden. Erforderlich ist jedoch, daß sie von einem geschulten Operateur vorgenommen wird und daß steriles Material zur Verfügung steht.

In seinen Indikationen vermag eine bronchiale Aspiration bedrohliche kardiorespiratorische Zustände zu beseitigen. Sie dient der Entnahme für bakteriologische Überprüfungen, der Bronchiallavage, der lokalen Instillation von Antibiotika, Kortikosteroiden oder Mukolytika. Sie ermöglicht weiter eine endoskopische Betrachtung, die bei traumatisierten und operierten Patienten zwingend notwendig ist.

Seitdem es Fibroskope in Frankreich gibt (1974), haben wir 6300 Fibroskopien, davon 1400 in Notfallsituationen, durchgeführt.

1400 bronchiale Aspirationen	
Reanimation	525
Postoperativ	875

1400 bronchiale Aspirationen	
Mit Instillation des Mukolytikums Mesna	659
Mit Instillation von Antibiotika	240
Mit Instillation von Kortikoiden + Antibiotika	105

Indikationen der bronchialen Fibroaspiration

- Verlegung bzw. Verstopfung der Bronchien, wobei die Kinesiotherapie nicht ausreicht
- Radiologisch diagnostizierte Atelektasen
- Folgen trachealer Anastomosenresektion
- Vereiterungen und schwere Pneumopathien
- Postoperative Kontrolle
- Thoraxtraumata
- Atemnotsyndrom bei Erwachsenen

Material

- Fibroskop mit breitem Arbeitskanal (2,6 mm)
- Steriler Tubus mit Tubusansatz
- Mundstück
- Einmalspritzen
- Spezialaufsatz für beatmete Patienten
- Sterile Handschuhe, Schürzen, Kompressionen
- 2%iges Xylocain, Atropin, Adrenalin
- Physiologische Kochsalzlösung, Mesna (Mistabronco)
- Biopsiezangen, sterile Fogarty-Sonden

Untersuchungsbedingungen bei Schwersterkrankten

- Speziell ausgebildetes Personal (Operateur und Assistent)
- Sterile Kittel, OP-Mütze und -Schuhe, Handschuhe, Schürze
- Steriler Behandlungsraum
- Intranasale Sauerstoffgabe (oder reine O_2-Ventilation)
- Beobachtung der Herztätigkeit (Abbruch der Untersuchung bei Bradykardien)
- Schnelle und schonende Untersuchung

Zwischenfälle, Unfälle

1400 Fibroaspirationen bei Notfallpatienten (postoperativ oder Reanimation)
- 4 schwere Bradykardien ohne Herzstillstand, die den Abbruch der Fibroskopie erforderlich machten mit den anschließenden Gaben von Atropin und hin und wieder Isuprel (3 Patienten mit kurz zurückliegendem Infarkt)
- 25 Bronchospasmen, die mit Kortikosteroiden systemisch therapiert wurden
- 4 leichte Blutungen bei Patienten, die unter Antikoagulanzien standen

Zusammenfassung der Diskussion

Frage: Welche einfachen, klinischen Kriterien geben für die Diagnose „bronchopulmonale Infektion“ entscheidende Hinweise?

Antwort: Die entscheidenden klinischen Kriterien für die Sicherung der Diagnose „bronchopulmonale Infektion“ sind durch die klassischen Symptome der Pneumonie gegeben. Zu diesen Symptomen zählen: Fieber, eine röntgenologische Verschattung die mit einer Infektion kompatibel ist, ein entsprechender Auskultationsbefund und eine Linksverschiebung im Differentialblutbild. Diese Kriterien dürften unter gleichzeitiger Berücksichtigung der vorliegenden bakteriologischen Befunde im Einzelfall genügen, eine bronchopulmonale Infektion mit ausreichender Sicherheit zu diagnostizieren.

Frage: Welche Schwierigkeiten ergeben sich für den Radiologen, aufgrund von Thoraxübersichtsaufnahmen bei Intensivpatienten die Diagnose „bronchopulmonale Infektion“ zu stellen?

Antwort: Abgesehen von markanten Verschattungen kann der Radiologie nur unter Mithilfe des Klinikers einen Beitrag zur Differentialdiagnose bronchopulmonaler Infektionen liefern. Es ist sicherlich nicht möglich, aufgrund der Thoraxübersichtsaufnahme bronchopulmonale Infektionen verschiedener Ätiologie gegeneinander aufzuschlüsseln. Der Röntgenologe kann jedoch helfen, durch Abgrenzung zwischen Verschattungen im Sinne von Atelektasen und Verdichtungen anderer Genese eine Überdiagnostizierung zugunsten bronchopulmonaler Infektionen zu vermeiden.

Die Schwierigkeiten der Interpretation von Thoraxübersichtsaufnahmen ergeben sich in erster Linie aus der Röntgenaufnahmetechnik am Intensivpatienten: Die Röntgenaufnahmen müssen am liegenden Patienten, meistens bei nicht sehr tiefer Inspirationsphase, angefertigt werden. Dadurch entsteht eine veränderte Ausdehnung und unscharfe Begrenzung von Verdichtungen. Es ist entscheidend, diese Faktoren bei der Auswertung von Bettaufnahmen zu berücksichtigen.

Frage: Hat der Radiologe die Möglichkeit, bei Verschattungen über beiden Lungen zwischen überwiegender Flüssigkeitseinlagerung und infiltrativen Veränderungen abzugrenzen?

Antwort: Der Nachweis oder Ausschluß von Flüssigkeitseinlagerungen gelingt in vielen Fällen gut mit Aufnahmen in Seitenlage des Patienten und horizontalem Strahlengang. Diese Technik wird als Gravity-shift-Test bezeichnet, weil sich das Ödem infolge der Schwerkraft in die abhängigen Abschnitte des Thoraxraumes absenkt. Bei infiltrativen Veränderungen wird dies naturgemäß nicht möglich sein.

Frage: Gibt es Zusammenhänge zwischen einer röntgenologisch verifizierbaren Ausbreitung der Pneumonie und dem Erregertyp?

Antwort: Im Regelfall nicht. Eine Ausnahme mögen vielleicht 2 Pneumonieformen bilden, die relativ konstante Befunde aufweisen:

Die Klebsiellenpneumonie kann einhergehen mit einer Volumenvermehrung des betroffenen Abschnittes, also des entsprechenden Lungensegmentes bzw. Lungenlappens. Ist röntgenologisch eine Vorwölbung der Pleuraspalten nachweisbar, was relativ selten ist, dann ist dies ein zuverlässiges Zeichen für das Vorliegen einer Klebsiellenpneumonie.

Pseudomonasinfektionen bevorzugen die basalen bzw. dorsobasalen Lungenabschnitte und zeichnen sich aus durch die Tendenz zu Pleuraergußbildung und ihre Neigung zur Abszedierung. Es ist jedoch schwierig, eine Abgrenzung gegenüber anderen bronchopulmonalen Infektionen vorzunehmen, da bei allen bettlägerigen Patienten die Infektion in der Regel in diesen Abschnitten lokalisiert ist.

Frage: Kann die Computertomographie zum Problem der Diagnostik der bronchopulmonalen Infektion eine entscheidende Hilfestellung bieten?

Antwort: Nein. Diagnostisch verwertbare computertomographische Bilder sind nur zu erhalten, wenn optimale Untersuchungsbedingungen gewährleistet sind. Optimale Untersuchungsbedingungen wird man jedoch bei Intensivpatienten nie antreffen. Bei Lungenaufnahmen tritt noch eine Schwierigkeit besonderer Art hinzu: Um keine Bewegungsunschärfen zu bekommen, müßten die Aufnahmen in Atemstillstand über eine Dauer von 4–5 s vorgenommen werden, da auch Computertomographen der neueren Generation diese Zeit für eine Schnittebene beanspruchen. Da die Lunge ein relativ voluminöses Organ ist, müssen für eine exakte Aussage immer mehrere Schnittebenen angefertig werden.

Bei der Diagnostik bronchopulmonaler Erkrankungen ist dem Intensivmediziner eher damit geholfen, wenn sich der Radiologe bemüht, die Möglichkeiten konventioneller Methoden voll auszuschöpfen.

Frage: In welchem Bereich des oberen Respirationstraktes sind bei Intensivpatienten mit nosokomialen Infektionen am ehesten gramnegative Stäbchenbakterien zu finden?

Antwort: Gramnegative Stäbchenbakterien, wie z. B. Enterobacteriaceae und Pseudomonadaceae, findet man vorwiegend im Pharynx und nicht in der Nase eines mit nosokomialen Keimen besiedelten Patienten. Das Pharyngealsekret ist daher dem Nasensekret für die Diagnostik grundsätzlich vorzuziehen.

Frage: Welche Bedeutung hat die Transportzeit bei bronchopulmonalem Untersuchungsmaterial für die Verfälschung des Untersuchungsergebnisses?

Antwort: Für eine lange Transitzeit sprechen 2 Indizien: Mit zunehmender Zeit sterben die endogenen, fakultativ pathogenen Keime aus der oropharyngealen Flora ab und die gramnegativen, hospitalären Naßkeime nehmen in ihrer Zahl zu. Darüber hinaus ist der beste Marker für eine lange Versanddauer die Existenz von Hefen, an denen man bereits jede Menge Pseudohyphen erkennen kann.

Frage: Gibt es, laboratoriumstechnisch gesehen, die Möglichkeit, zwischen Sputum und Speichel zu unterscheiden?

Antwort: Eine Differenzierung durch das primäre Gram-Präparat mag dem Kliniker in begrenztem Umfang weiterhelfen, zwischen Sputum und Saliva zu unterscheiden [1–3, s. auch Beitrag Traub]. Für das Vorliegen von Saliva sprechen in erster Linie Plattenepithelzellen, für gewonnenes Sputum dagegen neutrophile Granulozyten.

Frage: Wann kann nach der Einsendung von bronchopulmonalem Untersuchungsmaterial frühestens damit gerechnet werden, eine richtungsweisende Diagnose zu erhalten?

Antwort: Die schnellste Möglichkeit einer gewissen Differenzierung bietet sicherlich die Anfertigung eines Gram-Präparates. Ein singuläres Gram-Präparat ist eine Sache von weniger als 15 min, Lufttrocknung, Hitzefixierung, Färbung und Telefonat eingeschlossen. Das Problem bleibt jedoch, daß als Diagnose leider nur angegeben werden kann: z. B. gramnegative Stäbchenbakterien, neutrophile Granulozyten. Eine weitere Differenzierung ist leider nicht möglich, es könnte sich um Pseudomonadaceae, Enterobacteriaceae und Anaerobier handeln. Ein Hinweis auf die Chemotherapie, die zur Behandlung des Patienten erforderlich wird, kann selbstverständlich nicht gegeben werden.

Frage: In welchem Prozentsatz sind bei beatmeten Patienten mit ARDS, bei denen eine bronchopulmonale Lavage durchgeführt wurde, von vornherein neutrophile Granulozyten zu erwarten?

Antwort: Diese Frage kann nicht eindeutig beantwortet werden, da noch nicht genügend Daten in der Literatur dazu vorliegen.

Frage: In welchem Umfang kann aus bronchopulmonalem Untersuchungsmaterial die Diagnose einer Pilzinfektion gestellt werden?

Antwort: Sind im Bronchialsekret Pilze in großen Mengen nachweisbar und fehlt eine entsprechende bakterielle Flora, so kann man in den meisten Fällen bereits anhand des morphologischen Zustandsbildes aussagen, ob es sich um eine relevante Zustandsform handelt. Zusätzlich kann man noch die Serodiagnostik zur Unterstützung heranziehen.

Es ist jedoch wichtig, klar zu unterscheiden, um welche Pilze es sich hierbei handelt: Candidaarten bieten die größten Schwierigkeiten der Interpretation, finden sich dagegen Hyphenstücke von Aspergillus fumigatus, dann ist die Diagnose mit Sicherheit erhärtet, daß es sich um ein aspergillotisches Geschehen handelt.

Frage: Wie ist der Stellenwert der Endoskopie zur Gewinnung bronchopulmonalen Untersuchungsmaterials einzuordnen?

Antwort: Die Endoskopie wird wie jedes invasive diagnostische Verfahren ein Reservemittel sein, die Indikationsstellung ist jedoch bei Intensivpatienten großzügiger zu handhaben. Intensivpatienten müssen ja ohnehin aus anderen Gründen oftmals endoskopisch abgesaugt werden. Die Gewinnung von Sputum stellt praktisch keine besondere Schwierigkeit dar. Gerade unter dem Aspekt der Intensivmedizin darf man sich einiges mehr leisten, um zu einer raschen Diagnose zu kommen, denn es geht darum, die Patienten ohne Verzug bestmöglichst zu therapieren. Eine gewisse Eskalation der diagnostischen Methoden, eben auch der Endoskopie, die der Schwere des Krankheitsbildes angepaßt ist, ist durchaus vertretbar.

Frage: Wie ist die Indikationsstellung für eine perkutane Lungenpunktion bei Patienten mit bronchopulmonalen Infektionen anzusetzen?

Antwort: Die perkutane Lungenpunktion ist bei beatmeten Patienten, auch im Rahmen einer Sepsis, als letzte Methode zu wählen. Das Mittel der Wahl stellt zunächst eine transbronchiale Lungenbiopsie dar. Der chirurgischen offenen Lungenbiopsie unter klaren Verhältnissen kommt die zweite Wahl zu, und zwar im Sinne, je schlechter die respiratorische Situation eines Patienten ist, um so eher ist die Thorakotomie durchzuführen.

Generell ist zu sagen, daß routinemäßig Biopsien bei bronchopulmonalen Infektionen nicht indiziert sind. Erst wenn alle Methoden versagt haben, auf konventionellem Weg den Ausgangsherd für eine Sepsis zu identifizieren, und eine lokalisierte Verschattung vorliegt, sollte man biopsieren.

Frage: Besteht die Notwendigkeit, im normalen anästhesiologischem Bereich Einmaltuben zu verwenden?

Antwort: Es besteht keinerlei Notwendigkeit, im Rahmen des anästhesiologischen Routinebetriebs Einmaltuben zu verwenden.

Schlüssige Untersuchungen darüber, daß durch die Verwendung von Einmaltuben die Häufigkeit postanästhesiologischer Infektionen verringert wird, gibt es nicht. Grundvoraussetzung ist selbstverständlich, daß wiederverwendbare Tuben exakt aufbereitet und exakt gelagert werden.

Frage: Ist es vertretbar, sterilisierte Tuben nicht einzutüten, um die Gefahr von Rückständen in den Tuben zu minimieren?

Antwort: Um zu gewährleisten, daß wiederverwendbare Tuben vor einem erneuten Einsatz nicht rekontaminiert werden, sollten sie nach ihrer Sterilisation unbedingt in Tüten eingeschweißt werden. Um die Gefahren toxischer Rückstände in den Tuben herabzusetzen, sollten Verfahren, wie z. B. eine Gassterilisation von Tuben, nicht als Routinemaßnahmen angewandt werden. Andere Methoden der Sterilisation, wie z. B. die Dampfsterilisation, erzeugen keine toxischen Rückstände und sind daher zu bevorzugen.

Literatur

1. Barry AL (1977) Clinical specimes for microbiologic examinations. In: Hoeprich PD (ed) Infectious diseases, 2. edn. Hagerstown, Harper & Row, Maryland, p 95
2. Murray PR, Washington JA (1975) Microscopic and bacteriologic analysis of expectorated sputum. Mayo Clin Proc 50:339–344
3. Van Scoy RE (1977) Bacterial sputum cultures. A clinician's viepoint. Mayo Clin Proc 52:39–41

Teil F

Prophylaxe und Therapie der bronchopulmonalen Infektion

Die zellulären und humoralen Abwehrmechanismen des Respirationstraktes und ihre prophylaktische oder therapeutische Beeinflussung

H.-G. Manke und J. R. Kalden

Die Lunge, jahrzehntelang bezüglich ihres Stoffwechsels, ihrer endokrinen Funktionen und ihrer Abwehrsysteme ein fast unbekanntes Organ, ist in den letzten Jahren mehr ins Blickfeld der klinischen Forschung gerückt.

Bei im Vergleich zu früher sehr viel höherer Exposition gegenüber Schadstoffen aus der Umgebung ist sie heute neben bakteriellen und viralen Erregern auch vermehrt Allergenen und chemischen Noxen ausgesetzt und hat sicher ein wesentliches Mehr an Leistung als früher zu bringen. Dies und die beeindruckenden Leistungen der Grundlagenforschung, vor allem auf dem Gebiet der phagozytierenden Zellen, haben stimulierend auf die Lungenforschung gewirkt, und so hat unsere Kenntnis der physiologischen Mechanismen, die bei Abwehrvorgängen in der Lunge zur Verfügung stehen, in den letzten Jahren entscheidend zugenommen.

Die Lunge verfügt im Prinzip über 2 Systeme für die Abwehr von Bakterien, Viren und Allergenen [6]:

- Erstens über das ziliare System, das zusammen mit dem Mucus als sog. *mukoziliares System* für die Abwehr in den oberen Luftwegen, wie Trachea, Hauptbronchien und Stammbronchien, zuständig ist;
- Zweitens über den *phagozytären Apparat*, repräsentiert durch die Alveolarmakrophagen und die Makrophagen des Interstitiums, die v. a. von großer Wichtigkeit für die Infektabwehr und Clearancefunktionen in der peripheren Lunge sind.

Ziliäres System

Das Zylinderepithel von Trachea, Bronchus und Bronchiolus ist dicht besetzt mit Zilien, wovon sich etwa 270 Zilien pro Zylinderzelle [16, 45] und ca. $1{,}8 \cdot 10^9$ Zilien/cm^2 finden. Diese Zilien sorgen mit einer Frequenz von 10–14 Schlägen/s dafür, daß sich ein ständiger Flüssigkeitsstrom mit einer Geschwindigkeit von 10,3 mm/min vom Bronchiolus über die Bronchien und die Trachea zum Larynx bewegt. Ihre Wirksamkeit hängt nicht nur von ihrer Frequenz, sondern auch von der Amplitude ihres Schlages und der Zilienlänge ab sowie von den physikalischen Qualitäten des Bronchialschleimes.

Die motile Einheit der Zilien, das Axonem, besteht aus 9 mikrotubulären Doppelbündeln, die im Kreis um 2 zentrale Mikrotubuli stehen. Jede der 9 Doubletten hat 2 Reihen von Seitenarmen, die Dyneinarme, und einen langen radialen Auswuchs, der nach der Mitte gerichtet ist und in der äußeren Schicht der zentralen Mikrotubuli verankert zu sein scheint [50]. Diese zentralen Mikrotubuli, die ebenfalls eine Doublette bilden, sind durch rippenähnliche Komponenten, die die sog. Zentralschicht bilden, miteinander verbunden.

1. *Erworbene Beeinträchtigungen der Zilienfunktion* finden sich in schwerster Form bei Patienten mit chronischer Bronchitis, deutlich geringer ausgeprägt bei Asthmatikern nach Antigenprovokation und nur mäßiggradig bei symptomlosen Asthmatikern und Patienten mit α_1-Antitrypsinmangel ohne chronische Bronchitis [11].

Worauf diese erworbenen funktionellen Defekte zurückzuführen sind, ist unbekannt. Die Umwandlung des mit Zilien versehenen Zylinderepithels der Bronchien in geschichtetes Plattenepithel im Laufe chronischer Entzündungen und der Verlust von Zilien scheinen nicht so ausgeprägt zu sein, daß sie von funktioneller Wertigkeit sein könnten. In letzter Zeit wurde bekannt, daß die aus Mastzellen freigegebene "slow reacting substance of anaphylaxis" (SRS-A) die Zilienfunktion hemmt [1]. Sie wird bei Antigenexposition in den Lungen von Asthmatikern freigesetzt. Es ist noch unklar, ob sie nicht auch bei der chronischen Bronchitis kontinuierlich entsteht. Therapeutisch ist sie durch Antagonisten von SRS-A aufhebbar. Die Zilienfunktion ist auch mittels β-adrenerger Substanzen stimulierbar.

2. Es sind jedoch auch *erworbene Defekte* der Organisation des Axonems in den Zilien bekannt geworden mit fehlenden oder zusätzlichen Mikrotubuli, Verkürzungen der äußeren Dyneinarme, Internalisierung von Zilien und Veränderungen der Zilienbasis, des sog. "ciliar necklace" [44].

3. Unter den *angeborenen Defekten* sind bisher Mangel an Dynein, Defekte der radialen Sporenbildung und Transposition der Mikrotubuli beschrieben [49].

Mucus

Den Epithelien der Trachea, der Bronchien und der Bronchiolen liegt eine muköse Flüssigkeitsschicht auf, die mit den epithelialen Zellen die sog. *Mukosabarriere* darstellt. Dieser Mucus ist ein polymeres Gel, das von Becherzellen in den Epithelien und serösen und mukösen Drüsen in der Submukosa synthetisiert wird. Er enthält neutrale und saure Glykoproteine, Elektrolyte, Wasser, sekretorisches IgA 2 (als dimeres Molekül), IgG, IgM, IgE, Transferrin, Komplementfaktoren und Präkursormoleküle für die Komplementaktivierung über den alternativen Aktivierungsweg [3].

Dieser Schleim liegt der Bronchialschleimhaut in 2 Schichten auf: Die innere, mehr seröse und damit flüssigere Schleimschicht stellt das Kompartiment dar, in dem die Zilien schlagen. Die äußere Schicht ist mehr mukös gelatinös. Die Geschwindigkeit des Mucustransports in Richtung Larynx und Pharynx und damit der Transport von Partikeln hängt von der Frequenz und der Amplitude des Zilienschlages, der Zilienmenge und dem Zilienbesatz der Bronchialepithelien ab. Er ist aber natürlich auch abhängig von der Qualität des Mucus, d. h. der Dicke der Mucusschicht und ihrer Konsistenz. Die letztere, die sog. rheologische Eigenschaft des Mucus, hängt von der Zusammensetzung seiner Glykoproteine, ihrer chemischen Struktur, ihrem Polymerisationsgrad und ihrem Elektrolytgehalt ab. Diese Glykoproteine sind als Polyelektrolyte anzusehen. Enthalten sie mehr Sialsäure und Sulfate, so spricht man von sauren Glykoproteinen, denen vorzugsweise bakterizide Eigenschaften zugeordnet werden [20]. Die Qualität des Mucus bezüglich seiner Lysozym- und Glykokonjugatzusammensetzung wird u. a. von Peptiden geregelt [10].

Fehlerhafte exzessive Sekretionsmengen und abnorme Zusammensetzungen des Mucus mit einer Erhöhung der sauren Komponenten (der Polyanionen) finden sich beispielsweise bei der zystischen Fibrose und führen zu einer Verlangsamung des mucoziliaren Transports von durchschnittlich 10,3 mm/min bei Normalpersonen auf 3,2 mm/min bei zystischen Fibrosepatienten. Bemerkenswerterweise sind nicht nur vermehrt saure Glykoproteine im Mucus dieser Patienten [8], sondern der Schleim ist auch wasserärmer und scheint einen höheren Gehalt an Kalzium zu haben.

Änderungen im Glykoproteingehalt oder im Wasserelektrolytgehalt des Mucus führen also zur Verlangsamung des Schleimtransports und damit zu verlangsamter Partikelelimination. Dies hat in der Regel eine multiple Obstruktion des Bronchialsystems und eine Häufung von Infektionen zur Folge. Prinzipiell scheinen jedoch pathologische Veränderungen des Mucus mit dem Leben vereinbar zu sein.

Antikörper im Bronchialschleim

Im zentralen Bronchialsystem (Trachea, Stammbronchien, Hauptbronchien und Bronchiolen) wird subepithelial *Immunglobulin A* vom Subtyp 2 (IgA 2) von Lymphozyten synthetisiert, über die sog. J-Kette zu einem Dimer gekoppelt [19, 31, 52, 53] und aktiv durch die Epithelien der Schleimhaut ins Bronchiallumen transportiert. Dieser aktive Transport wird von den Epithelien geleistet, die ein sekretorisches Protein ("secretory piece") synthetisieren und in ihrer Membran bereitstellen, an das IgA binden kann. Dieses sekretorische Protein wird, unabhängig davon, ob es gerade IgA gebunden hat oder nicht, kontinuierlich lumenwärts transportiert. Es kann gelegentlich fehlen [48]. Im Bronchialschleim hat das IgA die Funktion, Antigene und Viren zu binden und Bakterienmembranen so zu besetzen, daß diese nicht mehr an Bronchialepithelzellen haften können. Gesichert ist, daß die Besetzung von Viren durch IgA diese daran hindert, epitheliale Zellen zu infizieren und daß IgA das Verklumpen von Bakterien (z. B. Streptokokken) fördert und damit die Adhärenz von Bakterien an epithelialen Zellmembranen vermindert. Das IgA-Dimer ist nicht in der Lage, Komplement über den klassischen Weg zu aktivieren. Über den Fc-Anteil des IgA-Dimers wird auch keine Bindung an phagozytierende Zellen vermittelt [47].

IgA-Mangel geht parallel mit einer höheren Häufigkeit allergischer Erkrankungen und mit zirkulierenden Antikörpern, z. B. gegen Nahrungsproteine. Bei IgA-Mangel wird anstelle von IgA das subepithelial gebildete Immunglobulin M über die sekretorischen Proteine in das Lumen befördert. IgM bindet jedoch mit deutlich niedrigerer Affinität an das "secretory piece".

Weiterhin ist auffällig, daß zwar bei IgA nur eine geringe Häufung von pulmonalen Infektionen auftritt, daß jedoch der *kombinierte Mangel an IgA und IgE* von einer ausgeprägten Häufung von sinobronchopulmonalen Erkrankungen begleitet ist. Dies macht eine Kooperation zwischen IgA und IgE bei der Defektabwehr wahrscheinlich – ansonsten bleibt die Rolle, die *IgE* in der Abwehr im Bronchialsekret spielt, unklar; insbesondere weiß man nichts über seine antiviralen Eigenschaften.

In der peripheren Lunge scheint *Immunglobulin G* (IgG) in der Abwehr eine große Rolle zu spielen [3, 29]. Es kommt in der peripheren Lunge (im Alveolarschleim) in höheren Konzentrationen als im Serum vor [3]. Aus diesem Grunde müssen ebenfalls eigene Transportmechanismen für IgG angenommen werden, wie es sie ja auch in der Plazenta und (zumindest im Tier) in den Darmepithelien gibt. Die Bedeutung der einzelnen *IgG-Subklassen* für die Abwehr im peripheren Lungengewebe ist noch völlig unklar. Untersuchungen über die Subklassenzusammensetzung im Alveolarschleim liegen nicht vor. Jedoch weisen gehäufte pulmonale Infekte (Pneumonien) bei isoliertem

IgG 2-Mangel [55] und bei IgG 4-Mangel [2] wie auch bei IgG 2-IgG 4-Mangel [36] auf die besondere Bedeutung dieser IgG-Subklassen in der Abwehr von Infekten in der peripheren Lunge hin. Bemerkenswerterweise finden sich die Antikörper gegen Polysaccharide der Pneumokokken und gegen die Teichoinsäure der Streptokokken ausschließlich in den IgG-Subklassen 2 und 4. Möglicherweise liegt auch ein eigenes Transportsystem nur für diese beiden IgG-Subklassen vor.

Zelluläres Abwehrsystem der Lunge

Makrophagen

Vor allem in der peripheren Lunge tragen die pulmonalen Makrophagen (Alveolarmakrophagen und interstitielle Makrophagen) den überwiegenden Anteil an der Abwehr gegen pathogene Erreger. Die Eliminierung von Partikeln und Bakterien erfolgt zunächst über Adhärenz an die Makrophagen, dann über Phagozytose, d. h. Aufnahme in sog. Phagosomen. Letztere fusionieren mit Lysosomen. Die Lysosomen enthalten Proteasen, Desoxyribonukleasen, Ribonukleasen, β-Glucuronidasen und saure Phosphatasen. Dies führt (im allgemeinen) zum Abtöten der Bakterien und zu ihrer Desintegration. Die dabei anfallenden Antigene werden zum überwiegenden Teil abgebaut und zu einem kleinen Teil (ca. 10%) als antigene Bürste auf der Makrophagenmembran gestapelt [7].

Phagozytose

Eine Vorbedingung für die Phagozytose von Partikeln und Bakterien ist zunächst die Adhärenz; diese wird durch besondere Strukturen in der Makrophagenmembran begünstigt: so beispielsweise durch den sog. Fc-Rezeptor für IgG (das antigengebunden ist) [54]. Dieser Rezeptor erleichtert es, mit Antikörpern beladene (und damit „opsonierte") Bakterien an die Makrophagenmembran zu binden [39]. Als weiteren Rezeptor trägt der Makrophage einen solchen für das Komplementfragment C 3 b. Über diesen Rezeptor können ebenfalls mit Antikörpern und Komplement beladene Bakterien aufgenommen werden [22, 24, 25]. Hier ist die Phagozytose sehr viel effektiver als die von Bakterien, die nur mit Antikörpern besetzt sind. Auffälligerweise besitzt jedoch der Alveolarmakrophage keinen Fc-Rezeptor für IgA, das das eigentliche sekretorische Immunglobulin im Tracheobronchialbaum darstellt. Bei Virusinfektionen kann es zur Störung der Phagozytenfunktion kommen [26]. Die oben kurz geschilderten Vorgänge erfordern aber auch eine bestimmte Bereitschaft des Makrophagen zur Phagozytose und zur Abgabe von chemotaktischen Stoffen und Prostaglandinen. Dieses „Bereitwerden" des Makrophagen nennt man auch *Aktivierung* [53].

Makrophagenprodukte

Der Ausstoß von Prostaglandinen und anderen Produkten der Makrophagen, die für das Heranziehen von Hilfszellen notwendig sind, ist erst in den letzten Jahren ausgiebiger untersucht worden. Neben Prostaglandinen gibt der Makrophage chemotaktische Stoffe für Neutrophile und aktivierende Stoffe für T-Lymphozyten ab. Sinn der Synthese und Abgabe dieser Substanzen liegt in der Akkumulation von Hilfszellen. So weiß man, daß es bei Rauchern im Arachidonsäurestoffwechsel zu Störungen kommt, die mit Veränderungen der Adhärenz und der Phagozytose der Makrophagen verbunden sind [32]. Weiterhin wurden – zumindest bei Kaninchen – in Halothannarkose Störungen der Proteinsynthese in Lungenmakrophagen gefunden [21].

Transportfunktion der Makrophagen

Eine weitere wichtige Funktion der Makrophagen in den Luftwegen ist der Transport von Partikeln und Bakterien, der über und im Mucus im Tracheobronchialbaum erfolgt. Nach Inhalation und Endozytose von Partikeln können diese binnen 24 h aus dem Bronchialsystem eliminiert werden. Eine wesentliche Hilfe dabei ist das schnelle Abschilfern der Alveolarmakrophagen.

Weiterhin durchwandern die Makrophagen Bronchialepithelien und können in die Lymphspalten und in das Bindegewebe eintreten. Es ist unbekannt, ob sie dabei auch in die Zirkulation kommen.

Zum dritten können Makrophagen außerordentlich lange in der Bronchialwand persistieren. Nach den bisherigen Untersuchungen liegt die Verweildauer der Alveolarmakrophagen in der Alveole zwischen Tagen und Jahren (3–4 Jahre). Der biologische Sinn dieser stationären Phase ist unbekannt.

Zytotoxische Funktionen von Makrophagen

Kürzlich publizierte Untersuchungen haben gezeigt, daß Makrophagen („aktivierte“ Makrophagen) als sog. “killercells” [30] virusinfizierte Zellen und Tumorzellen abtöten können. Hierbei werden vom Makrophagen Veränderungen im Histokompatibilitätsmuster (HLA) der körpereigenen Zelle, wie sie durch die Einordnung von Virusproteinen in die HLA-Komplexe entstehen, erkannt. Nach dem Erkennen setzt dann die Abtötung dieser Zellen ein [18].

T-Lymphozyten

Im Rahmen einer Immunreaktion auf ein Antigen werden zelluläre und humorale Kooperationsmechanismen des Abwehrsystems induziert. So besteht eine enge Kooperation zwischen Makrophagen und Thymuslymphozyten (T-Lymphozyten). Thymuslymphozyten bilden u. a. makrophagenaktivierende Faktoren, die Phagozytose und zytotoxische Potenzen aktivieren oder die Makrophagenmigration inhibieren können [15].

Thymuslymphozyten stammen aus dem Knochenmark und entwickeln sich unter dem Einfluß von Thymuspeptiden (z. T. im Thymus, später außerhalb des Thymus) [38]. Nach Zelloberflächenmerkmalen lassen sich unterschiedliche Subpopulationen von Thymuslymphozyten mit unterschiedlicher biologischer Funktion unterscheiden. Von besonderer Bedeutung sind dabei Thymussuppressorzellen und Thymushelferzellen, die das Ausmaß einer Immunantwort regulieren helfen, sowie die Entwicklung zytotoxischer Effektorzellen.

Stimulation von immunkompetenten Zellen durch Antigen

Neben Thymuslymphozyten, die bei Rauchern in ihrer Funktion verändert sind [14], finden sich im Bronchialsystem für die Aufnahme von löslichen und partikulären Antigenen spezialisierte Stellen: Einmal sind dies

a) spezialisierte Epithelien in der Bronchialschleimhaut, die keine Zilien enthalten und in denen Antigen pinozytiert und zu den eigentlichen in Clustern darunterliegenden *lymphoepithelialen Geweben* transportiert wird [5]. Hier erfolgt die Auseinandersetzung des Immunsystems mit Antigenen, mit Stimulation und Vermehrung von zytotoxischen T-Vorläuferzellen, mit ihrer Differenzierung zu zytotoxischen T-Effektorzellen und mit Vermehrung und Stimulation von B-Lymphozyten, die verschiedene Antikörper gegen ein Antigen synthetisieren können. Diese lymphoepithelialen, besonders gestalteten Gewebe entsprechen den Peyer-Plaques und werden BALT ("bronchial associated lymphoid tissue") genannt [5, 37].
b) In den distalen Luftwegen, v. a. in den respiratorischen Bronchiolen, bedecken ähnliche epitheliale (pinozytotische) Zellansammlungen von lymphoiden Zellen kleinere Areale (Macklin: "pulmonary sumps") [33].
c) Weiterhin sind nicht mit Zilien versehene epitheliale Zellen über den ganzen Respirationstrakt verteilt, die pinozytieren und Antigen durch die Mukosabarriere transportieren können.

Zumindest über die ersten beiden Systeme ist die Auseinandersetzung des Immunsystems mit inhalierten partikulären Antigenen und solchen von Bakterien gesichert.

Trotz dieses Wissens über Defekte der Phagozytose und Defekte im antigenspezifischen zellulären Abwehrsystem (das über die T-Lymphozyten vermittelt wird), z. B. bei Virusinfektionen [4], ist bisher wenig über isolierte Abwehrdefekte in der Lunge bekannt [33]. Dies hängt damit zusammen, daß der Ausfall des gesamten phagozytierenden Zellsystemes und/oder Thymus nicht mit dem Leben vereinbar ist. Somit finden sich nur graduelle Defekte, meist im Rahmen anderer Erkrankungen, die schlecht erfaßbar sind. So ist bekannt, daß die Phagozytose bei Rauchern, nach Halothannarkose, bei vermehrtem Anfall von Immunkomplexen und bei Sepsis gestört sein kann.

Bei erworbenem Ausfall des T-lymphozytären Systems sind beim Erwachsenen eher diskrete klinische Manifestationen zu erwarten – wie eine chronische Virusinfektion der Lunge (wie z. B. Zytomegalievirusinfektionen bei Transplantationspatienten) oder eine chronische Auseinandersetzung mit dem die Sarkoidose verursachenden Agens bei einer Hemmung des zellulären Immunsystems aus unbekannter Ursache. Über die Rolle anderer Zellsysteme der Lunge bei der Abwehr, wie der Mastzellen und der Eosinophilen und Basophilen, ist wenig bekannt.

Therapie von Abwehrdefekten in der Lunge

Die heutige Prophylaxe und Therapie bei Ausfall oder Minderung des Abwehrsystems der Lunge [12] ist überwiegend eine Therapie der Antibiotika und, bei klarer Indikation, der Immunglobuline [27]. Dank der Entwicklung der letzten beiden Jahrzehnte werden heute hauptsächlich intravenös einzusetzende Immunglobuline gegeben [42]. Diese enthalten überwiegend IgG und in Spuren IgA und IgM. Die IgG-Subklassen sind bei den nicht über Enzymspaltung gewonnenen Präparaten im allgemeinen erhalten [35]. Gelegentlich ist IgG 3 reduziert oder fehlt ganz. Die Fc-Anteile der IgG, die die Bindung an Rezeptoren auf Phagozyten und die Komplementaktivierung vermitteln, sind ebenfalls in den nicht über Enzymspaltung gewonnenen Präparaten erhalten. Unklar und bisher nicht untersucht ist, ob diese IgG-Präparationen Transportmechanismen in den Bronchialepithelien und Alveolen benutzen und ob selektiv bestimmte IgG-Subklassen bevorzugt im Bronchiallumen auftreten. Vieles spricht dafür: IgG selbst wurde in der Alveolarflüssigkeit in höheren Konzentrationen als im Serum gefunden [3].

Der klinische Wert der *Gabe solcher Immunglobulinpräparate* ist am eindeutigsten bei prophylaktischer Gabe bei hypo- und agammaglobulinämischen Patienten und bei Patienten unter Chemotherapie erwiesen [9, 23].

Die Indikation für die Anwendung unterschiedlicher Präparationen von Immunglobulinen bei septisch verlaufenden Infektionserkrankungen bzw. Krankheitsbildern basiert noch immer auf einer umfangreichen Liste von einzelnen Fallbeschreibungen, besonders bei Patienten mit bakteriellen Meningitiden oder bakteriellen Infektionen des Respirationstrakts (Übersicht bei [28]). Notwendige klinische Studien und erst recht Doppelblindstudien liegen bislang zu dieser Problematik nicht vor und werden dringend benötigt. Gleiches gilt für die Anwendung von Immunglobulinen bei infektionsgefährdeten Patienten prä- und postoperativ. Eine Ausnahme bilden lediglich Untersuchungen der Arbeitsgruppe von Duswald et al. [17], die durch die Injektion von Immunglobulinen postoperativ bei Patienten mit erhöhtem Infektionsrisiko (sog. schmutzige Operationen) eine signifikante Verminderung von Sekundärinfektionen erreichen konnten. Bei aller Würdigung dieses ersten Schrittes zur Abgrenzung einer Indikationsstellung von Immunglobulininjektionen prä- und postoperativ ist die Untersuchung der genannten Autoren mit Vorsicht zu beurteilen, da die Patientenkollektive lediglich in Risikogruppen wie "clean-contaminated" und "contaminated" eingeteilt wurden, ohne daß Anästhesie und Operationsdauer sowie das Lebensalter der operierten Patienten berücksichtigt wurden. Zusätzlich ist anzumerken, daß bei Patienten postoperativ nicht nur eine Störung im Bereich der humoralen Abwehr, sondern auch im Bereich der Makrophagenfunktion sowie der T-Lymphozytenreaktivität bekannt ist, wobei gestörte zelluläre Funktionen sich nicht durch die Substitution von Immunglobulinen beheben lassen.

Kürzlich gelang es uns, mit IgM-angereicherten Serumkonserven (wobei dem Patienten binnen einer Woche 5 × 2 g dieser Präparation verabreicht wurde) bei über der Hälfte eines Kollektivs von Patienten mit Tumorrundherden der Lunge, bei denen wir periblastomatöse Pneumonien annahmen, drastische Rückgänge der Durchmesser und des Volumens der Verschattungen zu zeigen [34].

Wenig ist leider bekannt über die Regulation und den Turnover von Fc-Rezeptoren und Komplementrezeptoren auf der Makrophagenoberfläche und nichts ist aus der Klinik bisher bekannt über Möglichkeiten, die phagozytotische und zytotoxische Makrophagenaktivität über Lymphokine oder andere Substanzen zu beeinflussen. Jedoch lassen hier die Ergebnisse der theoretischen Forschung für die Klinik im kommenden Jahrzehnt Fortschritte erwarten.

Als experimentell sind auch die Ansätze zu betrachten, eine NK-Zellaktivität (also die Aktivität von sog. "natural killer cells") mit Gammainterferon zu stimulieren und die zytotoxische T-Zellkapazität mittels Interleukin II zu induzieren. Wir wissen zwar inzwischen recht gut über mögliche *In-vitro*-Induktionsmechanismen für diese Zellen Bescheid, jedoch sind die Vorgänge *in vivo* komplizierten Regulationsmechanismen unterworfen, die modulierend, hemmend oder fördernd auf diese Zellen einwirken, so daß schon allein der Mangel an Laborparametern für die Verfolgung der Aktivitäten der einzelnen Zellpopulationen die routinemäßige Anwendung dieser Substanzen in der Klinik verbietet. Hier ist in Zukunft noch viel Entwicklungsarbeit zu leisten.

Insgesamt jedoch versprechen die Ergebnisse der Grundlagenforschung, die uns eine Vielzahl von nichtimmunologischen und immunologischen Abwehrsystemen in den letzten Jahren entschlüsselt haben, daß in Zukunft diese Systeme nicht nur experimentell im Tier, sondern auch für den Kliniker manipulierbar werden. Dies könnte für den abwehrgeschwächten Patienten von größter Bedeutung werden.

Literatur

1. Ahmed T, Greenblatt DW, Birch S, Marchette B, Wanner A (1981) Abnormal mucociliary transport in allergic patients with antigen-induced bronchospasm: Role of slow reacting substance of anaphylaxis. Am Rev Respir Dis 124:110–114
2. Beck CS, Heiner DC (1981) Selective immunoglobulin G 4 deficiency and recurrent infections of the respiratory tract. Am Rev Respir Dis 124:94–96
3. Bell DY, Hasemann JA, Spock A, McLennan G, Hook GER (1981) Plasma proteins of the bronchoalveolar surface of the lungs of smokers and nonsmokers. Am Rev Respir Dis 124:72–79
4. Biddison WE, Shaw S, Nelson DL (1979) Virus specificity of human influenza virus-immune cytotoxic T cells. J Immunol 22:660–664
5. Bienenstock J, Johnston N, Perey DYE (1973) Bronchial lymphoid tissue. II. Functional characteristics. Lab Invest 28:693–698
6. Brain JD (1980) Nonimmunologic defense mechanisms. In: Fishman AP (ed) Pulmonary disease and disorders. New York, pp 633–639
7. Brain JD, Sorokin SP, Godleski JJ (1977) Quantification, origin and fate of pulmonary macrophages. In: Brain JD, Proctor DF, Reid LM (eds) Respiratory defense mechanisms. Dekker, New York (Lung biology in health and disease, vol 5/II, pp 849–892)
8. Brown DT, Marriott C, Beeson MF, Barrett-Bee K (1981) Isolation and partial characterization of a rheologically active glycoprotein fraction from pooled human sputum. Am Rev Respir Dis 124:285–291
9. Church JA, Isaacs H, Saxan A, Keens TG, Richards W (1981) Lymphoid interstitial pulmonitis and hypogammaglobulinemia in children. Am Rev Respir Dis 124:491–496
10. Coles SJ, Said SJ, Reid LM (1981) Inhibition by vasoactive intestinal peptide of glycoconjugate and lysozyme secretion by human airways in vitro. Am Rev Respir Dis 124:531–536
11. Corkey CWB, Levison H, Turner JAP (1981) The immotile cilia syndrome. (A longitudinal survey). Am Rev Respir Dis 124:544–548
12. Daniele RP (1980) Immuno defenses of the lung. In: Fishman AP (ed) Pulmonary disease and disorders. McGraw-Hill, New York, pp 624–632
13. Daniele RP, Altose MD, Rowlands DT Jr (1975) Immunocompetent cells from the lower respiratory tract of natural human lungs. J Clin Invest 56:986–995
14. Daniele RP, Dauber JH, Altose MD, Rowlands DT Jr, Gorenberg DJ (1977) Lymphocyte studies in asymptomatic cigarette smokers. A comparison between lung and peripheral blood. Am Rev Respir Dis 116:997–1005
15. David JR, Renold HG (1976) Macrophage activation by lymphocyte mediators and studies on the interaction of makrophage inhibitory factor (MIF). In: Nelson DS (ed) Immunobiology of the macrophage. New York, pp 428–461
16. Dufano MJ, Luk CK, Beckage M, Wooten O (1981) Ciliary beat frequency in human respiratory explants. Am Rev Respir Dis 123:139–140
17. Duswald KH, Müller K, Seifert J, Ring J (1979) Wirksamkeit von i.v. Grammaglobulin gegen bakterielle Infektionen chirurgischer Patienten. Ergebnisse einer kontrollierten, randomisierten klinischen Studie. MMW 122:832–836
18. Evans R, Alexander P (1976) Mechanisms of extracellular killing of nucleated mammalian cells by macrophages. In: Nelson DS (ed) Immunobiology of the macrophage, New York, pp 536–576
19. Feinstein D, Franklin EC (1966) Two antigenically distinguishable subclasses of human A myeloma proteins differing in their heavy chains. Nature 212:1496–1498

20. Green GM, Jakob GJ, Low RB, Davis GS (1977) Defense mechanisms of the respiratory membrane. Am Rev Respir Dis 115:479–514
21. Hammer JA, Rannels DE (1981) Effects of halothane on protein synthesis and degradation in rabbit pulmonary macrophages. Am Rev Respir Dis 124:50–55
22. Hay FC, Torrigiani G, Roitt IM (1972) The binding of human IgG subclasses to human monocytes. Eur J Immunol 2:257
23. Hitzig WH (1977) Das Antikörpermangel-Syndrom. Schweiz Med Wochenschr 107:1729–1736
24. Hof DG, Repine JE, Giebnik GS, Hoidal JR (1981) Production of opsonins that facilitate phagocytosis of streptococcus pneumoniae by human alveolar macrophages or neutrophils after vaccination with pneumococcal polysaccharide. Am Rev Respir Dis 124:193–195
25. Huber H, Douglas SD, Nusbacher I, Kochwa S, Rosenfeld RE (1971) IgG subclass specificity of human monocyte receptor site. Nature 229:419–420
26. Jakob GJ, Warr GA (1981) Immune-enhanced phagocytic dysfunction in pulmonary macrophages infected with parainfluenca 1 (Sendai) virus. Am Rev Respir Dis 124:575–581
27. Kalden JR (1979) Physiologische Grundlagen der Immunglobulintherapie. Biotest Mitt 37:21–29
28. Kalden JR (1982) Immuntherapeutische Möglichkeiten bei Vorbeugung und Behandlung von Infektionskrankheiten. In: Kalden JR, König UD (Hrsg) Blutkomponenten und Infektionskrankheiten. Springer, Berlin Heidelberg New York, S 20–27
29. Kaltreider HB, Chan MK (1976) The class-specific immunoglobulin composition of fluids obtained from various levels of the canine respiratory tract. J Immunol 116:423–429
30. Keller R (1976) Cytostatic and cytocidal effects of activated macrophages. In: Nelson DS (ed) Immunobiology of the macrophage. New York, pp 487–508
31. Kunkel HG, Prendergast RA (1963) Subgroups of γ A immunoglobulins. Proc Soc Exp Biol Med 122:910–913
32. Laviolette M, Chang J, Newcomb DS (1981) Human alveolar macrophages: A lesion in arachidonic acid metabolism in cigarette smokers. Am Rev Respir Dis 124:397–401
33. Macklin CC (1955) Pulmonary sumps, dust accumulations, alveolar fluid and lymph vessels. Acta Anat (Basel) 23:1–33
34. Manke HG, et al. (im Druck) Einfluß von IgM-angereicherten Serumkonserven auf die periblastomatöse Pneumonie bei Patienten mit Bronchialkarzinom.
35. Morell A, Skvaril F (1980) Strukur und biologische Eigenschaften von Immunglobulinen und γ-Globulin-Präparaten. Schweiz Med Wochenschr 110:80–85
36. Oxelius V-A, Berkel AI, Handon LA (1982) IgG 2 deficiency in ataxia-teleangiectasia. N Engl J Med 306:515–517
37. Rácz P, Tenner-Rácz K, Myrvik QN, Fainter LK (1977) Functional architecture of bronchial associated lymphoid tissue and lymphoepithelium in pulmonary cell-mediated reactions in the rabbit. J Reticuloendothel Soc 22:59–83
38. Raff MC (1973) T and B lymphocytes and the immune response. Nature 242:19–23
39. Reynolds HJ, Kazmierowski JA, Newball HH (1975) Specificity of opsonic antibodies to enhance phagocytosis of pseudomonas aeroguinosa by human alveolar macrophages. J Clin Invest 56:376–385
40. Ring J, Duswald KH (1980) Probleme der intravenösen Gammaglobulintherapie. Klin Wochenschr 58:797–809
41. Robertson J, Caldwell JR, Castle JR, Waldman RH (1976) Evidence for the presence of components of the alternate (properdin) pathway of complement activation in respiratory secretions. J Immunol 117:900–903
42. Römer J, Morgenthaler J-J, Scherz R, Skvaril F (1982) Characterization of various immunoglobulin preparations for intravenous application. I. Protein composition and antibody content. Vox Sang 42:62–73
43. Römer J, Späth PJ, Skvaril F, Nydegger UE (1982) Characterization of various immunoglobulin preparations for intravenous application. Vox Sang 42:74–80
44. Rossman CM, Forrest JB, Lee RMKW, Newhouse MT (1980) The dyskinetic cilia syndrome. Ciliary motility in the immotile cilia syndrome. Chest 78:580–582
45. Ruthland J, Griffin WM, Cole PJ (1982) Human ciliary beat frequency in epithelium from intrathoracic and extrathoracic airways. Am Rev Respir Dis 125:100–105

46. Sidiropoulos D, Böhme U, Muralt G von, Morell A, Barandun S (1981) Immunoglobulin-substitution bei der Behandlung neonataler Sepsis. Schweiz Med Wochenschr 111:1649–1655
47. Spiegelberg HL (1974) Biological activities of immunoglobulins of different classes and subclasses. Adv Immunol 19:259
46. Strober W, Krakauer R, Klaeveman HC, Reynolds HY, Nelson DL (1976) Secretory component deficiency. A disorder of the IgA immune system. N Engl J Med 294:351–356
49. Sturgess JM, Chao J, Wong J, Aspin N, Turner JAP (1979) Cilia with defective radial spokes. A cause for human respiratory disease. N Engl J Med 300:53–56
50. Sturgess JM, Chao J, Turner JAP (1980) Transposition of ciliary microtubules. Another cause for the immotile cilia syndrome! N Engl J Med 303:318–322
51. Thomas WR, Holf PG, Keast D (1972) Cellular immunity in *mice* chronically exposed to fresh cigarette smoke. Arch Environ Health 27:372–375
52. Vaerman, JP, Heremans JF (1966) Subclasses of human immunoglobulin A based on differences in the alpha polypeptide chains. Science 153:647–649
53. Wilde CE, Koshland ME (1973) Molecular size and shape of the J chain from polymeric immunoglobulin. Biochemistry 12:3218–3224
54. Yasmeen D, Ellersen JF, Dorrington KJ, Painter RH (1973) Evidence for the domain hypothesis: Locations of the site of cytophilic activity toward guinea pig macrophages in the C_H3 homology region of human immunoglobulin G. J Immunol 110:1706–1709
55. Yount WJ (1982) IgG2 deficiency and ataxia-telangiectasia. N Engl J Med 306:541–543

Antibiotikaprophylaxe und Therapie bronchopulmonaler Infektionen

H. Lode

Postoperative Veränderungen der pulmonalen Funktionen reichen vom Abfall des O_2-Partialdruckes über Infektionen der Atemwege und des Parenchyms bis zum Kollaps der Lungen. Häufigkeit und Prognose postoperativer Pneumonien haben sich in den letzten 30 Jahren nicht entscheidend verändert – eine Frequenz von 5–70% (im Mittel 20%) wird nach Oberbaucheingriffen angegeben [6].

Über die pathogenetischen Mechanismen der postoperativen Pneumonie wird an anderer Stelle dieses Symposiums ausführlich berichtet. Festzuhalten für die infektiologische Betrachtung bleibt, daß offensichtlich pharyngealen Aspirationsvorgängen eine dominierende Bedeutung in der Pathogenese zukommt. In diesem Zusammenhang sei insbesondere auf die Untersuchungen von Huxley et al. [8] hingewiesen, die mittels kontinuierlicher Indiumchlorid-markierter Kochsalzinfusionen nachwiesen, daß die pharyngeale Aspiration wesentlich häufiger als bisher vermutet auftritt. Diese Autoren konnten zeigen, daß 45% von normalen Probanden während des Schlafens Pharynxinhalt aspirierten; bei 10 stuporösen Patienten aspirierten 7 (70%). Bei diesen pathogenetischen Erörterungen muß darüber hinaus auf die Befunde von Johanson [9] hingewiesen werden, der einen engen Zusammenhang nachweisen konnte zwischen der zeitlichen präoperativen Hospitalisation der Patienten und dem Auftreten von gramnegativen Bakterien in der pharyngealen bakteriellen Flora.

Besondere Probleme ergeben sich bei der diagnostischen Sicherung einer postoperativen Pneumonie. Nicht nur ist häufig die eindeutige Diagnose schwierig, da die Kriterien röntgenologische Infiltration, purulentes Sputum zwischen Tracheobronchialsekret, Nachweis von Bakterien und Fieberreaktionen durchaus auch auf andere Ursachen wie mechanische Dystelektasebildung, Keimkolonisation und nichtinfektiöse Tracheobronchitis zurückzuführen sind. Die bakteriologische ätiologische Klärung ist schwierig, da es unter einer Vielzahl von Beatmungen zum Auftreten von kolonisierenden Bakterien, zumeist Enterobakterien und Pseudomonas aeruginosa, in der Trachea kommt. Bei der Materialgewinnung ist daher eine gezielte Absaugung bzw. die transtracheale Aspiration, Blutkulturen sowie Pleurapunktionen bzw. perthorakale Punktionen des Herdes der einfachen Absaugung durch den Tubus vorzuziehen. Ein weiteres Problem ist darüber hinaus die Aufarbeitung bzw. der Transport der mittels trachealer Absaugung gewonnenen Materialien bezüglich anaerober Erreger. – Auf der Basis von Untersuchungen mit einwandfreien methodischen Techniken [2, 11] ergeben sich bei der Aspirationspneumonie klare Hinweise für zumeist bestehende Mischinfektionen. Bei 101 Patienten konnten die genannten Autoren 168 anaerobe und 86 aerobe Keime nachweisen. Unter den anaeroben Keimen dominierten Peptostreptokokken, Bacteroides melaninogenicus und Fusobakterien, während bei den aeroben grampositiven Keimen Streptokokken und Staphylokokken und unter den gramnegativen Keimen Klebsiella-Spezies, Proteus-Spezies und Pseudomonas aeruginosa vermehrt auftreten. Bei 101 Aspirationspneumonien waren 79mal anaerobe Keime beteiligt, davon in 40 Fäl-

Tabelle 1. Bakteriologie der Aspirationspneumonien (1). (Nach [2, 11])

1. Patienten:	101	
2. Materialgewinnung:	TTA, Blutkulturen, Pleurapunktat	
3. Keime:	Anaerob 168 (dominierend:	Peptostreptokokken, Bacteroides melaninogenicus, Fusobakterien)
	Aerob 86 (dominierend:	Streptokokken, Staphylokokken, Klebsiella, Pseudomonas aeruginosa, Proteus-Spezies)

Tabelle 2. Bakteriologie der Aspirationspneumonien (2). (Nach [2, 11])

	Nosokomiale Infektionen	Ambulant erworbene Infektionen	Total
Anaerobe Keime	8	32	40
Anaerobe + aerobe Keime	22	17	39
Aerobe Keime	17	5	22
Summe	47	54	101

len als alleinige Erreger (Tabelle 1). Bemerkenswert war, daß bei ambulant erworbenen Aspirationspneumonien die anaeroben Keime als Erreger besonders im Vordergrund standen. Bei nosokomialen Infektionen hingegen dominierten die Mischinfektionen (Tabelle 2). Das typische röntgenologische Erscheinungsbild derartiger Aspirationspneumonien manifestiert sich vorwiegend im Bereich der rechten Lunge, und dort wiederum ist besonders das posteriore Oberlappensegment betroffen. Die typische nekrotisierende Pneumonie geht mit kleinen, häufig konfluierenden Einschmelzungsherden einher, sie kann auch als Lungenabszeß, Lungengangrän sowie als Bronchopneumonie mit Empyembildung einhergehen.

Die Letalität von Pneumonien durch gramnegative Erreger wird mit 20–40% angegeben. Bei schwer verlaufenden Erkrankungen, insbesondere bei Pseudomonas-Pneumonien, kann die Letalität bis auf 70% ansteigen [16]. Es sind daher immer wieder erhebliche Anstrengungen unternommen worden, um zu einer wirkungsvollen Prophylaxe derartiger Erkrankungen zu gelangen. 3 Möglichkeiten werden dabei besonders diskutiert: Besserung der präoperativen und postoperativen Behandlung von bestehenden Lungenerkrankungen, prophylaktische Antibiotikagabe und wirksame Kontrolle der postoperativen Schmerzen [18]. Intensive atemphysikalische Übungsmaßnahmen sowie Lagerungsdrainagen haben sich schon seit längerer Zeit als wirksame Maßnahmen erwiesen [12, 19]. Verschiedene Ansätze zur postoperativen Schmerzbekämpfung waren nicht erfolgreich [18]. Gleichfalls sind die Ergebnisse von prophylaktischen Antibiotikaeinsätzen, sowohl lokaler wie auch systemischer Art, nicht überzeugend gewesen.

Hinsichtlich der Ergebnisse mit parenteralen, zum Teil perioperativ gegebenen Antibiotika sei auf die Untersuchungen von Petersdorf et al. [14], Thulbourne et al. [17] sowie Barnes et al. [1] verwiesen, die bei komatösen Patienten der inneren Medizin, bei

Tabelle 3. Pneumonieprophylaxe: parenterale Antibiotika

1. Petersdorf et al. [14]	72 Patienten (komatös)	Penicillin + Streptomycin/Tetracykline/ Sulfonamide (42)	45% Pneumonien
		kein Antibiotikum (30)	15% Pneumonien
2. Thulbourne et al. [17]	135 Patienten (abdominelle Operationen)	Penicillin-präoperativ bis 5 Tage postoperativ (65)	18% Atemwegsinfektionen
		kein Antibiotikum (67)	14% Atemwegsinfektionen
3. Barnes et al [1]	1 007 Patienten (sämtliche Operationen)	Penicillin/Streptomycin - postoperativ 1–3 Tage (449)	70 Infektionen (15 Atemwegsinfektionen)
		kein Antibiotikum (558)	44 Infektionen (11 Atemwegsinfektionen)
4. Collins et al. [4]	132 Patienten (abdominelle Operationen)	Penicillin/Streptomycin präoperativ bis 4 Tage postoperativ (69)	36% Rö.-Infektionen 18% klinische Verschlechterungen
		kein Antibiotikum (63)	61% Rö-Infektionen 30% Klinische Verschlechterungen

abdominellen Operationen sowie einer Vielzahl andersartiger Operationen mit einer Prophylaxe keinen Effekt hinsichtlich der Häufigkeit von Atemwegsinfektionen sehen konnten (Tabelle 3). Lediglich Collins et al. [4] konnte bei 132 abdominell operierten Patienten mit einer perioperativen Prophylaxe mit Penicillin plus Streptomycin für 4 Tage postoperativ eine geringere Anzahl von Patienten mit klinischen Verschlechterungen am 7. Tag während des postoperativen Verlaufs sehen (Tabelle 3).

Hinsichtlich der Pneumonieprophylaxe mit lokaler Antibiotikaanwendung sei auf die Erfahrungen einer der ersten chirurgischen Intensivstationen mit Beatmungspatienten aus dem Beth-Israel-Hospital in Boston verwiesen (Tabelle 4). Auf dieser Station wurde eine erste Studie zu diesem Problem von Greenfield et al. [7] publiziert, in der bei 58 Patienten der Wert einer Polymyxin-Aerosol-Prophylaxe bzw. lokalen Injektion durch den liegenden Tubus im Vergleich zum Placebo untersucht wurde. Es ergaben sich bei den 25 Placebopatienten in 17 Fällen eine Kolonisation mit gramnegativen Keimen und Pseudomonas aeruginosa, hingegen bei dem mit Polymyxin behandelten Patienten nur 7 Kolonisationen. Es konnten jedoch keine Unterschiede hinsichtlich der Pneumoniefrequenz, der Mortalität und des Antibiotikaverbrauchs registriert werden. In einer anschließenden Studie [10] wurden die ersten Erfahrungen in einer prospektiv randomisierten Studie bei 744 Patienten weitgehend bestätigt. Bei 374 Patienten unter Polymyxin gab es nur 1,6% Pseudomonas-Kolonisationen und nur drei Pseudomonas-Pneumonien im Vergleich zu 370 Patienten mit 9,7% Pseudomonas-Kolonisationen und 17 Pseudomonas-Pneumonien. Allerdings gab es wiederum keine Unterschiede in der Letalitätsfrequenz mit 12,2/12% und hinsichtlich des Antibiotikaverbrauchs in beiden Gruppen mit 49% versus 53%. Nachdem auf dieser Station auf der Basis der beiden ersten Studien eine kontinuierliche Polymyxin-Prophylaxe betrieben wurde, ergab sich ein gänzlich anderes Ergebnis [5]. Von den 292 Patienten unter einer kontinuierli-

Tabelle 4. Pneumonie-Prophylaxe: lokale Antibiotika (Anmerkung: Alle drei Studien stammen aus der chirurgischen Intensivbeatmungsstation des Beth Israel Hospital, Boston, Harvard-Universität)

				Keine Unterschiede
1. Greenfield et al. [7]	58 Patienten ICU	Polymxin (33 Patienten)	7 Kolonisationen	Pneumonien Mortalität
		Placebo (25 Patienten)	17 Kolonisationen	Antibiotika-verbrauch
				Keine Unterschiede:
2. Klick et al. [10]	744 Patienten ICU	Polymyxin (374 Patienten)	1,6% Pseudomonas-Kolonisationen 3 Pseudomonas-Pneumonien	Mortalität (12,2/12,0%)
		Placebo (370 Patienten)	9,7% Pseudomonas-Kolonisationen 17 Pseudomonas-Pneumonien	Antibiotika-verbrauch (49/53%)
3. Feeley et al. [5]	292 Patienten ICU	Polymyxin (292 Patienten)	24% Kolonisationen (1% Pseudomonas) 11 Pneumonien (7 † !)	10 Pneumonieerreger resistent gegen Polymyxin Mortalität 12%

chen Polymyxin-Prophylaxe entwickelten 24% .ne Kolonisation mit unterschiedlichen, häufig resistenten Keimen, 11 bekamen eine Pneumonie. Von den 11 Pneumoniepatienten verstarben 7, dabei waren 10 Pneumonieerreger resistent gegen Polymyxin. Die Mortalitätsquote blieb unverändert mit im Mittel 12%. Das Resultat dieser letzten Studie veranlaßte die Autoren, vor einer Pneumonieprophylaxe mit lokalen Antibiotika eindringlich zu warnen.

Bevor eine adäquate Behandlung der postoperativen Pneumonie begonnen wird, sollte unbedingt der ätiologische Keimnachweis mit adäquaten Techniken angestrebt werden und vor allem eine eindeutige Diagnose gestellt werden. Die Behandlung selbst der purulenten Tracheabronchitis unter einer Beatmung ist durchaus umstritten. Bei der frühen postoperativen Pneumonie müssen wir vermehrt an Aspirationsvorgänge mit schon erwähntem Keimmaterial in Form von Mischinfektionen denken. Hier würde auf der Normalstation bei nicht zu bedrohlichem Krankheitsbild die Anwendung von Cefotiam, Cefazolin oder Cefazedon in Kombination mit Clindamycin sinnvoll sein (Tabelle 5). Bei bedrohlichem Krankheitsbild und intensiver medizinischer Überwachung sollte Cefotaxim mit einer Dosis von 3 × 2 g plus Clindamycin gegeben werden. Die vorwiegende Empfehlung von Clindamycin beruht auf neueren Mitteilungen, daß bis zu 15–20% der anaeroben Erreger auch bei Atemwegsinfektionen aus der Gruppe der Bacteroides-fragilis-Stämme bestehen können; darüber hinaus ist Clindamycin auch ein wirksames Staphylokokkenmittel, was insbesondere in der Kombination mit Cefotaxim von großer Bedeutung sein kann, und in 2 Vergleichsstudien hat sich Clindamycin dem Metronidazol bei anaeroben Atemwegsinfektionen als überlegen erwiesen [13, 15]. – Bei der Pneumonie unter Beatmung und der späteren postoperativen Pneumonie muß vermehrt auch Pseudomonas aeruginosa als ätiologischer Keim berücksichtigt werden. Hier wird häufig eine Kombinationstherapie aus z. B. Azlocillin

Tabelle 5. Aspirations- und abszedierende Pneumonie (z. B. bei neurologischen Störungen, Alkoholismus, frühe postoperative Phase u. a.)

Erreger:	Pneumokokken, Staphylokokken, Klebsiellen, anaerobe Keime (häufig Mischinfektionen!)
Therapie:	Cefotiam, Cefazolin, Cefazedon $2 \times 2{,}0$ g i.v. oder Cefotaxim (Intensivstation!) $3 \times 2{,}0$ g i.v. + Clindamycin 3×600 mg i.v.

Tabelle 6. Risikofaktoren für postoperative Pneumonien. (Nach [6])

Untersuchungsgut:
520 Patienten mit Thorax- und Abdominaloperationen

1. Niedrige Albuminkonzentration (< 30 mg/l)
2. Ungünstige präoperative Klassifikation durch Anästhesisten
3. Raucheranamnese
4. Langer präoperativer stationärer Aufenthalt
5. Lange Operationsdauer
6. Thorax- und/oder Oberbaucheingriffe

$3 \times 5{,}0$ g oder Piperacillin 4×4 g plus Tobramycin $3 \times 1{,}5$ mg pro kg KG oder Netilmicin 3×2 mg pro kg KG plus Clindamycin 3×600 mg täglich notwendig sein.

Trotz Kenntniserweiterung über pathogenetische Faktoren der postoperativen Pneumonie und auch Zuwachs an wirksamen Antibiotika bleibt die postoperative Pneumonie ein beträchtliches Problem für Chirurgen, Anästhesiologen und klinische Infektiologen. In Zukunft werden vermehrt Aspekte, wie präoperative Definition von Risikofaktoren [6] (Tabelle 6) sowie auch möglicherweise aktive und passive Immunisation mit Bakterienbestandteilen [3], eine stärkere Bedeutung bekommen.

Literatur

1. Barnes J, Pace WG, Trump DS, Ellison EH (1959) Prophylactic postoperative antibiotics. Arch Surg 79:190–196
2. Bartlett JG, Garbach SL, Finegold SM (1974) The bacteriology of aspiration pneumonia. Am J Med 56:202–206
3. Braude AJ, Zeigler EJ, McCatchan JA, Douglas H (1981) Immunisation against nosocomial infection. Am J Med 70:463–466
4. Collins CD, Darke CS, Unowelden J (1968) Chest complications after upper abdominal surgery: their anticipation and prevention. Br Med J 1:401–406
5. Fuley TW, DuMoulin GC, Medley-White J, Bushnell LS, Gilbert JP, Feingold DS (1975) Aerosol Polymyxin and pneumonia in seriously ill patients. N Engl J Med 293:471–475
6. Garibaldi RA, Britt MR, Coleman ML, Reading JC, Pace NL (1981) Risk factors for postoperative pneumonia. Am J Med 70:677–680

7. Greenfield S, Teres D, Bushnell LS, Hedley-White J, Feingold DS (1973) Prevention of gram-negative bacillary pneumonia using aerosol Polymyxin prophylaxis. J Clin Invest 52:2935–2950
8. Huxley EJ, Viroslav J, Gray WR, Pierce AU (1978) Pharyngeal aspiration in normal adults and patients with depressed caxiousness. Am J Med 64:564–568
9. Johanson WG, Pierce AU, Sanford JP (1969) Changing pharyngeal bacterial flora of hospitalized patients. Emergence of gram-negative bacilli. N Engl J Med 281:1137–1140
10. Klick JM, DuMoulin GC, Hedley-White J, Teres D, Bushnell LS, Feingold DS (1975) Preventing of gram-negative bacillary pneumonia using Polymyxin aerosol as prophylaxis. II. Effect on the incidence of pneumonia in seriously ill patients. J Clin Invest 55:514–519
11. Lorber B, Svenson RM (1974) Bacteriology of aspiration pneumonia. A prospective study of community- and hospital-acquired cases. Ann Intern Med 81:329–331
12. Palmer KNN, Sellich BA (1952) Effect of Procaine Penicillin and breathly exercises in postoperative pulmonary complications. Lancet 1:345–346
13. Berlino CA (1980) Metronidazole versus Clindamycin treatment of aerobic lung abscesses and necrotizing pneumonia: failure of Metronidazole therapy. Curr Chemother Infect Dis (Washington) 2:877–879
14. Petersdorf RG, Curtin JA, Hoeprich PD, Puler RN, Bennet LL (1957) A study of antibiotic prophylaxis in unconscious patients. N Engl J Med 257:1001–1009
15. Sanders CV, Hanna BJ, Lewis AC (1979) Metronidazole in the treatment of anaerobic infections. Am Rev Respir Dis 120:337–342
16. Stevens RM, Teres D, Shillman JJ, Feingold DS (1974) Pneumonia in an intensive care unit. A 30-month experience. Arch Intern Med 134:106–111
17. Thulbourne T, Young MH (1962) Prophylactic Penicillin and postoperative chest infections. Lancet 2:907–909
18. Vickers MD (1982) Postoperative pneumonias. Br Med J 284:292–293
19. Vriu JU, Vriu RA (1977) Effectiveness of breathing exercises in preventing pulmonary complications following open heart surgery. Phys Ther 57:1367–1371

Prophylaxe pulmonaler Infektionen durch intratracheale Aminoglykosidinstillation

K. Rommelsheim, H. Werner, F. Vogel und M. Exner

Zusammenfassung

Gegen die Deszension fakultativ pathogener Keime aus dem Rachenraum in das tracheobronchiale System haben wir bei Langzeitbeatmeten als Infektionsbarriere in regelmäßigen Abständen Gentamycin intratracheal appliziert. Dabei konnte ein Rückgang der endobronchialen Besiedlung und der pneumonischen Komplikationen festgestellt werden.

Einleitung

Bronchopulmonale Infektionen stellen eine wesentliche Komplikation der Respiratortherapie dar.

Derartigen Pneumonien geht offenbar eine primäre Besiedlung des tracheobronchialen Raumes mit derselben Erregerart voraus, wie sich u. a. durch Untersuchungen von parallel gewonnenem Material aus Rachen, Trachea und Lungenpunktionen nachweisen läßt.

Als in gleicher Weise verursacht gelten bei einigen Autoren auch Pneumonien allgemein, nämlich als die Folge intrakanalikulärer Deszension [1, 8].

Bei langzeitbeatmeten Patienten ist – trotz sorgfältiger Vermeidung direkter Kontamination – die Besiedlung des Tracheobronchialsystems immanent, da sich Deszensionen nicht vermeiden lassen.

Auf der trachealen Seite beeinträchtigen Intubation und Beatmung die physiologischen Abwehrmechanismen, wobei bereits die mechanische Alteration durch den endotrachealen Tubus die opportunistische Adhärenz fakultativ pathogener Keime am Trachealepithel fördert.

Vom Pharynx her wächst die Belastung, wenn die ortständige saprophytäre Flora durch ein gramnegatives fakultativ pathogenes Erregerpotential verdrängt wird.

Die Gefahr absteigender Infektion aus einem mit sog. Problemkeimen kolonisierten Rachenraum läßt sich unserer Erfahrung nach durch die regelmäßige Elimination deszendierter Erreger aus der Trachea verringern, d. h. durch die intratracheale Applikation von Aminoglykosiden.

Wir haben – angeregt v. a. durch entsprechende Berichte von Klastersky et al. [6, 7] – vor etwa 3 Jahren als zusätzliche infektionsprophylaktische Maßnahme bei langzeitbeatmeten Patienten mit intratrachealen Applikationen von Gentamycin begonnen und sie wegen der im folgenden darzustellenden Erfolge inzwischen als Routineverfahren weiterverwandt [9].

Patientengut

Ein maßgeblicher Faktor für eine Besiedlung mit fakultativ pathogenen Keimen ist die augenblickliche Suszeptibilität des Wirtsorganismus bzw. der Eintrittspforten.

An Unfallpatienten läßt sich eine mikrobiologisch weitgehend unbeeinflußte Ausgangslage voraussetzen, so daß hier eine lückenlose Beobachtung der Entwicklung nosokomialer Infektionen unter einer akuten Krankheitssituation möglich wird.

Daher soll u. a. der Vergleich zweier Kollektive polytraumatisierter Patienten aus den Jahren 1976–1978 (Kollektiv I) und aus den Jahren 1980/81 (Kollektiv II), die alle mehr als 6 Tage lang beatmet werden mußten, die Wirksamkeit intratrachealer Aminoglykosidapplikationen belegen.

Kollektiv I umfaßt 41 Patienten (34 Männer und 7 Frauen) mit einem Durchschnittsalter von $31{,}69 \pm 15{,}5$ Jahren, einer durchschnittlichen Beatmungsdauer von $18{,}3 \pm 18{,}0$ Tagen und einer Letalität von 51,2%.

Es wurden vom 1. Behandlungstag an nur systemisch Antibiotika – u. a. zur Prävention pulmonaler Komplikationen – angewandt.

Mikrobiologische Untersuchungen erfolgten nach klinischem Infektionsverdacht im Trachealsekret sowie im Urin, Wundsekreten und im Blut. Patienten mit Lungenkontusionen und primären Aspirationen wurden in beiden Kollektiven mit einbezogen.

Kollektiv II zählt 45 Patienten (36 Männer und 9 Frauen) mit einem Durchschnittsalter von $32{,}4 \pm 19{,}4$ Jahren, einer durchschnittlichen Beatmungsdauer von $17{,}7 \pm 14{,}5$ Tagen und einer Letalität von 22,2%.

Bei diesen Patienten haben wir vom 1. Behandlungstag an unabhängig von den übrigen Therapiemaßnahmen Gentamycin (Refobacin) in regelmäßigen – meist 6stündigen – Abständen intratracheal appliziert und zwar jeweils im Anschluß an eine routinemäßige Bronchialtoilette. Wir instillierten meist 40 mg Gentamycin unverdünnt in den Endotrachealtubus und förderten die Verteilung mit Hilfe einiger manueller Atemhübe. Mikrobiologisch wurden bei allen Patienten dieses Kollektivs ab der Aufnahme auf die Intensivstation – in der Regel unmittelbar nach der chirurgischen Primärversorgung – täglich u. a. Racheninhalt und das Trachealsekret untersucht.

Da Befunde aus dem Mund-Rachen-Raum abhängig von den Untersuchungsbedingungen und -techniken variieren und z. B. Zungengrund und Wangenschleimhaut in Besiedlungsmuster und -dichte sich unterscheiden, wurde hier auf korrekte Entnahmen aus dem Pharynx geachtet; das hier herrschende Spektrum scheint für das Deszensionsreservoir repräsentativ zu sein.

Das Untersuchungsmaterial wurde jeweils unmittelbar nach der Entnahme am Morgen in dem nahegelegenen mikrobiologischen Institut weiterverarbeitet.

Ergebnisse

Ähnlich wie andere Autoren [3] fanden wir in dem älteren Kollektiv bereits nach wenigen Tagen bei dem überwiegenden Anteil der Patienten eine endotracheale Kontamination mit fakultativ pathogenen Erregern, v. a. mit gramnegativen Stäbchenbakterien, und nach Ablauf einer Woche bei mehr als der Hälfte des Patientengutes pneumonische Infiltrate, dokumentiert durch Röntgenbilder, die 1- bis 2mal täglich aufgenommen wurden (Abb. 1).

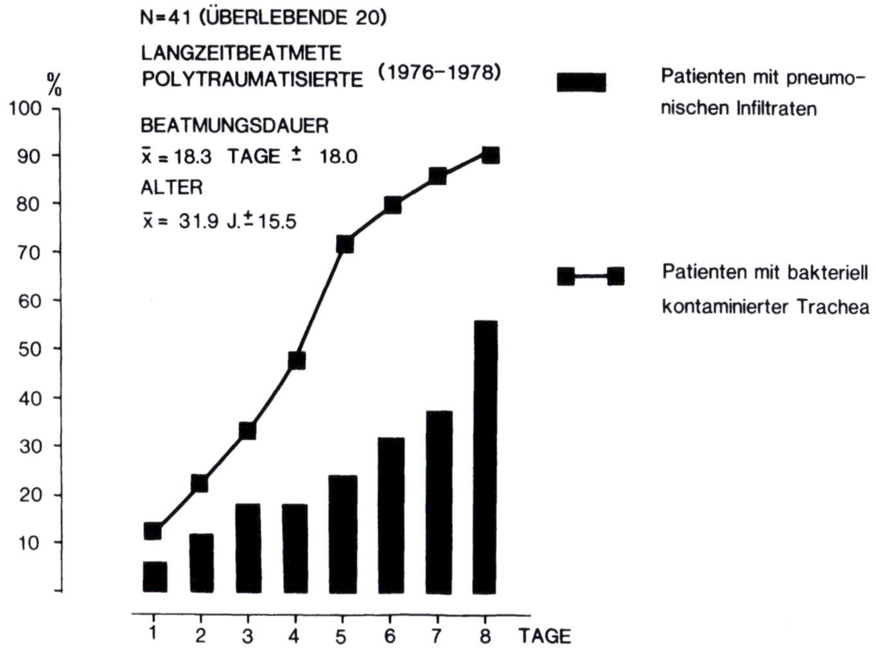

Abb. 1. Endotracheale Kontaminationsrate und Anteil pulmonaler Infektionen bei Patienten ohne prophylaktische intratracheale Aminoglykosidapplikationen. Kontusions- und Aspirationsfolgen sind mit den sekundären Lungeninfektionen zusammengefaßt, da sie im röntgenologischen Verlauf sich nicht unterscheiden

Untersuchungen des Rachenraumes fehlen im Kollektiv I. In dem jüngeren Kollektiv aber zeigen die entsprechenden Befunde eine rasche Zunahme einer pathologischen Kolonisation und bieten damit eine bezeichnende Parallelität zu der endotrachealen Besiedlung in dem älteren Kollektiv (Abb. 2). Überwiegend als Wirkung der intratrachealen Aminoglykosidapplikation werten wir die gegenüber Kollektiv I deutlich reduzierte Trachealbesiedlungsrate und die gleichzeitige zahlenmäßige Reduzierung pneumonischer Infiltrate.

Zwar läßt sich der Einfluß wirkungsvollerer systemischer Chemotherapie oder auch allgemein intensivtherapeutischer Fortschritte davon nicht abgrenzen; auch die Rückbildung der primären Aspirationsveränderungen mag v. a. einer differenzierteren Respiratortherapie zuzuschreiben sein. Wir haben uns jedoch nicht zu einer vergleichenden Studie entschließen können, da Beobachtungen bei Applikationspausen und Dosisreduzierungen ein rasches Auftreten der Problemkeime im Trachealsekret erkennen ließen. In Kollektiv II waren von 621 untersuchten Trachealsekreten lediglich 134 (21,6%) kontaminiert, wobei nur 25 Untersuchungen mehr als eine Spezies aufwiesen gegenüber durchschnittlich 2,3 verschiedenen nosokomialen Erregern, die bei Betrachtung aller Rachenbefunde dominierten. Bei den Patienten, die pulmonale Infektionen entwickelten, zeigten sich die ersten röntgenologisch faßbaren Veränderungen durchschnittlich am 11. bis 12. Tag.

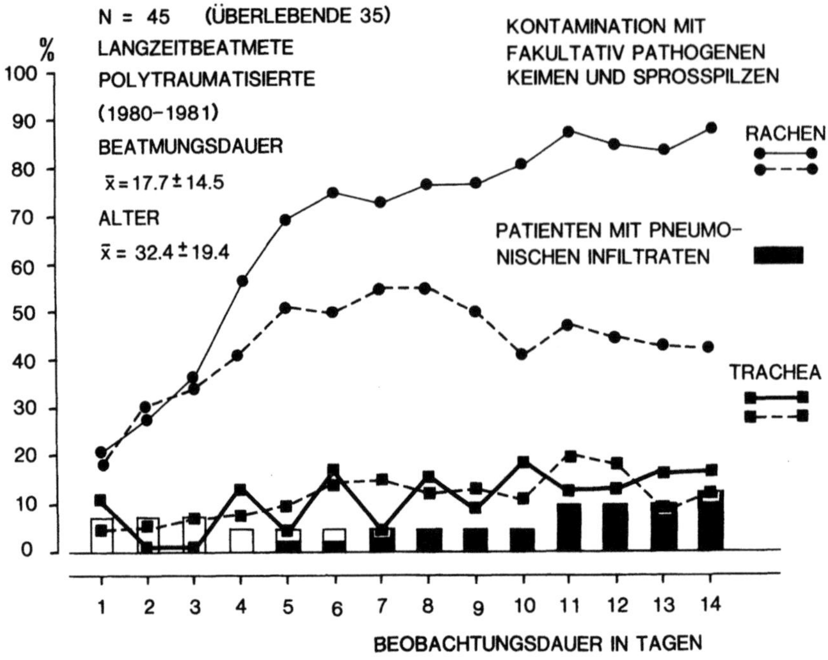

Abb. 2. Kontaminationsraten von Rachen (punktförmige Markierungen) und Trachea (quadratische Markierungen) mit bakteriellen Erregern (———) und Sproßpilzen (- - -) unter regelmäßigen intratrachealen Aminoglykosidapplikationen. Der Anteil endotracheal kontaminierter Patienten korreliert auch hier mit der Anzahl pulmonaler Infektionen. Die leeren Säulen entsprechen Patienten mit kontusionellen Infiltraten und primären Aspirationen

Die Häufung pulmonaler entzündlicher Komplikationen in dem älteren Kollektiv bestätigt damit vice versa den permissiven Charakter einer Besiedlung des Tracheobronchialraumes.

Von der Aufnahme der Patienten (Kollektiv II) auf die Intensivstation an nahm auch ohne bzw. vor der systemischen Anwendung von Antibiotika – übereinstimmend mit Literaturberichten [5] – die Besiedlung des Rachenraumes mit fakultativ pathogenen gramnegativen Keimen zu und die Sproßpilzbefunde mehrten sich (Abb. 3).

Die normale Standortflora zeigte dagegen nur eine geringe Reduzierung in der Befundhäufigkeit trotz der intratrachealen Applikation von Gentamycin.

Die systemische Anwendung von Antibiotika führte in den meisten Fällen besonders rasch zu einem Verlust der normalen Rachenflora; häufig folgte ein 1–2 Tage andauerndes Intervall eines „sterilen" Rachens, bevor in dieses leergeräumte Biotop meist gramnegative Stäbchenbakterien nachwuchsen, so daß diese in der 2. Woche bei fast allen mit Chemotherapeutika behandelten Patienten das Erregerbild im Rachen bestimmten. Auch die Kolonisationsquote von Sproßpilzen stieg an (Abb. 4).

Im Kollektiv II erhielten 3 Patienten keine systemisch eingesetzten Antibiotika, bei etwa der Hälfte wurde damit am Aufnahmetag begonnen, bei den übrigen durchschnittlich am 5. Tag; die Dauer dieser Behandlung betrug durchschnittlich 8 Tage. Bei 25 Patienten wurde im Durchschnitt vom 6. Tage an wegen der zunehmenden Besiedlung des Rachens mit Sproßpilzen, vorwiegend der Candidagruppe, Nystatin als Sus-

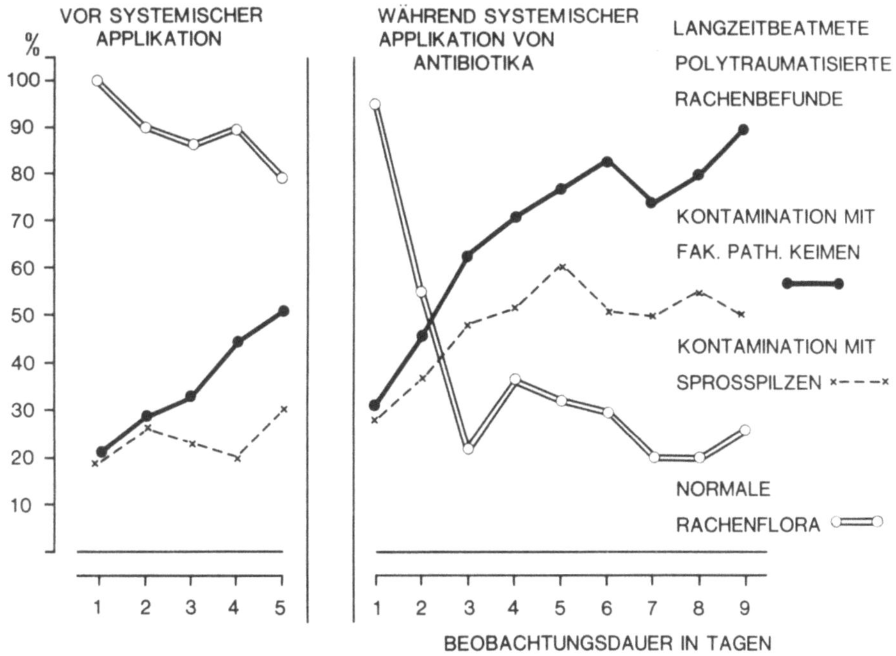

Abb. 3. Physiologische Flora, fakultativ pathogene Besiedlung (meist gramnegative Stäbchenbakterien) und Sproßpilznachweise im Rachen bei Patienten ohne (links) und mit systemischer Antibiotikabehandlung (rechts) des Kollektivs II

pension in den Oropharyngealraum instilliert. Zwischen dem 5. und 12. Tag kam es zusammen mit den vermehrten Nachweisen einer pathologischen Rachenbesiedlung zu einem Anstieg der nach dem Traumaereignis zunächst rückläufigen Leukozytenzahlen im Blut. Auch die Körpertemperatur stieg meist ohne erkennbare Organinfektion an. Auf diese Phase konzentrieren sich innerhalb des Untersuchungszeitraumes ¾ der Erregerbefunde im Urin, in Drainageflüssigkeiten, Wundsekreten und im Blut, wobei in einigen Fällen z. B. bei Staphylococcus aureus und Pseudomonas aeruginosa Typenidentität mit den Rachenkeimen nachgewiesen werden konnte (Abb. 5).

Ob als Quelle oder als Spiegelbild, die Rachenbesiedlung scheint den Verlauf der Keimbelastung des Gesamtorganismus zu reflektieren; so korrelierte auch die Rückkehr der normalen Standortflora im Rachen oft mit der Besserung des Allgemeinzustandes des Patienten.

Intratracheale Applikationen von Antibiotika schaffen eine wirksame Deszensionsbarriere in einem physiologischerweise keimfreien Raum, sind aber streng zu trennen von den oft erfolglosen lokalen Antibiotikaanwendungen auf physiologischerweise besiedelten Oberflächen, wo Selektion aus einem breiten Keimspektrum und hohe primäre Keimzahlen mit einer entsprechend hohen Mutationsrate die Resistenzentwickluung fördern.

Neben Aminoglykosiden werden in der Literatur wirksame, aber auch nebenwirkungsreiche Versuche mit intratrachealen Anwendungen u. a. von β-lactam-Antibiotika beschrieben.

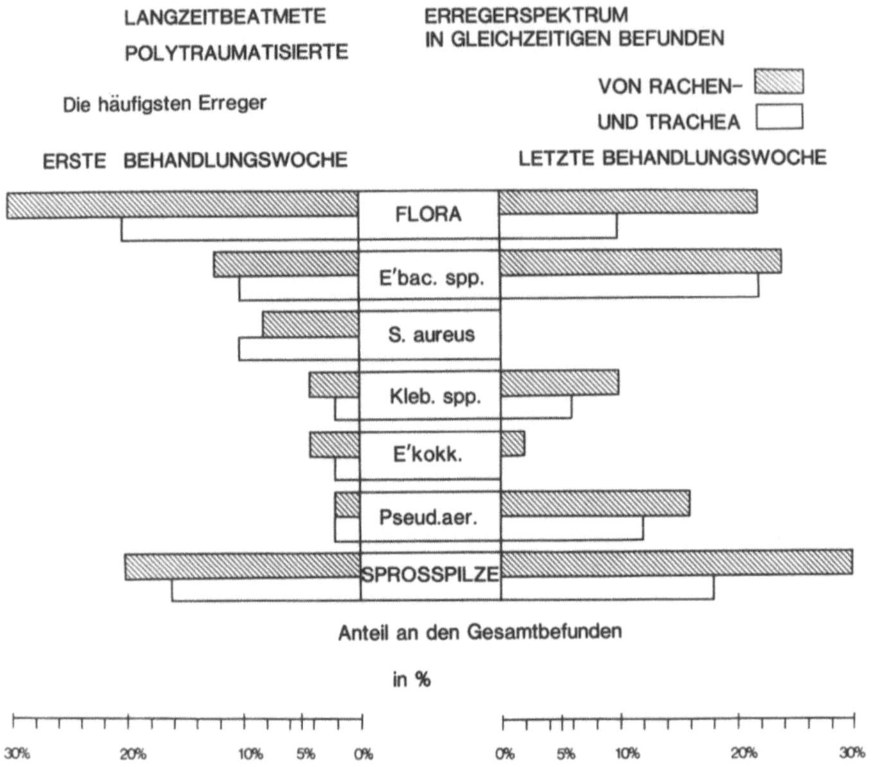

Abb. 4. Erregerspektrum zu Beginn und am Ende der Respiratorbehandlung repräsentiert durch die am häufigsten nachgewiesenen Keime. Die Spezies der in die Trachea deszendierten Keime entsprechen in beiden Phasen dem Besiedlungsmuster des Pharynx, zeigen die gleichen Resistogramme und in den untersuchten Pseudomonas aeruginosa-Stämmen Typenidentität

Mehr als die Hälfte der von uns im Rachen gefundenen Keime zeigte jedoch gegen verschiedene Antibiotika dieser Art nur eine mangelhafte Empfindlichkeit. Aminoglykoside sind dagegen wegen ihrer schwerpunktmäßigen Wirkung gegen gramnegative Stäbchenbakterien und ihrer Bakterizidie gegen ruhende wie gegen proliferierende Keime auch bei kurzer Einwirkungsdauer als die z. Z. einzig geeigneten Antibiotika zur intratrachealen Applikation anzusehen.

Abweichungen von dem obengenannten Dosierungsschema im Sinne einer Reduzierung der täglichen Gesamtmenge oder einer Verminderung der Einzeldosis führten zu einer Zunahme der Erregernachweisquote im Trachealsekret, die auch mit größerwerdenden Abständen zwischen Applikations- und Entnahmezeitpunkt beobachtet wurde. Unter der regelmäßigen Anwendung von 4 mal 40 mg fanden sich aber innerhalb der Sechsstundenintervalle keine faßbaren Differenzen in der Erregernachweisquote (Abb. 6). Es läßt sich gegenwärtig aber nicht abschätzen, ab welcher Trachealkontaminierungsfrequenz die Pneumoniegefährdung in klinisch relevantem Maße ansteigt.

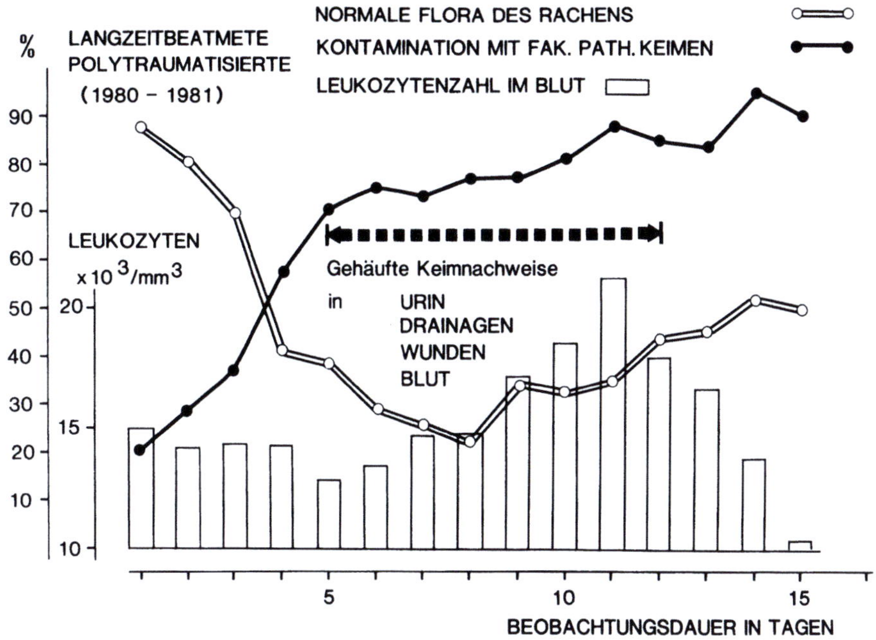

Abb. 5. Physiologische und pathologische Rachenbesiedlung während der Respiratorbehandlung (Kollektiv II). Suppression der normalen Standortflora und Zunahme der sogenannten Problemkeime werden von einer Irradiation der Erreger im Organismus und dem Auftreten klinischer Infektionszeichen begleitet

Resistenzentwicklungen

Bei 7 von 45 Patienten beobachteten wir im Rachenabstrich und bei 2 dieser Patienten im Trachealsekret Erreger mit erworbener Resistenz gegen Gentamycin (Tabelle 1).

Bei jeweils einem Patienten fand sich Serratia marcescens bzw. Pseudomonas aeruginosa im Rachen wie auch im Trachealsekret; bei einem weiteren Patienten blieben die Pseudomonas aeruginosa und bei den übrigen 4 die Enterobakterbefunde auf den Rachen beschränkt. Während Serratia marcescens erstmals am 7. Krankheitstag im Rachen und am 9. Tag im Trachealsekret gefunden wurde, zeigten sich die übrigen Keime zum erstenmal durchschnittlich am 26. Tag im Rachen, während der intratracheale Pseudomonas aeruginosa-Nachweis 6 Tage nach dem entsprechenden Pharynxbefund gelang. In den routinemäßigen Tests war Amikacin stets als wirksam ausgewiesen; die bei einem Teil der Erreger bestimmten MHK-Werte überstiegen bei Gentamycin, Sisomycin und Tobramycin 32 µg/ml, während sie bei Amikacin 8 µg/ml erreichten.

Die Nachweishäufigkeit gentamycinresistenter Pseudomonaden und Enterobakter war proportional zu ihrer Nachweishäufigkeit im Rachen nicht größer als die sensibler Keime. Offenbar übersteigt die intratracheal erzeugte Aminoglykosidkonzentration die systemisch therapeutisch relevanten Grenzen, so daß offenbar auch diese „resistenten“ Keime aus der Trachea eliminiert werden und für Selektionen in diesem Raum nicht mehr zur Verfügung stehen. Wir haben seit Beginn dieser Behandlungsform eine

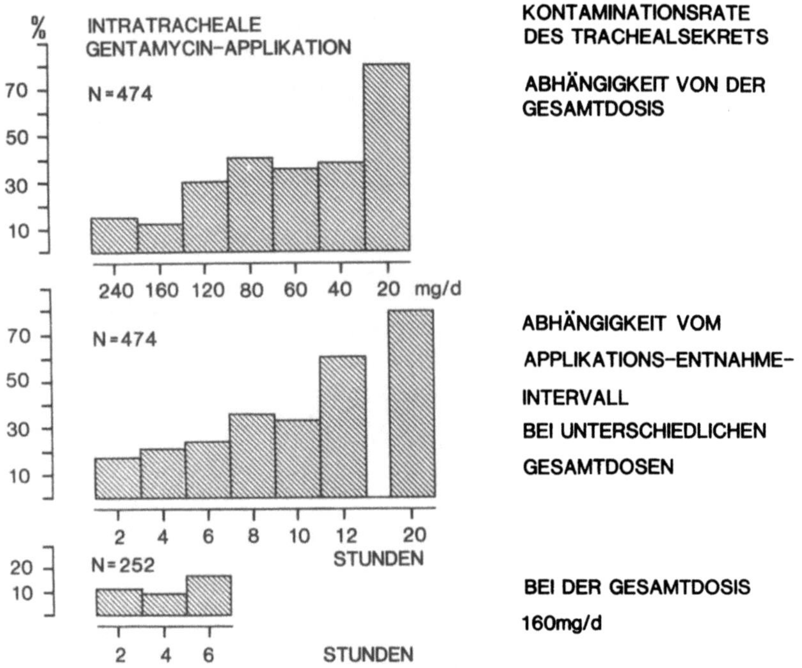

Abb. 6. Abhängigkeit der endotrachealen Erregernachweisquote von der über 24 Std verteilten Gesamtdosis (obere Graphik) und von den Abständen zwischen Aminoglykosidapplikation und Sekretentnahme (mittlere und untere Graphik). Dabei implizieren größere Applikationsintervalle meist auch geringere Gesamtdosen. Als Routineverfahren applizieren wir 6stündlich 40 mg

Tabelle 1. Anteil gegen Gentamycin resistenter Erreger in Rachen und Trachea. Die Angaben in Klammern bezeichnen jeweils die Gesamtzahl der entsprechenden Befunde unter Einschluß der sensiblen Erreger bzw. hiermit kontaminierter Patienten

	Rachen	Trachea
Anzahl der Befunde	27 (563)	6 (134)
Anzahl der Patienten	7 (45)	2 (28)
Pseudomonas aeruginosa	18 (140)	4 (33)
Enterobakter	5 (171)	0 (38)
Serratia marcescens	4 (4)	2 (2)
Enterokokken	49	24
Hämol. Str.	39	12

über 3 Jahre gleichbleibende Quote gentamycinresistenter Keime im Patientenkollektiv zu verzeichnen.

Nebenwirkungen

Tägliche Messungen des Gentamycinserumspiegels bei 11 nierengesunden Patienten während durchschnittlich 9 Tage dauernder intratrachealer Applikation von 4 mal 40 mg Gentamycin zeigten, daß nur bei 10 der 101 Serumproben die methodische Nachweisgrenze von 1 µg/ml erreicht oder geringfügig überschritten wurde. Innerhalb eines Applikationsintervalls bei 1 stündigen Messungen oder während eines 24 stündigen Verlaufs mit Serumbestimmungen unmittelbar vor und 1 Stunde nach der Applikation ließen sich keine Konzentrationsspritzen ausmachen. Bei niereninsuffizienten Patienten – untersucht an einem Kollektiv von 12 internistischen langzeitbeatmeten Intensivpatienten – erreichte bei der intratrachealen Applikation von 4 mal 40 mg Gentamycin der Serumspiegel bereits nach 24 Std eine Höhe von durchschnittlich 2,3 µg/ml und pendelte sich nach 4 Tagen auf Werte zwischen 2 und 4 µg/ml, mit dialyseabhängigen Schwankungen, ein; bei 1 Patienten konnten allerdings steigende Konzentrationen bis 10 µg/ml gemessen werden.

Intratracheale Applikationen von Aminoglykosiden bei niereninsuffizienten Patienten stellen also gleichzeitig eine systemische Anwendung mit wirksamen Spiegeln dar. Sie setzen daher hier die bewußte Inkaufnahme einer nicht indizierten oder die begründete Indikation einer systemischen Aminoglykosidtherapie voraus.

In jedem Fall sind daher Serumspiegelkontrollen erforderlich.

Beim Auftreten von Kreatininerhöhungen pflegen wir aus diesen Gründen die Applikationsintervalle zu verlängern.

Diskussion

Trotz großer Anstrengungen auf dem Gebiet hygienischer Prävention ist die nosokomiale Kontamination langzeitbeatmeter Intensivpatienten nahezu unvermeidbar.

Absteigende Infektionen aus einem kolonisierten Rachenraum lassen sich z. Z. aber nur durch die Elimination der deszendierten Keime aus der Trachea verhindern.

Nicht nur bei dem hier vorgestellten Patientengut schwer Mehrfachverletzter halten wir das Verfahren für ein wesentliches Hilfsmittel, die Komplikationsrate der Respiratortherapie zu senken.

Gerade bei Patienten mit schweren oder langdauernden Erkrankungen, langem Krankenhausaufenthalt, vorausgegangener Antibiotikatherapie oder bei Patienten, die von anderen Intensivstationen verlegt werden, findet sich eine ausgeprägte Rachenkolonisation mit sog. Problemkeimen, die bereits bei der Intubation eine tracheobronchiale Besiedelung herbeiführen und unter einer notwendig werdenden Langzeitbeatmung sehr früh pulmonale Infektionen auslösen können.

Die intratracheale Applikation von Aminoglykosiden erscheint unserer Ansicht nach bei langzeitbeatmeten Intensivpatienten das Mittel der Wahl zur Wiederherstellung weitgehender Keimfreiheit in einem physiologischerweise keimfreien Raum, sie erfordert dennoch eine engmaschige und umfassende mikrobiologische Überwachung.

Wenn uns die Zukunft die Mechanismen besser verstehen lehrt, die die Fähigkeit fakultativ pathogener Keime zu einer besseren starken Adhärenz auf dem Rachenepithel schwerkranker Patienten begründen, mögen andere Wege der Prophylaxe – wie sie in Tabelle 2 zusammengestellt sind – den Vorrang erhalten.

Tabelle 2. Schlußfolgerung und Ausblick zur Prävention pneumonischer Komplikationen bei Langzeitbeatmeten. Dabei scheinen auf dem Gebiet der aktiven Immunisierung die Möglichkeiten am weitesten fortgeschritten [2, 4, 10]

1.	Zur Zeit praktikable Methode: Intratracheale Aminoglykosidapplikation
2.	Denkbare, z. Z. aber nicht realisierbare Methoden: Vollständige Dekontamination des Rachens Partielle Dekontamination des Rachens (Selektiv wirksame Antibiotika ohne Florasuppression) Förderung der Adhärenz der Standortflora Oropharyngeale Symbioselenkung (Rekolonisation mit Standortflora) Aktive Immunisierung

Literatur

1. Boerner DF, Zwadyk P (1982) The value of the sputum gram's stain in community-acquired pneumonia. JAMA 247:642
2. Braude AI, Ziegler EJ, McCutchan JA, Douglas H (1981) Immunization against nosocomial infection. Am J Med 70:463
3. Caselitz FH (1975) Hygienische und bakteriologische Gesichtspunkte. In: Praxis der Intensivbehandlung, 3. Aufl. Thieme, Stuttgart
4. Feingold DS (1970) Hospital-acquired infections. N Engl J Med 283:1384
5. Hooton TM, Haley RW, Culver DH, White JW, Morgan WM, Carroll RJ (1981) The joint associations of multiple risk factors with the occurrence of nosocomial infection. Am J Med 70:960
6. Klastersky J, Geuning C, Mouawad E, Daneau D (1972) Endotracheal Gentamicin in bronchial infections in patients with tracheotomie. Chest 61:117
7. Klastersky J, Huysmans E, Weerts D, Hensgen C, Daneau D (1974) Endotracheally administered Gentamicin for the prevention of infections of the respiratory tract in patients with tracheostomy: a double-blind study. Chest 65
8. Unertl K, Ruckdeschel G, Jensen U, Beyer A, Kellermann W (1981) Die Aspiration als Wegbereiter bakterieller Pneumonien. Anaesthesiol Intensivmed 12:370
9. Vogel F, Rommelsheim K, Exner M, Krasemann C (1981) Beatmungstherapie – Intratracheale Applikation von Aminoglykosiden. Klinikarzt 10:1218
10. Young LS, Pollack M (1980) Immunologic approaches to the prophylaxis and treatment of Pseudomonas aeruginosa infection. In: Sabath LD (ed) Pseudomonas aeruginosa. Huber, Bern

Die Rolle von Anaerobiern bei bronchopulmonalen Infektionen

H. Werner

Anaerobierreservoir

Die Quelle für anaerobe Infektionen der tieferen Atemwege stellt die oropharyngeale Flora dar (Tabelle 1). Als besonders anaerobierreich gilt der Detritus in den Interdentalräumen und Gingivaltaschen (17, 27, 35). Aus Lungeninfektionen wurden vor allem strikt anaerobe gramnegative sporenlose Stäbchen (Bacteroidaceae) und strikt anaerobe grampositive Kokken (Peptococcaceae) neben Propionibacterium-Arten und anderen Keimen (Tabelle 2) isoliert.

Tabelle 1. Oropharyngeale Anaerobierflora: das Erregerreservoir für bronchopulmonale Anaerobierinfektionen

Gramnegativ		Grampositiv
Bacteroides melaninogenicus	Melaninogenicus-Gruppe	Bifidobacterium spp.
B. gingivalis	Melaninogenicus-Gruppe	Actinomyces israelii
B. oralis	Oralis-Gruppe	A. naeslundii
B. oris	Oralis-Gruppe	A. viscosus
B. buccae	Oralis-Gruppe	A. odontolyticus
B. denticola	Oralis-Gruppe	Arachnia propionica
B. corrodens (ureolyticus)		Propionibacterium spp.
Bacteroides spp.		Eubacterium spp.
Fusobacterium fusiforme (= F. nucleatum)		Lactobacillus spp.
Sphaerophorus necrophorus		Peptostreptococcus spp.
Leptotrichia buccalis		Peptococcus spp.
Selenomonas sputigena		Clostridium spp.
Campylobacter sputorum ss. sputorum		
Treponema spp. (T. denticola, T. macrodentium)		
Veillonella spp.		

Tabelle 2. Erregerspektrum anaerober Lungeninfektionen. (Nach [1, 12, 25])

Keimgruppe bzw. Spezies	Vorkommen in %
Bacteroidaceae	50–80
Sphaerophorus necrophorus	25
Fusobacterium fusiforme (F. nucleatum)	20
Bacteroides-melaninogenicus-Gruppe	20
B. fragilis/B. theta-iota-omicron	10–20
Bacteroides-oralis-Gruppe	20–40
Peptococcaceae	15–30
Sonstige	10–20

Bei der Mehrzahl der pulmonalen und pleuropulmonalen Anaerobierinfektionen handelt es sich um Mischinfektionen mit 2–9 anaeroben und gelegentlich einzelnen aeroben Bakterienspezies [1, 12, 22]. Nur etwa ein Viertel der Fälle wird als Monoinfektion diagnostiziert. Die häufigsten Erreger sind Sphaerophorus necrophorus, Keime der Bacteroides-melaninogenicus-Gruppe, Fusobacterium fusiforme (F. nucleatum) sowie Peptostreptococcus- und Peptococcus-Arten [3, 5, 10, 11, 25, 31].

Virulenzfaktoren

Als pathogenetisch wichtige Aktivität vieler anaerober gramnegativer Stäbchen ist neben einer mäßigen Endotoxizität die Neuraminidase-Bildung zu nennen [14]. Neuraminidase-Bildner sind neben Bacteroides fragilis und anderen saccharolytischen Bacteroides-Arten auch frisch aus pathologischem Material isolierte Fusobacterium-Stämme sowie Bacteroides oralis [34]. Die grampositiven Peptococcus- und Peptostreptococcus-Arten bilden dagegen keine Neuraminidase.

Im Zusammenhang mit der normalen Infektabwehr und der Infektionspathogenese im Bereich der tieferen Atemwege ist von Interesse, daß Lysozym eine besonders deutliche Hemmwirkung gegen Bacteroides oralis sowie die butyratpositiven Peptococcus-Spezies (P. asaccharolyticus und P. prevotii) entfaltet [30]. Bei Fusobacterium fusiforme (F. nucleatum) sind nur einzelne Stämme lysozymempfindlich; Bacteroides fragilis und die Sphaerophorus-Arten scheinen resistent zu sein [30].

Experimentelle Pathogenität

Erfolgreich verliefen neuerdings Tierversuche mit artifiziell rekombinierten Anaerobiermischkulturen: Kannangara et al. [18] erzielten bei 200 Kaninchen nach intratrachealer Inokulation von Bacteroides fragilis, F. nucleatum, Peptococcus morbillorum und Eubacterium lentum aus Zahnbelag eines gesunden Mannes in mehr als 90% Lungenabszesse mit einer Letalität von fast 5%.

Die anaerob-aerobe Mischinfektion

Bei pleuropulmonalen Infektionen, vor allem nach Aspiration, ist die anaerob-aerobe Mischinfektion die Regel [2, 13, 22].

Bei der Ätiopathogenese der polymikrobiellen anaerob-aeroben Infektion spielen folgende Faktoren eine Rolle:

1. Organspezifische Haftfähigkeit (Adhärenz) und Virulenz der verschiedenen anaeroben und aeroben Arten
2. Infektiöser Synergismus (zwischen 2 oder mehr Erregerarten)
3. Antibiotische Selektion
4. Infektionswechsel

Der Begriff der synergistischen Mischinfektion erhält durch neuere klinische und mikrobiologische Befunde verstärkte Aktualität (Tabelle 3). Das Infektionsgeschehen

Tabelle 3. Die anaerob-aerobe Mischinfektion der tieferen Atemwege

Endogene Erreger	Exogene Erreger (Hospitalismus)	Sonstiges
Streptokokken (einschließlich Pneumokokken)	Pseudomonas aeruginosa	Beatmung?
	Pseudomonas spp.	Kortison?
Haemophilus influenzae	Klebsiella spp.	Antibiotika?
Eikenella corrodens[a]	Enterobacter spp.	
Bacteroides-melaninogenicus-Gruppe	Citrobacter freundii	
Bacteroides-oralis-Gruppe	Acinetobacter calcoaceticus (= „Bacterium anitratum“)	
Fusobacterium spp.		
Peptococcaceae	Staphylococcus aureus	
Sonstige Anaerobier	Enterokokken	

[a] Ein mikroaerophiler bzw. kapnophiler Bewohner der oberen Luftwege [16]

bei vielen Krankenhauspatienten stellt sich, z. B. nach Aspiration und folgender langdauernder Beatmung, als ein kompliziertes Zusammen- und Wechselspiel von endogener und exogener polymikrobieller Ätiologie dar [22]. Eine angemessene Erfassung von Erregerwechsel u. ä. dürfte nur durch tägliche laboratoriumsdiagnostische Kontrollen mit aerober und anaerober Kultur möglich sein. Bei längere Zeit hochdosiert mit Antibiotika behandelten Patienten kann eine antibiotische Selektion zu dramatischem Erregerwechsel führen. Hier spielen dann, nach Eliminierung endogener Erreger, häufig hochresistente Hospitalkeime (Tabelle 3) die Hauptrolle.

Prädisposition

Begünstigt wird das Auftreten anaerober Lungeninfektionen vor allem durch Aspiration, z. B. infolge von Narkose, Alkoholismus, Ösophagusdysfunktion, Tonsillektomie u. a. [2, 3, 13, 22] (vgl. auch Abb. 1). Lokale Hypoxämie bzw. Gewebsnekrose und da-

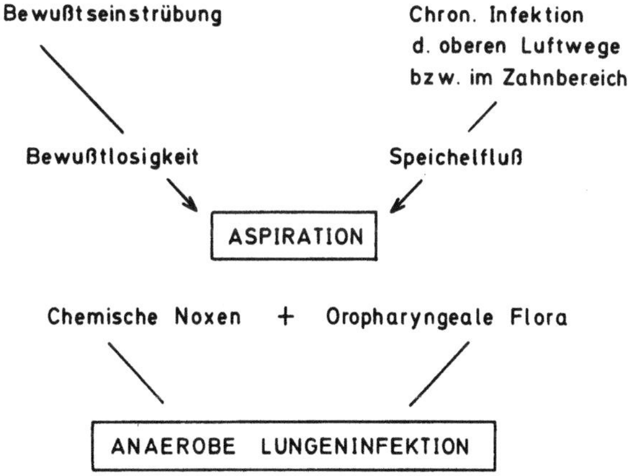

Abb. 1. Die Rolle der Aspiration bei der Entstehung der anaeroben Lungeninfektion. (Modifiziert nach [26])

mit infektionsbahnende Effekte werden durch Bronchialkarzinom, Bronchiektasie, Fremdkörper, Lungeninfarkt und Thorakotomie erzeugt [1, 5, 12, 25, 26, 31]. Ganz generell gehören der Diabetes mellitus und Malignome zu den Grundleiden, die für Anaerobierinfektionen prädisponieren. Ähnliches gilt für die Kortikosteroid- und Immunsuppressivtherapie sowie bestimmte Formen der antibiotischen Behandlung, z. B. eine aerobiereliminierende Monotherapie mit Aminoglykosiden. Weiterhin treten anaerobe Lungeninfektionen besonders häufig im Gefolge extrapulmonaler Anaerobierinfektionen, wie Periodontitis, Otitis, Sinusitis, Mastoiditis, Adnexitis u. a., auf [1, 12, 25, 26].

Klinische Manifestationen

Die vorherrschenden klinischen Manifestationen der pleuropulmonalen Anaerobierinfektion sind in Tabelle 4 zusammengestellt.

Tabelle 4. Manifestationen der broncho- und pleuropulmonalen Anaerobierinfektion. (Nach [1, 5, 11, 12, 22, 25, 26])

Pneumonie ohne Empyem oder Abszeß
Pneumonie mit Empyem
Nekrotisierende Pneumonie mit Empyem
Nekrotisierende Pneumonie ohne Empyem
Lungenabszeß mit/ohne Empyem
Empyem ohne nachweisbare Parenchyminfektion
Multiple Abszesse ohne Empyem (nach septischer Embolisierung)
Bronchiektasie

Klinische und bakteriologische Diagnose

Wegen des häufig bedrohlichen Krankheitsverlaufes verdienen die bronchopulmonalen Anaerobierinfektionen besondere Beachtung. Die Erkennung der anaeroben Ätiologie wird jedoch durch diagnostische Schwierigkeiten behindert; infolgedessen ist hier mit einer hohen Dunkelziffer zu rechnen.

Bekanntlich gilt die Regel, daß bei Verdacht auf Vorliegen einer lebensbedrohlichen Anaerobierinfektion eine anaerobierwirksame Chemotherapie einzuleiten ist. Die Verdachtsdiagnose beruht auf klinischen Merkmalen und Laboratoriumsbefunden. Zu den klinischen Befunden, die den Verdacht auf eine Anaerobierinfektion der tieferen Atemwege nahelegen, gehören der Nachweis von Lungenabszessen, Empyem oder nekrotisierender Pneumonie, weiterhin ein subakuter oder chronischer Krankheitsverlauf und als Grundleiden Aspiration, bronchiale Obstruktion und extrapulmonale Anaerobierinfektionen. Weitere feste Verdachtsmomente stellen stinkendes Sputum bzw. fötide Pleurapunktionsflüssigkeit dar [11, 12]. Nur mit Einschränkung in diesem Sinne zu werten sind negative aerobe Kulturen von geeignetem Untersuchungsmaterial, wie transtrachealer oder pleuraler Punktion.

Für die bakteriologische Diagnose wird geeignetes Untersuchungsmaterial benötigt. Hierzu gehören Pleuraerguß, transtracheal aspirierte Bronchialflüssigkeit [4, 26], transthorakal aspirierter Abszeßinhalt, durch Thorakotomie oder autoptisch entnommenes Gewebe und evtl. Blutkulturen. Wegen der meist massiven Kontamination mit oropharyngealen Anaerobiern ist expektoriertes oder bronchoskopisch gewonnenes Sputum für den Nachweis einer Anaerobierinfektion der tieferen Atemwege ungeeignet [12, 25, 26].

Die ätiologische Diagnose einer Anaerobierinfektion beruht auf dem kulturellen Erregernachweis. Die Nachweisfrequenz hängt von der initialen Anaerobierkeimzahl, der Exposition der Untersuchungsprobe gegen Sauerstoff sowie von Art und Zahl der aeroben Begleitbakterien ab. Daher ist die Untersuchungsprobe sofort nach der Entnahme bakteriologisch zu verarbeiten. Auch bei Verwendung von anaeroben Transportgefäßen oder Transportmedien sollte die Transportzeit, d. h. das Intervall zwischen Entnahme und Verarbeitung der Untersuchungsprobe, möglichst kurz gehalten werden. Auf die Differenzierung der gezüchteten Anaerobier sollte wegen der unterschiedlichen pathogenen Bedeutung und der teilweise erheblichen Abweichungen in der Chemotherapeutikaempfindlichkeit nicht verzichtet werden.

Antibiotikaempfindlichkeit der pleuropulmonalen Anaerobier

Die langen Wachstumszeiten der Anaerobier führen zu unvermeidlichen Verzögerungen der Befunderhebung. Im individuellen Krankheitsfall läßt sich daher die Resistenzbestimmung anaerober Erreger nur selten therapiegerecht durchführen. In der akuten Krankheitsphase können daher therapeutische Schlüsse im Sinne einer „kalkulierten" Therapie in der Regel nur aus prospektiven Untersuchungen über die Antibiotikaempfindlichkeit medizinisch wichtiger Anaerobier gezogen werden.

Für die kalkulierte Therapie auf Verdacht hin ist es nötig, einige vereinfachte Regeln für die Antibiotikaempfindlichkeit von Anaerobiern zu formulieren. Diese Regeln stützen sich auf In-vitro-Beobachtungen und klinische Erfahrungen.

Die Gruppe der Aminoglykosidantibiotika ist gegen strikt anaerobe Bakterien ausnahmslos unwirksam. Der Mechanismus dieser natürlichen Aminoglykosidresistenz der Anaerobier ist aufgeklärt [8].

Medizinisch wichtige Bacteroides-Arten zeigen häufig β-Laktamase-Aktivität, und zwar beträgt die Frequenz der β-Laktamase-Bildung bei Bacteroides fragilis und B. theta-iota-omicron 90–100% und bei der Bacteroides-oralis-Gruppe ca. 50% [6, 33]. β-Laktamase-Bildner kommen auch, in noch nicht genau bekannter Häufigkeit, bei den Keimen der Bacteroides-melaninogenicus-Gruppe vor. Die β-Laktamasen der Fragilis-Gruppe sind als Cephalosporinasen zu charakterisieren [6]. Abgebaut werden Cephalosporine mit Ausnahme von Cefoxitin und Lamoxactam [20, 33]. Bei Fusobacterium-Sphaerophorus-Keimen wird Resistenz gegen β-Laktam-Antibiotika offensichtlich nicht durch β-Laktamasen, sondern durch andere Mechanismen vermittelt [33].

Die früher gegen Bacteroides-Infektionen sehr wirksamen Tetrazykline haben ihre Aktivität zunehmend eingebüßt. [12]. Das lange als Anaerobiermittel herausgestellte Chloramphenicol [12] hat neuerdings in einer nennenswerten Zahl von Anaerobierseptikämien sowie einem Fall von Aspirationspneumonie durch Fusobacterium nucleatum versagt [29]. Bei Chloramphenicol-resistenten Bacteroides-fragilis-Stämmen wurde eine Acetyltransferase-Aktivität als Resistenzmechanismus nachgewiesen [7].

Die günstigste Hemmwirkung gegen Bacteroides fragilis und andere anaerobe „Problemkeime" zeigen Clindamycin und Metronidazol [15, 32] sowie, bereits mit deutlichem Abstand, Cefoxitin [33], Lamoxactam [20] und Mezlocillin.

Die grampositiven sporenlosen Anaerobier (Peptokokken, Peptostreptokokken, Propionibakterien) sind mit Ausnahme der Aminoglykosidresistenz gegen fast alle Antibiotika, insbesondere Penicilline und Cephalosporine [9], aber auch z. B. Erythromycin [21], empfindlich. Metronidazol und andere Nitroimidazole, deren Stärke im Bereich der gramnegativen Anaerobier liegt, sind gegen Propionibakterien und Actinomyces-Arten unwirksam.

Chemotherapie bronchopulmonaler Anaerobierinfektionen

Abgesehen von geeigneten chirurgischen Maßnahmen, die allerdings nur bei bestimmten Prozessen, wie z. B. Pleuraempyem, in Betracht kommen, steht eine anaerobierwirksame Chemotherapie im Vordergrund der Therapie anaerober Lungeninfektionen. Bei Fehlen von Bacteroides fragilis und verwandten Anaerobiern mit ähnlichem Resistenzverhalten ist Penicillin G das Mittel der Wahl zur Therapie anaerober Lungeninfektionen, z. B. Lungenabszesse [9, 11]. Gute Penicillinwirkung ist auch zu unterstellen bei pleuropulmonalen Infektionen mit Beteiligung der kapnophilen Spezies Eikenella corrodens, die u. a. gegen Clindamycin resistent ist [16]. Bei anaeroben Lungenabszessen wurde Erythromycin als weniger wirksam befunden, obwohl Empyem und Aspirationspneumonie unter dieser Therapie ausheilten [21].

Therapieversuche mit Minocyclin erbrachten bei 3 Fällen von Pneumonie Heilung und bei 12 Patienten mit Lungenabszeß Ergebnisse, die als ausgezeichnet bis mäßig eingestuft wurden [24]. Unter Cefoxitin sahen Kirby et al. [19] bei 12 Fällen von pleuropulmonaler Anaerobierinfektion ausnahmslos Erfolg. Das neuerdings stark beachtete Lamoxactam wurde teils sehr optimistisch [20], teils auch kritisch bewertet [23]. Bei rein anaerober Ätiologie von Pneumonien und anderen Infektionen der tieferen Atemwege erwies sich Metronidazol als wirksam [15, 28]. Jedoch ist bei aerob-anaeroben Mischinfektionen und bei Erregerwechsel ein Umsetzen der Therapie angezeigt [12].

Bei unheilbarem Grundleiden, wie Malignomen, ist mit einer antibakteriellen Chemotherapie bestenfalls eine vorübergehende Wirkung zu erzielen [12, 22]. Anaerobierpneumonien haben auch bei frühem Therapiebeginn in etwa 15% eine ungünstige Prognose [1, 12].

Literatur

1. Bartlett JG, Finegold SM (1972) Anaerobic pleuropulmonary infections. Medicine 51:413–450
2. Bartlett JG, Gorbach SL (1975) The triple threat of aspiration pneumonia. Chest 68:560–566
3. Bartlett JG, Gorbach SL, Finegold SM (1974) The bacteriology of aspiration pneumonia. Am J Med 56:202–207
4. Bartlett JG, Rosenblatt JE, Finegold SM (1973) Percutaneous transtracheal aspiration in the diagnosis of anaerobic pulmonary infection. Ann Intern Med 79:535–540
5. Bingold K (1920) Putride embolische Lungeninfektionen. Virchows Arch 232:22–34
6. Britz ML, Wilkinson RG (1978) Purification and properties of beta-lactamase from Bacteroides fragilis. Antimicrob Agents Chemother 13:373–382

7. Britz ML, Wilkinson RG (1978) Chloramphenicol acetyltransferase of Bacteroides fragilis. Antimicrob Agents Chemother 14:105–111
8. Bryan LE, Kowand SK, Elzen HM van den (1979) Mechanism of aminoglycoside antibiotic resistance in anaerobic bacteria: Clostridium perfringens and Bacteroides fragilis. Antimicrob Agents Chemother 15:7–13
9. Busch DF, Kureshi LA, Sutter VL, Finegold SM (1976) Susceptibility of respiratory tract anaerobes to orally administered penicillins and cephalosporins. Antimicrob Agents Chemother 10:713–720
10. Cohen J (1932) The bacteriology of abscess of the lung and methods for its study. Arch Surg 24:171–188
11. Finegold SM (1976) Lung abscess. West J Med 124:494–496
12. Finegold SM (1977) Anaerobic bacteria in human disease. Academic Press, New York San Francisco London
13. Finegold SM (1978) Aspiration. In: Taschkin DP, Cassan SM (eds) Guide to pulmonary medicine. Grune & Stratton, New York, pp 99–112
14. Fraser AG, Brown R (1981) Neuraminidase production by Bacteroidaceae. J Med Microbiol 14:63–76
15. George WL, Kirby BD, Sutter VL, Wheeler LA, Mulligan ME, Finegold SM (1982) Intravenous metronidazole for treatment of infections involving anaerobic bacteria. Antimicrob Agents Chemother 21:441–449
16. Goldstein EJC, Kirby BD, Finegold SM (1979) Isolation of Eikenella corrodens from pulmonary infections. Am Rev Respir Dis 119:55–58
17. Holdeman LV, Moore WEC, Churn PJ, Johnson JL (1982) Bacteroides oris and Bacteroides buccae, new species from human periodontitis and other human infections. Int J Syst Bacteriol 32:125–131
18. Kannangara DW, Bach VT, Webb DW, Thadepalli H (1980) Animal model for anaerobic lung abscess. In: Nelson JD, Grassi C (eds) Current chemotherapy and infectious disease, vol II. Amer Soc Microbiol, Washington DC, pp 897–898
19. Kirby BD, Busch DF, Citron DM, Finegold SM (1979) Cefoxitin for treatment of infections due to anaerobic bacteria. Rev Infect Dis 1:113–116
20. Lentino JR, Rytel MW, Moore E (1981) Therapy of lower respiratory tract infections with moxalactam. Antimicrob Agents Chemother 19:801–806
21. Lewis RP, Goldstein EJC, Sutten VL, Finegold SM (1978) Erythromycin therapy of anaerobic infections. In: Siegenthaler W, Lüthy R (eds) Current chemotherapy, vol I. Amer Soc Microbiol, Washington DC, pp 653–655
22. Lorber B, Swenson RM (1974) Bacteriology of aspiration pneumonia: a prospective study of community and hospital-acquired cases. Ann Intern Med 81:329–331
23. Mathisen GE, Meyer RD, Thompson JM, Finegold SM (1982) Clinical evaluation of moxalactam. Antimicrob Agents Chemother 21:780–786
24. Michaelson TC, Swenson RM (1978) In vivo and in vitro experiments with minocycline and anaerobic bacteria. Curr Ther Res 23:423–432
25. Schreiner A (1979) Anaerobic pulmonary infections. Scand J Infect Dis [Suppl] 19:77–79
26. Schreiner A, Bjerkestrand G, Digranes A, Halvorsen FJ, Kommedal TM (1978) Bacteriological findings in the transtracheal aspirate from patients with acute exacerbation of chronic bronchitis. Infection 6:54–56
27. Shah HN, Collins MD (1981) Bacteroides buccalis, sp. nov., Bacteroides denticola, sp. nov., and Bacteroides pentosaceus, sp. nov., new species of the genus Bacteroides from the oral cavity. Zentralbl Bakteriol Mikrobiol Hyg [C] 2:235–241
28. Tally FP, Sutter VL, Finegold SM (1975) Treatment of anaerobic infections with metronidazole. Antimicrob Agents Chemother 7:672–675
29. Thadepalli HS, Gorbach SL, Bartlett JG (1977) Apparent failure of chloramphenicol in the treatment of anaerobic infections. Curr Ther Res 22:421–426
30. Werner H, Eiden D, Zensen R, Dostmann KW, Reidenbach R, Krasemann C (1980) In vitro studies on the activity of egg-white lysozyme, alone and in combination with antimicrobials, against clinically significant anaerobes. In: Gottschalk G, Pfennig N, Werner H (eds) Anaerobes and anaerobic infections. Fischer, Stuttgart New York, pp 77–81

31. Werner H, Hussels H, Neuhaus F (1971) Pleuraempyem durch die anaerobe nichtsporenbildende Bakterienart Sphaerophorus necrophorus. Dtsch Med Wochenschr 96:202–205
32. Werner H, Krasemann C, Kandler R, Wandmacher G (1980) Metronidazol-Empfindlichkeit von Anaerobiern – Vergleich mit anderen Chemotherapeutika. MMW 122:633–636
33. Werner H, Krasemann C, Ungerechts J (1979) Cefoxitin-Empfindlichkeit von Cephalosporinase-positiven und -negativen Bacteroidaceae. Infection [Suppl 1] 7:43–46
34. Werner H, Müller HE (1971) Immunelektrophoretische Untersuchungen über die Einwirkung von Bacteroides-, Fusobacterium-, Leptotrichia- und Sphaerophorus-Arten auf menschliche Plasmaproteine. Zentralbl Bakteriol Mikrobiol Hyg 216:96–113
35. Zambon JJ, Reynolds HS, Slots J (1981) Black-pigmented Bacteroides spp. in the human oral cavity. Infect Immun 32:198–203

Forensische Probleme im Zusammenhang mit Intubation und Tracheotomie

H. W. Opderbecke

Die beklagenswerte Verrechtlichung der Medizin bringt es mit sich, daß es kaum mehr einen Kongreß gibt, auf dem nicht auch forensische Problemstellungen als ein Thema auf dem Programm stehen. Auf dieser Tagung ist mir die Rolle zugefallen, im Rahmen des Generalthemas hierüber zu referieren.

Gerade die Intubation ist eine Maßnahme, anhand der man exemplarisch medikolegale Grundsätze besonders gut darlegen kann. Kaum abschätzbar zahlreiche Menschen verdanken der Intubation als rechtzeitig und sachgerecht durchgeführte notfallmedizinische Maßnahme ihr Leben. Darüber hinaus begründet sich die moderne Anästhesiologie geradezu auf diesem im Grunde denkbar einfachen Eingriff, und damit basieren die Fortschritte der operativen Medizin mittelbar weitgehend auf der Technik der orotrachealen Intubation.

Trotz ihrer technischen Einfachheit können durch die Intubation aber auch Schäden gesetzt werden, akute und chronische, von der kurzfristigen Heiserkeit bis zur Trachealstenose als Spätkomplikation, belanglose, etwa eine Zahnbeschädigung, aber auch lebensbedrohliche, etwa eine Pharynxverletzung mit nachfolgender Mediastinitis. Der geschädigte, auf Schadenersatz oder Schmerzensgeld klagende Patient fragt dann allerdings nicht danach, wie vielen anderen Menschen durch diese Methode geholfen wurde und wie viele die Intubation schadlos vertragen haben. Er fragt vielmehr, ob der Schaden vermeidbar war und ob er schuldhaft verursacht worden ist. Darüber hinaus kann auch der Staatsanwalt ins Spiel kommen, der wegen fahrlässiger Körperverletzung oder gar fahrlässiger Tötung ermittelt [2].

Dabei stellt sich zunächst die Frage: War die Intubation indiziert? Als notfallmedizinische Maßnahme etwa am Unfallort oder im Zusammenhang mit einem akuten Zwischenfall in der Klinik wird man diese Frage wohl immer bejahen können, und zwar auch dann, wenn aus einer Betrachtung ex post die Intubation nicht unbedingt erforderlich erschien, um den Zwischenfall zu beherrschen und den Patienten zu retten.

Nicht selten wird es sogar eher umgekehrt sein, daß eine unterlassene Intubation zu Vorwürfen führt, wenn diese den Umständen nach erforderlich, zumutbar und möglich gewesen wäre. Die Zumutbarkeit hängt vom Ort des Geschehens, aber auch davon ab, ob der Arzt in der Technik der Intubation geübt ist. Doch auch der Ungeübte wird sich kaum dem Vorwurf des Übernahmeverschuldens aussetzen, wenn er gleichwohl einen Intubationsversuch ausführt, weil kein anderer, der es besser könnte, zur Stelle ist. Man sollte allerdings meinen, daß heute, 30 Jahre nach Einführung der Intubationsnarkose in die Klinik, jeder von der Universität kommende junge Arzt die Technik der Intubation als Notfallmaßnahme beherrscht. Daß dem nicht so ist, ist ein beklagenswertes Zeichen der Unzulänglichkeit unserer reformierten Approbationsordnung.

Schäden, die sich bei einer Intubation als notfallmedizinische Maßnahmen ereignen, wird man dem Arzt in der Regel nicht als Sorgfaltsmangel anlasten können, da sie meist durch die gebotene Eile und die unzulänglichen Umstände am Ort des Geschehens begünstigt worden sind. Vertritt man diesen Grundsatz konsequent, kann es prinzipiell keine Rolle spielen, wie schwer der eingetretene Schaden ist und welche Folgen er hat, ob es sich etwa nur um die Beschädigung eines Zahnes handelt oder um eine Mediastinitis nach Pharynxverletzung. Wenn aus einer Betrachtung ex ante heraus die Intubation zur Abwendung einer lebensbedrohlichen Gefahr erforderlich erschien, dann sind dies unter Berücksichtigung der vorliegenden Umstände immanente Risiken, die vom Arzt und vom Patienten in Kauf genommen werden müssen, da sie alleine gegen den drohenden Verlust des Lebens abzuwägen sind. Jede andere Auffassung würde uns auf den gefährlichen Weg zu einer defensiven Medizin führen. Das heißt, lebenswichtige Maßnahmen könnten unterbleiben, weil der Arzt ein zu hohes Risiko für sich selbst darin sieht.

Ganz anders liegen die Verhältnisse bei der Intubation im Rahmen einer Narkose. Natürlich gibt es auch im Operationssaal Situationen, die eine Notintubation erforderlich machen. Die Regel ist aber, daß die Intubation unter angemessenen räumlichen und apparativen Bedingungen ohne Zeitdruck beim relaxierten Patienten, d. h. unter weitgehend optimalen Verhältnissen erfolgt. Mit Einschränkung gilt dies meist auch für die Verhältnisse auf einer Intensiveinheit, sofern keine unerwartete Notsituation vorgelegen hat.

Die Intubationsnarkose kommt heute wegen ihrer unbestrittenen Sicherheitsbreite in sehr weitem Umfange auch dort zur Anwendung, wo der Eingriff vielleicht auch in Maskennarkose oder Regionalanästhesie ausgeführt werden könnte. Dagegen ist nichts einzuwenden, solange die Intubation als solche nicht mit einem erhöhten Risiko verbunden ist, sei es aus anatomischen Gründen, sei es weil die Stimmfunktion für den Patienten eine besondere Bedeutung hat (der Opernsänger ist hierfür ein häufig angeführtes Beispiel).

Nicht selten wird der Anästhesist bei Narkoseeinleitung von einer anatomisch bedingten Intubationsschwierigkeit überrascht, die man dem Patienten zuvor zwar oft (Stiernacken, Prognathie), aber nicht immer ansieht und auch nicht durch eine Kehlkopfspiegelung zuverlässig vorhergesagt werden kann. In solchen Fällen muß sich der Anästhesist überlegen, ob es gerechtfertigt ist, den Intubationsversuch – evtl. unter Verwendung eines Mandrins und/oder anderer Hilfsmittel – zu forcieren, d. h. ob die Indikation so dringend ist, daß es gerechtfertigt erscheint, ein begrenztes Risiko in Kauf zu nehmen. Geht es z. B. lediglich um eine Hernienoperation, so sollte der Anästhesist weitere riskante Intubationsversuche vermeiden und die Narkose als Maskennarkose fortsetzen; geht es dagegen um eine Thorakotomie, so muß er in Abhängigkeit von der Dringlichkeit des Eingriffs die Intubationsversuche fortsetzen, um den Eingriff zu ermöglichen, allerdings unter Anwendung aller möglichen Hilfs- und Vorsichtsmaßnahmen, wie Anwesenheit einer Hilfsperson, Bereitlegen mehrerer verschiedener Spatel, Verwendung eines Zahnschutzes usw. Werden alle diese den Umständen nach möglichen Sorgfaltsregeln erfüllt und war die Intubation unter Berücksichtigung von Art und Dringlichkeit des Eingriffes indiziert, so ist eine aus der technischen Schwierigkeit der Intubation resultierende Komplikation als ein immanentes Risiko aufzufassen, dessen Auftreten keinesfalls ohne weiteres dem Anästhesisten als Sorgfaltsmangel zur Last gelegt werden kann. In Analogie zur Intubation als notfallmedizinische Maßnahme spielt bei dieser grundsätzlichen Beurteilung somit weniger Art und Umfang des eingetretenen Schadens eine Rolle als die Umstände, aus denen sich die Schädigung ergeben hat.

Ein Sachverhalt, der immer wieder Anlaß zu forensischen Konsequenzen gibt, ist die Fehlintubation, d. h. die Intubation des Ösophagus anstelle der Trachea. Vor diesem Auditorium muß nicht betont werden, daß eine solche Fehlintubation in schwierigen Fällen, d. h. insbesondere bei nicht oder kaum einsehbarer Glottis, gelegentlich auch dem Erfahrenen unterlaufen kann, dem weniger Geübten um so eher. Man muß jedoch von jedem Arzt – sei er Anästhesist oder nicht –, der sich zutraut, eine Intubationsnarkose durchzuführen oder als Notarzt tätig zu werden, erwarten, daß er bemerkt – und zwar rechtzeitig bemerkt –, wenn ihm eine derartige Fehlintubation unterlaufen ist. Fällt diese erst auf, wenn sich bedrohliche Zeichen einer Hypoxie einstellen oder gar ein hypoxischer Herzstillstand auftritt, dann liegt in aller Regel ein vorwerfbarer ärztlicher Sorgfaltsmangel vor, um den ominösen Begriff „Kunstfehler" zu vermeiden. Dies gilt um so mehr, als diese Situation auf einfachste und kürzeste Weise durch sofortige Extubation und Maskenbeatmung zu beherrschen ist, sofern sie nur rechtzeitig genug erkannt wird.

Vom wissenschaftlichen Leiter dieser Tagung ist die Bitte geäußert worden, in meine Ausführungen auch die Tracheotomie einzubeziehen. Da die Tracheotomie jedoch weitgehend den Charakter eines Noteingriffes verloren hat, ist aus medikolegaler Sicht hierzu wenig Spezielles zu sagen. Die Tracheotomie ist vielmehr in dieser Hinsicht wie jeder andere operative Eingriff einzuordnen, dessen Vorteile und Risiken bei der Indikationsstellung mit der gebotenen Sorgfalt gegeneinander abzuwägen sind. Komplikationen hat der Arzt nur dann zu vertreten, wenn Anhaltspunkte für eine fehlerhafte Indikationsstellung oder fehlerhafte Durchführung gegeben sind. Da die Frage, ob eine frühzeitige Tracheotomie in der Lage ist, mögliche Schäden einer Langzeitintubation zu vermeiden bzw. umgekehrt, ob eine Langzeitintubation wegen geringerer Komplikationsdichte einer Tracheotomie vorzuziehen ist, noch kontrovers diskutiert wird und sich somit noch keine gefestigte Lehrmeinung hierüber gebildet hat, entzieht sich dieses Problem einer medikolegalen Erörterung.

Schwieriger ist die Frage nach der Aufklärungspflicht vor einer Tracheotomie zu beantworten, vor allem, wenn sie im Zuge einer längerfristigen Intensivbehandlung erforderlich wird [1]. Es steht außer Frage, daß eine Tracheotomie als eine einschneidende, keineswegs risikoarme operative Maßnahme grundsätzlich aufklärungs- und einwilligungsbedürftig wäre. Aber gerade dort, wo sie indiziert ist, bei langfristig Bewußtlosen oder Dauerbeatmungsfällen, stoßen Aufklärung und Einwilligung fast immer auf unüberwindliche Schwierigkeiten. Andererseits ist unter der heute üblichen Indikationsstellung meist keine unmittelbare Eilbedürftigkeit gegeben, so daß eine Geschäftsführung ohne Auftrag rechtlich nicht zulässig erscheint. Streng formaljuristisch müßte in solchen Fällen eine Pflegschaft beantragt werden. Um einen solchen Bürokratismus im Interesse aller Beteiligten nach Möglichkeit zu vermeiden – er würde ja für einen relativ hohen Anteil von Intensivpatienten in Frage kommen –, ist vorgesehen, in Analogie zu dem „Aufklärungs- und Anamnesebogen für Anästhesisten" des Berufsverbandes Deutscher Anästhesisten [3] einen Aufklärungs- oder vielleicht besser gesagt Informationsbogen für die Intensivmedizin zu entwerfen, der alle einschlägigen Maßnahmen, wie Langzeitintubation, Tracheotomie, Kavakatheter und andere invasive Methoden, aufführt und abdeckt. Dort, wo der Patient nicht in der Lage ist, den Bogen zur Kenntnis zu nehmen, ist daran gedacht, ihn den Angehörigen zur Information auszuhändigen. Werden allerdings von diesen Bedenken oder Einwände erhoben, erscheint es im Einzelfall ratsam, eine Pflegschaft zu beantragen.

Die Aufklärungspflicht vor einer Intubation im Rahmen einer normalen Narkose beschränkt sich dagegen in der Regel auf einen Hinweis über die Möglichkeit einer kurzfristigen Heiserkeit oder eines Zahnschadens. Dies geschieht am besten mittels des bereits erwähnten, vom Berufsverband Deutscher Anästhesisten empfohlenen Aufklärungs- und Anamnesebogens [5]. Besondere Umstände – etwa der viel zitierte Opernsänger – bedürfen wie überall auch hier besonderer Regelungen. Das gilt auch bei unvorhersehbaren anatomisch bedingten Intubationsschwierigkeiten.

Hingegen erfordert die Intubation als notfallmedizinische Maßnahme selbstverständlich keine gesonderte Aufklärung und Einwilligung nach dem Motto: Je dringlicher der Eingriff, desto geringer die ärztliche Aufklärungspflicht, die sich bei einem akut lebensbedrohlichen Zustand auf Null reduziert [4].

Literatur

1. Opderbecke HW (1982) Die Aufklärungspflicht im operativen Bereich. In: Lawin P, Huth H (Hrsg) Grenzen der ärztlichen Aufklärungs- und Behandlungspflicht. Intensivmedizin-Notfallmedizin-Anästhesiologie (INA), Bd 34. Thieme, Stuttgart New York, S 35–42
2. Ulsenheimer U (1981) Die strafrechtliche Haftung des Anästhesisten. In: Opderbecke HW, Weißauer W (Hrsg) Forensische Probleme in der Anästhesiologie. Perimed, Erlangen, S 41–53
3. Uter P, Zierl O (1981) Neufassung eines Aufklärungs- und Anamnesebogens für Anästhesisten. Anaesth Intensivmed 22:52
4. Weißauer W (1978) Rechtliche Grundlagen der Aufklärung. Anaesth Inform 19:231–235
5. Weißauer W (1978) Das Konzept des Aufklärungs- und Anamnesebogens aus rechtlicher Sicht. Anaesth Inform 19:245–253

Respiratory Therapist – ein Berufsbild auch bei uns?

G. Hanes und E. Beyer

"Respiratory therapist?"

Respiratorische Therapie ist ein relativ junger Beruf innerhalb der heutigen Medizin. Vor ca. 35 Jahren begannen ein paar Krankenhäuser in den USA damit, junge und vor allem kräftige Männer anzustellen, die die schweren Sauerstoffflaschen schleppten und sie verteilten, um verschiedenen Patienten Sauerstoff zu geben. Heute arbeiten in den USA über 30 000 speziell für respiratorische Therapie ausgebildete Männer und Frauen und der Bedarf wird noch wesentlich höher geschätzt.

Respiratorische Therapie ist von der Berufsorganisation der Atemtherapeuten in den USA folgendermaßen definiert:

1. Respiratory therapy is an allied health speciality employed with medical direction in the treatment, management, control, diagnostic evaluation and care of patients with deficiencies and abnormalities of the cardiopulmonary system.
2. Respiratory therapy shall mean the therapeutic use of the following: medical gases and administration apparatus, environmental control systems, humidification, aerosols, medications, ventilatory support, bronchopulmonary drainage, pulmonary rehabilitation, cardiopulmonary resuscitation, and airway management.
3. Specific testing techniques are employed in respiratory therapy to assist in diagnosis, monitoring treatment and research. This shall be understood to include measurement of ventilatory volumes, pressures, flows, blood-gas analysis, and other related physiologic monitoring.

Ausbildung zum Atemtherapeuten

Voraussetzung, um in ein Ausbildungsprogramm für respiratorische Therapie aufgenommen zu werden, ist "high-school-diploma", etwa äquivalent zum Abitur in Deutschland. In der Ausbildung wird die respiratorische Therapie in einem 2-Jahres-Programm gelehrt. Erfolgskontrollen erfolgen dabei vierteljährlich und durch ein schriftliches und mündliches Abschlußexamen.

Danach muß für die Anerkennung als sog. "registered respiratory therapist" ein weiteres Jahr klinisch praktischer Arbeit erfolgen und ein für die ganze USA einheitliches Examen ("National Registry Examen") bestanden werden.

Nach diesen 3 Jahren ist die Grundausbildung in respiratorischer Therapie abgeschlossen, eine weitere Spezialisierung erfolgt dann im Rahmen der klinischen Arbeit.

Berufsbild des Atemtherapeuten

Atemtherapie ist eine Berufsgruppe innerhalb der Medizin, vergleichbar z. B. den MTAs und Krankengymnasten in Deutschland, die den Ärzten speziell bei respiratorischen Problemen beratend zur Seite stehen. Die Arbeit umfaßt die Prophylaxe, Diagnostik und Therapie von akuten und chronischen respiratorischen Erkrankungen und kann in 6 große klinische Bereiche unterteilt werden:

Diagnostik

Die Diagnostik umfaßt einfache Lungenfunktionsprüfungen, wie Spirometrie und Blutgase, ebenso speziellere Tests, wie z. B. Messung der Totalkapazität, Closing volume, Diffusionskapazität, Totraumbestimmung, $A\ a\ DO_2$ und Shuntvolumen.

Meistens geht es dabei um präoperative Untersuchungen oder Verlaufs- und Therapiekontrollen bei bekannter Erkrankung. Seltener sind Tests im Rahmen wissenschaftlicher oder epidemiologischer Untersuchungen.

Critical care

Der Bereich Critical care umfaßt die Arbeit auf Intensivstationen. Die pulmonale Funktion aller Patienten wird dabei je nach Krankheitsbild, das zur Aufnahme in die Intensivstation führte, mit entsprechenden Mitteln unterstützt oder übernommen.

Dabei kommen die verschiedenen Formen, wie kontrollierte, assistierte Beatmung mit und ohne PEEP, sowie IMV und CPAP-Systeme zur Anwendung. Die für den Patienten beste Form der mechanischen Beatmung und später der Entwöhnung vom Ventilator wird anhand der klinischen Untersuchung, Röntgenbilder des Thorax, Blutgasanalyse etc. ausgewählt.

Ist künstliche Beatmung nicht notwendig, wird die Vermeidung von pulmonalen Komplikationen mittels allgemeiner respiratorischer Therapie betrieben.

Besonders beachtet werden die möglichen Auswirkungen, die eine mechanische Beatmung oder eine andere respiratorische Therapie auf Organsysteme, wie Herz/Kreislauf, Niere etc., haben können.

Die technische Funktion der Ventilatoren und anderer respiratorischer Geräte wird kontrolliert, und kleinere Reparaturen werden selbst ausgeführt.

Pädiatrie

Beatmung bei Neugeborenen erfordert notwendigerweise andere Geräte und Techniken als bei Kindern und Erwachsenen. Dieses Teilgebiet ist zur Zeit in rascher Entwicklung, da immer mehr Frühgeborene unter 1 000 g Geburtsgewicht durch die pulmonale Unterstützung am Leben erhalten werden können.

Allgemeine respiratorische Therapie

Diese beinhaltet die Arbeit mit den Patienten auf den verschiedenen Stationen.

Dazu gehören Patienten mit bekannter chronisch pulmonaler Erkrankung, bei denen eine akute Verschlechterung während eines Krankenhausaufenthaltes vermieden werden soll.

Ebenso gehören z. B. Patienten mit chronisch-obstruktiven Atemwegserkrankungen dazu, die für eine geplante Operation in einen optimalen pulmonalen Status gebracht werden müssen.

Außerdem *alle* chirurgischen Patienten, besonders nach Thorax- und Oberbauchchirurgie, um postoperative Lungenkomplikationen zu verhindern. Zur Anwendung kommen u. a. Sauerstofftherapie, Aerosoltherapie und Inhalation von Mukolytika und Bronchodilatatoren, außerdem Physiotherapie zur gezielten Sekretdrainage bestimmter Lungenabschnitte und „incentive spirometry", besonders für die chirurgischen Patienten.

Notfalltherapie

Dieses Gebiet umfaßt die Erhaltung oder Unterstützung der Atmung in Notfallsituationen durch Freihalten der Luftwege, Beatmung und endotracheale Intubation.

Außerdem gehört die kardiopulmonale Reanimation dazu, für die eine spezielle Ausbildung erfolgt, die durch die American Heart Association und American Medical Association anerkannt ist. Immer mehr Krankenhäuser stellen Atemtherapeuten ein, die dann im Notarztwagen oder Rettungshelicopter mitarbeiten.

Rehabilitation

Dieses ist ein relativ neues Gebiet innerhalb der respiratorischen Therapie und beschäftigt sich ausschließlich mit dem durch chronisch pulmonale Erkrankung erheblich behinderten Patienten. Es wird versucht, dem Patienten zu helfen, mit seiner Limitierung so gut wie möglich zurecht zu kommen. Dazu lernt der Patient seine täglichen Aktivitäten, wie Anziehen, Hausarbeit etc., so durchzuführen, daß so wenig wie möglich Energie verschwendet wird und der Sauerstoffverbrauch dadurch reduziert wird.

Die eigentliche respiratorische Therapie umfaßt dabei Atemübungen und Abhusttraining, „incentive spirometry" und IPPB, Aerosoltherapie und Sauerstofftherapie.

Der Patient wird dann vom Atemtherapeuten durch Hausbesuche betreut, anfänglich 2- bis 3mal pro Woche, später in wöchentlichen Abständen. Dem Patienten wird dabei auch die Funktion seiner häuslichen Geräte, wie Vernebler, Sauerstoff etc., und deren Reinigung und Pflege erklärt und gezeigt.

Atemtherapeuten auch in Deutschland?

Seitdem im Jahre 1978 die Herzchirurgie in Bad Krozingen eröffnet wurde, arbeiten dort Atemtherapeuten, z. Z. sind 3 eingestellt.

Sie werden bei respiratorischen Problemen aller Art, die auf den Stationen oder auf der kardiologischen Intensivstation auftreten, gerufen. Sie beteiligen sich auch an der kardiopulmonalen Reanimation auf diesen Stationen.

Hinzu kommt die präoperative Lungenfunktion und entsprechende respiratorische Vorbereitung der Patienten, die zur Operation anstehen.

Ihr Hauptgebiet ist aber die postoperative kardiochirurgische Intensivstation, wo sie Mitglieder eines Teams von Ärzten, Schwestern und Krankengymnasten sind. Innerhalb dieses Teams befähigt sie ihre spezielle Ausbildung und Erfahrung, dem Patienten eine optimale pulmonale Pflege zukommen zu lassen, was sich in einer sehr niedrigen pulmonalen Komplikationsrate widerspiegelt.

Zu diesem klinischen Aspekt kommt ein technischer Aspekt, d. h. die Pflege und Wartung der respiratorischen Geräte.

Auf dem Gebiet der Intensivstationen liegt meiner Meinung nach der Hauptbedarf an speziell ausgebildeten Atemtherapeuten, auch für Deutschland.

Praktisch jeder Patient, der einer Intensivpflege bedarf, hat auch respiratorische Probleme unterschiedlichen Ausmaßes.

Mit der Vielgestaltigkeit der Intensivmedizin und vor allem der Technisierung, besonders von Atemtherapie und Beatmung, reichen Zeit und Wissen von Arzt und Schwester allein oft nicht mehr aus, diese Probleme optimal zu lösen. Eine speziell dafür ausgebildete Person kennt alle zur Verfügung stehenden technischen Möglichkeiten, deren Indikationen und Komplikationen.

Ich bin sicher, daß sich durch den Einsatz von Atemtherapeuten die Verweildauer von Patienten in der Intensivstation, die Häufigkeit von pulmonalen Komplikationen und damit Morbidität und Mortalität senken lassen.

Zusammenfassung der Diskussion

Frage: Wie sind derzeit die Empfehlungen zum Einsatz einer lokalen antibiotischen Prophylaxe zur Vermeidung bronchopulmonaler Infektionen bei Patienten auf Intensivstationen zu werten?

Antwort: Nach Untersuchungen von Vogel et al. [1] kann durch die lokale Applikation von Aminoglykosiden in das Tracheobronchialsystem bei Intensivpatienten eine wirkungsvolle Prophylaxe nosokomialer bronchopulmonaler Infektionen betrieben werden. Es muß jedoch ausdrücklich hervorgehoben werden, daß diese Art der lokalen Pneumonieprophylaxe – sei es nun durch Instillation von Antibiotika oder durch Vernebelung – von vielen Seiten stark angefeindet wird. Als Einwand wird vorgebracht, daß bei jeder Form einer lokalen Pneumonieprophylaxe bei beatmeten Intensivpatienten zu erwarten ist, daß gerade das Gegenteil bewirkt wird, das heißt, daß die Anzahl der Pneumonien zunehmen wird, da man Antibiotika mit hohem Selektionsdruck, wie z. B. Aminoglykoside, in ein Florageschehen hineingibt.

Frage: Gibt es noch Indikationen, Penicillin G bei anaeroben Atemwegsinfektionen einzusetzen?

Antwort: Penicillin G ist als Monosubstanz bei anaeroben Atemwegsinfektionen heute nicht mehr einsetzbar. Neueren Erkenntnissen zufolge werden anaerobe Atemwegsinfektionen in einer hohen Anzahl durch Bacteroides-fragilis-ähnliche Organismen verursacht, die β-Lactamase-Bildner sind. Aus diesem Grund ist der Einsatz von Penicillin G als obsolet anzusehen.

Frage: Konnte durch den Einsatz moderner, hochpotenter Antibiotika die Mortalität von schweren Pneumonien auf Intensivstationen in den letzten Jahren gesenkt werden?

Antwort: Dies muß ausdrücklich verneint werden. Die Mortalität von schweren bronchopulmonalen Infektionen ist in den letzten Jahren nahezu unverändert geblieben. Auch der Einsatz modernster Antibiotika vermochte an dieser Tatsache nichts zu ändern.

Frage: Ist, gesehen unter dem Blickwinkel der heute zur Verfügung stehenden Möglichkeiten, die Gabe von Immunglobulinen zur Prophylaxe bronchopulmonaler Infektionen zu vertreten?

Antwort: Bislang existieren keine guten kontrollierten Studien, die klar erwiesen haben, daß eine prophylaktische Gabe von Immunglobulinen auf Intensivstationen die Mortalität, ganz generell gesehen, bei septischen Krankheitsbildern senken kann. Über den Stellenwert der Immunglobulinprophylaxe bei bronchopulmonalen Infektionen sind in der internationalen Literatur überhaupt keine Angaben zu finden. Bei der Frage der

Wertigkeit der Immunglobulinprophylaxe, zumindestens mit den heute zur Verfügung stehenden Präparationen, sollte man sich immer vergegenwärtigen, daß ein immundefekter Patient nicht nur im Bereich des antikörperbildenden Systems defekt ist, sondern auch im Bereich seines phagozytierenden und seines zellulären Systems. Man kann also mit Immunglobulin prinzipiell nur einen Defekt im antikörperproduzierenden Schenkel ausgleichen. Zusätzlich kommt hinzu, daß die Immunglobulinpräparationen möglicherweise gar nicht den Antikörper beinhalten, auf den der Patient angewiesen ist, was insbesondere bei den nosokomialen Infektionen mit gramnegativen Keimen der Fall ist. Schließlich ist zu sagen, daß Antikörper selbst immunsuppressiv wirken können, d. h. daß die Patienten durch die Antikörperzufuhr in ihrer ohnehin defekten Immunreaktion noch weiter gehemmt werden.

Frage: Zeichnen sich im Laufe der nächsten Jahre positive Perspektiven für die immunologische Prophylaxe bzw. die Therapie nosokomialer Infektionen auf der Intensivstation ab?

Antwort: Die Industrie wird bereits in den nächsten Jahren dazu in der Lage sein, aufgrund der Techniken, die ihr heute zur Verfügung stehen, spezifische Antikörperpräparationen, insbesondere gegen die Problemkeime auf Intensivstationen, zur Verfügung zu stellen. Von diesen Hyperimmunseren ist sehr wahrscheinlich eine effektive Hilfe für die Patienten zu erwarten.

Frage: Bei der Verabreichung von Hyperimmunseren gegen nosokomiale Problemkeime auf Intensivstationen wird der Patient im Rahmen einer passiven Immunisierung therapiert. Gibt es auch Möglichkeiten, durch eine rechtzeitige aktive Immunisierung therapeutische Erfolge zu erzielen?

Antwort: Auch an der aktiven Immunisierung von Patienten gegen nosokominale Infektionen, insbesondere gegen gramnegative Problemkeime, wird von der Industrie mit Hochdruck gearbeitet. Ob eine aktive Immunisierung jedoch Erfolg hat, hängt in erster Linie auch vom Zustand des zu immunisierenden Patienten ab. Gerade Patienten mit Karzinomen haben deutliche Proteinsynthesestörungen und können unter Umständen schlecht Immunglobuline gegen die applizierten Antigene bilden.

Frage: Ist der Beruf der Atemtherapeutin in absehbarer Zeit auch auf den Intensiveinheiten in der BRD realisierbar?

Antwort: Das Berufsbild der Atemtherapeutin wird sich in näherer Zukunft auf unseren Intensivstationen aus zweierlei Gründen nicht verwirklichen lassen: Atemtherapeutinnen werden zwangsläufig in Konkurrenz zu den Intensivschwestern treten, die ja auch auf dem Gebiet der Atemtherapie relativ gründlich weitergebildet sind. Dadurch werden die Intensivschwestern wieder vermehrt zu Maßnahmen der Grundpflege zurückverwiesen, eine Entwicklung, die große Schwierigkeiten psychologischer Art schaffen wird. Zum anderen ist es unwahrscheinlich, daß bei der heutigen Finanzlage zusätzliche Stellen für Atemtherapeutinnen gewährt werden dürften. Derartige Stellen wären beim Pflegepersonal einzusparen, eine Unmöglichkeit in Anbetracht der ohnehin gespannten Personalsituation.

Literatur

Vogel F, Werner H, Exner M, Marx M (1981) Prophylaxe und Therapie von Atemwegsinfektionen bei beatmeten Patienten durch intratracheale Aminoglykosidgabe. Dtsch Med Wochenschr 106:898–903

Poster

Die Postersession hat in der deutschsprachigen Anästhesiologie erst eine kurze Tradition.

Mut bewiesen daher jene 41 Kollegen, die sich bei der Tagung dieser härtesten Form wissenschaftlicher Präsentation stellten. Die intensiven Diskussionen im Anschluß an die Kurzvorstellung der Autoren belegten, daß aussagekräftige Untersuchungsergebnisse, originelle Ideen und Anregungen für die tägliche klinische Praxis von Intubation und Tracheotomie sowie für den Umgang mit bronchopulmonalen Infektionen geboten wurden. Diese „Fundgrube“ soll durch die Publikation von Kurzfassungen für alle Interessierten erschlossen werden.

Notfall- und therapeutische Bronchoskopie in der interdisziplinären Intensivmedizin

P. Bölcskei, T. Haas, G. Haydn, W. Gerlach und E. Bock

Die therapeutische Bronchoskopie wurde anhand zweier neuer Methoden zur Behandlung bei Lungenblutung und Fremdkörperaspiration vorgestellt.

Lungenblutung

Unsere neue Methode zur Akutbehandlung von bedrohlichen Lungenblutungen besteht darin, daß wir bei jeder „starren Bronchoskopie" das Bronchoskopierohr im unteren Drittel mit einer engsitzenden Gummimanschette überziehen. Nach Intubation des nicht blutenden Systems wird die Blockermanschette mit 15 ml Luft aufgeblasen. Das so völlig geblockte System kann unter freier Sicht von evtl. übergetretenem Blut befreit und ausreichend beatmet werden. In der Regel kann nach 10–20 min entblockt und das blutende System vorsichtig von Blutgerinnseln befreit werden. Bei diesem Vorgehen entfällt eine zeitraubende Umintubation mit einem Spezialblocker- oder doppellumigen Tubus.

Fremdkörperaspiration

Zur Entfernung von brüchigen, großvolumigen Fremdkörpern (Kerne, Nüsse) haben wir mit Hilfe des Fogarty-Katheters analog zur Embolektomie eine neue Methode eingeführt. Nach bronchoskopischer Lokalisation wird der Fogarty-Katheter am Fremdkörper vorbeigeführt, der Ballon aufgeblasen und der Fremdkörper unter Anpassung des Ballonvolumens an das Bronchiallumen oralwärts gezogen. Aus den Hautbronchien kann der Fremdkörper mit den üblichen Methoden leicht entfernt werden.

Antidiskonnektionsvorrichtung beim Beatmungspatienten

R.H. Borst, R. Stehle, H. Grell und D. Schwarz

Wie in der Literatur mehrfach mitgeteilt, ist es infolge einer Diskonnektion zwischen Schlauchsystem und Tubus beim maschinell beatmeten Patienten zu schweren Zwischenfällen gekommen. Dies veranlaßte uns, zusammen mit der Fachhochschule in Aalen einen einfachen Mechanismus zu konstruieren, der eine Diskonnektion sicher vermeiden läßt.

Eine Diskonnektion kann entweder durch Herausrutschen des Konnektors aus dem Tubus oder durch Trennung des Y-Stückes vom Konnektor erfolgen. Mit unserer Konstruktion wird gleichzeitig der Konnektor fest mit dem Tubus verbunden sowie das Y-Stück am Konnektor arretiert.

Im Prinzip funktioniert die Antidiskonnektionsvorrichtung wie folgt:

Zur sicheren Befestigung des Konnektors im Tubus dienen Spannelemente, die durch einen darüberliegenden Schraubring den Tubus auf dem Konnektorstutzen anpressen. Die Verbindung zum Y-Stück erfolgt über einen Riegelmechanismus. Beim gewinkelten Y-Stück greifen die klauenartigen Fortsätze der beiden Riegel in die untere Rille ein. Beim geraden Y-Stück bzw. bei der nach ISO normierten Anschlußtülle wird die sichere Verbindung durch gabelförmiges Umgreifen hergestellt. Durch einen Überwurfring sind die Klauen gegenüber einem Aufgehen gesichert.

Bei der Konstruktion fiel uns auf, daß eine Normierung der verschiedenen Artikel, die beim Beatmungspatienten verwendet werden, zur Optimierung der Sicherheit notwendig ist. Wir haben Antidiskonnektionsvorrichtungen für die bei uns gebräuchlichen Verbindungsstücke (gewinkeltes Y-Stück sowie gerades Y-Stück der Firma Dräger), aber auch für die in Kürze im Handel befindliche Anschlußtülle nach ISO (International Organization for Standardization) konstruiert.

Die Entwicklung der endotrachealen Intubation bis zur Jahrhundertwende

L. Brandt, H. Pokar und H. Schütte

Als Franz Kuhn um die Jahrhundertwende versuchte, die Intubation als Routinemaßnahme in die Klinik einzuführen, hatte diese Methode bereits eine nahezu tausendjährige Geschichte. Zwar war die Tracheotomie als Mittel zur Freihaltung der Atemwege schon im Altertum bekannt, die erste orotracheale Intubation aber wurde um die Jahrtausendwende von dem arabischen Arzt Avicenna (980–1037) beschrieben.

Nach der Wiederentdeckung der Tracheotomie durch Andreas Vesalius (1514–1564) erinnerte man sich auch wieder an die Technik der orotrachealen Intubation. Aus dem England des 18. Jahrhunderts gibt es mehrere Berichte über die Reanimation asphyktischer Neugeborener oder Ertrunkener mit Hilfe dieser Technik (Benjamin Pugh, Charles Kite, James Curry).

Im 19. Jahrhundert führte die Beschreibung der Diphtherie als nosologische Entität durch Pierre Bretonneau (1771–1862) zu großen Fortschritten in der Behandlung dieser Erkrankung und damit der Intubationstechnik (Depaul, Ribemont, Bouchut). Die berühmten Röhrchen des New Yorker Arztes O'Dwyer (1841–1897) wurden bis in unser Jahrhundert hinein zur Therapie des diphtherischen Krupps verwendet.

Die Wegbereiter der endotrachealen Intubation zur Durchführung einer Narkose sind John Snow (1813–1858) und William Macewen (1848–1924) in England und der

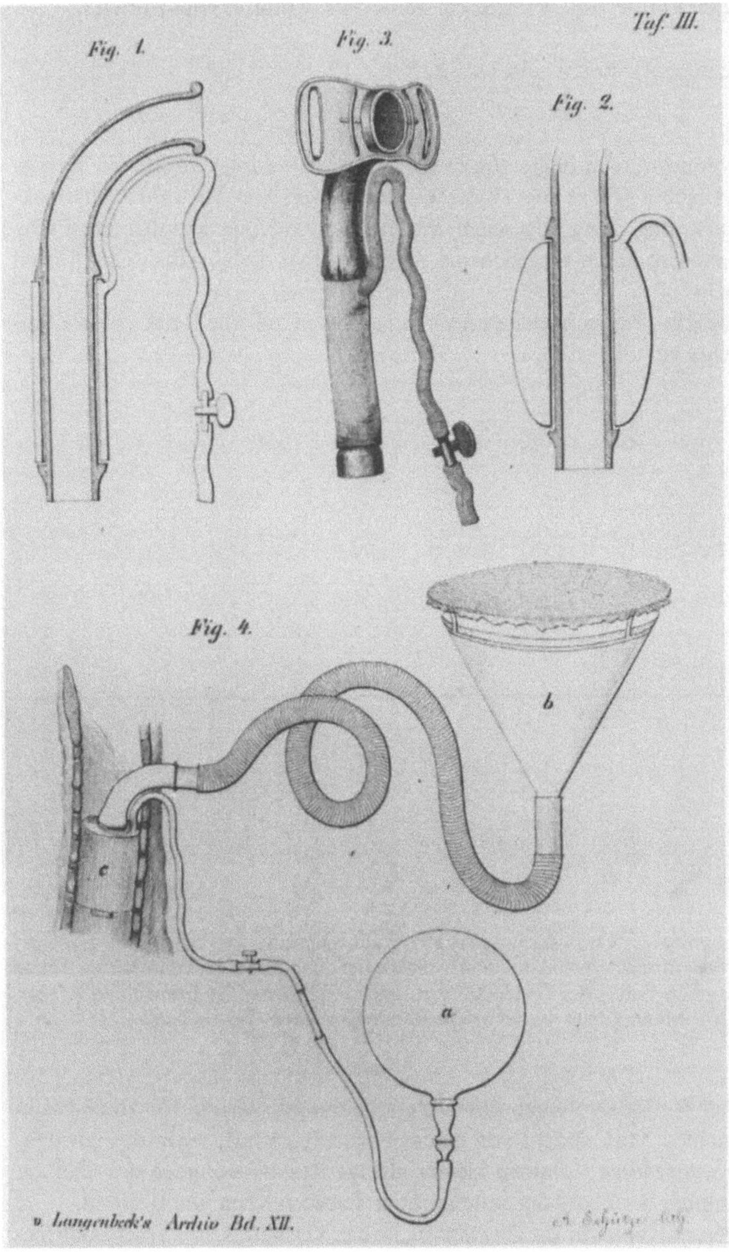

Abb. 1. Trendelenburgs Tracheotomietubus mit Blockungsmanschette. [Trendelenburg F (1870) Beiträge zu den Operationen an den Luftwegen. Langenbecks Arch Klin Chir 12:121–133]

Berliner Arzt Friedrich Trendelenburg (1844–1924) (Abb. 1). Schließlich verknüpfte Viktor Eisenmenger in Wien die Ideen von Trendelenburg und Macewen und entwikkelte im Jahr 1893 den ersten orotrachealen Tubus mit aufblasbarer Manschette.

Konstruktionsmerkmale und Vergleich moderner Endotrachealtuben

L. Brandt, H. Schütte, H. Pokar und D. Renz

Allein in Deutschland werden heute von etwa 15 Firmen Endotrachealtuben vertrieben. Bei diesem Angebot fällt es dem Anästhesisten schwer, eine Auswahl nach objektiven Kriterien zu treffen, denn abgesehen von Längen- und Querschnittsmaßen werden von den Herstellern kaum vergleichbare Angaben über die physikalischen Daten der Tuben gemacht.

Wir haben deshalb 27 verschiedene Endotrachealtuben auf eine Reihe von Kriterien untersucht (Abb. 1).

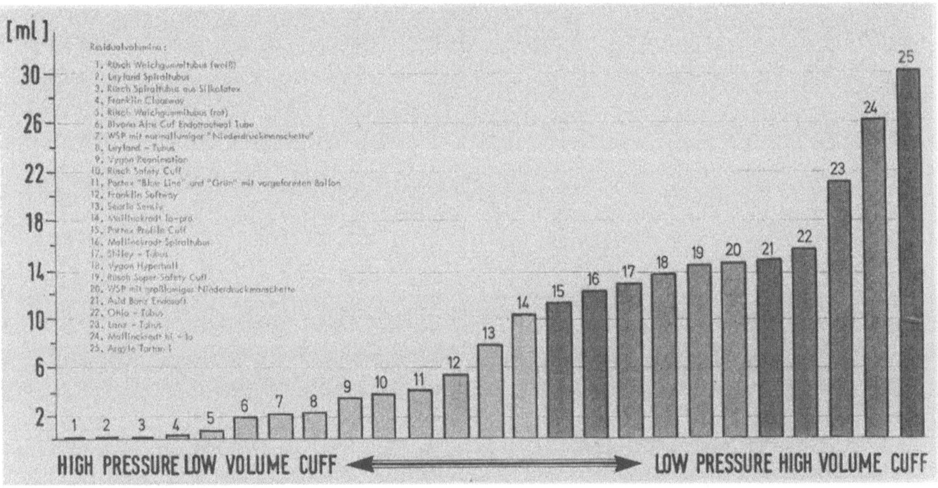

Abb. 1. Residualvolumina der Cuffs der untersuchten Endotrachealtuben. Die Grenze zwischen Hochdruck- und Niederdruckcuffs hängt von der Größe des zur Intubation verwendeten Tubus ab. Bei Verwendung von Tuben der Größe 8,0 mm Innendurchmesser für Frauen und 8,5 mm Innendurchmesser für Männer liegt sie bei einem Residualvolumen von 8–10 ml

So ist z. B. das Residualvolumen das Unterscheidungskriterium für Hochdruck- und Niederdruckcuffs. Man spricht von einem Niederdruckcuff, wenn das zur Trachealabdichtung notwendige Volumen kleiner als das Residualvolumen des Cuff ist. Die Residualvolumina der Cuffs der untersuchten Tuben reichen von 0–30 ml.

Die zweite Determinante für die Zuordnung ist das Verhältnis von Trachealdurchmesser zu Cuffdurchmesser bei aufgefülltem Residualvolumen. Dies bedeutet, daß ein und derselbe Cuff bei enger Trachea als Niederdruckcuff, bei weiter Trachea aber als Hochdruckcuff einzuordnen ist. Deshalb ist die Grenze zwischen Hochdruck- und Niederdruckcuffs fließend.

Weiter untersuchte Kriterien sind z. B. die Cuffwandstärken, das Lachgasdiffusionsverhalten, die Cufform und die Form der Tubusspitze.

Anforderung der Einzelergebnisse beim Autor.

Allergische Spätreaktionen der respiratorischen Schleimhaut

H. Enzmann, C. Carls, M. Sheik und R. Waldherr

Allergische Spätreaktionen der respiratorischen Schleimhaut (Typ IV in der Klassifikation nach Coombs und Gell, zellvermittelte Allergie, "delayed reaction") werden selten erkannt.

Aus In-vitro-Versuchen im Lymphozytentransformationstest (Resch 1981, persönliche Mitteilung), aus Tierversuchen [1, 2] und schließlich aus den Erfahrungen bei den Provokationstests an der menschlichen Nase ergibt sich, daß das Allergen über 6 h am Ort der späteren allergischen Reaktion verbleiben muß, um diese auszulösen. Trifft dies nicht zu, tritt eine allergische Spätreaktion nicht ein.

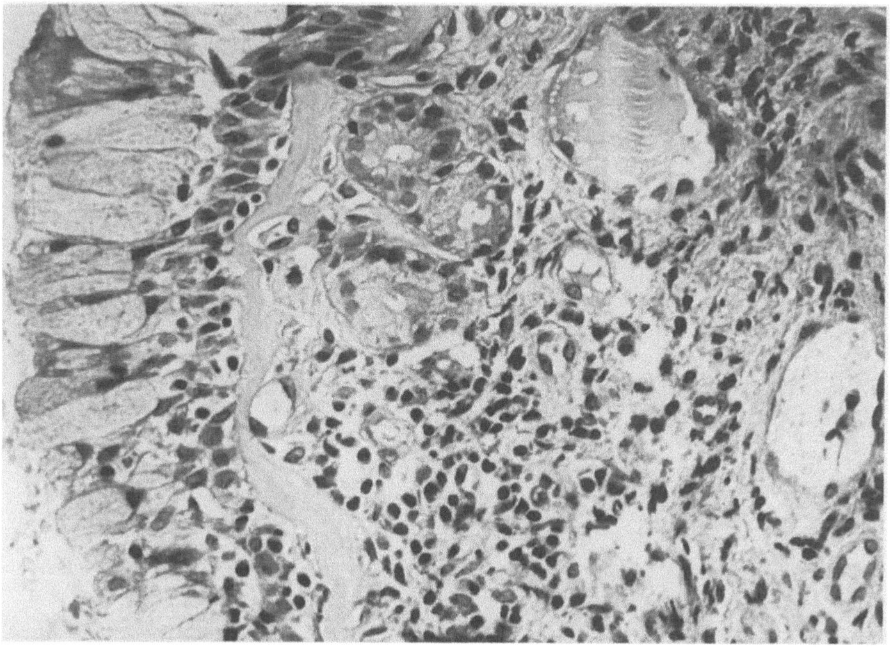

Abb. 1. Typisches histologisches Bild einer allergischen Spätreaktion der Nasenschleimhaut: mononukleäre, vorwiegend lymphozytäre Infiltration

Bei entsprechender Kontaktzeit (auch durch wiederholte Applikation) tritt jedoch an der Provokationsstelle eine Dyskrinie mit schleimigem, gering eitrigem Sekret, bei starker Reaktion eine Ulzeration auf. Histologisch findet sich eine mononukleäre Infiltration, keine Eosinophilie (24–48 h nach Provokation) (Abb. 1). Immunhistologische Untersuchungen sind bislang ohne klinische Bedeutung.

Vor allem bei streng lokal angewendeten Substanzen (Medikamente, aber auch Kunststoffe bzw. Gummichemikalien) ist an die Möglichkeit einer allergischen Spätreaktion auch im Bereich der respiratorischen Schleimhaut zu denken.

Literatur

1. Enzmann H (1979) Cellular allergy – one way to ozena? Rhinomanometry and histology in animal experiments compared with clinical aspects. 7th Congress of the European Rhinologic Society. Davos, Sept 1978. Rhinology 17:185–192
2. Enzmann H, Waldherr R (1980) Histologische Schleimhautveränderungen bei der Allergie des Typ IV in der Hals-Nasen-Ohrenheilkunde. Allergologie 3:117–122

Ein Hilfsmittel zur nasalen Intubation

H. Haindl

Seit der Einführung dünnwandiger und damit empfindlicher Niederdruckcuffs ist die Magill-Zange ein nur noch schlecht geeignetes Hilfsmittel zum Führen eines nasalen Tubus beim Passieren der Glottis. Es ist nicht immer möglich, den Tubus außerhalb des Cuff zu fassen, wenn aber auf dem Cuff gefaßt wird, wird dieses leicht durch die Metallbranchen der Zange zerstört. Auch das hygienisch problematische Umwickeln der Zangenbranchen mit Pflaster oder ähnlichen Materialien kann die Beschädigung des Cuff nicht sicher verhindern. Bereits durch Abrutschen der Zange vom Tubus kann das empfindliche Cuff zerstört werden.

Das vorgestellte Instrument (Abb. 1) ist ein einfacher Kunststoffhaken, der an seinem oberen Ende auf die Finger der rechten Hand geklemmt werden kann und an sei-

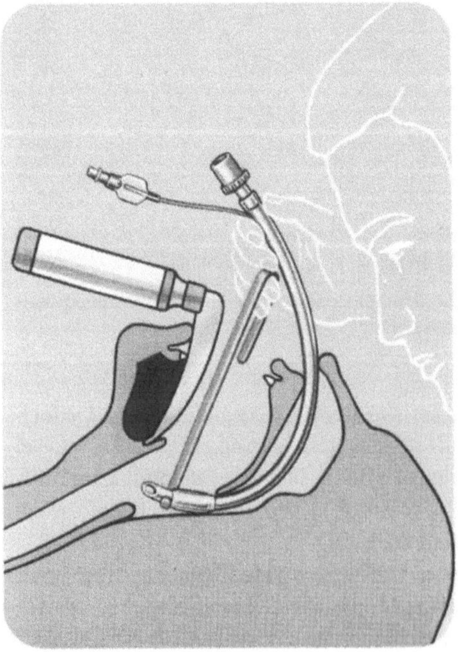

Abb. 1. Ein einfacher Kunststoffhaken als Hilfsmittel zur nasalen Intubation

nem unteren Ende U-förmig zur Aufnahme des Tubus ausgebildet ist. Mit diesem Haken kann der Tubus angehoben werden, ohne daß die Gefahr der Beschädigung besteht. Durch die Gestaltung des Hakens kann er bei Bedarf auch heruntergedrückt werden. Zur Handhabung des Hakens benötigt man nur 2–3 Finger der rechten Hand, so daß Daumen und Zeigefinger zum Vorschieben des Tubus frei bleiben. Dadurch kann eine Person allein die nasale Intubation vornehmen.

Der Schwierigkeitsgrad der nasalen Intubation wird durch das Hilfsmittel spürbar gesenkt.

Die Intubationshilfe ist im Handel erhältlich.

Ein verbesserter Absaugkatheter zum sterilen endotrachealen Absaugen

H. Haindl

Aufgrund der hohen Rate nosokomialer Infektionen beim langzeitbeatmeten Patienten ist die Einhaltung steriler Bedingungen beim endotrachealen Absaugen zwingend gebo-

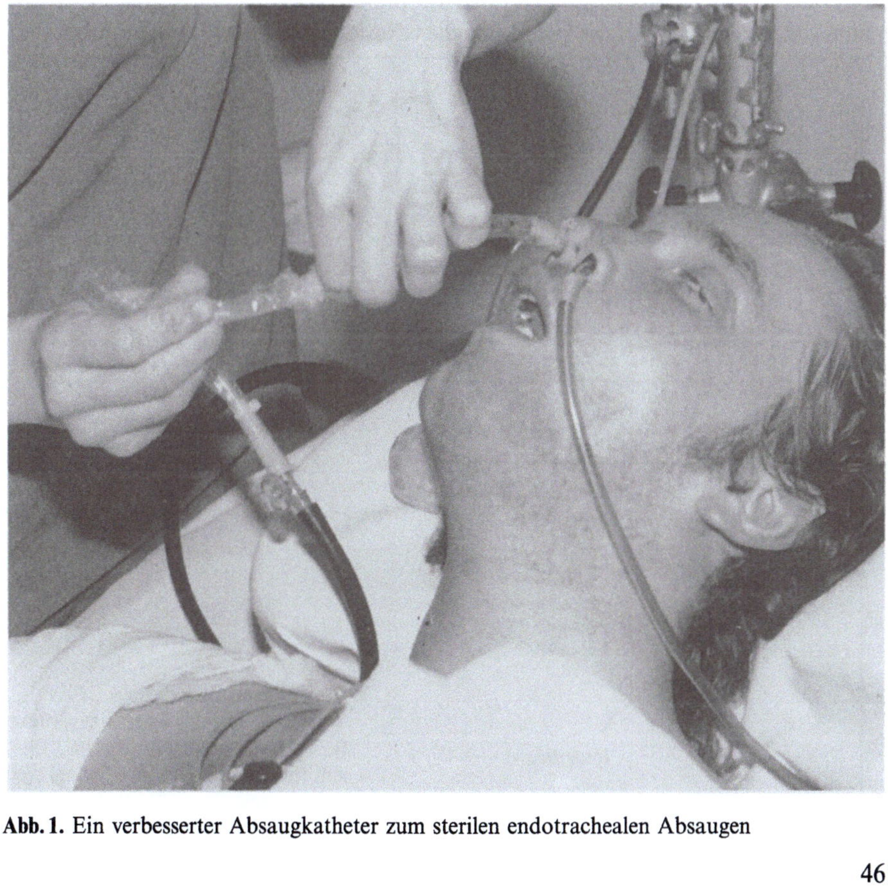

Abb. 1. Ein verbesserter Absaugkatheter zum sterilen endotrachealen Absaugen

ten. Die herkömmliche Methode, den Absaugkatheter mit einer durch einen sterilen Handschuh geschützten Hand zu führen, ist umständlich und zeitraubend. Es liegt daher nahe, einen Absaugkatheter im Schiebeschlauch, wie er von den Kavakathetern bekannt ist, zu entwickeln.

Im klinischen Versuch ließ sich die Zeit für die einfache Absaugung damit von durchschnittlich 45 s auf 14 s reduzieren. Die denkbare Gefahr einer vollständigen Absaugung durch das Dichten des Schiebeschlauches auf dem Tubuskonnektor ist durch ein sinnvoll gestaltetes Mundstück am Schiebeschlauch sicher auszuschließen.

Der verbesserte Absaugkatheter stellte eine deutliche Erleichterung des endotrachealen Absaugens dar (Abb. 1).

Atemarbeit bei CPAP-Atmung

J. Hansen, U. Schneider und M. Wendt

Seit einigen Jahren ist die Spontanatmung bei einem kontinuierlichen positiven Atemwegsdruck (CPAP) ein gängiges Verfahren auf Intensivstationen. Der Effekt des CPAP beruht auf einer Erhöhung der funktionellen Residualkapazität [1]. Der Atemwegs-

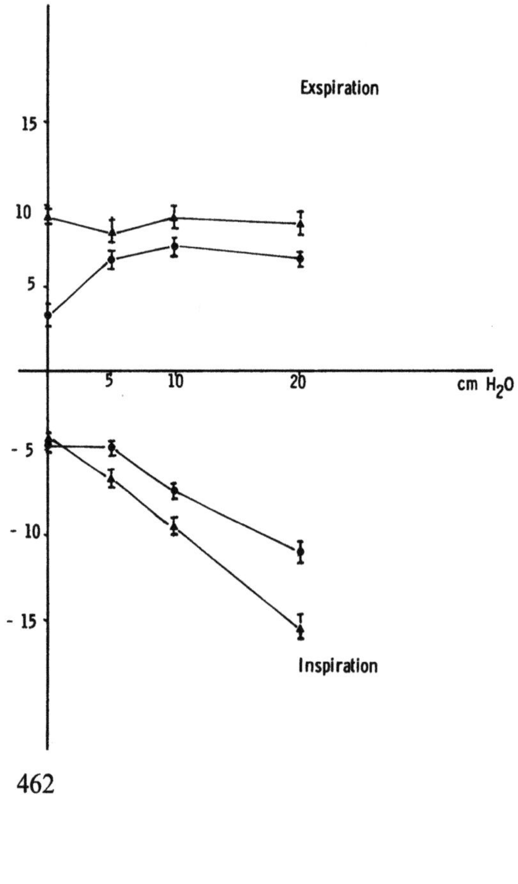

Abb. 1. Vom eingestellten CPAP-Wert abweichende Atemwegsdrücke (in cmH_2O) in Inspiration und Exspiration (*Ordinate*) in Abhängigkeit vom eingestellten CPAP-Wert (*Abszisse*). ● Pulmolog, ▲ IMV-Bird

druck ist möglichst konstant zu halten, um die Atemarbeit zu vermindern [2]. Hierzu wurden 2 neuere Demand-flow-Geräte untersucht, die sich u. a. im maximal gelieferten Inspirationsflow, der mit 90 l/min für den Pulmolog (Firma Dräger) bzw. mit 45 l/min für den IMV-Bird (Firma 3 M) gemessen wurde, unterscheiden. Zusätzlich wurde das geänderte Atemverhalten nach Einsetzen von linearen Atemwegswiderständen untersucht. 10 gesunde Versuchspersonen atmeten bei 21% O_2 an den beiden Systemen. CPAP-Werte von 0, 5, 10 und 20 cmH_2O wurden eingestellt und anschließend lineare Resistoren von 5 und 21,3 mbar/l/s eingeschaltet. Das Verhältnis von Inspiration zu Exspiration verlängerte sich zugunsten der Exspiration v. a. beim Pulmolog mit seinem höheren Inspirationsflow. Die maximalen Druckschwankungen bei Inspiration und Exspiration unterschieden sich bei den beiden Systemen erheblich. Sie erreichten 18 cmH_2O bei einem PEEP von 20 cmH_2O unter Verwendung des Pulmologs mit dem kleinsten Atemwegswiderstand gegenüber 23 cmH_2O beim IMV-Bird unter gleichen Bedingungen (Abb. 1). Zunehmende Atemwegswiderstände erhöhten diese oralwärts vom Tubus gemessenen Druckdifferenzen.

Literatur

1. Abboud N, Rehder K, Rodarte J, Hyatt R (1975) Lung volumes and closing capacity with continuous positive airway pressure. Anesthesiology 42:138–142
2. Gherini St, Peters RM, Virgilio RW (1979) Mechanical work on the lungs and work of breathing with positive end-exspiratory pressure and continuous positive airway pressure. Chest 76:251–256

High-Frequency-Jetventilation über eine nasotracheale Sonde oder eine transkrikoidale Verweilkanüle – eine Alternative bei schwierigen Intubationen im HNO-Bereich

W. K. Hirlinger, W. Dick, H.-H. Mehrkens, A. Deller und O. Sigg

Intubationsschwierigkeiten können zum einen dadurch entstehen, daß die Stimmritze nicht eingestellt ist, zum anderen darin begründet sein, daß der Endotrachealtubus infolge einer hochgradigen subglottischen Stenose nicht eingeführt werden kann. Ist eine solche Situation zu erwarten, bietet sich die vor wenigen Jahren inaugurierte Jetventilation als Alternative an. Ihr Vorteil liegt u. a. darin, daß über eine dünne Sonde nasotracheal oder eine Verweilkanüle transkrikoidal eine suffiziente Beatmung trotz der oben genannten Hindernisse möglich ist.

Wir führen eine High-frequency-Beatmung mit einer Frequenz von 150/min durch. Als High-frequency-Jetventilator verwenden wir das Modell MK 800 der Firma Acutronic.

Die Narkose wird mit einem kurzwirksamen Hypnotikum eingeleitet. Fortführung der Narkose mit Flunitrazepam und Fentanyl. Die Relaxierung erfolgt bei kurzen Eingriffen mit Succinylcholin, bei längeren mit Alloferin. Lachgas geben wir bis zu einem Verhältnis von 1 : 1 zu.

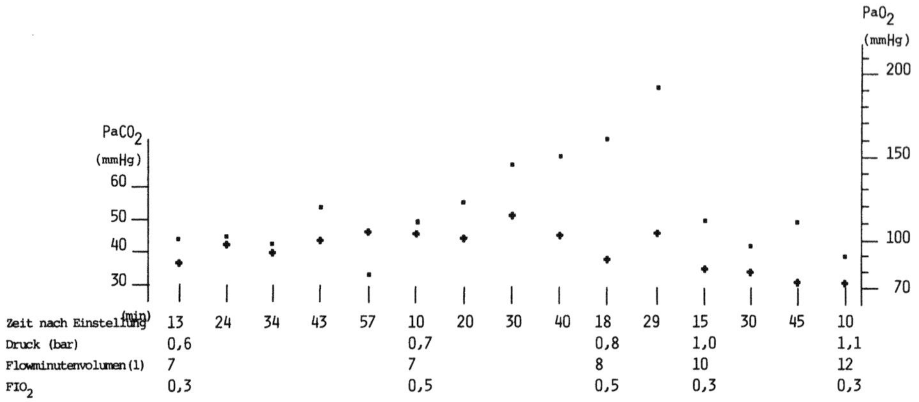

Abb. 1. Patient E. V., 14 J., 40 kg KG. P_aO_2 und P_aCO_2 in Abhängigkeit von der Einstellung und Zeitdauer der HPPV. Frequenz 150/min, Inspirationszeit 40%, + P_aCO_2, ■ P_aO_2

3 Fallbeispiele sollen den Vorteil der Methode verdeutlichen. Im Fall A handelte es sich um eine ausgedehnte subglottische Stenose mit einem Restlumen von 4 mm. Es gelang mühelos, die Sonde nasotracheal einzuführen. Wie der Operationssitus zeigte, wäre eine Intubation mit einem 28er Tubus nicht durchführbar gewesen. Im Fall B wurde bei bestehendem Tracheostoma eine Trachealplastik durchgeführt. Da ein konventioneller U-Tubus den Operateur behinderte, erfolgte die Beatmung über eine Sonde, welche über das Tracheostoma eingeführt war. Die Einstellung am Gerät und die entsprechenden PaO_2- und $PaCO_2$-Werte zeigt die Abb. 1.

Im Fall C war mit erheblichen Intubationsschwierigkeiten aufgrund eines Zungengrundtumors zu rechnen. Die transkrikoidale Punktion in Lokalanästhesie ermöglichte eine sichere Beatmung.

Wie die dargestellten Fälle zeigen, war in diesen Extremsituationen eine sichere und ausreichende Beatmung der Patienten möglich. Da bei einer Frequenz von 150/min ständig ein positiver Druck in der Trachea vorhanden ist, wird einer Blutaspiration vorgebeugt. Weiterhin wird diese Beatmungsform in der Aufwachphase von den Patienten gut toleriert.

Bei Anwendung dieses Beatmungsverfahrens muß jedoch gewährleistet sein, daß das insufflierte Gasgemisch in der Exspirationsphase mühelos abfließen kann.

Intubation am Unfallort als „Erstmaßnahme"?

E. Kirchner

Die Arbeitsplätze der Anästhesieärzte sind umlagert von Kollegen (anderer Fachgebiete, niedergelassene, beamtete), paramedizinischem Personal (Pflegekräfte, Rettungssanitäter, Ausbilder in „Erster Hilfe") und Studenten (im praktischen Jahr, Famulanten), sie kommen wegen der endotrachealen Intubation.

Der Erfolg der Unterweisungen ist beachtlich! Am narkotisierten und relaxierten „normalen" Patienten kann man die Intubation schnell erlernen.

Beherrscht man sie jedoch?

Keineswegs! Es ist allenfalls der *„technische Vorgang Intubation"* nachvollziehbar geworden. Was ein Verletzter oder akut Erkrankter braucht, wenn er ateminsuffizient wird, ist die *„ärztliche Leistung Intubation"*!

Dieser feine Unterschied, der für die Patienten lebensrettend sein kann, ist bisher offensichtlich nicht gehörig beachtet worden! Wie konnte die Forderung entstehen: Jeder Arzt müsse intubieren können, wenn dazu nicht die Beherrschung der Anästhesie gefordert wurde? Es ging immer nur um die Technik der Intubation! Diese kann tatsächlich auch vom paramedizinischen Personal erlernt werden. Sollte sie von diesem Personenkreis auch selbständig (die Ausbildung in der Technik Intubation hätte sonst gar keinen Sinn!) angewendet werden?

Wenn dem Patienten am Unfallort mit der Intubation geholfen werden soll, muß dort die „ärztliche Leistung Intubation" erbracht werden. Wie schwierig dies ist, geht aus der Literatur ebenso hervor, wie aus eigenen Erhebungen, Erfahrungen und Kenntnissen aus Gutachten [2].

Ventilation geht vor Intubation

Was den Patienten am Unfallort wirklich nützt – wenn überhaupt noch zu helfen ist –, ist die *frühestmögliche „Ventilation"*! Dazu bedarf es – glücklicherweise – der Intubation nicht!

Hinzukommen, Atmung und Pupillenweite prüfen und ggf. sofort Atemspende vornehmen ist das schnellstmögliche Vorgehen in der „Ersten Hilfe", auch in der „Ersten ärztlichen Hilfe"! Was für den Unfall auf der Straße gut ist, taugt auch für den Patienten im Krankenhaus!

Der Einsatz technischer Hilfsmittel droht immer mit Zeitvergeudung einherzugehen (z. B. zurücklaufen an den Pkw und das Intubationsbesteck holen). Diese Zeitvergeudung ist ein Versäumnis dem Verletzten gegenüber! Auch wenn eine Intubation unabweisbar wäre oder einfach 2 Hände freimachte, die „ärztliche Leistung Intubation" verlangt eine vorausgehende Ventilation, wenn der Patient nicht erkennbar ausreichend oxygeniert ist.

Intubation am untauglichen Objekt [1]

Diesen Terminus verwenden wir zur Verdeutlichung der Problematik mit Erfolg. Die Zahl der Versuche, hereinkommende Patienten zu intubieren, noch bevor ausreichend ventiliert, ein venöser Zugang gelegt, ein sachkundiger Helfer herbeigeholt, Narkosemittel und Notfallmedikamente injektionsbereit gemacht wurden, hat deutlich abgenommen.

Die Lehre von der „Intubation am untauglichen Objekt" ist psychologisch ungleich wirksamer als das Einpauken von Kontraindikationen und Besonderheiten, die im Vollzug der „ärztlichen Leistung Intubation" zu beachten sind.

Unterstützt wird die Abkehr von dem „technischen Vorgang Intubation" auch dadurch, daß drastische Beispiele – etwa der tödliche Glottisspasmus, die Erstickung nach intubationsausgelöstem Erbrechen etc. – ins rechte Licht gerückt werden.

Tabelle 1. Intubation am Unfallort als „Erstmaßnahme?"

Problem

Vermehrte Unterweisung führt zu häufigerer, auch nichtindizierter Anwendung der Intubation

Positive Erfahrungen

Nur unter optimalen Bedingungen!
(z. B. im NAW oder RTH)

Negative Erfahrungen

- Aspiration nach Erbrechen durch Intubationsversuch
- Erstickung durch Verlegung des Tubus mit zuvor Aspiriertem
- Glottisspasmus und zerebrale Hypoxie bei Intubationsversuch in oberflächlicher Bewußtlosigkeit
- Verblutung aus der A. femoralis (Oberschenkelabriß) durch Husten bei der Intubation ohne Narkose
- Blutaspiration bei Intubationsversuch ohne Relaxans (iatrogene Blutung)
- Zerebrale Hypoxie nach einseitiger Intubation der verletzten Lunge
- Exitus an Spannungspneumothorax nach Intubation unter Dyspnoe
- Kreislaufstillstand durch schnelle Normalisierung des PCO_2 nach Intubation (kein venöser Zugang!)
- Lebensgefahr auf dem Transport, wenn sich das Bewußtsein aufhellt und keine Sedierung möglich ist
- Unterlassung jeder Ventilation vor der Intubation (Hypoxämieverstärkung)

Folgerungen

- Fehlen von Erfahrung und eines Helfers
- mangelhafte Ausrüstung
- Fehlen des venösen Zugangs

führen zur „Intubation am untauglichen Objekt"!

Neue Strategie

1. *Ventilation geht vor Intubation!*
   - Maßnahmen ohne Gerät haben Vorrang
   - Dadurch bekommt der Verletzte früher Sauerstoff
   - „Nichtintubation" ist kein Versagen mehr
   - Der ungeübte Arzt wird psychisch entlastet, er wird schneller eingreifen und ventilieren, wenn er die Intubation nicht beherrscht
   - Notärzte sind an Grundsätze zu binden (z. B. keine Intubation bei Spontanatmung, wenn nicht Narkosebedingungen herrschen)
2. *Intubation nur, wenn*
   - Patient initial ventiliert wurde
   - Ein i.v.-Zugang liegt
   - Helfer und Medikamente vorhanden sind
   - Vorsorge gegen Aspiration getroffen ist (Seiten-Kopftieflage, Absaugung etc.)
   - Kreislaufstillstand festgestellt ist
3. *Auf Besonderheiten achten*
   - Kiefersperre, Mißbildungen
   - Gesichts- und/oder Unterkieferverletzungen
   - Partielle Verlegung der Luftwege (Stridor!)
4. *Kontraindikationen einhalten!*
   - Bei Larynx- und Halstraumen
   - Preßluftunfällen
   - Explosionen
   - Verbrennungen der Luftwege
   - Verätzungen des Mundes, Rachens und der Luftwege

   Es drohen Tracheaabriß oder -ruptur!
   Vorab Bronchoskopie!

Resümee

Die endotracheale Intubation ist keinesfalls die unabdingbare Erstmaßnahme am Unfallort!

Neue Strategie

Bisherige negative Erfahrungen zu würdigen ist ein Punkt, der die Abkehr von dem „technischen Vorgang Intubation" fordert. Viel wichtiger ist die Mobilisierung von „Rettungspotential" durch die Abkehr von der – wie wir jetzt wissen – unrealistischen Forderung, jeder Arzt müsse intubieren können.

Alle Ärzte – und erfreulich viele Laienhelfer – können jedoch „ventilieren“! Sie brauchen, um suffizient zu helfen, weder die Ausrüstung (Kosten im Gesundheitswesen!) noch Kenntnisse der „ärztlichen Leistung Intubation“. Die Zeit für die Erlernung des „technischen Vorgangs Intubation“ kann künftig eingespart werden. Dadurch wird Kapazität für die Schulung der Notärzte frei, die in Notarztwagen und anderen Rettungsmitteln Dienst tun.

Jene Kollegen, die „nur“ ventilieren können, sind von der Last befreit, sich einer Unterlassung schuldig zu machen, wenn sie am Unfallort nicht intubieren. Sie werden häufiger als bisher helfend eingreifen und „ventilieren“, bis der Notarzt die weitere Behandlung übernimmt.

Die Diskussionsgrundlage (Tabelle 1) gibt weitere Hinweise auf die „negativen Erfahrungen“, die mit der Intubation gemacht wurden, wenn diese als „Erstmaßnahme“ am Unfallort vorgenommen wurde. Es handelte sich dabei um Versuche, „Erste ärztliche Hilfe“ zu leisten, bevor der Notarztwagen eingetroffen war.

Als Resümee ist festzuhalten:

Die endotracheale Intubation ist keinesfalls eine unabdingbare Erstmaßnahme zur Behebung einer Atemstörung oder eines Atemstillstandes am Unfallort.

Eine sofort einsetzende Ventilation ist das Mittel der Wahl, *die* geeignete Erstmaßnahme, die zudem von jedermann ausgeführt werden kann.

Eine Abkehr von der Forderung: jeder Arzt muß intubieren können, erweitert das Rettungspotential.

Literatur

Kirchner E (1977) Endotracheale Intubation am Unfallort? Nieders Aerztebl 800–801

Sefrin P, Braun KF (1981) Wirkt sich die frühzeitige Intubation auf die Prognose von Notfallpatienten aus? Notfallmed 7:1324–1332

Kontamination und Resistenzentwicklung bei chirurgischen Intensivpatienten

C. Krier, R. Römer, H.P. Geisen, B. Winkler und O.H. Just

Kontamination, Infektion und Sepsis tragen wesentlich zur Erhöhung der Gesamtmortalität kritisch kranker Patienten einer Intensivstation bei. In einer retrospektiven Studie wurden insgesamt 207 Patienten einer multidisziplinären anästhesiologischen Intensivstation über den Zeitraum von 1 Jahr untersucht.

Ziel der Untersuchung war es, die Kontaminationshäufigkeit, den Kontaminationsort als Ursprung eines möglichen Infektionsweges und das Kontaminationsrisiko unterschiedlicher Patientengruppen zu ermitteln, sowie das Resistenzverhalten der nachgewiesenen Keime zu analysieren. Dabei wurde die tatsächliche Entstehung einer klinisch manifesten Infektion nicht berücksichtigt und lediglich die Besiedlung mit pathogenen Keimen als Ausdruck einer beginnenden oder möglichen Infektion erfaßt.

Die bakteriologischen Entnahmen wurden bei allen Patienten nach folgendem Schema durchgeführt:

Routinemäßig: Trachealsekret (2 mal wöchentlich)
Katheterurin (2 mal wöchentlich)
intravasale Katheter (bei Entfernung)

und gezielt für Wundabstriche und Blutkulturen.

Um das Kontaminationsrisiko zu ermitteln, wurden die Patienten in 5 Gruppen eingeteilt:

Gruppe 1: postoperative Überwachung, Aufenthalt weniger als 5 Tage (n = 92)
Gruppe 2: postoperative Überwachung, Aufenthalt länger als 5 Tage (n = 39)
Gruppe 3: Polytrauma ohne Schädel-Hirn-Trauma (SHT) (n = 22)
Gruppe 4: Polytrauma mit Schädel-Hirn-Trauma (SHT) (n = 44)
Gruppe 5: Patienten mit der Komplikation akutes Nierenversagen (n = 10)

Ergebnisse

Kontaminationsrisiko (Abb. 1)

Die Häufigkeit eines positiven Keimnachweises als Ausdruck einer Kontamination mit pathogenen Erregern ist direkt proportional zur Aufenthaltsdauer der Patienten auf der Intensivstation. In der Gruppe der postoperativen Überwachungspatienten (überwiegend kardiochirurgische, HNO- und kieferchirurgische und allgemeinchirurgische Patienten) haben die Patienten mit einer Aufenthaltsdauer von mehr als 5 Tagen das gleiche Kontaminationsrisiko wie die polytraumatisierten Patienten. Der Umschlag zum erhöhten Kontaminations- und/oder Infektionsrisiko liegt in dieser Gruppe beim 5. Aufenthaltstag. Wie erwartet, zeigen die polytraumatisierten Patienten eine hohe Kontaminationsrate, die durch ein begleitendes Schädel-Hirn-Trauma nochmals erhöht wird. Dies kann auf die besondere Immobilisierung neurotraumatologischer Patienten und/oder die hochdosierte Gabe von Kortikosteroiden zurückgeführt werden. Durch die Komplikation eines akuten Nierenversagens während der Intensivtherapie erhöht sich das Kontaminations- bzw. Infektionsrisiko auf 100%.

Kontaminationsort

Ein positiver Keimnachweis wurde am häufigsten im Trachealsekret intubierter Patienten gefunden (ca. 45% aller positiven Befunde). Dagegen war der Katheterurin nur in ca. 15% kontaminiert. Dieses günstige Ergebnis wird auf die konsequente Durchführung der suprapubischen Harnableitung und den Einsatz von geschlossenen Harnableitungssystemen zurückgeführt. Die intravasalen Katheter zeigten sich in weniger als 5% kontaminiert und scheinen somit weniger häufig zur Entstehung einer nosokomialen Infektion beizutragen. Positive Blutkulturen wurden nur vereinzelt gefunden; dies wird auf die Tatsache ihres methodisch äußerst schwierigen Nachweises zurückgeführt. Somit spielt unseres Erachtens die Besiedlung des Trachealsekretes mit pathogenen Keimen *die* entscheidende Rolle bei der Entstehung von nosokomialen Infektionen auf einer Intensivstation.

Erregerspektrum und Resistenzverhalten (Abb. 2)

Hier zeigt sich ein Zurückdrängen der „typischen“ oder „klassischen“ Problemkeime wie Klebsiella pneumoniae oder Proteus und ein Anstieg zunehmend resistenter Enterokokken und Enterobacter-Arten. Pseudomonas und Staphylococcus aureus sind wei-

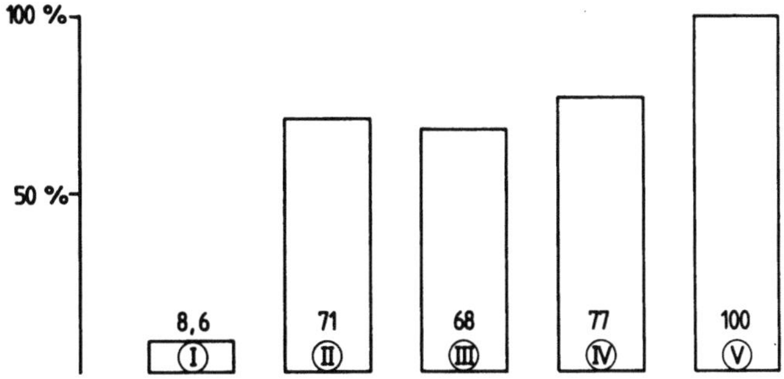

Abb. 1. Positiver Keimnachweis in % bei 207 untersuchten Patienten. I Postoperative Überwachung <5 Tage, II Postoperative Überwachung >5 Tage, III Polytrauma ohne SHT, IV Polytrauma mit SHT, V Patienten mit akutem Nierenversagen

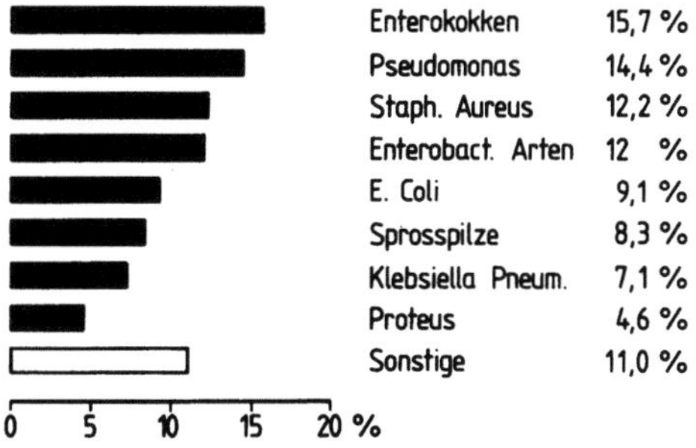

Abb. 2. Häufigkeit der nachgewiesenen Erreger in % bei 407 positiven Keimnachweisen

terhin häufig anzutreffen. Die Zunahme resistenter Enterokokken und Enterobacter-Arten wird in unserem Patientenkollektiv auf die gehäufte Anwendung von Antibiotika aus der Cephalosporingruppe zurückgeführt.

Eine getrennte Analyse für das 1. und 2. Halbjahr zeigte jedoch bei einigen Erregern bereits erhebliche Unterschiede im Resistenzverhalten.

Somit erfordern stationsspezifische und zeitliche Unterschiede im Erregerspektrum und im Resistenzverhalten eine exakte Analyse der Antibiogramme einer Intensivstation in regelmäßigen Abständen.

Die Herausgabe von „bakteriologischen Bulletins“ mit dem aktuellen Erregerspektrum einer gegebenen Station und dem spezifischen Resistenzverhalten gegenüber den verwendeten Antibiotika führt zur Optimierung der Antibiotikatherapie im Intensivbereich.

Wegener-Granulomatose: Intubation oder?

G. Mitterschiffthaler und J. Bazzanella

Die *Wegener*-Granulomatose wird dem Formenkreis der Kollagenosen zugeordnet und auch als Sonderform der Periarteriitis nodosa angesehen. Die Ätiologie ist unbe-

Tabelle 1. Probleme für den Anästhesisten

Laryngoskopie
Intubation
Verlegung der Atemwege
Verlegung des Tubus (blutende Granulome)
Abschieben von Granulomen (Atelektase)
Erschwerte Beatmung durch Infektion und Granulome
Niereninsuffizienz
Koronar- und Myokardinsuffizienz
Therapiefolgen (Kortikoide, Zytostatika)

Tabelle 2. Ursachen der Folgen der trachealen Intubation

Prädisponierende Faktoren	
	Alter
	Geschlecht
	Empfindlichkeit der Schleimhaut
	Anatomie
Begleitende Faktoren	
	Wundheilungsstörungen
	Ödemneigung
	Atemwegsobstruktion
	Hydratation
	Ernährungssonden
	Sekretstase
	Halseingriffe
Maßgebende Faktoren	
	Traumatische Intubation
	Intubationsdauer
	Ziehen am Tubus
	Manschettendruck
	Material des Tubus

kannt (AG-AK-Reaktion). Sie wird durch die Trias Granulomatose-Vaskulitis-Glomerulonephritis charakterisiert. Die nekrotisierende Riesenzellgranulomatose tritt vorwiegend in den oberen Luftwegen auf, wobei es eine proliferierende und eine ulzerierende Form gibt. Vor allem letztere führt zu Destruktionen von Knorpel (Larynx, Trachea) und Knochen. Die Vaskulitis der kleinen Arterien und Venen betrifft die Koronarien und Lungengefäße, aber auch die Vasa nervorum. Die fokale Glomerulonephritis verläuft rasch progredient. Nicht nur diese 3 Befunde erschweren die Aufgabe des Anästhesisten, sondern auch jene Nebenwirkungen, die Folgen der Therapie mit Kortikoiden und Immunsuppressiva sind (Tabelle 1).

Die *Laryngoskopie* unter zusätzlicher Oberflächenanästhesie mit dem für den Patienten „idealen" Spatel wird genauso geplant wie die Intubation; dabei sollen Granulome erkannt und beschrieben werden.

Die *Intubation* soll streng indiziert sein, da Schäden und Komplikationen groß und häufig sind. Zusätzlich zu den in Tabelle 2 angeführten Ursachen ist hier v. a. nicht nur die Auswahl des besten Tubus, sondern auch v. a. des Tubus mit der optimalen Man-

Tabelle 3. Vorteile der Jetventilation

Niederer intrapulmonaler Druck
Verhindert Barotraumen
Ermöglicht PEEP
Spontanatmung kann erhalten bleiben
Verbessert die Sicht für den Operateur
Vermeidet Kreislaufstörungen
Ermöglicht besseren alveolären Gasaustausch
Verhindert Aspiration

schette zu beachten. Der ideale Tubus ist weich, schmiegsam, thermolabil, läßt sich nicht zu leicht zusammendrücken und knickt schwer. Die ideale Tubusmanschette ist sehr dünn, weich, genügend widerstandsfähig, gut dehnbar und mittellang und soll ein mittleres Restvolumen und einen größeren Querschnitt als die Trachea haben (wichtig: präoperatives Röntgenbild).

Spinal- und Epiduralanästhesie sollen nur dann angewandt werden, wenn eine Vaskulitis des ZNS ausgeschlossen werden kann. Allzuleicht würden postoperative Symptome nicht der Grundkrankheit, sondern dem Anästhesieverfahren zur Last gelegt werden.

Die *i.-v.-Anästhesie* birgt die Gefahr der Hyperkarbie und Hypoxie; rezidivierende Infekte und die pulmonale Vaskulitis erschweren zusätzlich den Gasaustausch bei bestehenden Granulomen.

Bei kürzeren Eingriffen, wie Broncho-, Laryngo-, Tracheoskopien und Biopsien des HNO-Bereiches, sind die Vorteile der *Jetventilation* schätzenswert (Tabelle 3).

Praktische Gesichtspunkte beim Einsatz des Bronchocath-Tubus

P. Reinhold und U. Hartenauer

Die Trennung von gesunden und kranken Lungenabschnitten erlaubt in vielen Fällen eine Vermeidung lebensbedrohlicher Komplikationen:

- In der Notfallmedizin bei Lungenverletzungen
- In der Anästhesie zur operationsangepaßten selektiven Lungenventilation
- In der Intensivmedizin zur Independent-lung-Ventilation bei einseitigen Lungenerkrankungen.

Voraussetzung für solche Beatmungstechniken [2, 4–6] ist ein Doppellumentubus, also die Kombination von endobronchialem und endotrachealem Tubus.

Seit 1979 hat an unserer Klinik in diesen Indikationsbereichen der Bronchocath-Tubus den Carlens-Tubus [1] völlig verdrängen können (Abb. 1).

Der Bronchocath-Tubus ist ein modifizierter Robertshaw-Tubus [8] aus thermolabilem PVC-Material. Der Tubus ist doppelt vorgeformt, einmal am tracheobronchialen und zum anderen am laryngopharyngealen Übergang. Die Intubation gelingt am einfachsten, wenn der Bronchocath-

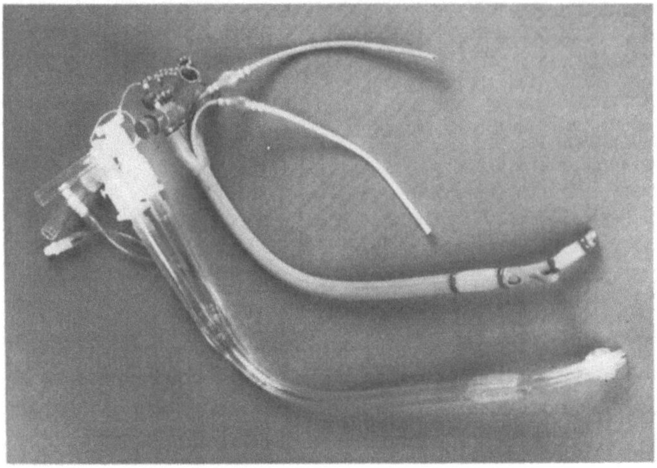

Abb. 1. Bronchocath-Tubus (*unten*) und Carlens-Tubus (*oben*)

	Tracheallumen	Bronchiallumen	
Carlens - Tubus	11, 85	11, 02	mb / (l / sec)
Bronchocath	4, 46	3, 86	mb / (l / sec)

Abb. 2. Vergleich der Flowresistancewerte zweier Charr 35-Doppellumentuben

Tubus mit eingelegtem Mandrin so durch die Stimmritze geführt wird, daß die Spitze nach ventral zeigt. Nach der Glottispassage wird der nicht mehr armierte Tubus um 80° entgegen dem Uhrzeigersinn gedreht. Der endobronchiale Anteil zeigt nach links. Durch weiteres Vorschieben gelingt leicht eine glatte Intubation des linken Stammbronchus. Durch die Vorformung und den Kalibersprung zwischen endobronchialem und endotrachialem Tubusanteil ist eine regelrechte Positionierung auch ohne Sporn möglich. Dadurch entfällt also im Vergleich zum Carlens-Tubus eine Gefahrenquelle [3, 9]. Durch wechselseitige Belüftung über ein sog. Carlens-Schloß wird die richtige Lage des Tubus auskultatorisch überprüft. Kontraststreifen an den Lumina ermöglichen selbstverständlich auch eine exakte röntgenologische Lagekontrolle.

Inzwischen überblicken wir nunmehr weit über 100 Intubationen mit dem Bronchocath-Tubus. Dabei wurden folgende Erfahrungen gemacht:

1. Durch die Formgebung und die Gestaltung des Tubus ist eine leichte Intubation und Plazierungsmöglichkeit gewährleistet.
2. Dank des gut schleimhautverträglichen Materials und der Low-pressure-Cuffs wurden auch nach langdauernder Anwendung im Rahmen der Intensivmedizin – bis zu 8 Tage Liegedauer – keine nennenswerten Schleimhautläsionen beobachtet.
3. Aufgrund der großen lichten Weite sind gute Lavage- und Bronchoskopiemöglichkeiten unter suffizienter Beatmung gegeben. Für die Lavage sind allerdings extralange spezielle Absaugkatheter (Charr 10–12) erforderlich. Ab einer Tubusgröße von Charr 39 ist das Einführen eines flexiblen Bronchoskopes, z. B. eines Olympus BF 3 C 4, möglich.

4. Die niedrige Flowresistance – sie liegt über 50% unter der eines vergleichbaren Carlens-Tubus – läßt alle Beatmungsformen bis hin zur Spontanatmung zu. Bei einer Vergleichsmessung zwischen Carlens-Tuben und Bronchocath-Tuben wurden zum Beispiel für einen Charr-35-Tubus die in Abb. 2 angegebenen Werte ermittelt.

   Dabei wurde mittels eines Respirators über den zu prüfenden Stauungskörper ein sog. Lumenphantom ventiliert. Flow und Volumen wurden über einen Pneumotachographen nach Fleisch gemessen. Die Beatmungsvolumina entsprachen physiologischen Größen. Die Drucke wurden mittels Statham-Transducer erhoben. Der Widerstand wurde über die visköse Verlustarbeit, die längs des Prüfkörpers verrichtet wird, errechnet, für jedes Lumen separat.

5. Infolge der konischen Ausbildung im oberen Tubusanteil und der glatten Oberfläche gestaltet sich die Fixierung des Bronchocath-Tubus gelegentlich schwierig. Insbesondere bei operationsbedingten Umlagerungen können diese Tuben leicht dislozieren. In 3 Fällen konnte der Tubus in Seitenlage nicht wieder ordnungsgemäß replaziert werden, so daß keine *selektive* Lungenventilation durchgeführt werden konnte. Es empfiehlt sich, wie auch von Renz [7] vorgeschlagen, gerade unter Operationsbedingungen eine Plazierung unter fiberoptischer Kontrolle.
6. Besonders bei deflatierter Lunge im Rahmen der One-lung-Ventilation ist darauf zu achten, das entsprechende Tubuslumen häufig durchzusaugen, um eine Tubusobstruktion durch Sekrete zu verhindern.
7. Voraussetzung für die Anwendung von Doppellumentuben ist eine genaue Information über Lokalisation und Art der Erkrankung. Im einen Fall haben wir eine Stammbronchusruptur konstatiert. Bei einem Patienten mit einem Oberlappenbronchialkarzinom links zerriß während des operativen Vorgehens der vom Tumor befallene Stammbronchus. Bei der zur Operation führenden Bronchoskopie war der Stammbronchus als „blande“ beschrieben worden.

Mit der Einführung des Bronchocath-Tubus an unserer Klinik ist die Anwendung eines Doppellumentubus erheblich leichter und sicherer geworden. Dieser Tubus gestattet uns ferner, das therapeutische Spektrum in der Respiratorbehandlung erheblich zu erweitern.

Literatur

1. Carlens E (1949) A new flexible double lumen catheter for bronchospirometry. J Thorac Cardiovasc Surg 18:749
2. Carlon GC, Kahn R, Howland WS, Baron R, Ramaker J (1978) Acute life threatening ventilation-perfusion inequality: An indication for independent lung ventilation. Crit Care Med 6:389
3. Favre JP (1976) Incidents et accident au cours de l'utilisation de la sonde de Carlens. Ann Anesthesiol Fr 17:984
4. Glass DD, Tonnesen AS, Gabel JC, Arens JF (1976) Therapy of unilateral pulmonary insufficiency with a double lumen endotracheal tube. Crit Care Med 4:323
5. Hartenauer U, Reinhold P, Wendt M, Lawin P (1980) Differential lung ventilation in the treatment of unilateral pulmonary insufficiency with a double lumen endotracheal tube. 7th World Congress of Anaesthesiologists, Sept. 14–21, Hamburg
6. Hillman KM, Barber JD (1980) Asynchronous independent lung ventilation (AILV). Crit Care Med 8:390
7. Renz D (1982) Eine neue Methode zur sicheren Plazierung eines doppellumigen Trachealkatheters. „Workshop“ Asynchrone seitendifferente Beatmung, Odenthal-Altenberg 29. 1. 1982
8. Robertshaw FL (1962) Low resistance double lumen endotracheal tubes. Br J Anaesth 34:567
9. Schaps D, Walterbusch G, Leitz KH, Borst HG (1978) Trachealeinriß durch den Carina-Sporn eines White-Tubus. Intensivmed Prax 15:5

Die Verwendung des Bronchocath-Endobronchialtubus – fiberoptische Plazierung und C/T-Druckbegrenzung

D. Renz, L. Brandt, H. Pokar und H. Reissmann

Um Intubationsschäden zu vermeiden, werden heutzutage bevorzugt Endotrachealtuben verwendet, die gewebeschonende Konstruktionsmerkmale haben. Hierzu zählen z. B. thermoplastisches PVC-Material, atraumatische Tubusspitze und Niederdruckcuffs.

Diese Merkmale erfüllen die herkömmlichen Doppellumentuben nach Carlens bzw. Robertshaw nicht.

Inzwischen ist ein neuer Doppellumentubus erhältlich (Bronchocath, Firma Mallinckroth). Er hat Niederdruckcuffs, besteht aus gewebeschonendem Material und hat keinen Carinasporn.

Die sichere und einfache Handhabung dieses Tubus wird jedoch eingeschränkt, weil:

1. wegen des fehlenden Carinasporns die korrekte endobronchiale Plazierung erschwert ist und deshalb die Lagekontrolle des Tubus sehr zeitaufwendig sein kann,
2. lachgasbedingte Cuffdruckanstiege (C/T-Druck) umständlich kontrolliert und korrigiert werden müssen.

Zur Vermeidung dieser Schwierigkeiten bieten wir folgende Lösungen an:

1. Der Doppellumentubus wird mit Hilfe eines Fiberbronchoskops endobronchial plaziert und lagekontrolliert.
   Dieses Vorgehen bietet folgende Vorteile:
   - Selbst in schwierigen Fällen (z. B. topographische Anomalien im Bifurkationsbereich) gelingt die endobronchiale Tubusplazierung schonend und schnell.
   - Die fiberoptische Inspektion über das tracheale Tubuslumen erlaubt eine sichere Beurteilung der Tubuslage. Fehllagen können daher in jedem Fall erkannt und unter Sicht einfach korrigiert werden.
   - Eine röntgenologische Lagekontrolle entfällt grundsätzlich.
   - Die Tubuslage kann auch unter schwierigen Verhältnissen (z. B. erschwerte seitendifferente Lungenauskultation beim Emphysem oder nach der Thorakotomielagerung) problemlos überprüft werden.
2. Zur C/T-Druckbegrenzung adaptieren wir 2 Pilotballone von Lanz-Tuben.
   Hiermit erreichen wir folgendes:
   - Die Blockungsdrucke beider Cuffs liegen sicher unter dem Kapillarperfusionsdruck der Tracheobronchialschleimhaut.
   - Unter Narkosebedingungen bleiben die C/T-Drucke – unabhängig von der Lachgaskonzentration – kontinuierlich unter 25 mmHg begrenzt.
   - Intraoperative Cuffdruckkontrollen und -korrekturen sind nicht mehr notwendig.
   - Die Pilotballone können wiederverwendet werden.

Nähere Einzelheiten beim Verfasser.

Zusammenhänge zwischen präoperativem psychischem Befinden und Blutdruck und Herzfrequenzverhalten bei Intubation

W. Tolksdorf, J. Berlin, U. Schmollinger und E. R. Rey

Das präoperative psychische Befinden, insbesondere Angst, Depression und Asthenie, muß, orientiert an psychophysiologischen Theorien sowie aufgrund von Ergebnissen der Streßforschung, Einfluß nehmen auf anästhesierelevante Kreislaufparameter.

Im Rahmen einer Feldstudie bei 379 Patienten wurde untersucht, inwieweit am Tag vor der Operation erhobene psychologische Parameter im Zusammenhang mit Kreislaufparametern bei Intubation stehen.

Es konnte festgestellt werden, daß bei nur unwesentlichen Ausgangswerten in Blutdruck und Herzfrequenz bei Aufnahme der Patienten auf Station deutliche Unterschiede bei Intubation in Zusammenhang mit präoperativ erhobenen Befindlichkeitsmerkmalen feststellbar waren.

Blutdruck und Herzfrequenz waren gegenüber den Ausgangswerten bei Intubation deutlich erhöht. Der Anstieg des Sympathikotonus, der bei Intubation registriert werden kann, war auch durch Prämedikation mit der Kombination Analgetikum/Neuroleptikum/Atropin nicht zu verhindern. Daß dies durch Thiopental/Succinylcholin nicht gelingt, ist bekannt.

Folgende psychologische Gruppen wiesen signifikant höhere Blutdruck- und/oder Herzfrequenzwerte auf:

Patienten mit schlechtem psychischen Befinden, Patienten mit großer Angst sowie ausgesprochen depressive und ausgesprochen hoffnungsvolle Patienten.

In der Mehrzahl negative, aber auch extrem positive Befindlichkeitsmerkmale stehen in Zusammenhang mit exzessiven Herz-Kreislauf-Reaktionen bei Intubation.

Die routinemäßige Vorbereitung der Patienten muß auch aufgrund dieser Ergebnisse neu überdacht und erarbeitet werden.

Doppelcuffsystem versus Low-pressure-high-volume-Cuff

R. Tomasetti und F. Roth

Dank einer intensiven Werbung, z. T. aber auch wegen experimentell nachgewiesener Vorteile, hat der Low-pressure-high-volume-Cuff (lphv-Cuff) in Anästhesie und Intensivmedizin einen wahren Siegeszug angetreten. Wer jedoch täglich mit langzeitbeatmeten Patienten zu tun hat, deren Lungenfunktion schwer verändert ist (ARDS etc.), hat erkennen müssen, daß der lphv-Cuff das Problem der Ischämie der Trachealschleimhaut und deren Folgen noch keineswegs befriedigend gelöst hat. Wegen schlechter Dehnbarkeit solcher Lungen bedarf es hoher Beatmungsdrucke. Deshalb werden entsprechend hohe Basisdrucke notwendig, die dann praktisch immer über dem kapillären

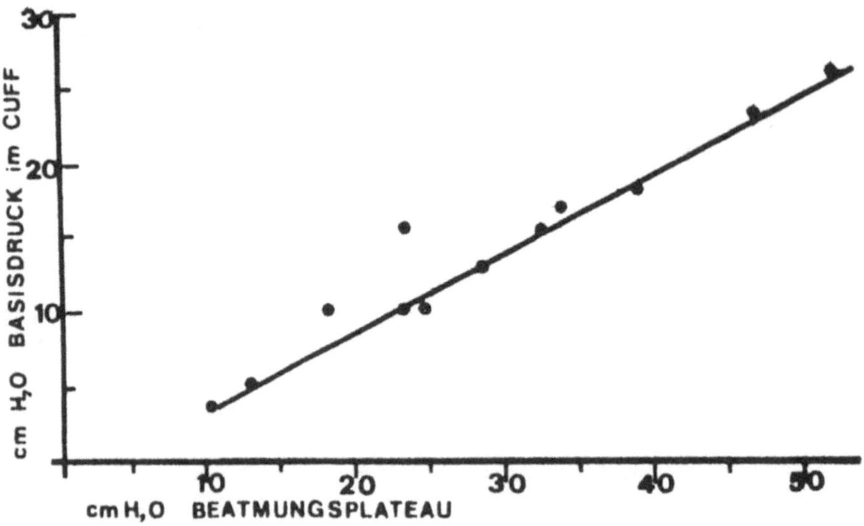

Abb. 1. Die entscheidenden Limits des Low-pressure-high-volume-Cuff (lphv). Der vorteilhaft niedrige Basisdruck des lphv-Cuff bleibt stets eine direkte Funktion des Beatmungsdruckes. Versuch an der Leiche, Tubus Mallinckrodt hi-lo 8,0

Perfusionsdruck der Trachealschleimhaut liegen (Abb. 1). Die andauernde Ischämie führt unweigerlich zu einer Nekrose. In Kenntnis dieser Problematik verwenden wir bei diesen Patienten nasotracheale Tuben mit Doppelcuff, die leider bis heute nur als Spezialanfertigung erhältlich sind. Mit halbstündlichem Umblocken folgen wir dem bewährten Prinzip der sog. alternierenden oder Antidekubitusmatratze. Damit wird die belastete Trachealwand intermittierend ganz entlastet, was ihr während dieser Zeitperiode eine uneingeschränkte Durchblutung erlaubt. Die autoptisch verifizierten Trachealwandläsionen durch Doppelcufftuben sind erwartungsgemäß eher oberflächlich, wenn auch ihre Ausdehnung sich auf eine größere Fläche erstreckt. Ernsthafte Komplikationen, wie Arrosionsblutungen, Ösophagotrachealfistel, spätere Trachealstenosen etc., haben wir nie mehr gesehen.

Atelektasen – Bronchoskopie und seitengetrennte Beamtung

E. Voigt

Unter einer Beatmungstherapie auftretende funktionelle Atelektasen sowie Atelektasen nach Aspiration oder Sekretverlegung sind mit gängigen Methoden in vielen Fällen schwer zu beeinflussen. Funktionell führen diese Atelektasen zu einer Zunahme der venösen Beimischung in der Lunge, welche in diesen Fällen durch eine Erhöhung der inspiratorischen Sauerstoffkonzentration nicht verbessert werden kann. Ein aktives therapeutisches Vorgehen ist in diesen Fällen dringend indiziert, um weitere Komplikationen (Infektionen bis zum Lungenabszeß) zu verhindern.

Nach Bronchoskopie (entweder mit einem starren Bronchoskop oder einem Fiberoptikbronchoskop über einen schon liegenden Trachealtubus) wird eine gezielte Sekretabsaugung mit evtl. Spülung durchgeführt. Nach anschließender Intubation mit einem doppellumigen Trachealtubus (Bronchocath-Tubus oder Carlens-Tubus) kann die atelektatische Lunge gezielt gebläht werden.

Durch dieses Vorgehen ist es möglich, auf der befallenen Seite den kritischen transalveolären Öffnungsdruck zu überschreiten, wohingegen auf der kontralateralen Seite bei einem atmosphärischen alveolären Druck eine Überblähung vermieden wird. Eine weitere Beatmung mit intermittierender Blähung der befallenen Lungenseite oder mit verschiedenen Beatmungsmustern (PEEP auf der befallenen, ZEEP auf der kontralateralen Seite) kann je nach Situation weitergeführt werden. Die guten Erfahrungen mit dieser Methode unterstreichen dieses aktive therapeutische Vorgehen.

Der Beruf des „Atemtherapeuten"

R. Reed, G. Hanes, S. Westbrook und E. Beyer

Der Beruf des „Respiratory therapist = Atemtherapeut" ist ein junger, für Deutschland unbekannter medizinisch-technischer Assistenzberuf, der klinisch-therapeutische und technische Fertigkeiten verbindet.

Bislang waren Arzt und Schwester meist allein ausreichend, um Patienten mit respiratorischen Problemen zu versorgen. Inzwischen wurde die Intensivmedizin so vielgestaltig, daß sich für die Atem- und Beatmungstherapie die Notwendigkeit speziell ausgebildeter und qualifizierter Therapeuten ergab, die um die heute zur Verfügung stehenden technischen Möglichkeiten wissen und deren Indikationen sowie Komplikationen kennen.

Es werden in einem Überblick die Ausbildung, der klinische Verantwortungsbereich und die Berufsorganisation der Atemtherapeuten diskutiert. Bezug genommen wird dabei auf die USA, wo dieser Beruf bereits seit längerem ausgeübt wird.

Ob dieser Beruf hier in Deutschland eine Zukunft hat, wird von der Weiterentwicklung der Atemtherapie als eigene Disziplin abhängen, ob eine gute Zusammenarbeit mit den anderen Berufen, wie Krankenpflege und Krankengymnastik, zustande kommt, und von der Schaffung entsprechender Ausbildungsmöglichkeiten.

Säureaspirationsprophylaxe bei Kindern mittels Cimetidin

F. Yildiz, M. Tryba, K. Kühn und J. Hausdörfer

26% der Todesfälle im Rahmen der Kinderanästhesie sind auf die Aspiration zurückzuführen [1]. Dies liegt über den entsprechenden Zahlen bei Erwachsenen. Klinisch bedeutsame Folgen einer Magensaftaspiration treten erst bei einem pH-Wert <2,5 auf, wenn das aspirierte Volumen 0,4 ml/kg KG überschreitet [2]. Die bisherigen Vorschläge zur Prophylaxe der Aspirationspneumonie – sowohl mechanisch als auch medikamentös – haben sich in der Klinik nicht bewährt. In jüngster Zeit hat sich Cimetidin (H_2-Rezeptor-Antagonist) als Prämedikation sehr wirksam in der Reduktion von Menge und Säuregehalt des Magensaftes erwiesen [3, 4]. Ziel dieser Studie war es, die Effektivität von Cimetidin zur Prophylaxe des Säureaspirationssyndroms bei Kindern zu untersuchen.

Methodik

In die Untersuchung sind 163 Kinder, Durchschnittsalter 5 Jahre (2 Wochen–13 Jahre), einbezogen, bei denen ein elektiver chirurgischer Eingriff vorgenommen wurde. Nahrungskarenzzeit war mindestens 5 h.

1. Kontrollgruppe (n = 112), Prämedikation ohne Cimetidin.
2. Prophylaxegruppe (n = 51), Prämedikation mit Cimetidin oral, 7,5–10 mg/kg KG.

Vorgehen

Nach der Narkoseeinleitung Legen einer Magensonde, durch die der Magensaft abgesaugt wurde: Volumen- und pH-Wert-Bestimmung.

Ergebnisse (1)

- Mehr als 60% der nicht mit Cimetidin behandelten Kinder sind durch Aspiration gefährdet, und die Art der Prämedikation hat auf Volumen und Azidität des Magensaftes keine wesentliche Einwirkung.
- Die Applikation von Cimetidin weniger als 90 min vor Narkosebeginn bewirkte keinen ausreichenden Schutz vor den Folgen einer Aspiration.
- Die orale Prämedikation von 7,5–10 mg/kg KG Cimetidin mindestens 90 min vor Narkosebeginn führte zu einer hochsignifikanten ($p < 0{,}01$) Anhebung des pH-Wertes über 2,5 sowie signifikanten ($p < 0{,}05$) Verminderung des Magensaftvolumens.
- Nebenwirkungen nach einer Einzeldosis von Cimetidin sind weder bekannt noch von uns beobachtet worden.

Literatur

1. Graff TD, Phillips OC et al. (1964) Baltimore anesthesia study committee, Factors in pediatric anesthesia mortality. Anesth Analg (Cleve) 43:407–414
2. Teabeault JR (1952) Aspiration of gastric contents: Experimental study. Am J Pathol 28:51–67
3. Tryba M, Yildiz F et al. (im Druck) Prophylaxe der Aspirationspneumonie mit Cimetidin. Anaesthesist
4. Salmenpera M et al. (1980) Reduction of the risk of acia pulmonary aspiration in anaesthetized patients after cimetidine premedication. Acta Anaesthesiol Scand [Suppl 1] 24:25–30

Ein Hochfrequenz-Jetsystem zur Therapie von Resorptionsatelektasen

K. Czech

Seit langem sind Klopfmassage und Vibration zur Behandlung pulmonaler Sekretansammlungen üblich. Die Grundlage ihrer unbestrittenen Wirksamkeit findet sich in der Thixotropie des Bronchialsekrets. Man versteht darunter die Eigenschaft, sich unter mechanischer Agitation zu verflüssigen (Ketchup-Effekt). Leider haben beide Verfahren externer Anwendung mechanischer Energie einige Nachteile:

1. Man benötigt dazu speziell geschultes Personal, in der Regel Physikotherapeutinnen
2. Wegen der Dämpfung durch dazwischenliegendes Lungenparenchym ist die mechanische Koppelung zwischen Thoraxwand und Respirationstrakt relativ schlecht, der Wirkungsgrad bleibt daher gering
3. Beide Verfahren können bei Serienrippenfrakturen und anderen Verletzungen nicht eingesetzt werden

Diese Nachteile ließen sich beseitigen, wenn es gelänge, mit Hilfe eines Gerätes ohne Behinderung der Spontanatmung direkt über den Respirationstrakt mechanische Energie zu übertragen. Bei den unterschiedlichen Verfahren der Hochfrequenzbeatmung liegen genau diese Bedingungen vor und tatsächlich wurden bei Vibrations-, Hochfrequenz Jet-, forcierter Diffusions- und Hochfrequenz-Druckbeatmung mukolytische Effekte beschrieben [1–3].

Wir konnten nachweisen, daß sich diese Effekte von der eigentlichen Beatmung trennen lassen. Ein relativ einfaches Jet-Gerät plus Mundstück sind ausreichend um auch beim nichtintubierten spontanatmenden Patienten eine Mukolyse erstaunlichen Ausmaßes zu erzielen.

Das Verfahren ist einfach einzusetzen, wird vom Patienten als ungewöhnlich aber durchaus angenehm empfunden und ist nach unserer Erfahrung allen bisher bekannten Methoden zur Mukolyse weit überlegen.

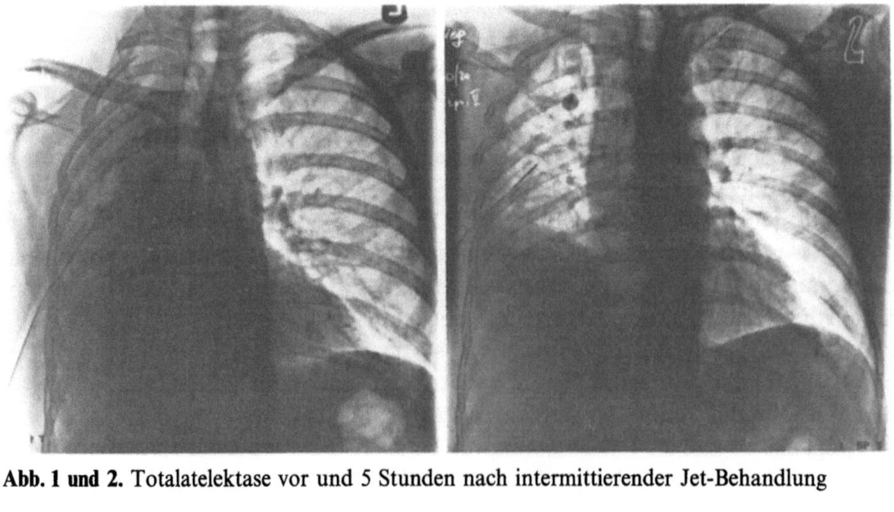

Abb. 1 und 2. Totalatelektase vor und 5 Stunden nach intermittierender Jet-Behandlung

Das Fallbeispiel zeigt einen 32jährigen Patienten, der bei einem Fenstersturz neben anderen Verletzungen Serienrippenfrakturen rechts erlitt. Innerhalb von 10 Tagen entwickelte er eine Totalatelektase, die mit PEEP-Beatmung, mehrfachem bronchoskopischem Absaugen und IPPB-Therapie nicht zu beheben war. Abb. 1 zeigt den Zustand vor, Abb. 2 5 Stunden nach intermittierender Jet-Behandlung. Eine 3 Wochen später durchgeführte Lungenfunktionsprüfung zeigte normale Werte.

Literatur

1. Krösen G (1974) Beatmung unter Vibration. Anaesthesist 23:229–232
2. Bjerager K (1977) Long Term Treatment of Two Patients with Resp Insuff with IPPV/PEEP and HFPPV/PEEP Acta Anaesth Scand [Suppl] 64:55–68
3. Mutz N Persönliche Mitteilung

Tracheotomie unter Berücksichtigung von plastischen Gesichtspunkten

U. F. Denecke und H. Schmitt

Die Patienten, bei denen eine Indikation zur Tracheotomie gestellt ist, haben Primärerkrankungen auf den verschiedensten Fachgebieten. Es ergeben sich daher für das präoperative, intraoperative und postoperative Vorgehen von Fall zu Fall sehr unterschiedliche Fragestellungen, die vor jeder Tracheotomie zu klären sind (Tabelle 1). Eine der wichtigsten Fragen heißt: Soll ein klassisches oder ein plastisch versorgtes Stoma angelegt werden? Die Antwort darauf ergibt sich aus der voraussichtlichen Verweildauer des Stomas. Für kurze Zeit, etwa bis zu 7 Tagen, genügt das klassische Stoma. Bei längerer Dauer empfiehlt sich die plastische Versorgung.

Bei der klassischen Tracheotomie wird zwischen Halshaut und Trachea bekanntlich ein Wundkanal belassen, der sich bald zu einem Granulations- bzw. Narbenkanal ausbildet. Im Gegensatz dazu wird bei der Tracheotomie nach plastischen Gesichtspunkten eine vollständige Epithelisierung des Stomas herbeigeführt. Nach der Eröffnung der Trachea wird die Haut spannungsfrei mit der Trachealschleimhaut vernäht. In Abhängigkeit von den anatomischen Gegebenheiten kann das entweder direkt erfolgen oder es müssen Schwenklappen ausgebildet und in die Zirkumferenz des Stomas eingenäht werden.

Der klinische Wert des plastischen Tracheostomas liegt erstens in der Vermeidung einer granulierenden Wundfläche zwischen Haut und Trachealwand, aus der Wundsekret in die unteren Luftwege fließen und bronchopulmonale Infektionen fördern kann. Zweitens wird durch die Epithelisierung des Kanals die spätere Ausbildung von Trachealstenosen und drittens die Gefahr von Arrosionsblutungen bei längerem Verweilen der Trachealkanüle erheblich vermindert bzw. vermieden.

Liegt ein klassisches Tracheostoma vor, so kann dieses sekundär epithelisiert werden. Der inzwischen ausgebildete Granulationskanal mit dem umgebenden Narbenge-

Tabelle 1. Spezielle Fragestellung vor jeder Tracheotomie

1. Indikation zur Tracheotomie
2. Voraussichtliche Dauer des Stomas: bis 2 Tage/bis 7 Tage/länger als 7 Tage
3. Alter des Patienten
4. Atmung: frei/stridorös (Ruhedyspnoe, Belastungsdyspnoe)
5. Anatomische und pathologisch-anatomische Besonderheiten: Schilddrüsenvergrößerung/ Kehlkopftiefstand/Faßthorax/Halstumoren/Retracheotomie
6. Besondere Gegebenheiten durch zusätzliche operative Eingriffe bzw. durch Traumen am Kopf/am Hals/am Thorax
7. Art der Anästhesie
8. Gerinnungsstatus
9. Eventuelle Beatmungsform
   Präoperativ: Spontanatmung/assistierte Beatmung/kontrollierte Beatmung
   Intraoperativ: Spontanatmung/assistierte Beatmung/kontrollierte Beatmung
   Postoperativ: Spontanatmung/assistierte Beatmung/kontrollierte Beatmung
10. Keloidneigung
11. Postoperativ erforderliche Trachealkanüle: Größe/Art der Kanüle
12. Schluckakt: suffizient/insuffizient

webe ist dann zu exzidieren und die entstehende Wundfläche mit Lappenplastiken zu epithelisieren.

Die Vorteile, welche die Epithelisierung des Stomas mit sich bringt, machen einen vermehrten Aufwand erforderlich. Er besteht in der Verlängerung der Operationsdauer durch den plastischen Eingriff und in der Notwendigkeit einer zusätzlichen Operation bei dem Verschluß des Stomas.

Langzeitbeobachtung nach unterschiedlicher Intubationsdauer

P. Dorow und K. Ibe

Die Auswirkungen von Narbenstenosen der Trachea auf die Lungenfunktion sind bekannt [1–3]. Zur Klärung der Frage, ob die nach längerer Intubation festzustellende obstruktive Ventilationsstörung auch ½ Jahr später nachweisbar ist, wurden 26 Patienten (Alter $\bar{X}$ 35 Jahre) mit einer Intubationsdauer von 3,5 und 10 Tagen in die Untersuchung aufgenommen.

In den ersten 12 h und 1½ Jahr nach Extubation wurden folgende Messungen durchgeführt: totale Resistance (Rt), exspiratorischer Peak flow (PEF), mittelexspiratorischer Flow bei 75%, 50% und 25% der forcierten Vitalkapazität ($MEF_{75, 50, 25}$), forciert exspiratorisches ($FEV_{1,0}$) und forciert inspiratorisches ($FIV_{1,0}$) Volumen in der ersten Sekunde.

Bei allen Patienten waren die Rt-Werte erhöht (Tabelle 1), wogegen in- und exspiratorischer Peak flow, $FEV_{1,0}$ und $FIV_{1,0}$ erniedrigt waren. Die Obstruktion war um so stärker ausgeprägt, je länger die Intubationsdauer war. Bei allen Patienten mit einer

Tabelle 1. Relatives forciertes exspiratorisches Volumen in der 1. Sekunde ($FEV_{1,0}/VC$), relatives forciertes inspiratorisches Volumen in der 1. Sekunde ($FIV_{1,0}/VC$), inspiratorischer Peak flow ($\dot{V}_{max}$ *inspiratorisch*), exspiratorischer Peak flow ($\dot{V}_{max}$ *exspiratorisch*) und totale Resistance (R_t) nach unterschiedlicher Intubationsdauer

Dauer der Intubation (Tage)	n	$FEV_{1,0}/VC$ x̄	± S.D.	$FIV_{1,0}/VC$ x̄	± S.D.	$\dot{V}_{max}$ inspiratorisch (l/sec) x̄	± S.D.	$\dot{V}_{max}$ exspiratorisch (l/sec) x̄	± S.D.	R_t (cm H_2O/l/sec) x̄	± S.D.
3	16	74,7	13,7	64,5	12,8	3,4	1,7	4,4	1,0	3,8	1,0
5	8	54,8	18,0	38,4	15,0	1,4	0,7	1,5	0,8	18,4	8,0
10	2	40,4	–	30,0	–	0,4	–	0,7	–	28,0	–

Intubationsdauer von 5 und 10 Tagen waren alle Meßparameter bei der Kontrolluntersuchung ½ Jahr nach Extubation unverändert. Bei den Patienten mit einer Intubationsdauer von 3 Tagen ergab die Ventilationsuntersuchung bei der Kontrolluntersuchung vereinzelte Hinweise auf eine extrathorakale Stenose.

Diese Ergebnisse bestätigen, daß eine länger als 3 Tage dauernde Intubation zu einer schweren obstruktiven Ventilationsstörung führen kann, die auch zu einem späteren Zeitpunkt nachweisbar ist.

Literatur

1. Dorow P, Loddenkemper R, Giesen M (1978) Ventilationsuntersuchungen vor, während und nach der Behandlung von intubationsbedingten Narbenstenosen der Trachea. Z Laryngol Rhinol Otol Ihre Grenzgeb 57:3
2. Dorow P, Ibe K (1978) Ventilationsuntersuchungen nach unterschiedlicher Intubationsdauer. Intensivmed Prax 15:141
3. Empey DW (1972) Assessment of upper airway obstruction. Br Med J 3:503

Ein neuer Tracheotomietubus mit automatischer Manschettendruckregulierung

J. Sarubin und C. Ekedahl

Einleitung

Trachealstenosen als Spätfolge von Drucknekrosen der Trachealschleimhaut sind zwar nach der Einführung von High-volume-low-pressure-Tuben seltener geworden, aber sie werden immer noch bei langzeitbeatmeten Patienten beobachtet. In der Literatur haben die Häufigkeitsangaben einer Trachealstenose bei tracheostomierten Patienten eine große Variationsbreite mit einem Durchschnittswert von etwa 12% [1]. Nachdem Lomholt mit einem von ihm entwickelten Tracheostomietubus und Cuffdruckregulierungsgerät gute Erfahrungen gemacht hatte [1], wollten wir in unserer Untersuchung feststellen, ob die guten Ergebnisse reproduzierbar sind.

Methode

In einer Gemeinschaftsstudie haben wir bei 12 langzeitbeatmeten chirurgischen Patienten den neuen NL-Tubus und das Cuffdruckregulierungsgerät erprobt (Abb. 1). Bei 7 Patienten wurde der nasotracheale Tubus – durchschnittliche Intubationsdauer 13 Tage – und bei 5 Patienten der Tracheostomietubus – durchschnittliche Intubationsdauer 25 Tage – angewendet. Bei allen Patienten wurde unmittelbar nach der Extubation eine fibrooptische Tracheoskopie durchgeführt.

Der NL-Tubus ist mit einer birnenförmigen Blockmanschette ausgerüstet. Ein Druckregulierungsgerät sowie ein Ventil im Tubuskonnektor sorgen für einen konstanten Manschettendruck von 30 mbar. Frühere Arbeiten [2] haben gezeigt, daß eine Druckerhöhung über 30 mbar in der Manschette zu Nekrosen der Trachealschleimhaut führt. Bei einem Manschettendruck von weniger als 30 mbar ist die Aspirationsgefahr von erbrochenem Magensaft erhöht. Durch das Schließen des Ventils im Tubuskonnektor wird der Manschettendruck, z. B. in der Inspirationsphase, bei der kontrollierten Beatmung und beim Husten während der Spontanatmung situations-

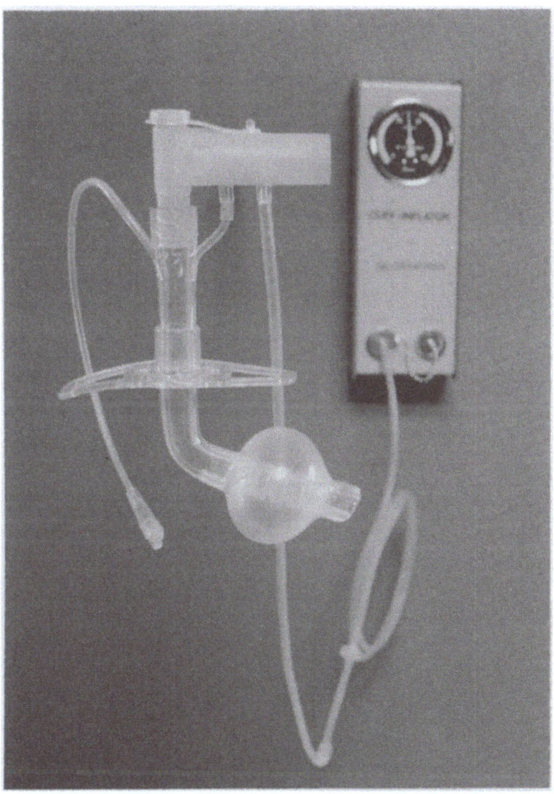

Abb. 1. NL-Tracheostomietubus mit Manschettendruckregulierungsgerät im Hintergrund. Der Druck von 30 mbar wird vom Gerät über einen Schlauch und einem im Ansatzstück befindliches Ventil an die Tubusmanschette weitervermittelt. Oberhalb der Manschette Absauglöcher, links Absaugkanal

orientiert kurzfristig erhöht. Nachdem der Druck in dem Ansatzstück wieder abfällt, öffnet sich das Ventil und es findet ein Druckausgleich zwischen Tubusmanschette und Druckregulierungsgerät statt. So beträgt der Manschettendruck immer mindestens – und auch höchstens – 30 mbar und paßt sich durch das automatische Öffnen oder Schließen des Ventils in etwa 0,2 s an jedem höheren Druckwert an, um wieder auf den Anfangswert von 30 mbar zurückzukehren.

Ergebnisse

Bei der fibrooptischen Tracheoskopie am Extubationstag konnten wir bei den untersuchten Patienten keine Trachealschleimhautnekrosen feststellen. In 3 Fällen traten geringe Schleimhautblutungen im Carinabereich auf. Diese Blutungen führen wir auf eine Traumatisierung durch den Absaugkatheter zurück. Die Patienten, die einen Tracheostomietubus hatten, zeigten besonders saubere Schleimhautverhältnisse oberhalb der Tubusmanschette. Da der Tracheostomietubus Absauglöcher und einen separaten Absaugkanal oberhalb der Tubusmanschette hat, wird die Reinigung dieses infektionsgefährdeten Raumes zusätzlich erleichtert.

Zusammenfassung

Die Vorteile des NL-Tubus mit Manschettendruckmonitor sind:
1. Einfache Handhabung des Gerätes.
2. Gute Sicherheit gegen einen zu hohen und zu niedrigen Druck.
3. Eine situationsorientierte Anpassung des Manschettendruckes an den Beatmungsdruck und an die Kapillardurchblutung.
4. Eine Absaugmöglichkeit oberhalb der Manschette des Tracheostomatubus.

Literatur

1. Lomholt N, Borgeskov S, Kirkby B (1981) A new tracheostomy tube. Acta anaesthesiol Scand 25:407–411
2. Nordin U, Lindholm C-E, Wolgast M (1977) Blood flow in the rabbit tracheal mucosa under normal conditions and under the influence of tracheal intubation. Acta anaesthesiol Scand 21:81–94

Indikation – Technik – Verlauf – Spätfolgen bei 70 Tracheotomien an Beatmungspatienten

G. Ernst, U. Riede, G, Scheible und P. Milewski

In den letzten 2 Jahren wurden auf unserer Intensivstation 70 Tracheotomien durchgeführt (=23% der Beatmungspatienten). Die Indikation zur Tracheotomie war für uns gegeben, wenn primär auf Grund der Schwere der Erkrankung von vornherein eine Langzeitbeatmung in Rechnung gestellt werden mußte, bzw. sekundär, wenn nach spätestens einer Woche eine Entwöhnung nicht möglich war. Diese Patienten wurden nach durchschnittlich 10,7 (± 4) Tagen tracheotomiert. Alle Tracheotomien wurden auf der Intensivstation am Patientenbett durchgeführt. Bis Ende 1981 verwendeten wir die Tracheoflex-Kanülen nach Rügheimer, seit 1982 kommen ausschließlich Tracheotomiekanülen mit Niederdruckcuffs (Mallinckrodt, Tracheoflex-Ultra) zur Anwendung. Die Einhaltung der Cuffdrucke wird durch eine laufende Druckmessung überwacht. Zur Vermeidung einer Perichondritis des subglottischen Raumes wird täglich mindestens 2 mal entweder unter Sicht von oral gezielt abgesaugt, oder es wird dieses Gebiet durch Entblocken des Cuff drainiert und dann das Sekret über das Tracheostoma abgesaugt.

Schwerwiegende Akutkomplikationen als Folge der Tracheotomie beobachteten wir in 2 Fällen: eine Nachblutung bei leberabhängiger Gerinnungsstörung und ein tiefreichender Trachealwandschaden auf Grund einer Cuffhernie; beide Komplikationen konnten beherrscht werden. Da es sich in jedem Fall um Langzeitbeatmungspatienten, also um diejenige Beatmungspatientengruppe mit der ohnehin schlechtesten Prognose handelte, sind während der Intensivbehandlung 18 Patienten (25%) verstorben. Weitere Patienten starben in den folgenden Wochen und Monaten am Verlauf ihrer Grundkrankheit (insgesamt 31 Patienten).

Von den langfristig überlebenden 39 Patienten konnten 27 von uns nachuntersucht werden. Wir stellten 5 Stenosen fest, die alle aus der Zeit stammten, wo nur Kanülen mit Hochdruckcuffs ohne regelmäßige Drucküberwachung verwendet wurden. Hinzu kam als wesentliches pathogenetisches Moment in diesen Fällen der Zeitfaktor der Langzeitbeatmung: 43, 57, 83, 98, 102 Beatmungstage!

Mittlerweile haben sich bei uns nach anfänglichen Schwierigkeiten Niederdruckcuffs unter regelmäßiger Cuffdrucküberwachung bewährt.

Körperformgetreue Anpassung von Tracheostomasprechkanülen

G. Bullinger und H. Haindl

Nicht alle Patienten, die für eine Versorgung mit Sprechkanülen in Frage kommen, erzielen damit zufriedenstellende Sprachergebnisse. Das Problem liegt dabei meist in einem sehr weiten, unrunden oder atypisch narbig verzogenen Tracheostoma. Da in diesen Fällen keine Dichtung zwischen der Kanüle und dem Stoma zu erreichen ist, entweicht die Exspirationsluft beim Sprechen – bei verschlossener Sprechkanüle – zusätzlich zwischen Kanüle und Stoma. Das hat für den Patienten 2 unangenehme Folgen: Die entweichende Nebenluft fehlt zur Sprachbildung und führt oft zu einer leisen und verwaschenen Sprache. Mit der seitlich austretenden Luft werden ständig Trachealsekrete herausbefördert, dies führt zur Mazeration der Haut und verschlechtert die Gesellschaftsfähigkeit des Patienten. Durch das Angießen einer Dichtmanschette aus Silikonkautschuk läßt sich für diese Patienten eine zufriedenstellende Abdichtung der Sprechkanüle erreichen. Die Anpassung dieser Dichtmanschette erfolgt am Patienten mit einem Polyadditionssilikonkautschuk, der aus 2 Komponenten zusammengemischt wird und dann um die Trachealkanüle gespritzt wird (Abb. 1).

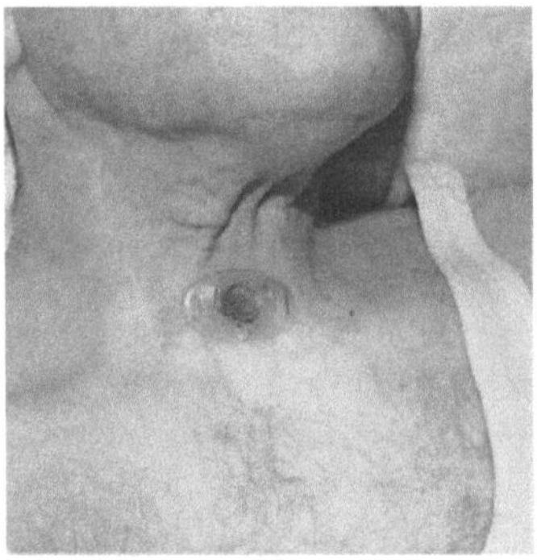

Abb. 1. Körperformgetreu angepaßte Tracheostomasprechkanüle

Die Herstellung der Dichtung dauert etwa ½ h, die Patienten können sofort zufriedenstellend sprechen. Für Patienten mit einer operativ angelegten Neoglottis bietet die Dichtmanschette einen weiteren Vorteil. Diese Patienten verschlucken sich häufig beim Trinken. Wenn die angegossene Dichtmanschette unter der Neoglottis liegt, kommt es zur Ausbildung einer Rückschlagfunktion. Es kann keine Flüssigkeit von oben in die Trachea eindringen, die von unten herausgepreßte Luft kann jedoch problemlos durch die Neoglottis entweichen. Dies erspart den Patienten die oft quälenden Hustenanfälle nach dem Trinken.

Die Notintubation über das modifizierte Kleinsasser-Rohr

J. Hild, W. Georgi und B. Homann

Die endotracheale Intubation erweist sich bei der Versorgung schwerer Blutungen oder traumatischer Verletzungen im Gesichts- und Pharynxbereich problematisch, wenn Blut, Tumoren, Ödem und Hämatome den Kehlkopfeingang behindern.

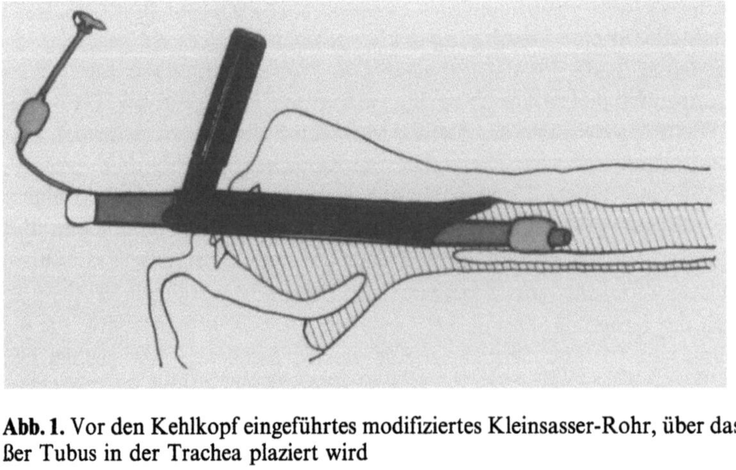

Abb. 1. Vor den Kehlkopf eingeführtes modifiziertes Kleinsasser-Rohr, über das ein normal großer Tubus in der Trachea plaziert wird

Weiterhin können Intubationen nach laryngealen Eingriffen (z. B. Kehlkopfteilresektionen ohne Tracheotomie) das Operationsergebnis beeinträchtigen, wenn der Tubus „blind“ über die laryngeale Schleimhautplastik geführt wird.

Einen Ausweg bietet die Anwendung des modifizierten Kleinsasser-Rohres (Abb. 1) [1]. Es ist in sich geschlossen und großlumig und hat eine nichtverlegbare, kaltlichtgespeiste Lichtquelle im Lumen. Es erlaubt eine direkte Laryngoskopie, ebenso ein gezieltes Absaugen durch das Rohr auch mit großkalibrigen, starren Kathetern oder chirurgischen Saugern sowie die anschließende Intubation mit verschieden großen Tuben unter Sicht. Bei tumorbedingter oder narbiger Stenosierung des Kehlkopfgerüstes sowie des subglottischen Raumes gelingt mit dem spatelförmigen Ende des Kleinsasser-Rohres das Aufladen und Fixieren der Epiglottis, und somit wird das ständige Abweichen des einzuführenden Tubus verhindert.

Literatur

1. Kleinsasser O (1968) Mikrolaryngoskopie und endolaryngeale Mikrochirurgie. Schattauer, Stuttgart

---

Aseptische nasotracheale Intubation vor Langzeitbeatmung

M. Hüsch, M. Tryba, J. Sturm, L. Verner und M. Zenz

Die nasotracheale Intubation auch über längere Zeit wird vom Patienten besser vertragen, seitdem Tuben aus thermoplastischem Material mit weitlumigen Manschetten zur Verfügung stehen. Der Tubus ist steril verpackt, wird aber, auch wenn er längere Zeit liegen soll, durch den nicht gesäuberten Nasenrachenraum eingeführt. Nasenrachenraum und Mundhöhle sind natürlicherweise von einem bunten Spektrum an anaeroben und grampositiven aeroben Keimen besiedelt. Beim schwerstkranken Patienten kommen bald gramnegative Keime dazu. Anläßlich einer epidemieartigen eitrigen Infektion des intubierten Nasengangs bei fast allen beatmeten Patienten unserer Intensivstation, die bei einigen zur Sepsis führte, entwickelten wir ein Verfahren, nach dem wir den Wechsel von oraler auf nasotracheale Intubation steril durchführen.

Der Patient muß oral intubiert sein und ist tief sediert, analgesiert und relaxiert. Über beide Nasengänge wird nacheinander mit H_2O_2-, Kamillen- und Polyvinylpyrrolidon (PV)-Jod-Lösung gespült. Die PV-Jod-Lösung wirkt ca. 10 min auf Nasen-, Rachen- und Mundschleimhaut und wird dann sorgfältig abgesaugt. Danach wird der oro- gegen den nasotrachealen Tubus gewechselt (Tabelle 1).

Dieses Verfahren ist bei uns auf verschiedenen Intensivstationen seit 1976 fast 2000 mal angewendet worden. Komplikationen durch die Technik ergaben sich dabei nicht, insbesondere lief nie Spülflüssigkeit in die Lunge, weil auf die Dichtigkeit der Manschette geachtet wurde. Es traten keine eitrigen Infektionen des intubierten Nasengangs mehr auf. Die Sekretmengen und klebrigen Beläge, die herausgespült werden,

Tabelle 1. Vorgehen bei der nasotrachealen Intubation

Oraler Tubus liegt, Manschette dicht
Patient schläft, relaxiert, 100% Sauerstoff
Spülung Nasen-/Rachenraum (20 ml Spritze) mit ca. 300 ml H_2O_2 (2%) mit ca. 300 ml Kamillenlösung dabei ständig oral absaugen
Nasentropfen beide Nasengänge: 3 min warten
Wahl des größeren Nasenganges Vordehnen mit kleinem Finger
Aussprühen mit PV-Jod-Schleimhautdesinfektionsmittel 10 min warten dann absaugen (Laryngoskop)
Tubus nasal einführen Spitze vor Stimmritze sekundenschneller Wechsel

sind oft erstaunlich groß. Die Auswirkungen auf Bronchialsystem und Lunge sind schwerer zu fassen. Bei jeder Kanülierung und Katheterisierung wird auf Asepsis geachtet. Ausgerechnet bei der Kanülierung des empfindlichen Bronchialsystems wird die vorherige Desinfektion nicht eingehalten. Allerdings gelten nach der Intubation wieder strenge Vorschriften für das sterile Absaugen von Bronchialsekret. Nach unserer Methode ist die antiseptische Behandlung vor der Umintubation leicht durchzuführen.

Mobilisation von Bronchialsekret durch hochfrequente Atemgasschwingungen während IPPV

G. Kroesen

Der mukoziliäre Selbstreinigungsmechanismus der Lunge ist häufig bei Beatmungspatienten gestört und überfordert. Verschiedene physiotherapeutische Methoden fördern Sekretlockerung und -transport, z. B. durch Lagerungsdrainage, Perkussionen und Vibrationen an der Thoraxwand. Ähnliche Vibrationen des Atemgases selbst führen zu intrapulmonalen Druckschwankungen, deren Effekt auf den bronchotrachealen Sekrettransport untersucht wurde.

Dazu wurde eine Unterbrechertechnik des Atemgasflusses verwendet, mit der Atemgasvibrationen bis 30 Hz erzeugt werden, deren Amplitude direkt von der Größe des Atemgasflusses abhängt.

Bei 34 Patienten wurden während einer postoperativen Beatmungszeit von 4 h derartige Atemgasschwingungen alternierend mit konventioneller IPPV angewendet. 24 Patienten wurden nur je 1 h mit dieser Technik beatmet, 10 Patienten 2 h.

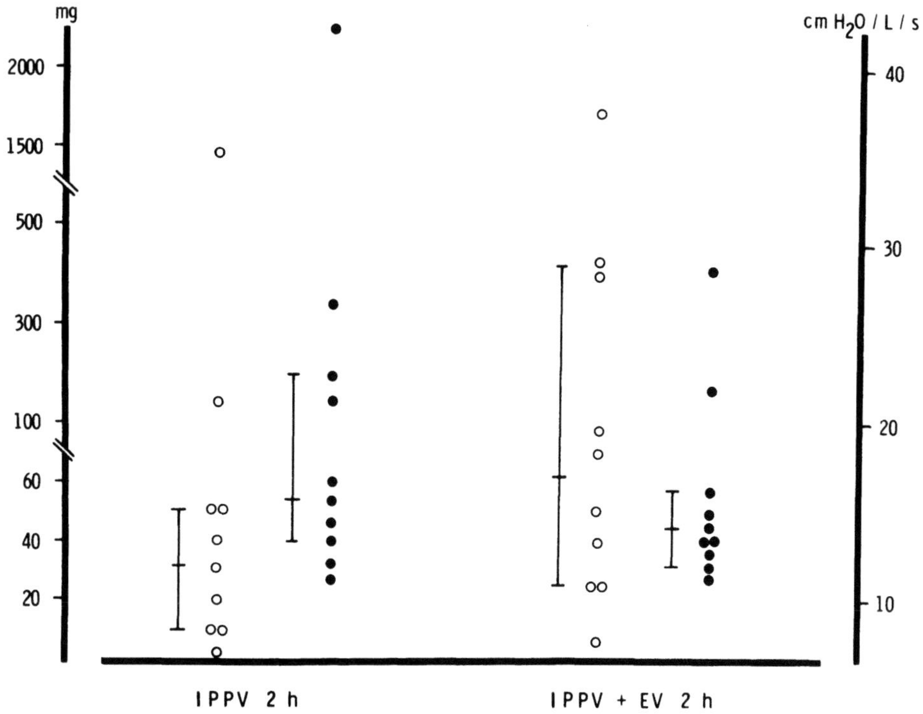

Abb. 1. Medianwerte und Vertrauensbereich der Sekretvolumina (○) und Resistancewerte (●) mit konventioneller Beatmung (*IPPV*) und Beatmung mit vibrierendem Atemgas während der Exspiration (*IPPV+EV*)

Bei den 10 Patienten, die mit exspiratorisch vibrierendem Atemgas 2 h lang behandelt wurden, nahm die abgesaugte Sekretmenge signifikant zu, gleichzeitig sank die Resistance signifikant ab. Bei den 24 Patienten mit einer Behandlungszeit von 1 h konnten keine Unterschiede zwischen IPPV und Beatmung mit vibrierendem Atemgas beobachtet werden. Atemgasschwingungen, die dem exspiratorischen Gasfluß überlagert sind, führen offenbar während der Beatmung zu einem ähnlichen Effekt wie Vibrationen an der Thoraxwand (Abb. 1).

Die Rolle des „Atemtherapeuten" in einer kardiochirurgischen Intensivstation

R. Reed, G. Hanes, S. Westbrook und E. Beyer

Der „Atemtherapeut" ist ein für Deutschland neuer, relativ unbekannter medizinisch-technischer Beruf.

Seine Rolle in einer chirurgischen Intensivstation kann in 3 Phasen unterteilt werden:

1. Beatmung: Die entsprechende Form der Beatmung wird gewählt, die Durchführung kontrolliert, ihre Effektivität beurteilt sowie die entsprechenden Korrekturen durchgeführt.
2. Entwöhnung vom Ventilator und Extubation
3. Postextubationsphase: Um eine normale Lungenfunktion zu erhalten, werden verschiedene Formen der Atemtherapie („incentive spirometry", IPPB, Bronchodilatatortherapie, Sauerstofftherapie, Abhustmanöver) mit dem Patienten durchgeführt.

Intensivmedizin und Intensivstationen sind ein komplexer und hochtechnisierter Bereich, in dem verschiedene Berufsgruppen als Team zusammenarbeiten. Der Atemtherapeut hat innerhalb dieses Teams spezielles Fachwissen und Erfahrung in allen Aspekten der Atmung und Beatmung und kann daher den pulmonalen Problembereich optimal versorgen.

Prolongierte Intubation oder Tracheotomie? Zur Vermeidung laryngealer Stenosen nach Intensivtherapie

R. Matthias und M. Handrock

Um extrathorakale Stenosen des oberen Respirationstraktes zu vermeiden, scheint zwischen der primären Tracheotomie und der nasotrachealen Langzeitintubation nach prolongierter assistierter Beatmung kein nennbarer Unterschied zu bestehen. Für die möglichst frühe Tracheotomie spricht, daß die besonders gefährdeten Regionen des Kehlkopfes aus dem Beatmungsweg ausgeschaltet werden, dagegen, daß bei und nach der Operation eine nicht zu übersehende Mortalitätsrate beschrieben wird. Die unlimitierte translaryngeale Intubation hat eine deutlich niedrigere Komplikationsrate, jedoch eine vermehrte Verletzungsgefahr der laryngealen Strukturen.

Die genannten Nachteile sind inzwischen weitgehend ausgeschaltet, zum einen durch die weichteilschützende Anlage eines Tracheostomas, zum anderen durch gewebefreundliche Tubusmaterialien und eine entsprechende problemorientierte Pflege. Somit ist die primäre Tracheotomie nur noch wenigen Krankheitsbildern vorbehalten, die sekundäre Tracheotomie bedarf einer genauen Indikationsstellung, die sich nur auf Veränderungen im Thyreoid- oder Krikoidbereich beziehen kann:

1. Granulationen oder Ulzerationen im Bereich der Arytänoidknorpel oder Stimmbänder,
2. Granulationen oder Ulzerationen im subglottischen Raum oder am laryngotrachealen Übergang.
3. Bei allen Veränderungen im Bereich der Trachea muß lediglich der translaryngeale Tubus in Material und Lage verändert werden.

Seit Jahren wird eine prospektive Studie gefordert, die zeigen soll, ob sich die Komplikationsrate durch regelmäßige Laryngoskopien während der prolongierten Intubation weiter verringern läßt. Am Klinikum Steglitz wurden zwischen Januar 1975 und Dezember 1979 1 134 mehr als 24 h intubierte Patienten wöchentlich und bei der Extubation laryngotracheobronchoskopiert und der Befund photodokumentiert. Von diesen Patienten überlebten 650. 138 waren länger als 14 Tage, 1 Patient 96 Tage, eine Patientin 134 Tage intubiert. 6,7% mußten nach den o. a. Kriterien sekundär tracheotomiert werden. In regelmäßigen Zeitabständen bis zu 2 Jahren nach Extubation wurde der morphologische und funktionelle Kehlkopfbefund von 71 Patienten kontrolliert. Bei $^2/_3$ der Patienten fanden sich keine pathologischen Folgeerscheinungen. Das andere Drittel zeigte unbedeutende Narben in der Nasenhaupthöhle und an den Stimmbändern. 2 Kinder entwickelten subglottische Stenosen nach 5 und 11 Tagen Intubationszeit, eine Patientin eine Trachealstenose im ehemaligen Tracheostomabereich. Die Komplikationsrate hinsichtlich laryngotrachealer Stenosen beträgt somit 0,46% (ausführliche Veröffentlichung in Vorbereitung).

Intubationsschwierigkeiten in der maxillofazialen Chirurgie

J. Méray und J. Jancsó

In einem Zeitraum von 4 Jahren wurden in der Klinik des Autors 73 schwierige endotracheale Intubationen – das waren 6,5% aller präoperativen Intubationen – durchgeführt. Hierbei kam es, abgesehen von einem Fall von Blutaspiration, zu keinen Komplikationen.

Die folgenden Gesichtspunkte behandeln die Ursachen dieser Schwierigkeiten und die Methoden, mit denen ihnen entgegengetreten wurde; sie geben eine Zusammenfassung der wichtigsten Prinzipien in Fällen von bekannten oder erwarteten Intubationsschwierigkeiten:

1. Sorgfältige Untersuchung des Patienten vor der Anästhesie, inklusive Röntgenuntersuchungen, falls erforderlich.
2. Gute psychologische und medikamentöse Vorbereitung.
3. Intravenöse Verabreichung von Benzodiazepinen auf dem Operationstisch; amnestische Wirkung.
4. Anwendung von Lokalanästhetika:
   a) Kokainanästhesie der Nasenschleimhaut
   b) Lidocainspray in die Mundhöhle
   c) Transkutane laryngeale Anästhesie
2. „Awake"-Intubation – Patient hat ausreichende selbsttätige Ventilation, jedoch sediert und amnestisch; die Intubation kann in Ruhe, ohne Zeitdruck, durchgeführt werden.
6. Nach sorgfältiger Befestigung des Tubus Einleitung der Vollnarkose und Relaxation, falls erforderlich.

Das Vorgehen nach diesen Prinzipien ermöglichte es, die Indikation für präoperative Tracheotomien in sehr engen Grenzen zu halten. Innerhalb des betreffenden Zeitraums mußten in der Klinik weder geplante noch Notfalltracheotomien durchgeführt werden.

Kontrollierte Jetbeatmung bei Eingriffen an der Trachea

G. H. Meuret, H. Weerda, P. Pedersen und K. L. Scholler

Die kontrollierte Jetbeatmung wurde von uns zunächst für die Belange der endolaryngealen Eingriffe entwickelt und am Übungsthorax sowie im Tierversuch erprobt. Dieses neuentwickelte Beatmungssystem erlaubt bei endolaryngealen Eingriffen eine optimale Sicht auf den Kehlkopf bei maximaler Sicherheit für den Patienten.

Wegen der guten räumlichen Verhältnisse wird dieses Jetbeatmungssystem inzwischen von uns auch bei Eingriffen an der Trachea angewandt.

Funktionsprinzip der kontrollierten Jetbeatmung

Kernstück des Jetbeatmungssystems ist der Freibujet-Spezialtubus (Firma Rüsch), ein modifizierter Carden-Rüsch-Tubus. Dieser besteht aus einem kurzen intratrachealen Cuffteil, in das ein dünnes Schlauchbündel mit dreieckigem Querschnitt von ca. 7,0 × 4 mm Durchmesser (Fläche 30 mm^2) eingeschweißt ist: 1. Dünner Schlauch für Cuffblockung, 2. Druckmeßschlauch, 3. Beatmungsschlauch (Innendurchmesser 3 mm, Außendurchmesser 4 mm). Der Cuff ist vorgedehnt, das Cuffteil nach oben verschlossen. Dadurch bilden bei geblocktem Tubus Respirationstrakt und Respirator ein abgeschlossenes System. Zur Inspiration wird das Beatmungsgemisch mit hohem Druck (0,4–1,5 bar) durch den dünnen Beatmungsschlauch geblasen. Die Exspiration wird durch einen gesteuerten Sog (−0,8 bar) gegen den hohen Widerstand des Tubus möglich. Die Beatmungsparameter sind einstellbar und kontrollierbar: 1. Atemfrequenz zwischen 10–100 pro min. 2. Die kontinuierlich überwachten intratrachealen Drucke bleiben immer im physiologischen Bereich. 3. Das Atemvolumen ist sowohl inspiratorisch als auch exspiratorisch ablesbar.

Mit der kontinuierlichen redundanten Überwachung des intratrachealen Drucks ist eine elektronisch gesteuerte automatische Druckbegrenzung verbunden.

Klinische Anwendung

Mit dem dünnen Freibujet-Spezialtubus sind Operationen an Larynx und Trachea ohne Tracheotomie möglich (z. B. Larynxteilresektionen, Querresektion bei Trachealstenosen, Trachealplastiken).

Tracheotomien lassen sich bei liegendem Tubus sorgfältiger und ohne Zeitnot durchführen. Das dünne Schlauchbündel des Freibujet-Tubus liegt der hinteren Trachealwand an und läßt genügend Raum für die Präparation bei der Tracheotomie. Das

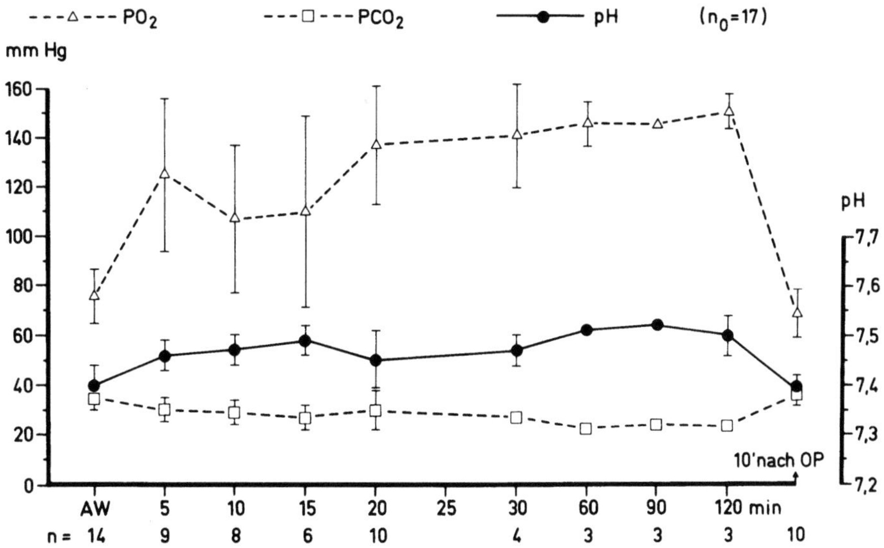

Abb. 1. Verlauf von arteriellem PO_2, PCO_2 und pH während Narkosebeatmung mit dem Freiburger *Jetrespirator* bei kurzen Eingriffen (endolaryngeale Eingriffe, Trachealquerresektion und Plastik, Tracheotomien). Anzahl der Patienten n = 17. Beatmungsparameter: AMV 100 ml/kg KG bei einer Frequenz von 12/min, Inspirations-Exspirationsverhältnis etwa 1:2; F_IO_2: 0,3; Rest Lachgas

kurze Cuffteil wird distal des Tracheostomas geblockt. Erst nach endgültiger Versorgung des Stomas wird extubiert. Die Apnoezeit wir dadurch auf ein Minimum verkürzt.

Das beschriebene Jetrespiratorsystem wurde von uns in ca. 100 Fällen zur Laryngoskopie, Ösophagoskopie, Tonsillektomie, Trachealplastik, Querresektion bei Trachealstenosen, Larynxteilresektionen und Tracheotomie angewandt. Die dabei durchgeführten Blutgasuntersuchungen zeigten eine gute alveoläre Ventilation (Abb. 1).

Die bisherigen Ergebnisse ermutigen zu weiteren Untersuchungen der klinischen Einsatzmöglichkeiten des Jetrespiratorsystems, besonders bei Operationen, bei denen große Tuben im Mund, Rachen, Trachea und Bronchus stören.

Die Möglichkeiten zur Langzeitbeatmung unter weitgehender Vermeidung laryngealer und subglottischer Schäden durch den Tubus werden von uns untersucht.

Trachealstenosen nach Langzeitintubation und Tracheostomie-Ergebnis der Resektionsbehandlung

E. Moritz, S. Fitzal und M. Strickner

Trachealstenosen als Folge prolongierter endotrachealer Intubation oder Tracheostomie werden immer häufiger beobachtet. Zur Korrektur dieses Zustandes wird seit einigen Jahren – wie von Grillo angegeben – die Resektion des stenotischen Abschnittes mit Anastomosierung durchgeführt.

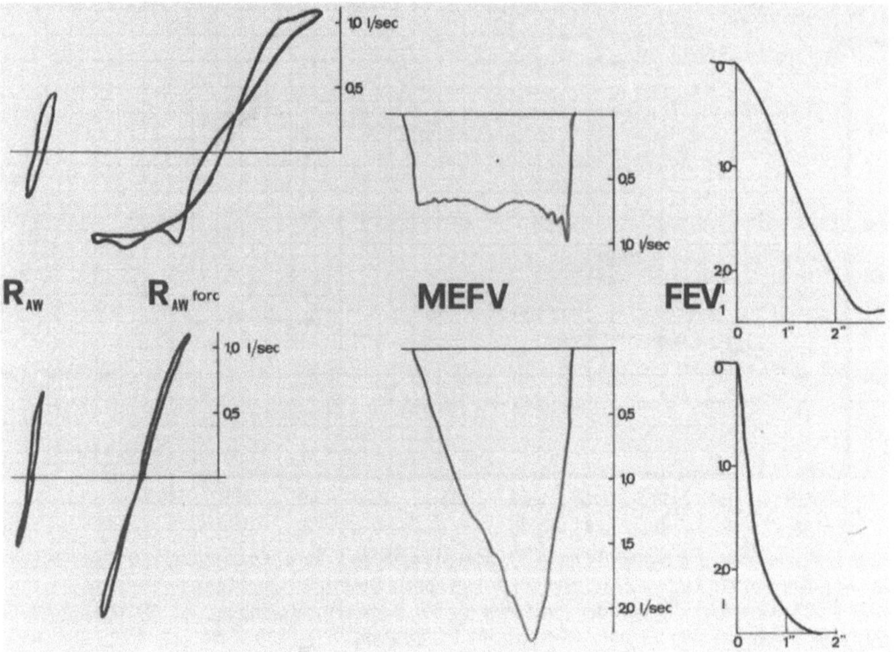

Abb. 1. Resistancekurven bei normaler (R_{AW}) und forcierter Atmung (R_{AW} *forc*), maximale exspiratorische Flußvolumenwerte (*MEFV*) und 1- bzw. 2-Sekunden-Kapazität ($FEV_{1,2}$) vor (*obere Reihe*) und nach Trachealstenosenresektion (*untere Reihe*)

Zwischen 1970 und 1982 haben wir 22 Resektionen wegen Trachealstenosen durchgeführt. Die Verengungen fanden sich 15 mal im ehemaligen Cuffbereich, 5 mal im Tracheostomabereich und 2 mal an beiden Stellen. Die Resektionslängen betrugen bis zu 5,5 cm. In 3 Fällen mußte wegen knapp subglottisch sitzender Stenose der Arcus des Krikoids mitreseziert werden. Durch geeignete Mobilisierungsmanöver gelang es immer, eine spannungsfreie Anastomose anzulegen. Die Beatmung des Patienten während der Anastomosierung erfolgt über ein steriles Schlauchsystem durch das Operationsfeld mittels eines Tubus im distalen Trachealabschnitt oder in einem Hauptbronchus.

Abgesehen von einem Todesfall durch die Folgen einer Nahtdehiszenz mit Mediastinitis und Blutung haben wir an Komplikationen noch einen Fall von Arrosionsblutung des Truncus brachiocephalicus erlebt, wobei dieser Zwischenfall durch Resektion des befallenen Gefäßabschnittes beherrscht werden konnte. In 3 Fällen mußten Nahtgranulome endoskopisch abgetragen werden, die übrigen 17 Fälle verliefen völlig komplikationslos. Alle Patienten konnten von evtl. vorher bestehenden Tracheostomien befreit werden. Die klinischen und atemphysiologischen Untersuchungen zeigten befriedigende bis ausgezeichnete Befunde (Abb. 1).

Die oben erwähnten Komplikationen können durch geeignete Techniken mit großer Wahrscheinlichkeit verhindert werden, und wir haben in der zweiten Hälfte des Berichtzeitraumes auch immer unauffällige postoperative Verläufe gesehen, so daß wir die Resektionsbehandlung als Therapie klinisch relevanter Narbenstenosen der Luftröhre für die Methode der Wahl halten.

Vermeidung der Tracheotomie im Säuglingsalter beim Pierre-Robin-Syndrom

P.P. Kleemann und H. Scheunemann

Die als Pierre-Robin-Syndrom bezeichnete angeborene Fehlbildung umfaßt eine Trias von Mikrogenie, Glossoptose und medianer Gaumenspalte. In der Anästhesiologie hat das Syndrom vor allem wegen der bei den betroffenen Säuglingen und Kleinkindern oft extremen Intubationsschwierigkeit Bedeutung erlangt. Das Leben der Säuglinge wird jedoch bereits in den ersten Lebenstagen und -monaten ernsthaft durch rezidivierende asphyktische Anfälle bedroht, die mit tiefer Zyanose einhergehen. Die in Rücklage befindliche, atonische Zunge fällt bei bestehender Mikrogenie des Unterkiefers zurück in den Mesopharynx und verlegt in der medianen Gaumenspalte den peripheren Atemweg. Als Folge dieses Ventilmechanismus kommt es bei Inspiration in Rückenlage zu einer „linguoepiglottischen Obstruktion" (Douglas). Bei zusätzlichen zentralen Atemstörungen bleibt häufig als Ausweg nur die Tracheotomie der kleinen Patienten. Die schwerwiegenden Komplikationen eines solches Eingriffes im Säuglingsalter lassen sich nach unserer Erfahrung durch folgende Maßnahmen, die hier nur stichpunktartig skizziert werden, vermeiden:

1. Behandlung des Notfalles durch Seiten- oder Bauchlagerung, Einführen eines Oropharyngeal- oder Nasopharyngealtubus, Vorziehen der Zunge mit einer Zungenzange, schließlich nasale Intubation, die bei nicht möglicher Einstellung mit dem Laryngoskop entweder blind nasal bei Spontanatmung oder endoskopisch durchgeführt wird; evtl. Langzeitintubation mit CPAP-Beatmung.
2. Chirurgische Behandlung entsprechend den anatomischen Verhältnissen durch Extension des Unterkiefers oder Glossopexie mit dem Ziel, das Zurückfallen der Zunge zu verhindern.

Atemspende für Halsatmer

W. Stoll

Ärzte, Rettungsdienst und Krankentransporteure sollten mit den besonderen Maßnahmen der Atemspende bei Personen mit künstlichen Atemwege vertraut sein. Diese Forderung begründet sich auf der Tatsache, daß dieser Patientenkreis größtenteils zu den „normalen Verkehrsteilnehmern" zählt und nicht auf einen Krankenhausaufenthalt angewiesen ist.

Künstliche Atemwege liegen bei Zustand nach Laryngektomie und bei Zustand nach Tracheotomie vor. Nach einer totalen Kehlkopfentfernung muß nur in Ausnahmefällen eine Trachealkanüle getragen werden, nach einer Tracheotomie ist die Verwendung einer Kanüle als Platzhalter unumgänglich.

In der Notfallsituation hat der Helfer nur wenig Zeit, die veränderte anatomische Situation zu erkennen, insbesondere wenn die künstlichen Atemwege durch Kleidungs-

GEBRAUCHSANLEITUNG

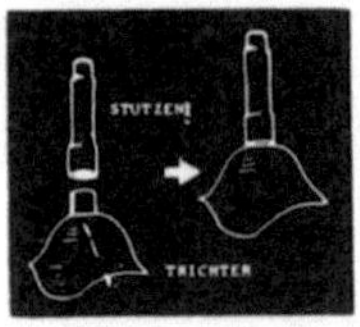

- Trichter und Stutzen zusammenstecken

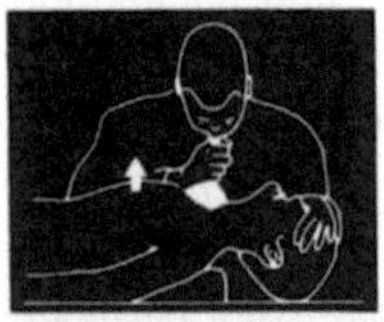

- Trichter direkt über die Halsöffnung bzw. die Trachealkanüle setzen
- Stutzen umfassen und mit dem Trichter gegen die Weichteile drücken bis eine vollständige Abdichtung erreicht ist
- Luft einblasen
- Bei erfolgreicher Atemspende hebt sich der Brustkorb
- Mundstück freigeben

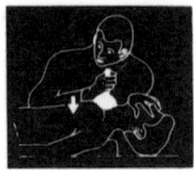

- Ausatmungsluft entweichen lassen
- Der Brustkorb senkt sich
- Weiterbeatmen (12–15 x pro Min.)
- Mit der freien Hand Kopf in überstreckter Position halten und ggf. Mund und Nase zuhalten

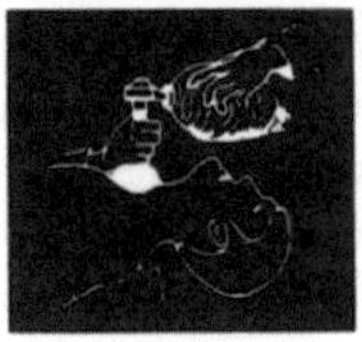

- Falls vorhanden, Beatmungsbeutel einsetzen
- Je nach Situation muß ein Helfer den Beatmungsbeutel bedienen oder Mund und Nase verschließen

MERKE: Mit Ausnahme der Mund-zu-Hals-Atemspende gelten auch für Halsatmer die allgemein gültigen Richtlinien der Ersten-Hilfe.

Abb. 1. Gebrauchsanleitung

stücke verdeckt sind. Generell ist an eine Halsatmung zu denken, wenn eine Mund-zu-Nase- bzw. Mund-zu-Mund-Atemspende frustran ist.

Für die Atemspende empfehlen wir einen Beatmungstrichter, der sich den anatomischen Verhältnissen anpaßt und auch beim Tragen einer Trachealkanüle angewendet werden kann (Abb. 1).

Kasuistischer Beitrag zur Entstehung und Verhütung von Larynxschäden durch die nasotracheale Langzeitintubation

H. Unseld

Zusammenfassung

Der nasotracheale Tubus muß auf seinem Weg in die Trachea den natürlichen Krümmungen der oberen Luftwege folgen. Nach der Ventralflexion im Nasenrachenraum folgt nach dem Eintritt in die Trachea eine Dorsalflexion, wobei die hintere Kommissur des Aditus laryngis zum Hypomochlion werden kann. In diesem Fall kann es zur Druckschädigung des M. interarytaenoideus transversus et obliquus kommen, so daß ein vollständiger Glottisschluß nicht mehr möglich ist. Es besteht dann Aspirationsgefahr bei der Nahrungsaufnahme über mindestens 1 Woche hinweg oder auch länger. Weitere beobachtete Schädigungsursachen des Larynx sind in wiederholten Entzündungen, Traumatisierungen bei der Intubation und in der Verwendung zu steifer Tuben mit nicht ausreichenden thermoplastischen Eigenschaften zu sehen. Zur Verhütung von Larynxschäden durch nasotracheale Tuben müssen zahlreiche Einzelfaktoren berücksichtigt werden.

Einleitung

Neben zahlreichen Langzeitintubationen ohne wesentliche Folgeschäden wird in Einzelfällen immer wieder ein schwerer Larynxschaden durch die nasotracheale Langzeitintubation beobachtet. Hierfür sind mehrere Einzelfaktoren verantwortlich, deren Kenntnis und deren Vermeidung wesentlich zur Sicherheit der nasotrachealen Langzeitintubation beitragen kann. In diesem Beitrag sollen die typischen Gefahren der nasotrachealen Langzeitintubation an 2 Einzelfällen aufgezeigt werden.

Kasuistik 1

Ein 6 Jahre alter Junge war nach Ertrinkungsunfall, Herz-Kreislauf-Stillstand und Reanimation wegen Coma vigile 23 Tage nasotracheal intubiert worden. PVC-Silikon-Tuben der Größen 5,0–5,5 mm wurden 5mal gewechselt. Die Laryngoskopie 34 Tage nach Extubation und Anlage eines Tracheostomas zeigte den Endzustand eines schweren Kehlkopfschadens. Die vordere und hintere Kommissur waren fibrös fixiert, die Stimmbänder völlig unbeweglich, das rechte Taschenband hatte sich über eine große Exkavation der hinteren Kommissur gelegt und die Exkavation eingeengt. Die komplexe Ursache des Schadens sehen wir in dem mit 5,5 mm etwas zu dicken und zu wenig anpassungfähigen Tubus aus PVC-Silikon und in den zahlreichen Tubuswechseln, die wiederholt zur Schleimhauttraumatisierung und damit zu rezidivierenden Entzündungen geführt hatten.

Kasuistik 2

Ein 63jähriger Patient, 63 kg, pyknischer Körperbau, sehr kurzer Hals, war nach der Operation eines rupturierten Aortenaneurysmas mit hämorrhagischem Schock 6 Tage nasotracheal mit einem Silikontubus (Kamen-Wilkinson) intubiert und maschinell beatmet worden. Noch 7 Tage nach Extubation kam es beim Trinkversuch regelmäßig zur Aspiration von Flüssigkeit. Die Laryngoskopie zeigte eine große Exkavation der hinteren Kommissur, ein vollständiger Glottisschluß war nicht möglich, da die hintere Kommissur offen blieb. Die Ursache des Schadens sehen wir in dem zu wenig anpassungsfähigen Silikontubus, der bei diesem Patienten mit einem sehr kurzen Hals die hintere Kommissur des Aditus laryngis als Hypomochlion benützte und zur Druckschädigung des dort gelegenen M. arytaenoideus transversus et obliquus geführt hatte. Zum Zeitpunkt der Untersuchung war die Mukosa der Trachea ganz normal, d. h. die Trachea war durch die Schaumgummiblockermanschette des Kamen-Wilkinson-Tubus sehr gut geschützt, der Kehlkopfeingang wurde aber durch das zu wenig thermoplastische Silikonmaterial des Tubus beschädigt.

Diskussion und Schlußfolgerung

Kehlkopfschäden durch die nasotracheale Langzeitintubation lassen sich zum einen auf direkte Traumatisierung bei Intubation oder Tubuswechsel mit nachfolgender Infektion und Entzündung, zum andern auf die Druckbelastung durch den Tubus zurückführen. Beide Schädigungsmöglichkeiten sollten in ihrer Bedeutung erkannt und demnach auch vermeidbar sein.

Anatomie des Patienten (Abb. 1)

Bei kurzem Hals steht der Kehlkopf relativ hoch, wodurch eine stärkere Dorsalflexion des Tubus erforderlich wird. Tuben mit ungenügenden thermoplastischen Eigenschaften benützen dann die hintere Kommissur des Aditus laryngis als Hypomochlion und verursachen eine Druckschädigung (Kasuistik 2).

Bei langem Hals steht der Kehlkopf tiefer, die Krümmungen der oberen Luftwege entsprechen eher der angedeuteten S-Form eines im Nasenrachenraum und in der Trachea gegensinnig fixierten und gebogenen Tubus. Ein Hypomochlion wird hier nicht unbedingt benötigt, es entsteht keine wesentliche Druckbelastung der hinteren Kom-

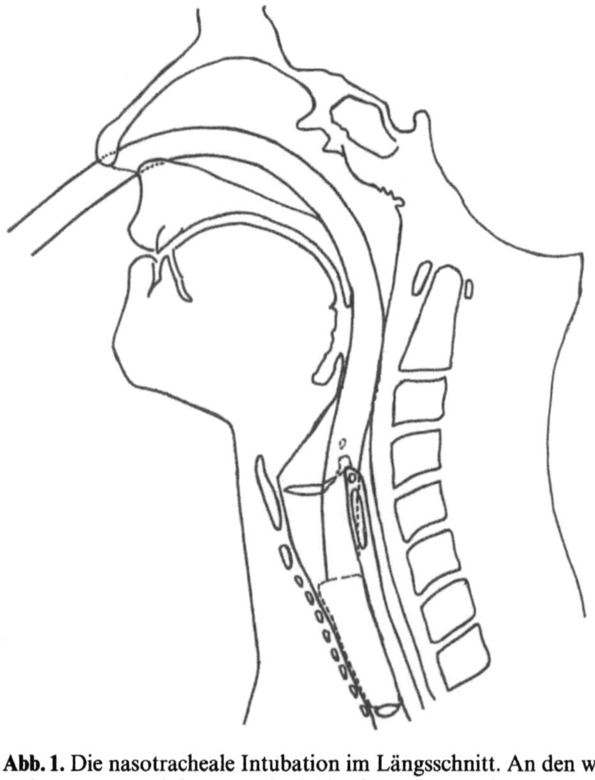

Abb. 1. Die nasotracheale Intubation im Längsschnitt. An den wichtigsten Druckpunkten ist die Tubusgrenze punktiert. Druckschäden können entstehen am Naseneingang, an den Choanen, an der hinteren Rachenwand und im Bereich der hinteren Kommissur des Aditus laryngis. Letztere können zu schweren funktionellen Störungen führen (Aspirationsgefahr, s. Text)

missur des Aditus laryngis. Die Beachtung der Anatomie des Patienten könnte somit bedeuten, daß bei einem kurzen Hals evtl. frühzeitig tracheotomiert werden müßte.

Tubenmaterial

Die Anpassung des Tubus an die Krümmungen des oberen Luftweges ist materialbedingt sehr unterschiedlich. Reine Silikontuben scheinen die geringsten thermoplastischen Eigenschaften zu haben, reine PVC-Tuben passen sich offenbar besser an, Tuben aus PVC-Silikon-Gemisch erscheinen uns ebenfalls nicht ausreichend flexibel zu sein.

Lagerung des nasotracheal intubierten Kopfes

Hochlagerung auf einem Intubationskissen führt in jedem Fall zur Druckentlastung der hinteren Kommissur, da die Dorsalflexion des Tubus teilweise ausgeglichen wird. Eine Flachlagerung in der Ebene des Thorax hingegen wird die Druckbelastung verstärken.

Einführtiefe des nasotrachealen Tubus

Ein nur kurz in die Trachea eingeführter Tubus benützt ebenfalls die hintere Kommissur als Hypomochlion, während bei tieferer Lage in der Trachea eher eine allmählich zunehmende Dorsalflexion entsteht, die ohne Hypomochlion möglich ist.

Benutzung kleinkalibriger Tuben

Dicke Tuben können sich schlechter biegen als dünne, man sollte daher möglichst kleinkalibrige Tuben benützen, besonders bei Kindern.

Tubuswechsel

Häufige Tubuswechsel verursachen oft zusätzliche Schleimhautläsionen, die zu Entzündungen im Bereich des Aditus laryngis führen. Bei schwierigen Intubationen sind diese Schleimhautläsionen nicht unbedingt vermeidbar, zu diskutieren ist aber die Indikation zum Tubuswechsel; es scheint vorteilhafter zu sein, häufige Tubuswechsel zu vermeiden.

Literatur

1. Körner M (1969) Die nasotracheale Intubation. In: Frey R, Kern F, Mayrhofer O (Hrsg) Anaesthesiologie und Wiederbelebung, Bd 39. Springer, Berlin Heidelberg New York

---

Eine wirklich einfache Methode zur garantiert minimalen Blähung der Tubusmanschette

G. Wolff

Zur Blähung des Cuff bei Langzeitbeatmung wird vorgeschlagen, die Manschette über ein offenes Steigrohrsystem mit Flüssigkeit zu füllen, so daß sie unter dem hydrostatischen Druck der Flüssigkeitssäule des Steigrohrs steht. Am Steigrohr wird ein kommer-

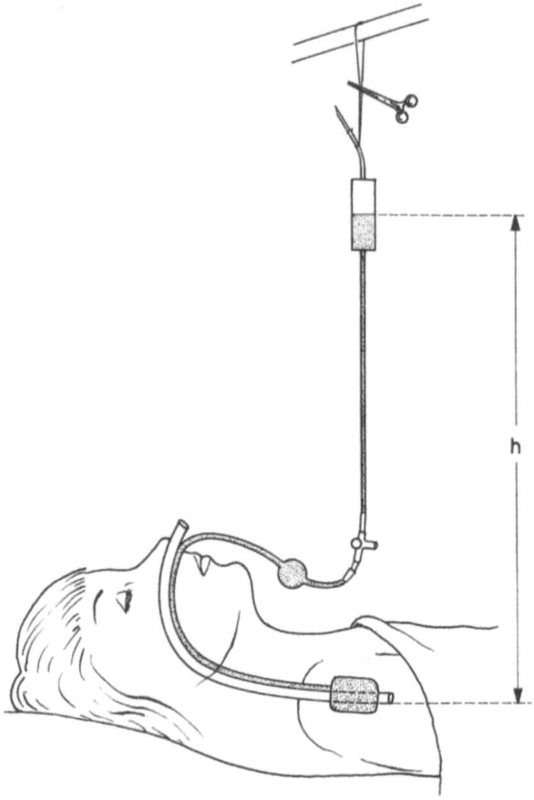

Abb. 1. Schema eines nasotrachealen Tubus mit vorgeblähtem Cuff, der mit dem offenen Steigrohrsystem gebläht ist. Als Steigrohr wird ein kommerziell erhältliches Infusionsbesteck verwendet. Der zur Manschette führende Verbindungsschlauch wird über einen Dreiwegehahn („disposable") mit dem Infusionsbesteck verbunden. Über den Dreiwegehahn kann die Manschette leicht entlüftet und das System gefüllt werden. Die Höhe *h* gibt den minimalen hydrostatischen Druck an, mit welchem die Manschette gegen die Trachea endinspiratorisch abgedichtet worden ist

ziell erhältliches Infusionsbesteck verwendet (Abb. 1). Es ist damit möglich, mit geringem Zeitaufwand exakt und permanent den niedrigsten Druck einzustellen, der den Tubus gegen die Trachea gerade noch abdichtet. Wird das System mit einem resorbierbaren Röntgenkontrastmittel gefüllt, so zeigt sich die Form der geblähten Manschette jeweils im konventionellen Röntgenthoraxbild. Aufgrund dieser Kontrolle kann die optimale Kanüle gewählt werden. Eine prospektive Serie von 66 Patienten wurde auf diese Weise beatmet und später tracheoskopiert (Helv Chir Acta 41:201–206, 1974). In der Zwischenzeit sind über 3000 Patienten mit dieser Methode mehr als 48 h beatmet worden. In keinem Fall fand sich in der Cuffgegend ein definitiver pathologischer Befund.

Die Manschettenblähung mit dem offenen Steigrohrsystem scheint zur Zeit die einfachste und wirksamste Prophylaxe gegen tracheale Spätkomplikationen nach Langzeitintubation darzustellen.

Die Indikation zur Tracheotomie beim langzeitbeatmeten Intensivpatienten

E. Zadrobilek, W. Mauritz und P. Sporn

Die Intensivbehandlung des akuten Lungenversagens, aber auch die Langzeitbeatmung aus verschiedenen anderen Ursachen erfordern einen sicheren Zugang zu den

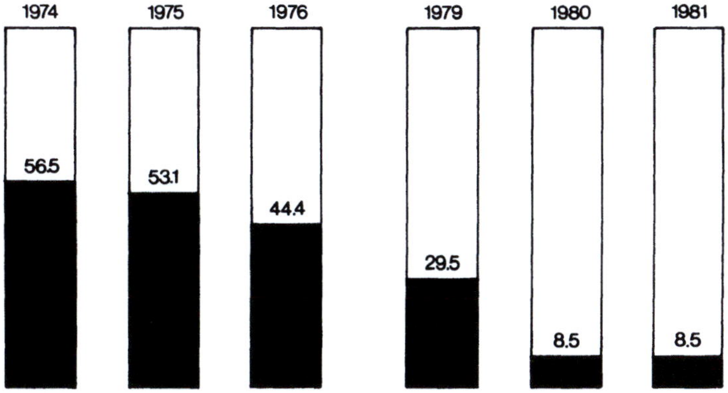

Abb. 1. Tracheotomiefrequenz in Prozent bei Langzeitbeatmung (Beatmungsdauer länger als 7 Tage)

Atemwegen. Die tracheale Intubation ist in der Notfallversorgung und Beatmung über mehrere Tage die Methode der Wahl. Unterschiedliche Ansichten bestehen hinsichtlich der Langzeitintubation. Noch vor wenigen Jahren war die frühzeitig durchgeführte Tracheotomie ein fester Bestandteil im Behandlungsregime langzeitbeatmeter Patienten. Die damaligen Voraussetzungen sind heute teilweise nicht mehr gültig.

Verschiedene Gründe führten zu einer geänderten Einstellung für die Tracheotomie und zu einer deutlichen Abnahme der Tracheotomiefrequenz. Trachealtuben mit verbesserten Materialeigenschaften und Formgestaltung sowie großvolumigen Niederdruckblockungssystemen haben wesentlich zu dieser Entwicklung beigetragen. Eine kritische Wertung der Frühkomplikationen, die mit dem Anlegen einer Tracheotomie und Beatmung über eine Trachealkanüle verbunden sind, läßt zunehmend die Langzeitintubation als bevorzugten Beatmungsweg erscheinen. Dies kann in einer Übersicht langzeitbeatmeter Patienten des eigenen Arbeitsbereiches deutlich gemacht werden (Abb. 1).

Grundsätzlich erfüllt die Langzeitintubation alle Funktionen der Tracheotomie: Die Sicherung und Freihaltung der Atemwege sowie die Ermöglichung der tracheobronchialen Lungenpflege. Es gibt eine große Zahl von Untersuchungen über die Frühkomplikationen und Spätfolgen nach beiden Verfahren, die nur bedingt vergleichbar sind. Jedenfalls weist die Tracheotomie erhebliche Nachteile auf, die sich zwangsläufig aus dem operativen Eingriff ergeben. Auch nach Langzeitintubation sind Folgeschäden an der Trachealwand und zusätzlich am Larynxeingang und laryngotrachealen Übergangsbereich zu beobachten. Deshalb kommt der endoskopischen Beurteilung der großen Atemwege unter Einsatz eines flexiblen Fiberbronchoskops eine wesentliche Bedeutung zu. Diese ist erstmals nach etwa 10 Tagen und danach in regelmäßigen Abständen durchzuführen. Bei beginnenden laryngealen Schäden sowie Trachealwandbelastung mit Durchblutungsstörungen und Entzündungszeichen ist noch vor Auftreten tiefgreifender Drucknekrosen in Abhängigkeit von der zu erwartenden Beatmungsdauer die Indikation zur Tracheotomie gegeben. In den letzten 3 Jahren wurde die Indikation für die sekundäre Tracheotomie zur weiteren Langzeitbeatmung nur mehr bei 11,6% der langzeitintubierten Patienten gestellt.

Zusammenfassend kann gesagt werden, daß es bei entsprechender Erfahrung und besonders sorgfältigen Pflegemaßnahmen keinen Grund für eine vorgegebene zeitliche Begrenzung der trachealen Langzeitintubation gibt. Bei Erkrankungen mit längerer Beatmungsdauer wird im Einzelfall über das weitere Vorgehen zu entscheiden sein.

Anästhesieverfahren zur lasermikrochirurgischen Behandlung der Folgeschäden nach Langzeitintubation und Tracheotomie

E. Zadrobilek, H. Höfler und V. Draxler

Die Einführung der Lasertechnik als Operationsverfahren ist eine wesentliche Bereicherung der endolaryngealen Mikrochirurgie. Es zeigte sich, daß auch einige Spätfolgen nach Langzeitintubation und Tracheotomie einer lasermikrochirurgischen Behandlung zugänglich sind. Dieses Verfahren ist auch für den Notfall mit bedrohlicher Atemnot zur Freimachung des eingeengten Atemweges geeignet. Für einen erforderlichen plastisch-rekonstruktiven Eingriff können dadurch bessere Ausgangsbedingungen erreicht werden. Dieses Vorgehen erfordert einen unbehinderten Zugang zum Operationsgebiet und die Einhaltung verschiedener Sicherheitsvorkehrungen. Zusätzlich erschweren die oft engen Verhältnisse nach Stenosebildung besonders bei Kindern die Freihaltung der Atemwege und die Beatmung mit herkömmlichen Methoden.

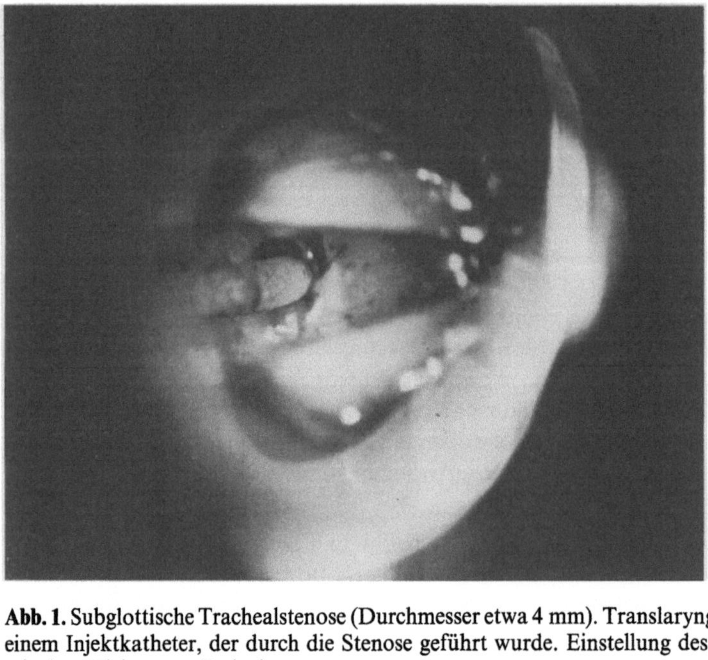

Abb. 1. Subglottische Trachealstenose (Durchmesser etwa 4 mm). Translaryngeale Intubation mit einem Injektkatheter, der durch die Stenose geführt wurde. Einstellung des Operationsgebietes mit dem Kleinsasser-Endoskop

Im eigenen Arbeitsbereich werden endolaryngeale mikrochirurgische Eingriffe in Allgemeinanästhesie unter Einsatz normalfrequenter Injektbeatmung durchgeführt. Die Beatmung mit einem Lachgas-Sauerstoff-Gemisch erfolgt über einen modifizierten Carden-Tubus. Bei ausgedehnten Larynx- und Trachealstenosen wird über einen englumigen, tracheal liegenden Injektkatheter die Beatmung sichergestellt (Abb. 1). In Falldarstellungen wurde über die klinischen Erfahrungen mit dem gewählten Anästhesieverfahren (barbituratinduzierte Neuroleptanästhesie) und der angewendeten Beatmungstechnik berichtet.

Die Trachea als Schockorgan

J. Wustrow, R. Fischer und R. Heymer

Bei 95 Patienten, die zwischen einem und 14 Tagen vor ihrem Tode intubiert worden waren, wurden Trachea und Stammbronchien hinsichtlich pathologischer Schleimhautveränderungen autoptisch untersucht.

Mit Hilfe einer semiquantitativen Auswertung der makroskopischen und mikroskopischen Befunde wurden Ausmaß und Frequenz der Schleimhautläsionen in Abhängigkeit zur Intubationsdauer bestimmt.

Mit der Spezialfärbung nach Ladewig wurden in rund 46% der Fälle morphologische Schockäquivalente in den Gefäßen der Trachealschleimhaut erstmals nachgewiesen.

Zusammen mit der Verlegung der peripheren Blutstrombahn durch eine schockinduzierte intravasale Gerinnung ließ sich eine deutliche Zunahme des Schweregrades der generalisierten Schleimhautläsion erkennen, auch in Arealen, die keiner mechanischen Alteration durch einen Beatmungstubus ausgesetzt waren.

MIX
Papier aus verantwortungsvollen Quellen
Paper from responsible sources
FSC® C105338

If you have any concerns about our products,
you can contact us on
ProductSafety@springernature.com

In case Publisher is established outside the EU,
the EU authorized representative is:
Springer Nature Customer Service Center GmbH
Europaplatz 3, 69115 Heidelberg, Germany

Printed by Libri Plureos GmbH
in Hamburg, Germany